【電子版教科書のご利用案内】

◆ 電子版教科書とは・・・

- このサービスは紙版の教科書購入者のみに電子版教科書を閲覧できるようにするための特典です.
- 化学同人の発行する紙版の教科書で「チケットコード」が記載されている書籍は,該当書籍の電子版教科書を閲覧できるようになります.
- PC（Windows 版／Mac 版）／スマートフォン・タブレット（iOS 版／Android 版）に対応しています.
- テキストメモなどの追加も可能です.

◆ ご利用方法

以下の手順で,電子版教科書の閲覧をお申し込みください.
（1）チケット認証フォームの URL にアクセスしてください.下記二次元コードからフォームに入れます.
（2）「チケットコード」と「メールアドレス」（アプリの ID として登録されます）,「氏名」「学校名」を入力してください.
（3）入力後に「化学同人プライバシーポリシーを確認しました」にチェックを入れ,確認ボタンを押すと,入力したメールアドレスの WEB 書庫に電子版教科書が配信されます.
（4）電子版教科書の閲覧には bookend アプリのインストールが必要です.アプリのインストール方法は,「電子版教科書配信申込フォーム」からリンクしている「bookend ユーザーガイド」をご覧ください.
（5）アプリを起動して「WEB 書庫」ボタンを押すと,メールアドレスの入力欄が表示されます.
　※（2）で入力したメールアドレスを入力します.メールアドレスの大文字,小文字も識別しますのでご注意ください.
（6）入力したメールアドレス宛に数字 5 桁の PIN コードが送付されますので,（5）の画面に PIN コードを入力してください.
（7）認証が完了すると,ご利用いただける電子版教科書が WEB 書庫画面に表示されます.ダウンロードして閲覧してください.

チケットコード　　DLKq9C

◆ ご注意ください

- 1 つのチケットコードに対して,1 ユーザー・2 端末での閲覧が可能です.
- チケットコードのみを他人に販売・譲渡したり,購入・譲り受けたりすることはできません.
- このサービスは紙版の教科書購入者のみを対象にしており,図書館などで複数の人が利用することは想定していません.あくまでも個人向けのサービスであるとご理解ください.
- 一度登録されたチケットコードを再度登録することはできません.
- チケットコードは書籍ごとに個別に発行され,該当する電子版教科書のみを閲覧できます.
- チケット認証フォームへのアクセス,電子版教科書のダウンロードなどにともなう通信費は利用者がご負担ください.
- このサービスは,利用者に事前に通知することなく全部,または一部を変更・中断・中止することがあります.

◆ お問い合わせ

- 化学同人 HP からお問い合わせください（下記サイトの右上に「お問い合わせ」があります）
https://www.kagakudojin.co.jp

薬学教育モデル・
コアカリキュラム準拠

16

薬理学（第2版）

金子周司 ［編］
村山俊彦

ベーシック薬学教科書シリーズ

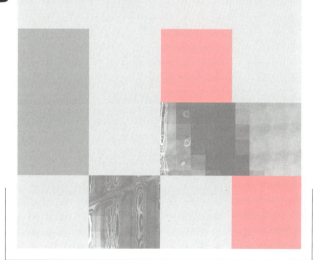

化学同人

ベーシック薬学教科書シリーズ　刊行にあたって

　平成 18 年 4 月から，薬剤師養成を目的とする薬学教育課程を 6 年制とする新制度がスタートしました．6 年制の薬学教育の誕生とともに，大学においては薬学教育モデル・コアカリキュラムに準拠した独自のカリキュラムに基づいた講義が始められています．この薬学コアカリキュラムに沿った教科書もすでに刊行されていますが，ベーシック薬学教科書シリーズは，それとは若干趣を異にした，今後の薬学教育に一石を投じる新しいかたちの教科書であります．薬学教育モデル・コアカリキュラムの内容を十分視野に入れながらも，各科目についてのこれまでの学問としての体系を踏まえたうえで，各大学で共通して学ぶ「基礎科目」や「専門科目」に対応しています．また，ほとんどの大学で採用されているセメスター制に対応するべく，春学期・秋学期各 13 ～ 15 回の講義で教えられるように配慮されています．

　本ベーシック薬学教科書シリーズは，薬学としての基礎をとくに重要視しています．したがって，薬学部学生向けの「基本的な教科書」であることを念頭に入れ，すべての薬学生が身につけておかなければならない基本的な知識や主要な問題を理解できるように，内容を十分に吟味・厳選しています．

　高度化・多様化した医療の世界で活躍するために，薬学生は非常に多くのことを学ばねばなりません．一つ一つのテーマが互いに関連し合っていることが理解できるよう，また薬学生が論理的な思考力を身につけられるように，科学的な論理に基づいた記述に徹して執筆されています．薬学生および薬剤師として相応しい基礎知識が習得できるよう，また薬学生の勉学意欲を高め，自学自習にも努められるように工夫された教科書です．さらに，実務実習に必要な薬学生の基本的な能力を評価する薬学共用試験（CBT・OSCE）への対応にも有用です．

　このベーシック薬学教科書シリーズが，医療の担い手として活躍が期待される薬剤師や問題解決能力をもった科学的に質の高い薬剤師の養成，さらに薬剤師の新しい職能の開花・発展に少しでも寄与できることを願っています．

2007 年 9 月

ベーシック薬学教科書シリーズ
編集委員一同

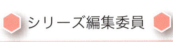

杉浦	幸雄	（京都大学名誉教授）
野村	靖幸	（久留米大学医学部 客員教授）
夏苅	英昭	（新潟薬科大学薬学部 客員教授，東京大学薬学部研究員）
井出	利憲	（広島大学名誉教授）
平井	みどり	（神戸大学名誉教授）

はじめに

薬理学とは，医薬品(化合物)と受容体(生体タンパク質)との相互作用をミクロな分子レベルからマクロな生体レベルまで理解する学問である．しかし，そのメカニズムがよくわからずに使っている薬も数多く，さらにそれらの関係性は1対1であるはずもなく，実際のメカニズムはかなり複雑怪奇である．まして化学構造式を見ただけで薬理がわかるようには，まだなっていない(将来AIが成しうるかもしれない)．

医薬品の数もどんどん増えている．前回の初版は2009年の刊行だったが，それから15年が経つあいだに毎年数十もの新薬が生みだされ続けている．さらに各国で承認され使われている医薬品は同じではなく，欧米と日本の医薬品集や薬理学書で取り上げられる化合物は想像以上に異なっている．そもそも疾患や症状の考え方や命名法も国によって異なる．

今回の改訂にあたって，ネットワークに知識があふれAIを使えばそれなりの回答が返ってくる現代にあって，あえて印刷物の教科書をつくる意味はあるのか？と改めて考えた．現時点で成書のもつ意味合いは，コンセンサスの得られた専門知識を網羅的に収載することにあるのだろう．国内外の薬理学書を眺めてみても，網羅性を意識した教科書はあまりない．そう考えた結果，この第2版は完成までに長い年月を要し，扱う医薬品は1600種類，総ページ数は680を超えてしまった．

学習者からすれば，このなかに納められた知識をすべて理解，吸収することなど無理だろう．薬理メカニズムについて調べたいと思ったときにリファレンスとなるような教科書を目指したものだとご理解いただきたい．そのわりには参考文献の記載を実現化できなかったことは心残りである．

また電子化の要請に応じて，この第2版は電子版教科書として専用PDFビュワー(bookendアプリ)を用いて閲覧できる．ネットを介して理解度テストなど，コンテンツの充実をこれから図っていくので，ぜひご活用いただきたい．

最後に，改訂にあたって編者を一緒に務めていただいた村山俊彦先生，原稿をお寄せいただいた執筆者の先生がた，遅々として進まない改訂作業を鼓舞していただいた栫井文子さんに感謝を申し上げる．

2024年11月

編者を代表して

金子　周司

執筆者

礒濱	洋一郎	（東京理科大学薬学部 教授）	6.1〜6.3節
大熊	康修	（元千葉科学大学薬学部 教授）	2.1〜2.3節
岡	淳一郎	（東京理科大学名誉教授）	3.3〜3.6節
小澤	孝一郎	（広島大学大学院医系科学研究科 教授）	2.5節
◎金子	周司	（京都大学名誉教授）	1.3〜1.4節，4.3〜4.6節，7.1〜7.5節
北村	佳久	（立命館大学薬学部 教授）	3.1〜3.2節，3.7〜3.8節
久米	利明	（富山大学大学院医学薬学研究部 教授）	4.1〜4.3節
黒瀬	等	（九州大学名誉教授）	5.1〜5.6節
中川	貴之	（和歌山県立医科大学薬学部 教授，同大学附属病院薬剤部 薬剤部長） 8.1〜8.5節	
藤田	貢	（広島国際大学薬学部 教授）	5.7〜5.8節
藤野	裕道	（徳島大学大学院薬学研究科 教授）	2.6〜2.7節
細井	徹	（山陽小野田市立山口東京理科大学薬学部 教授）	2.4節
堀江	俊治	（城西国際大学薬学部 教授）	6.4〜6.7節
◎村山	俊彦	（千葉大学名誉教授）	1.1〜1.2節，1.5〜1.7節

（五十音順，◎は編者）

CONTENTS

シリーズ刊行にあたって……iii

編集委員一覧……iv

まえがき……v

執筆者一覧……vi

1章 薬の作用

1.1 薬物の作用点………………2

1.1.1 薬物標的分子／1.1.2 受容体結合の理論的解析／1.1.3 アゴニストとアンタゴニスト／1.1.4 相加作用, 相乗作用, 拮抗作用／1.1.5 予備（余剰）受容体／1.1.6 治療域と治療指数／1.1.7 脱感作, 耐性, リバウンド, 薬物依存性

1.2 受容体と細胞内シグナル……………12

1.2.1 Gタンパク質共役型受容体／1.2.2 イオンチャネル内蔵型受容体／1.2.3 酵素内蔵型受容体および酵素共役型受容体／1.2.4 核内受容体

1.3 イオンチャネル……………………28

1.3.1 Na^+チャネル／1.3.2 K^+チャネル／1.3.3 Ca^{2+}チャネル

1.4 トランスポーター（輸送体）……………38

1.4.1 膜輸送を担うメカニズムの分類／1.4.2 ポンプATPアーゼ／1.4.3 ABC輸送体／1.4.4 溶質トランスポーターSLC

1.5 生理活性分子と生理活性ペプチド………46

1.5.1 カテコールアミン／1.5.2 アセチルコリン／1.5.3 セロトニン／1.5.4 ヒスタミン／1.5.5 神経アミノ酸／1.5.6 生理活性ペプチド／1.5.7 生理活性ヌクレオチド・ヌクレオシド／1.5.8 エイコサノイド／1.5.9 新しい脂質性生理活性物質／1.5.10 一酸化窒素

1.6 サイトカインと酵素内蔵・共役型受容体……72

1.6.1 インターロイキンファミリー／1.6.2 インターフェロンファミリー／1.6.3 腫瘍壊死因子（TNF）ファミリー／1.6.4 ケモカインファミリー／1.6.5 造血因子／1.6.6 細胞増殖因子ファミリー／1.6.7 トランスフォーミング増殖因子-β（TGF-β）ファミリー／1.6.8 アディポカイン

1.7 ホルモンとビタミン……………………78

1.7.1 ホルモン／1.7.2 ビタミン

COLUMN 逆アゴニスト 7／脂肪酸：飽和と不飽和の違い, ω3(n-3)とω6(n-6)の違い, *cis*-と*trans*-の違い 65／新しい創薬標的スフィンゴ脂質 68

Advanced スキャッチャードプロット 5／cAMP系とCa^{2+}系の拮抗作用と同調作用 17／非興奮性細胞のCa^{2+}ストアとストア作動性チャネル 37／変わり種ABCタンパク質CFTRとSUR 42

2章　末梢神経系の薬理

2.1　自律神経系の構造と機能‥‥‥‥‥‥*94*
　2.1.1　末梢神経系と自律神経系／2.1.2　自律神経系の機能的意義／2.1.3　自律神経系の構造上の特徴／2.1.4　自律神経系の神経伝達物質

2.2　交感神経系作用薬‥‥‥‥‥‥‥*100*
　2.2.1　アドレナリン受容体刺激薬／2.2.2　交感神経遮断薬, アドレナリン受容体遮断薬

2.3　副交感神経系作用薬‥‥‥‥‥‥*110*
　2.3.1　コリン作動性神経系に作用する薬物／2.3.2　ムスカリン受容体刺激薬／2.3.3　間接型コリン刺激薬／2.3.4　副交感神経遮断薬／2.3.5　自律神経節刺激薬

2.4　運動神経作用薬‥‥‥‥‥‥‥*123*

COLUMN ストリキニーネ中毒　124／痺れに気づき局所麻酔薬の開発へ　139／ライ症候群　147／セロトニン症候群　149／代謝性アシドーシス　160／肺サーファクタント　168

　2.4.1　中枢性筋弛緩薬と毒素／2.4.2　神経筋接合部作用薬

2.5　局所麻酔薬‥‥‥‥‥‥‥‥‥*133*
　2.5.1　局所麻酔薬の作用機序／2.5.2　局所麻酔薬の投与経路／2.5.3　局所麻酔薬の化学構造の特徴／2.5.4　局所麻酔薬の代謝／2.5.5　局所麻酔薬の副作用／2.5.6　局所麻酔薬各論

2.6　頭痛治療薬‥‥‥‥‥‥‥‥‥*144*
　2.6.1　片頭痛／2.6.2　緊張型頭痛／2.6.3　群発頭痛

2.7　眼・鼻・内耳治療薬‥‥‥‥‥*154*
　2.7.1　眼の構造と機能／2.7.2　鼻の構造と機能／2.7.3　耳の構造と機能

Advanced 受容体サブタイプは合目的性　99／単シナプス反射路と多シナプス反射路　126／重症筋無力症　128／悪性高熱症　132／Na^+チャネルの構造　143

3章　中枢神経系の薬理

3.1　全身麻酔薬‥‥‥‥‥‥‥‥‥*174*
　3.1.1　中枢神経系および薬物作用／3.1.2　全身麻酔薬

3.2　中枢性鎮痛薬および中枢興奮薬‥‥‥‥*184*
　3.2.1　痛覚伝導路と内因性オピオイド系／3.2.2　中枢性鎮静薬：オピオイドに関連する中枢性鎮痛薬／3.2.3　中枢興奮薬／3.2.4　精神機能に影響する薬物

3.3　統合失調症治療薬‥‥‥‥‥‥*196*
　3.3.1　中枢ドパミン神経系／3.3.2　統合失調症とは／3.3.3　統合失調症の治療薬／3.3.4　統合失調症の治療ガイドライン

3.4　抗うつ薬および気分安定薬‥‥‥*205*
　3.4.1　中枢セロトニン神経系・ノルアドレナリン神経系／3.4.2　気分障害とは／3.4.3　気分障害

治療薬

3.5　抗不安薬および睡眠薬‥‥‥‥‥*215*
　3.5.1　中枢 GABA 神経系／3.5.2　神経症および心身症／3.5.3　睡眠障害／3.5.4　抗不安薬および催眠薬

3.6　抗てんかん薬‥‥‥‥‥‥‥‥*228*
　3.6.1　中枢グルタミン酸神経系／3.6.2　てんかんとは／3.6.3　抗てんかん薬

3.7　パーキンソン病治療薬‥‥‥‥‥*244*
　3.7.1　パーキンソン病とは／3.7.2　パーキンソン病治療薬／3.7.3　パーキンソン病の検査および診断薬／3.7.4　薬剤性パーキンソニズムの原因となる薬物／3.7.5　脳血管性パーキンソニズムの治療薬

3.8　神経変性疾患治療薬‥‥‥‥‥‥*253*

3.8.1　神経変性疾患とは／3.8.2　認知症とは／ 3.8.3　アルツハイマー型認知症治療薬／3.8.4　脳 血管性認知症治療薬／3.8.5　そのほかの神経変 性疾患の治療薬

COLUMN 日本発(初)の全身麻酔　178／opiateと opioid　186／痛覚受容器の正体　187／病 型による統合失調症の分類　197／プレパル ス抑制　199／悪性症候群　204／うつ病に なりやすい性格　207／米国精神医学会診断 基準(DSM-5)による抑うつエピソード診断 基準　212／GABA_A受容体　216／睡眠時 の脳波上の特徴　217／内側前頭前野と不安 218／イオンチャネル内蔵型グルタミン酸受 容体　229／治療薬物モニタリング(TDM) 242／「認知症」と「痴呆症」　256

Advanced がんの疼痛療法　191／発症脆弱遺伝子候補 197／グルタミン酸仮説　204／抗うつ薬 長期投与の効果の仮説　212／ガイドライン による大うつ病治療方針　214／ベンゾジア ゼピン系薬とセロトニン関連薬　224／睡眠 の脳内機構　227／てんかん発作型分類 2010年改訂版(国際抗てんかん連盟)　231 ／難治てんかん(薬剤抵抗性てんかん)　243 ／変性タンパク質の凝集体　254／そのほか の神経変性疾患　263

4章　免疫・炎症系の薬理　　265

4.1　副腎皮質ステロイド薬··················· *266*
4.1.1　炎症とは／4.1.2　炎症の過程／4.1.3　グ ルココルチコイドの作用とそのメカニズム／ 4.1.4　副腎皮質ステロイド薬

4.2　非ステロイド性抗炎症薬··················· *272*
4.2.1　エイコサノイド／4.2.2 急性炎症における 役割／4.2.3　非ステロイド性抗炎症薬

4.3　抗アレルギー薬··················· *279*
4.3.1　アレルギーとは／4.3.2　I型アレルギーの 代表的疾患／4.3.3　アレルギー治療薬

4.4　免疫抑制薬··················· *288*
4.4.1　免疫抑制薬の定義と範囲／4.4.2　代謝拮

抗薬／4.4.3　T細胞シグナル抑制薬／4.4.4　多 発性硬化症治療薬

4.5　抗リウマチ薬··················· *295*
4.5.1　自己免疫疾患とは／4.5.2　関節リウマチ の病態生理／4.5.3　関節リウマチの診断基準／ 4.5.4　抗リウマチ薬

4.6　骨代謝薬およびカルシウム代謝薬········· *304*
4.6.1　骨代謝の生理／4.6.2　カルシウムの恒常 性／4.6.3　骨粗鬆症の病態生理／4.6.4　骨粗鬆 症の治療薬／4.6.5　変形性関節症とは／4.6.6 カルシウム代謝の異常を伴う疾患

COLUMN ループス腎炎と全身性エリテマトーデス 291／多発性硬化症　294／ビタミンD　307

5章　循環器系の薬理　　315

5.1　抗不整脈薬··················· *316*
5.1.1　刺激伝導系／5.1.2　心室筋細胞の活動電 位／5.1.3　洞結節の活動電位／5.1.4　興奮伝導 の特徴／5.1.5　心電図とその波形／5.1.6　不整 脈の病態生理とメカニズム／5.1.7　心房細動, WPW症候群およびQT延長症候群／5.1.8　イ オンチャネルの状態と抗不整脈薬作用／5.1.9

不整脈の治療

5.2　心不全治療薬··················· *336*
5.2.1　心不全の病態生理／5.2.2　慢性心不全の 重症度の分類法／5.2.3　心不全時に代償的に起 こる反応／5.2.4　心不全時のリモデリング／ 5.2.5　心不全の治療薬／5.2.6　強心薬／5.2.7 新しい治療薬

5.3 狭心症および心筋梗塞治療薬⋯⋯⋯⋯⋯ *357*

5.3.1 狭心症とは／5.3.2 狭心症の分類と治療薬／5.3.3 狭心症治療薬／5.3.4 心筋梗塞とは

5.4 高血圧治療薬⋯⋯⋯⋯⋯⋯⋯⋯⋯⋯⋯⋯ *370*

5.4.1 血圧の調節／5.4.2 血管平滑筋の収縮メカニズム／5.4.3 一酸化窒素の血管平滑筋への作用／5.4.4 高血圧の病態生理／5.4.5 高血圧の治療方針／5.4.6 高血圧の治療薬／5.4.7 低血圧

5.5 利尿薬および腎関連薬⋯⋯⋯⋯⋯⋯⋯⋯ *381*

5.5.1 尿の生成／5.5.2 利尿薬および利尿薬を必要とする病態／5.5.3 利尿薬による副作用／5.5.4 腎関連薬

5.6 末梢血管拡張薬⋯⋯⋯⋯⋯⋯⋯⋯⋯⋯⋯ *401*

5.6.1 末梢循環障害とは／5.6.2 末梢血管拡張薬

5.7 造血薬および止血薬⋯⋯⋯⋯⋯⋯⋯⋯⋯ *407*

5.7.1 造血系／5.7.2 貧血とは／5.7.3 貧血の治療薬／5.7.4 白血球減少症（好中球減少症）とは／5.7.5 好中球減少症の治療薬／5.7.6 止血栓形成（止血機構）／5.7.7 血小板減少性紫斑病とは／5.7.8 慢性免疫性血小板減少性紫斑病の治療薬／5.7.9 血友病とは／5.7.10 血友病の治療薬／5.7.11 止血薬

5.8 抗血栓薬⋯⋯⋯⋯⋯⋯⋯⋯⋯⋯⋯⋯⋯⋯ *421*

5.8.1 血栓症および塞栓症とは／5.8.2 播種性血管内凝固症候群とは／5.8.3 抗凝固薬／5.8.4 血栓溶解薬／5.8.5 抗血小板薬

COLUMN ACE阻害薬とレニン阻害薬との違い 344 ／ACE2のウイルス受容体としての働き 346 ／ジギタリス中毒 349／ドブタミンとドパミンの作用の違い 351／透析と腎移植 397

Advanced 鉄剤過剰投与 412／エリスロポエチン製剤の構造上の特徴 413／ビタミンK依存性因子 420

6章　呼吸・消化器系の薬理

431

6.1 呼吸器系作用薬⋯⋯⋯⋯⋯⋯⋯⋯⋯⋯⋯ *432*

6.1.1 呼吸障害改善薬

6.2 気管支拡張・喘息治療薬⋯⋯⋯⋯⋯⋯⋯ *438*

6.2.1 気管支喘息の病態／6.2.2 気管支喘息の治療薬

6.3 慢性閉塞性肺疾患（COPD）および間質性肺炎の治療薬⋯⋯⋯⋯⋯⋯⋯⋯⋯⋯⋯⋯⋯ *447*

6.3.1 慢性閉塞性肺疾患治療薬／6.3.2 間質性肺炎治療薬

6.4 消化性潰瘍治療薬⋯⋯⋯⋯⋯⋯⋯⋯⋯⋯ *451*

6.4.1 消化管の解剖生理学／6.4.2 胃粘膜組織と機能／6.4.3 消化性潰瘍の病態／6.4.4 消化性潰瘍治療薬

6.5 消化管運動改善薬と炎症性腸疾患治療薬⋯ *465*

6.5.1 胃腸運動／6.5.2 機能性消化管障害／6.5.3 消化管運動改善薬／6.5.4 炎症性腸疾患／6.5.5 炎症性腸疾患治療薬

6.6 下剤，止瀉薬，制吐薬⋯⋯⋯⋯⋯⋯⋯⋯ *476*

6.6.1 排便の生理／6.6.2 便秘および下痢の病態／6.6.3 瀉下薬／6.6.4 止瀉薬／6.6.5 嘔吐の生理／6.6.6 催吐薬／6.6.7 制吐薬

6.7 肝胆膵疾患治療薬⋯⋯⋯⋯⋯⋯⋯⋯⋯⋯ *493*

6.7.1 肝臓疾患の治療薬／6.7.2 胆嚢および胆管疾患の治療薬（急性胆嚢炎，胆管炎，胆石症）／6.7.3 膵臓疾患の治療薬

COLUMN アスピリン喘息 439／ニコチン依存症 448 ／ヘリコバクター・ピロリ菌の発見 456 ／アスピリンによって胃が荒れるわけ 462 ／抗悪性腫瘍薬シスプラチンによって嘔吐が引き起こされるわけ 491

Advanced モサプリドの抗炎症作用 470／クロストリジウム・ディフィシル感染症 486

7章　代謝・内分泌系の薬理

7.1　糖尿病治療薬················ *512*

　7.1.1　インスリン製剤／7.1.2　経口血糖降下薬／7.1.3　合併症治療薬／7.1.4　そのほかの治療薬

7.2　脂質異常症治療薬··············· *524*

　7.2.1　脂質の輸送と代謝／7.2.2　脂質異常症の種類と作用機序

7.3　痛風および高尿酸血症治療薬·········· *532*

　7.3.1　痛風とは／7.3.2　高尿酸血症と痛風に対する治療薬

7.4　ホルモン関連薬················ *536*

　7.4.1　性ホルモンに関連する病態と治療薬／7.4.2

副腎皮質ステロイド産生に関連する病態と治療薬／7.4.3　成長ホルモン産生に関連する病態と治療薬／7.4.4　甲状腺ホルモン産生に関連する病態と治療薬／7.4.5　プロラクチン産生に関連する病態と治療薬

7.5　泌尿生殖器作用薬··············· *547*

　7.5.1　排尿メカニズム／7.5.2　過活動膀胱の治療薬／7.5.3　前立腺肥大の治療薬／7.5.4　勃起不全の治療薬／7.5.5　尿路結石の治療薬／7.5.6　子宮収縮薬／7.5.7　子宮収縮抑制薬

COLUMN　黄体ホルモンの呼称　541／3つの商品名をもつ薬　551

8章　化学療法の薬理

8.1　抗菌薬··················· *556*

　8.1.1　おもな感染症と原因となる細菌の種類／8.1.2　抗菌薬の分類と作用機序の概要／8.1.3　抗菌薬の組織移行性／8.1.4　抗菌スペクトル／8.1.5　抗菌薬に対する耐性／8.1.6　抗菌薬の種類

8.2　抗真菌薬および抗寄生虫薬··········· *591*

　8.2.1　真菌感染症の種類と病態生理／8.2.2　抗真菌薬の種類と作用機序／8.2.3　原虫および寄生虫感染症の種類と病態生理／8.2.4　抗原虫薬および抗寄生虫薬の種類

8.3　抗ウイルス薬················· *604*

　8.3.1　抗ウイルス薬の概要／8.3.2　抗ヘルペスウイルス薬／8.3.3　抗サイトメガロウイルス薬／8.3.4　抗インフルエンザウイルス薬／8.3.5　抗肝炎ウイルス薬／8.3.6　抗ヒト免疫不全ウイルス薬／8.3.7　新型コロナウイルス感染症（COVID-19）治療薬

8.4　細胞傷害性抗悪性腫瘍薬および抗腫瘍ホル

モン関連薬··················· *618*

　8.4.1　悪性腫瘍とその治療／8.4.2　抗悪性腫瘍薬の概要／8.4.3　アルキル化薬／8.4.4　代謝拮抗薬／8.4.5　抗腫瘍抗生物質／8.4.6　微小管阻害薬／8.4.7　トポイソメラーゼ阻害薬／8.4.8　白金製剤／8.4.9　抗腫瘍ホルモン関連薬／8.4.10　そのほかの抗悪性腫瘍薬／8.4.11　抗悪性腫瘍薬の副作用／8.4.12　がん化学療法におけるレジメン

8.5　抗悪性腫瘍薬（分子標的薬）·········· *639*

　8.5.1　抗悪性腫瘍薬として用いられる分子標的薬の概要／8.5.2　表面抗原を標的とした分子標的薬／8.5.3　EGFR阻害薬／8.5.4　HER2阻害薬／8.5.5　血管新生阻害薬／8.5.6　Bcr/Abl阻害薬／8.5.7　そのほかのキナーゼ阻害薬／8.5.8　mTOR阻害薬／8.5.9　HDAC阻害薬／8.5.10　プロテアソーム阻害薬／8.5.11　PARP1阻害薬／8.5.12　RANKL阻害薬／8.5.13　免疫チェックポイント阻害薬／8.5.14　そのほかの分子標的薬

COLUMN 多剤耐性緑膿菌　569／サルファ剤の誕生　585／クロロキンをめぐって　602／期待の抗ウイルス薬：ファビピラビル　610／新型コロナウイルス　617／がん免疫療法　657

Advanced デ・エスカレーション療法　565／Ｃ型肝炎ウイルス治療の進歩　613／イリノテカン副作用発現の遺伝子診断　632

索　引　*660*

★本書の章末問題は，化学同人 HP からアクセスできます．
→ http://www.kagakudojin.co.jp/book/b487461.html

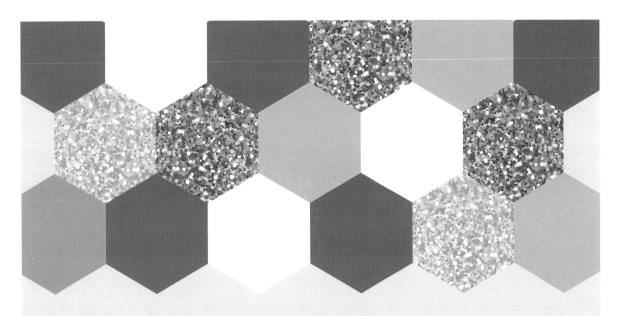

1章

薬の作用

- 1.1 薬物の作用点
- 1.2 受容体と細胞内シグナル
- 1.3 イオンチャネル
- 1.4 トランスポーター（輸送体）
- 1.5 生理活性分子と生理活性ペプチド
- 1.6 サイトカインと酵素内蔵・共役型受容体
- 1.7 ホルモンとビタミン

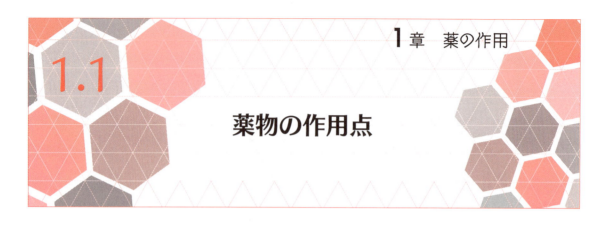

1章 薬の作用

1.1 薬物の作用点

❖ 本節の目標 ❖
- 薬物の用量と作用の理論的背景を学び，薬効を表現する用語と指標を学ぶ．

学修事項 **D-1-1**
(3) 薬の用量と作用の関連性

　薬理学(pharmacology)とは，化学物質である薬物の生体における**作用点**(site of action)を知り，薬物治療に至るまでの作用機序を理解する学問である．おもに薬物が生体に対して及ぼす作用とその作用機序を研究する領域を**薬力学**(pharmacodynamics)といい，狭い意味で薬理学と分類した場合にはpharmacologyすなわちpharmacodynamicsを指している．一方，生体に投与された薬物は，吸収され，各組織に分布し，代謝・分解を経て生体外に排出される．薬物の生体内での動態を研究する領域は**薬物動態学**(pharmacokinetics)と分類される．本章では，狭義の薬理学である薬力学をおもに取りあげ，基礎的な事項や疾患治療に使用される薬物などに関して論じる．

　薬物は，心臓，肝臓などの臓器レベルや，筋肉組織，神経組織などの組織レベル，リンパ球，神経細胞などの細胞レベルで作用する．実際には，生体(あるいは細胞)を構成している生体側の分子(化学物質)を作用点(標的)としている．生体側の分子には，元素，アミノ酸，低分子ペプチドなど分子量が数百以下の低分子物質と，タンパク質や核酸などの分子量が数千以上の高分子物質が含まれている．多くの薬物は，それぞれに特異的なタンパク質，核酸などの高分子物質を標的としている．とくにタンパク質を標的としている薬物が多く使用されており，受容体，酵素，イオンチャネル，トランスポーターなどが代表的な薬物標的である．用いる薬物側にも低分子化学物質(低分子化合物)と抗体製剤のような分子量の大きい物質がある．

1.1.1 薬物標的分子

　薬物の標的分子は構造や機能面から次の5種類に大きく分類できる．

① **核酸**, ② **脂質**：核酸や脂質と結合，相互作用して薬理作用を示す薬物がある．これらを合成・代謝・分解する酵素を標的とした薬物も多い．

③ **受容体**：広義の受容体という概念は，内在性化学物質や薬物に結合するタンパク質すべてを指しており，細胞内や細胞内小器官（オルガネラ）の表面あるいは内側に存在するタンパク質も含んでいる．生体内に存在するホルモンや神経伝達物質などが作用する細胞表面の膜タンパク質が，狭義の意味での受容体〔**細胞膜受容体**（membrane receptor）〕である．細胞質や核内に存在して，脂溶性の高いホルモンや薬物と結合し，核内で遺伝子の転写制御を行う核内（細胞質）受容体も存在する．**核内受容体**（nuclear receptor）も広義の意味では受容体として分類される．細胞膜受容体および核内受容体に作用して薬理作用を示す薬物が多く存在する．オルガネラに存在する受容体に作用する薬物も知られている．

④ **酵素**：生体成分の生合成や**代謝**（metabolism）などの化学反応を触媒するタンパク質も薬物の標的である．

⑤ **輸送タンパク質**：細胞膜やオルガネラ膜の内外で物質の輸送および運搬を行っている膜タンパク質に作用する薬物も多く知られている．とくにイオンは水溶性でありリン脂質二重層である細胞膜を透過できない．そのため，イオンチャネルとイオントランスポーターを介して輸送される．

1.1.2　受容体結合の理論的解析

狭義の受容体という概念は，細胞表面や細胞膜に存在する受容体を指しており，ペプチドホルモンや神経伝達物質などが作用する細胞膜受容体を指している．これら細胞膜受容体に作用する薬物に関しては各章で詳しく説明する．以下に，薬物の受容体結合の理論的背景と受容体シグナル伝達に関する薬理学用語を説明する．

受容体を活性化する物質を**刺激薬**〔**アゴニスト**または**作動薬**（agonist）〕といい，刺激薬が**効果器**（effector）で生じる反応は，1.1.1項において解説した受容体への結合に加え，結合型受容体が細胞内情報伝達系を駆動する効率に依存する．この効率はさまざまな因子によって規定されるが，刺激薬が結合した受容体がもっている細胞内情報伝達系を活性化する効率（能力）と考えると理解しやすい．受容体への結合量を1としたときの応答の大きさの数値を**内活性**（intrinsic activity）という．ある刺激薬がすべての受容体を完全に活性化させる場合，すなわち内活性が1の場合，これを**完全刺激薬**（full agonist）という．

刺激薬の濃度を増加させると，生体の反応も濃度依存的に増加するが，その関係は受容体結合と同じく，濃度の対数プロットにおいてシグモイド曲線

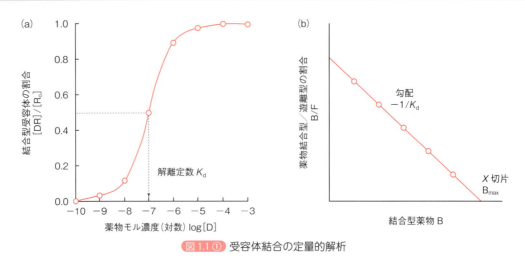

図1.1① 受容体結合の定量的解析

ED₅₀ : 50% effective dose
EC₅₀ : 50% effective concentration

を描く〔図1.1①(a)〕．最大反応の50％の反応が得られる薬物用量を**50%有効量**といい，**ED₅₀**と略記される．*In vitro*の研究において，薬物用量を濃度で表現する場合には，50%有効濃度であるので**EC₅₀**と表される．また，ED₅₀値の常用対数の絶対値($-\log \mathrm{ED}_{50}$)はpD_2ともよばれ，刺激薬の強さの尺度である(図1.1②の完全刺激薬では$\mathrm{pD}_2 = 7$となる)．

活性化が部分的である場合，すなわち内活性が1未満で正の場合は**部分刺激薬**(partial agonist，パーシャルアゴニスト)という．部分刺激薬が完全刺激薬と共存する場合，完全刺激薬の作用は部分刺激薬によって(見かけの効率が低下するため)一部拮抗される．部分刺激薬は拮抗性アゴニストなどとよばれることがあり，のちのβアドレナリン受容体遮断薬や麻薬性鎮痛薬などの理解において重要な概念である．

受容体には結合するが細胞内情報伝達系の内活性が0である物質は見かけ上，不活性な物質である．このような物質が刺激薬の結合や作用を阻害する場合は**遮断薬**〔**アンタゴニスト**または**拮抗薬**(antagonist)〕となる．さらに一部の受容体においては，刺激薬が結合しなくても細胞内情報伝達系を恒常的に活性化しているような受容体が存在する．このような場合において，ある化学物質の結合がその恒常的活性化を阻害することがある．このような物質は**逆刺激薬**(inverse agonist，インバースアゴニスト)とよばれ，内活性は負の値をとる．いくつかのGタンパク質共役型受容体やイオンチャネルは恒常的に活性をもっており，一般的には遮断薬と考えられている薬物が実際は逆刺激薬である例も存在する．

Advanced　スキャッチャードプロット

　薬物と受容体の結合は，おもに可逆的な**非共有結合**であり，遊離型の薬物をD，遊離型受容体をR，両者の複合体をDRと表すと，その結合は式(1.1)で表される平衡関係にある．

$$D + R \rightleftarrows DR \tag{1.1}$$

この関係は質量作用の法則によって，解離定数K_dを用いると式(1.2)で表される．

$$K_d = \frac{[D][R]}{[DR]} \tag{1.2}$$

　ここで[D]は遊離型薬物濃度，[R]は遊離型受容体濃度，[DR]は結合複合体の濃度である．この式を変形すると，式(1.3)が得られる．

$$[DR] = \frac{[D][R]}{K_d} \tag{1.3}$$

ここで，全受容体濃度$[R_o]$を用いて表現すると，式(1.4)となる．

$$[R_o] = [R] + [DR] = [R] + \frac{[D][R]}{K_d} = [R]\left(1 + \frac{[D]}{K_d}\right) \tag{1.4}$$

[R]について解いて式(1.4)を式(1.3)に代入すると，式(1.5)となる．

$$[DR] = \frac{[R_o][D]}{[D] + K_d} \tag{1.5}$$

これを変形すると，式(1.6)が得られる．

$$\frac{[DR]}{[D]} = \frac{-1}{K_d}([DR] - [R_o]) \tag{1.6}$$

　この式は結合型薬物の濃度[DR]をBoundのB，遊離型薬物の濃度[D]をFreeのF，全受容体$[R_o]$を薬物の最大結合量B_{max}と表すことにすると，式(1.7)となる．

$$\frac{B}{F} = \frac{-1}{K_d}(B - B_{max}) \tag{1.7}$$

　実際に薬物を放射性同位体などで標識し，濃度を変化させながら受容体に結合した薬物量を実測することができる（受容体結合実験）．その結果を式(1.7)に基づいて図1.1①(b)のようにプロットしたものを**スキャッチャードプロット**(Scatchard plot)という．このプロットは薬物濃度によって受容体に変化がない場合に直線を描き，X切片からはB_{max}，薬物の最大結合量(すなわち有効な受容体量)を，直線の勾配$-1/K_d$からは薬物の受容体に対する親和性を求めることができるため，薬理学の研究によく用いられている．

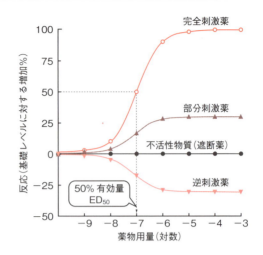

図1.1② 刺激薬の用量反応曲線

1.1.3　アゴニストとアンタゴニスト

学修事項 D-1-1
(4) アゴニスト(作用薬, 作動薬, 刺激薬)とアンタゴニスト(拮抗薬, 遮断薬)

アゴニスト, アンタゴニストに関して薬理作用(細胞応答)の面から再度解説する.

受容体を活性化する物質を**アゴニスト**(agonist, 刺激薬, 作動薬)といい, アゴニストが**効果器**(effector)で生じる反応はアゴニストが結合した受容体の数や割合に依存する. これに加えて, アゴニスト結合型受容体が細胞内情報伝達系を駆動する効率にも依存する. 典型的なアゴニスト, いわゆる**完全アゴニスト**(full agonist)では十分量を適用すると応答(薬効)は100%に達する. しかし, 十分量を適用して受容体への結合は100%であるにもかかわらず, 最大の応答が100%に達しない薬物がある. これを**部分アゴニスト**(partial agonist)という. また, 受容体へ結合するが応答を示さない薬物もあり**アンタゴニスト**(antagonist, 遮断薬, 拮抗薬)という.

内活性(intrinsic activity, **固有活性**)という概念でこれら薬物による受容体の活性化の程度を説明できる. 受容体への結合量を「1」としたときの応答の大きさの数値(0〜1)を内活性という. 完全アゴニストは内活性が「1」である. 完全アンタゴニストの内活性は「0」であり, 部分アゴニストの内活性は中間の値「0 < 内活性 < 1」をとる. 完全アゴニストと部分アゴニストを併用した場合, 完全アゴニストの作用は部分アゴニストによって減弱する. このため部分アゴニストは完全アゴニストに対してはアンタゴニストとしての性質を示すこととなる.

刺激薬が示す最大反応の50%を与える薬物量は**ED$_{50}$**, あるいは**EC$_{50}$**と表す. 個体レベルの場合では用量を示すED$_{50}$が使われ, 組織・細胞レベル以下では濃度を示すEC$_{50}$が使われることが多い. アゴニスト, アンタゴニストにかかわらず受容体結合活性を示す薬物を**リガンド**(ligand)という. また同一

COLUMN　逆アゴニスト

　古典的な受容体理論では，受容体を活性化できる刺激薬（アゴニスト）が結合していない場合には「受容体の活性はない」と考えている．競合的，非競合的アンタゴニストによる受容体遮断作用は，アゴニストが結合し活性化した受容体を抑制する作用として考えられていた．つまりアゴニストが存在しない場合にはアンタゴニストは効果を示さないと考えていた．ところが最近の研究から，アゴニストが存在しない場合でも，受容体は定常状態で一定の活性を示す（一定量の受容体は活性化状態で存在する）ことが明らかにされた．この受容体活性を**構成的活性**（constitutive activity）という．タンパク質である受容体の活性の強さはコンホメーションの違いで規定されと考えられ，「不活性状態のコンホメーション ⇌ 活性化状態のコンホメーション」という平衡関係が成り立つと考えられた．この考えでは，アゴニストはこの平衡状態を右側へシフトさせる化合物であり，平衡状態を左側へシフトさせる化合物も存在することになる．この物質を**逆アゴニスト**（inverse agonist）という．アゴニスト非存在下で観察される受容体活性を減弱させる化合物もみいだされた．アンタゴニストとして知られていた化合物のなかにも逆アゴニスト活性を示すものが多く存在していた．

の受容体が複数の情報伝達系を調節する場合も見いだされた．どちらかに片寄って作用する物質を**バイアスドリガンド**（biased ligand）という〔1.2.1(d)参照〕．

　アンタゴニスト（遮断薬）はアゴニスト（刺激薬）の作用を抑制する化合物であるが，いくつかに分類される．代表的な遮断薬は受容体の刺激薬結合部位に可逆的に結合して（reversible binding），刺激薬の作用に競合する物質である．このような拮抗様式は**競合的**（competitive）とされ，遮断薬は**競合的遮断薬**（competitive antagonist）とよばれる．競合的遮断薬は，刺激薬の用量反応曲線を右にシフトさせる（図1.1③）．しかし，刺激薬の用量を増加させた場合には，結合部位が刺激薬で飽和し遮断薬は排除されるため，刺激薬の最大効果は変わらない．なお，競合的遮断薬の作用強度を示す指標としてしばしばpA_2が用いられる．これは刺激薬単独時のED_{50}値を2倍にするために必要な遮断薬の量（または濃度）と定義される．

　一方，受容体遮断薬が刺激薬結合部位に**非可逆的に結合し**（irreversible binding），非競合的な遮断作用を示す場合もある．このような阻害様式をもつ遮断薬を**非競合的アンタゴニスト**（non-competitive antagonist）という．非競合的遮断薬存在下では刺激薬の用量を増加させた場合も遮断薬が結合部位にあるため，刺激薬の用量反応曲線は頭打ちとなり最大反応は100%より小さい．αアドレナリン受容体の遮断薬として**フェノキシベンザミン**（phenoxybenzamine）が薬理学研究で用いられる．この薬物はアルキル化薬でありαアドレナリン受容体（そのほかの受容体にも結合する）の刺激薬結合

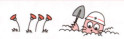

フェノキシベンザミン

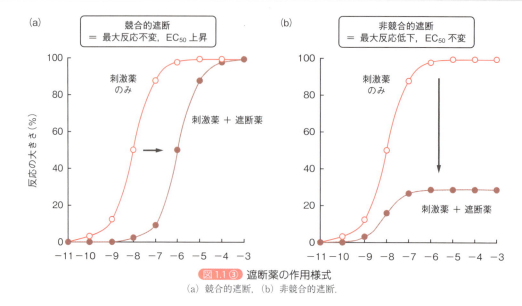

図 1.1 ③ 遮断薬の作用様式
(a) 競合的遮断，(b) 非競合的遮断．

部位に不可逆的に結合し，刺激薬の結合を阻害する．

遮断薬が受容体の刺激薬結合部位とは異なる**アロステリック部位**(allosteric site)に結合して，刺激薬の作用を抑制する場合もある．この例にはイオンチャネル内蔵型のグルタミン酸受容体である N-メチル-D-アスパラギン酸(**NMDA**)受容体に作用する**メマンチン**(memantine)があげられる．メマンチンはグルタミン酸が結合する部位とは別の部位に結合しチャネル機能を阻害する．このような遮断薬は**アロステリックアンタゴニスト**(allosteric antagonist)とよばれる．

非競合的アンタゴニストやアロステリックアンタゴニストが存在すると，刺激薬の用量反応曲線は頭打ちとなり最大反応は 100% より小さい．非競合的遮断薬存在下では刺激薬の ED_{50}(EC_{50})値は理論的には変わらない．しかし実際にはアンタゴニストによって受容体のコンホメーションが変化する場合があり，刺激薬の用量反応曲線を変化させることがある．ある種の抗体医薬もアロステリックアンタゴニストと考えられる．**上皮細胞増殖因子受容体**(**EGFR**)のサブタイプ EGFR2(HER2)が過剰発現している乳がん患者ではヒト化抗体**トラスツズマブ**(trastuzumab)が用いられる(1.6.6 項参照)．

受容体には結合しないが刺激薬の作用を遮断あるいは減弱させる薬物もあり，非受容体遮断薬とよばれる．受容体活性化以降の細胞内シグナル伝達を抑制する場合には**機能的拮抗作用**(functional antagonism)とよばれる．受容体刺激によって細胞内で各種のキナーゼが連動して細胞応答を変動させることが知られている．その例として **MAP キナーゼ**(**MAPK**)カスケードがあげられる．このキナーゼ経路の阻害薬は受容体刺激による作用を遮断する．刺激薬とは別の受容体に作用する薬物でも，別受容体が当該刺激薬とは逆の方

NMDA : *N*-methyl-D-aspartic acid

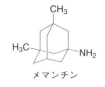

メマンチン

EGFR : epidermal growth factor receptor

MAPK : mitogen-activated protein kinase

向に働く場合では，用いた薬物が結果的に阻害・抑制作用を示すこととなる．このような場合には**生理学的拮抗**（physiological antagonism）がなされたことになる．アドレナリン受容体には各種のサブタイプがあり，血管平滑筋ではα_1，β_2アドレナリン受容体が発現している．α_1アドレナリン受容体刺激は収縮作用を示し，β_2アドレナリン受容体刺激は弛緩作用を示す．通常ではα_1アドレナリン受容体を介した作用が強いため収縮作用を示す．しかし，実際には血管平滑筋をアドレナリンで刺激すると二つの受容体を同時に刺激し，その総和として収縮が起こっている．

1.1.4 相加作用，相乗作用，拮抗作用

　ある用量で20％の効果がある薬物Aと，同じく20％の効果がある薬物Bを併用し，期待どうりに40％の薬効が得られた場合に，**相加作用**（additive effect）が得られたという．同一の受容体に対して，用量依存曲線が類似した2種類の薬物を併用した場合などに観察される．しかし，併用が40％を超える薬効を示す場合がある．この現象を**相乗効果**（synergistic effect）とよぶ．薬物の作用点が異なり，2か所への作用が協同的に働いて薬効を強めあう場合に起こる．たとえば，アドレナリンとその分解酵素**モノアミン酸化酵素**（**MAO**）阻害薬の2種の薬物を併用した場合を考えてみる．アドレナリンは20％の薬効を示す用量を用いた．MAO阻害薬は，内在性のアドレナリンの分解を抑制し，20％の薬効を示す用量を用いた．両者を併用すると，40％をはるかに超える薬効が得られる．場合によっては毒性が現れる．MAOによる分解経路をブロックしたうえでアドレナリンを併用しているため，生体内のアドレナリンの量は劇的に増大したと考えられる．

MAO：monoamine oxidase

　逆に，相乗効果をうまく応用してそれぞれの薬物がもつ毒性が現れない用量で，二つの薬物を併用し十分な薬効を得ることも期待できる．たとえば，高血圧症の治療には，**アンジオテンシン変換酵素**（**ACE**）阻害薬と血管平滑筋を弛緩させるCa^{2+}チャネル阻害薬が併用される．

ACE：angiotensin converting enzyme

　ある用量で40％の効果がある薬物Aと，まったく薬効を示さない薬物Bを併用した場合に，薬物Aの作用が減少する場合がある．これを**拮抗作用**（antagonistic effect）とよぶ．同一の受容体にアゴニストとアンタゴニストを併用した場合が相当する．

1.1.5 予備（余剰）受容体

　これまでの理論的説明では，刺激薬の最大反応は100％の受容体が占有される必要があったが，実際には100％未満の受容体占有で最大反応が得られ

ることがある．この場合の余っている受容体を予備（余剰）受容体という．100％の受容体を占有しなくとも下流の細胞内情報伝達系が100％活性化すると考えられる．また1分子の刺激薬が複数の受容体を活性化することなどが考えられる．予備受容体が存在する場合には，受容体結合を50％達成する薬物濃度であるK_d値と，最大の薬効作用の50％を発揮する薬物濃度EC_{50}（ED_{50}）値が一致せず，$K_d > EC_{50}$となる．

1.1.6　治療域と治療指数

　薬物を治療に用いる場合，多くは個体レベルで投与される．個体レベルの薬物応答を表す場合，**濃度**（concentration）より**用量**（dose）という用語が薬理学では使用される．母集団の50％において期待された薬効を示す薬物用量を50％ 有効量（ED_{50}）という．

　薬物を過大な用量で用いると**副作用**（side effect）すなわち毒性を示し，さらに過剰量を用いると死亡をもたらす致死毒性を示す．母集団の50％において毒性を発揮する薬物用量を50％ 中毒量（**TD_{50}**）といい，同じく50％を死亡させる薬物用量を50％ 致死量（**LD_{50}**）と定義できる．

TD_{50}：50% toxic dose
LD_{50}：50% lethal dose
TI：therapeutic index

　したがって，薬効量のED_{50}値に対して，TD_{50}値およびLD_{50}値が十分に高い薬物は安全であるといえる．**治療指数**（**TI**）とは，ED_{50}値に対するTD_{50}値（あるいはLD_{50}値）の比率を指しており，一つの安全性の尺度となっている．また，十分な薬効が得られつつ，かつ毒性を最小限にできる薬物用量の範囲を**治療域**（therapeutic range）という．

1.1.7　脱感作，耐性，リバウンド，薬物依存性

（a）脱感作，耐性，タキフィラキシー

　薬物を持続的に反復投与すると薬理作用が減弱する場合がある．この現象を**脱感作**（desensitization）という．脱感作の代表的なメカニズムとして，受容体の脱感作があげられる．βアドレナリン受容体のような**Gタンパク質共役型受容体**（**GPCR**）では時間に依存した三つの進行プロセス，受容体の**アンカップリング**（uncoupling，脱共役），**内部移行**（internalization），**ダウンレギュレーション**（down-regulation）で脱感作が起こる（1.2.1項参照）．イオンチャネル内蔵型受容体においても，細胞内Ca^{2+}濃度の上昇そのほかのシグナルで活性化されたプロテインキナーゼにより受容体のリン酸化が生じ，受容体機能の減弱つまり脱感作が起こる．

GPCR：G protein-coupled receptor

　薬物を長期間投与した場合に薬効が減弱する場合もある．これを**耐性**（tolerance）という．同じ強さの薬効を得るためには薬物の増量が必要とな

る．ある薬物に対して耐性が形成された場合に，その薬物と類似の作用機序をもつ薬物や類似の化学構造をもつ薬物に対して耐性が生じる場合がある．その現象を**交叉耐性**(cross tolerance)という．上記のアンカップリングなどの脱感作が関係している．薬物代謝酵素が誘導されて薬物の代謝・分解が促進され，薬物の活性本体の濃度が低下することで生じる例も多い．細胞外への薬物の排出にかかわっているトランスポーターの発現や活性上昇が関与している場合もある．

　実験などで，短時間のうちに薬物を反復投与した場合に，薬物の効果が急速に減少する場合がある．これを**タキフィラキシー**(tachyphylaxis)とよぶ．間接型アドレナリン作用薬**チラミン**(tyramine)の例をあげる．チラミンはアドレナリンと類似の化学構造をもっており，**ノルアドレナリン(NA)**トランスポーターによりNA作動性神経の終末に取り込まれ，シナプス小胞内のNAと置換する．このためNAを放出し間接的にアドレナリン受容体を活性化できる．しかし短時間のうちにチラミンを反復投与するとシナプス小胞内のNAの大半がチラミンと置換してしまい，シナプス小胞内のNAが枯渇してしまう．これによりタキフィラキシーが生じる．

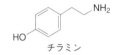

NA：noradrenaline

（b）リバウンド，薬物依存性

　長期間使用していた薬物の投与を中止すると，薬効が消失して症状が投与前のレベルに戻るだけでなく，投与前よりさらに悪化した方向の変化がみられる場合がある．**離脱症状**(withdrawal symptom，退薬症状ともいう)や**リバウンド**(rebound)とよぶ．血圧降下薬として長期間服用していたβアドレナリン受容体遮断薬を突然中止すると，急激な高血圧が生じる例がある．遮断薬の反復投与により受容体の機能が遮断・低下した状態が続いた結果，生体のフィードバックが働いて受容体数が増加していると考えられる．急に遮断薬を除去すると内在性の活性化物質(上記の例ではアドレナリン系物質)の作用が大きく現れるためである．受容体数の発現増加は**アップレギュレーション**(up-regulation)，受容体応答の亢進は**過感受性**(super-sensitivity)という．こうした場合には，脱感作現象とは反対の事象が起きていると考えられる．

　薬物を長期服用していると，その薬物を精神的あるいは身体的に欲する状態となり，薬物の使用を容易に中止できない場合がある．こうした状態を**薬物依存**(drug dependence)という．薬物依存には，**身体依存**(physical dependence)と**精神依存**(psychological dependence)とがある．上記のリバウンド現象は一種の身体依存である．薬物依存は，麻薬，覚醒剤，バルビツレート系薬物，アルコール，ニコチンなど精神依存を形成する薬物で強くみられる．これらのなかには薬物の使用中止により不快感，使用前にはなかった有害な身体的症状を起こす薬物が多く含まれている．

1章 薬の作用

1.2 受容体と細胞内シグナル

❖ **本節の目標** ❖

- 薬物の作用点としての生体分子である受容体，酵素の構造学的特徴，細胞における機能と薬物作用点としての特徴を理解する．

学修事項 C-4-4
(2) 受容体に作用する医薬品

cAMP：cyclic adenosine monophosphate
IP$_3$：inositol 1,4,5-trisphosphate
DG：diacylglycerol
cGMP：cyclic guanosine monophosphate

　神経伝達物質やホルモンなど細胞外のシグナル分子のほとんどは親水性であり，脂質二重層からなる細胞膜を直接的には通過できない．そのため，アドレナリン，アセチルコリン，神経アミノ酸，ペプチドホルモンなど親水性のシグナル分子の受容（識別）と細胞内への伝達は，細胞膜に存在する受容体，細胞膜受容体を介して行われる．細胞外のシグナル分子を**一次情報物質**（first messenger）といい，細胞内で発生する次のシグナルを**細胞内情報伝達物質**（second messenger，セカンドメッセンジャー）という．**サイクリックAMP（cAMP），イノシトール三リン酸（IP$_3$），ジアシルグリセロール（DG），細胞内遊離Ca^{2+}濃度**（Ca^{2+}と表す），サイクリックGMP（**cGMP**）など低分子量の物質をセカンドメッセンジャーと称する．細胞膜受容体は，構造や機能によって，Gタンパク質共役型受容体，イオンチャネル内蔵型受容体，酵素内蔵型受容体および酵素共役型受容体に分類される（図1.2①）．疎水性（脂溶性）のシグナル分子は細胞膜を通過し，細胞質あるいは核内に存在する受容体に結合して作用する．

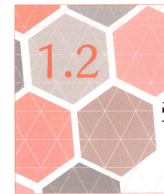
cAMP

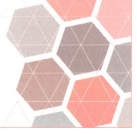
イノシトール1,4,5-三リン酸（IP$_3$）

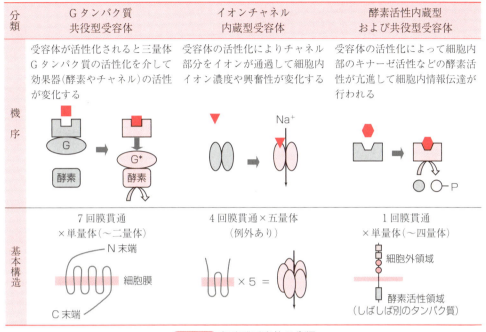

図1.2① 細胞膜受容体の分類

1.2.1　Gタンパク質共役型受容体

(a) Gタンパク質共役型受容体

Gタンパク質共役型受容体(GPCR)は，細胞膜を貫通するαヘリックス領域(細胞膜貫通領域)を七つもち，アミノ(N)末端が細胞外に存在し，カルボキシル(C)末端が細胞内に存在する．GPCRあるいはGPCR様のタンパク質をコードする遺伝子が多数同定され，一つの受容体ファミリーを形成している．数多くの神経伝達物質，ホルモン，神経ペプチドなどの受容体がGPCRに属しており，GPCRの機能を変化させることで治療効果を示す薬物が多く用いられている．GPCRによるシグナル伝達は，「GPCR → Gタンパク質 → エフェクター(effector)」という経路で行われる．Gタンパク質には複数の種類があり，どのエフェクターと相互作用するかを決定している．エフェクターには，**アデニル酸シクラーゼ(AC)**，**ホスホリパーゼC(PLC)**などの酵素，イオンチャネル，そのほかの機能タンパク質などがある．

GPCRは細胞外に存在するN末端領域の長さで3種類に分類される．短いN末端領域をもつクラスAにはアドレナリン受容体やムスカリン性アセチルコリン受容体が含まれ，細胞膜表面に近い細胞膜貫通領域がリガンドの結合や受容体の立体構造(コンホメーション)変化に重要である．N末端領域に約100個，約300個のアミノ酸をもつGPCRをそれぞれクラスB，Cと分類している．長い細胞外領域でアゴニストを認識しコンホメーション変化

学修事項　C-6-6

(2) Gタンパク質共役型受容体を介する情報伝達

AC：adenylate cyclase
PLC：phospholipase C

を起こさせる．GPCR は静止状態で細胞膜内側（細胞内）にある三量体 G タンパク質と会合している．

（b）三量体 G タンパク質とエフェクター

GTP：guanosine triphosphate

G タンパク質は **GTP** 結合能をもつタンパク質の総称である．三量体 G タンパク質と，単量体で存在する Rho や Ras などの低分子量 G タンパク質がある．三量体 G タンパク質は α，β，γ の三つのサブユニットからなり，α サブユニットに GDP/GTP が結合している．$\beta\gamma$ は複合体として働いている．GPCR と会合するのは三量体 G タンパク質である（以下 G タンパク質という）．おもに α サブユニットが G タンパク質の機能，すなわちエフェクターとの相互作用を規定している．α，β，γ サブユニットとも多数の種類が存在し，その組合せで多くの G タンパク質が存在している．

G タンパク質は機能面から，G_s，G_i，G_q，G_{12} の四つのファミリーに分類される．G_s は，実際に機能を担う分子は α_s であるが，エフェクターであるアデニル酸シクラーゼを活性化して細胞内 cAMP 量を増加させる（図 1.2 ②）．このため**促進性**（stimulatory）を表す G_s と命名された．cAMP は **cAMP 依存性タンパク質リン酸化酵素（PKA）** を活性化し，PKA が各種のタンパク質をリン酸化して細胞応答を変化させる．

PKA：cyclic AMP-dependent
protein kinase
（protein kinase A）

G_i（α_i, inhibitory）はアデニル酸シクラーゼを抑制し細胞内 cAMP 量を低下させる作用を示す．また，G_i が活性化された場合，K^+ チャネルを活性化させたり，Ca^{2+} チャネルを抑制する場合がある．これは G_i の活性化から生じた $\beta\gamma$ サブユニット複合体の作用である．K^+ チャネル活性化は細胞内から細胞外へ K^+ が流出することとなり，細胞膜の電位は過分極側にシフトする．Ca^{2+} チャネル抑制は細胞外から細胞内への Ca^{2+} の流入を抑制するため Ca^{2+} を介した細胞応答が抑制される．$\beta\gamma$ サブユニット複合体は **MAP キナーゼ（MAPK）** を活性化する作用も示す．脳に大量に存在する G_o（other-type）は G_i と同様の機能を示す．

G_q（queer）はエフェクターとして**ホスホリパーゼ C（PLC）** を活性化する．ホスファチジルイノシトール 4,5-二リン酸（PI-4,5-P_2）を加水分解して，イノシトール三リン酸（IP_3）とジアシルグリセロール（DG）を産生する．IP_3 は細胞内小器官である小胞体の膜上にある IP_3 受容体に作用して Ca^{2+} の放出を促進する．DG はプロテインキナーゼ C（PKC）を活性化したり，ある種の Ca^{2+} チャネルを活性化する．G_{11} も G_q と同様の機能を示す．PLC には複数のタイプがあり，$\beta\gamma$ サブユニット複合体によって活性化される PLC も存在する．

PKC：protein kinase C

G_{12} は低分子量 G タンパク質 Rho を活性化して，平滑筋の収縮や細胞遊走などを調節している．1 種類の GPCR 刺激が複数の三量体 G タンパク質を活性化する場合が多くみられる．GPCR 刺激によって活性化されるエフェクターは数多くあるが，アデニル酸シクラーゼとホスホリパーゼ C をおもな

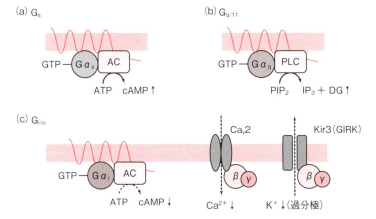

図1.2② Gタンパク質による効果器の制御
AC：アデニル酸シクラーゼ，GTP：グアノシン三リン酸，ATP：アデノシン三リン酸，cAMP：サイクリックアデノシン一リン酸，PLC：ホスホリパーゼC，PIP_2：ホスファチジルイノシトール二リン酸，IP_3：イノシトール三リン酸，DG：ジアシルグリセロール，GIRK：Gタンパク質共役型内向き整流性カリウムチャネル．

エフェクターとするGPCRが数多く存在する．セカンドメッセンジャーであるcAMPとCa^{2+}が相反する薬理作用を示す場合と，協調して薬理作用を示す場合がある．

三量体Gタンパク質の活性化はαサブユニット上のGDP-GTP交換によって引き起こされ，サイクルを形成している．静止状態ではGPCR-Gタンパク質($\alpha_{GDP}/\beta\gamma$)複合体を形成しているが，アゴニストでGPCRが刺激されると，αサブユニット上のGDP-GTP交換が促進され，Gタンパク質はα_{GTP}と$\beta\gamma$とに解離する．通常は，解離したα_{GTP}がエフェクターと相互作用しその活性を調節する．α_{GTP}のGTPはαサブユニットに備わっているGTPase活性により加水分解され不活性型のα_{GDP}となり，エフェクターから解離する．α_{GDP}は再び$\beta\gamma$と会合し，静止状態のGPCR-Gタンパク質($\alpha_{GDP}/\beta\gamma$)複合体へ戻る．

（c）GPCRの脱感作

GPCRの脱感作には，刺激を受けた同一種の受容体だけが脱感作する場合と，刺激を受けていない異なったGPCRの応答も脱感作してしまう場合がある．前者は**同種脱感作**，後者は**異種脱感作**と分類される．βアドレナリン受容体のようなGPCRでは時間に依存した三つの進行プロセスで同種脱感作が起きる．はじめに**アンカップリング**(uncoupling，脱共役)が生じる．GPCRの細胞内ドメインがPKAやPKCなどのセカンドメッセンジャー依存性のキナーゼでリン酸化されると，GPCRはGタンパク質を活性化できなくなる．ついでアゴニスト刺激によって活性化した**Gタンパク質共役型受容体キナーゼ**(GPCR kinase)がGPCRのC末側をリン酸化する．GPCRキナーゼとは，アゴニストが結合したGPCRだけを認識しリン酸化するキナーゼである．その後アダプタータンパク質であるβ-アレスチン(β-arrestin)がGPCRに会合する．リン酸化GPCR・アレスチン複合体はGタンパク質と相互作用できないため，このプロセスでもアンカップリングが起

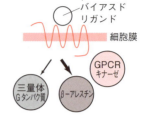

図1.2③ GPCRを介したシグナル伝達の調節

きる．この場合にはGPCRの量(数)は変わらない(図1.2③)．

　GPCR・アレスチン複合体受容体は，コートタンパク質**クラスリン**(clathrin)依存性の**エンドサイトーシス**(endocytosis)によって，細胞内小胞に取り込まれる．これをGPCRの**内部移行**(internalization)という．リン酸化GPCRは，脱リン酸化され再び細胞膜にリサイクルし機能する場合と，ユビキチン化(ユビキチンというアミノ酸76個からなるタンパク質が結合すること)され分解される場合がある．分解を受けた場合にはGPCRの数が低下することとなり，**ダウンレギュレーション**(down-regulation)とよばれる．GPCRの内部移行時では，GPCRはリガンドとの結合活性を保持した場合が多い．細胞をホモジナイズして作製した膜標本を用いて受容体結合実験を行うと量(数)が減少していない．内部移行している受容体が薬理作用を示す場合もあるが，多くの場合には細胞膜にある受容体だけが機能する．このため受容体の内部移行時にも薬理作用が減弱する場合が多い．このため受容体の内部移行を含めてダウンレギュレーションという場合がある．細胞膜にある機能的な受容体数の減少を指しているのか，総量としての受容体タンパク質量の減少なのか，ダウンレギュレーションの解釈には注意が必要である．

　GPCRでは異種受容体の脱感作もみられる．たとえば，βアドレナリン受容体刺激でcAMP-PKA系が活性化した場合，PKAはβアドレナリン受容体だけではなく，プロスタグランジン受容体もリン酸化しその機能を減弱させることが起きる．同種脱感作現象が薬理作用発現のメカニズムである場合もある(1.5.7項のコラム参照)．

(d) GPCRの多機能性

　通常GPCRは単量体(モノマー)として存在し細胞内情報伝達を行っている．しかし最近ではホモダイマーを形成したり,別のGPCRとヘテロダイマーを形成することが知られている．ヘテロ受容体の存在は古くからμ, κなどサブタイプの異なったオピオイド受容体などで示され，最近ではμオピオイド受容体／代謝型グルタミン酸受容体，ドパミン受容体／ソマトスタチン受容体でも示されている．また上記に記述したように，GPCRは三量体Gタン

パク質だけでなく GPCR キナーゼや β-アレスチンとも結合し，シグナル伝達を行っている．β-アレスチンは GPCR の脱感作だけではなく，μ オピオイド受容体では耐性や呼吸抑制などの副作用に関与していると考えられている．

ニコチン酸(nicotinic acid)は，ビタミン B 群に含まれる化合物であるが，G_i を介した脂肪分解作用を示し脂質異常症治療薬として使用される．ニコチン酸系の薬物のもつ末梢血管拡張作用や顔面紅潮は GPCR であるニコチン酸受容体(GPR109A，ヒドロキシカルボン酸受容体-2，HCA2 受容体)を介した β-アレスチンの活性化が関与していると推定されている．

また，GPCR が間接的ではあるがチロシンキナーゼ内蔵型受容体である**上皮細胞増殖因子**(**EGF**)受容体と相互作用(クロストーク)する例もある．ヒト大腸がん細胞ではプロスタノイド EP_4 受容体刺激が EGF-様増殖因子を細胞膜から切りだし，EGF 受容体を活性化し，がん細胞の増殖や移動を調節している．心臓では β アドレナリン受容体遮断薬**カルベジロール**(carvedilol)が，G_s は活性化しないが，β-アレスチンを活性化する「偏りのあるリガンド，バイアスドリガンド」として作用し，EGF-様因子の産生を介して EGF 受容体を活性化し心臓保護作用を発揮していると推定されている．複数の GPCR を刺激するリガンドやバイアス性を示す GPCR リガンドの開発が期待される．

EGF：epidermal growth factor

Advanced　cAMP 系と Ca^{2+} 系の拮抗作用と同調作用

cAMP 系と Ca^{2+} 系は互いに拮抗した生理・薬理作用を示す場合と，同調して一つの作用を示す場合がある．平滑筋も横紋筋(心筋・骨格筋)も細胞内 Ca^{2+} 濃度(以下 Ca^{2+})に依存して収縮する．しかし，Ca^{2+} による収縮メカニズムや cAMP に対する応答が大きく異なっている．血管平滑筋では $α_1$ 受容体刺激，内臓平滑筋では M_3 受容体刺激などで，PLC/IP_3 経路を介した Ca^{2+} 上昇が起こり，同時に細胞膜の Ca^{2+} チャネルも活性化され大量の Ca^{2+} 流入が持続的に起こる．「Ca^{2+} の上昇→Ca^{2+}/カルモジュリン複合体形成→ミオシン軽鎖キナーゼ活性化→ミオシン軽鎖リン酸化→アクチン・ミオシン相互作用(滑込み)=収縮」という経路で収縮する．cAMP/PKA 経路はミオシン軽鎖キナーゼを不活性化し，細胞膜や筋小胞体の Ca^{2+}-ポンプ(Ca^{2+}, H^+-ATP アーゼ)を活性化する．細胞膜 Ca^{2+}-ポンプの活性化は細胞外へ Ca^{2+} を汲みだし，筋小胞体の Ca^{2+}-ポンプ活性化は筋小胞体内へ Ca^{2+} を貯蔵させ，Ca^{2+} レベルを低下させる．このため平滑筋では cAMP/PKA 経路で弛緩が起こる．平滑筋では筋小胞体は Ca^{2+} 貯蔵庫としての役割が大きい．

一方，心筋，骨格筋では cAMP/PKA 経路により収縮力が増大する．心筋と骨格筋では，トロポニンというタンパク質が定常状態でアクチンと複合体を形成し，ミオシンとの相互作用(収縮)を抑制している．Ca^{2+} はトロポニンと結合し複合体を解離させ，アクチンがミオシンと相互作用し収縮する．心筋や骨格筋においても cAMP/PKA 経路は筋小胞体の Ca^{2+}-ポンプ活性化を起こす．筋小胞体の Ca^{2+}-ポンプ活性化は筋小胞体内へ Ca^{2+} を貯蔵させる

リアノジン

CICR：Ca²⁺-induced Ca²⁺
　　release
PDE：phosphodiesterase

テオフィリン

ことになるが，心筋では貯蔵 Ca^{2+} 量の増加はリアノジン受容体の特性である **CICR（カルシウム誘発性カルシウム放出）** により Ca^{2+} 放出につながる．骨格筋では，細胞膜が陥入した横管系という部位で電位依存性 L 型 Ca^{2+} チャネルがリアノジン受容体と直接会合し，リアノジン受容体を介した Ca^{2+} 放出を増大させる．心筋では cAMP/PKA 経路は電位依存性 L 型 Ca^{2+} チャネルを活性化し Ca^{2+} 流入を促進する．テオフィリンは cAMP を分解するホスホジエステラーゼ（PDE）を阻害して cAMP レベルを上昇させる．テオフィリンは肋骨に連動している呼吸筋（骨格筋）の収縮力を増大させ肺での呼吸量を増やす作用がある．胃酸分泌やインスリン分泌なども cAMP 系と Ca^{2+} 系の両者により促進される．

1.2.2　イオンチャネル内蔵型受容体

学修事項 **C-6-6**
(1) イオンチャネル内蔵型受容体を介する情報伝達

ACh：acetylcholine

nAChR：nicotinic ACh
　　receptor
mAChR：muscarinic ACh
　　receptor
N_M：muscle type nicotinic
　　acid receptor
N_N：neuron type nicotinic
　　acid receptor

アセチルコリン（ACh）や**グルタミン酸**（glutamic acid）などの神経伝達物質は，受容体を介したイオンの流れを調節して速い情報伝達を行っている．こうした受容体をイオンチャネル内蔵型受容体あるいはリガンド作動性チャネルという．形成されるチャネルの性質で透過するイオンの選択性が決定される．イオンの流れる方向はそれぞれのイオンの平衡電位に依存している．わかりやすくいえば，細胞外と細胞内のイオン濃度の違いに依存して濃度勾配に沿ってイオンを透過させる．関連するイオンの細胞外と細胞内の濃度を（表1.2①）に示した．

（a）ニコチン性アセチルコリン受容体

ACh の受容体は**ニコチン性 ACh 受容体**（nAChR）と**ムスカリン性 ACh 受容体**（mAChR）とに大別される．nAChR はイオンチャネル内蔵型受容体であり，mAChR は GPCR である．nAChR はさらに**骨格筋型（N_M）** と**神経型（N_N）** に分類される．nAChR は α, β, γ などのサブユニットからなるヘテロ（あるいはホモ）五量体構造をとり，各サブユニットは N 末端側を細胞外にだし細胞膜4回貫通型の構造をもっている．C 末端側も細胞外にある．ACh やニコチンが α サブユニットに結合すると Na^+，K^+，Ca^{2+} のイオン透過性が亢

表1.2① おもなイオンの細胞外，細胞内濃度

イオン	細胞外濃度 ($mmol\ L^{-1}$)	細胞内濃度 ($mmol\ L^{-1}$)	イオンの流れ	細胞の応答
Na^+	140〜150	5〜15	細胞内流入	脱分極（興奮）
Ca^{2+}	1〜2	0.0001 ($0.1\ \mu mol\ L^{-1}$)	細胞内流入	脱分極（興奮），Ca^{2+} 結合
Mg^{2+}	1〜2	0.4〜0.6		
K^+	4〜6	130〜140	細胞外流出	過分極（興奮低下）
Cl^-	110	5〜30	細胞内流入	過分極（興奮低下）

進する.

　N_M 受容体は骨格筋に発現し，2個の $\alpha1$ サブユニットと $\beta1$，δ，ε（もしくは γ）の五量体をとっている．N_N 受容体は自律神経節や中枢神経系に発現している．N_N 受容体は α，β からなるヘテロ五量体〔$\alpha3\alpha5(\beta4)_3$，$\alpha3\alpha5\beta2$ $(\beta4)_2$ など〕や α からなるホモ五量体〔$(\alpha7)_5$〕などさまざまな組合せをもつ．N_N 受容体には N_M 受容体の構成サブユニット（$\alpha1$，$\beta1$，δ，ε，γ）は含まれない．競合型のアンタゴニストである **d-ツボクラリン**（d-tubocurarine）が薬理学研究で用いられている．脱分極型筋弛緩薬である**スキサメトニウム**〔suxamethonium, 別名**サクシニルコリン**（succinylcholine）〕や**ベクロニウム**（vecronium）などは筋弛緩薬として麻酔時・気管内挿管時に用いられている．禁煙補助薬として用いられる**バレニクリン**（varenicline）は $\alpha4$，$\beta2$ サブユニットをもつ N_N 受容体の刺激薬である．

バレニクリン

d-ツボクラリン　　　　　スキサメトニウム　　　　　ベクロニウム

（b）イオンチャネル内蔵型グルタミン酸受容体

　グルタミン酸は興奮性の神経伝達物質として働くアミノ酸である．グルタミン酸の受容体はイオンチャネル内蔵型と GPCR に大別される．イオンチャネル内蔵型は，**N-メチル-D-アスパラギン酸（NMDA）受容体**，**AMPA 受容体**，**カイニン酸（KA）受容体**の三つに分類される．NMDA，AMPA，KA とも内在的分子ではない．イオンチャネル内蔵型グルタミン酸受容体を構成しているサブユニットは細胞膜を 3.5 回貫通している（細胞外 N 末端側から二つ目の細胞膜にある領域は，貫通しないで細胞膜内でヘアピン構造をとっている）．

　NMDA 受容体はグルタミン酸が結合する GluN2 サブユニットと，グリシンが結合する GluN1 サブユニットから構成され，四つのサブユニット〔$(GluN1)_2(GluN2)_2$〕でイオンチャネルを形成している．チャネルの活性化には，グルタミン酸だけでは不十分で共アゴニストとしてグリシン（あるいは D-セリン）が必要である．静止膜電位ではチャネルポア内部に Mg^{2+} が結合し不活性状態となっている．高頻度刺激によって強い脱分極が生じると Mg^{2+} が解離し，グルタミン酸とグリシンの刺激によってチャネルが開口し Ca^{2+} が細胞内に流入する．NMDA 受容体を介した電気応答はゆっくりとした活性化と不活性化を示すという特徴がある．

　NMDA 受容体にはほかの分子の結合サイトも存在する（図 1.2 ④）．ポリ

AMPA：α-amino-3-hydroxy-
　　　5-methyl-4-isoxazole
　　　propionic acid
KA：kainic acid

アミンや Zn^{2+} などによって開口確率が変化する．**ケタミン**(ketamine)，**フェンサイクリジン**(**PCP**)，**メマンチン**(memantine)はNMDA受容体の非競合的アンタゴニストであり，Mg^{2+}結合部位近傍に結合する．ケタミンなどはMg^{2+}が解離した状態のチャネルに作用することから，NMDA受容体のオープンチャネルブロッカーとよばる．ケタミンなどは大脳などの活動を抑制するため全身麻酔の補助薬として使用される．フェンサイクリジンは幻覚物質である．脳虚血時にはグルタミン酸の過剰な放出が起こり神経細胞死を引き起こす．メマンチンはNMDA受容体の低親和性の遮断薬であり，アルツハイマー型認知症に適用される．正常なシナプス活動には影響を与えず，過度のグルタミン酸シグナルを抑制し薬効を示すと考えられている．

AMPA受容体，KA受容体も四つのサブユニットでイオンチャネルを形成している．AMPA受容体はGluA1～GluA4，KA受容体はGluK1～GluK5のサブユニットから構成される．AMPA受容体はおもにNa^+とK^+を透過する．AMPA受容体を刺激すると，**興奮性シナプス後電位**(**EPSP**)の発生が起こりグルタミン酸による速い興奮性神経伝達を行っている．

（c）**$GABA_A$受容体，グリシン受容体，セロトニン5-HT_3受容体**

GABA(γ-アミノ酪酸)は抑制性の神経伝達物質として働くアミノ酸誘導体である．GABAの受容体は，$GABA_A$，$GABA_B$，$GABA_C$受容体の三つがある．$GABA_A$受容体と$GABA_C$受容体はCl^-を選択的に透過させるイオンチャネル内蔵型受容体である．$GABA_A$受容体は中枢神経系や自律神経系の細胞に広範囲に発現している．$GABA_A$受容体のGABA結合部位は**ビククリン**(bicuculline)によって競合的に拮抗される．$GABA_C$受容体はビククリン非感受性であり網膜や脊髄などに限局的に発現している．$GABA_A$受容体，$GABA_C$受容体を構成するサブユニットには多くのアイソフォームがある．中枢神経系の$GABA_A$受容体は，$(\alpha 1)_2(\beta 2)_2(\gamma 2)$あるいは$(\alpha 1)_2(\beta 2)(\gamma 2)_2$の五量体を形成しているものが多い．$\alpha$サブユニットには$\alpha 1$～$\alpha 6$の6個のアイソフォームがある．異なった組合せの五量体を形成している受容体も分

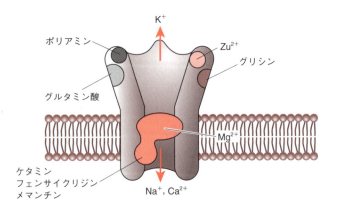

図1.2 ④ NMDA型グルタミン酸受容体と関連する薬物

布している．α/βサブユニットの細胞外領域に合計2分子のGABAが結合し，チャネルが開口し，Cl^-が細胞外から細胞内に流入する．これにより**抑制性シナプス後電位(IPSP)** が発生し，シナプス後細胞は過分極つまり興奮性の減弱が起こる．

IPSP：inhibitory postsynaptic potential

　GABA_A受容体には，GABA結合部位以外に，さまざまな薬物の結合部位が存在し受容体チャネル機能を調節している．それらの調節部位を**アロステリック部位**(allosteric site)とよぶ．催眠薬，抗不安薬，抗てんかん薬などとして臨床応用されている**ベンゾジアゼピン**(benzodiazepine)系の薬物はGABA結合部位とは別の部位に結合し，GABAで刺激されたGABA_A受容体チャネルの開口頻度を増大させる(図1.2⑤)．ベンゾジアゼピンはα/γサブユニットの細胞外領域に結合するため，γサブユニットを含んだGABA_A受容体をベンゾジアゼピン受容体とよぶ場合がある．同じベンゾジアゼピン系の薬物であってもα1サブユニットの有無によって受容体の応答が異なっている．α1サブユニットをもっているタイプをベンゾジアゼピンω1受容体，α1サブユニットをもたないタイプをω2受容体として分類する．ω1受容体選択的刺激薬**クアゼパム**(quazepam)は催眠薬，鎮静薬として用いられ，ω2受容体選択的刺激薬**クロバザム**(clobazam)は催眠作用が弱く抗てんかん作用が強い．遺伝子改変マウスなどを用いた研究から，α1サブユニットは鎮静作用に，α2は抗不安作用に，α2/α3は筋弛緩作用に関与すると考えられる．

　抗てんかん薬，静脈麻酔薬として使用されている**バルビツール酸** (barbiturate)系薬物は，また別のアロステリック部位に作用しチャネルの開口頻度を増大させる．バルビツレート系の薬物は，低濃度ではGABAの作用を増強してCl^-チャネル活性を上昇させるが，高濃度を用いると単独でCl^-チャネルを活性化する．このためCl^-チャネルのポア側(イオンを通過させるチャネルの内部側)に結合するのではないかと考えられている．**ムシモール**(muscimol)はアゴニストとして，**ビククリン**はアンタゴニストとしてGABA結合部位に対して作用し，**ピクロトキシン**(picrotoxin)は非競合的にGABA_A受容体活性を抑制する．これらは薬理学研究で用いられている．吸入麻酔薬**エンフルラン**(enflurane)，アルコール，神経系で合成される内因性ニューロステロイドなどもGABA_A受容体応答を変化させる．GABA_C受

クアゼパム

クロバザム

ピクロトキシニン
（ピクロトキシンの混合物の一つ）

エンフルラン

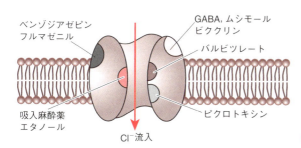

図1.2⑤　GABA_A受容体と関連する薬物

容体活性はベンゾジアゼピンやバルビツール酸によって影響を受けない.

グリシン受容体は,$GABA_A$受容体と同様の,5個のサブユニット$(\alpha_3\beta_2)$が会合したリガンド作動性のはCl^-チャネルであり,αサブユニットがグリシン結合部位である.脊髄運動神経などに発現している.**ストリキニーネ**(strychnine)が競合的遮断薬であり,グリシンのもつ中枢神経系に対する抑制作用を消失させる.脊髄反射の亢進や強直性痙攣などを引き起こすことから,薬理学研究で使用される.

セロトニン$5\text{-}HT_3$受容体は,モノアミンを認識する受容体のなかで唯一のイオンチャネル内蔵型受容体である.ニコチン受容体や$GABA_A$受容体と同様に,$(5\text{-}HT_{3A})_5$あるいは$(5\text{-}HT_{3A})_2(5\text{-}HT_{3B})_3$の5個のサブユニットから構成され,陽イオン選択的チャネルである.内臓の求心性神経や延髄の嘔吐中枢,孤束核,化学受容器引金帯などに発現しており,嘔吐反射に関与している.抗がん薬によって腸管粘膜のエンテロクロマフィン細胞からセロトニンが放出され,内臓の求心性神経,化学受容器引金帯の$5\text{-}HT_3$受容体が刺激され嘔吐が誘発される.$5\text{-}HT_3$受容体遮断薬**グラニセトロン**(granisetron)などが抗がん薬による嘔吐を抑制する.

（d）プリン P2X 受容体

ATP は神経伝達物質,生理活性物質であり細胞膜受容体を介してシグナルを伝達する(1.5.7項参照).ATP 受容体のうち,イオンチャネル内蔵型受容体をプリン P2X 受容体という.3個のサブユニットが会合して陽イオンチャネル受容体を形成している.各サブユニットは細胞膜を2回貫通しN末端もC末端も細胞内に存在する構造をとっている(1.5.7項参照).

（e）一過性受容器電位チャネル（TRP）チャネル

TRP：transient receptor potential

細胞膜を6回貫通するサブユニットが四量体で非選択性の陽イオンチャネルを形成している.各サブユニットのN末端もC末端も細胞内にある.TRPC(canonical),TRPV(vaniloid),TRPM(melastatin),TRPP(polycystin)など多くのサブファミリーが知られている.TRPC ファミリーは伸展刺激や低浸透圧などで活性化され,ホスホリパーゼ$C\text{-}IP_3/DG$系と連動している.TRPV ファミリーなどは温度センサーとして働く.トウガラシの辛み成分カプサイシンは TRPV1 に作用し,受容体の脱感作を起こしたり知覚神経の終末部を退縮させたりする.海外ではパッチ剤として神経痛治療薬として使用している例がある.

1.2.3 酵素内蔵型受容体および酵素共役型受容体

細胞膜受容体のなかには,細胞外ドメインで神経伝達物質,ホルモン,サイトカインなどを認識し,細胞質ドメインに存在する酵素活性を変化させシ

グナル伝達を行う受容体がある(図1.2⑥).これらは酵素(内蔵)型受容体とよばれる.チロシンキナーゼ内蔵型受容体,セリン/トレオニンキナーゼ内蔵型受容体,グアニル酸シクラーゼ内蔵型受容体がある.一方,受容体が刺激されると,細胞膜あるいは細胞質に存在する酵素タンパク質を引き寄せ,シグナル伝達を行う受容体も存在する.このタイプの受容体は受容体自身には酵素活性がない.本項では,受容体自身が酵素活性をもつものを酵素内蔵型受容体,ほかの酵素と会合する受容体を酵素共役型受容体とする.

学修事項 C-6-6
(3) 酵素内蔵型受容体を介する情報伝達

(a) チロシンキナーゼ内蔵型受容体

チロシンキナーゼ内蔵型受容体では,インスリンや増殖因子などのリガンドが結合すると,受容体自身のもつチロシンキナーゼ活性が活性化され,受容体自身のチロシン残基が自己リン酸化を受ける(図1.2⑥).その後,ほかのタンパク質などとの会合をへてシグナルが細胞内に送られる.**上皮細胞増殖因子(EGF)**ファミリー,**血管内皮細胞増殖因子(VEGF)**,**神経成長因子(NGF)**,**インスリン**(insulin),**血小板由来増殖因子(PDGF)**などのシグナルを伝える50種以上の受容体が存在している.

EGFレセプターファミリーは別名 **HER** ともよばれ,4種類が見いだされている.HER1(EGFR)はEGFを内在性リガンドとしている.乳がんをはじめ多くのがんでHER2の遺伝子増幅が観察されている.HER2の内在性リガンドはまだ明らかとはなっていない.

チロシンキナーゼ内蔵型受容体は,細胞外に増殖因子の結合部位(extracellular domain)をもち,細胞膜を1回貫通し(transmembrane domain),細胞内に**チロシンキナーゼ活性部位**(tyrosine kinase domain)をもっている.リガンドが結合すると,受容体は二量体を形成し,互いの受容

VEGF:vascular endothelial growth factor
NGF:nerve growth factor
PDGF:platelet-derived growth factor
HER:human epidermal growth factor receptor

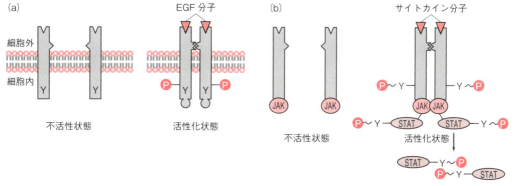

図1.2⑥ チロシンキナーゼ内蔵型受容体とサイトカイン受容体

(a) 受容体型チロシンキナーゼの代表例としてEGF受容体を示した.受容体にEGFが結合すると不活性型の単量体状態から活性型の二量体構造をとる.細胞内ドメインにあるチロシンキナーゼ部分で自己あるいは相互に特定のチロシン残基(Y)がリン酸化(P)され,キナーゼ活性がさらに増大し標的タンパク質をリン酸化する.(b) サイトカイン受容体は細胞質に存在する非受容体型のチロシンキナーゼ〔Janusキナーゼ(JAK)を例としてあげた〕と会合している場合が多い.サイトカインが受容体に結合すると,コンホメーション変化で二量体を形成してJAKが活性化され,受容体自体や標的タンパク質(転写因子STATを例としてあげた)がリン酸化される.リン酸化されたSTAT二量体は核へ移行し,転写を制御する.

体をチロシンリン酸化する．同じ受容体どうしが会合しホモ二量体を形成する場合と，同じファミリー内受容体に属する別の受容体とヘテロ二量体を形成する場合がある．インスリン受容体でははじめから2分子の受容体が会合して存在している．

チロシンキナーゼ内蔵型受容体の下流のシグナルの一つに **MAPキナーゼ**（MAPK）カスケードがあげられる（図1.2⑦）．「受容体活性化→Ras-GTP→MAPKKK(Raf)→MAPKK(MEK)→ERK」という一連の反応が進行する．「K」はキナーゼを表している．低分子量のGタンパク質Rasは，定常時ではGDPが結合した不活性型Ras-GDPで存在しているが，受容体活性化により活性型Ras-GTPとなり，MAPKKK(Raf)を活性化する．その後一連のキナーゼ反応が進み，リン酸化・活性化されたERKが転写因子などの標的タンパク質をリン酸化して遺伝子の発現を変動させる．この変動により，細胞の増殖や分化，生存維持などが調節される．MAPキナーゼカスケードには，ERKのほかに，**JNK**やp38キナーゼなどが活性化される経路がある．これらのMAPキナーゼは標的タンパク質のセリン／トレオニン残基をリン酸化するセリン／トレオニンキナーゼである．

もう一つの重要な下流シグナルとして，**PI3キナーゼ**（PI3K）がある．細胞膜に存在するGPCRのなかには，ムスカリン性ACh受容体のように，「$G_{q/11}$→ホスホリパーゼC(PLC)→IP_3/DG」経路を活性化する受容体がある．この際にPLCによって分解されるリン脂質がホスファチジルイノシトール4,5-二リン酸（**PI-4,5-P_2**）である．PI3キナーゼはPI-4,5-P_2の3位のヒドロキシ基をリン酸化してPI-3,4,5-P_3を生成させ，その下流のタンパク質キナーゼB(PKB，Aktともいう)経路を活性化することができる．PI3キナーゼ―PKB/Akt経路も遺伝子発現の調節などに関与している．

チロシンキナーゼ内臓型受容体を活性化すると，ここにあげた二つの経路

JNK：c-Jun *N*-terminal kinase

PI3K：phosphatidylinositol 3 kinase

PI-4,5-P_2：phosphatidylinositol 4,5-bisphosphate

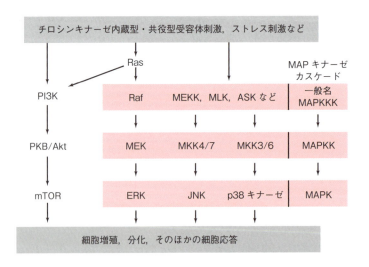

図1.2⑦ チロシンキナーゼ関連受容体の情報伝達とMAPキナーゼカスケード
mTOR：ほ乳類ラパマイシン標的タンパク質，MEKK：MEKキナーゼ，MLK：mixed-lineageキナーゼ，ASK：アポトーシスシグナル調節キナーゼ，MKK：MAPキナーゼキナーゼ．

以外にも，さまざまな分子，タンパク質と相互作用し，複雑な細胞内情報伝達系を作動させる．細胞骨格構造を変化させ細胞の形態変化や細胞移動などを短時間で調節することも知られている．

チロシンキナーゼ内臓型受容体に関連した薬物は数多く臨床でも用いられている．非小細胞肺がんの患者では EGF 受容体に変異があり，キナーゼ活性が亢進している．**ゲフィチニブ**（gefitinib）は EGF 受容体のチロシンキナーゼ部分にある ATP 結合サイトに ATP と競合的に結合しキナーゼ活性を遮断し，抗がん作用を示す．HER1，HER2 などに対する抗体薬も各種のがん治療に用いられている．

細胞質に存在する非受容体型のチロシンキナーゼも 30 種以上存在している．22 番染色体と 9 番染色体の組換え（**相互転座**）により異常が生じた 22 番染色体はフィラデルフィア染色体と称される．この異常染色体上にはキメラ（*BCR/ABL*）遺伝子がコードされている．この遺伝子産物は Bcr-Abl チロシンキナーゼとよばれ高い活性を示し，慢性骨髄性白血病や急性リンパ性白血病を引き起こす．Bcr-Abl チロシンキナーゼの ATP 結合サイトに結合し，キナーゼ活性を遮断する**イマチニブ**（imatinib）などが治療に用いられる．

ゲフィチニブ

イマチニブ

（b）セリン／トレオニンキナーゼ内蔵型受容体

トランスフォーミング増殖因子-β（TGFβ）はセリン／トレオニンキナーゼ内蔵型受容体を介して作用する．細胞外に増殖因子の結合部位をもち，細胞膜を 1 回貫通し，細胞内にキナーゼ活性部位（Ser/Thr kinase domain）をもっている．受容体は，Ⅰ型とⅡ型とがあり，両タイプともリガンド結合部位とキナーゼ活性部位をもっている．しかし，この二つの型の受容体は，構造的，機能的に異なっており，協同で受容体機能を示している．

タイプⅠ受容体は細胞膜貫通ドメインより下側に，特徴的なグリシン／セリンを多く含む領域と転写因子 Smad 結合領域をもっており，その下側にキナーゼ活性部位をもっている．リガンドが結合すると，両タイプ受容体はヘテロ四量体を形成し，まずタイプⅡ受容体のキナーゼ活性が上昇し，タイプⅠ受容体のグリシン／セリン領域をリン酸化する．これによりタイプⅠ受容体のキナーゼ活性が上昇し，Smad 結合領域で認識した Smad2/3 をリン酸化する．リン酸化された Smad2/3 はさらに Smad4 と複合体を形成し，核内に移行し転写因子として標的遺伝子の発現を調節する．

リガンドによってⅠ，Ⅱ型受容体が異なっており，TGFβ のⅠ型受容体をALK-5 とよぶことがある．転写因子 Smad は複数種ある．受容体刺激に連

染色体転座

遺伝子（DNA）は染色体というひも（紐）状の構造体上に存在している．ヒトは 46 個の染色体〔2 個で 1 組（ペア）を形成し，23 組〕をもっている．卵細胞や精細胞の形成時または受精時に，異なった二つの染色体の一部がそれぞれ脱落し，相互に組み変わることがあり，染色体（遺伝子）の相互転座とよばれる．

TGFβ : transforming growth factor-β

R-Smad：receptor-
　　　　regulated Smad
Co-Smad：common-partner
　　　　Smad
I-Smad：inhibitory Smad

動し核内へ移動する受容体調節型（**R-Smad**，Smad1/2/3/5/8），共通に用いられる共有型（**Co-Smad**，Smad4），シグナル抑制に働く抑制型（**I-Smad**，Smad6/7）の三つに分類されている．TGFβは上皮細胞や血液細胞の増殖を抑制する．さらにがん細胞の運動性や増殖の亢進作用や細胞マトリックス増加による繊維化促進作用なども報告されており，創薬の標的となっている．

（c）グアニル酸シクラーゼ内蔵型受容体

ANP：atrial natriuretic
　　　peptide
BNP：brain natriuretic
　　　peptide
CNP：C-type natriuretic
　　　peptide
GC：guanylate cyclase

　心房性ナトリウム利尿ペプチド（ANP），**脳性ナトリウム利尿ペプチド（BNP）**，**C型ナトリウム利尿ペプチド（CNP）**などは，グアニル酸シクラーゼ（GC）内蔵型受容体を介して作用する．この受容体は膜結合型グアニル酸シクラーゼともよばれる．ANPとBNPをおもなリガンドとして結合するGC-A受容体と，CNPをリガンドとして結する GC-B受容体がある．細胞膜1回貫通型の受容体であり，二量体として存在している．リガンドの結合によりコンホメーション変化を起こし，cGMPを生成する．

　GC-C受容体の概念・区分はまだ明確に統一されていない．研究の年代順でいうと，ANP，BNP，CNPをリガンドとして結合する細胞外ドメインだけの受容体が見いだされた．これをGC-C受容体として，リガンドの除去に働くクリアランス型受容体として定義している場合がある．

　その後，内因性腸管ペプチド（グアニリン）や外因性の大腸菌毒素（熱抵抗性腸管毒素）などをリガンドとして結合するグアニル酸シクラーゼ活性をもつ受容体が見いだされた．この受容体は小腸粘膜などに発現し，水分の分泌，下痢などに関与している．このグアニル酸シクラーゼ共存型受容体をGC-C受容体として定義し，クリアランス型受容体を別個に取り扱う場合もある．グアニル酸シクラーゼ共存型受容体と一酸化窒素（NO）で活性化される可溶性グアニル酸シクラーゼはまったく異なっている．

（d）酵素共役型受容体

IL：interleukin
IFN：interferon
JAK：Janus kinase

STAT：signal transduction
　　　and activator of
　　　transcription

　サイトカインである**インターロイキン（IL）**，**インターフェロン（IFN）**，造血因子などの受容体はそれ自身では酵素活性をもたない．受容体結合タンパク質でありキナーゼ活性をもつヤヌスキナーゼ（**JAK**）ファミリーと連動し，転写因子**STAT**をリン酸化・活性化してシグナルを伝える．JAKはサイトカイン受容体にはじめから会合している非受容体型のチロシンキナーゼである．

　IFN-αの場合では，リガンドが結合すると近接した受容体が二量体を形成し，JAKが相互のJAKをチロシンリン酸化し活性化型JAKとなり，次に受容体のチロシン残基がリン酸化される．リン酸化を受けた受容体の部位にSTATが会合し，JAKがSTATをリン酸化する．リン酸化されたSTATは受容体から解離し二量体を形成し，核内に移動し遺伝子の発現を調節する．

受容体と細胞内シグナル **1.2** 27

　この機構でサイトカインは各種の抗ウイルス作用，免疫増強作用，抗腫瘍作用をもつタンパク質の発現を調節している．下垂体前葉から分泌されるペプチドホルモンである**成長ホルモン**（growth hormone），**プロラクチン**（prolactin）の受容体も，リガンドが結合すると二量体を形成し JAK-STAT 系を作動させる．サイトカインのうち，ケモカインは GPCR を受容体としている．

1.2.4　核内受容体

　ホルモン，ビタミン，生理活性物質のなかには，細胞膜上ではなく，細胞内あるいは核内に存在する受容体タンパク質に結合して生理・薬理作用を示すものがある．このような細胞内の受容体は，核内受容体ファミリーとよばれ，リガンド依存性転写因子として機能している．表1.2②に受容体と対応するリガンドや薬物を示した．リガンドはステロイドホルモン，甲状腺ホルモン，脂溶性ビタミン，ある種のエイコサノイドなどであり，低分子量で脂溶性の高い化合物という特徴をもつ．生理学的機能や対応する内在性リガンドが未知である受容体はオーファン（孤児）受容体とよばれ，核内受容体にも多く存在する．

> 学修事項 **C-6-6**
> (4) 核内受容体を介する情報伝達

表1.2②　おもなヒト核内受容体とリガンド，薬物

名　称	略　号	リガンド
甲状腺ホルモン受容体	TRα，TRβ	甲状腺ホルモン
グルココルチコイド受容体	GR	コルチゾル，デキサメタゾン
ミネラルコルチコイド受容体	MR	アルドステロン，スピロノラクトン
エストロゲン受容体	ERα，ERβ	17β-エストラジオール，タモキシフェン
プロゲステロン受容体	PR	プロゲステロン
アンドロゲン受容体	AR	テストステロン，オキセンドリン
レチノイン酸受容体	RARα，RARβ，RARγ	レチノイン酸
レチノイド関連　オーファン受容体	RORα，RORβ，RORγ	レチノイン酸，コレステロール
レチノイド X 受容体	RXRα，RXRβ，RXRγ	レチノイン酸
ビタミン D 受容体	VDR	1,25-ジヒドロキシ VD$_3$
ペルオキシソーム増殖因子　活性化受容体	PPARα，PPARβ，PPARγ	脂肪酸，LTB$_4$，PGJ$_2$，フェノフィブラート

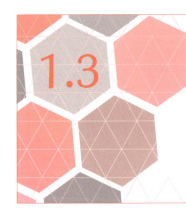

1章 薬の作用

1.3 イオンチャネル

❖ **本節の目標** ❖

- 薬物の作用点としての生体分子であるイオンチャネルの構造学的特徴, 細胞における機能と薬物作用点としての特徴を理解する.

(4) イオンチャネル, トランスポーターに作用する医薬品

1.2節において細胞の内外でNa^+, K^+, Ca^{2+}, Cl^-の濃度が異なること, またそれらのイオンを透過する機能をもつ神経伝達物質受容体が薬物の作用点となる例がいくつか紹介された.

生体には, こういったイオンチャネル型受容体のほかに, 特定の生体内リガンドをもたず, 膜電位や細胞内環境によって開口が制御されているイオンチャネルがあり, これらに結合して開口状態を変化させる化合物も医薬品として数多く利用されている. 本節では, 薬物作用点となっているカチオンチャネルを中心に概説する.

1.3.1 Na⁺チャネル

TM : transmembrane

Na^+チャネルは高い選択性でNa^+を透過(生理条件下では細胞内に流入)させるイオンチャネルである. 構造と機能から24回膜貫通構造(24**TM**)をもち, 細胞膜の脱分極によって開口する電位依存性ナトリウムチャネル(voltage-gated Na^+ channel; Navチャネル)と, 2回膜貫通型(2TM)三量体構造をもち, 上皮細胞に発現する上皮性ナトリウムチャネル(**ENaC**)に分類される.

ENaC : epithelial Na^+ channel

(a) 電位依存性Na⁺チャネル(Navチャネル)

神経や心筋などの興奮性細胞において活動電位の発生に寄与するNavチャネルは, チャネル本体を形成するαサブユニット1分子と, それに会合して性質を変化させるβサブユニット2分子で構成される. αサブユニットは膜貫通領域S1～S6の構造単位を4回繰り返す(リピートⅠ～Ⅳ)構造であり, 各リピートのS4膜貫通ドメインには塩基性アミノ酸が等間隔に並ん

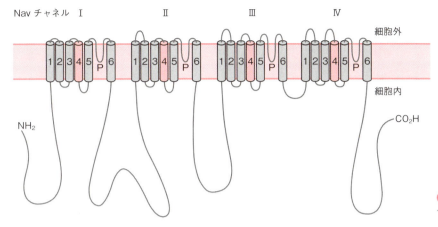

図1.3① Navチャネルαサブユニットの二次構造

表1.3① Navチャネルの分類

名称	分布	TTX感受性
Nav1.1	脳	+
Nav1.2	脳, 末梢神経	+
Nav1.3	脳	+
Nav1.4	骨格筋	+
Nav1.5	心筋	−
Nav1.6	有髄神経ランビエ絞輪	+
Nav1.7	感覚神経, 交感神経	+
Nav1.8	感覚神経	−
Nav1.9	感覚神経	−

で電位センサーとして機能し，S5とS6の間にはチャネル内壁を形成するポア領域(pore area；P)がある(図1.3①)．αサブユニットの変異はさまざまな遺伝疾患の原因となり，それらの疾患は**チャネル病**(channelopathy)とよばれる．

Navチャネルの分類は表1.3①に示すよう9種類のαサブユニットに基づいて行われる．中枢神経にはNav1.1～1.3，骨格筋にはNav1.4，有髄神経の軸索ランビエ絞輪や軸索起始部にはNav1.6，末梢神経にはNav1.7がおもに発現し，これらはフグ毒であるところのテトロドトキシン(**TTX**)がポア領域に結合するとチャネル電流が遮断される．一方，心筋に発現するNav1.5や感覚神経に発現するNav1.8およびNav1.9はTTXに感受性を示さないNavチャネルである．

Navチャネルの開口状態は図1.3②(a～c)に示すような活性化ゲートと不活性化ゲートによる3状態モデルが考えられている．図の(a)のように静止膜電位にある細胞のNavチャネルでは活性化ゲートが閉じ，不活性化ゲートは開いている．図の(b)の状態では，ここに脱分極が発生し，Navチャネ

TTX：tetrodotoxin

テトロドトキシン

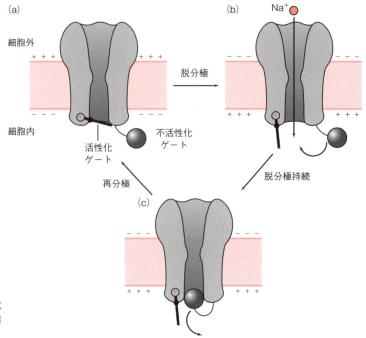

図 1.3 ② Nav チャネルの活性化と不活性化モデル
(a)静止状態(チャネル閉), (b)活性化状態(チャネル開), (c)不活性化状態(チャネル閉).

ルの活性化閾値を上回るとただちに活性化ゲートが開き, 電流が流れて活動電位が発生する. 図の(c)では, その脱分極が持続すると不活性化ゲートが閉じ, 電流は再び流れなくなる. やがて細胞が再分極して静止膜電位に戻ると, 活性化ゲートが閉じ, 不活性化ゲートが開いて初期状態の図の(a)に復帰する. このモデルにおいて, 不活性化ゲートは細胞内領域に**鎖でつながれたボール**(ball and chain model)のような形態でポアを内側から閉じるように活性化ゲートとは独立に働いている. 不活性化ゲートが閉じている間に脱分極が再び起こっても Nav チャネル電流は発生せず, この状態を**不応期**(refractory period)という. Nav チャネルの開口は非常に高速であり, 活動電位の立ちあがり相を形成する(図 1.3 ③).

不活性化ゲートの存在は局所麻酔薬や抗不整脈薬の作用を理解するのに重要である. こうした薬物は静止状態の Nav チャネル構造に対する親和性は低いが, 開口および不活性化状態の Nav チャネル構造に高い親和性を示し, チャネル電流が流れない状態に長く留める. その結果として, 局所麻酔薬は開口頻度が高い(開口および不活性化状態が長い)神経に対して選択的に抑制効果を発揮することとなり, このような現象を**頻度依存性抑制**(use-dependent inhibition)という.

(b) 上皮性 Na⁺ チャネル(ENaC)

ENaC は主として上皮細胞の頂端側に発現する複数の 2TM 型サブユニットから構成される電位非依存性 Na⁺ チャネルである. 上皮細胞において

アミロライド

トリアムテレン

スピロノラクトン

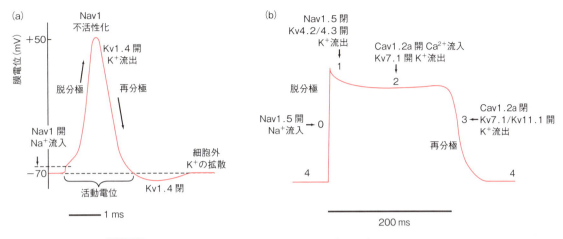

図1.3③ 神経(a)と心室筋(b)で発生する活動電位に関与するイオンチャネル

Na⁺の移動がもたらす浸透圧の変動は水輸送を生じさせて細胞外液量や細胞容積の調整にとって重要な駆動力となっている．また分泌細胞においては，腺分泌の駆動力でもある．腎集合管に発現するENaCは薬理学的にカリウム保持性利尿薬アミロライドの作用点であり，トリアムテレンはENaCを阻害して利尿効果を発揮する．スピロノラクトンは副腎髄質から分泌されるアルドステロン(ミネラルコルチコイド)に拮抗することで利尿効果を発揮する．

アルドステロン

1.3.2　K⁺チャネル

K⁺チャネルはK⁺を選択的に透過(生理条件下では細胞外に流出)させるイオンチャネルである．あらゆる細胞の静止膜電位の形成や神経・心筋など興奮性細胞の電気的応答，シナプス伝達やカリウム濃度の恒常性維持にかかわっている．100種類以上の遺伝子群から構成されているが，(a)6TM四量体の電位依存性K⁺チャネル(voltage-gated K⁺ channel；Kvチャネル)と(b)Ca^{2+}活性化K⁺チャネル，(c)2TM四量体の内向き整流性K⁺チャネル(inward-rectifier K⁺ channel；Kirチャネル)，(d)2TMが二つタンデムに並び二つのポアをもつtwo-pore domain K⁺チャネル(K2Pチャネル)の四つに大別される．

(a) Kvチャネル

Kvチャネルは静止膜電位ではポアが閉じているが，脱分極によって活性化し開口するK⁺チャネルである．Kvチャネルファミリーのαサブユニット遺伝子は40種類が単離されKv1～Kv12の12サブファミリーに分類されている．6TM型の二次構造をとりNavチャネルの1リピート分の構造と同じく，S4膜貫通ドメインに塩基性アミノ酸が等間隔に並んで電位センサー

として機能し，S5とS6の間にはチャネル内壁を形成するポア領域がある．Kvチャネルは，活性化の電位依存性や不活性化の有無，薬物感受性などから以下の（1）A型チャネル，（2）遅延整流性K$^+$チャネルを含めたさまざまなタイプに細分類される．

（1）A型チャネル

脱分極刺激による活性化後すぐに不活性化され，一過的なK$^+$電流を流す典型的な早期不活性化K$^+$チャネルはA型チャネルとよばれる．代表例としては，神経細胞の活動電位発生時に後過分極を起こすKv1.4チャネルや，心筋の活動電位で活性化するKv4.2〜4.3チャネルがあげられる（図1.3③）．

（2）遅延整流性K$^+$チャネル

脱分極に応じてA型チャネルよりもゆっくりと活性化および不活性化するKvチャネルは遅延整流性（delayed rectifier）K$^+$チャネルとよばれ，興奮性細胞の興奮性調節にかかわっている．

ACh：acetylcholine

たとえば神経細胞において，アセチルコリン（**ACh**）はムスカリン（M$_1$）受容体を介して遅延整流性K$^+$電流を抑制することで閾値電位付近の興奮性を高め，シナプス入力に対する応答性を増強させる．このK$^+$電流はムスカリン（muscarine）に由来してM電流とよばれており，神経細胞ではおもにKv7が関与している．このM型チャネルは細胞膜に存在しているリン脂質であるホスファチジルイノシトール4,5-二リン酸（**PIP$_2$**）との結合が活性に必要であり，G$_q$共役型のM$_1$受容体刺激がホスホリパーゼCを活性化し，膜のPIP$_2$を減少させることでつねに開いているM型チャネルの開口を抑制すると考えられている（図1.3④）．

PIP$_2$：phosphatidylinositol 4,5-bisphosphate

また，心臓において遅延整流性K$^+$チャネルは，活動電位第3相で心筋細胞を再分極させるために働いている（図1.3③）．比較的早く開き**HERG**チャネルともよばれるKv7.1と，比較的遅く開きKvLQT2ともよばれるKv11.1は，いずれかの変異が重篤な不整脈を起こすQT延長症候群を起こしうる．また，もし何らかの薬剤がこれらのKvチャネルを抑制した場合にQT延長と薬剤性不整脈リスクを高めることから，医薬品開発の初期段階に

HERG：human *ether-a-go-go*-related gene

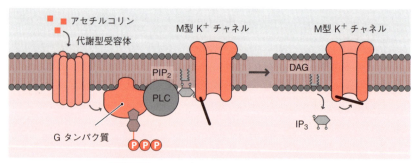

図1.3④　M型K$^+$チャネルの開閉のしくみ

おいて，これら Kv チャネルに対する作用をもたないかチェックすることが標準的に行われる．

（b）Ca²⁺活性化型 K⁺チャネル（K$_{Ca}$ チャネル）

K$_{Ca}$ チャネルは細胞質の Ca²⁺濃度上昇によって活性が増加する K⁺チャネルである．サブユニットの構造としては Kv チャネルと同様に 6TM 型の四量体である．単一チャネル**導電率**（conductance，抵抗の逆数）の違いから大（big）コンダクタンス K⁺（BK）チャネル，小（small）コンダクタンス K⁺（SK）チャネル，そして BK チャネルと SK チャネルの中間のコンダクタンスをもつ中間（intermediate）コンダクタンス K⁺（IK）チャネルに分類される．BK チャネルは Kv チャネルに類似した配列と性質から Kv チャネルに分類されることも多い．BK チャネルは Ca²⁺結合によって電位依存的な活性化特性が促進される．一方，IK および SK チャネルは電位非依存性であるが，細胞内 Ca²⁺濃度上昇によって Ca²⁺結合タンパク質であるカルモジュリン依存的に開口する．

（c）内向き整流性 K⁺チャネル（Kir チャネル）

Kir チャネルは長い N 末端および C 末端領域をもつ 2TM 型サブユニットが単独であるいは異種サブユニットと四量体を形成する K⁺チャネルの 1 群である．

Kir チャネルは，その名のとおり K⁺の平衡電位 E_K よりも過分極電位でコンダクタンスが増加する特性をもつ K⁺チャネルであり，膜電位感受性をもたない．この Kir チャネルの内向き整流特性は細胞内のポリアミンや Mg²⁺による外向き電流のブロックによるが，生理的には pH，G タンパク質，細胞内 **ATP**（アデノシン 5′-三リン酸）などの環境因子によって開口状態が制御されている．Kir チャネルを構成するサブユニット遺伝子は 15 種類単離され，次の（1）Kir3，（2）Kir6 を含めた Kir1 から Kir7 のサブファミリーに分類されている．

（1）G タンパク質活性化 K⁺チャネル（GIRK チャネル，Kir3）

Kir3 サブファミリーで構成される Kir チャネルは，三量体 G タンパク質の G$_{\beta\gamma}$ サブユニットとの結合によって活性化されることから，G タンパク質活性化 K⁺（**GIRK**）チャネルとよばれる．GIRK チャネルは心臓の ACh による M₂ 受容体を介した徐脈に関与する．また中枢神経系においては **GABA$_B$** 受容体など G$_{i/o}$ 共役型 GPCR と機能的に共役して，抑制性シナプスにおいて観察される**遅延性の抑制性シナプス後電位**（slow IPSP）を担う．

（2）ATP 感受性 K⁺チャネル（K$_{ATP}$ チャネル，Kir6）

K$_{ATP}$ チャネルとは細胞内 **ADP**/ATP 比を感知し，この比率の低下（すなわち細胞内 ATP の産生）に応じて，恒常的な開口状態からチャネルが閉じて脱分極を生じる Kir チャネルの 1 群である．K$_{ATP}$ チャネルは Kir6 サブファ

ATP：adenosine 5′-triphosphate

GIRK：G protein coupled inwardly rectifying K⁺

GABA$_B$：gamma-aminobutyric acid-B

IPSP：inhibitory postsynaptic potential

ADP：adenosine diphosphate

SUR : sulfonylurea receptor

ミリーと，ABC タンパク質(1.4.3 項参照)の 1 種であるスルホニルウレア
受容体(**SUR**)から構成され，Kir6 と SUR は 4:4 のヘテロ八量体を形成する．
　　Kir6.1 は血管平滑筋に発現して血管の緊張制御因子の一つになっている．
また膵臓 β 細胞には Kir6.2 が発現し，グルコース依存的な膵臓 β 細胞からの
インスリン分泌の分子機構に関与する〔1.7.1(g)参照〕．

（d）two-pore domain K⁺チャネル(K2P チャネル)

　　2TM ドメインが二つ直列につながったサブユニット構造をしているのが
K2P チャネルである．ポア形成ドメインが 1 サブユニット上に二つ存在し，
二量体を形成することで一つのポアをもつ K⁺チャネルとなる．これまでに
15 種の K2P チャネルサブユニットが同定されており，電気生理学的特性や
薬理学的感受性から 6 サブファミリー(TWIK，TREK，TASK，TALK，
THINK，TRAAK)に分類されている．生理的には，つねに流れている背景(漏
洩，leak)K⁺電流を担っていると考えられ，静止膜電位の形成に関与すると
考えられている．

1.3.3 Ca^{2+}チャネル

VDCC : voltage-dependent
　　　　Ca^{2+} channel
IP_3 : inositol
　　　1,4,5-trisphosphate
CRAC : calcium release-
　　　　activated calcium

　　あらゆる細胞において細胞外には数 mM の Ca^{2+} が存在するのに対して，
細胞質の Ca^{2+} 濃度は 100 nM 以下と非常に低く保たれており，必要に応じ
て細胞外からの Ca^{2+} 流入，あるいは細胞内小器官に貯蔵された Ca^{2+} の放出
によって必要量の Ca^{2+} を調達している．それを担うのが Ca^{2+} チャネルであ
り，細胞膜にあって膜電位の脱分極によって開口する電位依存性 Ca^{2+} チャ
ネル(**VDCC**)，筋小胞体あるいは小胞体にあって Ca^{2+} の放出に関与するリ
アノジン受容体 / イノシトール 1,4,5-三リン酸(**IP₃**)受容体，小胞体 Ca^{2+} 枯
渇に応じて開口する細胞膜の Ca^{2+} 放出活性化 Ca^{2+}(**CRAC**)チャネルなどが
存在する．
　　それらのなかでも VDCC は神経細胞や筋細胞をはじめとする興奮性細胞
において，さまざまな分子と相互作用することにより神経伝達物質の放出，
筋収縮，遺伝子発現などいろいろな Ca^{2+} 依存性の細胞応答を制御しており，
薬理学的には薬物受容体として重要な位置を占めている．
　　VDCC は細胞膜の脱分極を感知して開口し，細胞外から細胞内へ Ca^{2+} を
選択的に透過させるイオンチャネルであり，細胞の電気的興奮を Ca^{2+} 依存
的な生理応答に変換する役割を担う．VDCC は開口する電位により高閾値
(～-20 mV)で活性化する L 型および神経型と，低閾値(～-60 mV)で短時
間だけ開口する T 型に分類されるが，それらの性質はチャネルポアをもつ
α_1 サブユニットによって決定されている．
　　α_1 サブユニットは Nav チャネル α サブユニットと同じく 6 TM 単位の 4

イオンチャネル 1.3 35

表 1.3 ② Cav チャネルの分類

名称	分布	おもな機能
Cav1.1	骨格筋	興奮収縮連関
Cav1.2a	心筋	心伝導，心筋収縮
Cav1.2b	血管平滑筋	血管収縮
Cav1.3	内分泌器官，脳	ホルモン分泌，伝達物質放出
Cav1.4	網膜	伝達物質放出
Cav2.1	脳	
Cav2.2	脳，感覚神経	神経伝達物質放出
Cav2.3	脳	
Cav3.1	脳，心臓	
Cav3.2	脳，心臓	反復活動電位
Cav3.3	脳	

リピートで構成され，S5 領域と S6 領域の間が Ca^{2+} を選択的に透過させるチャネルポアを形成し，S4 領域が電位センサーとして働く．α_1 サブユニットは 10 種類の異なる遺伝子 Cav によりコードされており，以下，α_1 サブユニットの分類に従って説明する（表 1.3 ②）．

（a）骨格筋ジヒドロピリジン受容体（Cav1.1）

骨格筋の横行小管（transverse tubule，T 管）に発現する Cav1.1 は α_2-δ，β および γ サブユニットからなるヘテロ四量体を形成している．Cav1.1 はアミノ酸配列および構造的には Ca^{2+} チャネルであるが，実際には脱分極によって Ca^{2+} 電流を発生させず，脱分極時の構造変化を筋小胞体の 1 型リアノジン受容体（RyR1）に伝えて筋小胞体 Ca^{2+} の放出を惹起させる興奮収縮連関の膜電位センサーとして働く．骨格筋 Cav1.1 にはジヒドロピリジン（DHP）系化合物が結合することから，DHP 受容体と称される．

（b）L 型 VDCC（Cav1.2 ～ 1.4）

Cav1.1 を除く 3 種類の Cav1 は L 型 VDCC を構成する．L 型とは**遅い不活性化**（long-lasting）を示すことから名づけられた．Cav1.2 は循環器系や神経細胞に発現するが，RNA スプライシングによって 2 種類のバリアントが存在する．Cav1.2a は主として心筋に発現して房室結節における速度の遅い興奮伝導系や，心室筋に特徴的な持続性活動電位の形成（図 1.3 ③）に関与する．一方，Cav1.2b は主として血管平滑筋に発現して，血管平滑筋の収縮に必要な Ca^{2+} 流入を担う．なお，心筋の収縮は Cav1.2a からの Ca^{2+} 流入が Ca^{2+} 依存的に 2 型リアノジン受容体（RyR2）を活性化する Ca^{2+} 誘発 Ca^{2+} 放出（CICR）を介しており，骨格筋とは異なるメカニズムに依っている．

ベラパミルのようなフェニルアルキルアミン系化合物が心選択性をもち抗

RyR1：type 1 ryanodine receptor

ジヒドロピリジン系化合物

DHP：dihydropyridine

CICR：calcium-induced calcium release

ニフェジピン

不整脈薬として用いられるのに対して，ニフェジピンのような DHP 系化合物が血管選択性をもつものは降圧薬として用いられる，といういわゆる「カルシウム拮抗薬」の臓器選択性の差異は，臓器による静止膜電位の違い（血管平滑筋は膜電位が浅く DHP に親和性が高い）とともに，この Cav1.2 バリアント（variant, 多様体）の薬物感受性の差異も寄与していると考えられている．

ベラパミル

そのほかの Cav1.3 は膵臓などの内分泌組織や脳に，Cav1.4 は網膜におもに発現して L 型 VDCC として機能している．神経細胞において L 型 VDCC は細胞体や細胞体近傍の樹状突起に局在しており，遺伝子発現に重要なシグナル分子であるさまざまな Ca^{2+} 結合タンパク質（カルモジュリンなど）の活性と共役して，サイクリック AMP 応答配列結合（**CREB**）タンパク質などの転写因子活性を調節することで神経可塑性などに関与することが知られている．

CREB：cAMP response element binding

（c）神経型 VDCC（Cav2.1 ～ 2.3）

薬理学的に L 型 VDCC のような DHP 感受性をもたないことから非 L 型（Non-L）VDCC として命名された神経細胞の N 型 VDCC は，後に特異的なペプチド毒素の発見とそれらへの感受性の差異によって細分化され，現在では Cav2.1 によってコードされる P/Q 型，Cav2.2 によってコードされる N 型，Cav2.3 によってコードされる R 型という分類に落ち着いた．

これらの神経型 VDCC はいずれもシナプス終末にあって活動電位に応じた Ca^{2+} 流入を起こし，シナプス小胞の開口放出による神経伝達物質の遊離に関与している．神経型 VDCC は $G_{\beta\gamma}$ の結合によって抑制的調節を受けることから，抑制性 G タンパク質 $G_{i/o}$ に共役するオピオイド，$GABA_B$，アドレナリン α_2，セロトニン $5-HT_1$ などの GPCR が自己受容体やヘテロ受容体として神経伝達物質の遊離を抑制する分子メカニズムとなっている．

神経型 VDCC に会合している α_2-δ サブユニットは単一の遺伝子にコードされる α_2 および δ タンパク質がジスルフィド結合によって結ばれた複合体であり，VDCCα_1 サブユニットの膜移行に関与している．GABA 誘導体であるガバペンチンおよびプレガバリンは VDCCα_2-δ サブユニットに特異的に結合し，細胞膜表面での VDCC 発現量やチャネル機能を抑制する結果，神経伝達物質の遊離を抑制することで抗てんかんあるいは神経障害性疼痛抑制作用を発揮するものと考えられている．

(d) T型VDCC (Cav3.1～3.3)

T型VDCCは低電位(～-60 mV)で活性化し，早い不活性化を示す**一過性**(transient)Ca^{2+}電流を起こす1群のVDCCであり，Cav3.1から3.3まで3種の遺伝子によってコードされている．T型は脳に発現するほか，心臓ペースメーカー細胞や末梢神経にも発現しており，心臓の洞房結節に存在するペースメーカー細胞における拍動の形成や，睡眠時に特徴的な脳波を形成する視床のリレー細胞における周期的な発火にかかわっているなど，さまざまな自発的興奮やペースメーカーの調節に関与していると考えられている．

抗てんかん薬であるエトスクシミドやトリメタジオンはT型VDCCを選択的に抑制し，全般発作の一種である欠神発作に対してとくに有効性を発揮する．

(e) Ca^{2+}放出チャネル (リアノジン受容体)

リアノジン受容体は約5000アミノ酸からなる巨大なタンパク質であり，いずれも四量体を形成して小胞体膜上のCa^{2+}放出チャネルとして機能している．3種のサブタイプが存在し，RyR1は骨格筋に，RyR2は心筋に，RyR3は全身に発現するがとくに脳で多い．いずれも植物アルカロイドであるリアノジンによってチャネルが開口状態に固定される．筋弛緩薬ダントロレンはリアノジン受容体遮断薬であり，骨格筋を直接弛緩させ悪性高熱症などに適応される．

Advanced 非興奮性細胞のCa^{2+}ストアとストア作動性チャネル

神経や筋肉細胞といった興奮性細胞にはVDCCやリアノジン受容体があり，興奮や収縮に応じて細胞外から，あるいは筋小胞体からCa^{2+}を調達する機構をもつ．一方，免疫・炎症細胞や生殖系列細胞などの非興奮性細胞では細胞内小器官に貯蔵されたCa^{2+}を利用する経路が中心であり，IP_3受容体がその役割を担っている．

IP_3受容体は小胞体上にあって，G_q共役型GPCRなどの活性化を受けてホスホリパーゼCの触媒で生成した膜脂質由来のイノシトール1,4,5-三リン酸(IP_3)によって小胞体からCa^{2+}放出を行うCa^{2+}選択的チャネルである．IP_3受容体も3種類の遺伝子によってコードされており，さまざまな細胞において細胞内Ca^{2+}濃度の周期的変動(オシレーション)や，局所Ca^{2+}動態(ウェーブやスパークなど)に関与している．また，非興奮性細胞は，細胞内Ca^{2+}ストアの枯渇に応じて細胞外からCa^{2+}を新たに調達する機構として**CRAC**チャネルを用いている．CRACチャネルは細胞膜に発現するOraiチャネルと小胞体膜にあって小胞体内腔のCa^{2+}濃度をモニターしている**STIM**(小胞体内の間質相互作用分子)タンパク質の複合体として機能しており，小胞体Ca^{2+}貯蔵量を一定に保つ役割を果たしている．また，非選択的カチオンチャネルである**TRP**(一過性受容体電位)チャネル[1.2.2(e)参照]の一部[TRPC(canonical)サブファミリー]が，ストア感受性チャネルとしていろいろな細胞におけるCa^{2+}流入に機能しているという報告の数も多い．

STIM: stromal interaction molecule

TRP: transient receptor potential

1章 薬の作用

1.4 トランスポーター（輸送体）

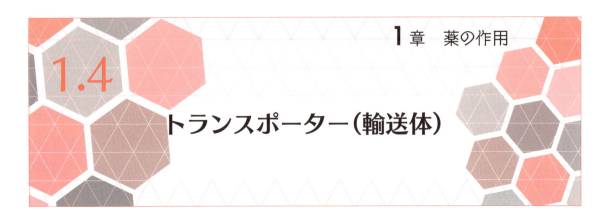

❖ **本節の目標** ❖
- 薬物の作用点として，また薬物の体内動態に関与する生体分子であるトランスポーターの構造学的特徴，細胞における機能と薬物作用点としての特徴を理解する．

学修事項 C-4-4
(4) イオンチャネル，トランスポーターに作用する医薬品

BBB : blood-brain barrier

　人間の身体は高度に分化した細胞の集合体であり，おのおのの細胞は細胞膜をとおして必要とする物質を取り込み，不要となった物質を排出している．細胞膜は脂質二重層を基本とした隔壁であるため，たとえば酸素分子のように極性がない小分子は，自由に細胞膜を透過できる一方，極性に富むイオンやある程度の大きさをもつ分子は自由に細胞膜を透過することができない．
　図1.4①は15種類の低分子化合物の脳移行性を油/水分配係数に対してプロットしたものである．脳は血液との間に細胞障壁が存在し，脳血液関門（**BBB**）とよばれる．●印で示される物質，たとえば水溶液中で完全にイオン化するNa^+はほとんど透過性を示さない一方，脂溶性の高いジアゼパム

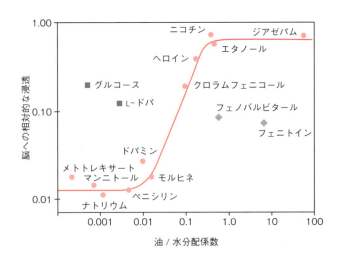

図1.4① 低分子化合物の脳移行性と油/水分配係数の関係

は脳内に移行しやすいことからわかるように，一般的には油／水分配係数に相関して脳内移行性が高まる．しかし■で示すグルコースやL-ドパは分配係数から予想されるよりも多く脳に取り込まれていること，反対に◆で示す薬物は予測よりも脳内に入らないことがわかる．こういった物質の挙動には細胞膜の脂質二重層に埋め込まれたトランスポーター(輸送体)タンパク質が関与しており，それぞれ積極的に取り込んだり，特異的に排出する装置として働いている．

　こうしたトランスポーターは，生体にとって必要な栄養素を取り込み，不要な代謝物を排出するために備わっている機能タンパク質であり，さまざまな薬物の動態にも関与するとともに，薬物の作用点としても利用されている．本節では，薬物作用点となっているトランスポーターについて概説する．

1.4.1 膜輸送を担うメカニズムの分類

　図1.4②に示したように，細胞膜の内外で4種類のイオンと溶質(A^+, B^+, C, D)に文字の大小で表したような濃度差がある状況を想定したとき，トランスポーター分子はさまざまなモードによる輸送に関与している．

　トランスポーターには細胞質ATPの加水分解エネルギーを直接利用してイオン濃度勾配を自ら形成するような機能をもつ俗に「ポンプ」とよばれるP型ATPアーゼタンパク質複合体や，ATP加水分解エネルギーを利用して溶質を輸送する**ATP結合カセット輸送体**，略して**ABC輸送体**とよばれるグループが存在し，これらは一次能動輸送に属する．

ABC：ATP-binding cassette

　溶質トランスポーター(**SLC**)とよばれる巨大なトランスポーター分子ファミリーには特異的な溶質を認識して濃度勾配に従って拡散させる受動輸送である**単輸送**(**促進拡散**, facilitated diffusion)を行うタンパク質から，細胞膜内外に存在するイオン濃度勾配を利用して，そのイオン輸送と同じ方向に溶質を**共輸送するタンパク質**(**共輸送体**, co-transporter あるいは symporter)，あるいはイオン輸送とは逆方向に溶質を輸送する**交換輸送を**

SLC：solute carrier

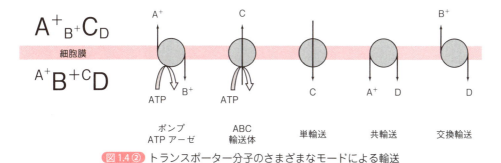

図1.4② トランスポーター分子のさまざまなモードによる輸送

行うタンパク質〔交換輸送体(exchanger)あるいはアンチポーター(antiporter)〕までさまざまな機能の輸送体が含まれる．この既存のイオン濃度勾配を利用する輸送メカニズムは二次能動輸送とよばれる．

1.4.2 ポンプATPアーゼ

形質膜に存在し，イオンを輸送する複合体はP型ポンプ(plasma membrane type ATPase，**P-ATPアーゼ**)とよばれ，生体膜を隔てたイオン濃度勾配の形成に大きく寄与する．

(a) Na$^+$/K$^+$-ATPアーゼ(Na$^+$/K$^+$ポンプ)

すべての細胞の形質膜に存在し，3モルのNa$^+$を排出させ，2モルのK$^+$を取り込む結果，さまざまなカチオンチャネルや二次能動輸送に必要な細胞内外のNa$^+$濃度勾配をつくるP型ポンプである(図1.4③)．生薬ジギタリス成分であるジゴキシンはNa$^+$/K$^+$-ATPアーゼをK$^+$認識部位において競合的に阻害して細胞を脱分極させ，心筋において強心効果を発揮する．

(b) H$^+$/K$^+$-ATPアーゼ(胃プロトンポンプ)

胃の壁細胞に発現し，1モルATPの加水分解によって2モルのK$^+$を取り込み，2モルのH$^+$を排出することで，胃酸分泌を中心的に担う．消化性潰瘍治療薬であるオメプラゾールなどのプロトンポンプ阻害薬はこのタンパク質に非可逆的に結合し，無効化することで胃酸分泌を強力に抑制する．

(c) Ca^{2+}-ATPアーゼ(Ca^{2+}ポンプ)

ATP加水分解エネルギーによって細胞質Ca^{2+}濃度を$10^{-8} \sim 10^{-7}$ mol/Lと低く保つ機能をもっており，細胞膜に局在して細胞外に排出するタイプ(**PMCA**)と筋小胞体膜に局在して筋小胞体内にCa^{2+}を貯蔵するタイプ(**SERCA**)が存在する．心筋SERCAにはホスホランバンというタンパク質が結合して抑制を受けているが，アドレナリンβ_1受容体刺激などによって細胞内サイクリックAMP(**cAMP**)濃度が上昇するとプロテインキナーゼA

PMCA：plasma membrane Ca^{2+}-ATPase
SERCA：sarcoplasmic reticulum Ca^{2+}-ATPase

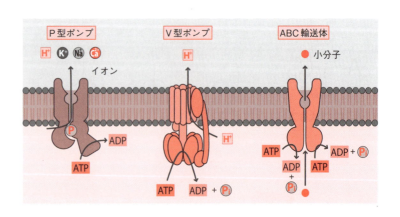

図1.4 ③ 形質膜上のいろいろな輸送形体

（PKA）によってリン酸化されたホスホランバンは解離し，SERCA の Ca^{2+} 取込み能力が亢進することが強心作用に関与する．

（d）H^+-ATP アーゼ（小胞プロトンポンプ）

細胞内小器官（シナプス小胞やリソソーム）にあって内部を低 pH に保つよう高速に H^+ を輸送する V 型（vesicular type）ポンプ（V-ATP アーゼ）である．シナプス小胞に存在する交換輸送体は，この H^+ 濃度勾配を利用して神経伝達物質の小胞内への輸送を行っている．

1.4.3　ABC 輸送体

ABC 輸送体は ABC タンパク質ともよばれ，ATP の加水分解エネルギーを用いて溶質の輸送を行う膜輸送体の一群である．二つの**ヌクレオチド結合ドメイン（NBD）**と二つの膜貫通ドメインをもつ特徴的な構造をもつタンパク質をコードする遺伝子がこれまで 49 種類見いだされており，ABCA から ABCG まで 7 ファミリーに分類されている．ABC 輸送体は生体膜をとおしてさまざまな基質（脂質，生体異物，代謝物，ペプチド，ビタミンなど）を輸送し，とくに脂質恒常性に重要な役割を果たしている．また，細菌やがん細胞の多剤耐性の原因となるものもある．輸送の方向として細胞の内から外へ排出あるいは分泌する場合が多いが，反対方向の輸送や細胞内小器官の間での輸送に関与する場合がある．薬理作用に関連する ABC 輸送体としては，以下のものがあげられる．

NBD：nucleotide-binding domain

（a）薬剤排出トランスポーター

P-糖タンパク質（ABCB1）は小腸，肝，腎近位尿細管，脳血液関門の毛細血管内皮細胞などに発現し，ATP エネルギー依存的に広い範囲の脂溶性化合物を細胞外に排出する輸送体である．小腸における薬物の吸収はこの P-糖タンパク質によって粘膜細胞から消化管へ排出されるか否かによって吸収率が大きく変動する．また腫瘍細胞においては P-糖タンパク質の発現が抗腫瘍薬に曝されることにより亢進し，腫瘍細胞がさまざまな抗腫瘍薬に対する薬剤耐性を獲得する．そのため多剤耐性（MDR）タンパク質 1 ともよばれる．

MDR：multiple drug resistance

このように薬剤を細胞外に排出するトランスポーターはほかにもいくつか知られている．ABCC2 は多剤耐性関連タンパク質 2（MRP2）の別名をもち，肝細胞に発現して薬物の胆汁排泄に関与する．また，ABCG2 は乳がん耐性タンパク質（**BCRP**）ともよばれ，肝，小腸，脳血液関門，胎盤などに発現して化学療法薬の耐性に関与している．抗菌薬については，標的となる細菌において抗菌薬で発現が誘導される薬物排出ポンプの発現誘導が耐性菌を出現する原因となっている．

BCRP：breast cancer resistance protein

(b) 胆汁分泌への関与

胆汁は肝臓で生成される黄褐色アルカリ性の液体であり，胆汁酸，胆汁色素（ビリルビン），コレステロールやリン脂質を含み，このうち胆汁酸は界面活性剤として食物中の脂肪を乳化し，コレステロールやリン脂質とともにミセルを形成して脂肪の消化吸収に重要な役割を果たす．胆汁成分のうち，胆汁酸分泌はABCB11（**BSEP**，胆汁酸塩排出ポンプ），ビリルビンは前出のABCC2（MRP2），コレステロール分泌はABCG5/8，リン脂質分泌はABCB4（MDR2/3）というように多くのABC輸送体が関与している．多くの脂溶性薬物が胆汁分泌によって腸肝循環するメカニズムにもこれらの輸送体が関与している．

BSEP : bile salt export pump

Advanced 変わり種 ABC タンパク質 CFTR と SUR

ABC輸送体スーパーファミリーのなかには，一次能動輸送以外の機能をもつ変わり種がいる．

白人に多い遺伝性疾患である嚢胞性線維症は，気道をはじめとする全身で分泌腺からだされる粘液が著しく粘稠となり，主として易感染症により短命となる疾患である．この原因となる遺伝子変異のうち最も頻度が高いのはABCC7である**嚢胞性線維症膜コンダクタンス制御因子**（**CFTR**）にPhe^{508}の欠失変異（F508del）をもつホモ接合体である．CFTRタンパク質は構造的にはABC輸送体でありながら細胞内cAMPの増加に応じたPKA活性化によるリン酸化で開口するCl$^-$チャネルであり，このCl$^-$輸送が粘液の水輸送の駆動力となっている．このF508del変異CFTRはタンパク質の折り畳み（folding）が正しく行われないため，機能的なCl$^-$チャネルが不足することが病態の原因となる．近年，この変異CFTRの折り畳みを矯正する化学シャペロンであるルマカフトルが開発され，CFTRチャネルの開口促進薬であるイバカフトールとの合剤がアメリカでF508del患者に承認されている．

また，CFTRと同じくABCCファミリーにはKir6チャネルとヘテロ八量体を形成してK$_{ATP}$チャネルとして機能するスルホニルウレア受容体SUR1/2（ABCC8/9）が含まれている．不思議なことに，**SUR**自体は輸送体機能をもたずKirチャネルの制御因子として働いている．

CFTR : cystic fibrosis transmembrane conductance regulator

イバカフトール

SUR : sulfonylurea receptor

1.4.4 溶質トランスポーターSLC

ATP加水分解エネルギーを直接用いることなく，輸送基質を認識して促進拡散による単輸送を行ったり，生体膜を隔てて形成されているイオン濃度勾配をエネルギー源として共輸送や交換輸送によって低分子溶質の輸送を行う膜輸送タンパク質は**溶質トランスポーター**（**SLC**）とよばれる．現在までに400種類以上のSLC遺伝子が発見され，配列相同性や機能に応じて60以上

のファミリーに分類されている.

　共輸送の基質輸送機序としては，細胞膜の片側から輸送基質がトランスポーター分子に結合すると構造が変化して入口を塞がれ，反対側に向かって開いて輸送基質を放出するという**代替アクセスモデル**(alternate access model)が提唱されている．このように構造を交互に入れ替えながら輸送を行うため，トランスポーターの輸送速度や輸送量はイオンチャネルに比べてずっと遅い．しかし輸送基質が内因性物質に限定されず，広くさまざまな低分子化合物を認識することができる.

　以下，SLC のうち薬理作用と関連が深い例を紹介する.

（a）Na$^+$依存性グルコース共輸送体（SGLT）と促進拡散グルコース輸送体（GLUT）

　生体にとってエネルギー源であるグルコースは小腸で吸収されて全身血を巡り，腎糸球体でいったんろ過されて原尿に入ってしまうものの近位尿細管でほとんどが再吸収される．これらの輸送にかかわっているのが Na$^+$濃度勾配を利用する **SGLT** と濃度依存的に促進拡散を行う **GLUT** である.

　図 1.4 ④に示すように，小腸粘膜上皮細胞の頂端側（管腔側）には SGLT1（SLC5A1）が発現し，細胞内外の Na$^+$濃度勾配を利用して 1 モルの Na$^+$を細胞内へ流入するのに共役して 1 モルのグルコースを細胞内に取り入れる．一方，基底側（血管側）においては GLUT2（SLC2A2）が発現し，促進拡散によってグルコースは血液中に輸送される．SGLT1 から流入した Na$^+$は血管側に発現している Na$^+$/K$^+$-ATP アーゼによって血液に排出されている．こうした細胞を通過する形での物質輸送は経細胞輸送とよばれる.

　腎近位尿細管の頂端側におけるグルコースの再吸収は小腸とは異なる

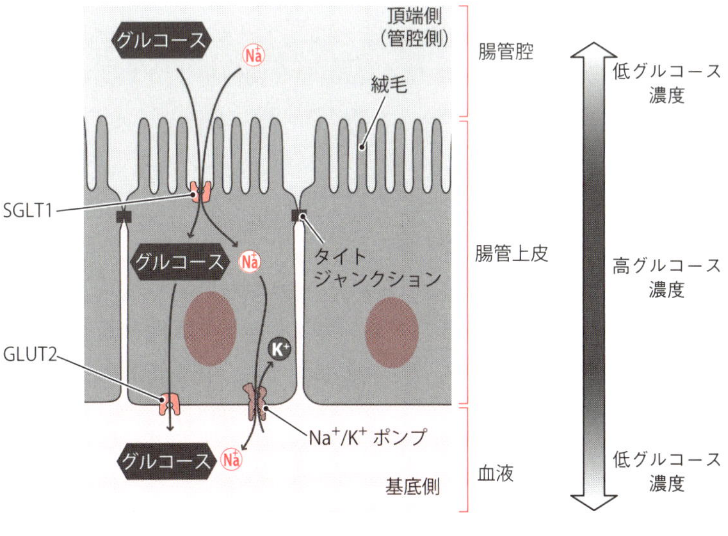

SGLT : sodium-dependent
　　　glucose transporter
　　　または sodium
　　　glucose co-
　　　transporter
GLUT : glucose transporter

図 1.4 ④ 小腸粘膜上皮細胞での物質輸送のしくみ

表1.4① 神経伝達物質と小胞トランスポーターおよび細胞膜トランスポーター

神経伝達物質	小胞トランスポーター	細胞膜トランスポーター
アセチルコリン	VAChT(SLC18A3)	—
ドパミン	末梢神経 VMAT1(SLC18A1)	DAT(SLC6A3)
ノルアドレナリン	中枢神経 VMAT2(SLC18A2)	NET(SLC6A2)
セロトニン		SERT(SLC6A4)
グルタミン酸	VGluT(SLC17A6,7,8)	EAAT1〜5(SLC1A1,2,3,6,7)
γ-アミノ酪酸	VIAAT(SLC32A1)	GAT1〜3(SLC6A1,11,13)

VAChT：vesicular acetylcholine transporter, VGluT：vesicular glutamate transporter, VIAAT：vesicular inhibitory amino acid transporter, EAAT1〜5：excitatory amino acid transporter 1〜5, GAT1〜3：GABA transporter 1〜3.

SGLT2(SLC5A2)によって行われているが，基底側での輸送は小腸と同じくGLUT2によって行われている．近年，効率的に高血糖を治療できる抗糖尿病薬として，腎SGLT2を阻害することによってグルコース再吸収を低下させ，尿中へのグルコース排泄を促進させるSGLT2阻害薬(グリフロジン類)が用いられるようになった．

(b) 神経伝達物質トランスポーターとシナプス小胞トランスポーター

アミノ酸あるいはモノアミンの神経伝達物質は，シナプス終末で生合成されるとシナプス小胞に貯蔵される．活動電位によるシナプス終末のCav2チャネルからのCa^{2+}流入によってシナプス小胞の開口放出が起こってシナプス間隙への遊離が行われた後，それらの神経伝達物質のうちカテコールアミンやセロトニンは神経終末に再取込みされて一部が再利用される．また，アミノ酸〔グルタミン酸やGABA(γ-aminobtyric acid)〕の場合にはアストロサイトにも取り込まれることでシナプス間隙からクリアランスされる．これらの輸送を担うのもSLCの一群である(表1.4①)．

このシナプス小胞への取込みは，V-ATPアーゼによって高濃度(低pH)になった小胞内H^+を活かしたH^+依存性の交換輸送体によって行われ，神経やグリアの細胞膜での取込みにはNa^+依存性に共輸送するSLCトランスポーターが用いられる．たとえばノルアドレナリン(ノルエピネフリン)の場合，シナプス小胞への取込みは小胞モノアミントランスポーター(**VMAT**)が，シナプス終末への再取込みはノルエピネフリントランスポーター(**NET**)が関与する(図1.4⑤)．覚醒剤であるメタンフェタミンやアンフェタミンはVMAT，NETのほかにドパミントランスポーター(**DAT**)を強く阻害することでドパミンやノルアドレナリンを大量に放出し，強い陶酔感や覚醒効果を発揮する．またセロトニントランスポーター(**SERT**)は抗うつ薬の作用点として臨床応用されている．

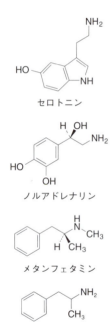

セロトニン
ノルアドレナリン
メタンフェタミン
アンフェタミン
ドパミン

VMAT：vesicular monoamine transporter
NET：norepinephrine transporter
DAT：dopamine transporter
SERT：serotonin transporter

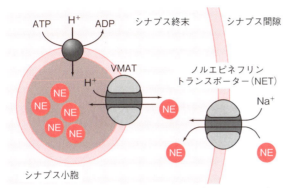

図1.4 ⑤ ノルアドレナリン(NE)のシナプス小胞およびシナプス終末への取込み

(c) 腎尿細管トランスポーター

腎臓は血液をろ過して体内の不要な物質を排出する臓器であり，血液を徹底的に浄化するために糸球体では1日当たり150リットルの血液を限外沪過（分子ふるい）にかけ，水とすべての低分子をいったん原尿に捨てている．その後，尿細管で99％以上のNa$^+$を**再吸収**（reabsorption）して血液に戻すとともに，水と栄養素も二次的に再吸収しており，この過程に各種の輸送体が活躍している．再吸収のエネルギー源としては，原尿中でも主要なイオンであるNa$^+$がおもに用いられ各種のSLCが働いている．

近位尿細管（proximal tubule）頂端側においてはNa$^+$/H$^+$交換輸送体（**NHE**，SLC9）が働き，効率的にNa$^+$を再吸収する代わりにH$^+$を排出している．このH$^+$はHCO$_3^-$と会合して炭酸となり，炭酸脱水酵素によって水と自由に膜透過できる二酸化炭素に変換されて上皮細胞内に戻っていく．

また**ヘンレループ**（Henle's loop）においてはNa$^+$/K$^+$/2Cl$^-$共輸送体（**NKCC2**，SLC12A1）が，**遠位尿細管**（distal tubule）においてはNa$^+$/Cl$^-$共輸送体（**NCC**，SLC12A3）が働いてNa$^+$を再吸収し，ひいては浸透圧的な水の再吸収に寄与している．これらの輸送体はそれぞれループ利尿薬（フロセミドなど）およびチアジド系利尿薬（ヒドロクロロチアジドなど）で阻害され，利尿薬の主要な標的となっている．

NHE：Na$^+$/H$^+$ exchanger

NKCC2：Na$^+$/K$^+$/2Cl$^-$ co-transporter 2
NCC：Na$^+$/Cl$^-$ co-transporter

1章 薬の作用

1.5

生理活性分子と生理活性ペプチド

❖ 本節の目標 ❖

• 生体（個体）はダイナミックな情報ネットワークを使って多様な細胞群をコントロールしている．生理活性物質やシグナル分子も，それらの合成および分解を調節する物質も薬物として有用であることを学ぶ．

学修事項 C-6-6
(5) 細胞間コミュニケーション

学修事項 C-7-2
(1) 神経系を構成する細胞
(2) 神経細胞における興奮の伝導と伝達

* 節前線維や節後線維を presynaptic fiber, postsynaptic fiber とする英語表記もある．

　哺乳動物などの高等動物では，おおまかに分類すると内分泌系，神経系，免疫系という三つの系によって個体としての恒常性が維持・制御されている．内分泌系はおもに**ホルモン**（hormones）と総称される化学物質を用いて組織・細胞を調節している．ホルモンは特定の組織や細胞で産生されて血液中に分泌（内分泌）され，近くだけではなく，遠くの組織・細胞機能も調節する．

　神経系は，神経細胞内では細胞膜電位を伝播的に変化させるという電気的シグナルを用いているが，異なった神経細胞間では**神経伝達物質**（neurotransmitters）と総称される化学物質を用いてシグナルを伝えている．異なった神経細胞が近接している部分を，脳などの中枢神経では**シナプス**（synapse）といい，末梢神経系（運動神経，知覚神経，自律神経，内臓知覚神経）では**神経節**（ganglion）あるいは**シナプス接合部**（synaptic junction）という．自律神経では，節にいたる神経を**節前線維**（preganglionic neuron）といい，細胞膜電位の変化が神経終末（節前線維終末，シナプス前膜）まで伝えられると，神経伝達物質が放出される．この神経伝達物質を認識・受容して活性化される神経を**節後線維**（postganglionic neuron）という*．

　免疫系は，各種のリンパ球やマクロファージなどの細胞やその集団（リンパ節，リンパ管など）が**サイトカイン**（cytokines）と総称される化学物質を用いてシグナルを伝えている．免疫系のもう一群の重要な生理活性分子である抗体はサイトカインには含めない．これら化学物質は，各種の細胞応答などを調節し，個体の恒常性を維持・制御することから，生体内情報伝達物質や生理活性分子とよばれる．

　ホルモンは内分泌系，神経伝達物質は神経系，サイトカインは免疫系にお

いて主要な役割を果たしているが限定されたものではない．ホルモンは視床などの脳において生成が制御されており，また末梢組織で生成・分泌されたホルモンが脳などの中枢神経系の機能を制御している場合も多い．

サイトカインも中枢・末梢神経機能に影響を与える．B，C型肝炎治療のためIFN（interferon）製剤の投与を受けている患者はうつ病を発症する頻度が高く，炎症性サイトカインである**インターロイキン-1β**（**IL-1β**），IL-6や**腫瘍壊死因子**（**TNFα**）がうつ病の病態生理にかかわっていることが明らかにされつつある．また，ホルモンや神経伝達物質が免疫機能を調節すること，サイトカインが神経系や内分泌系の組織・細胞の機能を調節することなどが明らかにされている．ホルモン，神経伝達物質，サイトカインは一括して生理活性分子，シグナル分子として理解すべきである．

細胞から分泌されて，自身の細胞や近接する狭い範囲の細胞にシグナルを伝える化学物質を**オータコイド**（autacoids）と総称する場合がある．その分泌の様式を，**内分泌**（endocrine）に対応させて，**自己分泌**（autocrine）や**パラ分泌**（paracrine）という．後述する**ヒスタミン**（histamine）や**エイコサノイド**（eicosanoid）などの比較的低分子量の物質をオータコイドとよぶことが多い．

IL-1β : interleukin-1β
TNFα : tumor necrosis
factor-α

1.5.1 カテコールアミン

（a）カテコールアミンの生合成と分解

カテコール骨格とアミンを含む側鎖をもつ化合物をカテコールアミンと総称する．実際には**ドパミン**（dopamine），**ノルアドレナリン**〔noradrenaline；NA，**ノルエピネフリン**（norepinephrine）ともいう〕，**アドレナリン**〔adrenaline，**エピネフリン**（epinephrine）ともいう〕の三つを指すことが多い（図1.5①）．ノルアドレナリンは交感神経節後線維終末から放出される神経伝達物質として，アドレナリンは副腎髄質から血中へ放出されるホルモンとして機能している．カテコールアミンは「L-チロシン→L-DOPA→ドパミン→ノルアドレナリン→アドレナリン」の順でおもに細胞質で生合成される．律速酵素は**チロシンヒドロキシラーゼ**（**TH**）であり，交感神経が刺激されている状態で活性が増大する．ドパミン作動性ニューロン（ドパミンを含有するニューロン）ではドパミン-β-ヒドロキシ化酵素（dopamine-β-hydroxylase）活性が低いためにドパミンが最終生成物となり，ノルアドレナリン作動性ニューロンでは**フェニルエタノールアミン-N-メチル基転移酵素**（**PNMT**）活性が低いためにノルアドレナリンが最終生成物となる．副腎髄質や中枢のアドレナリン作動性神経では，すべての酵素が存在するためアドレナリンがつくられる．

カテコールアミンの代謝・分解はミトコンドリアの外膜に存在する**モノア**

学修事項 C-7-2
（2）神経細胞における興奮の
伝導と伝達

NA : noradrenaline

TH : tyrosine hydroxylase
PNMT : phenylethanolamine
N-methyltrans-
ferase

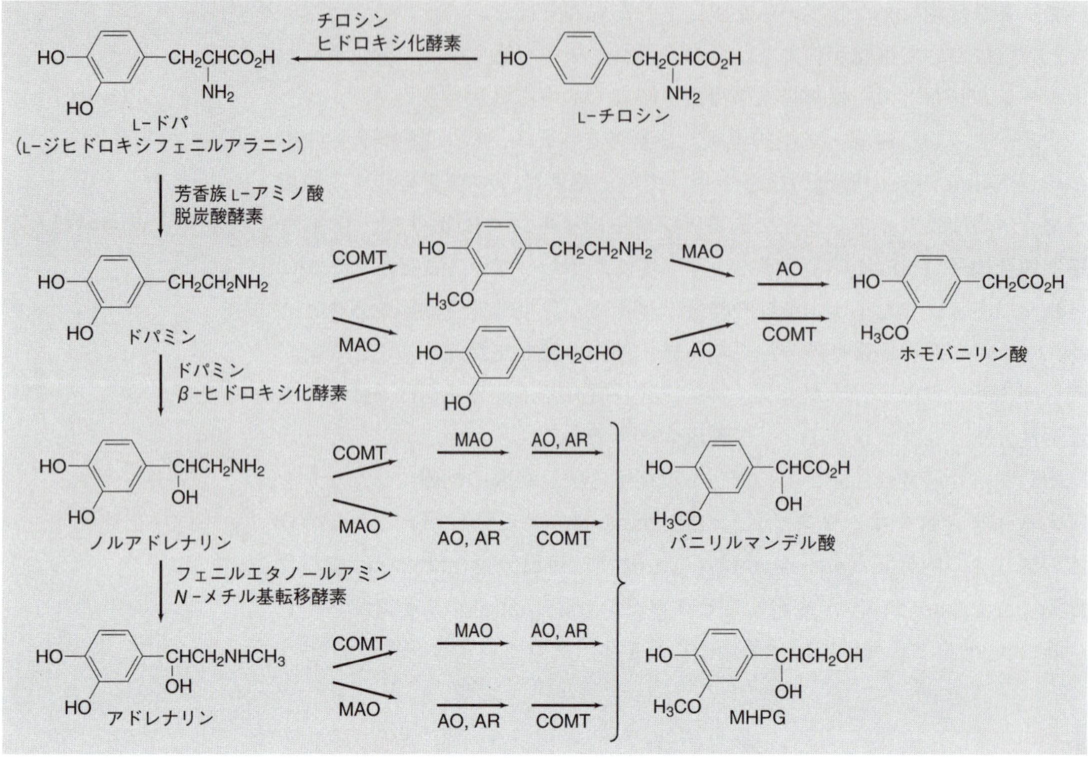

図 1.5 ① カテコールアミンの生合成と代謝経路

COMT：カテコール-O-メチル基転移酵素，MAO：モノアミン酸化酵素，AO：アルデヒド酸化酵素，
AR：アルデヒド還元酵素，MHPG：3-メトキシ-4-ヒドロキシフェニルエチレングリコール.

MAO：monoamine oxidase

ミン酸化酵素（**MAO**，モノアミンオキシダーゼともいう）により脱アミノ化される経路と，細胞膜結合型，とくにシナプス後膜に存在している**カテコール-O-メチル基転移酵素**（**COMT**）により O-メチル化される経路によって行われる.その後アルデヒド酸化酵素，アルデヒド還元酵素などによりさらに代謝・分解される.

COMT：catechol-O-
methyltransferase

（b）カテコールアミンの貯蔵，放出，再取込み

生合成されたカテコールアミンは代謝・分解されないように，**小胞モノアミントランスポーター**（**VMAT**）によって神経終末のシナプス小胞に取り込まれパック（貯蔵）されている（図 1.5 ②）.シナプス小胞における貯蔵は，短時間で大量の神経伝達物質の放出を可能とするため，速いシグナル伝達に都合がよい.

VMAT：vesicular monoamine
transporter

シナプス小胞に含まれるカテコールアミンの放出は**開口分泌**（exocytosis）によって行われる.神経終末まで興奮つまり活動電位が伝わると前シナプス膜に存在する電位依存性 Ca^{2+} チャネルが電位変化により開口し，シナプス内へ Ca^{2+} 流入が生じる.

次に Ca^{2+} に依存したプロセスでシナプス小胞とシナプス前膜が融合し，

生理活性分子と生理活性ペプチド 1.5   49

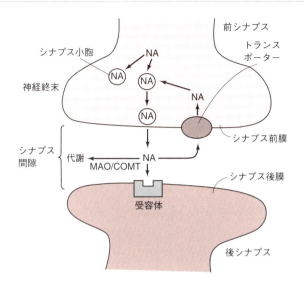

図1.5② カテコールアミン神経のシナプス

NA：ノルアドレナリン，MAO：モノアミン酸化酵素，COMT：カテコール-O-メチル基転移酵素．

シナプス小胞内のカテコールアミンがシナプス間隙(前シナプスと後シナプスの間の空間)に放出される．シナプス小胞には，カテコールアミンだけではなく ATP や生理活性ペプチドなどの神経伝達物質も含まれている場合が多く，一緒に放出される．放出されたカテコールアミンは，シナプス後膜上に存在する α/β アドレナリン受容体を刺激し，シグナルを次のニューロンに伝える．

シナプス間隙に放出されたカテコールアミンは，代謝・分解を受けるとともに，前シナプスに存在するモノアミントランスポーターにより再取込みされる．ドパミンやノルアドレナリン，セロトニンなどを選択的に輸送するトランスポーターが知られている．これら伝達物質を Na^+ の濃度勾配を駆動力として細胞内に再取込みしている．

(c) カテコールアミンの生合成，貯蔵，放出，再取込み，分解に関連した薬物

レセルピン(reserpine)はシナプス小胞に作用してカテコールアミンやセロトニンの貯蔵を阻害する．このためカテコールアミンが枯渇状態となり，交感神経活動が低下する．まれに降圧薬として使用される．**イミプラミン**(imipramine)，**マプロチリン**(maprotiline)，**ミルナシプラン**(milnacipran)などの抗うつ薬はノルアドレナリンなどの再取り込みを阻害して薬理作用を示す．中枢でノルアドレナリン，セロトニンの分解を行っている MAO_A を阻害する**サフラジン**(safrazine)なども抗うつ作用を示すと考えられるが本邦では未承認である．末梢で COMT を阻害する**エンタカポン**(entacapone)は，ドパミン補充を目的とした**レボドパ**(levodopa)の中枢への移行を増大させるため，パーキンソン病治療薬として使用される．**セレギリン**(selegiline)，**ゾニサミド**(zonisamide)は，ドパミン分解を行っている MAO_B を中枢で阻害し，パーキンソン病治療薬として用いられる．

レセルピン

イミプラミン

マプロチリン

ミルナシプラン

エンタカポン　　　　レボドパ (L-DOPA)　　セレギリン（デプレニル）　　ゾニサミド

（d）アドレナリン受容体およびドパミン受容体の構造と生理・薬理作用

表 1.5 ①にアドレナリン受容体の分類，典型的な刺激薬，共役する G タンパク質，生理・薬理作用を示した．アドレナリン受容体はすべて細胞膜 7 回貫通型の G タンパク質共役型受容体(GPCR)である．アドレナリン α_1 受容体は $G_{q/11}$ と，アドレナリン α_2 受容体は $G_{i/o}$ と，アドレナリン β 受容体は G_s と共役してシグナルを伝えている．一般的にアドレナリン α_1 受容体はホスホリパーゼ C(PLC)活性化作用を示し，アドレナリン α_2 受容体は AC(アデニル酸シクラーゼ)抑制作用や K^+ チャネル開口作用を示し，アドレナリン β 受容体は AC 活性化作用を示す．

表 1.5 ① アドレナリン受容体の情報伝達と生理・薬理作用

受容体	G タンパク質	情報伝達	生理・薬理作用
α_1 (α_{1A}, α_{1B}, α_{1C}) (AD≧NA≫Iso)	$G_{q/11}$	PLC 活性化	血管平滑筋収縮，内尿道(膀胱)括約筋収縮(蓄尿)，瞳孔散大筋収縮(散瞳)，前立腺平滑筋収縮，輸精管収縮(射精)
α_2 (α_{2A}, α_{2B}, α_{2C}) (AD≧NA≫Iso)	$G_{i/o}$	AC 抑制 VDCC 抑制 K^+ チャネル活性化	交感神経節後線維終末(シナプス前膜)NA 放出抑制，膵 β 細胞インスリン分泌抑制，鎮静，血圧中枢抑制
β_1 (Iso>AD = NA)	G_s	AC 活性化	心拍数・収縮力増大，腎臓レニン分泌促進(血圧上昇)
β_2 (Iso>AD>NA)	G_s	AC 活性化	気管支・消化器・子宮平滑筋弛緩，インスリン分泌亢進，冠動脈・肺・骨格筋血管弛緩，肝臓グリコーゲン分解促進外尿道括約筋(骨格筋)収縮(蓄尿)
β_3 (Iso = NA>AD)	G_s	AC 活性化	脂肪分解促進，膀胱平滑筋弛緩(蓄尿)特定血管弛緩(NO 仲介)

AD：アドレナリン，NA：ノルアドレナリン，Iso：イソプレナリン，PLC：ホスホリパーゼ C，AC：アデニル酸シクラーゼ，VDCC：電位依存性 Ca^{2+} チャネル．

表 1.5 ② ドパミン受容体の情報伝達と生理・薬理作用

受容体	G タンパク質	情報伝達	生理・薬理作用
D_1 タイプ (D_1, D_5)	G_s	AC 活性化	中枢：D_1 は線条体，大脳辺縁系などに，D_5 は海馬，視床下部などに存在．機能は未確定．D_5 は腎動脈拡張
D_2 タイプ (D_2, D_3, D_4)	$G_{i/o}$	AC 抑制化 VDCC 抑制 K^+ チャネル活性化	D_2 タイプは下垂体前葉でプロラクチン分泌抑制，化学受容器引金帯(chemoreceptor trigger zone；CTZ)で嘔吐誘発，胃 ACh 作動性神経から ACh の分泌抑制 D_4 は大脳皮質などにあり多型，統合失調症などに関与

AC：アデニル酸シクラーゼ，VDCC：電位依存性 Ca^{2+} チャネル．

生理活性分子と生理活性ペプチド　1.5　51

内在性アゴニストである**アドレナリン**（adrenaline）はアドレナリン受容体に対する親和性が $\beta_1 = \beta_2 > \alpha_1 = \alpha_2$ であり，α 受容体にも β 受容体にも親和性が高い．同じく内在性の**ノルアドレナリン**（noradrenaline）は親和性が $\alpha_1 > \alpha_2 > \beta_1 \gg \beta_2$ であり，どちらかといえば α 受容体に親和性が高い．**イソプレナリン**（isoprenaline）は生体内には存在しない合成化合物である．その親和性が $\beta_1 = \beta_2 \gg \alpha$ であり，選択的 β アゴニストである．**ドパミン受容体**（dopamine receptor）のサブタイプと薬理作用などを表 1.5 ② に示した．

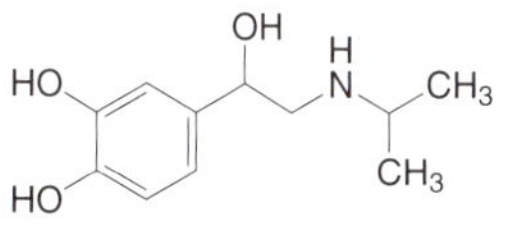

イソプレナリン

1.5.2　アセチルコリン

（a）アセチルコリンの生合成と分解

アセチルコリン（ACh）はコリンとアセチル CoA からコリンアセチル基転移酵素によって生合成され，**アセチルコリンエステラーゼ**（AChE）によってコリンと酢酸に分解される（図 1.5 ③）．AChE は ACh を特異的に分解する酵素であり，神経終末に発現している．真性コリンエステラーゼともよばれる．ACh のほかにブチリルコリン，スキサメトニウムなどを分解する偽性コリンエステラーゼ（ブチリルコリンエステラーゼ）が血漿や肝臓などに発現している．コリンエステラーゼ阻害薬はシナプス間隙の ACh 濃度を増大させるため，腸管麻痺，弛緩性便秘，排尿困難などの消化系疾患に臨床応用されている．また重症筋無力症の診断・治療や緑内障やアルツハイマー型認知症の治療にも応用されている．

ACh を生合成する神経をコリン作動性神経といい，神経終末の細胞質で合成された ACh は，**小胞 ACh トランスポーター**（vesicular ACh transpoter）によってシナプス小胞に取り込まれ貯蔵される．刺激に応じて，細胞内 Ca^{2+} 濃度の上昇が引き金となりシナプス間隙に開口放出される．

ACh 含有のシナプス小胞と前シナプス細胞膜との融合は，SNARE タンパク質複合体で制御されており，**ボツリヌス毒素**（botulinum toxin）はこの複合体の機能を失わせることで ACh の放出を抑制する．ボツリヌス毒素は運動神経終末からの ACh の放出を抑制することから筋弛緩作用（骨格筋弛緩作用）があり，眼瞼痙攣などの治療に用いられる．前シナプスにはコリン

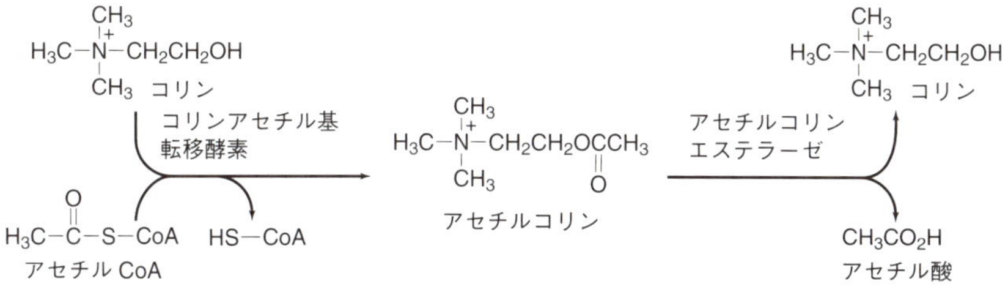

学修事項　C-7-2
(2) 神経細胞における興奮の伝導と伝達

図 1.5 ③　アセチルコリンの生成と分解

表 1.5 ③ アセチルコリン受容体の情報伝達と生理・薬理作用

受容体	特　徴	情報伝達	生理・薬理作用
ニコチン性 ACh 受容体			
N_N	陽イオンチャネル	Na^+, Ca^{2+} 流入	中枢神経興奮，自律神経節興奮，副腎髄質クロム親和性細胞刺激(NA 放出促進)
N_M	陽イオンチャネル	Na^+, Ca^{2+} 流入	神経筋接合部に存在し骨格筋収縮
ムスカリン性 ACh 受容体			
M_1	GPCR，$G_{q/11}$ と共役	PLC 活性化，Ca^{2+} 動員	中枢神経興奮，自律神経節興奮，胃酸分泌亢進，各種分泌腺活性化
M_2	GPCR，$G_{i/o}$ と共役	AC 抑制化，K^+ チャネル活性化	心拍数・収縮力減少
M_3	GPCR，$G_{q/11}$ と共役	PLC 活性化，Ca^{2+} 動員	平滑筋収縮，血管平滑筋弛緩(内皮細胞 NO 生成)，各種分泌腺活性化

PLC：ホスホリパーゼ C，AC：アデニル酸シクラーゼ，NA：ノルアドレナリン，NO：一酸化窒素．

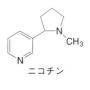

ニコチン

ムスカリン

ピレンゼピン

を取り込む高親和性コリントランスポーターが発現している．

(b) アセチルコリンの受容体と生理・薬理作用

ACh の受容体は，イオンチャネル内臓型受容体であるニコチン性 ACh 受容体と，GPCR であるムスカリン性 ACh 受容体に分類される．**ニコチン**(nicotine)，**ムスカリン**(muscarine)は内在性化合物ではないが，薬理学研究に使用される薬物である．表 1.5 ③に ACh 受容体の情報伝達と生理・薬理作用を示した．

ニコチン性 ACh 受容体(nACh receptor)は類似した 5 個のサブユニットが会合した構造であり，各サブユニットは膜貫通領域の特定部分をイオンが通過するチャネル孔(ポア)を形成するように配向している．nACh 受容体は ACh が結合する α サブユニットを 2 個もっており，一つの受容体に 2 分子の ACh やニコチンが結合すると受容体チャネルが開口する．**骨格筋**(muscle)に存在する受容体を N_M として，**神経**(nerve あるいは neuron)に存在する受容体を N_N と分類している．N_M 受容体はおもに運動神経終末と骨格筋が接している神経筋接合部に発現している．N_N 受容体は中枢神経系や自律神経節に発現している．

ムスカリン性 ACh 受容体(mACh receptor)は $M_1 \sim M_5$ の 5 種類のサブタイプが存在している．M_1, M_3, M_5 は $G_{q/11}$ と M_2, M_4 は $G_{i/o}$ と共役している．M_4, M_5 の生理・薬理作用はまだ明確ではない．M_1 受容体は中枢神経系に発現し神経伝達の修飾を行っている．末梢神経の自律神経節では節後線維に，N_N 受容体チャネルに加えて，M_1 受容体が発現している．N_N 受容体は速い興奮性シナプス伝達を行い，M_1 受容体は遅い興奮性シナプス後電位の発生にかかわっている．M_1 受容体は胃では胃酸分泌促進作用を示し，M_1 受容体選択的遮断薬**ピレンゼピン**(pirenzepine)は胃酸分泌を抑制するため消化性

潰瘍などに適用されている.

　M_2受容体は心臓への副交感神経支配を仲介している. 洞房結節ペースメーカー細胞では $G_{i/o}$ から由来する $\beta\gamma$ サブユニットが K^+ チャネルを活性化し, 膜電位を過分極方向にシフトさせ心拍数を減少させる. 心筋細胞では $G_{i/o}$ から由来する α_i サブユニットがアデニル酸シクラーゼを抑制する. このため cAMP/PKA(プロテインキナーゼ A)によって活性化される心筋の電位依存性 L 型 Ca^{2+} チャネル活性が低下し, 心収縮力が低下する.

　M_3 受容体は気管支, 消化管などの平滑筋を収縮させ, 唾液腺, 気管支, 膵臓などからの腺分泌を亢進させる. これらは, $G_{q/11}$ を介したホスホリパーゼ C 活性化による Ca^{2+} 動員によって引き起こされる. 血管では, 平滑筋そのものは M_3 受容体刺激で収縮作用を示すが, 内皮細胞の M_3 受容体刺激は Ca^{2+} によって**内皮型一酸化窒素(NO)合成酵素(eNOS)**活性が上昇し NO 生成を促進する. M_3 受容体刺激は NO による作用が大きいため総和として血管拡張作用がみられる.

NO：nitric oxide
eNOS：endothelial NO synthase

1.5.3　セロトニン

　セロトニンは L-トリプトファンから, **トリプトファン 5-ヒドロキシ化酵素(TPH1, TPH2)**, 芳香族 L-アミノ酸脱炭酸酵素によって生合成される(図 1.5④). TPH1 は末梢神経や腸粘膜内のエンテロクロマフィン細胞などに発現しており, TPH2 は中枢のセロトニン作動性神経細胞に発現している.

　セロトニンは MAO_A により代謝される. 表 1.5④にセロトニン受容体と

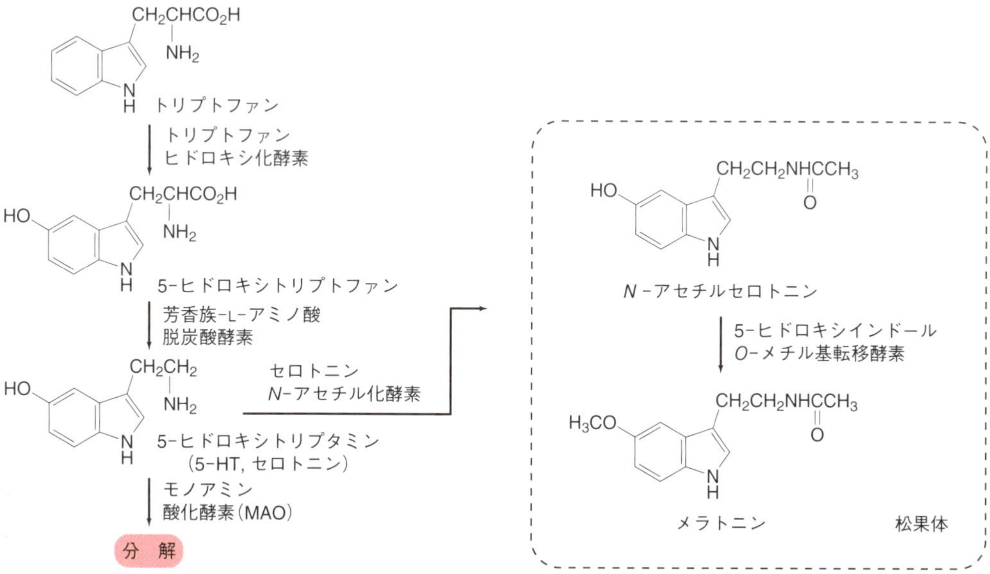

TPH：tryptophan hydroxylase

図1.5④ セロトニンの生成と代謝経路

表1.5④ セロトニン受容体の情報伝達と生理・薬理作用

受容体	特徴と情報伝達	生理・薬理作用	薬物とその臨床応用，副作用
5-HT$_{1A}$	GPCR，G$_i$と共役	中枢でセロトニン遊離抑制	タンドスピロン（刺激，抗不安薬）
5-HT$_{1B/1D}$	GPCR，G$_i$と共役	脳血管収縮，炎症性神経ペプチド遊離抑制	スマトリプタン（刺激，抗片頭痛薬）
5-HT$_{2A}$	GPCR，G$_{q/11}$と共役	中枢，消化管，血小板	サルポグラレート（遮断，血小板凝集阻害） リスペリドン（遮断，統合失調症治療薬）
5-HT$_3$	陽イオンチャネル Na$^+$，Ca^{2+}流入	化学受容器引金帯で嘔吐 延髄，末梢神経	グラニセトロン（遮断，嘔吐抑制）
5-HT$_4$	GPCR，G$_i$と共役	腸神経系，心臓，中枢	モサプリド（刺激，ACh遊離，消化管運動亢進）

刺激：受容体アゴニスト，遮断：アンタゴニスト．

生理・薬理作用，代表的な薬物を示した．セロトニン受容体の大半はGPCRであるが，5-HT$_3$受容体は，モノアミン系（ドパミン，ノルアドレナリン，アドレナリン，セロトニン，ヒスタミンが含まれる）の神経伝達物質の受容体のうち，唯一のイオンチャネル内蔵型受容体である．nACh受容体のように，(5-HT$_{3A}$)$_5$や(5-HT$_{3A}$)$_2$/(5-HT$_{3B}$)$_3$の五量体サブユニット構造をとってイオンチャネルを形成している．脳の松果体ではセロトニンからメラトニンが生合成される．メラトニンは睡眠・覚醒リズムの調節を行っており，メラトニン受容体刺激薬の**ラメルテオン**（ramelteon）は不眠症の治療に用いられる．

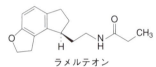
ラメルテオン

1.5.4 ヒスタミン

ヒスタミンは末梢組織において炎症，胃において胃酸分泌を調節している．中枢神経系では神経伝達物質として働き覚醒などを調節している．L-ヒスチジンからヒスチジン脱炭酸酵素により生合成される（図1.5⑤）．末梢組織ではおもにマスト細胞（肥満細胞），好塩基球などの顆粒球，消化管の**エンテロクロマフィン様細胞**（ECL cell）がヒスタミンを合成している．アレルギー反応では気管支の収縮，皮膚の紅潮，発疹などがみられるが，それぞれの組織に存在するマスト細胞由来のヒスタミンの反応である．中枢神経系ではヒスタミン作動性神経細胞が視床下部の結節乳頭核に存在し，その神経線維は大脳皮質，海馬など広範囲に投射されている．

ECL : enterochromaffin-like

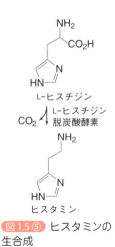

図1.5⑤ ヒスタミンの生合成

ヒスタミン受容体はH$_1$〜H$_4$のサブタイプが存在し，すべてGPCRである．このうちH$_1$とH$_2$受容体に関連した薬物が臨床上使用されている．H$_1$受容体刺激は，G$_{q/11}$を介して，ホスホリパーゼCを活性化しCa^{2+}動員を引き起こす．マスト細胞から脱顆粒で放出されたヒスタミンが各組織のH$_1$受容体を刺激しアレルギー反応を促進している．血管内皮細胞のH$_1$受容体刺激はNO，PGI$_2$の生成を起こし，これら血管拡張物質が血管平滑筋を弛緩させ血

管拡張が生じる．毛細血管では内皮細胞の収縮を起こし，細胞間隙が広がることで血管透過性の亢進と浮腫が起こる．気管支平滑筋の H_1 受容体刺激は収縮反応を起こし喘息症状を引き起こす．一般的に抗ヒスタミン薬とよばれる H_1 受容体遮断薬のうち，古典的な**ジフェンヒドラミン**（diphenhydramine）などは中枢移行性を示し，中枢神経系でのヒスタミン作用を遮断する．このため鎮静・眠気などの副作用を示す．ケミカルメデイエーター遊離抑制作用を併せもつ次世代抗ヒスタミン薬**エピナスチン**（epinastine），**フェキソフェナジン**（fexofenadine）などは中枢移行性をもたないため眠気などの副作用は生じにくい．

　H_2 受容体刺激は G_s を介してアデニル酸シクラーゼを活性化し，cAMP レベルを増加させる．胃の壁細胞，心筋，中枢神経系などに発現している．胃粘膜のヒスタミン産生細胞である ECL 細胞は，ACh や消化管ペプチドホルモンである**ガストリン**（gastrin）で刺激されるとヒスタミンを放出する．ヒスタミンは壁細胞上の H_2 受容体を刺激し，プロトンポンプ（H^+, K^+-ATP アーゼ）を活性化して胃酸の分泌を促進する．**ラニチジン**（ranitidine），**ファモチジン**（famotidine）などの H_2 遮断薬が消化性潰瘍や逆流性食道炎の治療薬として用いられている．

　H_3 受容体はアゴニスト非存在下でも恒常的に活性化しているという特徴をもち，神経終末において神経伝達物質の放出を抑制している．H_4 受容体は免疫系細胞（好中球，マスト細胞，リンパ球など）に発現しており，細胞の走化性などを調節している．

ジフェンヒドラミン

エピナスチン

フェキソフェナジン　　　ラニチジン　　　ファモチジン

1.5.5　神経アミノ酸

　アミノ酸あるいはアミノ酸から生成される物質で，中枢神経系で神経伝達物質として機能している物質を神経アミノ酸と総称する．神経細胞機能を抑える抑制性の神経アミノ酸には γ-**アミノ酪酸**（GABA），**グリシン**（glycine），**タウリン**（taurine）などがあり，機能を活性化する興奮性の神経アミノ酸には**グルタミン酸**（L-glutamic acid），**アスパラギン酸**（L-aspartic acid）などが含まれる．$GABA_A$ 受容体とグルタミン酸が結合する NMDA 受容体の構造などはすでに示した（1.2.2 項参照）．

学修事項 C-7-2
（2）神経細胞における興奮の
伝導と伝達

（a）抑制性神経アミノ酸：GABA

GABA：γ-aminobutyric
acid

　GABA は，グルタミン酸からグルタミン酸脱炭酸酵素により生合成され，GABA トランスアミナーゼにより分解される．神経細胞内で生成された GABA は小胞 GABA トランスポーターによってシナプス小胞に貯蔵されている．刺激に応じてシナプス間隙に放出された GABA は $GABA_A$，$GABA_B$，$GABA_C$ に分類された受容体を刺激する．放出された GABA はシナプス前膜にある GABA トランスポーターによって再取込みされる．$GABA_A$ と $GABA_C$ は Cl^- チャネル内蔵型受容体である（表1.5⑤）．$GABA_A$ は Cl^- の透過性を亢進（細胞内へ Cl^- を流入）させることにより，**速い抑制性シナプス後電位**（fast IPSP）を発生させる．$GABA_C$ は遅く現れる **slow IPSP** の発生にかかわっている．

　$GABA_A$ 受容体活性を変動させる薬物は，多数臨床応用されている．抗てんかん薬として用いられている**バルプロ酸**（valproic acid）は，GABA トランスアミナーゼを阻害し内在性 GABA レベルを上昇させることで，$GABA_A$ 受容体・Cl^- チャネル活性を増強している．ベンゾジアゼピン系の薬物は催眠薬，抗不安薬，抗てんかん薬として用いられている．ベンゾジアゼピンと類似した構造をもつ**フルマゼニル**（flumazenil）は，ベンゾジアゼピン結合部位に結合し，$GABA_A$ 受容体の遮断作用を示す．このためベンゾジアゼピン系薬物の過剰摂取による呼吸抑制などの中毒現象を解除する解毒薬として用いられる．

　$GABA_B$ 受容体は GPCR であり，$G_{i/o}$ や $G_{q/11}$ と共役し，シナプス前部で GABA そのほかの神経伝達物質の放出を抑制する作用をもっている．$GABA_B$ 受容体刺激薬**バクロフェン**（baclofen）は，中枢性の筋弛緩薬として

バルプロ酸

フルマゼニル

バクロフェン

表1.5 ⑤　抑制性神経アミノ酸の受容体と情報伝達と生理・薬理作用

受容体	特徴と情報伝達	生理・薬理作用
GABA：	中枢神経系に高濃度存在	神経細胞の興奮（脱分極）を抑制する
ⅰ）イオンチャネル内臓型		
$GABA_A$	Cl^- チャネル内蔵型受容体，$(\alpha1)_2(\beta2)_2\gamma$ などの五量体	バルビツレート，ベンゾジアゼピンが結合し活性化，催眠作用，抗不安作用，抗てんかん作用などを示す
$GABA_C$	ρ サブユニットをもつヘテロ五量体	ベンゾジアゼピン，ムシモールなどに非感受性
ⅱ）GPCR		
$GABA_B$	GPCR，$GABA_BR1/GABA_BR2$ のヘテロ二量体で受容体機能をもつ	シナプス前終末では $G_{i/o}$ と共役，cAMP 低下，Ca^{2+} 流入低下，伝達物質放出低下 シナプス後神経では $G_{i/o}$ と共役，K^+ チャネル活性化，過分極方向
グリシン：	延髄や脊髄に存在 Cl^- チャネル内蔵型受容体，$(\alpha1)_3(\beta1)_2$ などの五量体	神経細胞の興奮（脱分極）を抑制する． 競合的遮断薬ストリキニーネ（strychnine）は脊髄反射亢進により痙攣誘発

外傷後遺症などによる痙性麻痺の治療に用いられている．また中枢神経系におけるドパミンの放出を抑制することでアルコール，ニコチンなどの嗜好性改善に有効であると考えられている．

（b）**抑制性神経アミノ酸：グリシン**

グリシン(glycine)はアミノ酸 L-セリンからセリンヒドロキシメチルトランスフェラーゼによって生合成される．構成サブユニットが五量体を形成し，GABA_A 受容体と類似した，グリシン受容体・Cl⁻チャネルを形成している．植物に含まれている化合物**ストリキニーネ**(strychnine)はグリシン結合部位を競合的に遮断しグリシン受容体活性を抑制する．

（c）**興奮性神経アミノ酸：グルタミン酸**

グルタミン酸(glutamic acid)は，興奮性の神経伝達物質の代表例であり，脳神経系での情報伝達，記憶・学習など神経の可塑性・ネットワーク形成などを調節している．てんかんなどの精神疾患，アルツハイマー型認知症，虚血性脳障害時などの神経細胞死などの疾患にも関与している．グルタミン酸作動性神経は二つの経路でグルタミン酸合成を行う．一つはクエン酸回路の中間体α-ケトグルタル酸から生合成する経路であり，もう一つは取り込んだグルタミンをグルタミン代謝酵素グルタミナーゼによってグルタミン酸を生合成する経路である．

神経終末近傍では，情報伝達に使用されたグルタミン酸はアストロサイトにより取り込まれてグルタミンに変換される．アストロサイトからグルタミンが放出され，神経細胞がグルタミンを取り込み，グルタミン酸へ変換する．生成されたグルタミン酸は小胞グルタミン酸トランスポーターを介してシナプス小胞に貯蔵され，刺激に応じてエキソサイトーシスによりシナプス間隙へ放出される．この一連のサイクルに破綻が生じて細胞外のグルタミン酸が高濃度になると，グルタミン酸性細胞毒性が生じる．

グルタミン酸受容体と情報伝達を表 1.5 ⑥に示した．グルタミン酸の受容体は，イオンチャネル内蔵型とGタンパク質共役型に大別される．イオンチャネル内蔵型はさらに NMDA 型，AMPA 型，KA 型に分類される．三つのイオンチャネル内蔵型受容体は脳での情報伝達，神経細胞死，各種の疾患に関与している．Gタンパク質共役型のグルタミン酸受容体は神経細胞，アストロサイトなどに発現しており，視覚，嗅覚などの感覚情報，シナプス可塑性などを調節している．

NMDA 受容体と AMPA 受容体は協調してシナプス**長期増強(LTP)**とよばれる現象を示す．記憶・学習にかかわっている海馬 CA1 野において高頻度刺激を行うとシナプス前部からグルタミン酸放出量が増大し，シナプス後膜では NMDA 受容体を介した Na⁺ 流入すなわち脱分極が生じる．この脱分極により Mg²⁺ による抑制が解除され NMDA 受容体は Ca²⁺ 流入も併せて亢

ストリキニーネ

グルタミン酸

LTP：long term potentiation

表 1.5 ⑥ グルタミン酸受容体と情報伝達

受 容 体	特徴と情報伝達
i) イオンチャネル内蔵型	
NMDA 型	$(GluN1)_2(GluN2)_2$ などの四量体，GluN1，GluN2A〜2D，GluN3A/B のサブユニット，陽イオン(Na^+, K^+, Ca^{2+})透過，
AMPA 型	GluA1〜GluA4，陽イオン(Na^+, K^+)透過，GluR1〜GluR4 とも示す
KA 型	GluK1〜GluK5，陽イオン(Na^+, K^+)透過，GluR5〜GluR7，KA1〜KA2 とも示す
ii) GPCR	
$mGlu_1$, $mGlu_5$	G_q，PLC 活性化，IP_3/DG 上昇
$mGlu_2$, $mGlu_3$	$G_{i/o}$，AC 抑制，Ca^{2+} チャネル抑制，K^+ チャネル活性化
$mGlu_4$, $mGlu_6$〜$mGlu_8$	$G_{i/o}$，AC 抑制，Ca^{2+} チャネル抑制，K^+ チャネル活性化

進する．

CaMK：Ca^{2+}/calmodulin-dependent protein kinase

　Ca^{2+} 濃度が大きく上昇すると，**CaMK-Ⅱ** が活性化され，神経細胞内の小胞に蓄えられていたもう一つのグルタミン酸受容体である AMPA 受容体の移動を促進し，神経細胞膜（シナプス後膜）表面に運ぶ．AMPA 受容体の増加がシナプス伝達効率の上昇を引き起こすと考えられている．LTP や**長期抑圧（LTD）** はシナプス可塑性を示しており，記憶・学習の分子・細胞レベルでの基盤であると考えられている．

LTD：long term depression

1.5.6　生理活性ペプチド

　各種の組織や血液中に内在的に存在し（あるいは生成され），神経伝達物質やホルモンとして生理作用を示すペプチドを総称して生理活性ペプチドという．おもに神経機能を調節するペプチドをニューロペプチドといい，ホルモンとして血液中を循環し心臓，血管など各組織の機能を調節する物質を循環ペプチドとして分類している．カテコールアミンなどの神経伝達物質とニューロペプチドの両方をシナプス終末にもっている神経細胞があり，また複数のニューロペプチドを含有している細胞もある．このように一つの神経細胞が複数の情報の伝達を行う場合を共存性情報伝達（co-transmission）といい，伝達物質を共存性情報伝達物質（co-transmitter）という．

　ニューロペプチドの生合成の特徴として（すべてではないが），（ⅰ）一つの mRNA のなかに複数の分子がコードされていること，（ⅱ）前駆体ペプチドは核膜周辺部のリボソームにおいて**プロセシング**（processing）という修飾を受けること，などがあげられる．50 種以上のニューロペプチドの存在が示されており，今後の創薬標的となっている．また内分泌細胞，神経細胞などが消化管内にも存在し，**ガストリン**（gastrin）や**グレリン**（ghrelin）などの

消化管ペプチドを産生し消化管機能を調節している．消化管ペプチドは中枢神経系でも発現している．本項では薬理学的に重要なペプチドや関連する臨床薬があるペプチドを中心に説明する．

（a）オピオイドペプチド

オピオイド（opioid）はアヘン（opium）が起源であり，その主成分モルヒネ（morphine）が単離された．モルヒネは強い鎮痛作用，鎮咳作用を示し，現在でも麻薬性鎮痛薬として使用されている．その後，生体内に存在するモルヒネ様物質の探索が進められ，内在性オピオイドペプチドが発見された．現在までに，エンケファリン，ダイノルフィン，エンドルフィンなどが見いだされている．

モルヒネやオピオイドペプチドの受容体としてμ(MOP)，δ(DOP)，κ(KOP)オピオイド受容体が見いだされている．これらの受容体は，いずれも GPCR であり，G_i に共役して情報伝達を行っている．受容体サブタイプと局在部位に応じて呼吸抑制，催吐，消化管運動抑制など，さまざまな生理・薬理作用に関与している．オピオイドは多幸感などを生じさせ精神活動に影響を与え，精神依存を引き起こす．また身体依存も起こす．

β-エンドルフィン，エンドモルフィン I，II はおもにμオピオイド受容体に作用する（$\mu>\delta$）．β-エンドルフィン生成の前駆物質はプロオピオメラノコルチンとよばれ，β-エンドルフィン以外にも，メラニン細胞刺激ホルモン（MSH），副腎皮質刺激ホルモン（ACTH），脂肪動員ホルモン（β-lipotropin）となるアミノ酸配列をもっている．δオピオイド受容体にはおもにメチオニンエンケファリン，ロイシンエンケファリンが作用する（$\delta>\mu$）．κオピオイド受容体にはダイノルフィン A/B，α/β-ネオエンドルフィンが作用する．

μ，δ，κオピオイド受容体はいずれも鎮痛作用に関連しているが，μ受容体が最も強い作用を示す．臨床応用されているオピオイド鎮痛薬のほとんどはμ受容体アゴニストである．μ受容体の鎮痛作用は，（i）脊髄後角に存在するμ受容体が一次知覚神経からの痛覚伝達を抑制する，（ii）視床と大脳皮質の間で痛みを伝達する上行性二次ニューロンを抑制する，（iii）中脳や延髄から発生する痛みを抑制する下行性抑制系のニューロン（セロトニン，ノルアドレナリン含有神経）のμ受容体を刺激して脊髄での痛覚伝導を抑制する，といった経路で引き起こされる．

μおよびδ受容体刺激は中脳に存在するドパミン神経を活性化してドパミン放出を亢進し多幸感と精神依存性を引き起こしている．慢性疼痛の状態では，中脳のμ受容体が脱感作し受容体を刺激してもドパミン放出が起こらない．このためモルヒネなどを用いて疼痛を制御している場合には精神依存は起こりにくいと考えられる．κ受容体は鎮痛作用のほかに鎮静作用や痒み感受性を低下する作用がある．κ受容体刺激薬ナルフラフィン（nalfurafine）は

MSH：melanocyte-stimulating hormone

ACTH：adrenocorticotropic hormone

ナロキソン

スボレキサント

ET : endothelin

掻痒治療薬として用いられる．オピオイド受容体遮断薬**ナロキソン**(naloxone)は$\mu > \delta > \kappa$受容体の順で親和性があり，モルヒネ急性中毒(呼吸抑制)の解毒に用いられる．

（b）オレキシン

オレキシン(orexin)は，オーファン受容体(内在性リガンドや生理・薬理作用などが不明である受容体)の研究から見いだされた．オレキシン-A とオレキシン-B があり，共通の前駆体ペプチドであるプレプロオレキシンから生成される．別名ヒポクレチン-1, -2 ともよばれる．受容体は OX_1, OX_2 という GPCR である．オレキシン含有ニューロンは，摂食中枢のある視床下部の外側野やそのほかの視床下部の特定領域に局在しており，摂食行動と睡眠・覚醒を調節している．オレキシンを中枢へ注入すると摂食量が増加する．

ナルコレプシーは日中に突然起こる発作的な眠気を主症状とする疾患である．オレキシン遺伝子欠損マウス，OX_2 受容体遺伝子欠損マウスは，ヒトのナルコレプシーと類似した睡眠・覚醒の異常を示した．ナルコレプシー患者では脳のオレキシン含有ニューロン数や髄液のオレキシン-A 濃度が低下していた．これらのことから，オレキシンは覚醒を正に制御している神経ペプチドであると考えられる．オレキシン受容体遮断薬**スボレキサント**(suvorexant)は不眠症の治療薬として用いられる．

（c）エンドセリン

エンドセリン(ET)は 21 個のアミノ酸からなり，ET-1, ET-2, ET-3 の3 種が存在し，各種の組織で生成される．血管内皮細胞から生成されるET-1 が強い生理・薬理作用を示す．ET 受容体には ET_A 受容体と ET_B 受容体とがあり，ともに GPCR である．ET_A 受容体は ET-1 に高い親和性を示し，ET_B 受容体は三つのペプチドに同等の親和性を示す．ET-1 に限っていえば，ET_B 受容体のほうが ET_A 受容体に比べ 10 倍以上高い親和性を示す．それぞれの ET 分子，受容体の生理・薬理作用は不解明の点が多い．

ET 受容体刺激は，$G_{q/11}$-PLC 系を介して Ca^{2+} レベルの上昇，PKC(プロテインキナーゼ C)の活性化を起こす．それ以外にも(あるいは連動して)ホスホリパーゼ A_2/D の活性化，Ras タンパク質を介した MAP キナーゼ活性化など(1.2.3 項参照)，細胞に応じて種々の情報伝達系を作動させる．短時間での作用だけではなく各種遺伝子の発現制御も行っている．

血管を ET で刺激すると，一過性の血管拡張とそれに引き続いた持続的な血管収縮を引き起こす．血管内皮細胞の ET_B 受容体を刺激し生じた NO が血管拡張を起こす．さらに血管平滑筋の ET_A 受容体が刺激され血管収縮作用を示す．肺動脈は心臓から肺へ静脈血を運んでいる血管である．肺動脈性(原発性)肺高血圧症では肺動脈血圧の上昇により，右心室に負荷がかかり右

心室の壁肥大と機能不全が生じる．肺高血圧症の患者では血漿や肺組織での
ET-1 レベルが高く，重症度と正の相関があるとされている．サブタイプ非
選択的 ET 受容体遮断薬**ボセンタン**(bosentan)，ET$_A$ 受容体選択的遮断薬
アンブリセンタン(ambrisentan)が肺動脈性肺高血圧の治療薬として用いら
れている．

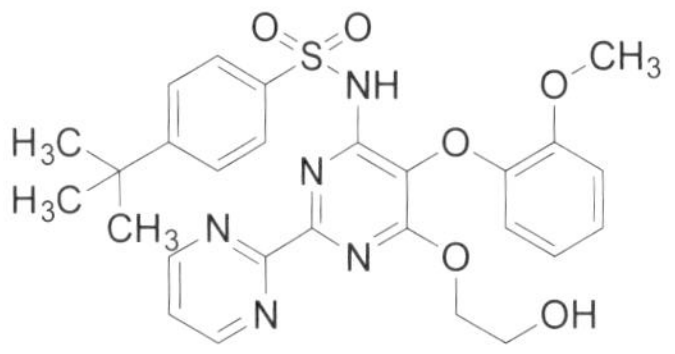

（d）アンジオテンシン

アンジオテンシン(Ang)の前駆体は 452 個のアミノ酸からなるアンジオテ
ンシノーゲンであり，血液中に存在する．血圧が低下した場合，あるいは交
感神経が刺激された場合に，腎臓の傍糸球体細胞からタンパク質分解酵素で
ある**レニン**(renin)が血液中に分泌され，アンジオテンシノーゲンを切断し，
N 末側 10 個のアミノ酸からなる AngⅠが生成される．ついで**Ang 変換酵素**
(ACE)により C 末側 2 個が切断され，8 個のアミノ酸からなる AngⅡが生
成される．心臓や血管などにもアンジオテンシノーゲンが存在し，組織に存
在するレニンと組織内マクロファージ由来の ACE やマスト細胞由来の**キ
マーゼ**(chymase，ACE と類似の酵素活性を示す)により AngⅡが生成され
る．AngⅡからはほかのペプチダーゼにより活性をもつ AngⅢなども生成
されるが，AngⅡが主要な活性本体である．

図 1.5 ⑥に AngⅡの合成，受容体，生理・薬理作用などを示した．AngⅡ
には 2 種の GPCR 型の受容体，AT$_1$，AT$_2$ が存在する．AT$_1$ 受容体に共役す
る G タンパク質は組織によって異なっており，血管平滑筋では G$_{q/11}$，G$_{i/o}$，
G$_{12/13}$ など複数と共役している．G$_{q/11}$-PLC 系の活性化は細胞内 Ca^{2+} 濃度の
上昇をもたらし，G$_{12/13}$ の活性化は Rho/**ROCK** 活性化を介してミオシン軽
鎖脱リン酸化酵素(ミオシン軽鎖ホスファターゼ)を抑制し，平滑筋収縮作用
すなわち血管収縮作用を示す．AT$_1$ 受容体刺激は脳下垂体から抗利尿ホル
モンであるバゾプレシンの生成・分泌を亢進させ，集合管での水の再吸収を
促進させる．

また副腎皮質からはミネラルコルチコイド(鉱質コルチコイド)であるアル
ドステロンを放出させ，尿細管での Na$^+$，Cl$^-$ の再吸収を促進させる．この
AngⅡ作用は，体液量(血液量)の増加となり，血圧上昇をもたらす．AT$_2$ 受
容体は胎児期や細胞異常増殖時に発現し血管拡張作用などを示すが，その生
理的意義はまだ不明である．AngⅡ/AT$_1$ 受容体系を調節する薬物は高血圧
治療薬や慢性心不全治療薬として広く臨床応用されている．

（e）ブラジキニン

ブラジキニン(bradykinin)は肝臓で生成される前駆体ペプチド，キニノー
ゲンから生成される．キニノーゲンは血漿中では高分子型として，膵臓，唾
液腺など外分泌腺組織では低分子型として存在している．血漿中の高分子型
キニノーゲンは，タンパク質分解酵素である血漿**カリクレイン**(kallikrein)

ボセンタン

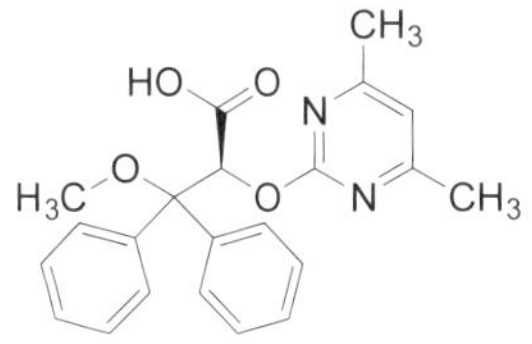

アンブリセンタン

Ang：angiotensin

ROCK：Rho-associated
　　　protein kinase，
　　　Rho-kinase

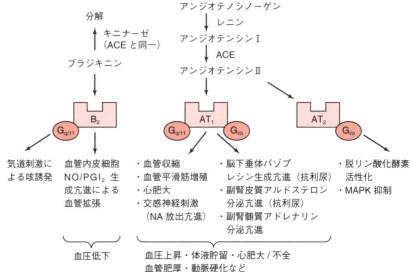

図1.5⑥ アンジオテンシンⅡの合成，受容体，生理・薬理作用
ACE：アンジオテンシン変換酵素，MAPK：MAPキナーゼ．

で分解され，9個のアミノ酸からなるブラジキニンが生成される．外分泌組織中の低分子型キニノーゲンは，組織(腺性)カリクレインで分解され，はじめに10個のアミノ酸からなる**カリジン**(kalidin)が生成される．ついで組織にあるトリプシンなどで分解されブラジキニンが合成される．この両者は，血漿カリクレイン-キニン系，組織カリクレイン-キニン系として独立に存在している．ブラジキニンはキニナーゼⅠ，Ⅱにより分解・不活性化される．キニナーゼⅡはACEと同一の酵素である．

ブラジキニンには2種のGPCR型の受容体，B_1，B_2が存在する．膵臓や唾液腺などの外分泌腺組織，気管支や腸管などの平滑筋，血管内皮細胞などにB_2受容体が発現している．B_1受容体は通常は発現レベルが低く，炎症時などに発現誘導される．B_1，B_2受容体とも$G_{q/11}$と$G_{i/o}$などに共役している．B_2受容体を介したおもな生理・薬理作用には平滑筋収縮作用(気管支，腸管，子宮など)，血管拡張作用，発痛作用，炎症作用などが知られている．ACE阻害薬の副作用として，気道の収縮性が増大し，空咳(からせき)が起こりやすくなることが知られている．発赤につながる血管拡張作用はブラジキニンが血管内皮細胞に作用して血管平滑筋弛緩物質であるNOやPGI_2を生成するためである．浮腫はブラジキニンが細静脈の血管透過性を上げ血漿タンパク質を含む滲出液を貯留させたためである．

ブラジキニンは強力な発痛物質であり，急性の痛みはB_2受容体を介して，慢性炎症の痛みは発現上昇したB_1受容体を介していると考えられている．ブラジキニン受容体刺激は$G_{i/o}$を介してホスホリパーゼA_2を活性化しアラキドン酸を切りだし**プロスタグランジンE_2**(PGE_2)などのPGsを生成する．PGは知覚神経終末に作用し，痛みの閾値を下げることで痛みを感じやすく

PGE_2：prostaglandin E_2

させる.

（ｆ）ナトリウム利尿ペプチド

ナトリウム利尿ペプチド（natriuretic peptide）はこれまでに **ANP**（28 amino acids），**BNP**（32 amino acids），**CNP**（22 amino acids）が知られている．それぞれ異なる前駆体から生成される．分子内に1対のジスルフィド結合（二つのシステイン残基がS−S結合）により形成された18アミノ酸残基の環状構造をもっている．これに関連したペプチドとしては，**デンドロアスピスナトリウム利尿ペプチド**（**DNP**）や内因性腸管ペプチド（グアニリンなど）なども見いだされている．ANPは，α，β，γの3種があるがα-ANPがおもに作用している．心房細胞でつくられ分泌顆粒に貯蔵されて存在している．BNPは当初は脳から見いだされ命名された．心房にも存在し，正常時のBNP濃度はANP濃度の2〜3%であるが，心不全時などで急激に増大する．CNPは中枢神経系や血管内皮，腎臓などに存在する．その生理作用はまだ未解明な点が多い．

ナトリウム利尿ペプチドは基本的にcGMP依存性タンパク質リン酸化酵素（**PKG**）系を介して生理・薬理作用を示す．中枢では飲水抑制作用，食塩嗜好性減弱作用などを示す．末梢組織では血管平滑筋弛緩作用，腎臓でのNa$^+$排出促進作用，副腎皮質からのアルドステロン分泌抑制作用，腎傍糸球体細胞からのレニン分泌抑制作用など示し，総じて利尿を亢進させる．臨床的には，ヒトα-ANP製剤である**カルペリチド**（carperitide）が急性心不全の治療薬として用いられている．

ANP：atrial natriuretic peptide
BNP：brain natriuretic peptide
CNP：C-type natriuretic peptide

DNP：dendroaspis natriuretic peptide

cyclic GMP-dependent protein kinase

PKG：protein kinase G

1.5.7　生理活性ヌクレオチド・ヌクレオシド

ATPは，細胞内ではエネルギーの通貨として使用されている．ATPはタンパク質や酵素などのリン酸化反応の基質であり，セカンドメッセンジャーであるcAMPの基質（原料）でもある．また，ATP結合サイトによって活性が調節されているイオンチャネル（K$_{ATP}$チャネル）なども存在している．最近の研究から，ATPが神経伝達物質，生理活性物質として機能し，細胞膜受容体を介してシグナル伝達を行っていることが確立された．ATPは細胞外（細胞膜）ヌクレオチドリン酸加水分解酵素により，ADP，AMPへと脱リン酸化され，AMPはさらに**アデノシン**（adenosine）に代謝される．ATPだけではなく，ADP，アデノシンも生理活性物質として細胞機能を調節しており，プリン骨格をもつことからプリン系物質とよばれる（図1.5⑦）．

ATPは，神経終末のシナプス小胞に貯蔵され，脳のニューロンやアストロサイトなどの機能を調節するほか，一次知覚神経，脊髄後根神経節などの神経終末で疼痛を伝える神経伝達物質として機能している．ATP，ADPは

ATP：adenosine 5′-triphosphate

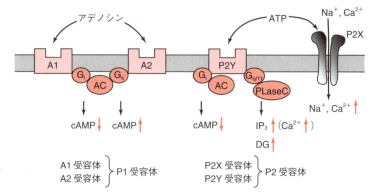

図1.5⑦ ATP, アデノシン受容体と情報伝達系
↓は低下作用，↑は増大作用を示している．

血液細胞や免疫系細胞から自己分泌，パラ分泌により放出され，血小板凝集やリンパ球の走化性などを調節している．

ATP受容体はP2受容体とよばれ，イオンチャネル内蔵型のP2X受容体とGPCRであるP2Y受容体に大別される．P2X受容体は非選択的な陽イオンチャネルでありおもにNa^+, Ca^{2+}を細胞内に流入させる．P2X受容体にはP2X$_1$～P2X$_7$の7種がある．P2YのうちP2Y$_1$, P2Y$_2$, P2Y$_4$, P2Y$_6$は$G_{q/11}$と共役してIP$_3$/DGをセカンドメッセンジャーとして産生する．P2Y$_{12}$～P2Y$_{14}$は$G_{i/o}$と共役してcAMPレベルを低下させる．P2Y$_{11}$は$G_{q/11}$と$G_{i/o}$の両方に共役する．損傷を受けた細胞からはATPが漏出し，知覚神経細胞上のP2X$_3$などのP2Xを活性化し脱分極させ急性の痛みを伝達している．痛みを伝導するニューロンのP2X$_{2/3}$や，ミクログリアにおいて神経損傷時に高発現するP2X$_4$が神経障害性疼痛に関与し，P2Y$_{12}$が慢性疼痛に関与していると考えられる．P2Y$_{12}$受容体を遮断すると血小板のcAMPレベルを増加させ，血小板凝集阻害作用を示す．遮断薬**チクロピジン**(ticlopidine)，**クロピドグレル**(clopidogrel)は血栓症の治療薬や脳循環改善薬として用いられている．

アデノシンの受容体であるP1受容体は，アデノシン(adenosine)の頭文字を用いてさらにA$_1$, A$_{2A}$, A$_{2B}$, A$_3$のサブタイプに分類される．A$_1$受容体は$G_{i/o}$と共役しcAMPレベルを低下させる．cAMPレベルの低下は房室伝導を抑制するため，アデノシンを心房性不整脈による頻脈の治療に用いる．A$_{2A}$, A$_{2B}$受容体刺激はG_sと共役しcAMPレベルを増加させる作用を示す．血管平滑筋では弛緩作用を示し，血小板凝集阻害作用を示す．

カフェイン(caffeine)は，cAMP分解酵素であるホスホジエステラーゼを阻害する化合物である．カフェインはアデノシンと類似の化学構造をもっており，アデノシン受容体のアンタゴニストとしても作用する．中枢において，カフェインはA$_{2A}$を遮断してドパミン神経伝達を修飾することで覚醒・興奮作用を示している．

COLUMN 脂肪酸：飽和と不飽和の違い，ω3(n-3)とω6(n-6)の違い，*cis*-と*trans*-の違い

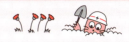

ステアリン酸のように炭素鎖に二重結合をもたない脂肪酸を飽和脂肪酸といい，アラキドン酸のように二重結合をもっている脂肪酸を不飽和脂肪酸という．二重結合を一つもつ場合は一価，複数もつ場合には多価不飽和脂肪酸という．不飽和脂肪酸は二重結合のはじまる位置で，ω3(n-3)とω6(n-6)のように表示される．有機化学ではカルボニル(COOH)側の炭素から番号をつけるが，生理学や薬理学ではメチル(CH_3-)末端から番号をつけている．このため，脂肪酸のメチル末端から数えて3番目から二重結合がはじまる脂肪酸をω3(n-3)シリーズ，6番目からはじまる脂肪酸をω6(n-6)シリーズと分類している．この分類法では脂肪酸のメチル末端から数えて1個目(はじめて)の二重結合の位置を基準としており，二重結合の数は考慮に入れていない．

アラキドン酸は，ω6(n-6)脂肪酸であり，エイコサペンタエン酸(イコサペンタエン酸ともいう)やドコサヘキサエン酸はω3(n-3)脂肪酸に分類される．アラキドン酸からはTXA_2が生成され，エイコサペンタエン酸やドコサヘキサエン酸からはTXA_3が生成される．脂肪酸の長さ，二重結合の数を区別したい場合には，アラキドン酸は$C_{20}:4$，エイコサペンタエン酸は$C_{20}:5$と表記される．

cis-と*trans*-の違いは二重結合の*cis/trans*異性体を指している．*cis*-オレイン酸と*trans*-オレイン酸(別名エライジン酸)は同一の化学式で示されるが，立体異性体である．*cis*では二重結合の前後で炭素骨格が同じ側にあり，脂肪酸の立体構造が折れ曲がる．*trans*では炭素骨格が反対側にあり脂肪酸は直鎖に近い構造をとる．このため*trans*-脂肪酸は融点が高いという特徴があり，マーガリンなどとして食品分野で使用されている．*trans*-脂肪酸の大量摂取は心疾患のリスクを高める可能性があり，世界保健機関(World Health Organization；WHO)などから使用を減らすように勧告がだされている．

エイコサペンタエン酸
(n-3系 C20：5 不飽和脂肪酸)

アラキドン酸
(n-6系 C20：4 不飽和脂肪酸)

trans-オレイン酸

cis-オレイン酸

1.5.8 エイコサノイド

エイコサノイド(eicosanoids)は炭素数20個の不飽和脂肪酸から生成される酸素付加代謝物の総称である．**プロスタグランジン類(PGs)**，**トロンボキサン類(TXs)**，**ロイコトリエン類(LTs)**がある．PGsとTXsを併わせて**プロスタノイド**(prostanoids)とよび，プロスタノイドとLTsを併わせてエイコサノイドとよぶ．

PGs：prostaglandins
TXs：thromboxanes
LTs：leukotriens

(a) 不飽和脂肪酸とエイコサノイドの生合成

炭素数20個の不飽和脂肪酸には，二重結合が三つあるエイコサトリエン酸（$C_{20}:3$と表す），四つあるエイコサテトラエン酸（別名アラキドン酸，$C_{20}:4$），五つあるエイコサペンタエン酸（$C_{20}:5$）などがある．その多くは食事から摂取される．生体内ではアラキドン酸などは細胞膜や細胞内オルガネラであるゴルジ体の膜などの構成成分として存在している．生体膜はグリセロリン脂質を主とした脂質二重層構造をとっている．

図1.5⑧に**グリセロリン脂質**（glycerophospholipid）などの構造を示した．グリセロリン脂質の1位には飽和脂肪酸が，2位にはアラキドン酸などの不飽和脂肪酸が結合している．**ホスホリパーゼ**（phospholipase；PL）はリン脂質を加水分解する酵素である．図に示したように，リン脂質のどの部分を分解するかで，**ホスホリパーゼ A_2**（phospholipase A_2；PLA_2）や**ホスホリパーゼC**（PLC），ホスホリパーゼD（PLD）などに分類されている．受容体刺激そのほかの刺激を受けると細胞内に存在する各種のホスホリパーゼが活性化される．とくに細胞質に存在する（cytosolic）PLA_2のα型（$cPLA_2\alpha$）は，アラキドン酸を選択的に切りだす．アラキドン酸は**シクロオキシゲナーゼ**（**COX**）によって代謝されPGsとTXsへ，**5-リポキシゲナーゼ**（**LOX**）によって代謝されLTsになる．

PGH_2はトロンボキサン合成酵素によって代謝されTXA_2が生成される．合成されたエイコサノイドは神経伝達物質などとは異なり貯蔵されずに細胞外に運ばれ，周辺の組織でいろいろな生理作用を引き起こす．二重結合の還元やヒドロキシ（OH）基の脱水素反応などでエイコサノイドは速やかに不活

COX：cyclooxygenase
LOX：5-lipoxygenase

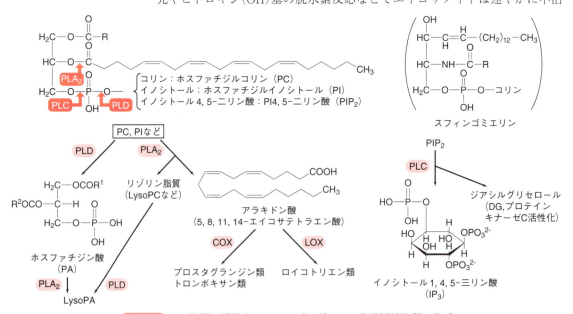

図1.5⑧ リン脂質の構造とホスホリパーゼによる生理活性物質の生成

性化される．エイコサノイドは局所作用という観点から分類されたオータコイドの代表例である．

（b）COX, LOX 活性と PG, TX, LT の薬理作用

COX にはアイソザイムとして COX-1 と COX-2 がある．COX-1 は血小板，内皮細胞，腎臓，胃などに恒常的に発現しており（構成型），正常な生理機能に必要な PGs などを生成している．COX-2 は細胞刺激によって誘導され（誘導型），過剰な PGs などを生成し炎症などに関与している．**アスピリン**（aspirin），**インドメタシン**（indometacin）などの COX 阻害薬は**非ステロイド性抗炎症薬**（**NSAIDs**）として，また解熱・鎮痛薬として頻用されている．これらの薬物は COX-1/2 の両方を阻害するため，胃粘膜や腎臓の血管拡張に関与している PGE_2，PGI_2 の生成を阻害し，消化管潰瘍や腎臓機能障害などを起こすことがある．また COX-1/2 が阻害されるとアラキドン酸代謝が LOX 方向に傾くこととなり，LTs 生成が増加し気管支喘息などが悪化する可能性がある．このため COX-2 選択的阻害薬である**セレコキシブ**（celecoxib）が関節リウマチなどに抗炎症薬として用いられる．

ただし COX-2 選択的阻害薬の使用にあたっても注意が必要である．血管内皮細胞では，ずり応力などの物理的刺激がつねに発生しており，恒常的に COX-2 が発現誘導されている．COX-2 は PGI_2 を生成し，血栓の形成を抑制している．このため COX-2 選択的阻害薬の使用は PGI_2 の生成を阻害することになる．また血小板は COX-1 を介して TXA_2 を生成している．COX-2 阻害薬の使用はアラキドン酸代謝を COX-1 方向へ傾けることで血小板凝集促進作用を示す TXA_2 の生成を増大させる．このため血栓の形成促進による心筋梗塞や脳梗塞のリスクが高くなる．

表 1.5 ⑦にエイコサノイド受容体サブタイプ，情報伝達機構と生理・薬理作用を示した．PGs は DP，$EP_{1\sim4}$，FP などの受容体を介して作用する．TXA_2 は TXA_2 受容体 TP に結合し，$G_{q/11}$ を介して PLC を活性化し，イノシトールリン脂質代謝（PI 代謝）を亢進させる．細胞内 Ca^{2+} 濃度が上昇する．TXA_2 は血小板凝集を促進し，血管平滑筋収縮（血圧上昇）作用，気管支収縮作用などを示す．血栓症やアレルギー性喘息などに関与している．青魚などには $\omega3$ 系の多価不飽和脂肪酸に分類されるエイコサペンタエン酸（**EPA**，C_{20}：5）やドコサヘキサエン酸（**DHA**，C_{22}：6）などの不飽和脂肪酸が含まれている．これらを含むリン脂質からは TXA_3 が生合成される．TXA_3 は TXA_2 に比較して血管収縮作用が非常に弱い．TXA_3 は TXA_2 の拮抗作用を示し，血小板凝集抑制作用や血管平滑筋弛緩（血管拡張）作用を示す．

アラキドン酸は LOX により代謝され LTA_4 となり，LTB 合成酵素により LTB_4 が生成される．LTA_4 は LTC 合成酵素により**グルタチオン**（**GSH**）の付加を受けてアミノ酸を含有する LTC_4 が生成され，さらに代謝され LTD_4

アスピリン

インドメタシン

NSAIDs : nonsteroidal anti-inflammatory drugs

セレコキシブ

EPA : eicosapentaenoic acid
DHA : docosahexaenoic acid

GSH : glutathione

が生成される．これら LTs は好酸球や肥満細胞などで生成され，炎症誘発・増強作用を示す．

エイコサノイド受容体はさまざまな組織，細胞で発現し多彩な生理・薬理作用を示す．多くの関連する薬物が各種の疾患治療に用いられている．**グルココルチコイド**（glucocorticoid，糖質コルチコイド）は細胞質（核内）受容体に結合し，転写因子として作用し，内因性の $cPLA_2\alpha$ 活性阻害タンパク質である**アネキシン A1**〔annexin A1，別名**リポコルチン**（lipocortin）〕の発現誘導

■COLUMN■　新しい創薬標的スフィンゴ脂質

グリセロリン脂質とは別に，**セラミド**（ceramide）を中心とした**スフィンゴ脂質**（sphingolipids）も細胞膜の構成成分として多く存在している．スフィンゴ脂質は，コレステロールとともに，**ラフト**（raft，筏）領域とよばれる受容体，酵素などが集積しシグナル伝達などに重要な領域に多く存在している．セラミドはセラミダーゼで代謝され**スフィンゴシン**（sphingosine）となり，ついでスフィンゴシンキナーゼでリン酸化されて，**スフィンゴシン-1-リン酸**（sphingosine-1-phosphate；S1P）という脂質性シグナル分子が生成される．S1P を認識する細胞膜受容体が複数存在し GPCR（G タンパク質共役型受容体）であった．セラミドはセラミドキナーゼでリン酸化されて**セラミド-1-リン酸**（ceramide-1-phosphate；C1P），またグルコースに続いてガラクトースが付加して，**グルコシルセラミド**（glucosylceramide），**ラクトシルセラミド**（lactosylceramide；LacCer）が生合成される．S1P 同様に C1P も LacCer も細胞間あるいは細胞内でシグナル伝達を行っている脂質性生理活性物質である．近年，二つのスフィンゴ脂質関連薬が難治性疾患や希少性疾患治療に臨床応用された．

多発性硬化症は，脳や視神経などで脱髄を伴った炎症性の神経障害を起こす疾患で，日本では難治性疾患に指定されている．**フィンゴリモド**（fingolimod）が進行抑制や再発予防に用いられる．フィンゴリモドはスフィンゴシン類似の化合物であり，服用後スフィンゴシンキナーゼでリン酸化され，$S1P_1$ 受容体のアゴニストとしてリンパ節近傍で作用する．リン酸化されたフィンゴリモドは，リンパ球の細胞膜上の $S1P_1$ 受容体を内部移行させる（減少させる）作用が大きいため，機能的に $S1P_1$ 受容体拮抗作用を示す．これによりリンパ球はリンパ節からの遊走が抑制され末梢の炎症部位に移動できない．つまり，フィンゴリモドは $S1P_1$ 受容体の**ダウンレギュレーション**（down-regulation），脱感作を起こすことで薬理作用を発揮している．

ニーマンピック病 C 型（Niemann–Pick disease, type–C）は NPC という細胞内コレステロール輸送タンパク質をコードする遺伝子が変異しているために発症する若年性希少疾患で短命となる．細胞内小器官であるリソゾームにコレステロールが蓄積し，このときグルコシルセラミドから生成されるガングリオシド（G_{M1}，G_{M3} など）の蓄積も生じる．ガングリオシドの蓄積が小脳プルキンエ細胞などの脱落を引き起こし神経障害が生じている．グルコシルセラミド合成酵素阻害薬である**ミグルスタット**（miglustat）が寿命延長効果を示す．スフィンゴ脂質などを含めた脂質性の生理活性物質，その受容体，代謝酵素系，情報伝達系などを創薬標的とした研究が今後さらに進展すると予想される．

フィンゴリモド　　　　　ミグルスタット

生理活性分子と生理活性ペプチド　1.5　69

表1.5 ⑦ エイコサノイド受容体の情報伝達と生理・薬理作用

エイコサノイド	受 容 体	細胞内情報伝達	生理・薬理作用
PGD_2	DP	cAMP ↑	血小板凝集阻害，肺血管拡張，アレルギー炎症惹起，睡眠誘発
PGE_2	EP_1	Ca^{2+} ↑	平滑筋収縮，痛覚過敏
	EP_2	cAMP ↑	血管拡張，気管支拡張，卵胞成熟
	EP_3	cAMP ↓ または ↑	平滑筋収縮，発熱，痛覚伝達，胃液分泌抑制
	EP_4	cAMP ↑	骨新生・吸収，免疫抑制
$PGF_2\alpha$	FP	IP_3/DG ↑	平滑筋（子宮，気管支，血管）収縮，分娩誘発，眼圧低下
PGI_2	IP	cAMP ↑	血小板凝集抑制，血管・気管支拡張，痛覚過敏
TXA_2	TP	IP_3/DG ↑，cAMP ↓	血小板凝集，血管・気管支収縮，止血，血栓形成
LTB_4	BLT_1	IP_3/DG ↑	白血球遊走・活性化
	BLT_2	cAMP ↓ または ↑	不明
LTC_4/LTD_4	$CysLT_1$	Ca^{2+} ↑	気管支収縮，血管透過性亢進
	$CysLT_4$	Ca^{2+} ↑	不明

表1.5 ⑧ エイコサノイド関連薬の臨床応用

作 用 機 構	代表的薬物名と受容体	臨 床 応 用
COX 阻害	アスピリン（aspirin），インドメタシン（indometacin）	非ステロイド抗炎症薬，解熱・鎮痛薬
TX 合成酵素阻害	オザグレル（ozagrel）	喘息治療薬，抗血栓薬（点滴静注）
LOX 阻害	オキサトミド（oxathomide），アゼラスチン（azelastine）	抗ヒスタミン薬（H_1 受容体アンタゴニスト）であるが，LOX 阻害，$CysLT_1$ 遮断作用もある．喘息治療薬
アゴニスト	ジノプロスト（dinoprost，PGF_{2a}），ジノプロストン（dinoprostone，PGE_2）	陣痛促進，治療的流産
	リマプロスト（limaprost，PGE_1）	末梢循環改善薬
	オルノプロスチル（ornoprostil，EP_3），ミソプロストール（misoprostol，EP_3）	消化性潰瘍治療薬
	ラタノプロスト（latanoprost，PGF_{2a}）	緑内障点眼薬
	エポプロステノール（epoprostenol，PGI_2），ベラプロスト（beraprost，PGI_2）	肺高血圧症治療薬，慢性動脈閉塞症治療薬
アンタゴニスト	セラトロダスト（seratrodast，TP），ラマトロバン（ramatroban，TP）	抗アレルギー薬，喘息治療薬，アレルギー性鼻炎治療薬
	モンテルカスト（montelukast，$CysLT_1$），ザフィルルカスト（zafirlukast，$CysLT_1$）	喘息治療薬，アレルギー性鼻炎治療薬

を促進する．アラキドン酸生成の阻害が炎症性エイコサノイド類の生成抑制につながり抗炎症作用を示す．表1.5 ⑧にエイコサノイド関連薬の臨床応用をまとめた．

1.5.9 新しい脂質性生理活性物質

そのほかの脂質性生理活性物質として**カンナビノイド（CB）**，**血小板活性**

CB：cannabinoid

PAF：platelet activating
　　　factor
LPA：lysophosphatidic acid
2-AG：2-arachidonoyl
　　　glycerol

化因子（PAF），リゾホスファチジン酸（LPA），スフィンゴ脂質（sphingolipids），脂肪酸（fatty acid）などがあり，創薬標的となっている．アラキドン酸を含んでいる内在性化合物として，アナンダミド（anandamide, アラキドン酸エタノールアミド），2-アラキドノイルグリセロール（2-AG）が中枢神経系などに存在している．これらはカンナビノイドと総称され，その受容体として GPCR である CB_1，CB_2 受容体が脳などに存在する．植物の大麻などの成分はこの受容体に作用しており，気分の高揚や幻覚，知覚の異常などを引き起こす．これら受容体は脂肪組織などでも発現しているため，CB 関連薬の抗肥満薬として可能性が検討されている．

1-alkyl-PC：1-alkyl-
　　　phosphatidylcholine

　グリセロリン脂質に関連した脂質系のシグナル分子には PAF と LPA がある．PAF はグリセロール骨格をもつ脂質 1-アルキル-ホスファチジルコリン（1-alkyl-PC）から生成される内在性物質で，強い血小板凝集作用を示す．PAF 受容体は GPCR であり，好中球，好酸球，マクロファージなどに存在している．PAF 受容体刺激は PLC，PI-3 キナーゼ，MAP キナーゼなどの細胞内情報伝達系を活性化する．PAF は全身アナフィラキシーや急性の組織障害の原因・増悪物質であると考えられている．

　PC などのグリセロリン脂質が PLA_2 と PLD の二つで代謝を受けると LPA が生成される．LPA 受容体は GPCR であり，複数のサブタイプが存在する．免疫系の細胞や各種のがん細胞などで LPA 受容体を介した細胞増殖，細胞の運動性や接着性の調節などが明らかにされている（図 1.5 ⑧参照）．

　脂肪酸は脂肪や油の主成分トリアシルグリセロール（triacylglycerol, トリグリセリドともいう）やグリセロリン脂質を構成する成分として存在している．最近では遊離した脂肪酸（遊離細胞酸）が生理活性物質として機能していると考えられている．実際に遊離脂肪酸を認識する GPCR（GPR40）が同定され，膵ランゲルハンス島の GPR40 刺激はグルコースによるインスリン分泌を増大させる．新しい脂質性生理活性物質とその受容体は創薬標的として研究が進められている．スフィンゴ脂質に関連する薬物も臨床応用されている（p.68 のコラム参照）．

1.5.10　一酸化窒素

学修事項 C-6-6
（5）細胞間コミュニケーション

NOS：NO synthase
iNOS：inducible NOS
eNOS：endothelial NOS
nNOS：neuronal NOS

　一酸化窒素（NO）は NO 合成酵素（NOS, NOS1, 2, 3）で産生される．NOS には恒常的に発現している構成型 NOS（constitutive あるいは endogenous NOS）と，サイトカインなどの刺激で発現が増大する誘導型 NOS（iNOS, NOS2）とがある．構成型 NOS をさらに内皮型 NOS（eNOS, NOS3）と神経型 NOS（nNOS, NOS1）に分類する．eNOS と nNOS は Ca^{2+}/カルモジュリンで活性化される．刺激により細胞内の遊離 Ca^{2+} 濃度が上昇

生理活性分子と生理活性ペプチド　1.5　71

すると一過性に活性化される．例をあげると，副交感神経の節後線維終末から放出された ACh は血管内皮細胞膜上の mAch 受容体を刺激し Ca^{2+} 濃度を上昇させ，eNOS を介して NO を生成する．NO はガス状物質であるため，拡散して近傍の血管平滑筋細胞に到達し細胞膜を通過し，細胞内に存在する**可溶性グアニル酸シクラーゼ（sGC）**を活性化して cGMP の産生を増大させる．

cGMP は**プロテインキナーゼ G（PKG）**を活性化する．PKG は**ミオシン軽鎖脱リン酸化酵素**（myosin light chain phosphatase）を活性化して，ミオシンのリン酸化レベルを低下させ，アクチンとの相互作用つまり収縮反応を抑制する．PKG はほかにも，（ⅰ）K^+ チャネル活性化 → 細胞膜電位の過分極方向へのシフト → 電位依存性 Ca^{2+} チャネルの抑制 → Ca^{2+} 流入の低下，（ⅱ）ホスホリパーゼ C の抑制，（ⅲ）細胞膜の Ca^{2+} ポンプ（Ca^{2+}, H^+-ATP アーゼ）の活性化 → Ca^{2+} の細胞外への排出，（ⅳ）筋小胞体の Ca^{2+} ポンプの活性化 → 筋小胞体への Ca^{2+} の取込み増大，（ⅴ）細胞膜の Na^+/Ca^{2+} 交換輸送体（Na^+/Ca^{2+}exchanger）の活性化 → Ca^{2+} の細胞外への排出，などで細胞内 Ca^{2+} レベルを低下させ血管弛緩作用を示す．

eNOS と nNOS は Ca^{2+} に依存して活性化するが，iNOS は Ca^{2+} 非依存的に活性を示す．このため，発現量に応じて，高濃度かつ持続的に NO を生成する．iNOS 由来の NO は脳の神経細胞やアストロサイト，末梢組織の各細胞で炎症時などの細胞毒性を仲介している．一方で強い殺菌作用を利用して微生物などからの感染防御にも役立っている．

NO 関連の医薬品は，平滑筋弛緩作用に基づいて，心血管系疾患と泌尿器・生殖器疾患に用いられている．**ニトログリセリン**（nitroglycerin），**硝酸イソソルビド**（isosorbide dinitrate），**ニコランジル**（nicorandil）は狭心症や心筋梗塞などの治療に用いられる．高血圧治療薬として用いられいる**ニプラジロール**（nipradilol）は，アドレナリン受容体の非選択的遮断薬であるが，NO 供与体としても作用している．**シルデナフィル**（sildenafil），**タダラフィル**（tadalafil）は，cGMP を選択的に分解する**ホスホジエステラーゼ 5（PDE5）**の阻害薬であり，内在的に生成された NO による cGMP の作用を増強する．PDE5 は海綿体血管と肺動脈に発現が多いため，PDE5 阻害薬は勃起不全や肺動脈性肺高血圧症の治療に用いられる．PDE5 は前立線や膀胱活約筋（内尿道活約筋，平滑筋）にも発現が多く，タダラフィルは前立線肥大症に伴う排尿困難の治療に用いられる．

sGC：soluble guanylate cyclase
PKG：protein kinase G

ニトログリセリン

硝酸イソソルビド

ニコランジル

タダラフィル

PDE5：phosphodiesterase 5

ニプラジロール　シルデナフィル

1.6

1章　薬の作用

サイトカインと酵素内蔵・共役型受容体

❖ **本節の目標** ❖

• 生体(個体)はダイナミックな情報ネットワークを使って多様な細胞群をコントロールしている. サイトカインなどの生理活性物質(シグナル分子)も薬物として有用であることを学ぶ.

学修事項 **C-7-9**
(4) 主なサイトカインと関与する細胞間ネットワーク

サイトカイン(cytokine)は血球細胞, 線維芽細胞, 上皮細胞などから産生され, 生理活性を示す各種タンパク質の総称である. 血液を介して運ばれるサイトカインは内分泌系のホルモンと同様に**遠隔の組織・細胞で作用する**(endocrine action). サイトカイン産生細胞自身が標的細胞である場合には**自己分泌型作用**(autocrine action)を示し, 近傍の細胞が標的である場合には傍分泌型作用(papacrine action)を示す. **インターロイキン**(IL), **インターフェロン**(IFN), **腫瘍壊死因子**(TNF), **ケモカイン**(chemokine), **造血因子**(hematopoietic factor), **細胞増殖因子**(cell growth factor), **トランスフォーミング細胞増殖因子**(**TGF**β), **アディポカイン**(adipokine)などのファミリーに分類される. これらサイトカインの受容体は, 各ファミリーで異なっており, 受容体自体のチロシンキナーゼ, セリン/トレオニンキナーゼを介してシグナルを伝える場合, 受容体自体は酵素活性を示さずにほかのタンパク質と相互作用してシグナルを伝える場合などがある(図1.6 ①).

TGFβ : transforming growth factor-β

1.6.1　インターロイキンファミリー

IL 類は白血球から産生され白血球に作用することから, **細胞間**(inter-)・**白血球**(leukocyte)を合わせて統一名称となった. 現在までに 30 種以上の IL 類が見いだされている. ただし, IL-8 はそのアミノ酸配列にケモカインと類似の CXC 型配列をもつことから, ケモカインとして分類される. IL の受容体は, ヘテロ二量体あるいは三量体を形成して, さらにほかのタンパク質分子を会合させて細胞内にシグナルを伝える. IL で刺激するとそれぞれの

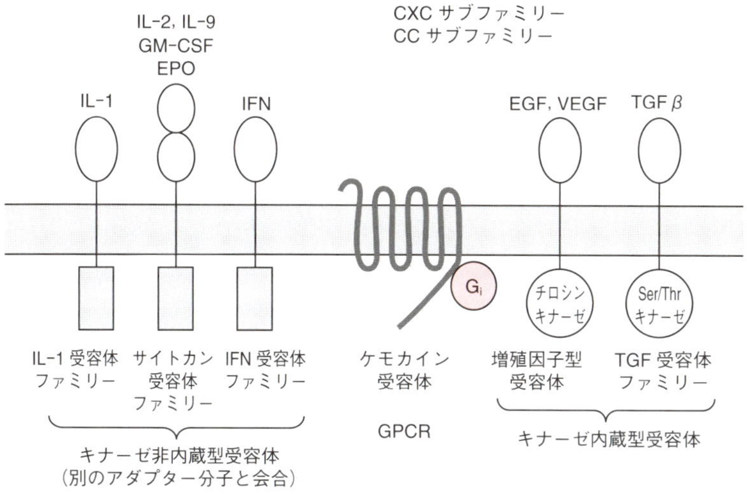

IL-2, IL-9
GM-CSF
EPO

CXC サブファミリー
CC サブファミリー

IL-1　　　　　IFN　　　　　　　　　　　　EGF, VEGF　TGFβ

Gᵢ

チロシン
キナーゼ

Ser/Thr
キナーゼ

IL-1 受容体
ファミリー

サイトカイン
受容体
ファミリー

IFN 受容体
ファミリー

ケモカイン
受容体

増殖因子型
受容体

TGF 受容体
ファミリー

キナーゼ非内蔵型受容体
（別のアダプター分子と会合）

GPCR

キナーゼ内蔵型受容体

**図 1.6①　各種受容体のシグ
ナル伝達**
IL：インターロイキン，IFN：イ
ンターフェロン，GM-CSF：顆
粒球マクロファージコロニー刺激
因子，EPO：エリスロポエチン，
EGF：上皮細胞増殖因子，
VEGF：血管内皮細胞増殖因子，
TGFβ：トランスフォーミング細
胞増殖因子-β，GPCR：G タンパ
ク質共役受容体.

ILで異なったαサブユニットと，共通のβ，γサブユニットなどの会合した二・
三量体が形成される．ついで JAK（Janus kinase）が会合してリン酸化 JAK
ができ，転写因子として働く **STAT** をリン酸化・活性化して，遺伝子発現
を制御する．

STAT：signal transduction
and activator of
transcription

　セルモロイキン（celmoleukin）などの遺伝子組換え IL-2 製剤は，キラー T
細胞やナチュラルキラー（**NK**）細胞を活性化・増殖させて抗腫瘍活性を示す
ため，血管肉腫や胃がんに適用がある．ILs やその受容体に対する抗体も医
療に用いられている．抗体医薬品は「〜マブ」と名づけられることが多く，**ウ
ステキヌマブ**（ustekinumab，抗 IL-17A 抗体，乾癬治療薬），**トシリズマブ**
（tocilizumab，抗 IL-6 受容体抗体，関節リューマチ治療薬）などが知られて
いる．

NK：natural killer

1.6.2　インターフェロンファミリー

　ウイルス RNA や病原体の**リポ多糖（LPS）**によって生体側の細胞表面の**ト
ル様受容体（TLRs）**が活性化された場合に誘導される．異物侵入時に産生さ
れる ILs，TNF などによって誘導される場合や腫瘍細胞に対して産生される
場合もある．IFNαはおもに白血球から，IFNβは線維芽細胞から，IFNγは
Th1 細胞や NK 細胞から産生される．IFNαと IFNβの受容体は JAK/STAT
系を介してシグナルを細胞内に伝達する．複数の抗ウイルスタンパク質の発
現誘導を起こす．またマクロファージ活性化作用などの免疫系活性化作用と
腫瘍細胞増殖抑制作用などを示す．

　IFNα製剤は B，C 型肝炎治療に，IFNβ 製剤は B，C 型肝炎，悪性腫瘍，
多発性硬化症の治療に，IFNγ 製剤は悪性腫瘍の治療などに用いられる．

LPS：lipopolysaccaride
TLRs：Toll-like receptors

IFNβ-2は，現在はインターロイキン-6(interleukin-6；IL-6)と命名されており IL 類に分類される．

1.6.3 腫瘍壊死因子(TNF)ファミリー

TRAIL：TNF-related apoptosis inducing ligand
RANKL：receptor activator of NF-κB ligand
NIK：NF-κB inducing kinase
IKK：IκB kinase

FADD：fas-associated protein with death domain

このファミリーには，TNFαのほか，各種のリガンドがあり，**TRAIL**，FasL，**RANKL** などが属する．TNF 受容体はリガンドが結合するとホモ三量体を形成する．TNFα受容体では，「**NIK → IKK → NF-κB**」と連鎖的にリン酸化が進行し，転写因子 NF-κB が核内に移行し各種の炎症性サイトカインなどの発現を上昇させる．TNF 受容体の細胞外ドメインだけからなる可溶性受容体の存在も知られている．

受容体である Fas の細胞内領域にはデスドメインとよばれる領域がある．Fas リガンドが結合するとこの領域に FADD という別のタンパク質が会合し，カスパーゼという酵素ファミリーを活性型にし，プログラム化細胞死の一つであるアポトーシスが引き起こされる(図 1.6 ②)．

RANKL は破骨細胞分化因子であり，血液幹細胞由来の前破骨細胞上に存在する受容体 RANK を介して成熟した破骨細胞に分化さる．RANK は破骨細胞上にも存在しその機能を亢進させ，結果的に骨吸収を促進させる．

TNFαをトラップする抗体製剤**インフリキシマブ**(infliximab)は関節リウマチやクローン病などの自己免疫疾患の治療に，可溶性受容体製剤**エタネルセプト**(etanercept)はデコイ受容体として機能し関節リウマチの治療に用いられている．抗 RANKL 抗体製剤である**デノスマブ**(denosumab)は骨粗鬆症や多発性骨髄腫などの治療に用いられる．

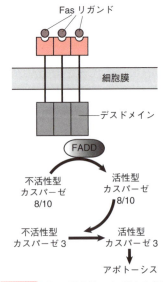

図 1.6 ② Fas 受容体のシグナル伝達

1.6.4 ケモカインファミリー

ケモカインは白血球遊走・活性化作用をもつ塩基性タンパク質の総称で，免疫系だけではなく神経系などにも作用する．70個前後のアミノ酸からなる比較的分子量の小さいサイトカインであり，アミノ酸構造上よく保存されている**システイン**（cysteine；C）の位置や数から，CC，CXC，C，CX_3Cのサブファミリーに分類されている．CXCケモカインにはILとしても分類されるIL-8（CXCL8）が含まれる．GPCRを介してシグナル伝達を行う．CCサブファミリーの受容体の一つであるCCR4の機能を抑制する抗体製剤**モガムリズマブ**（mogamulizumab）はCCR4の発現量が多い腫瘍細胞に結合し，**抗体依存性細胞傷害**（**ADCC**）を起こす．リンパ腫や成人T細胞白血病の治療薬として用いられる．

ADCC：antibody-dependent cellular cytotoxicity

1.6.5 造血因子

共通の**造血幹細胞**（**HSC**）から，骨髄系幹細胞とリンパ系幹細胞がつくられ，前者は赤血球，血小板，マクロファージ，好中球などへと分化し，後者はTリンパ球，Bリンパ球へと分化する．これら血球系細胞の分化を促進するサイトカインを造血因子あるいは**ヘマトポエチン**（hematopoietin）と総称する．赤血球への分化を誘導する**エリスロポエチン**（erythropoietin）はおもに腎臓で生成される．血小板への分化を誘導する**トロンボポエチン**（thrombopoietin）は肝臓や骨髄で生成される．このほかの造血因子としては，**顆粒球コロニー刺激因子**（**G-CSF**），**単球・マクロファージコロニー形成刺激因子**（**GM-CSF**）などがある．T細胞やマスト細胞などから産生されるILsもTリンパ球，Bリンパ球などへの分化・増殖・活性化を促進することから造血因子として分類される．

HSC：hematopoietic stem cell

G-CSF：granulocyte colony-stimulating factor
GM-CSF：granulocyte/ macrophage colony-stimulating factor

エリスロポエチン刺激によって受容体は二量化し，JAK2と会合しJAK2が自己リン酸化を起こし活性化する．活性化JAK2は転写因子STAT5をリン酸化しSTAT5二量体が核に移行し転写因子として作用する．IL-3，IL-5，GM-CSFの受容体はそれぞれ異なったα鎖と共通のβ鎖からなるヘテロ二量体構造をもっている．エリスロポエチン製剤は貧血時に，G-CSF製剤は抗悪性腫瘍薬投与時や骨髄移植時に使用され造血作用などを上昇させる．トロンボポエチン様作用をもつ**ロミプロスチム**（romiplostim），**エルトロンボパグ**（eltrombopag）は血小板減少症の治療に用いられる．

エルトロンボパグ

1.6.6 細胞増殖因子ファミリー

VEGF：vascular endothelial growth factor
FGF：hepatocyte growth factor
IGF：insulin-like growth factor
HGF：hepatocyte growth factor

この群の因子は細胞増殖を促進するものが多い．また細胞機能や細胞運動性の調節，組織の修復作用など多彩な作用を示す．**上皮細胞増殖因子**（EGF），**血管内皮細胞増殖因子（VEGF）**，**線維芽細胞増殖因子（FGF）**，**神経成長因子**（NGF）などがそれぞれサブファミリーを形成し，さらに**インスリン様成長因子（IGF）**や**肝細胞増殖因子（HGF）**なども細胞増殖因子に含まれる（1.2.3 項参照）．

EGF 受容体に対する抗体製剤**セツキシマブ**（cetuximab）や**パニツムマブ**（panitumumab）は切除不能な結腸がんなどの治療に用いられる．EGF 受容体ファミリーである EGF receptor 2（HER2）が乳がん患者で過剰発現している場合がある．HER2 の内在性リガンドは明らかにされていないが，HER2 遺伝子の増幅や変異が下流シグナルの異常活性化を起こし，がんにつながっている．抗 HER2 抗体**トラスツズマブ**（trastuzumab），**ペルツズマブ**（pertuzumab）が乳がんなどの治療に臨床適用されている．VEGF をトラップする抗体製剤**ベバシズマブ**（bevacizumab）は切除不能な結腸がん，肺がん，乳がんなどの悪性腫瘍治療薬として，**ラニビズマブ**（ranibizumab）は硝子体内注射液として加齢黄斑変性治療薬として用いられる．VEGF の可溶性受容体タンパク質製剤である**アフリベルセプト**（aflibercept）はデコイ受容体として働き，VEGF をトラップするため加齢黄斑変性治療薬として用いられる．FGF-2 製剤**トラフェルミン**（trafermin）は褥瘡や皮膚潰瘍にスプレー剤として用いられる．

1.6.7 トランスフォーミング増殖因子-*β*(TGF *β*)ファミリー

BMPs：bone morphogenetic proteins

TGFβには類似のペプチドが 30 種以上存在し，一群のペプチドを TGFβスーパーファミリーという．アミノ酸配列に基づいて，TGFβ，アクチビン（activin）/Nodal，骨誘導因子（**BMPs**）などのサブファミリーに分類される．

TGFβファミリーは，発生，器官形成などのプロセスだけではなく，成体の形成・維持，細胞接着，損傷治癒など種々の生理作用に関与している．TGFβはコラーゲンなどの細胞外マトリックスの生成を促進する作用があ

り，肺や腎臓などの線維症やそのほかの疾患との関連性も明らかにされている．TGFβやBMPの受容体はセリン/トレオニンキナーゼ型受容体である（1.2.3項参照）．

1.6.8 アディポカイン

　脂肪細胞から分泌されるサイトカインを**アディポカイン**（adipokines）と総称する．脂肪細胞をキーワードとして分類するため，**レプチン**（leptin）や**アディポネクチン**（adiponectin）などのほか，**TNFα**，**プラスミノーゲン活性化因子**（**PA**）**のインヒビター1**（PAI-1），**ヘパリン結合性EGF様増殖因子**（**HB-EGF**）なども含まれる．動脈硬化症の発症に関して，レプチン，アディポネクチンは抑制的に，TNFα，PAI-1，HB-EGFは促進的に作用する．レプチンは視床下部にある満腹中枢に働き，食欲抑制作用を示す．アディポネクチンはインスリン感受性促進作用を示す．

　レプチンとアディポネクチンはペプチドホルモンであり，それぞれの細胞膜受容体がある．レプチン受容体は，IL受容体やIFN受容体などと類似した膜1回貫通型構造をもっている．アディポネクチン受容体は細胞膜7回貫通型であるが，N末端側が細胞内にC末端側が細胞外に存在すること，膜貫通部位の構造も古典的なGPCRとは異なっていることが明らかにされている．シグナル伝達機構も異なっていると推定されている．レプチン製剤**メトレレプチン**（metreleptin）が皮下注射剤として脂肪萎縮症の治療に用いられる．

PA：plasminogen activator
HB-EGF：heparin binding-EGF-like growth factor

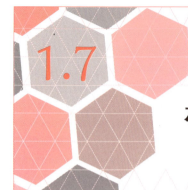
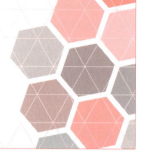

1.7 ホルモンとビタミン

1章 薬の作用

❖ 本節の目標 ❖

- ホルモンとビタミンの生理活性物質を取りあげ，その構造，生体での働き，それらに関するさまざまな病態，薬物治療などについて学ぶ．

学修事項 C-7-3
(1) ホルモンの分泌様式
(2) 各内分泌器官の構造と産生されるホルモン及びその作用
(3) 血糖の調節等，ホルモンによる生体機能の調節

　ホルモンは，特定の細胞で生成され，血中に分泌（内分泌）されて，標的細胞の調節を行う物質を指している．内分泌腺（器官）とよばれる特化した組織から分泌されるだけではなく，視床下部や脳下垂体といった中枢（脳）から分泌される物質もある．また消化管や脂肪細胞などからも全身をめぐるホルモンが分泌されている．**ビタミン**（vitamines）は生体に必須の微量物質である．ほとんどのビタミンはヒトの体内では生合成されないため，食物として摂取する必要がある．ビタミンは補酵素として，あるいは核内受容体リガンドとして細胞機能を調節している．

1.7.1 ホルモン

　ホルモンにはいくつかの分類方法がある．化学構造から区分すると，（ⅰ）アミノ酸構造をもつチロキシンなど，（ⅱ）アミン構造をもつアドレナリンやドパミンなど，（ⅲ）ペプチド構造をもつ各種ホルモン，（ⅳ）ステロイド骨格をもつステロイドホルモンに分類される．また，細胞膜透過性の違いから水溶性ホルモンと脂溶性（疎水性）ホルモンとに大別されることもある．水溶性ホルモンの代表はアミン系物質とペプチドホルモンであり，脂溶性ホルモンにはステロイドホルモンや甲状腺ホルモン（チロキシン）などが含まれる．また，分泌腺（細胞）に作用して別のホルモンを放出させる向腺性ホルモンと，標的細胞に直接作用して生理・薬理作用を示す奏効性ホルモンとに分類することもできる（表1.7①）．

　本節では，薬物治療に関連しているホルモンを中心に概説する．述べられ

ホルモンとビタミン 1.7 79

表 1.7 ① 視床下部，下垂体前葉，標的組織，奏効性ホルモン

視床下部	下垂体細胞	下垂体前葉ホルモン	標 的 組 織	ホ ル モ ン
GHRH ⊕→	ソマトトロフ →	GH（奏効性）		
ソマトスタチン ⊖ ⊖→	サイロトロフ →	TSH →	甲状腺 →	T$_3$, T$_4$（奏効性）
TRH ⊕→	ラクトトロフ →	プロラクチン（奏効性）		
ドパミン ⊖→				
CRH ⊕→	コルチコトロフ →	ACTH →	副腎皮質 →	グルココルチコイド（奏効性）
LHRH ⊕→ (GnRH)	ゴナドトロフ →	LH, FSH →	性腺 →	卵胞ホルモン（奏効性） 黄体ホルモン（奏効性） 男性ホルモン（奏効性）

⊕は分泌促進，⊖は分泌抑制を示す．略号は本文参照．

ていないホルモンなども数多くあり，生理・薬理作用の研究が進められており，創薬標的となっている．

（a）視床下部ホルモン

成長ホルモン放出ホルモン（GHRH）は，視床下部から分泌されるペプチドである．下垂体前葉の成長ホルモン産生細胞（ソマトトロフ）に作用し，**成長ホルモン（GH）**の合成，分泌を促進する．GH は奏効性ホルモンで，それ自身で肝臓，腎臓，骨などに作用する．ただし，これらの組織で**インスリン様成長因子（IGF-1）**の分泌を亢進し，IGF-1 が GH の生理作用を仲介している場合がある．GHRH 製剤**ソマトレリン（somatorelin）**，GH の分泌を亢進させる**プラルモレリン（pralmorelin）**は GH 分泌不全症の診断に用いられる．

ソマトスタチン（somatostatin）は 14 個あるいは 28 個のアミノ酸からなるペプチドである．GH の分泌抑制作用と**甲状腺刺激ホルモン（TSH）**の分泌抑制作用を示す．ソマトスタチン産生細胞は消化管にも存在し，消化管ホルモンや胃液，膵液の分泌抑制を行っている．ソマトスタチン誘導体**オクトレオチド（octreotide）**は先端巨大症，下垂体巨人症，消化管ホルモン産生腫瘍の治療に用いられる．

甲状腺刺激ホルモン放出ホルモン（TRH）はトリペプチドであり，TSH とプロラクチンの分泌を亢進させる．TRH 関連薬**プロチレリン（protirelin）**や**タルチレリン（taltirelin）**は下垂体の分泌機能の検査に用いられる．また，中枢神経系の TSH 受容体はモノアミン神経系の活性化や脊髄反射増強作用を示すことから，TRH 関連薬は脊髄小脳変性症における運動失調や頭部外傷時などの意識障害の改善にも適用される．**副腎皮質刺激ホルモン放出ホルモン〔CRH，コルチコレリン（corticorelin）ともいう〕**はアミノ酸 41 個のペプチドホルモンであり，**副腎皮質刺激ホルモン（ACTH）**などの分泌を促進する．

GHRH : growth hormone-releasing hormone

GH : growth hormone

IGF-1 : insulin-like growth factor-1

TSH : thyroid stimulating hormone

TRH : thyrotropin-releasing hormone

CRH : corticotropin-releasing hormone
ACTH : adrenocorticotropic hormone

オクトレオチド

D-Phe–Cys–Phe–D-Trp–Lys–Thr–Cys–NH–CH(CH$_2$OH)–CH(OH)–CH$_3$

5-オキソ-Pro-His-Trp-Ser-Tyr-Gly-Leu-Arg-Pro-Gly-NH$_2$
天然 LHRH

pGlu-His-Trp-Ser-Tyr-D-Ala(C$_{10}$H$_7$)-Leu-Arg-Pro-Gly-NH$_2$
ナファレリン

5-オキソ-Pro-His-Trp-Ser-Tyr-D-Leu-Leu-Arg-Pro-CH$_2$CH$_2$NH$_2$
リュープロレリン

プロチレリン

タルチレリン

GnRH：gonadotropin-
　　　 releasing hormone
LHRH：luteinizing hormone-
　　　 releasing hormone
LH：luteinizing hormone
FSH：follicle-stimulating
　　　 hormone

　性腺刺激ホルモン放出ホルモン（GnRH）は 10 個のアミノ酸からなるペプチドホルモンで，**黄体形成ホルモン放出ホルモン（LHRH）**ともよばれる．ゴナドトロフとよばれる下垂体前葉の細胞に作用し，性腺刺激ホルモンである**黄体形成ホルモン（LH）**と**卵胞刺激ホルモン（FSH）**の分泌を促進する．GnRH 誘導体である**ブセレリン**（buserelin），**ナファレリン**（nafarelin），**リュープロレリン**（leuprorelin）を連続適用すると，GnRH 受容体の脱感作が生じ，LH と FSH の分泌が抑制される．子宮内膜症，乳がん，前立腺がんなどの性ホルモン依存性疾患の治療に適用できる．GnRH 受容体遮断薬**セトロレリクス**（cetrorelix），**ガニレリクス**（ganirelix）は排卵防止に，**デガレリクス**（degarelix）は前立腺がん治療に用いられる．これら視床下部から分泌されるペプチドホルモンの受容体はすべて GPCR（G タンパク質共役型受容体）である．

　ドパミンはモノアミンであり，中枢神経系で神経伝達物質として機能している．視床下部や脳室の特定の神経細胞から下垂体門脈に放出され，視床下部ホルモンとしても機能している．またドパミンは下垂体前葉のラクトトロフのドパミン D$_2$ 受容体を刺激し，**プロラクチン**（prolactin）の分泌を抑制する．麦角アルカロイド誘導体である**テルグリド**（terguride），**ブロモクリプチン**（bromocriptine），**カベルゴリン**（cabergoline）は D$_2$ 受容体刺激作用をもつため下垂体腺腫や乳汁漏出症候などを示す高プロラクチン血症の治療に用いられる．

（b）下垂体前葉ホルモン

　この群のホルモンはいずれもペプチドホルモンである．**成長ホルモン（GH）**とプロラクチンの受容体はサイトカイン受容体ファミリーに属する．**甲状腺刺激ホルモン（TSH）**，ACTH，FSH，LH は GPCR 型の受容体をもつ．GH とプロラクチンはアミノ酸構造のなかに類似構造を繰り返しもつことから，

共通の先祖ホルモンからつくられたと考えられている．リガンドが結合すると細胞膜1回貫通型の受容体が二量体を形成し，JAK-STAT系を活性化し生理・薬理作用を引き起こす．GHは標的細胞に対する直接的な作用のほかに，IGF-1〔ソマトメジンC(somatomedin C)ともいう〕の産生を介して間接的に作用している．身長増加，タンパク質同化作用などはIGF-1を介した作用だと考えられている．GH製剤**ソマトロピン**(somatropin)はGH分泌不全性の低身長症などに用いられている．IGF-1製剤**メカセルミン**(mecasermin)はGH受容体不応症の成長障害やインスリン受容体異常症などの改善に用いられる．

TSHはα, βの二つのサブユニットから構成されている．TSHは甲状腺ろ胞細胞に作用し甲状腺ホルモンの合成・分泌などを促進している．ACTHは前駆体糖タンパク質プロオピオメラノコルチンから産生される．ACTHは副腎皮質細胞上に発現しているGPCRであるメラノコルチン受容体に作用し，グルココルチコイドの産生を促進する．$ACTH_{1\sim24}$〔**テトラコサクチド**(tetracosactide)〕は，副腎皮質機能検査のほか，炎症を抑える目的で気管支喘息や関節リューマチなどの治療に使用される場合がある．

FSH, LHはα, βの二つのサブユニットから構成され，αサブユニットは共通でβサブユニットがそれぞれ異なっている．FSHとLHの二つを併わせて性腺刺激ホルモンあるいは**ゴナドトロピン**(gonadotropin)とよび，性腺の成熟・機能などを調節している〔(j)性ホルモン参照〕．

（c）下垂体後葉ホルモン

下垂体後葉からは奏効性ホルモンとして**バソプレシン**(vasopressin)，**オキシトシン**(oxytocin)が分泌される．ともに9個のアミノ酸残基からなり，GPCR型受容体を介して作用する．バソプレシンは**抗利尿ホルモン（ADH）**ともよばれる．

ADH：antidiuretic hormone

V_{1a}，V_{1b}，V_2の3種の受容体があり，抗利尿作用は腎臓の尿細管に発現しているV_2受容体を介した水の再吸収促進による．V_2受容体は細胞の漿膜側（血液に近い側）にあり血液中のバソプレシンにより活性化される．G_sと共役しているV_2受容体刺激は，cAMP/PKA系を介して，水チャネルである**アクアポリン-2**(aquaporin-2)をリン酸化する．非リン酸化体のアクアポリン-2は細胞内小胞（ベシクル）に存在しているが，リン酸化を受けると管腔側（集合管に近い側）の細胞膜上に挿入される．このため尿から水の再吸収を促進する．V_{1a}受容体は血管平滑筋や心筋などに発現している．血管平滑筋上のV_{1a}受容体刺激は血圧上昇を引き起こす．脳下垂体前葉にあるV_{1b}受容体はCRHによるACTHの分泌を増大させる．V_2受容体に選択的なバソプレシン誘導体**デスモプレシン**(desmopressin)は多尿疾患である尿崩症に適用される．V_2受容体遮断薬の**トルバプタン**(tolvaptan)は利尿薬として用い

られ，**モザバプタン**（mozavaptan）はバソプレシン分泌過剰症の治療に用いられる．オキシトシンは分娩時には子宮平滑筋を収縮させ，授乳時には乳腺平滑筋を収縮させ乳汁射出を起こす．オキシトシンは注射剤として分娩誘発や分娩後の子宮出血などに用いられる．

（d）甲状腺ホルモン

チロシン誘導体の**トリヨードチロニン**（triiodothyronine；T_3），**チロキシン**（thyroxine；T_4）を甲状腺ホルモンという．甲状腺ろ胞細胞において**甲状腺ペルオキシダーゼ**（thyroid peroxidase）により**チログロブリン**（thyroglobulin）のチロシン残基にヨードが結合して，モノヨードチロシン，ジヨードチロシンが生成される．さらに縮合反応が起こり，チログロブリンに結合した状態で T_3, T_4 がろ胞細胞のコロイド小滴に貯蔵される．リソソーム酵素により遊離型の T_3, T_4 となり放出される．TSH はヨードの取込み，チログロブリン合成，コロイド小滴形成を促進して，T_3, T_4 を放出させる．甲状腺ホルモンは脂溶性が高く，核内に**甲状腺ホルモン受容体**（**TR**）をもつ．ホモ二量体，あるいはレチノイド X 受容体とヘテロ二量体を形成し転写因子として作用する．

TR：thyroid hormone receptor

甲状腺ホルモンは胎児脳の発育やほかの多くの臓器の形成・成長に必須であり，生後半年以内の不足は精神発達遅滞を特徴とする**クレチン症**（cretinism）となる．**バセドウ病**（Basedow disease）などの甲状腺機能亢進症では，基礎代謝率の異常増加，熱不耐性などの症状を示す．

T_3 製剤 **リオチロニン**（riothyronine），T_4 製剤 **レボチロキシン**（levothyroxine）が甲状腺機能低下症に，甲状腺ペルオキシダーゼ阻害薬である**プロピルチオウラシル**（propylthiouracil），**チアマゾール**（thiamazole）が甲状腺機能亢進症の治療に用いられる．

（e）カルシトニン

カルシトニン（calcitonin）は甲状腺の傍ろ胞細胞（C 細胞）から分泌される 32 アミノ酸残基のペプチドホルモンである．GPCR 型のカルシトニン受容体は G_s と共役している．カルシトニンは破骨細胞の機能を低下させ骨吸収を抑制し血中への Ca^{2+} およびリン酸の放出を抑制する．腎臓では Ca^{2+} およびリン酸の尿への排出を促進する．総じて血中 Ca^{2+} 濃度を低下させる作用を示す．生物活性の強い**サケカルシトニン**（salmon calcitonin），カルシトニン誘導体**エルカトニン**（elcatonin）が骨粗鬆症，高 Ca^{2+} 血症などの治療に用

リオチロニン　　　　　　レボチロキシン　　　　プロピルチオウラシル　チアマゾール

いられる．

(f) 副甲状腺ホルモンとカルシウム受容体

副甲状腺ホルモン(PTH) は 84 アミノ酸残基からなるペプチドホルモンであり，パラトルモンともよばれる．PTH 受容体は，G_s，$G_{q/11}$ と共役する．骨芽細胞の PTH 受容体を刺激すると破骨細胞分化因子を発現させ破骨細胞が増加し骨吸収作用を示す．PTH は活性型ビタミン D_3 合成の増大を起こし小腸からの Ca^{2+} 吸収促進作用，腎臓での Ca^{2+} 再吸収の増加作用を示す．総じて PTH は，カルシトニンとは逆に，血中 Ca^{2+} 濃度を増加させる作用を示し，骨形成を促進する．ヒト $PTH_{1～34}$ 製剤**テリパラチド**(teriparatide)が骨粗鬆症治療に用いられる．

PTH：parathyroid hormone

副甲状腺(別名，上皮小体)には，細胞外 Ca^{2+} 濃度を感知するカルシウム受容体(calcium-sensing receptor)が発現している．この受容体は GPCR で各種の G タンパク質と共役している．詳細は不明だが，血中 Ca^{2+} 濃度の低下をこの受容体が感知し，PTH の放出を促進する．

(g) インスリンとグルカゴン

インスリン(insulin)は膵臓ランゲルハンス島の β(B)細胞から分泌されるペプチドホルモンである．一本鎖のプレプロインスリンが生成され，N 末側シグナルペプチドが切断された後に，分子内 S-S 結合をもつプロインスリンとなる．ついで中央部分のアミノ酸配列(C ペプチド)が切り取られ，A 鎖と B 鎖が S-S 結合で連結したインスリンとなり分泌顆粒に蓄えられる．インスリン分泌を亢進させる最も重要な刺激物質は**グルコース**(glucose)である．いくつかのアミノ酸，脂肪酸，グルカゴンなどは，単独ではインスリン分泌促進作用が小さい．しかしグルコース存在下で顕著にインスリン分泌を増強する作用がある．

β(B)細胞からのインスリン分泌の機構を図1.7①に示した．**グルコーストランスポーター 2 型(GLUT2)** による「グルコース取込み→細胞内 ATP レベル上昇→ ATP 感受性 K^+ チャネル(K_{ATP} チャネル)の閉鎖→脱分極→電位

GLUT：glucose transporter

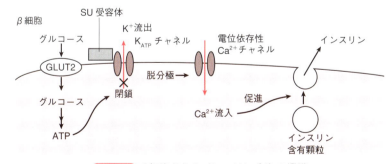

図1.7① β 細胞からのインスリン分泌の機構
SU 受容体：スルホニルウレア受容体，GLUT2：グルコーストランスポーター 2 型．

トルブタミド　　　　　　　　　グリベンクラミド　　　　　　　　ナテグリニド

依存性 Ca^{2+} チャネルの開口→ Ca^{2+} 流入→エキソサイトーシス(exocytosis, 開口分泌)→インスリン分泌」という経路を経ている．β (B)細胞の K_{ATP} チャネルはチャネル部分を構成している $Kir_{6.2}$ と**スルホニル尿素受容体**(sulfonylurea receptor)との複合体であり，ATP は $Kir_{6.2}$ に結合してチャネルが閉鎖する．

　　トルブタミド(tolbutamide)，**グリベンクラミド**(glibenclamide)などのスルホニル尿素系薬物や**ナテグリニド**(nateglinide)などのアミノ酸誘導体はスルホニル尿素受容体に作用することで K_{ATP} チャネルを閉鎖し，インスリン分泌作用を示す．これら薬物は経口糖尿病治療薬である．

　　インスリン受容体はチロシンキナーゼ内蔵型受容体である．細胞外でインスリンと結合する 2 個の α サブユニットと，細胞膜貫通タンパク質でチロシンキナーゼ活性を内蔵している 2 個の β サブユニットから構成される．α サブユニットどうしと，α, β サブユニット間が S-S 結合で連結された四量体構造をとっている．インスリンが結合すると，受容体にコンホメーション変化が生じ，β サブユニットのチロシン残基が自己リン酸化され，ついで**インスリン受容体基質**(IRS)をチロシンリン酸化する．ついで IRS タンパク質に**SH2 ドメイン**(Src homology domain 2)をもつさまざまなタンパク質が結合する．インスリン受容体刺激は，多くのタンパク質，キナーゼなどを含んだ複雑なシグナルネットワークを作動させる．

IRS：insulin receptor substrate

　　骨格筋などでは細胞内小胞(ベシクル)に存在しているグルコーストランスポーター GLUT4 を細胞膜上に挿入させ，グルコース取込みを促進させる．また**グリコーゲン合成酵素**(glycogen synthase)を活性化する．これらの反応にはインスリン刺激で活性化される PI3 キナーゼ(PI3K)系が関与している．アミノ酸の取込みやタンパク質の合成も促進する．脂肪組織ではグルコースの取込み促進のほか，エネルギー貯蔵物質であるトリグリセリド(トリアシルグリセロール)すなわち脂肪の合成を促進させる．肝臓ではグリコーゲンと脂肪の合成を促進し，糖新生やグリコーゲン分解は抑制する．

　　グルカゴン(glucagon)は膵臓ランゲルハンス島の α (A)細胞から分泌されるペプチドホルモンである．その前駆体ペプチドである**プレプログルカゴン**(prepro glucagon)は膵臓だけではなく中枢神経系や消化管でも発現している．グルカゴンは，インスリンと逆に，グリコーゲンの合成抑制・分解促進作用や脂肪分解促進作用を示す．

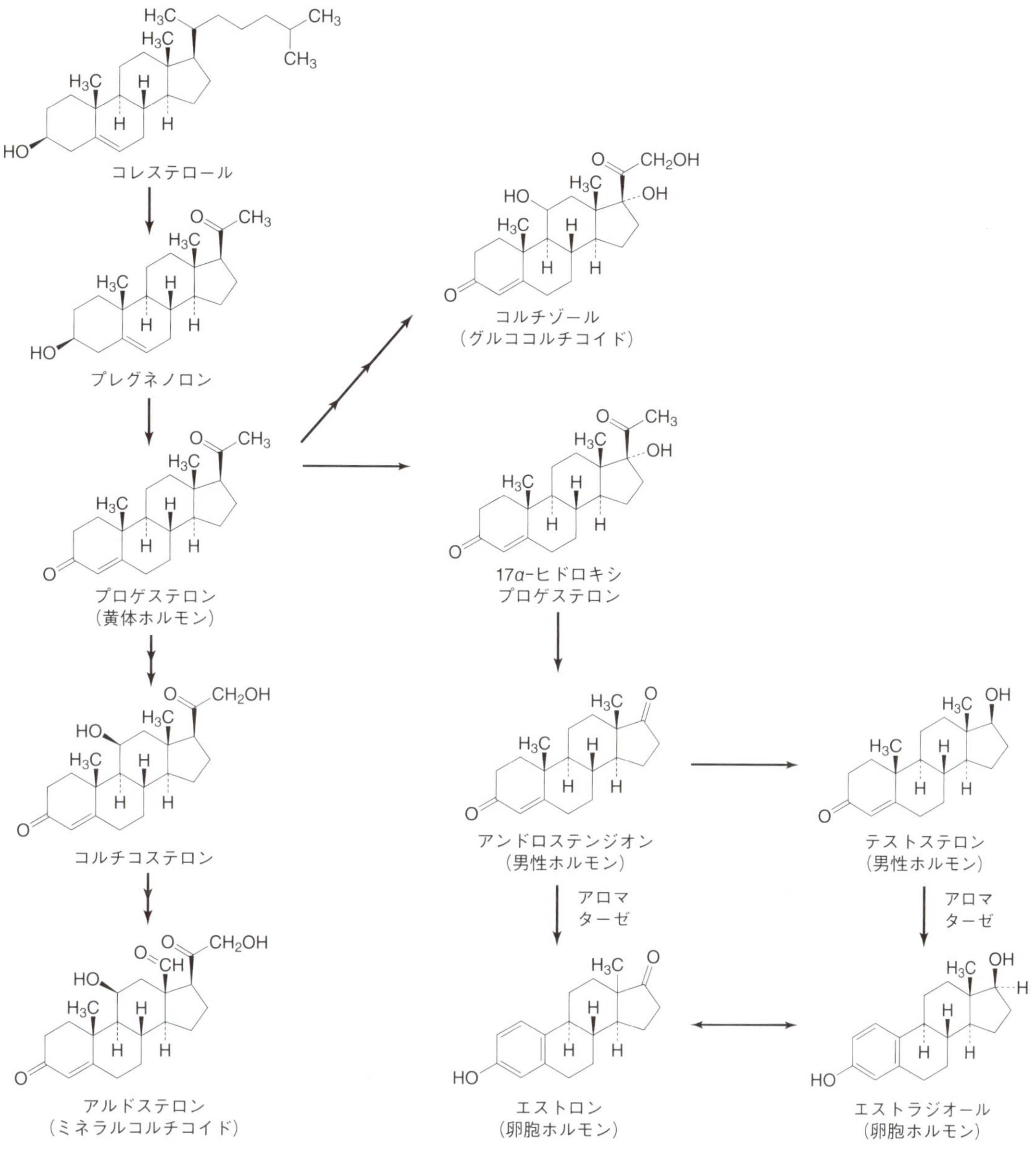

ホルモンとビタミン　1.7　85

図1.7② ステロイドホルモン生合成の概略

（h）消化管ホルモン

　消化管から分泌されるホルモンとして**ガストリン**（gastrin）と**セクレチン**（secretin）に加え，**インクレチン**（incretin）と総称されるペプチドホルモンがある．ガストリンは胃幽門前庭部などに存在する G 細胞から分泌され胃体部の壁細胞から胃酸分泌を促進する．また，胃底腺に存在する**エンテロクロマフィン様細胞**（**ECL** cells）に作用しヒスタミン分泌を促進し，間接的経路によっても胃酸分泌を促進する．GPCR 型の受容体が $G_{q/11}$ と共役し，ホス

ECL：enterochromaffin-like

ホリパーゼ C - IP$_3$/DG - Ca^{2+}/プロテインキナーゼ C 系を活性化している. プロテインキナーゼ C によって H$^+$, K$^+$-ATP アーゼ(プロトンポンプ)がリン酸化・活性化され胃酸を分泌する. セクレチンは十二指腸などから分泌され, ガストリン分泌を抑制する作用や膵臓から重炭酸イオン(HCO$_3$$^-$)の外分泌を亢進し十二指腸内の pH を上昇させる(胃酸による酸性化を軽減する)作用がある.

インクレチンは血糖値依存的にインスリン分泌を促進する消化管ホルモンの総称であり, **グルコース依存性インスリン分泌刺激ポリペプチド(GIP)**と**グルカゴン様ペプチド(GLP-1)**が含まる. 食後のインスリン分泌の約 50% がインクレチンを介している. GIP 受容体も GLP-1 受容体も GPCR であり, G$_s$-アデニル酸シクラーゼ-cAMP-プロテインキナーゼ A 系が Ca^{2+} 依存性のインスリン分泌を増幅している. GLP-1 受容体アゴニストの**リラグルチド**(liraglutide)などが糖尿病治療薬として用いられている.

(ⅰ) 副腎皮質ホルモン

副腎皮質は, 3 層の構造をとっており表層に近い側から, 球状層, 束状層, 網状層に分類される. 球状層からはミネラルコルチコイド, 束状層からはグルココルチコイド, 網状層からは副腎性の男性ホルモン(アンドロゲン)が分泌される. これらの三つの副腎皮質ホルモンの名称はいずれも総称である. 内因性ミネラルコルチコイドの代表は**アルドステロン**(aldosterone)であり, AngⅡ の刺激によって分泌される. 内因性グルココルチコイドの代表例は**コルチゾール**〔cortisol, 別名**ヒドロコルチゾン**(hydrocortisone)〕や**コルチゾン**(cortisone)であり, ACTH の刺激によって束状層から分泌される. コルチゾンは生体内でコルチゾールに変換されて作用する. 副腎性の男性ホルモンの代表例は**デヒドロエピアンドロステロン**(dehydroepiandorsterone)であり, ACTH の刺激によって網状層から分泌される. これらはすべて**コレステロール**(cholesterol)を出発原料として生成されるため, 性ホルモンを含めて, **ステロイドホルモン**(steroid hormone)と総称される. ステロイドホルモンの生合成経路の概略は図 1.7 ②に示した. ステロイドホルモンは脂溶性が高い物質であるため細胞膜を通過して細胞質あるいは核内受容体に作用する.

アルドステロンなどのミネラルコルチコイドは, 核内受容体である**ミネラルコルチコイド受容体(MR)**を介して作用する. アルドステロンが結合した MR は核内に移行し, DNA 上の**ミネラルコルチコイド応答配列(MRE)**に結合して下流の遺伝子発現を調節する. MR は種々の組織に発現している. 腎臓の遠位尿細管や集合管ではアルドステロン誘導タンパク質(AIP)の発現が誘導される. AIP は尿細管腔側で上皮性 Na$^+$ チャネルを活性化し, 血漿側の膜上の Na$^+$, K$^+$-ATPase の活性化を行うことで Na$^+$ の尿細管再吸収を促進し, 体内へ水と Na$^+$ の貯留を引き起こす. MR 受容体遮断薬の**スピロノラ**

GIP : glucose-dependent insulinotropic polypeptide

GLP-1 : glucagon-like peptide-1

MR : mineralocorticoid receptor

MRE : mineralocorticoid response element

AIP : aldosterone-induced protein

クトン(spironolactone)，**カンレノ酸**(kanreno acid)，**エプレレノン**(eplerenone)などは利尿薬として高血圧症，うっ血性心不全などの治療に用いられる．コルチゾール誘導体である**フルドロコルチゾン**(fludrocortisone)はグルコおよびミネラルコルチコイド作用が増強しており，**アジソン病**(Addison disease)などの副腎皮質機能低下症に用いられる．

コルチゾールなどのグルココルチコイドは，核内に存在する**グルココルチコイド受容体**(**GR**)に結合して作用する．リガンドが結合していない GR は**熱ショックタンパク質**(**HSP**)と複合体を形成して細胞質に存在している．コルチゾールなどリガンドが結合すると，GR は HSP と解離して核内に移行し**グルココルチコイド応答配列**(**GRE**)に結合し，遺伝子の転写を調節する．

グルココルチコイドの生理・薬理作用はさまざまであるが，大きく抗炎症作用，免疫抑制作用，物質代謝に対する作用の三つにまとめられる．グルココルチコイドは，**リポコルチン**というタンパク質の発現を誘導して抗炎症作用を引き起こす．リポコルチンは**ホスホリパーゼ A₂**(phospholipase A$_2$)活性を阻害するため，生体膜からのアラキドン酸の放出が抑制され，炎症反応に重要な PGs などのエイコサノイド類の産生が抑制される．また，リガンドが結合した GR は，AP-1，NF-κB というほかの転写因子の機能を抑制して炎症関連の遺伝子発現を抑制する．グルココルチコイドは，細胞性免疫と液性免疫の両方を抑制する．細胞障害性 T 細胞の分化を抑制すること，マクロファージの機能を抑制すること，抗体産生を抑制することなどが示されている．

グルココルチコイドの物質代謝に対する作用としては，肝臓におけるグリコーゲンの分解と糖新生の促進を介した血糖値上昇作用，脂肪組織での脂肪分解促進作用がある．ただし，グルココルチコイドが長期的に高いレベルに維持されると異なった脂質代謝を示す．**クッシング症候群**(Cushing syndrome)などのグルココルチコイド過剰症では，満月様顔貌や肩が盛り上がる(野牛肩)などの特徴が出現する．**リポタンパク質リパーゼ**(lipoprotein lipase)の発現誘導が起こり，顔面や体幹部で脂質合成が促進され，脂肪が蓄積するためである．グルココルチコイドに関連した薬物は，炎症性疾患や免疫性疾患などを中心に，多くの疾患治療に用いられている．

(j) 性ホルモン

卵胞ホルモン，黄体ホルモン，男性ホルモンを合わせて性ホルモンという．性ホルモンは下垂体前葉ホルモンである FSH と LH により調節されている．FSH は女性では卵巣に作用し，卵胞発育を促進する．また LH と協同して卵胞ホルモンの合成，分泌を促進し，排卵を起こす．LH は黄体ホルモンである**プロゲステロン**(progesterone)の分泌を促進する．女性は卵胞ホルモンと黄体ホルモンで性周期を調節している．卵胞ホルモン作用を示す物質を総

スピロノラクトン

カンレノ酸

エプレレノン

フルドロコルチゾン酢酸エステル

GR : glucocorticoid receptor
HSP : heat shock protein
GRE : glucocorticoid
　　　 response element

ER : estrogen receptor

ERE : estrogen response element

SERM : selective estrogen receptor modulator

PR : progesterone receptor

タモキシフェン：R＝CH₃

アナストロゾール

AR : androgen receptor

メテノロン

デュタステリド

称でエストロゲン（estrogen）という．代表的なエストロゲンは**エストラジオール**（estradiol；E_2）であり，**エストロン**（estrone；E_1），**エストリオール**（estriol；E_3）なども含まれる．黄体ホルモンとして作用を示す物質を総称でプロゲスチン（progestin）ということもある．代表的なプロゲスチンはプロゲステロンである．

卵胞ホルモンの受容体は**エストロゲン受容体**（ER）とよばれる核内受容体で$α$と$β$のサブタイプがあり，リガンドがない場合には単量体で核内に存在している．刺激薬が結合するとホモあるいはヘテロ二量体を形成し，**エストロゲン応答配列**（ERE）に結合し遺伝子の転写を促進する．卵胞ホルモンは女性の思春期の成長や二次性徴の発現を調節している．また黄体ホルモンと協同で月経周期を調節している．卵胞ホルモンに関連した薬物は，性腺機能不全，更年期障害，前立腺がんなどに適用がある．黄体ホルモンとの合剤は経口避妊薬として用いられる．

組織選択的に刺激薬あるいは遮断薬として作用する薬物を**選択的エストロゲン受容体調節薬**（SERM）という．**タモキシフェン**（tamoxifen）は骨組織では無効であるが乳腺では拮抗作用を示し，子宮内膜では刺激作用を示す．卵胞ホルモンの生合成を抑制するアロマターゼ阻害薬である**アナストロゾール**（anastrozole）などは乳がんの治療に用いられる．内因性の黄体ホルモンとしてプロゲステロンがあり，**黄体ホルモン受容体**（PR）が核内に存在している．月経周期の調節，受精卵の着床に適した子宮内膜の形成などを行っている．

FSH は男性では精巣に作用し，**テストステロン**（testosterone）とともに精子形成を維持する．テストステロンは精巣で産生される代表的な男性ホルモンである．男性では LH はテストステロンの合成，分泌を促進する．男性ホルモンとして作用を示す物質を総称で**アンドロゲン**（androgen）といい，テストステロンがその代表例であり，テストステロンが$5α$-還元酵素によって代謝された**ジヒドロテストステロン**（dihydrotestosterone）もある．女性では副腎皮質からデヒドロエピアンドロステロンやアンドロステンジオンが産生され，アンドロゲン作用を示す．下垂体前葉から分泌される LH によって男性では精巣で，女性では黄体でテストステロンが合成される．核内の**アンドロゲン受容体**（AR）に作用して特定の遺伝子発現を調節する．AR にたいしてジヒドロテストステロンがより高い親和性を示し，生理活性が強い．

男性ホルモンのおもな作用は，男性化作用とタンパク質同化作用である．胎生期の生殖器官の発達，分化や思春期の成熟などを調節している．FSH とテストステロンが協同で精子形成を行っている．成人にみられることがある男性型脱毛や前立腺肥大はジヒドロテストステロン作用が亢進したためである．

男性ホルモン関連薬は男子性腺機能不全などに用いられる．男性化作用を

ホルモンとビタミン　1.7　89

減弱させたテストステロン誘導体**メテノロン**(metenolone)はタンパク質同
化ステロイドともよばれ，骨粗鬆症の治療や腫瘍時や外傷後の消耗状態の改
善などに用いられる．5α-還元酵素阻害薬である**デュタステリド**
(dutasteride)，**フィナステリド**(finasteride)は男性の壮年期脱毛症の治療に
用いられる．

フィナステリド

1.7.2　ビタミン

　水溶性ビタミンと脂溶性(疎水性)ビタミンとに大別される．ビタミン関連
薬の多くはビタミン欠乏症に対する補充療法として使用される．一方で脂溶
性ビタミンの過剰摂取は有害事象を引き起こす場合がある．水溶性ビタミン
は体内から速やかに消失するのに対して，脂溶性ビタミンは体内に蓄積され
やすいためである．水溶性ビタミンにはビタミン B, C 群があり，脂溶性ビ
タミンにはビタミン A, D, E, K 群がある．

(a) 水溶性ビタミン

　水溶性ビタミンは，おもに**補酵素**(coenzyme)として酵素反応を正常に保
つ役割を果たしている．ビタミン B_1〔vitaminB_1, 別名**チアミン**(thiamine)〕は，
解糖系で生じたピルビン酸をアセチル CoA に変換する酵素ピルビン酸デヒ
ドロゲナーゼや，ペントースリン酸経路のトランスケトラーゼの補酵素とし
て機能している．ビタミン B_1 が欠乏すると脚気を発症する．ビタミン B_2〔別
名リボフラビン(riboflavin)〕はフラビン酵素の補酵素として機能し，欠乏す
ると口角炎，舌炎などが生じる．ビタミン B_3〔別名ナイアシン(niacin)〕は，
ニコチン酸(nicotinic acid)とニコチン酸アミドを含んでいる．ヒト生体内で
は肝臓においてトリプトファンから生合成される．トリプトファン含量が少
ないトウモロコシをタンパク源とする食餌の場合では，ニコチン酸欠乏症で
ある**ペラグラ**(pellagra)が起こり皮膚炎や胃腸障害などがみられる．

　ビタミン B_6 は，**ピリドキシン**(pyridoxine)，**ピリドキサール**(pyridoxal)，
ピリドキサミン(pyridoxamine)の総称である．生体内ではピリドキサール
リン酸となって補酵素として機能している．抗結核薬**イソニアジド**
(isoniazid)は，ピリドキサールと結合しその排出を促進するため末梢神経炎
などの副作用を起こすことがある．イソニアジド服用時に予防目的でピリド
キシンが併用されることがある．抗リューマチ薬**ペニシラミン**
(penicillamine)の長期投与によってもビタミン B_6 欠乏症が起こる．

　ビタミン B_{12} は，分子内にコバルト(Co)をもつ物質で，**シアノコバラミン**
(cyanocobalaminn)，メチルコバラミン，アデノシルコバラミンなどが含ま
れる．欠乏時には悪性貧血や神経系障害などがみられる．**葉酸**(folic acid)は
体内でテトラヒドロ葉酸となり補酵素として核酸の合成などに関与してい

ピリドキシン

ピリドキサールリン
酸エステル

イソニアジド

D-ペニシラミン

ビタミン B_{12}	―R
シアノコバラミン	―CN
ヒドロキソコバラミン	―OH
メチルコバラミン （メコバラミン）：補酵素型	―CH_3
デオキシアデノシルコバラミン （コバマミド）：補酵素型	5'-deoxyadenosyl

ビタミンB_{12}

メトトレキサート

葉酸

N^5-メチルテトラヒドロ葉酸

る．葉酸と類似構造をもつ**メトトレキサート**（methotrexate）は葉酸代謝拮抗薬とよばれ，核酸合成を阻害する．がん細胞や免疫系細胞の増殖を抑制することから，骨髄性白血病やリューマチの治療に用いられる．

ビタミン C は**アスコルビン酸**（ascorbic acid）を指しており，コラーゲンの生合成などの補助因子として機能している．**壊血病**（scurvy）を予防する因子として見いだされた．生体内で抗酸化物質として生体防御作用を示すと考えられている．

アスコルビン酸

（b）脂溶性ビタミン

脂溶性ビタミンのなかには，ビタミン K のように補酵素として作用する物質と，ビタミン A やビタミン D のように核内に存在する受容体に結合して遺伝子発現を制御する物質とがある．ビタミン A は**レチノイド**（retinoid）ともよばれ，関連する物質として**レチノール**（retinol），**レチナール**（retinal），**レチノイン酸**（retinoic acid）がある．レチノールは動物性食品に含まれ，レチナールとレチノイン酸は緑黄色野菜由来のβ-カロテン（β-carotene，プロビタミン A）から小腸粘膜などで生成される．レチナールは網膜における**光受容機構**（phototransduction）において中心的な役割を果たしている．網膜視細胞の光受容タンパク質は**ロドプシン**（rhodopsin）とよばれ，タンパク質**オプシン**（opsin）と発色団レチナールが共有結合した分子である．レチナールの異性化を介して光の情報伝達を行っている．ビタミン A が欠乏すると夜盲症となる．また，ビタミン A は核内受容体に結合し遺伝子発現を制御

ホルモンとビタミン　1.7　91

して，細胞の増殖，分化を調節している．

　ビタミン A の受容体としては**レチノイン酸受容体（RAR）**と**レチノイド X 受容体（RXR）**の 2 種がある．レチノイド X 受容体は，レチノイン酸受容体やほかの核内受容体（甲状腺ホルモン受容体，ビタミン D 受容体，**ペルオキシソーム増殖因子活性化受容体（PPAR）**などとヘテロダイマーを形成する．**タミバロテン**（tamibarotene），**トレチノイン**（tretinoin, all-*trans* retinoic acid）はレチノイン酸受容体の刺激薬として作用し，前骨髄細胞の白血球への分化を誘導するため，急性前骨髄性白血病の治療に用いられる．ビタミン A やその類次体**エトレチナート**（etretinate）は，角化性皮膚疾患に臨床適用がある．

　ビタミン D は 6 種類の存在が知られており，ビタミン D_2，D_3 が代表的な物質である．ビタミン D は食物から摂取される以外に，皮膚で紫外線の作用を受け生成される．ビタミン D は，肝臓や腎臓で代謝され，**活性型ビタミン D_3**〔active vitamin D_3，1α，25-$(OH)_2$-D_3，別名**カルシトリオール**（calcitriol）〕に変換され生理作用を示す．核内受容体として**ビタミン D 受容体**（vitamin D receptor）をもち，Ca^{2+} 代謝，骨代謝を調節している．小腸での Ca^{2+}，リン酸の吸収促進，骨芽細胞による骨形成の促進，破骨細胞の分化と骨吸収の促進などを介して，骨のリモデリングを維持している．活性型ビタミン D_3 や関連薬は骨粗鬆症，副甲状腺機能低下症などの Ca^{2+} 代謝関連疾患や皮膚疾患の治療に用いられる．

　ビタミン E は**トコフェロール**（tocopherol）としても知られる．抗酸化作用がある．天然のビタミン K には，植物由来の**フィトナジオン**（phytonadione；K_1）と腸内細菌の働きで合成される**メナキノン類**（menaquinones；K_2）がある．血液凝固因子の生合成に重要なビタミン K 依存性カルボキシラーゼの酵素反応に必須のビタミンである．骨基質タンパク質である**オステオカルシン**（osteocalcin）もカルボキシラーゼの作用で Ca^{2+} 結合が可能な骨形成タンパク質として機能する．ビタミン K は骨代謝に重要な補酵素である．**ワルファ**

RAR：retinoic acid receptor
RXR：retinoid X receptor
PPAR：peroxisome
　　　proliferator activated
　　　receptor

レチノール

タミバロテン

トレチノイン

エトレチナート

カルシトリオール
（活性型ビタミンD$_3$）

α-トコフェロール

フィトナジオン

ワルファリン

メナテトレノン（ビタミン K$_2$）

リン（warfarin）はビタミン K 拮抗薬であり抗凝固薬として，**メナテトレノ
ン**（menatetrenone）はビタミン K$_2$ であり骨粗鬆症治療薬として使用される．

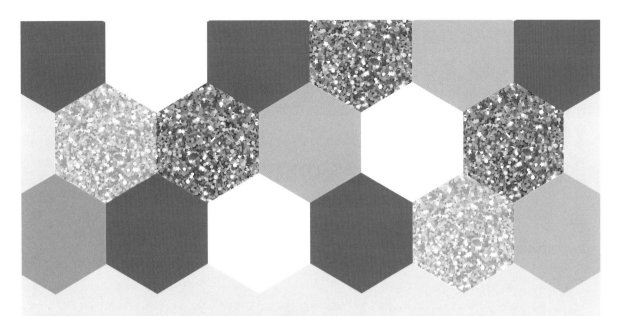

2章

末梢神経系の薬理

2.1 自律神経系の構造と機能
2.2 交感神経系作用薬
2.3 副交感神経系作用薬
2.4 運動神経作用薬
2.5 局所麻酔薬
2.6 頭痛治療薬
2.7 眼・鼻・内耳治療薬

2章 末梢神経系の薬理

2.1 自律神経系の構造と機能

❖ 本節の目標 ❖
- 神経節に作用する代表的な薬物をあげ，薬理作用，機序，おもな副作用を学ぶ．

2.1.1 末梢神経系と自律神経系

学修事項 C-7-2
(5) 末梢神経系の解剖学的分類と生理学的分類

内臓知覚
内臓諸器官から中枢神経系への情報は，求心性神経としての自律神経系によって伝達される．解剖学的には迷走神経や内臓神経を介する．これらの求心性神経は，血圧や呼吸の反射に関与する，大動脈弓洞反射や大動脈体反射（求心性迷走神経を介する）をはじめ，心拍数調節，内臓知覚（痛みや消化管の膨満を含む）のために機能している．

末梢神経系(peripheral nervous system)は解剖学的には脳神経と脊髄神経から構成される．また機能的には，**体性神経系**(somatic nervous system)と**自律神経系**(autonomic nervous system)とに分けられる．体性神経系は運動や知覚に関与し，自律神経系は循環，呼吸，体温，消化吸収，分泌，生殖など，機能を調節している．

自律神経系は，一般には遠心性神経である**交感神経**(sympathetic nerve)と**副交感神経**(parasympathetic nerve)を指すが，求心性神経である**内臓知覚**神経も含む．

2.1.2 自律神経系の機能的意義

学修事項 C-7-2
(6) 自律神経系による不随意的調節

自律神経系（遠心性）は交感神経系と副交感神経系からなる．両者は効果器官に対し相反する効果を現し，**拮抗的二重支配**をしている（表2.1①）．両神経とも節前線維および節後線維からなり，その中継点を**自律神経節**(autonomic ganglion)という．

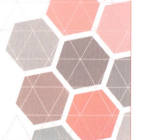

（a）交感神経の働き

緊急時あるいは運動時，いわゆる「fight あるいは flight response（闘争あるいは逃避反応）」に働き，エネルギー消費を高める異化作用として機能する．

闘争あるいは逃避時（交感神経の興奮時）には，眼はかっと見開き（瞳孔は散大する），ポンプとしての心臓機能は高まり，血管のなかでも心臓や骨格

表2.1① 自律神経興奮に対する主要臓器の反応

効果器官		アドレナリン作動性		コリン作動性	
		受容体	反応	受容体	反応
眼	瞳孔散大筋	α_1	収縮（散瞳）		—
	瞳孔括約筋		—	M_3	収縮（縮瞳）
	毛様体筋	β_2	弛緩（遠方視）	M_3	収縮（近接視）
心臓	洞房結節	β_1	心拍数増加	M_2	心拍数減少
	房室結節	β_1	伝導速度の増加	M_2	伝導速度の減少
	心房	β_1	収縮力と伝導速度の増加	M_2	収縮力と伝導速度の減少
	心室	β_1	収縮力と伝導速度の増加	M_2	収縮力と伝導速度の減少
血管	冠状血管	$\beta_2 > \alpha_1$	拡張		—
	骨格筋	$\beta_2 > \alpha_1$	拡張		—
	肺	$\beta_2 > \alpha_1$	拡張		—
	腹部内臓	$\alpha_1 > \beta_2$	収縮		—
	皮膚・粘膜	α_1, α_2	収縮		—
	脳	α_1	収縮（弱い）		—
血管内皮		—	—	M_3	NO合成を介して血管拡張
肺	気管支平滑筋	β_2	拡張	M_3	収縮
	気道分泌	α_1, β_2	抑制，促進	M_3	促進
唾液腺		α_1	粘稠液少量分泌	M_3	希薄液多量分泌
胃	運動，緊張	α_1, α_2	抑制	M_3	促進
	幽門括約筋	α_1	収縮	M_3	弛緩
	分泌	α_1 α_1, α_2		M_3, M_1	促進（M_3は壁細胞，M_1は胃の副交感神経節とヒスタミン含有細胞）
腸	運動，緊張	α_1, α_2 β_1, β_2	抑制	M_3	促進
肝臓	グリコーゲン分解	β_2	促進		—
脂肪分解		β_1, β_3	促進		—
膵臓（β細胞）		$\alpha_2 > \beta_1$	分泌抑制＞分泌促進		—
膀胱	括約筋	α_1	収縮	M_3	弛緩
	排尿筋	β_2, β_3	弛緩	M_3	収縮
生殖器	陰茎	α_1	射精	M_3	勃起（NOを介する）
	子宮（妊娠）	α_1	収縮		—
	子宮（非妊娠）	β_2	弛緩		—

筋の血管は拡張し血流を増加させる．気管は十分な酸素を取り込むため，拡張する．一方，緊急時には，生体にとって優先度が低い消化管機能は抑制される．したがって，血管のなかでも消化管，皮膚などの血管は収縮し，血流量も減少する．皮膚は蒼白となり，立毛する．さらにグリコーゲンを分解することで，エネルギー源としての血液中ブドウ糖は増加する．また，このような緊急時・闘争時には排尿は抑制される（排尿筋の弛緩と出口である膀胱括約筋の収縮）．

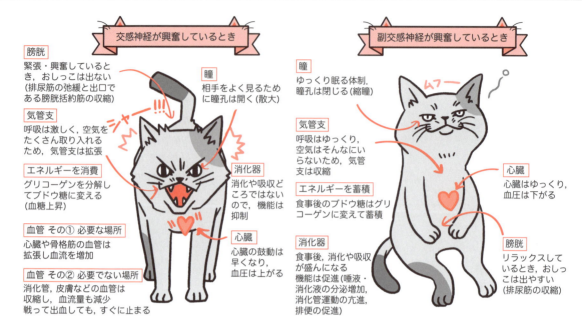

（b）副交感神経の働き

　食事後やリラックスしたとき，休息時に活動が高まる．心臓の動きはゆっくりとなり，気管支も収縮し，瞳孔は小さくなる（縮瞳）．またエネルギーの補充時に働き，同化作用として機能する．副交感神経の興奮は消化機能を亢進し（唾液・消化液の分泌増加，消化管運動の亢進，排便の促進），グリコーゲンの合成を促進する．また排尿は促進される（排尿筋の収縮）．

2.1.3　自律神経系の構造上の特徴

　自律神経（遠心性）は**節前線維**（presynaptic fiber）と**節後線維**（postsynaptic fiber）からなり，その中継部位を自律神経節という（図2.1①）．

（a）交感神経

　交感神経の節前線維（有髄）は脊髄の胸髄および腰椎にある細胞体から発し，効果器官から離れた位置にある神経節においてシナプスをつくる．したがって，交感神経系の節前線維は短く，節後線維は長い．交感神経の神経節では節前線維は多数の節後線維と接続し（シナプス比1：20以上），節後線維は効果器官に広く分布して，多くの臓器に同様の広範な影響を及ぼしている．

　副腎に投射している交感神経節前線維は副腎髄質に終わり，その興奮は副腎髄質細胞からアドレナリンおよびノルアドレナリンを血液中にホルモンとして分泌させる．副腎髄質の構造は発生学的にも交感神経節に似ている．

（b）副交感神経

　副交感神経の節前線維（有髄）は脳幹部と仙髄にある細胞体から発する．脳

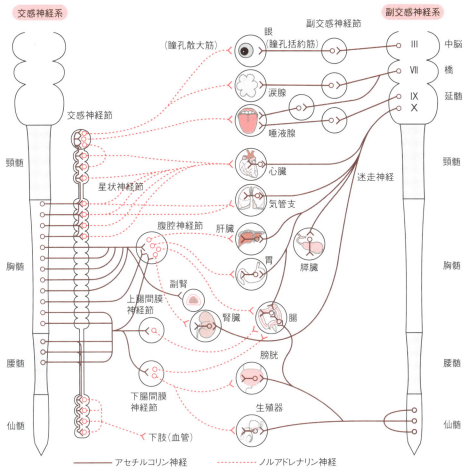

図2.1① おもな臓器に対する自律神経系の支配

幹部からは，動眼神経Ⅲ（虹彩・毛様体），顔面神経Ⅶ（涙腺），舌咽神経Ⅸ（唾液腺）および迷走神経Ⅹ（心臓・気管支・肺・内臓諸器官）がでており，各器官に分布している．一方，仙髄からは骨盤神経がでて下部結腸，直腸，生殖器，膀胱に分布している．副交感神経の神経節では効果器官内あるいはその近傍で神経節シナプスをつくる．したがって，副交感神経系の節前線維は長く，節後線維は短い．副交感神経の神経節では節前線維は1本の節後線維と接続している（シナプス比1：1）．交感神経と比較すると，副交感神経は臓器特異的な影響を及ぼしている．

2.1.4 自律神経系の神経伝達物質

自律神経においてはおもな神経伝達物質として，アセチルコリン（**ACh**）とノルアドレナリン（**NA**）が機能している．前者はコリン作動性神経，後者は

ACh：acetylcholine
NA：noradrenaline

アドレナリン作動性神経とよばれる.

(a) 自律神経節前ニューロン

交感神経および副交感神経の節前ニューロンの神経伝達物質はともにアセチルコリンである．これらの神経節において，節前線維終末から遊離されたアセチルコリンは，両神経節の節後ニューロン上にあるニコチン受容体におもに作用し，節後ニューロンを興奮させる．また，副腎髄質のカテコールアミン含有細胞に投射する交感神経→副腎髄質の構造は発生学的にも交感神経節とよく似ており，終末から遊離されたアセチルコリンは，副腎髄質細胞上にあるニコチン受容体に作用し，副腎髄質ホルモンであるアドレナリン，ノルアドレナリンを血中に分泌する．

このような両神経節の節後ニューロンを刺激したときの作用はニコチンの薬理作用と類似することから，ニコチン様作用（nicotinic action）という．

(b) 自律神経節後ニューロン

交感神経節後ニューロンの神経伝達物質はノルアドレナリンであり，神経終末から遊離されたノルアドレナリンは臓器側に存在するアドレナリン受容体に結合し，作用を発現する（図2.1 ②）．アドレナリン受容体は後述のように，α，β受容体に大別され，さらにα_1，α_2，β_1，β_2，β_3受容体といったサブタイプが存在する．例外として，汗腺に投射する交感神経節後ニューロンではアセチルコリンが神経伝達物質として機能している．効果器側の受容体はムスカリン受容体である．

副交感神経節後ニューロンの神経伝達物質はアセチルコリンであり，神経終末から遊離されたアセチルコリンは臓器側に存在するムスカリン受容体に結合し作用を発現する．このような副交感神経節後ニューロンを刺激したときの作用はムスカリンの薬理作用と類似することから，ムスカリン様作用

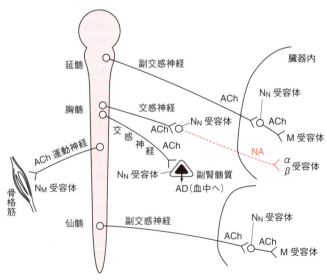

図2.1 ② 自律神経系および運動神経の神経伝達物質
ACh：アセチルコリン，NA：ノルアドレナリン，AD：アドレナリン（副腎髄質ホルモンとして，血中に分泌される），M：ムスカリン，N_N：神経型ニコチン，N_M：筋肉型ニコチン．

表2.1② アドレナリン受容体サブタイプ

サブタイプ	局在	Gタンパク質	刺激薬
α_1	平滑筋(血管,消化器など),脳	$G_{q/11}$	$AD \geq NA \gg Iso$
α_2	血小板,膵臓β細胞,神経終末部,脳	$G_{i/o}$	$AD \geq NA \gg Iso$
β_1	心臓,腎臓	G_s	$Iso > AD = NA$
β_2	平滑筋(血管,気管支,消化器など),脳	G_s	$Iso > AD \gg NA$
β_3	脂肪細胞	G_s	$Iso = NA > AD$

AD:アドレナリン,NA:ノルアドレナリン,Iso:イソプレナリン.

表2.1③ アセチルコリン受容体サブタイプ

サブタイプ	局在	細胞内情報伝達系
ムスカリン受容体		
M_1	神経	PLC活性化(IP_3,ジアシルグリセロール産生)
M_2	心臓,平滑筋	K^+チャネル開口,cAMP減少
M_3	分泌腺,平滑筋	PLC活性化(IP_3,ジアシルグリセロール産生)
ニコチン受容体		
N_N	自律神経節	Na^+流入(脱分極)
N_M	神経筋接合部	Na^+流入(脱分極)

(muscarinic action)という.

ムスカリン受容体は後述のように,M_1,M_2,M_3受容体というサブタイプが存在する.

(c) 受容体と細胞内情報伝達系

受容体と細胞内情報伝達機構については,すでに1章で詳述した.表2.1②および表2.1③に,アドレナリン受容体およびアセチルコリン受容体のサブタイプと細胞内情報伝達機構をまとめる.

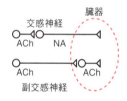

Advanced　受容体サブタイプは合目的的

　交感神経の興奮は「闘争あるいは逃避反応」に働き,エネルギー消費を高める異化作用として機能している.たとえば,循環器系では心臓機能を亢進させ(β_1受容体を介する),血圧を上昇させる.内臓などの血管平滑筋は<u>収縮する(α_1受容体を介する)</u>.一方,骨格筋や冠状動脈の血管平滑筋は弛緩し,これらの血管は拡張,血流量は増加し,気管支は拡張する(β_2受容体を介する)ことで,急激な運動にも備えられる.さらに交感神経の興奮は肝臓のグリコーゲンを分解し,血液グルコース値を増加させる(β_2受容体を介する).

　このような多彩な機能を神経伝達物質のノルアドレナリン(一部アドレナリン)が担っているが,これには臓器別に異なる受容体サブタイプを配置することで目的を達成している.言い換えれば,受容体サブタイプの種類を変えることにより,異なる細胞内情報伝達機構が働き,その器官の機能を<u>促進し,</u>あるいは抑制したりする.アセチルコリン受容体サブタイプにおいても同様で,臓器の機能を合目的的に調節している.

2章 末梢神経系の薬理

2.2 交感神経系作用薬

❖ **本節の目標** ❖

- 交感神経系に作用し，その支配器官の機能を修飾する代表的な薬物をあげ，薬理作用，機序，おもな副作用を学ぶ．

2.2.1 アドレナリン受容体刺激薬

学修事項 D-2-1
(2) 代表的な交感神経に作用する薬，副交感神経に作用する薬

交感神経を刺激したときと同様の効果を生じる薬物を交感神経刺激薬という（図2.2①）．これは次のように分類される．

直接型：直接受容体に作用する薬物（例：ノルアドレナリン，アドレナリン，イソプレナリンなど）

間接型：神経終末部からノルアドレナリン，アドレナリン，ドパミンを遊離させる薬物（例：アンフェタミン，メタンフェタミン，チラミンなど）

混合型：直接型と間接型の混合型（例：エフェドリンなど）

アドレナリン受容体刺激薬の構造活性相関については，次のとおりである．

(i) 3, 4位にOH基がある（カテコール基あり）：αおよびβ受容体刺激作用が強くなる．経口で効果なし．COMT（カテコール-*O*-メチルトランスフェラーゼ）で代謝される．中枢作用はない．（ノルアドレナリン，アドレナリン，ドパミン，イソプレナリンなど）

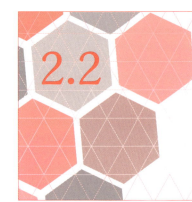
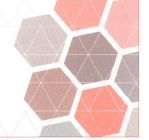
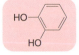

図2.2① アドレナリン受容体刺激薬の構造と活性

（ⅱ）−NH−R：R をイソプロピル基で置換すると β 受容体に対する刺激
作用が強くなる．（イソプレナリンなど）

（ⅲ）ベンゼン環に置換基がない(非カテコールアミン)：経口で効果あ
り．COMT で代謝されない．脳に移行し，中枢作用もある．（エフェ
ドリン，メタンフェタミンなど）

（ⅳ）α 位のメチル化：MAO(モノアミンオキシダーゼ)で分解されにく
い．（アンフェタミン，メトキサミンなど）

（a）直接型アドレナリン受容体刺激薬

（1）カテコールアミン

カテコールアミン(ノルアドレナリン，アドレナリン，イソプレナリン)は
小腸で COMT，MAO により代謝されるため，経口では効果を示さない．
また，静脈内に投与したカテコールアミンも**血液脳関門**(**BBB**)を通過しな
いため，中枢作用は示さない．

BBB : blood brain barrier

① **アドレナリン**(エピネフリン)：緊急時のストレスホルモンとして副腎髄
質から血中に分泌されるほか，中枢神経系でも神経伝達物質として機能して
いる．おもに，α_1，α_2，β_1，β_2 受容体刺激作用がある．ノルアドレナリン
とは異なり，β_2 受容体刺激作用ももつ．

アドレナリンの薬理作用には，次のようなものがある．

血管：腹部内臓，皮膚，腎臓の血管は収縮するが(α_1 作用)，骨格筋，冠状
血管は拡張する(β_2 作用)．一見矛盾しているようであるが，緊急時および
運動時に血液を必要とされる臓器に重点的に分配する意味で合目的的である．

血圧：アドレナリンを静脈内に急速に投与すると，急激な血圧上昇に続いて，
血圧降下という二相性の反応がみられる(図2.2②)．これはアドレナリン
α_1 受容体刺激による血管収縮作用(投与直後に現れる)と，アドレナリン β_2
受容体刺激による血管拡張作用に基づいている．また，フェントラミンなどの
アドレナリン α 受容体遮断薬で前処置したのちに，アドレナリンを投与する
と，アドレナリン α_1 受容体刺激による血管収縮作用が抑制されるため，血
圧下降のみが観察される．これを**アドレナリンの血圧反転**という(図2.2②)．

一方，静脈内に持続的に投与した場合には，収縮期血圧の上昇および拡張
期血圧の下降を示し，平均血圧はほとんど変化しない(図2.2③)．

心臓：アドレナリンの心臓への直接作用ではアドレナリン β_1 受容体を介し
て心拍数は増加し，心収縮力は増大する．

そのほかの臓器：散瞳(α_1)，脂肪分解促進(β_1)，気管支拡張(β_2)，グリコー
ゲン分解促進および血糖値上昇(β_2)，消化管運動の抑制(β_2)．

【適応】血管収縮作用を利用して，局所麻酔薬を局所にとどめ，作用を延長
させる目的で併用する．充血除去や止血，アナフィラキシーショック
(anaphylactic shock)時の血圧下降，気道狭窄に用いられる．

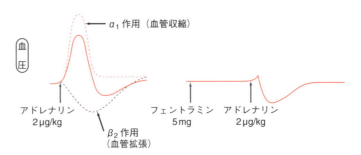

図2.2② アドレナリンα受容体遮断薬投与後の血圧反転(麻酔下の動物)

② **ノルアドレナリン**(ノルエピネフリン)：交感神経(節後ニューロン)の伝達物質であり，副腎髄質からも分泌される．中枢神経系でも神経伝達物質として機能している．おもにα_1，α_2，β_1受容体刺激作用がある．アドレナリンとは異なり，β_2受容体作用はほとんどない(表2.2①)．

ノルアドレナリンの薬理作用には，次のようなものがある．

血管：腹部内臓，皮膚，腎臓，冠状血管の収縮(α_1作用)により，末梢血管抵抗が増大し，血圧(平均血圧，収縮期血圧，拡張期血圧のすべて)は上昇する．

心臓：ノルアドレナリンの心臓への直接作用と，ノルアドレナリンを静脈内に投与した場合とでは観察される作用が異なる．ノルアドレナリンの心臓への直接作用ではアドレナリンβ_1受容体を介して心拍数は増加，心収縮力は増大する．一方，ノルアドレナリンを静脈内に投与した場合には，ノルアドレナリンによる血圧上昇の結果，反射的に迷走神経が興奮し(減圧反射)，心拍数は減少する(図2.2③)．

そのほかの臓器：散瞳，消化管括約筋収縮．

【適応】各種疾患または状態に伴う急性低血圧やショック時に血圧上昇・血圧維持の目的で用いられる．

③ **イソプレナリン**(isoprenaline)：イソプロテレノールともいい，合成カテコールアミンである．おもに，アドレナリンβ_1，β_2受容体刺激作用がある．

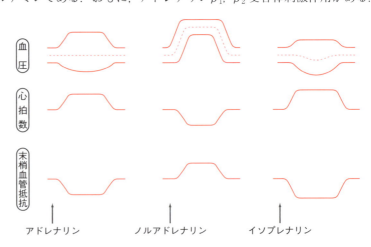

図2.2③ アドレナリン，ノルアドレナリン，イソプレナリン静脈注射の循環系に対する作用

表2.2① アドレナリン，ノルアドレナリン，イソプレナリンの受容体親和性

	受容体親和性の強さ	
アドレナリン	α_1, α_2	$\beta_1, \beta_2, >\beta_3$
ノルアドレナリン	α_1, α_2	$\beta_1, -, \beta_3$
イソプレナリン	$-\quad -$	$\beta_1, \beta_2, \beta_3$

－：受容体への作用は非常に弱い．
β_3受容体：脂肪分解，血管弛緩，心筋収縮抑制に関与する．

アドレナリンα_1，α_2受容体にはほとんど作用しない（表2.2①）．
　イソプレナリンの薬理作用には，次のようなものがある．
血管：骨格筋，冠状動脈は拡張する（β_2作用）．
心臓：アドレナリンの心臓への直接作用ではアドレナリンβ_1受容体を介して心拍数は増加，心収縮力は増大する．
血圧：心臓への刺激作用で収縮期血圧は上昇するが，強い血管拡張のため末梢血管抵抗が低下し，拡張期血圧は低下し，平均血圧も低下する（図2.2③）．
気管支：気管支は拡張する（β_2作用）．
【適用】 気管支ぜん息発作，アダムス・ストークス症候群（徐脈型）発作，急性心不全に用いられる．

（b）受容体刺激薬（非カテコールアミン）
（1）アドレナリンα受容体刺激薬およびβ受容体刺激薬
① **エチレフリン**（etilefrine）：α受容体およびβ受容体に作用する．経口投与が可能である．心拍出量および分時拍出量を増加させて血圧を上昇させるが，心拍数には影響しない．末梢血管抵抗を減弱してその循環を改善する．タキフィラキシーも認められない．本態性低血圧，症候性低血圧，起立性低血圧，網膜動脈の血行障害に用いられる．

（2）アドレナリンα_1受容体刺激薬
① **フェニレフリン**（phenylephrine）：アドレナリンα_1受容体に選択的に作用する．COMTで分解されず，経口投与が可能で持続時間も長い．充血除去，持続的昇圧薬，点眼にて散瞳薬として用いられる．
② **ナファゾリン**（naphazoline）：粘膜血管収縮作用を利用し，結膜炎，鼻充血除去に用いられる．
③ **ミドドリン**（midodrine）：末梢血管収縮作用を示し，持続的昇圧薬として用いられる．

（3）アドレナリンα_2受容体刺激薬
① **クロニジン**（clonidine）：アドレナリンα_2受容体に選択的に作用し血圧を降下させる．（ⅰ）延髄α_2受容体に作用し交感神経活動を抑制すること，

$\alpha_1 \rightarrow$ 各種平滑筋を収縮（G_qタンパク質）．
血管平滑筋（血圧上昇，充血除去），尿道括約筋，瞳孔散大筋の収縮．

エチレフリン

フェニレフリン

ナファゾリン

ミドドリン

前シナプス性自己受容体（α_2受容体，G_iタンパク質）による，ノルアドレナリン遊離の負のフィードバック調節．

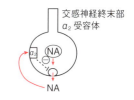
交感神経終末部 α_2受容体

クロニジン

（ⅱ）末梢アドレナリン作動性神経終末部のアドレナリンα_2受容体に作用し，ノルアドレナリン遊離を抑制することで作用を現す．高血圧症に用いられる．

② **メチルドパ**（methyldopa）：体内でα-メチルノルアドレナリンに変化し，α_2受容体に作用する．高血圧症に用いられる．

（4）アドレナリンβ_1受容体刺激薬

① **デノパミン**（denopamine）：心臓に作用し，強心作用を示すことで，心不全治療薬として用いる．経口投与が可能である．

② **ドブタミン**（dobutamine）：デノパミンと同様に心不全治療薬として用いるが，COMTで急速に代謝されるため経口投与はできず，静脈注射される．

（5）アドレナリンβ_2受容体刺激薬

アドレナリンβ_2受容体刺激薬は，作用によって，次のように分けられる．

① **サルブタモール**（salbutamol），**プロカテロール**（procaterol），**ツロブテロール**（tulobuterol），**フェノテロール**（fenoterol），**クレンブテロール**（clenbuterol），**トリメトキノール**（trimetoquinol），**メトキシフェナミン**（methoxyphenamine）：心臓刺激作用（β_1作用）が少なくアドレナリンβ_2受容体を介する平滑筋弛緩，とくに気管支拡張作用を利用して気管支喘息の治療に用いられる．

② **リトドリン**（ritodrine）：子宮筋を弛緩し，早産の予防に用いられる．

③ **イソクスプリン**（isoxsuprine）：血管および子宮を弛緩し，頭部外傷後遺症，末梢循環障害，子宮収縮の抑制（切迫流・早産，過強陣痛），月経困難症に用いられる．

（6）アドレナリンβ_3受容体刺激薬

① **ミラベグロン**（mirabegron）：膀胱のβ_3アドレナリン受容体に作用し，排尿筋を弛緩させ膀胱容量を増大させる．過活動膀胱における尿意切迫感，頻尿および切迫性尿失禁に用いられる．

（c）間接型アドレナリン受容体刺激薬

交感神経終末部からノルアドレナリン，アドレナリン，ドパミンを遊離させ間接的に効果を現す薬物である．**チラミン**（tyramine），**アンフェタミン**（amphetamine），**メタンフェタミン**（methamphetamine）などがある．

① **チラミン**：神経終末部に取り込まれ，シナプス小胞内のノルアドレナリンと置換し，ノルアドレナリンの遊離を促進させることで間接的に作用する．頻回投与による作用低下（タキフィラキシー）が認められる．

2.2 交感神経系作用薬

フェノテロール　クレンブテロール　メトキシフェナミン　トリメトキノール

リトドリン　イソクスプリン　ミラベグロン

② **アンフェタミン, メタンフェタミン**：中枢興奮作用が強く, 強い精神依存および薬物耐性が生じやすいため, 覚醒剤に指定されている.
【作用機序】カテコールアミン遊離促進・シナプス前部へのモノアミン取込み阻害作用, MAO阻害作用に基づく.

(d) 混合型アドレナリン受容体刺激薬

① **エフェドリン**(ephedrine)：マオウ(麻黄)に含まれるアルカロイドで, カテコールアミン遊離作用(間接作用)のほか, アドレナリンα受容体およびアドレナリンβ受容体を介する直接作用がある. MAOやCOMTで代謝されにくく, 経口投与で効果がある. α位にメチルがあるためMAOの作用を受けにくく, カテコール基がないのでCOMTは働かない. また血液脳関門を通過し, 中枢作用をもつ〔プソイドエフェドリンは, エフェドリンの(1S, 2S)-ジアステレオマーで, 一般用医薬品である〕.

薬理作用としては, 心臓刺激作用, 血管収縮作用, 気管支拡張作用, 中枢興奮作用がある. 間接作用に基づく作用(血圧上昇作用)において, 短時間内に反復投与すると感受性の低下, 耐性を生じる(タキフィラキシー).
【適応症】気管支喘息.

② **メチルエフェドリン**(methylephedrine)：エフェドリンと比べ, β_2作用が強い.
【適応症】気管支喘息.

(e) その他のアドレナリン受容体刺激薬

① **アメジニウム**(amezinium)：交感神経終末へのノルアドレナリン再取込み阻害作用とMAO阻害作用により交感神経機能を亢進する. 本態性低血圧, 起立性低血圧, 透析施行時の血圧低下の改善に用いられる(図2.2④).

エフェドリン

メチルエフェドリン

アメジニウム

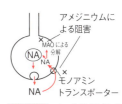

図2.2④ 交感神経終末へのノルアドレナリン再取込みとMAO阻害作用

2.2.2 交感神経遮断薬，アドレナリン受容体遮断薬

　交感神経系の作用を減弱する薬物を交感神経遮断薬(sympatholytic agent)といい，アドレナリン受容体を遮断する薬物と，アドレナリン作動性ニューロンを遮断する薬物とに分類される．後者はノルアドレナリンの合成阻害，モノアミン分泌顆粒内の神経伝達物質の枯渇，モノアミン遊離阻害などの作用により，交感神経系の効果を減弱させる薬物である．アドレナリン受容体を遮断する薬物には，不整脈，狭心症，高血圧など心血管系疾患に臨床適用されているものが多数含まれる．

(a) アドレナリンα受容体遮断薬
(1) 非選択的α受容体遮断薬

　非選択的α受容体遮断薬には，**フェントラミン**(phentolamine)がある．投与すると，血圧は下降する．一方で，頻脈を生じる．これは，シナプス前アドレナリンα_2受容体に作用し，ノルアドレナリン遊離を促進するため，心臓では心拍数が増加するからである．

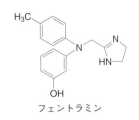

フェントラミン

① **エルゴタミン**(ergotamine)，**エルゴメトリン**(ergometrine)：ライ麦の穂に寄生するカビの菌核である麦角から抽出されたアルカロイドである．

　薬理作用としては，アドレナリンα受容体遮断作用のほか，セロトニン受容体，ドパミン受容体にも遮断薬，部分刺激薬としても作用するため，複雑である．

【適応】エルゴタミンはアドレナリンα受容体遮断作用とともに部分刺激薬として脳などの血管を収縮させるため，片頭痛治療薬として応用される．

　エルゴメトリンはアドレナリンα受容体遮断作用は弱いが，子宮収縮作用が強く，分娩後の子宮弛緩性出血に用いられる．

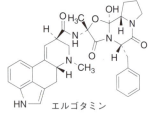

エルゴタミン

エルゴメトリン

(2) 選択的α_1受容体遮断薬

　選択的α_1受容体遮断薬には，**プラゾシン**(prazosin)，**テラゾシン**(terazosin)，**ドキサゾシン**(doxazosin)，**ブナゾシン**(bunazosin)，**ウラピジル**(urapidil)がある．投与すると，アドレナリンα_1受容体遮断により血管は拡張する．末梢血管の抵抗が減少する結果，血圧は下降する．アドレナリンα_2受容体を遮断しないため，非選択的α遮断薬投与時のような頻脈は生じない．

【適応】抗高血圧薬として用いられる．**ブナゾシン**は緑内障にも応用される．眼房水排出を促進し，眼圧を低下する．**タムスロシン**(tamusulosin)，**ナフトピジル**(naftopidil)，**シロドシン**(silodosin)，**ウラピジル**は前立腺肥大症に伴う排尿障害に用いられる．作用時間は長い．前立腺および尿道に多く分布するアドレナリンα_{1A}受容体を遮断(タムスロシン，シロドシン)，あるいはアドレナリンα_{1D}受容体を特異的に遮断(ナフトピジル)する．一方，血管平滑筋に多く分布するアドレナリンα_{1B}受容体遮断作用は弱いので，血圧降下

交感神経系作用薬　2.2　　107

プラゾシン　　　　　　　　テラゾシン　　　　　　　　ドキサゾシン

ブナゾシン　　　　　　　　タムスロシン　　　　　　　ナフトピジル

ウラピジル　　　　　　　　シロドシン

作用は弱い.

（b）アドレナリンβ受容体遮断薬

このグループの薬物は，不整脈，狭心症，高血圧疾患に臨床適用されている.

（1）非選択的β受容体遮断薬

非選択的β受容体遮断薬には，**プロプラノロール**（propranolol），**ピンドロール**（pindolol），**チモロール**（timolol），**カルテオロール**（carteolol），**アルプレノロール**（alprenolol）がある. 投与すると，アドレナリンβ_1受容体およびアドレナリンβ_2受容体が遮断される（表2.2②）.

非選択的β受容体遮断薬の薬理作用には，次のようなものがある.

血管：狭心症予防作用として，心臓のβ_1受容体に作用し，心機能を抑制して酸素消費量を減少する. 労作性狭心症（冠動脈が狭くなり心臓への酸素供給が不足して起こる狭心症発作）の予防に有効である. とくに，頻脈，交感神経亢進，高血圧を伴う労作性狭心症に有効である.

心臓：交感神経亢進による頻脈性不整脈に有効である. 抗高血圧作用の作用機序は，（ⅰ）心拍出量低下，（ⅱ）腎臓からのレニン分泌抑制，（ⅲ）中枢β受容体遮断による交感神経活動の抑制，などが考えられている.

そのほかの臓器：緑内障治療として，眼圧低下作用をもつチモロールが点眼液として用いられる.

【適応】 狭心症，不整脈，高血圧と緑内障の治療に用いられる.

（2）選択的β_1受容体遮断薬

選択的β_1受容体遮断薬には，**アテノロール**（atenolol），**メトプロロール**

表2.2② β_1およびβ_2受容体遮断作用

β_1受容体遮断作用	心機能抑制
	腎臓レニン分泌抑制
β_2受容体遮断作用	気管支収縮
	毛様体筋収縮（眼圧低下）
	グリコーゲン分解抑制
	インスリン分泌抑制

プロプラノロール

ピンドロール

チモロール

アテノロール　メトプロロール　アセブトロール

ビソプロロール　ベタキソロール

カルテオロール　アルプレノロール

(metoprolol)，**アセブトロール**（acebutolol），**ビソプロロール**（bisoprolol），**ベタキソロール**（betaxolol）などがある．狭心症，高血圧，不整脈などの循環器疾患に適用される．非選択的β遮断薬にみられるアドレナリンβ_2受容体遮断を介する作用である，気管支拡張の抑制作用，ランゲルハンス島β細胞からのインスリン分泌の抑制作用が，選択的β_1受容体遮断薬にはないので，気管支喘息，糖尿病の患者にも適用が可能である．

（c）アドレナリンαおよびβ受容体遮断薬

（1）アドレナリンα_1，β_1，β_2受容体遮断薬

　アドレナリンα_1，β_1，β_2受容体遮断薬には，**ラベタロール**（labetalol），**アロチノロール**（arotinolol），**カルベジロール**（carvedilol）がある．アドレナリンα_1受容体遮断により，血管は拡張し，血圧が下がる．このときアドレナリンβ_1受容体遮断作用をもつため，血圧下降による昇圧反射としての頻脈は生じない．

【適応症】抗高血圧症，緑内障〔レボブノロール（levobunolol）〕．

ラベタロール　アロチノロール　カルベジロール

（2）アドレナリン作動性神経遮断薬

　アドレナリン作動性神経遮断薬には，**メチルドパ**（methyldopa），**レセルピン**（reserpine）がある．

① **メチルドパ**：作用機序は，大きく分けて次の三つがある．

（ⅰ）芳香族 L-アミノ酸脱炭酸酵素に対し L-ドパ(ノルアドレナリンの前駆物質)と競合，ドパミン，ノルアドレナリン合成の抑制，ノルアドレナリンの枯渇．

（ⅱ）メチルドパが脱炭酸酵素により脱炭酸されてメチルノルアドレナリンとなり貯蔵，遊離される．メチルノルアドレナリンはノルアドレナリンより作用が弱く(偽伝達物質とよばれる)，結果として交感神経性活動は遮断される．

（ⅲ）メチルノルアドレナリンが中枢および末梢のアドレナリン α_2 受容体に刺激薬として作用する(クロニジンと同様の作用)．

【適応症】抗高血圧症．

② **レセルピン**：インド蛇木由来のアルカロイドで，投与するとノルアドレナリンなど，モノアミンが枯渇する．つまり，シナプス小胞トランスポーター[*1]を阻害し，モノアミンのシナプス小胞への取込みを阻害する．モノアミンは顆粒には取り込まれず，細胞質に存在するモノアミンはミトコンドリア内にある MAO により分解され，枯渇する．結果としてモノアミン神経性活動は遮断される．

*1　シナプス前膜に存在し，モノアミン再取込みに関するトランスポーターとは異なる．

薬理作用としては，心拍数および心収縮力の低下，血圧を下げる，といったことがあげられる．うつ状態を生じることから，抗高血圧薬としては用いられていない．

③ **グアネチジン**(guanethidine)：ノルアドレナリン遊離を抑制し，やがて貯蔵顆粒内のノルアドレナリンと置換し，神経終末部ノルアドレナリンは枯渇する．結果として交感神経性活動は遮断される．脳血液関門を通過しないので，中枢作用はない．

2章 末梢神経系の薬理

2.3 副交感神経系作用薬

❖ 本節の目標 ❖
- 副交感神経系に作用し，その支配器官の機能を修飾する代表的な薬物をあげ，薬理作用，機序，おもな副作用を学ぶ．

2.3.1 コリン作動性神経系に作用する薬物

学修事項 D-2-1
(2) 代表的な交感神経に作用する薬，副交感神経に作用する薬

コリン刺激薬とは，神経伝達物質であるアセチルコリン様の作用を示す薬物を指す．副交感神経節後線維が支配する臓器に対する刺激作用として，副交感神経刺激薬ともよばれる．コリン刺激薬はその作用機序の面から，（ⅰ）直接アセチルコリン受容体に刺激薬として作用する薬物と，（ⅱ）アセチルコリン分解酵素であるコリンエステラーゼを阻害し，シナプス間隙のアセチルコリンを増加させる薬物，に分類される（表 2.3 ①）．

表 2.3 ① アセチルコリン受容体の存在部位

M_1 受容体：自律神経節，胃粘膜，中枢
M_2 受容体：心臓
M_3 受容体：平滑筋，内臓，分泌腺

アセチルコリン受容体のうち，M_1 受容体と M_3 受容体は G タンパク質の $G_{q/11}$ を介しており，ホスホリパーゼ C およびイノシトールリン脂質代謝回転系を活性化させ，セカンドメッセンジャーのジアシルグリセロール（DG）およびイノシトール 1,4,5-三リン酸（IP_3）が産生され，これらが作用を発現する．一方，M_2 受容体では G タンパク質の $G_{i/o}$ を介しており，たとえば心臓では，K^+ チャネルの開口や cAMP 産生抑制が起こる．

2.3.2 ムスカリン受容体刺激薬

(a) コリンエステル類

ムスカリン受容体刺激薬には，アセチルコリン，カルバコール，ベタネコールなどがある（表 2.3 ②）．神経伝達物質であるアセチルコリンはコリンエステラーゼ（ChE，アセチルコリンエステラーゼおよび非特異的コリンエステラーゼ）で分解される．ムスカリン受容体およびニコチン受容体両方に作用

するため，臨床適応は注射剤で麻酔後の腸管麻痺や円形脱毛症にかぎられる．

カルバコールはニコチン様作用が強い．ベタネコールはムスカリン様作用のみが強く，腸管麻痺・尿閉に経口剤で臨床適応される．

コリンエステル類の構造活性相関については，以下のとおりである．アセチルコリン分子中には，エーテル酸素と第四級オニウム ＝N⁺＝ が存在し，これが受容体やコリンエステラーゼと結合する．

（ⅰ）ムスカリン様作用：エーテル酸素と第四級オニウムが必要である．

（ⅱ）ニコチン様作用：第四級オニウムが必要である

（ⅲ）β位にメチル基を導入：ニコチン様作用が減弱する（例：ベタネコール）．

（ⅳ）アセチル基をカルバモイル基($-CONH_2$)に置換：コリンエステラーゼによる分解を受けにくい．

① **アセチルコリン**：アセチルコリンは自律神経節前ニューロン（交感神経および副交感神経），副交感神経節後ニューロン，運動ニューロン，脳内アセチルコリンニューロンの神経伝達物質である．アセチルコリンは全身投与しても血液脳関門を通過できず，中枢には作用しない．また，アセチルコリンエステラーゼおよび非特異的コリンエステラーゼで速やかに分解されるため，作用時間は短い．

副交感神経支配臓器では，ムスカリン受容体を介する作用を示し，自律神経節（副腎髄質）ではニコチン受容体がおもに発現している（神経型，N_N受容体）．一方，運動神経末端（神経筋接合部）でもニコチン受容体が機能しているが，自律神経節のそれとはタイプが異なり，筋肉型ニコチン受容体(N_M受容体)として区別される．

アセチルコリンの薬理作用としては，次のようなものがある．

ムスカリン様作用：副交感神経支配効果器に対する刺激効果をムスカリン様作用という．副交感神経節後神経の伝達物質はアセチルコリンであり，その

アセチルコリン

表 2.3 ② コリンエステル類と天然アルカロイドの薬理学的性質

	コリンエステラーゼによる分解	ニコチン様作用	ムスカリン様作用				
			心臓	消化管	膀胱	瞳孔	アトロピンによる拮抗
アセチルコリン	＋＋＋	＋＋	＋＋	＋＋	＋＋	＋	＋＋＋
ベタネコール	－	－	±	＋＋＋	＋＋＋	＋＋	＋＋＋
カルバコール	－	＋＋＋	＋	＋＋＋	＋＋＋	＋＋	＋
ムスカリン	－	－	＋＋	＋＋＋	＋＋＋	＋＋	＋＋＋
ピロカルピン	－	－	＋	＋＋＋	＋＋＋	＋＋	＋＋＋

効果器にある受容体はムスカリン受容体である．アトロピンなどの抗コリン薬で効果は遮断される．

ニコチン様作用：少量のアセチルコリンを生体に投与した場合は，ムスカリン様作用のほうが強く認められる．ニコチン様作用はアトロピンなどの抗コリン薬前処置後に，アセチルコリンを大量投与すると観察される．

　少量のアセチルコリンを静脈内に投与すると，ムスカリン受容体を介する血圧降下および心拍数減少作用が認められる．アトロピン前処置によりムスカリン受容体を遮断したのちに，大量のアセチルコリンを投与すると血圧は上昇し心拍数は増加する．これがアセチルコリンのニコチン様作用である（図2.3①）．

循環器：心臓では，洞結節のほか，房室結節，プルキンエ線維に作用し，自動能が抑制され洞性徐脈が生じる．房室結節での伝導速度も遅くなる．末梢血管が拡張し，血圧が下がる．

消化器：胃腸管，胆管の平滑筋は収縮し，胃腸の蠕動運動は活発になる．また唾液腺，胃，腸における消化器の外分泌機能は亢進する．

外分泌：気管支腺，涙腺，汗腺の分泌は亢進する．

気管支：気管支平滑筋は収縮し，気管支分泌は増加する．

眼：瞳孔括約筋が収縮し，縮瞳する．また，毛様体筋が収縮しレンズ自体の復元力によりレンズの厚みが増大する．これによって近点に調節される．このとき，**シュレム管**(Schlem canal)が開いて，眼房水の排出が容易となるため，眼圧は低下する（図2.3②および表2.3③）．

　また，アセチルコリンの血管拡張作用の機構としては，アセチルコリンが血管内皮細胞に作用し，細胞内 Ca^{2+} 濃度が増加する．その結果，NO合成酵素が活性化されNOが産生されることで，平滑筋のグアニル酸シクラーゼが活性化してcGMPが産生し，平滑筋細胞内 Ca^{2+} 濃度が低下したり，K^+ チャネルが開口したりする．その結果，血管平滑筋は弛緩し，血圧は下降する（図2.3①）．

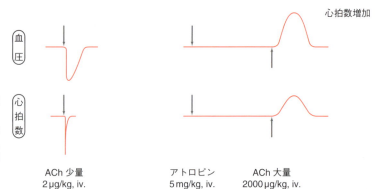

図2.3① アセチルコリンによる血圧下降および心拍数減少作用（ムスカリン様作用）と，アトロピン前処置後のアセチルコリン大量投与による血圧反転および心拍数増加（ニコチン様作用）（麻酔下の動物）
iv：静脈内投与．

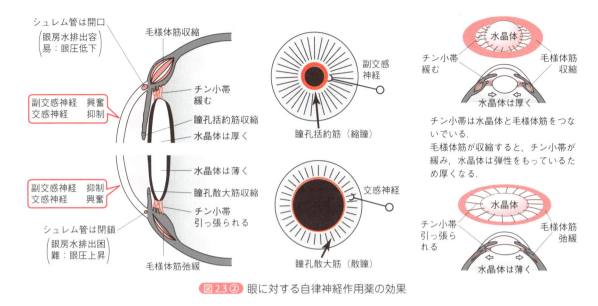

図 2.3 ② 眼に対する自律神経作用薬の効果

表 2.3 ③ 眼に作用する薬物

	瞳　孔	毛　様　体
副交感神経興奮(薬) ピロカルピン フィゾスチグミン	瞳孔括約筋・収縮 →縮瞳	毛様体筋・収縮→チン小帯緩む→水晶体自体の弾性により厚くなる →近くにピント調節 毛様体筋・収縮→シュレム管開く→眼房水排出促進→眼圧低下(緑内障治療薬)
副交感神経抑制(薬) アトロピン トロピカミド	瞳孔括約筋・弛緩 →散瞳	毛様体筋・弛緩→チン小帯引っ張られる→水晶体が伸張され薄くなる→遠くにピント調節 毛様体筋・弛緩→シュレム管閉じる→眼房水排出困難→眼圧上昇(緑内障の増悪)
交感神経興奮(薬) フェニレフリン(α_1)	瞳孔散大筋・収縮 →散瞳	

【アトロピン前処置後のアセチルコリン大量投与の作用】アトロピン前処置によりムスカリン受容体が遮断された結果，アセチルコリンのニコチン様作用が主として現れる．すなわち，アセチルコリンが交感神経節と副腎髄質に作用して交感神経節後ニューロンの興奮および副腎髄質からアドレナリンおよびノルアドレナリンを分泌する．その結果，血圧は上昇し心拍数は増加するという反転現象が生じる．一方，副交感神経節後ニューロンの興奮も生じるが，アトロピン前処置によりムスカリン受容体が遮断されているため，副交感神経を刺激する効果は現れにくい．

　自律神経節(自律神経節後ニューロンの細胞体・樹状突起)および副腎髄質ではニコチン受容体がおもに発現しているため，自律神経節刺激作用(交感神経および副交感神経の節後ニューロンの興奮作用)および副腎髄質からのアドレナリンおよびノルアドレナリン分泌作用が認められる．これらの作用

はヘキサメトニウム（神経節ニコチン受容体遮断薬／神経節遮断薬）で遮断される.

運動神経末端（神経筋接合部）でもニコチン受容体が機能しているが自律神経節のニコチン受容体とはタイプが異なる. アセチルコリンが作用すると骨格筋は収縮する. この作用は*d*-ツボクラリン（骨格筋ニコチン受容体遮断薬）で遮断される.

② **ベタネコール**（bethanechol）：ムスカリン様作用を示すが，ニコチン様作用はない. コリンエステラーゼにより分解されない. 手術後の腸管麻痺, 尿閉に臨床適応される.

③ **カルバコール**（carbachol）：ムスカリン様作用およびニコチン様作用がある. コリンエステラーゼにより分解されない.

④ **ムスカリン**（muscarine）：天然アルカロイドで毒キノコのベニテングタケに含まれる. ムスカリン様作用をもち，著明な血圧下降および心拍数減少をきたす.

⑤ **ピロカルピン**（pilocarpine）：天然アルカロイドでムスカリン様作用をもち，副交感神経刺激効果を示す. 点眼すると縮瞳とともに眼圧が低下する. この眼圧低下は数時間から数日持続するため，緑内障の治療に点眼剤として用いられる.

2.3.3 間接型コリン刺激薬

神経終末から遊離されたアセチルコリンはコリンエステラーゼで分解される（図2.3③）. コリンエステラーゼ阻害薬は，シナプス間隙のアセチルコリン濃度を高めることで, 効果器官におけるアセチルコリンの作用を増強する，間接型コリン刺激薬（コリンエステラーゼ阻害薬）である. コリンエステラーゼ阻害薬には可逆的阻害薬と非可逆的阻害薬があり, 可逆的阻害薬は緑内障, 腸管麻痺，排尿障害の治療，重症筋無力症の診断治療に使用され，非可逆的阻害薬には殺虫剤やサリンなどの神経毒ガスがある. なお, コリンエステラーゼにはアセチルコリン作動性神経シナプスに局在するアセチルコリンに特異的なアセチルコリンエステラーゼと肝臓や血液中に存在する，アセチルコリンを含む種々のコリンエステル類を分解する偽性コリンエステラーゼがある.

コリンエステラーゼ阻害薬は，間接的にムスカリン様作用とニコチン様作用の両方の作用が出現する. 神経節刺激による副交感神経・交感神経刺激様作用（および副腎髄質からのカテコールアミン分泌作用）, さらに中枢作用も加わり，作用は複雑である.

ムスカリン様作用：副交感神経支配効果器に対するムスカリン受容体刺激作用として, 徐脈, 血管拡張, 血圧低下, 外分泌促進, 気管支収縮, 消化管機

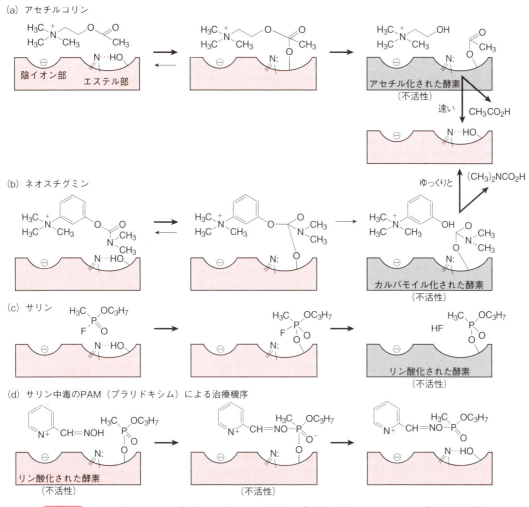

図 2.3 ③ コリンエステラーゼによるアセチルコリンの分解とコリンエステラーゼ阻害薬の作用

能亢進，縮瞳が認められる．

ニコチン様作用：自律神経節，副腎髄質，運動神経末端の**神経筋接合部**（neuromuscular junction）のニコチン受容体に作用する．神経筋接合部で初期および少量では骨格筋の収縮および攣縮を起こすが，のちに脱分極性遮断作用が発現する．

中枢作用：脳に到達しうる有機リン剤やネオスチグミンでは最初，中枢神経興奮作用として，不安，振戦，痙攣などが現れ，のちに，運動失調，言語障害，錯乱，幻覚，意識混濁，昏睡に至り，死に至ることがある．

（a）可逆的コリンエステラーゼ阻害薬

① **フィゾスチグミン**（physostigmine）：カラバル豆の種子に含まれるアルカロイドで，ほかの合成薬の原型となった．第三級アミン構造で，脳に移行し中枢興奮作用をもつ．

フィゾスチグミン

② **ネオスチグミン**（neostigmine），**ジスチグミン**（distigmine）：第四級アンモニウム構造をもつ合成品で，脳に移行せず中枢作用はない．重症筋無力症，手術後および分娩後の腸管麻痺，排尿障害に適用される．また，ネオスチグミンはニコチン受容体への直接作用もある．

ネオスチグミン

ジスチグミン

【適応】**重症筋無力症の診断と治療**にはネオスチグミンを使用する．外科手術後の麻痺性腸閉塞の治療にもネオスチグミンが用いられる．一方，**眼圧低下作用を利用した緑内障の治療**にジスチグミンを点眼液として用いる．

③ **ピリドスチグミン**（pyridostigmine），**アンベノニウム**（ambenonium）：重症筋無力症に用いられる．アンベノニウムの作用は緩徐で持続的である．

ピリドスチグミン

アンベノニウム

④ **ドネペジル，リバスチグミン，ガランタミン**：**ドネペジル**（donepezil）は脳内への移行性がよく，アセチルコリンエステラーゼに特異的で，末梢の非選択的コリンエステラーゼ阻害作用がない．このため，末梢性コリン性副作用がなく，アルツハイマー型認知症の進行を遅らせる目的で用いられている．同種薬物として，**リバスチグミン**（rivastigmine），**ガランタミン**（galantamine）がある（3.8.3項参照）．

リバスチグミン

ガランタミン

ドネペジル

⑤ **エドロホニウム**（edorophonium）：作用時間が短く，重症筋無力症の診断に用いる．短時間型で，重症筋無力症の患者では症状が改善される．

エドロホニウム

（b）非可逆的コリンエステラーゼ阻害薬

　非可逆的コリンエステラーゼ阻害薬とは，コリンエステラーゼ分子に不可逆的に結合し，酵素活性を阻害する薬物である．有機リン化合物であり，神経毒ガスの**サリン**（sarin）や**ソマン**（soman）のほか，殺虫剤（農薬）として，**DFP**（di-isopropyl phosphoro fluoridate），**パラチオン**（parathion），**マラチオン**（malathion）などがある（図2.3④）．脂溶性，低分子，揮発性であるため，

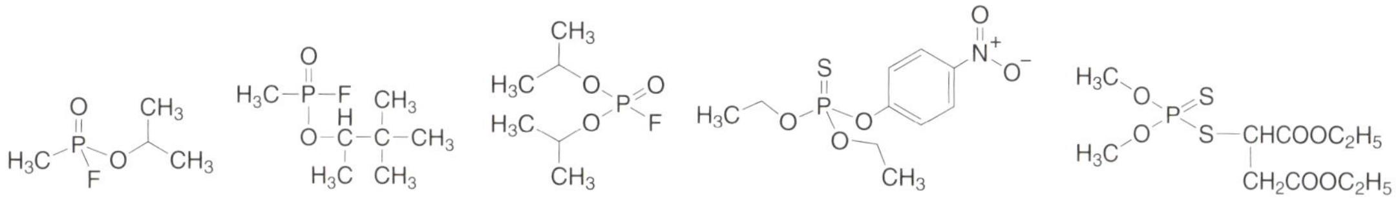

副交感神経系作用薬　2.3　　117

サリン　　　ソマン　　　DFP　　　パラチオン　　　マラチオン

図2.3 ④ 有機リン化合物

吸入また皮膚からも吸収されて脳に移行し，強い中枢作用を示す．マラチオンはヒトなどの高等動物では昆虫に比べ急速に代謝されるため，危険はより少ない．

（c）有機リン化合物中毒の解毒薬

有機リン化合物中毒の特異的解毒薬として，**プラリドキシム**（pralidoxime；**PAM**）などのオキシム類（RCH＝NOH）がある．PAM はコリンエステラーゼ分子に結合した有機リン化合物を解離させることで，コリンエステラーゼの酵素活性が回復（再賦活化）する（図2.3 ③）．

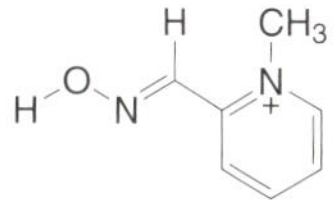

プラリドキシム

2.3.4　副交感神経遮断薬

副交感神経系の作用を減弱する薬物を副交感神経遮断薬（抗コリン薬および抗ムスカリン薬）といい，ムスカリン性アセチルコリン受容体を遮断する薬物を指すことから，抗ムスカリン薬ともいう．代表的な薬物はアトロピンであるが，それぞれの臓器では交感神経の支配も受けているため，副交感神経が遮断されると交感神経が興奮したような作用が発現する．

（a）ベラドンナアルカロイド

ベラドンナアルカロイドとしては，**アトロピン**（atropine），**スコポラミン**（scopolamine）があり，これらはナス科植物のベラドンナやロートコンに含まれ水やエタノールに浸出させたロートエキスとして生薬の形でも使用される．アトロピン，スコポラミンとも，ムスカリン M_1，M_2，M_3 受容体を非選択的に競合的に遮断する．

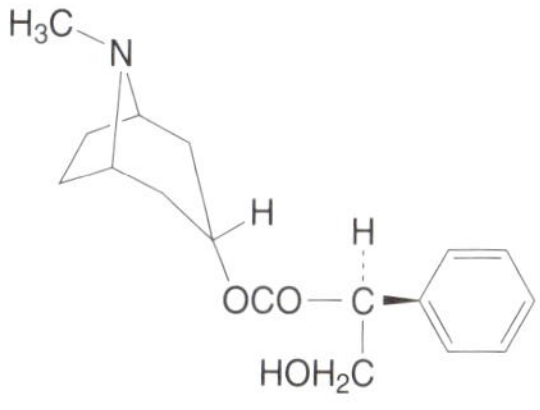

ベラドンナアルカロイドの薬理作用としては，アトロピン，スコポラミンともに作用は似ているが，アトロピンは心臓，消化管，気管支筋に対する作用が強く，スコポラミンは眼や外分泌腺に対してより強い作用を示す．作用持続時間はアトロピンがより長い．

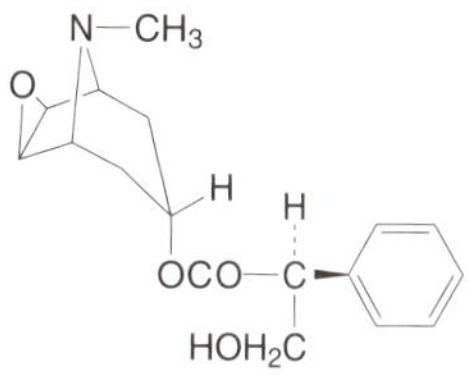

中枢作用：アトロピンとスコポラミンでは中枢作用が異なる．アトロピンでは，延髄（とくに迷走神経核），高位中枢が興奮する．臨床用量で迷走神経の興奮による徐脈が生じる．中毒量で不安，せん妄，幻覚がみられ，さらに大量では昏睡，呼吸麻痺に至る．

一方，スコポラミンは動揺病を抑制する．パーキンソン病の振戦や筋強直

アトロピン

スコポラミン

も抑制する．治療量では，多幸感，健忘，疲労感，傾眠，鎮静，記憶喪失が
みられる．

末梢作用：

　　眼：瞳孔は散大する（散瞳）．これは，瞳孔括約筋の弛緩による．また，毛
様体筋が弛緩し，シュレム管が閉じることで眼房水の排出が困難となり，眼
内圧は上昇する．緑内障の患者には禁忌である．毛様体筋が弛緩し，レンズ
の厚みは薄くなるので，近点への調節が障害され，遠視性調節麻痺となる．

　　循環器：心臓はムスカリン M_2 受容体遮断により，頻脈が生じる．

　　消化器：消化器の緊張と運動は副交感神経が優位に支配しているため，消
化管機能が強力に抑制され，鎮痙薬として用いられる．唾液分泌は抑制され
る（口渇）．胃酸分泌量は減少するが，酸濃度はあまり変化しない．膵液や胆
汁分泌は副交感神経よりも体液性調節の影響が大きいため，ほとんど抑制さ
れない．

　　呼吸器：鼻，気道，気管支からの分泌を抑制し，気管支が拡張するため，
麻酔前投与薬として用いられる．

　　泌尿器：膀胱および尿管を拡張し，尿管の自発性収縮を抑制する．腎結石
患者の腎疝痛，痙性対麻痺時の頻尿に有効である．一方，排尿困難が副作用
として問題になることがある．

　　子宮：子宮にはほとんど作用しない．出産時の子宮収縮にも影響しない．

【適応】 鎮痙薬（胃腸の痙攣性疼痛，胆管および尿管の疝痛，痙性対麻痺時の
頻尿），麻酔前投薬（麻酔時の気道分泌の抑制），有機リン剤中毒時の解毒．

【毒性】 スコポラミンはアトロピンより毒性が強く，とくに乳幼児は感受性
が高い．たとえば，点眼した場合に鼻涙管を通り，鼻粘膜や飲み込まれて消
化管から吸収されて中毒に至ることがあるので，注意を要する．

【副作用】 口渇，遠視性調節麻痺，排尿困難，眼圧上昇（緑内障患者には禁忌）．
副作用および中毒症状は上述の副交感神経遮断作用が現れる．さらに中枢症
状として，不安，興奮，体温上昇，錯乱，運動失調，発語障害や失見当識，
せん妄，幻覚，躁状態，痙攣，鎮静など，運動性神経症状および，**統合失調
症**（schizophrenia）やアルコールせん妄様の一見精神病が疑われる中毒症状
が現れる．

【中毒の治療】 フィゾスチグミンのようなコリンエステラーゼ阻害薬が有効で
ある．痙攣，鎮静にはジアゼパムを使用する．高熱に対して解熱薬は無効で
あるため，身体を冷やす必要がある．

（b）半合成および合成副交感神経遮断薬

　ベラドンナアルカロイドの副交感神経遮断作用は選択性がなく，諸器官は
ほぼ同様に影響を受ける．鎮静作用をはじめ中枢作用があり，また持続時間
も長い．これは好ましい場合もあるが，一方臨床で使用するうえで大きな制

副交感神経系作用薬　2.3　119

約となる．そこで，各器官に比較的選択性の高い薬物，および受容体サブタイプ選択性の高い薬物が用いられている．

　中枢に作用しないほうがよい場合は，ブチルスコポラミンなどの第四級アミンを用いる．第四級アミンはスコポラミンのような第三級アミンに比較して，血液脳関門を通過しないので，中枢神経系に対する作用はない．一方，第四級アミンは消化管からの吸収が悪い．また，自律神経節遮断作用，神経節接合部遮断作用をもつものもある．

（1）散瞳薬

　シクロペントラート（cyclopentolate），**トロピカミド**（tropicamide）は第三級アミンであり，点眼で用いられる．作用時間はそれぞれ約2時間，20分である．診断および治療する際に散瞳および調節麻痺を目的に用いられる．

（2）鎮痙薬

　ブチルスコポラミン（butylscopolamine），**ピペリドレート**（piperidolate），**プロパンテリン**（propantheline），**チメピジウム**（timepidium），**メチルオクタトロピン**（methyloctatropine），**チキジウム**（tiquizium）は第四級アミンであり，中枢作用はない．消化管吸収は悪い．自律神経節遮断作用をもつ．消化管痙攣による痛み，消化管運動亢進による下痢，過敏性大腸炎に効果がある（保健適応があるのは**メペンゾラート**，mepenzolate）．胆管の疝痛，腎石患者の腎疝痛に使用される．**オキシブチニン**（oxybutynin），**プロピベリン**（propiverine），**ソリフェナシン**（solifenacin），**イミダフェナシン**（imidafenacin）は蓄尿障害治療薬（頻尿・過活動膀胱治療薬）として用いられる．

（3）パーキンソン病治療薬

　トリヘキシフェニジル（trihexyphenidyl），**ビペリデン**（biperiden），**プロフェナミン**（profenamine），**ピロヘプチン**（pirofeptine）は中枢性抗コリン作用が強く，末梢の抗コリン作用は弱い．振戦，筋固縮などの初期症状に有効である．また抗精神病薬の副作用としてのパーキンソン病様症状（錐体外路

シクロペントラート

トロピカミド

ピペリドレート

プロパンテリン

チメピジウム

ブチルスコポラミン

メチルオクタトロピン

チキジウム

メペンゾラート

オキシブチニン

プロピベリン

ソリフェナシン

イミダフェナシン

症状)を抑制する目的で用いられる.

トリヘキシフェニジル　　ビペリデン　　プロフェナミン　　ピロヘプチン

（4）消化性潰瘍治療薬

　　ピレンゼピン(pirenzepine)はムスカリン M_1 受容体を選択的に遮断する.副交感神経節および胃ヒスタミン含有細胞に存在するムスカリン M_1 受容体を選択的に遮断し,胃酸分泌を抑制することで消化性潰瘍治療薬として使用される.ムスカリン M_2 受容体(心臓に存在),ムスカリン M_3 受容体(分泌腺,平滑筋に存在)は遮断しない.

（5）気管支拡張薬

　　イプラトロピウム(ipratropium),**オキシトロピウム**(oxitropium),**チオトロピウム**(tiotropium)は気管支を拡張するが,気道分泌は抑制しない.吸入剤として気管支喘息の予防に用いられる.

ピレンゼピン

イプラトロピウム　　　　オキシトロピウム　　　　チオトロピウム

一般用医薬品において抗コリン薬の応用は,鼻水分泌抑制薬のヨウ化イソプロパミド；胃腸鎮痙薬としてメチルベナクチジウム,メチルオクタトロピン,ジサイクロミン,オキシフェンサイクリミンなどがある.

（6）コリンエステラーゼ阻害薬および毒キノコ（ムスカリン）中毒の治療薬

　　アトロピンは有機リン系コリンエステラーゼ阻害薬(神経ガス,殺虫剤)の中毒,ムスカリンを含む毒キノコの中毒の治療に用いられる.

2.3.5　自律神経節刺激薬

（a）自律神経節の神経伝達と受容体

　　自律神経節における興奮の伝達は交感神経および副交感神経節前ニューロンの伝達物質である**アセチルコリン**により行われ,神経節後ニューロンが興奮する(図2.3⑤).

　　（ⅰ）おもな要素：**神経型ニコチン受容体**(N_N)を介する速い興奮性の反応.この反応は**ヘキサメトニウム**(hexamethonium)などの競合的節遮断薬により抑制される.

(ⅱ) ムスカリン M_1 受容体を介する遅い興奮性の反応．この反応はピレンゼピンなどの M_1 受容体遮断薬により抑制される．

神経節興奮薬には，**ニコチン**(nicotine)，**ロベリン**(lobeline)，**テトラエチルアンモニウム**(tetraetylammonium)などがある．

(1) ニコチン

ニコチンはタバコに含まれる無色，揮発性，水溶性天然アルカロイドであり，臨床適用は，ニコチンパッチが禁煙補助剤として使われるのみである．自律神経節，副腎髄質，神経筋接合部，中枢のニコチン受容体に作用する．

ニコチンの薬理作用としては，少量/初期では刺激作用，大量/後期では抑制作用がみられる(二相性作用)こと，交感神経節および副交感神経節の両者に作用することから，薬理作用は複雑である．自律神経節に対する刺激効果は，当該臓器に対し優位に支配する自律神経の節刺激効果が強く現れ，自律神経節に対する遮断効果は優位に支配する自律神経の遮断効果として現れる．たとえば，心臓は副交感神経支配が優位であるので，自律神経節刺激効果は，副交感神経刺激効果(心臓機能の抑制)として現れ，自律神経節に対する遮断効果は副交感神経刺激遮断(心臓機能の亢進)として現れる．

① **ニコチン：少量/初期**
　(ⅰ) **自律神経節**：交感および副交感神経節後ニューロンを興奮させる．当該臓器に対し，優位支配神経の節刺激効果が強く現れる．
　　効果：血圧上昇，心拍数減少，縮瞳，腸管収縮，胃酸分泌促進
　(ⅱ) **副腎髄質**：カテコールアミン遊離を促進
　(ⅲ) **神経筋接合部**：骨格筋の痙縮
　(ⅳ) **中枢神経**：呼吸促進(化学受容器を刺激)，嘔吐(延髄化学受容器引金帯の刺激と嘔吐)

② **ニコチン：大量/後期**
　(ⅰ) **自律神経節**：交感および副交感神経節後ニューロンを抑制させる．当該臓器に対し優位支配神経の節遮断効果が強く現れる．
　　効果：血圧下降，心拍数増加，散瞳，腸管弛緩，胃酸分泌抑制
　(ⅱ) **副腎髄質**：カテコールアミン遊離を抑制
　(ⅲ) **神経筋接合部**：骨格筋の弛緩

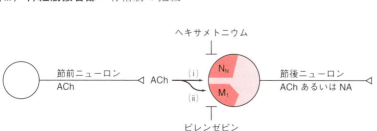

図 2.3 ⑤ 自律神経節の神経伝達と受容体

（ⅳ）**中枢神経**：振戦，痙攣，呼吸麻痺（中枢抑制と呼吸筋収縮の抑制）

（2）バレニクリン

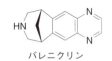
バレニクリン

バレニクリン（vrenicline）はニコチン$\alpha_4\beta_2$受容体の部分刺激薬として働く．ニコチン依存症の喫煙者に対する禁煙の補助に用いられる．

ニコチンは脳のドパミンを遊離して，快感・満足感を得ると考えられている．禁煙時には，部分刺激薬として，弱いニコチン受容体刺激作用をもち，少量のドパミンを遊離して（少し満足），タバコに対する切望感を軽減する．一方，喫煙時にはニコチンの作用がバレニクリン（部分刺激薬としての働き）により抑制されるため，タバコを吸っても快感・満足感を得られなくなる．

（b）神経節遮断薬

神経節遮断薬とは自律神経節のニコチン受容体（神経型）を遮断し，アセチルコリンの神経伝達を抑制する薬物をいう．交感神経節および副交感神経節の両者に作用することから，自律神経節に対する遮断効果は優位に支配する自律神経の遮断効果として現れる．たとえば，心臓は副交感神経支配が優位であるので，自律神経節に対する遮断効果は副交感神経刺激遮断（心臓機能の亢進）として現れ，一方，血管は交感神経支配が優位であるので，血管は拡張して血圧は低下する（表2.3④）．

（1）競合的遮断薬

自律神経節のニコチン受容体（神経型）をアセチルコリンと競合し，アセチルコリンの神経伝達を遮断する．

ヘキサメトニウム：2個の第四級アンモニウムのあいだに炭素鎖が6個の化合物である．第四級アンモニウムゆえに消化管での吸収は悪い．脳には移行せず，中枢作用はない．

（2）脱分極性遮断薬

ニコチン受容体に結合し，持続的脱分極を起こして神経伝達を遮断する．

ニコチン：ニコチンについては2.3.5項を参照．

表2.3④ 各効果器への自律神経の優位性と神経節遮断の効果

効果器	優位な神経	神経節遮断薬の効果
動脈	交感神経	血管拡張，血圧降下
静脈	交感神経	血管拡張，静脈還流量低下，心拍出量減少
汗腺	交感神経（コリン作動性）	分泌減少
心臓	副交感神経	心拍数の増加
瞳孔	副交感神経	散瞳
毛様体筋	副交感神経	毛様体筋麻痺
唾液腺	副交感神経	分泌減少，口内乾燥
消化管	副交感神経	運動と緊張の低下，分泌減少，便秘
膀胱	副交感神経	尿貯留

2.4 運動神経作用薬

2章 末梢神経系の薬理

❖ 本節の目標 ❖
- 運動神経作用薬の薬理作用とその副作用を学ぶ．

2.4.1 中枢性筋弛緩薬と毒素

中枢神経系には興奮性ニューロンと抑制性ニューロンが存在する．興奮性ニューロンの活性化に伴う神経伝達物質の放出は，後部ニューロンの脱分極を引き起こし，興奮を誘発させる．一方，抑制性ニューロンは，シナプス後抑制もしくはシナプス前抑制により，後部ニューロンの活性を抑制させる．

脊髄運動ニューロンにおける興奮性神経伝達の一部は，**レンショウ**(Renshaw)**細胞**(図2.4①)などの抑制性介在ニューロンに伝達され，運動ニューロンの神経活動を抑制させる．このようなフィードバック型抑制のことを反回抑制とよび，運動ニューロンの神経活動の調節を行っている．破傷風菌の毒素であるテタヌス毒素は抑制性介在ニューロンからの神経伝達物質であるグリシンの放出を抑制させる．その結果，運動ニューロンの活性抑制制御系に問題が生じ，強縮性痙攣を引き起こす．

インドールアルカロイドの一種である**ストリキニーネ**はグリシン受容体に対するアンタゴニストとして作用することで，運動ニューロンの脱抑制を引き起こし，激しい強直性痙攣を誘発する．

ストリキニーネ(strychnine)：マチン属の植物に含まれる毒性の強いアルカロイドで，おもに脊髄に作用し，反射性興奮を高める．抑制性介在ニューロンであるレンショウ細胞によるシナプス後抑制を遮断させることで強直性痙攣を引き起こす．

(a) 中枢性筋弛緩薬

骨格筋を制御する上位神経には，延髄の錐体をとおる錐体路と錐体をとおらない錐体外路経路が存在する．これらの神経は，脊髄前角の運動ニューロ

学修事項 D-2-4
(2) 筋弛緩薬と筋系疾患の主な治療薬

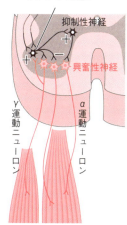

図2.4① レンショウ細胞

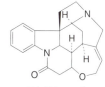

ストリキニーネ

ンの神経活動を制御している．中枢性筋弛緩薬は，骨格筋の緊張を支配する中枢神経系に働いて筋弛緩作用を示す．これらの中枢性筋弛緩薬は，おもに脊髄の多シナプス反射経路を抑制することで筋弛緩作用を引き起こす．

運動ニューロンの細胞体は脊髄前核に存在し，軸索は骨格筋へ延びている．運動ニューロンには，α運動ニューロンとγ運動ニューロンがあり，これらの運動ニューロンは脊髄前角の神経細胞より発せられ，骨格筋の緊張を調節している．α運動ニューロンは骨格筋終板を支配し，神経の興奮により骨格筋の収縮を引き起こす．γ運動ニューロンは，錘内筋線維を支配し，骨格筋の緊張を調整している（図2.4②）．

γ-アミノ酪酸（GABA）は抑制性神経伝達物質であり，GABA受容体にはおもにGABA$_A$およびGABA$_B$受容体が存在する．GABA$_A$受容体はイオンチャネル型の受容体であり，GABAが受容体に結合するとCl$^-$チャネルが開口する．GABA$_B$受容体は，抑制性のGタンパク質共役型受容体である．

上位中枢において作用し，抗不安薬作用をもつ**ベンゾジアゼピン系**（benzodiazepines）薬剤は，脊髄においても作用し中枢性筋弛緩薬としての作用を誘発する．**ジアゼパム**は，GABA$_A$受容体のアロステリックアゴニストとして作用し，抑制性介在ニューロンの作用を増強させ，筋弛緩作用を起こす．一方，GABA$_A$受容体のアンタゴニストである**ビククリン**（bicuculline）や**ピクロトキシン**（picrotoxin）は，中枢興奮作用を引き起こし，痙攣を誘発する．**バクロフェン**はGABAの誘導体であり，GABA$_B$受容体へのアゴニストとして作用する．これらの作用により，抑制性介在ニューロンの作用を増強させ，筋緊張を緩和させる．

COLUMN　ストリキニーネ中毒

生薬としても使われるマチン（ホミカ）の主成分はストリキニーネおよびブルシン（brucine）であり，苦味健胃薬として用いられる．ストリキニーネは脊髄に作用して興奮作用を現し，運動能力などに影響を与える可能性があるため，ドーピングでの禁止薬物に指定されている．

成人に対するストリキニーネの中毒量は30〜120 mgであり，接触や音などの刺激により激しい強直性痙攣を誘発し，呼吸が停止する．激しい場合は体が弓のように曲がる後弓反張（オピストトーマス）がみられることがある．

治療法としては，患者に刺激を与えないように注意してジアゼパムなどの鎮静剤を投与する方法が有効である．ストリキニーネの体内分解は速く，中毒から24時間経過すれば予後の生存率は良好となる．

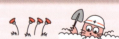

ブルシン

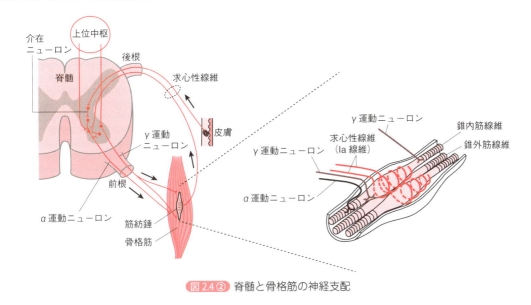

図2.4② 脊髄と骨格筋の神経支配

① **ジアゼパム**(diazepam)：$GABA_A$受容体に作用し，その活性を促進することで，ニューロンの活動を抑制させる．中枢移行性が高く，てんかん重積症や不安症の治療薬としても用いられる．重症筋無力症には禁忌である．
【副作用】倦怠感や眠気．

② **バクロフェン**(baclofen)：単シナプスおよび多シナプス反射を抑制し，γ運動ニューロン活性を低下させ，骨格筋弛緩作用を引き起こす．
【副作用】眠気，悪心や食欲不振などの消化器症状，脱力感，ふらつき．

③ **エペリゾン**(eperisone)：アミノケトン化合物で，脊髄の単シナプスおよび多シナプス反射を抑制させる．さらにγ運動ニューロンの神経活動を抑制し，筋紡錘の感度を下げることで筋の緊張を緩和させる．
【副作用】過敏症，ショック，アナフィラキシー様症状，中毒性表皮壊死融解症，皮膚粘膜眼症候群．

④ **トルペリゾン**(tolperisone)：エペリゾンと同様，アミノケトン化合物である．脊髄の単シナプスおよび多シナプス反射を抑制させる．
【副作用】ショック，胸内苦悶，呼吸障害，過敏症．

⑤ **チザニジン**(tizanidine)：イミダゾリン誘導体．$α_2$アドレナリン受容体刺激作用をもつ．おもに脊髄の多シナプス反射を抑制することで筋の緊張を緩和させる．また，γ運動ニューロン活性の低下により筋紡錘の感度を下げ，筋緊張を和らげる．
【副作用】ショック，血圧低下，心不全，呼吸障害，肝炎，肝機能障害，黄疸．

Advanced 単シナプス反射路と多シナプス反射路

単シナプス反射路は求心性神経と遠心性神経との間で一つのシナプスを介して起こる反射経路のことをいう．単シナプス反射路の例として膝蓋腱反射があげられる．すなわち膝蓋腱反射においては，大腿四頭筋の腱をたたくことで筋が伸長し，筋紡錘が興奮する．この興奮情報は求心性神経（Ia線維）を介して脊髄全角の運動ニューロンに一つのシナプスを介して伝達され，骨格筋を収縮させる．

一方，多シナプス反射路は，脊髄の複数の脊髄介在神経を介して運動ニューロンに伝達される反射経路のことをいう．多シナプス反射路の例として，屈曲反射路があげられる．屈曲反射路とは，皮膚に痛みなどの侵害刺激が加えられると，その情報は，脊髄の介在神経を介して屈筋の運動ニューロンに伝えられ，刺激から回避させるような運動を引き起こす反応経路のことをいう（図2.4③）．

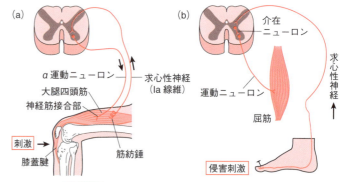

図2.4③ 単シナプス反射路と多シナプス反射路
(a)膝蓋腱反射回路：骨格筋が伸張すると筋紡錘が刺激され，求心性神経（Ia線維）がその刺激を脊髄の前角にある運動ニューロンに一つシナプスを介して伝達され，興奮を引き起こす．この興奮はα運動ニューロンに伝わり，骨格筋を収縮させる．
(b)屈曲反射回路：皮膚に加えられた侵害刺激は，脊髄の介在ニューロンを介して屈筋の運動ニューロンに伝えられる多シナプス性の回路をとる．

2.4.2 神経筋接合部作用薬

中枢神経の情報は，運動ニューロンを介して骨格筋に伝えられる．運動ニューロンは，骨格筋の近傍付近まで到達すると髄鞘を失い，無髄となり細かく枝分れする．神経末端は筋線維膜が肥厚してくぼみを形成している部位にはまり込み，終板とシナプスを形成する（図2.4④）．

このような運動神経の終末と骨格筋の細胞膜が近接している箇所を神経筋接合部とよぶ．骨格筋の筋線維膜にはニコチン受容体が存在し，神経筋接合部の神経末端にはアセチルコリンを含む小胞が存在する．神経活動の活性化に伴い運動ニューロン終末から，アセチルコリンが遊離すると，筋線維膜の

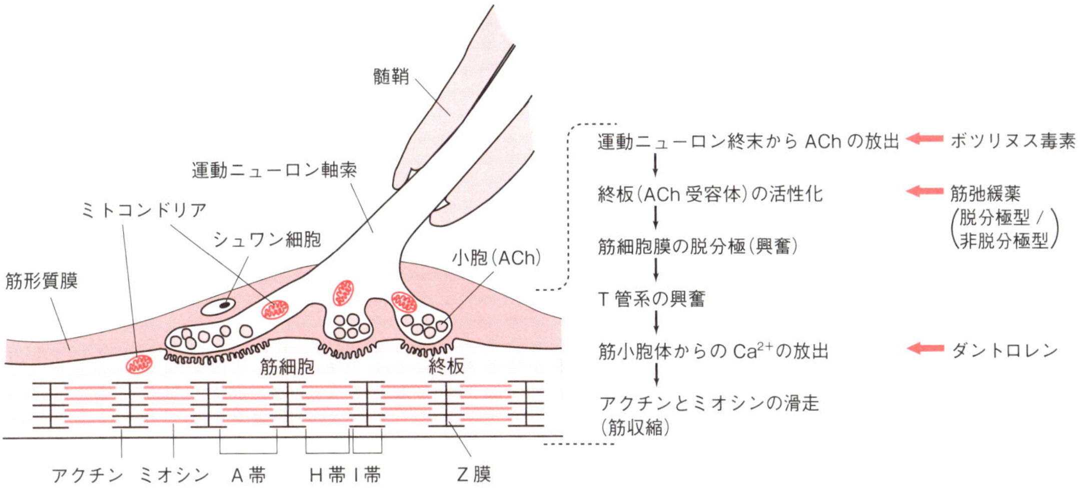

運動神経作用薬　2.4　127

髄鞘

運動ニューロン軸索

ミトコンドリア

シュワン細胞

筋形質膜

小胞（ACh）

筋細胞　終板

アクチン　ミオシン　A帯　H帯I帯　Z膜

運動ニューロン終末からAChの放出　◀━ ボツリヌス毒素

終板（ACh受容体）の活性化　◀━ 筋弛緩薬
（脱分極型 /
非脱分極型）

筋細胞膜の脱分極（興奮）

T管系の興奮

筋小胞体からのCa²⁺の放出　◀━ ダントロレン

アクチンとミオシンの滑走
（筋収縮）

図 2.4 ④ 神経筋接合部の構造と機能

ニコチン受容体が活性化し終板電位が発生する．

　この電位が閾値を超えると活動電位となり，この電位変化がT管系（横行小管系）をとおり細胞内部に伝達される．続いてこのシグナルは細胞内の筋小胞体膜上のリアノジン受容体を活性化させ，筋小胞体からの Ca^{2+} の遊離を増加させる．細胞内 Ca^{2+} レベルが上昇するとアクチンとミオシンのスライドが起き，筋収縮が起きる．このような，活動電位の発生から筋収縮までの一連の過程を興奮収縮連関とよぶ．

　一方，シナプス間隙に遊離されたアセチルコリンはアセチルコリンエステラーゼによってコリンと酢酸に分解され，失活する．アセチルコリンの失活により膜電位は元の状態に戻り筋は弛緩する（図 2.4 ④）．

（a）神経筋接合部興奮薬

　神経筋接合部におけるシグナル伝達を促進させることによる筋収縮を起こす．これらの薬剤はシナプス間隙におけるアセチルコリンの分解抑制（アセチルコリンエステラーゼ阻害）もしくはアセチルコリン遊離促進作用により，神経シグナルを増強させる．臨床的にはこれらの薬剤はおもに重症筋無力症の診断もしくは治療に用いられる．作用時間の短い**エドロホニウム**は重症筋無力症の診断に，作用時間が長くムスカリン作用の弱い**アンベノニウム**や**ピリドスチグミン**は重症筋無力症の治療に用いられる．

① **アンベノニウム**（ambenonium）：アセチルコリンエステラーゼ阻害作用によりアセチルコリンの作用を増強させ，重症筋無力症の症状を緩和させる．

【副作用】 腹痛，下痢，発汗，頭痛．

アンベノニウム

ピリドスチグミン

エドロホニウム

② **ピリドスチグミン**(pyridostigmine)：長時間作用型．ネオスチグミンと類似の作用だが，薬効は弱い．重症筋無力症の治療に用いる．
【副作用】下痢，腹痛，発汗が現れることがある．

③ **エドロホニウム**(edrophonium)：短時間作用型．ネオスチグミンと関連した化学構造．重症筋無力症の検査・診断に用いる．エドロホニウムを投与後，一時的に眼筋等の筋力が改善するかを検査し，筋力が改善した場合，重症筋無力症の疑いが高いと判断される．
【副作用】痙攣，呼吸中枢麻痺が現れることがある．

Advanced　重症筋無力症

重症筋無力症はアセチルコリン(ACh)受容体に対する自己抗体の産生により，神経筋接合部におけるシグナル伝達が障害されることで発症する自己免疫疾患の一つである．脱力や易疲労性を主症状とし，重症になると嚥下障害，呼吸困難などの症状が起こることがある．

アセチルコリンエステラーゼ阻害は対処療法であり，根本治療薬としては，アセチルコリン受容体に対する自己抗体を抑制することが有効であると考えられる．自己抗体の産生抑制を目的とした胸腺摘出も行われることがある．ほかには，副腎皮質ホルモン薬，免疫抑制薬が治療薬として使われている．

(b) 神経筋接合部遮断薬（筋弛緩薬）

神経筋接合部遮断薬は，神経筋接合部に存在するニコチン性アセチルコリン受容体に作用することで筋弛緩作用を起こす．これらの薬物には，アセチルコリン受容体のアンタゴニストとしてアセチルコリンと競合的に作用し筋弛緩作用を起こす競合的遮断薬と，アゴニストの受容体への結合により脱分極状態を維持することで筋弛緩作用を引き起こす脱分極的遮断薬とに大別される（表2.4①）．筋弛緩薬は，麻酔薬の補助として筋肉を弛緩させることで手術の操作を行いやすくするために使用される．また，筋弛緩薬を併用することで全身麻酔薬の使用量を減らすことも可能となる．

(1) 競合的遮断薬

競合的遮断薬はニコチン性アセチルコリン受容体のアンタゴニストとして，運動ニューロン終末からシナプス間隙に遊離されるアセチルコリンと競合的に結合することで，シナプス電位の発生を抑制する．このような作用により，神経筋接合部における神経伝達は阻害され，筋弛緩が起こる．筋自体

運動神経作用薬 2.4 129

表 2.4 ① 競合的筋弛緩薬および脱分極的筋弛緩薬の作用比較

	競合的筋弛緩薬	脱分極的筋弛緩薬	
		第Ⅰ相	第Ⅱ相
作 用 点	終板のニコチン受容体		
終板電位に対する作用	抑制	脱分極	抑制
コリンエステラーゼ阻害薬の影響	拮抗	増強	拮抗
競合的遮断薬前処置の影響	協力	拮抗	増強
脱分極的遮断薬前処置の影響	無効または拮抗	タキフィラキシー	増強
筋選択性	呼吸筋＞四肢筋	呼吸筋＜四肢筋	呼吸筋＜四肢筋
体温低下の影響	減弱	増強	増強

「斎藤尚亮, 谷山紘太郎：ニコチン受容体遮断薬, 『NEW 薬理学（改訂第 5 版）』, 田中千賀子, 加藤隆一 編, 南江堂（2007）, p.257」より許諾を得て改変し転載.

の静止膜電位は変化しないため, 筋肉を直接電気刺激すると収縮は起こる.

① *d*-ツボクラリン（*d*-tubocurarine）：古代の人びとが動物を殺すために使っていた毒矢から単離同定されたアルカロイドである. 現在, 臨床では使用されていない.

d-ツボクラリンは, 神経筋接合部のニコチン性アセチルコリン受容体においてアセチルコリンと競合し, 阻害活性を示す. 筋弛緩作用は, 部位によって異なり, まず目・耳・足指など活動性が高くて小さい短筋が弛緩され, ついで四肢や頸部の筋, 体幹の筋に続き, 最後に呼吸筋を麻痺させ, 呼吸停止により死に至らしめる. **ネオスチグミン**（neostigmine）などのアセチルコリンエステラーゼ阻害薬は, シナプス間隙におけるアセチルコリン濃度の上昇により競合的遮断薬の効果を減弱させるため, *d*-ツボクラリン中毒の解毒に使用される. *d*-ツボクラリンは, 自律神経節遮断作用もあり, 血圧が低下することがある. また, 肥満細胞からのヒスタミン遊離促進作用をもち, 気管支収縮, 唾液分泌促進, 血圧低下などを起こす. 第四級アンモニウム構造をもっており, 血液脳関門を通過しにくい. また, 消化管からの吸収も悪い.

【**副作用**】*d*-ツボクラリンを投与すると, 気管支痙攣, ショック, 血圧低下, 遷延性無呼吸, 過敏症などの症状が現れる.

タキフィラキシー
薬物の反復投与により, 薬効が急速に減衰する現象.

d-ツボクラリン

ネオスチグミン

② **パンクロニウム**（pancuronium）：ステロイド骨格をもつ筋弛緩薬．ニコチン性アセチルコリン受容体のアンタゴニストとして作用する競合的遮断薬である．筋弛緩作用はツボクラリンの5倍の効力をもち，かつ，作用持続時間も長い．ツボクラリンと異なり，交感神経節遮断作用やヒスタミン遊離作用もほとんどない．投与により頻脈が現れることがある．手術時の筋弛緩に用いられる．重症筋無力症や重症腎障害（パンクロニウムは腎排泄型のため）には禁忌．

③ **ベクロニウム**（vecuronium）：ステロイド骨格をもつ筋弛緩薬．ニコチン性アセチルコリン受容体のアンタゴニストとして作用する競合的遮断薬である．ツボクラリンと異なり，交感神経節遮断作用やヒスタミン遊離作用もほとんどない．パンクロニウムの1.6倍の効力をもつ．循環器系に対する作用がなく，臨床でよく用いられる．気管内挿管時や麻酔時の筋弛緩に用いられる．重症筋無力症，妊婦には禁忌．

④ **ロクロニウム**（rocuronium）：ベクロニウムの誘導体．作用発現時間がベクロニウムよりも短いにもかかわらず作用持続時間はベクロニウムと同程度である．作用発現時間が短いため，気管挿管をスムーズに行うことができるという特徴をもつ．重症筋無力症には禁忌．

⑤ なお，**スガマデクス**（sugammadex）は競合的遮断薬と包接体を形成し，筋弛緩薬の作用を不活性化させ，神経筋接合部における競合的遮断薬の濃度を低下させる．こうした作用をもつ薬を**筋弛緩回復薬**という．これらの作用により，筋弛緩効果から回復させる．アミノステロイド系筋弛緩薬に有効で，とくにロクロニウムに対する特異性が高く，ロクロニウムとスガマデクスが複合体を形成することでロクロニウムの作用を抑制する．

パンクロニウム　　　　ベクロニウム　　　　ロクロニウム　　　　スガマデクス

（2）脱分極的遮断薬

アセチルコリンの刺激により，Na^+が筋細胞膜を透過すると脱分極が引き起こされ，活動電位が発生する．しかし，その数ミリ秒後にはNa^+チャネルは閉じ，膜電位は静止状態に戻る．そしてこの再分極により，新たな刺激による活動電位誘発への準備が完了する．すなわち，アセチルコリンがアセチルコリンエステラーゼによって速やかに分解されると，終板は再分極状態となり，形質膜のNa^+チャネルの興奮性は回復する．

脱分極的遮断薬は，アセチルコリンエステラーゼによる分解速度が遅いた

めアセチルコリン受容体は刺激され続け，終板は脱分極状態が維持された状態となり，結果的に活動電位が誘発されず筋弛緩が起こる．脱分極的遮断薬には，2個の第四級アンモニウム構造をもつスキサメトニウムやデカメトニウムがある．

① **スキサメトニウム**（suxamethonium）：構造はアセチルコリンの二量体であり，神経筋接合部のニコチン受容体を活性化させることで脱分極を誘発し，筋収縮を引き起こす〔第Ⅰ相，図2.4⑤(b)〕．しかしその後，速やかに分解されずにシナプス間隙に長時間留まるため，持続的な脱分極を引き起こして骨格筋を弛緩させる〔第Ⅰ相，図2.4⑤(b)〕．このとき，ネオスチグミンなどのアセチルコリンエステラーゼ阻害薬では拮抗されず，むしろ増強する．

スキサメトニウム

終板の脱分極は時間とともに回復し再分極状態となるが，遮断作用は持続しており，このとき，ニコチン受容体のアセチルコリンに対する感受性の低下がみられる〔第Ⅱ層，図2.4⑤(b)〕．このとき，競合的遮断薬と類似の反応が発現し，アセチルコリンエステラーゼ阻害薬で拮抗される．

スキサメトニウムは，血漿や肝臓において非特異的コリンエステラーゼにより加水分解され，コリンとコハク酸に分解される．そのため，作用持続時間が短く筋弛緩効果が調節しやすく，気管内挿管などの操作時に用いられる．

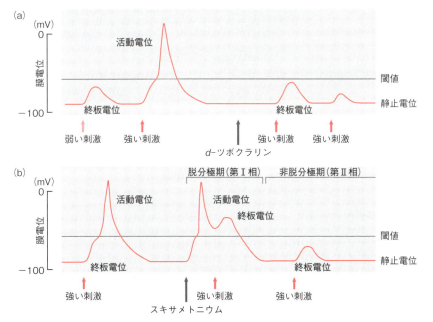

図2.4⑤ 神経筋接合部遮断薬の作用様式の比較
(a) d-ツボクラリンを作用させた場合．(b) スキサメトニウムを作用させた場合．
田中千賀子，加藤隆一 編，『NEW 薬理学(改訂第5版)』，南江堂(2007)，p.257 より許諾を得て改変し転載．

本薬物投与により自律神経節興奮作用が初期に現れ，一過性の徐脈の後，頻脈を引き起こす．ヒスタミン遊離作用は弱い．

【副作用】この薬物を投与すると，呼吸停止を引き起こすことがある．本剤の使用に際しては，人工呼吸器を準備するなどの対応が必要である．また，持続的な脱分極により細胞内から K^+ が流出するため，高カリウム血症となり，心肺停止や不整脈が現れることがある．ほかには**悪性高熱症**（malignant hyperthermia）に注意が必要である．初期の一過性脱分極時の筋収縮により筋線維の断裂が起き，筋肉痛が生じることがある．緑内障には禁忌．

② **デカメトニウム**（decamethonium）：メチレン基が 10 個あるため C_{10} ともよぶ．強力な神経筋接合部遮断作用により筋弛緩作用を起こす．臨床的には使用されない．

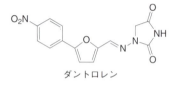
デカメトニウム

（c）神経筋接合部以外の作用薬

① **ダントロレン**（dantrolene）：骨格筋に直接作用することで，筋収縮を抑制させる．ダントロレンは骨格筋の細胞のリアノジン受容体に作用することで，筋小胞体からの Ca^{2+} の遊離を阻害する．これにより，興奮収縮連関が遮断され，筋収縮が抑制される．ダントロレンは，膜の興奮性やアセチルコリンの神経終末からの遊離には影響を与えない．したがってダントロレンは，膜の活動電位が発生してもその筋弛緩作用には影響は与えない．悪性高熱症や脳脊髄性痙性麻痺の治療に適用される．

【副作用】この薬物を投与すると，頭痛，めまい，眠気，消化器症状がみられることがある．

② **ボツリヌス毒素**（botulinum toxin）：ボツリヌス菌の産生する毒素であり，食中毒の原因となる．毒性は非常に強く，四肢の麻痺を引き起こし，重篤な場合は呼吸麻痺による死に至らしめる．ボツリヌス毒素は，神経終末からのエキソサイトーシスにかかわるタンパク質を破壊することで，アセチルコリン遊離抑制作用を示す．少量用いることで，神経筋伝達を阻害し，筋弛緩作用を示す．眼瞼痙攣，片側顔面痙攣，痙性斜頸などの治療に筋注で用いる．

ダントロレン

Advanced 悪性高熱症

悪性高熱症は全身麻酔薬や神経筋遮断薬などを投与したときに起こる急速な体温上昇を特徴とする．強い筋収縮や乳酸性アシドーシスも伴い，60〜70％が死に至る．悪性高熱症は，骨格筋細胞の筋小胞体のリアノジン受容体に遺伝子変異があることにより，これらの薬物が筋小胞体からの Ca^{2+} 過剰遊離を引き起こすことが原因とされている．Ca^{2+} の過剰遊離により，筋の過剰な収縮に伴う熱産生が起こり，高熱になると考えられている．悪性高熱症の治療薬としては，ダントロレンが用いられる．

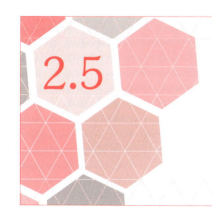

2章 末梢神経系の薬理

2.5 局所麻酔薬

❖ **本節の目標** ❖
- 知覚神経に作用する代表的な薬物（局所麻酔薬など）をあげ，薬理作用，機序，おもな副作用を学ぶ．

局所麻酔薬は，末梢から中枢神経への知覚神経における興奮の発生と伝播を可逆的に抑制し，痛みを緩和・除去する作用をもつ．高濃度では一部の運動神経も抑制する．化学構造として芳香環，アルキル鎖，アミノ基の基本構造をもち，部分的に両親媒性陽イオンとして存在している．このことが作用局所（神経細胞）への到達と作用部位（電位依存性 Na⁺ チャネル）への結合に重要な役割を担っている．電位依存性 Na⁺ チャネルを遮断することが作用機序であり，さまざまな適用法により，外科手術，内視鏡検査，痛覚除去を目的とした神経ブロックなどに用いられている．

学修事項 D-2-3
(1) 代表的な局所麻酔薬，全身麻酔薬

2.5.1 局所麻酔薬の作用機序

（a）Na⁺ チャネルの状態変化と局所麻酔薬の作用

神経軸索の興奮伝導は活動電位が発生して起こる．電位の変化は，神経細胞膜の Na⁺ チャネルが**休止**（resting）状態から**閉鎖**（closed）状態を経て**開口**（open）状態になり，Na⁺ の化学勾配（細胞外 Na⁺ 濃度～150 mmol L⁻¹，細胞内 Na⁺ 濃度～7 mmol L⁻¹）に伴う急速な Na⁺ の細胞内への流入を介して行われる（図2.5①）．続いて，Na⁺ チャネルは**不活性化**（inactivated）状態を経て，元の休止状態に戻る〔図2.5①(a)〕．局所麻酔薬は，休止を除く状態の Na⁺ チャネルに結合して，休止状態への移行を阻害し，興奮の発生と伝導を抑制する〔図2.5①(a)〕．

このように，局所麻酔薬は Na⁺ チャネルの興奮頻度が高いほど結合しやすくなることから，興奮頻度依存性の抑制が観察される．このことは，痛みが発生している神経（障害部位）は，ほかの神経よりも興奮頻度が高いため，

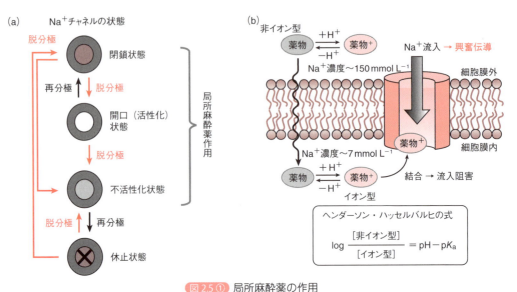

図 2.5① 局所麻酔薬の作用
(a) Na⁺チャネルの状態と局所麻酔薬の作用時期，(b) 局所麻酔薬の作用．

局所麻酔薬により障害部位の神経伝達がはじめに阻害されることにも関連している．

(b) 局所麻酔薬の物理化学的性質と作用

多くの局所麻酔薬は部分的に両親媒性陽イオンとして存在している．この物理化学的性質が，局所麻酔薬の作用の発現と作用時間に大きく関係している．すなわち，局所麻酔薬が細胞質に至るためにはイオン型は疎水性の高い細胞膜を通過できないため，非イオン型となる必要がある〔図 2.5①(b)〕．しかし，局所麻酔薬が細胞膜から細胞質側に移行し Na⁺チャネルに到達するためには再びイオン型となる必要がある．さらに局所麻酔薬の Na⁺チャネルへの結合は，非イオン型よりもイオン型のほうが親和性は高くなっている．これらのことは局所麻酔薬の pK_a と存在部位の pH に依存しており，ヘンダーソン・ハッセルバルヒ（Henderson–Hasselbalch）の式として表される〔図 2.5①(b)〕．

この式によると，局所麻酔薬の pK_a 値が大きいほど，作用する部分の pH が酸性に傾くほどイオン型の割合が多くなる．一方，局所麻酔薬が末梢神経組織の神経周膜（軸索，神経内膜，毛細血管を取り巻く構造体）を透過し，軸索に到達するためには，疎水性の細胞膜を透過するために非イオン型になる必要があり，その後神経内膜間隙を経て軸索に至るためにはイオン型へと変化し，軸索膜を通過するためには再度非イオン型となり，膜透過後はまたイオン型へとなる必要がある（図 2.5②）．

このように，局所麻酔薬は両親媒性陽イオンとして極性を変えながら作用部位に到達し，作用することとなる．炎症部位では局所麻酔薬が効きにくく

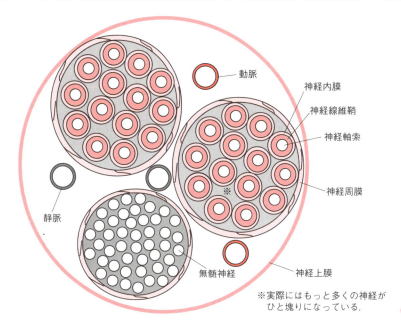

図2.5② 末梢神経の構造(断面図)
※実際にはもっと多くの神経がひと塊りになっている.

なることが知られているが，この現象は，局所麻酔薬のpK_a値はアルカリ性であるため，局所のpHが酸性に傾いている炎症部位ではイオン型の割合が多くなるため，作用部位での細胞膜透過が悪く，神経周膜と軸索膜を透過し神経の細胞質側に到達しにくくなるためと考えられている．

(c) 局所麻酔薬の作用部位への浸透と各種神経の感受性

局所麻酔薬の作用部位における濃度は，薬物が神経周膜と軸索膜を透過し，細胞質へ浸透する速さと毛細血管への拡散速度で決まる(図2.5②)．作用部位に十分量の薬物が迅速に蓄積するためには，薬物が蓄積した結合組織と神経周膜の間に大きな濃度勾配が必要であるため，低濃度の溶液の投与での効果は期待できない．しかし，高濃度すぎると毒性が発生する．

そこで，全身性作用を最小限に抑え，局所での作用を持続させるための方策として，血管収縮薬(アドレナリンなど)を同時投与して薬物を局所に滞留させて濃度維持を図るということが行われる．しかしながら，この方法は冠状動脈収縮の危険がある．手指や足指などでは手術部位の虚血を助長するため用いてはならないなどの問題も併せもっている．

局所麻酔薬への感受性は，知覚神経で高く運動神経で低くなっている(図2.5③)．これは，運動神経よりも侵害受容を伝達する知覚神経では高頻度で活動電位が発生し持続することに一つの原因がある．さらに，Aα運動神経は太くミエリン鞘で覆われ跳躍電動をするため，軸索での脱分極を止めるには高濃度で広範囲の局所麻酔薬に曝される必要があることにも起因している(Aδ知覚神経も間隔は狭いがAα運動神経にやや近い)．

また，知覚神経および自律神経節後線維はミエリン鞘がないため，局所麻

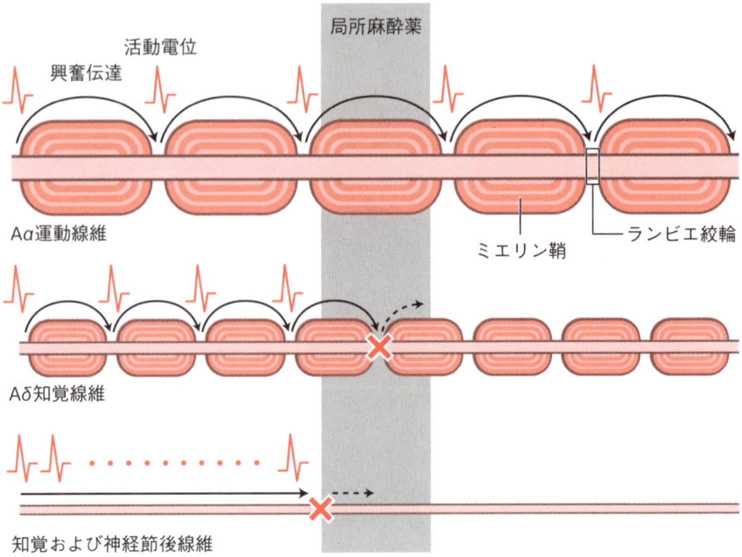

図2.5③ 各種神経線維における興奮
伝導と局所麻酔薬による抑制

麻酔に抑制されやすくなっている．しかしこのことは，麻酔領域での交感神経遮断による血管拡張の原因ともなっており，前述の局所麻酔薬の作用部位からの拡散(消失)にもかかわり，好ましくない．

2.5.2 局所麻酔薬の投与経路

局所麻酔薬の使用にあたっては投与経路により，表面麻酔，浸潤麻酔，伝達麻酔，脊椎麻酔(脊椎くも膜下麻酔，硬膜外麻酔，仙骨硬膜外麻酔)がある(表2.5①)．

(a) 表 面 麻 酔

角膜や粘膜の表面に局所麻酔薬を塗布することにより，粘膜表面や創傷面などの知覚神経を麻痺させる方法を**表面麻酔**(surface anesthesia)という．使用される局所麻酔薬は組織浸透力が強く，作用の強いものがよく用いられる．臨床的には，眼科，耳鼻咽喉科，泌尿器科領域などにおける小手術や気管支鏡や膀胱鏡挿入などに用いられる．**テトラカイン**や**リドカイン**などが用いられる．

(b) 浸 潤 麻 酔

手術部位の皮下，筋肉，漿膜などへ低濃度の溶液を注射，浸潤させることにより，知覚神経末端を麻痺させる方法を**浸潤麻酔**(infiltration anesthesia)という．胸腹部，体幹，四肢，頭部などの小手術や歯科，耳鼻咽喉科での処置などによく用いられる．吸収され毒性が発現されやすいため，プロカインやリドカインなどの毒性の低い薬物がよく用いられる．

局所麻酔薬　2.5　　137

表 2.5 ① 局所麻酔薬の薬理学特徴

特　徴	エステル型	アミド型
代謝	血中偽コリンエステラーゼ：速い	肝臓：遅い
作用発現	一般的に遅い	中程度か速い
pK_a	生理的 pH より高い（8.5 ~ 8.9）	生理的 pH に近い（7.6 ~ 8.5）
全身毒性	まれ	起こりうる
アレルギー症状	パラアミノ安息香酸（代謝物）による	非常にまれ
安定性（溶液）	熱，太陽光で分解	非常に安定

	薬物名	pK_a	効力	最大用量 (mg)	作用発現	持続時間	表面	浸潤	伝達	脊椎	硬膜外	歯科
エステル型	プロカイン	8.9	弱い	1000	速い	短い		◯	◯			◯
	テトラカイン	8.5	強い	75	遅い	長い（脊椎麻酔）	◯	◯	◯	◯	◯	
アミド型	リドカイン	7.9	弱い	300	速い	中程度	◯	◯	◯		◯	◯
	メピバカイン	7.6	弱い	400	中程度	中程度		◯	◯		◯	◯
	ロピバカイン	8.1	強い	200	遅い	長い			◯		◯	
	ジブカイン	8.5	強い	60	遅い	長い	◯	◯				
	ブピバカイン	8.2	強い	20	速い	長い			◯	◯	◯	

（c）伝 達 麻 酔

　神経幹，神経叢，神経節などの近傍に局所麻酔薬を注射することにより神経の興奮伝導を遮断し，知覚神経の麻痺を起こさせる方法を**伝達麻酔**（peripheral nerve block）という．少量の局所麻酔薬で，その部位以下の広い領域の知覚を麻痺させることができるという特徴をもつ．三叉神経，舌咽神経，顔面神経，頚神経，肋間神経など，さまざまな神経の興奮伝導のブロックに利用される．リドカイン，メピバカイン，ブピバカインなどが用いられる．

（d）脊 椎 麻 酔

　腰椎のくも膜下腔に局所麻酔薬を直接注入し，神経根を麻酔して支配領域の神経を麻痺させる方法を**脊椎麻酔**（spinal anesthesia）という．ふつう腰椎の L3 ~ L4 および L4 ~ L5 の領域に注入するため，腰椎麻酔ともよばれる．腹部以下や下肢の手術に用いられるが，全身麻酔法の進歩により応用されることが少なくなってきた．また，L4 ~ L5 から刺入し仙髄を麻痺させる方法は，**サドルブロック**（saddle block）ともよばれ，産婦人科の手術に用いられる．

　注入部位，注入量，薬液の比重，注入速度，体位などにより麻酔薬の拡散の範囲が決まり，それによって麻酔される範囲も決まる．テトラカインやブピバカインが用いられる．

（e）硬膜外麻酔

腰椎や頸椎の硬膜外腔に局所麻酔薬を注入する方法を**硬膜外麻酔**（epidual anesthesia）という．これにより脊髄神経が硬膜をでて椎間孔から脊椎外にでる部分を麻痺させて知覚神経をブロックする．手技は高度である．無痛分娩には硬膜外麻酔が用いられる．局所麻酔薬としては，リドカイン，メピバカインが用いられる．

（f）仙骨硬膜外麻酔

腰椎の下の仙椎の硬膜外に局所麻酔薬を注入する方法を**仙骨硬膜外麻酔**（sacral epidual anesthesia）という．この方法のメリットは，麻酔の範囲を狭くできる，穿刺による脊髄損傷がない，血圧低下や呼吸抑制などの麻酔時の合併症が少ないなどである．裂肛，外痔核・肛門周囲膿瘍の日帰り手術などに用いられる．局所麻酔薬としては，リドカイン，メピバカインが用いられる．

2.5.3　局所麻酔薬の化学構造の特徴

学修事項 **D-2-3**
(1) 代表的な局所麻酔薬，全身麻酔薬

　局所麻酔薬は，第二級あるいは第三級アミンであり，エステル結合あるいはアミド結合を介して脂溶性の芳香環と結合しているという共通した基本構造をもつ（図2.5④）．第二級あるいは第三級アミンをもつことから，pK_aや周囲の pH に依存して中性あるいは正電荷をもつプロトン化型として存在す

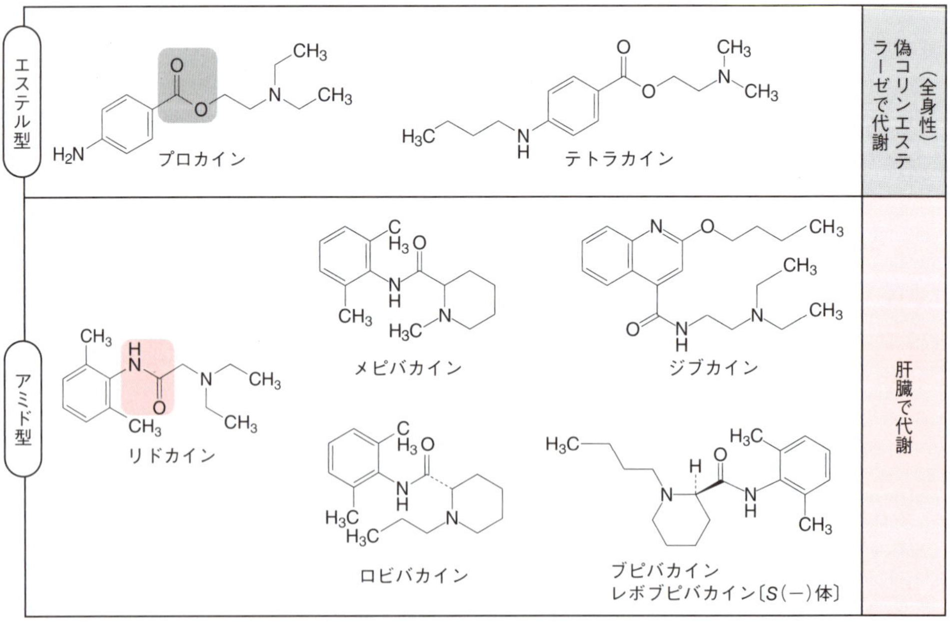

図2.5 ④ **エステル型とアミド型局所麻酔薬の構造**

COLUMN　痺れに気づき局所麻酔薬の開発へ

コカインは，南アンデス山脈に自生するコカノキ(*Erythroxylon coca*)の葉(コカ葉)に含まれるアルカロイドであり，地域に住む人びとは古くからコカ葉を噛み，疲れを癒していた．この作用はコカインの中枢興奮作用に基づく．化合物としては，1855年にフリードリヒ・ゲードケ(Friedrich Gaedcke)がはじめてコカの葉から単離して学名から"erythroxyline"と命名した．その後，1859年にアルベルト・ニーマン(Albert Niemann)が単離法を改良し，翌1860年に詳細な性質を報告してコカイン(cocaine)と命名した．

局所麻酔薬としては，1880年代にフロイト(Sigmund Freud)とコラー(Carl Koller)がコカインを研究したことに始まる．コカインを経口的に服用した際に口が痺れることに気づき，動物で試したところ局所麻酔作用があることを見つけた．1886年には眼科手術の局所麻酔薬として臨床導入され，その後神経幹のブロックにも使用されるようになった．しかし，薬物依存性や毒性が高いことから，より安全な局所麻酔薬の探索が進められ，1905年のプロカインの開発につながった．

ることができる．多くの局所麻酔薬のpK_aは7.5から9の間にあるため，生理的な中性pH領域では5〜50％の薬物が電荷のない脂溶性型として存在している．

前述(2.5.1項)のようにこの型の薬物は細胞膜の透過には適しているが，Na^+チャネルに結合して作用を発現するためには両親媒性陽イオンとならなければならない．プロトン化型の場合，分子は極性のある親水性部分(アンモニウムイオン)と極性のない疎水性部分(芳香環)をもち，両親媒性となり，Na^+チャネルに結合することができる．

2.5.4　局所麻酔薬の代謝

リドカインなどアミド型局所麻酔薬の代謝はおもに肝臓で行われる(表2.5①)．たとえば，リドカインは肝臓で酸化的*N*-脱アルキル化によって分解される．したがって，肝機能が低下している患者では毒性がでやすくなるため，アミド型を長時間使用してはならない．歯科麻酔に用いられる**プリロカイン**(prilocaine)は血漿や腎臓でも代謝され，代謝物の一つはメトヘモグロビン血症を起こすことが知られている．

一方，プロカインなどのエステル型は血漿中コリンエステラーゼ(偽コリンエステラーゼ)により代謝され不活化される(表2.5①)．そのため，アミド型に比べると全身毒性の危険は低くなっているが，急速な不活性化による作用時間の短縮にもつながっている．たとえば，プロカインは皮膚や粘膜を通過するより早く代謝されて不活性化するため，表面麻酔には使えない．偽コリンエステラーゼが欠如している患者では，エステル型の代謝が非常に遅

プリロカイン

くなるが，適切な使用濃度の範囲では臨床的に問題になることはほとんどない．

2.5.5　局所麻酔薬の副作用

　局所麻酔薬の標的は活性化された Na^+ チャネルであり，このチャネルは脳の神経細胞の興奮伝導や心臓の固有心筋における刺激伝導系にも関与しているため，局所麻酔薬の作用は目的とする末梢神経に限定されず臓器特異性がない．そのため，局所麻酔薬が急速に高濃度で循環血に入ると重大な副作用が発生する．とくに重要な副作用として注意が必要なのは心臓における房室ブロックや心停止などの心毒性である．

　前述（2.5.1 項）のように局所麻酔薬の作用は Na^+ チャネルの活性度に依存するため，局所麻酔薬による心毒性は Na^+ チャネルが活動状態となる高カリウム血症で増強され，逆に静止膜電位が脱分極方向に向かい低活動状態となる高カルシウム血症では低下する．心毒性に加え，脳貧血，循環ショック，呼吸停止，痙攣など，生死にかかわる副作用もある．

PABA：*p*-aminobenzoic acid

　局所麻酔薬の全身毒性への対処方法としては，気道の確保，呼吸換気の改善，痙攣発作の緩和，心肺蘇生などがある．また，20％の脂質懸濁液を投与する脂質救急療法も改善に有効である．

H_2N—⟨benzene⟩—CO_2H

パラアミノ安息香酸

　プロカインなどのエステル型局所麻酔薬では，エステル部位の加水分解により生成される**パラアミノ安息香酸（PABA）**が原因と考えられている．アレルギー反応やアナフィラキシーショックが稀にではあるが認められる．

2.5.6　局所麻酔薬各論

（a）天然アルカロイド類

学修事項 D-2-3

（1）代表的な局所麻酔薬，全身麻酔薬

コカイン（cocaine）：薬理作用としては，次のようなものがある．

局所麻酔作用：コカインは粘膜からの浸透，組織への浸潤力が強く，低濃度で知覚神経の興奮伝道を遮断し，高濃度では神経幹に作用して興奮伝導を遮断する．

コカイン

中枢神経作用：中枢神経系に対してコカインは強力な興奮作用を示し，その作用は大脳から脊髄へと下行性に及ぶ．また，少量では興奮的に，大量では抑制的に作用する．大脳皮質に対しては，少量では発揚，多弁，疲労および空腹感の喪失，陶酔感の発現などの神経興奮状態を示す．大量では幻覚，精神錯乱，振戦などが認められる．延髄に対しては，呼吸中枢，血管運動中枢，嘔吐中枢を刺激して呼吸興奮，昏睡，血圧下降，呼吸不全などをもたらす．脊髄に対しては，最初は反射を亢進し，後で抑制する．

交感神経作用：コカインは中枢性に交感神経系の興奮を起こす．さらに，末梢の交感神経に対しては，交感神経系終末におけるノルアドレナリンの取込みを阻害することにより，交感神経反応を増強する．この作用によりコカインは末梢血管を収縮させて局所にとどまるため，局所麻酔薬としての作用は持続するという特徴をもつ．

（b）合成局所麻酔薬

大部分の局所麻酔薬は，第二級あるいは第三級アミンと脂溶性の芳香環がエステル結合あるいはアミド結合を介して脂溶性の芳香環と結合している構造をもっている．前者の代表が**プロカイン**であり，後者の代表が**リドカイン**である．

① **プロカイン**（procaine）：薬理作用としては，次のようなものがある．

局所麻酔作用：プロカインの効力はコカインと同程度である．しかし，粘膜への浸透性が低いため表面麻酔作用は弱い．一方，毒性はコカインの1/5～1/10程度と弱いため，ある程度の量の注射が可能である．そのため，浸潤麻酔や伝導麻酔，脊髄麻酔に用いられる．

中枢神経作用：少量では軽度の興奮，大量では痙攣後に抑制が起こる．また，軽度の鎮痛効果を示す．

循環器作用：全身投与により，心筋の興奮性の低下，刺激伝導系の抑制による収縮力の低下，心拍数の低下などが起こる．また，末梢血管の拡張による血圧低下も認められる．

そのほかの作用：神経終末からの神経伝達物質の遊離を抑制し，神経節や神経筋接合部における神経伝達を抑制する．

【副作用】エステル部位の加水分解で生成されるパラアミノ安息香酸が原因と考えられる．血圧下降，呼吸困難，顔面蒼白などのショック症状をきたすことがある．

② **テトラカイン**（tetracaine）：エステル型の長時間作用性の局所麻酔薬である．プロカインよりも効力が約10倍強いが神経毒性も強く，用途は限られている．テトラカインはエステル型であるが，その分解速度はほかのエステル型に比べて遅く（プロカインより4～5倍遅い）ため，局所麻酔薬中毒を起こしやすい．脊髄くも膜下麻酔，硬膜外麻酔，伝達麻酔，浸潤麻酔，表面麻酔に適応があるが，作用発現が遅く必要量が多くなるため実際には脊髄くも膜下麻酔と表面麻酔で使用されることが多い．

プロカイン

テトラカイン

リドカイン

③ **リドカイン**（lidocaine）：アミド型の代表的な局所麻酔薬であり，プロカインに比べて速効性で作用が強く，作用時間も長いため，エステル型局所麻酔薬に過敏反応示す患者には第一選択薬である．また，クラスIbの抗不整脈薬としても使用される．

　臨床的には，表面麻酔，浸潤麻酔，伝導麻酔，硬膜外麻酔，仙骨硬膜外麻酔に用いられる．心筋の興奮性を低下させる作用をもつことから，心室性の不整脈にも静注や点滴で用いられる．一方，中枢神経症状の初期症状として不安，興奮，多弁，口周囲の知覚麻痺などが現れることがあるが，その後，鎮静作用を発現し眠気や眩暈を高頻度で起こすため，注意が必要である．毒性はプロカインと同程度である．

ジブカイン

④ **ジブカイン**（dibucaine）：作用発現は遅いがプロカインの15倍程度の局所麻酔作用をもつ．アミド型ではあるが，偽コリンエステラーゼで加水分解されないために作用持続は長く，アミド型のなかで最も排泄も遅い．しかしながら，毒性もプロカインの15倍程度と強く，また注射部位に炎症を起こすことがある．表面麻酔などの麻酔に利用できるが，脊椎麻酔には使用不可である．また**馬尾症候群**の症例報告が散見されるため注意が必要である．

馬尾症候群
何らかの原因により脊椎腰仙部の馬尾が圧迫されて生じる重篤な神経症状（腰痛や下肢の神経痛・痺れなどの感覚障害，下肢の運動麻痺，尿閉や尿・便失禁，性機能障害など）．

⑤ **メピバカイン**（mepivacaine）：側鎖の端に位置している窒素原子がシクロヘキサン環の一部を形成しているという特徴をもつ．性質としてはリドカインによく似ているが，粘膜からの浸透性は悪い．一方，毒性は低い．

⑥ **ブピバカイン**（bupivacaine）：アミド型に分類され，浸潤麻酔，神経ブロック，硬膜外麻酔，脊椎麻酔などで使用される．麻酔する区域や周囲，硬膜外に注入して用い，少量のアドレナリンを混和して用いると作用持続時間が延長する．代表的な副作用として傾眠，筋痙攣，耳鳴，視覚異常，低血圧，異常心拍数などがある．また，強い心血管毒性があり，静注で不整脈や低血圧を引き起こしうるため注意が必要である．硬膜外麻酔に用いる場合には，大量出血やショック状態の患者，注射部位やその周辺に炎症のある患者，敗血症の患者にも禁忌である．しかしながら，全般的には正しく投与すればブピバカインの副作用は稀である．ブピバカインには光学異性体が存在し，$R(+)$体と$S(-)$体とで心筋Na^+チャネルに対する親和性が異なり，$S(-)$体のほうが低く心毒性が少ない．そのため，$S(-)$体のみの製剤として**レボブピバカイン**が開発された．

メピバカイン

ブピバカイン

中枢神経系副作用：口周りの痺れ，顔面の疼き，回転性目眩，耳鳴り，落ち着きのなさ，不安，浮動性目眩，痙攣，昏睡．

心血管系副作用：低血圧，不整脈，徐脈，房室ブロック，心停止．

【副作用】重大なものとして，ショック，意識障害，振戦，痙攣，異常感覚，知覚障害，運動障害，肝障害（硬膜外麻酔の場合）．

レボブピバカイン

⑦ **ロピバカイン**（ropivacaine）：光学活性体のうち$S(-)$-エナンチオマーの

みを利用した局所麻酔薬である．作用発現は遅く，作用時間は長い．そのため，迅速な局所麻酔効果が求められる状況や，日帰り手術での麻酔には適していない．ブピバカインと同様に用量依存的に心筋の刺激伝導系のNa^+チャネルを遮断し，心臓の伝導時間を延長させる．その結果，PR間隔とQRS間隔が延長する（5.1節参照）．ロピバカインとブピバカインは，さらにK^+チャネルの伝導にも影響するため，QTc時間を延長させ，不活動期のNa^+チャネルのブロックを増強する．ロピバカインは心臓のNa^+チャネルに対する抑制作用が弱く，ブピバカインと異なり立体異性体による差は少ない．

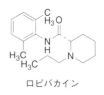

ロピバカイン

⑧ **アミノ安息香酸エチル**（ethyl aminobenzoate）：手術などに際しての局所麻酔薬として用いられる．また，軟膏や坐剤などの外用剤に添加して火傷や掻痒，痔疾などにも用いられる．さらに，内服として胃痛や嘔吐を抑えるため胃腸薬や乗り物防止薬に配合されることもある．水には難溶性である．偽コリンエステラーゼで加水分解され，毒性は低い．内服の場合は，口の渇きや便秘や下痢を起こすことがあり，さらにメトヘモグロビン血症を引き起こす恐れがあるため，6歳未満の幼児には禁忌である．

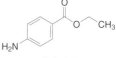

アミノ安息香酸エチル

Advanced　Na^+チャネルの構造

　電位依存性Na^+チャネルは約260 kDaの四つのαサブユニット（Ⅰ～Ⅳ）と30～40 kDaの$β_1$サブユニット，$β_2$サブユニットの六つのサブユニットから形成されており，神経細胞や骨格筋に存在する．神経細胞に存在するチャネルは$αβ_1β_2$型である（図2.5⑤参照）．局所麻酔薬はαサブユニットの第Ⅳドメイン内側の脂溶性アミノ酸に細胞質側から作用する．

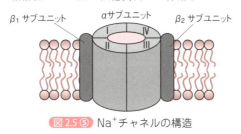

図2.5 ⑤　Na^+チャネルの構造

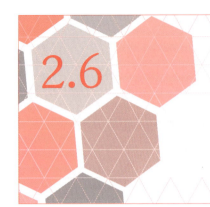
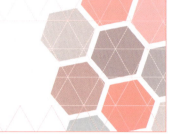

2章 末梢神経系の薬理

2.6 頭痛治療薬

❖ **本節の目標** ❖
- 片頭痛について，治療薬の薬理(薬理作用，機序，おもな副作用)，および病態(病態生理，症状など)・薬物治療(医薬品の選択など)について学ぶ．

　国際頭痛分類に従うと，頭痛は大きく三つのグループに分けることができる．それらは，(ⅰ)一次性頭痛，(ⅱ)二次性頭痛，そして，(ⅲ)頭部神経痛・中枢性・一次性顔面痛，およびそのほかの頭痛である．本節では，片頭痛や緊張型頭痛，そして群発頭痛などが含まれる一次性頭痛，およびその治療薬物について概説する．

2.6.1 片頭痛

学修事項 D-2-5
(2) 統合失調症，うつ病，双極性障害，睡眠障害，不安障害，片頭痛

　片頭痛は原因が不明の慢性頭痛であり，遺伝的要因や環境要因が関係すると考えられている．その特徴として，音や光，匂いにとくに過敏になり，吐き気を伴う．その有病率は10%程度であり，女性に多くみられる発作性の神経疾患である．しばしば，**前兆**(aura)とよばれる，目の前がチカチカとした後に暗くなる視覚障害(閃輝性暗点)が，頭痛が始まる30分ほど前に現れることがある．このタイプの片頭痛は，前兆のある片頭痛とよばれる．前兆は視覚症状のほかに，嗅覚過敏などの感覚症状，また言語症状として現れる場合もある．しかしながら前兆のある片頭痛は全体の20%程度であり，そのほとんどは，前兆のない片頭痛である．

　一般的に片頭痛は，中程度から重度の，側頭部における拍動性の頭痛として分類されているが，その多くは痛みが頭部全体に移行する．日常生活に支障をきたす場合が多く，その誘因として，ストレス，疲労，睡眠不足，月経，飲酒，騒音，天候などが考えられている．

（a）片頭痛発症のメカニズム

片頭痛の詳細な発症メカニズムは不明な点が多く定説はない．しかしながら，現在広く知られている原因として**大脳皮質拡延性抑制**（cortical spreading depression）とよばれる現象の関与が考えられている．ストレスなどの誘因刺激に対して大脳皮質神経は，一過性に興奮した後，その神経活動は抑制される．その興奮と抑制が波のように毎分2～3 mmの速さで大脳皮質上を拡散・伝播する．

それにより引き起こされる局所の脳血流量の変化が，三叉神経を刺激することが片頭痛発生の引き金と考えられている〔図2.6①(a)〕．すなわち，拡延性抑制の伝播刺激により脳血管内のセロトニン濃度が上昇し，血管が収縮する〔図2.6①(b)〕．その後，セロトニンの代謝により収縮していた血管が拡張して行く過程で，血管に付随した三叉神経が刺激され活性化する〔図2.6①(c)〕．あるいは拡延性抑制の伝播刺激により三叉神経が刺激され，サブスタンスPやカルシトニン遺伝子関連ペプチド（CGRP）などが放出される．それらの生理活性物質が脳血管内で炎症反応を引き起こすことにより血管は拡張する〔図2.6①(c')〕．刺激され活性化した三叉神経は**神経原性炎症**

CGRP：calcitonin gene-related peptide

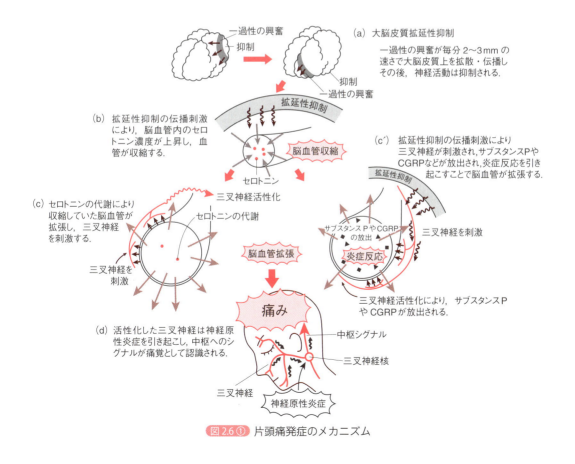

図2.6① 片頭痛発症のメカニズム

（neurogenic inflammation）を引き起こし，三叉神経核を介した中枢へのシグナルが痛覚として認識される〔図2.6①(d)〕.

このように片頭痛は，血管系と三叉神経系が相互に関連した複合的なメカニズムにより引き起こされていると考えられている．さらに片頭痛の前兆は，拡延性抑制の伝播が大脳皮質の視覚領域や嗅覚領域などを通過するときに引き起こされるとも考えられている．また前兆のない片頭痛においても，拡延性抑制の伝播は引き起こされているものの，その拡散時において視覚領域などを通過しないため，前兆を伴わないのではないかと考えられている．

（b）片頭痛治療薬

片頭痛の治療として，すでに引き起こされている頭痛を抑えるための急性期治療薬と，頭痛を引き起こす頻度や重症度を軽減させるための予防薬を使用する．

（1）急性期治療薬

一般的な急性期治療薬として，重症度に応じて，（i）アセトアミノフェン，（ii）非ステロイド性抗炎症薬（NSAIDs），（iii）エルゴタミン製剤，（iv）トリプタン系薬剤，などが使用される．また，上記薬物とともに，（v）制吐薬の使用が推奨されている．

NSAIDs：non-steroidal anti-inflammatony drugs

（i）アセトアミノフェンなどの鎮痛薬

市販薬として推奨されているアニリン系解熱鎮痛薬である**アセトアミノフェン**（acetaminophen）は，広く使用されている急性期治療薬である．単剤投与での高い安全性が評価されていることから小児における第一選択薬として使用される．中枢での解熱鎮痛作用により，頭痛を軽減させる．過剰摂取による肝障害のほか，過敏症，顆粒球減少症を引き起こすこともある．

ピリン系解熱鎮痛薬として**アンチピリン**（antipyrine）も使用される．しかしながら，ピリン疹とよばれる薬疹が有害事象として現れることがあり，その使用頻度は減少している．同じピリン系である**イソプロピルアンチピリン**（isopropylantipyrine）は，スイッチ OTC 頭痛薬であり，アセトアミノフェンなどとともに総合感冒薬に配合されている．有害事象としてアンチピリンと同様に，無顆粒球症などの血液障害が現れることがある．

アセトアミノフェン

アンチピリン

イソプロピルアンチピリン

アスピリン

（ii）非ステロイド性抗炎症薬

非ステロイド性抗炎症薬（NSAIDs）もアセトアミノフェンなどの鎮痛薬と同様に市販薬や処方箋薬として広く頭痛の治療薬として使用されている．アセトアミノフェンよりも有効であるが，有害事象として胃粘膜を保護しているプロスタグランジンの産生を抑制するため，胃腸症状を伴うことがある．中枢における解熱鎮痛作用のほかに，抗炎症作用もあり，頭痛に伴う症状の改善もみられる．とくに**アスピリン**（aspirin）は，安価で治療効果も高いことから第一選択薬として使用されるが，アセトアミノフェンとは異なり，小児

COLUMN　ライ症候群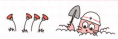

　18歳未満の小児において，インフルエンザや水痘などのウイルス性疾患の罹患後，悪心や嘔吐，精神状態の変化から急性脳症や，肝臓などへの脂肪沈着による肥大などがきわめて短期間に引き起こされる高死亡率の病態がライ症候群（Reye's syndrome）である．

　アスピリンを服用した小児の発症率が高かったことと，アスピリンの服用を止めたとたんに発症率が激減したことから，アスピリンの関与が強く疑われているが，はっきりとした結論は得られていない．ただ，いまのところアスピリン（とくにサリチル酸塩）や，ジクロフェナク（diclofenac）が，ミトコンドリアの機能障害を引き起こすことで発症するとしたメカニズムがいわれている．そのため，15歳未満のインフルエンザや水痘症に罹っている小児に，アスピリンやエテンザミドなどのサリチル酸系医薬品やジクロフェナクを使用することは禁忌となっている．

に対してライ症候群（コラム参照）などの重篤な有害事象を引き起こす場合があるため注意が必要である．**エテンザミド**（ethenzamide）はOTC頭痛薬に配合されていることが多い．また，**ナプロキセン**（naproxen）の頭痛への高い有効性も示されている．

（ⅲ）エルゴタミン製剤

　麦角アルカロイドである**エルゴタミン**（ergotamine）は，古くから使用されている片頭痛の急性期治療薬である．神経伝達物質であるアドレナリンなどの受容体にも作用するが，その片頭痛への効果はセロトニン受容体への作用に由来する．前述の作用機序で示したように，片頭痛の発症には脳血管でのセロトニンの一過性の増加と，その代謝による減少が関与することが考えられている．

　エルゴタミンは，セロトニン5-HT$_{1B/1D}$受容体のアゴニストとして作用し，セロトニンの代謝による減少に起因する拡張した脳血管を再び収縮させ，三叉神経の活性化を抑制することで，その効果を現すと考えられている．またエルゴタミンは，アドレナリンα_1受容体へのパーシャル・アゴニスト作用もあり，5-HT$_{1B/1D}$受容体への効果とともに脳血管平滑筋を収縮させ，片頭痛を改善させる〔図2.6②（a）〕．エルゴタミンはカフェインや鎮痛薬と併用されることがある．**ジヒドロエルゴタミン**（dihydroergotamine）は，エルゴタミンをジヒドロ化した半合成化合物であるが，エルゴタミンに比べα_1受容体へのアゴニスト作用が減弱しているため，脳血管平滑筋収縮作用が弱い．片頭痛治療薬のほかに起立性低血圧治療薬としても使用される．

　エルゴタミン製剤は，片頭痛の発生初期での効果が高く，中等度から重度の頭痛への効果は低い．有害事象として吐き気（悪心）や嘔吐を伴うことがある．また子宮筋収縮作用に伴う流産や早産の可能性があるため，妊娠中やそ

エテンザミド

ナプロキセン

エルゴタミン

ジヒドロエルゴタミン

パーシャル・アゴニスト
受容体に結合し，その有効性(efficacy)の最大値(E_{max}：100%の有効性)を引き起こせるリガンドは完全アゴニストとよばれ，また活性を引き起こせない(有効性が0%)リガンドは，アンタゴニストとよばれる．受容体の部分的な活性化(有効性が0%を超えかつ100%未満)を引き起こせるリガンドは，パーシャル・アゴニスト(部分アゴニスト)とよばれる．

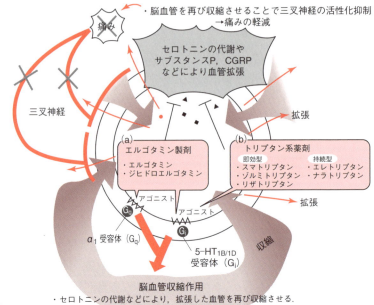

図2.6② 片頭痛治療薬

の可能性がある場合，さらには授乳中の使用には注意が必要である．

(iv) トリプタン系薬剤

片頭痛の急性期治療薬の第一選択薬であるトリプタン系薬剤は，選択的なセロトニン5-$HT_{1B/1D}$受容体アゴニストとしての脳血管収縮作用により，三叉神経活性化を抑制することで効果を現す〔図2.6②(b)〕．現在日本では5種類のトリプタン系薬剤が使用されていて，いずれの薬物も急性期治療薬として有効であるが，薬物によりその特性に差がみられる．そのため使用者により，それぞれの薬物の有用性が異なる場合がある．即効性に優れた薬物として，**スマトリプタン**(sumatriptan)，**ゾルミトリプタン**(zolmitriptan)，**リザトリプタン**(rizatriptan)があり，持続時間が長い薬物に，**エレトリプタン**(eletriptan)，**ナラトリプタン**(naratriptan)がある．

COLUMN　セロトニン症候群

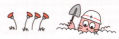

セロトニン（5-hydroxytriptamine；5-HT）は，トリプトファンから生合成される生理活性アミンの一つである．セロトニン神経は覚醒を司る神経と考えられているため，セロトニンが減少すると，うつ病やパニック障害などが生じると考えられている．

セロトニン症候群とは，うつ病などの症状改善のため少なくなったセロトニンの働きを補おうとした薬物などの過剰摂取により，一次的に脳内のセロトニン濃度が過剰になることで引き起こされる症状である．それらは強い不安感や，落ち着かない，頭が混乱する，イライラするなどの精神的な症状に加えて，手や足が勝手に動く，震える，筋肉が硬直する，発熱や発汗など，身体的な症状も現れる．普段は大人しい人物が突然攻撃的になったり，中毒症状が現れると死亡する場合もあるので注意が必要である．

トリプタン系薬剤は重篤な有害事象の報告例は少なく，まれに頭部や喉が締めつけられるような圧迫感，めまい，悪心などがみられる．血管収縮作用がトリプタン系薬剤の主要な作用であるため，虚血性心疾患や心筋梗塞などの既往歴のある場合は使用できない．また，**選択的セロトニン再取込み阻害薬（SSRI）** などの抗うつ薬を服用している場合，脳内セロトニン濃度が過剰となるセロトニン症候群（コラム参照）を引き起こす場合がある．

SSRI：selective serotonin reuptake inhibitor

(v) 制 吐 薬

片頭痛に伴い現れる症状である，吐き気（悪心）や嘔吐に対して制吐薬は効果があるため，積極的な使用が推奨されている．嘔吐中枢におけるドパミン D_2 受容体活性化が嘔吐に関与しているため，**ドンペリドン**（domperidone）や**メトクロプラミド**（metoclopramide）などの D_2 受容体アンタゴニストが使用される．NSAIDs，エルゴタミン製剤，トリプタン系薬剤との併用で，とくに有用性が示されている．

(2) 片頭痛予防薬

急性期治療薬では改善できない片頭痛発作により，日常生活に支障がある場合，または急性期治療薬が使用できない場合，そして発作が月に2回以上ある場合などには，片頭痛の予防療法を実施することが推奨されている．片頭痛予防薬として一般的に，（i）カルシウム拮抗薬，（ii）抗てんかん薬，（iii）アドレナリン $β$ 受容体アンタゴニスト，（iv）三環系抗うつ薬，などが使用される．

ドンペリドン

メトクロプラミド

(i) カルシウム拮抗薬

片頭痛は，セロトニンによる脳血管の収縮が，その発症の初期段階である．そのため脳血管のカルシウムチャネルを抑制すると，細胞内への Ca^{2+}（カルシウムイオン）の流入が阻害され，血管平滑筋の収縮は引き起こされない．

ロメリジン

GABA：γ-amino butylic acid

バルプロ酸

プロプラノロール

アミトリプチリン

しかしながら，カルシウム拮抗薬には予防効果があるが，すでに症状として片頭痛が現れている場合，すなわち脳血管が拡張している場合には効果がない．**ロメリジン**（lomerizine）は，予防薬の第一選択薬として推奨され，脳血管への選択性が高く，片頭痛発作の頻度の減少と，程度の軽減が期待できる．日本で開発された薬物であり，有害事象の報告は少なく，安全性は高い．しかしながら催奇形成の可能性も報告されており，妊婦や妊娠している可能性がある場合には注意が必要である．

（ii）抗てんかん薬

いくつかの抗てんかん薬の使用は片頭痛の予防療法として有効であることが知られている．一般的に，てんかんは脳神経の過剰な興奮作用が原因とされるため，抑制性アミノ酸であるγ-アミノ酪酸（GABA）神経系の活性化がその治療法の一つとして用いられている．**バルプロ酸**（valproic acid）は，GABA を代謝する GABA アミノ基転移酵素を阻害することで GABA の分解を抑制し，過剰な神経細胞の活性化を抑制する．

バルプロ酸は，GABA 神経系を活性化することで，片頭痛の最初期の現象である大脳皮質拡延性抑制の伝播や，三叉神経が活性化した後の神経原性炎症を抑制し，その効果を現すと考えられている．欧米では第一選択薬の一つとして使用されているほど確立した予防薬であるが，催奇形成の有害事象が報告されており，妊婦や妊娠している可能性がある場合には注意が必要である．

（iii）アドレナリンβ受容体アンタゴニスト

プロプラノロール（propranolol）は代表的なβ受容体アンタゴニストである．アドレナリン（エピネフリン）やノルアドレナリン（ノルエピネフリン）による交感神経の活性化を抑制し，心拍数を減少させることで，高血圧，狭心症，不整脈などを改善させる．セロトニンによる一過性の脳血管収縮により，脳血管抵抗が一過性に上昇することが考えられる．プロプラノロールによる片頭痛への効果として，その抗高血圧効果による拍動性頭痛の軽減が関与している可能性も考えられるが，その作用機序の詳細はわかってはいない．欧米ではバルプロ酸とともに第一選択薬の一つとして多用されているが，心拍数の減少を主作用とすることから循環器系疾患に併用される薬物との相互作用には注意が必要である．また急性期治療薬として使用される前述のリザトリプタンとの併用は，リザトリプタンの効果が増強される可能性が示されているため，注意が必要である．カルシウム拮抗薬やバルプロ酸とは異なり，妊婦への使用も可能である．

（iv）三環系抗うつ薬

アミトリプチリン（amitriptyline）などの三環系抗うつ薬は，セロトニントランスポーターの抑制によるシナプスのセロトニン再取込み抑制作用，およ

びノルアドレナリンの再取込み抑制作用により，抗うつ効果を現すと考えられている．セロトニンが片頭痛に関与していることや，アドレナリンβ受容体アンタゴニストが片頭痛の予防薬として使用されていることから，アミトリプチリンの片頭痛への効果は，これらの神経伝達物質の量的な変化に起因している可能性が考えられるが，その詳細は不明である．しかしながらアミトリプチリンは，うつ病に罹患していなくてもその効果があることから，抗うつ作用との関連性についてもわかっていない．一方で，うつ病を併発した片頭痛に罹患している場合には，二つの病態を一度に改善できる利点がある．三環系抗うつ薬に一般的である眠気や口渇などの抗コリン作用が有害事象としてあげられる．

　また抗うつ薬としては分類されていないが，三環系のフェノチアジン構造をもつ**ジメトチアジン**（dimetotiazine）は，セロトニン 5-HT$_2$ 受容体およびヒスタミン H$_1$ 受容体のアンタゴニストであり，片頭痛への効果が示されている．その作用機序の詳細は不明であるが，5-HT$_2$ 受容体，H$_1$ 受容体とも G$_{\alpha q}$ タンパク質に共役した収縮系の受容体であることから，セロトニンやヒスタミンによる一過性の脳血管収縮を抑制することで，その効果を現していると考えられる．ジメトチアジンもアミトリプチリン同様に抗コリン作用による眠気や口渇などが有害事象としてあげられる．

ジメトチアジン

2.6.2　緊張型頭痛

　緊張型頭痛は慢性頭痛のなかでも，発症頻度が多い病態である．締めつけられるような鈍い痛み，圧迫感，頭が重い，首や肩のこりなどを伴うことが特徴であり，極度の緊張などの精神的ストレスや無理な姿勢などの身体的ストレスが原因であると考えられている．稀発あるいはしばしば引き起こされる頻発反復性緊張型頭痛と，痛みが毎日続く慢性緊張型頭痛とに分類される．

（a）緊張型頭痛発症のメカニズム

　稀発あるいは頻発反復性緊張型頭痛は，身体的ストレスとしての頭部や頸部における筋肉の過剰な緊張による，おもに末梢由来の疼痛刺激による頭痛であると考えられている．また慢性緊張型頭痛は，精神的ストレスなどによる中枢性の痛みの感受性の変化が要因と考えられている．そのため慢性化した場合には，必ずしも筋肉の緊張により頭痛が引き起こされている訳ではないと考えられている．

（b）緊張型頭痛治療薬

　稀発あるいは頻発反復性緊張型頭痛には，頭痛を抑えるための急性期治療薬と，慢性緊張型頭痛には，おもに予防薬を使用する．

イブプロフェン

アルプラゾラム

エチゾラム

チザニジン

（1）緊張型頭痛の急性期治療薬

急性期治療薬として，片頭痛の治療薬と同様に，鎮痛薬であるアセトアミノフェン，アスピリンや**イブプロフェン**（ibuprofen）などの NSAIDs 使用の有効性が示されている．

（2）緊張型頭痛の予防薬

慢性緊張型頭痛への鎮痛薬の効果は低い．そのため，予防薬として，抗うつ薬や抗不安薬を使用し，精神的ストレスを緩和することが有効である．また肩こりなどを軽減させる目的で，筋弛緩薬を使用する場合もある．抗うつ薬としては片頭痛同様，三環系抗うつ薬であるアミトリプチリンなどが使用される．

また抗不安薬として，ベンゾジアゼピン系化合物である**アルプラゾラム**（alprazolam）や，チエノジアゼピン系化合物である**エチゾラム**（etizolam）などが使用される．これら抗不安薬は，脳内のγアミノ酪酸 GABA$_A$ 受容体にアロステリックに結合し，GABA による抑制性神経系の活性を高めることで，不安感や緊張感を緩和する．しかしながら，これら抗不安薬には乱用性があり依存症を引き起こす可能性があるため注意が必要である．

また筋弛緩薬として**チザニジン**（tizanidine）などが使用される．チザニジンはアドレナリンα_2受容体アゴニストであるが，α_2受容体は中枢において，神経細胞終末の**自己受容体**（autoreceptor）としての作用があり，中枢におけるアドレナリン（エピネフリン）やノルアドレナリン（ノルエピネフリン）による交感神経系の活性化を抑制し，運動ニューロンの過活性化による筋肉の過度な緊張を緩和させる．α_2受容体刺激作用による，過度の血圧降下などが有害事象として現れることもある．

これら薬物療法に加え，肩こりによる血流悪化の改善のため，頭痛体操，指圧，鍼灸，マッサージなどの非薬物療法，さらには心理療法の併用も効果的であることが示されている．

2.6.3　群発頭痛

群発頭痛は，眼の奥や周辺，側頭部にかけて抉られるような激しい痛みが数週間から，数か月間に渡り群発する，非拍動性の頭痛である．しばしば飲酒がその引き金となり，一定の期間，毎日ほぼ同じ時間に同じ側の眼の奥などに現れるのが特徴である．片頭痛は女性に多くみられるが，群発頭痛は男性に多くみられる疾患である．群発頭痛の発症頻度は，片頭痛の 100 分の 1 程度である．

（a）群発頭痛発症のメカニズム

群発頭痛は，三叉神経の活性化や，内頸動脈とよばれる眼の裏側の血管の

炎症による拡張が，眼の奥の痛みを引き起こしていると考えられている．そのため血管拡張作用のある，アルコールなどにより誘発される．また血管の拡張により自律神経系が刺激されることで涙腺などが刺激され，涙や鼻水が，頭痛に伴い放出されると考えられている．

（b）群発頭痛治療薬

群発頭痛の急性期治療薬は，頭痛の持続時間が短いことから，即効性のある薬物が使用される．また群発頭痛の発症時間は，毎日ほぼ一定であるため，予防薬の使用が推奨される．

（1）群発頭痛の急性期治療薬

急性期治療薬として，三叉神経系の関与や血管拡張が原因とされていることから，片頭痛治療薬と同様に，トリプタン系薬剤の有効性が認められている．とくに即効性に優れたスマトリプタンは，注射による皮下投与や，点鼻薬を用いた鼻腔内投与により使用されている．また，NSAIDs による改善効果は低いと考えられている．

（2）群発頭痛の予防薬

片頭痛の予防療法同様に，血管のカルシウムチャネルを抑制すると，細胞内への Ca^{2+}（カルシウムイオン）の流入が阻害され，血管平滑筋の収縮は引き起こされない．そのため，**ベラパミル**（verapamil）などのカルシウム拮抗薬には予防効果があると考えられているが，心不全や徐脈など循環器系の有害事象が引き起こされる可能性もある．またエルゴタミン製剤や，抗炎症作用を期待して副腎皮質ステロイド薬が使用される場合もある．

ベラパミル

2章 末梢神経系の薬理

2.7 眼・鼻・内耳治療薬

❖ **本節の目標** ❖

- 眼・鼻・内耳の疾患について，治療薬の薬理（薬理作用，機序，おもな副作用），および病態（病態生理，症状など）・薬物治療（医薬品の選択など）を学ぶ．

　　動物は，生きている周囲の環境の様子を，感覚器を用いて認識している．そのなかでヒトは，視覚や聴覚を司る感覚器をとくに進化させることで，コミュニケーションや社会を形成してきたといえるかもしれない．本節では，ヒトにとって重要な，視覚，嗅覚や呼吸器，また聴覚や平衡感覚を司る感覚器の異常に伴う疾病，およびその治療薬物について概説する．

2.7.1 眼の構造と機能

学修事項 C-7-5
(2) 視覚器（眼球）の構造と光の受容，視覚の伝導路

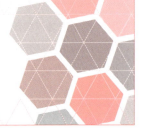

　　光や色を認識し，視覚を司る感覚器である眼は，おもに眼球と神経系から構成される．図 2.7 ① に示したように，眼球は外側から，白目にあたる強膜（ⓐ），虹彩や毛様体などからなるブドウ膜（ⓑ），そして視細胞を含み視神経につながっている網膜（ⓒ）とよばれる3層の膜に覆われている．眼球は，体

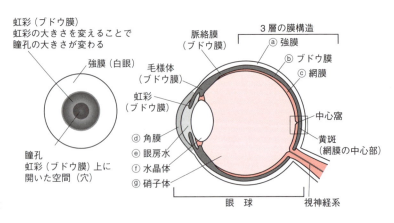

図 2.7 ① 眼の構造

の外側から角膜(ⓓ),眼房水(ⓔ),水晶体(ⓕ),硝子体(ⓖ)で構成され,光や像を網膜にある視細胞へと透過させる透明な組織である.網膜からつながる左右の視神経は,頭骨内で交叉し脳へと達している.眼が捉えた光や像は,角膜と水晶体を通過することで屈折し,網膜上に倒立像を結ぶ.このときレンズである水晶体が,ブドウ膜である毛様体などの働きにより,その厚みを変え網膜上にピントを合わせている.しかしながら,水晶体の厚みの調節がうまく行かず,網膜の手前にピントが合うのが近視,網膜のうしろに合うのが遠視であり,角膜や水晶体の形が歪むなどが原因でピントが定まらないのが乱視である.

また視細胞へと透過させる光の量は,虹彩の中央にある円形の穴である瞳孔により,カメラの絞りとほぼ同様な機構で調節されている.すなわち,光の量が少ない場合には,交感神経系の優位な活性化により瞳孔は拡大する(散瞳).一方で副交感神経系が優位に活性化することで瞳孔は収縮する(縮瞳).この散瞳や縮瞳により,網膜へと透過する光の量が変化するのとともに,倒立像を結ぶためのピントの位置も変わってくる.診断や治療の目的で散瞳させる場合に,交感神経系の優位性を向上させるために,副交感神経系の阻害薬として非選択的アセチルコリン M(ムスカリン)受容体アンタゴニスト(抗コリン薬)である**アトロピン**(atropine),**トロピカミド**(tropicamide)あるいは**シクロペントラート**(cyclopentolate)などが使用される.また縮瞳させる場合には,副交感神経系の優位性をさらに強めるために非選択的アセチルコリン M 受容体アゴニスト(コリン作動薬)である**ピロカルピン**(pilocarpine)などが使用される.

(a)緑内障

失明の原因として日本において最も多いのが緑内障であり,加齢とともに,その有病率は上昇する.日本緑内障学会が岐阜県多治見市で行った疫学調査(多治見スタディ)によると,40歳以上の緑内障の有病率は5%であることが報告されている.視野障害がおもな症状であり,暗点(みえない場所)の出現や,視野狭窄(みえている範囲が狭くなる)などがあげられる.病態の進行は遅く,初期段階での自覚症状は,ほとんどないとされている.自覚症状が現れたときには,すでに病態は進行しており,視力の低下のみならず失明に至る可能性も高い.緑内障により失われた視野や視力が改善することはない.

緑内障は大きく三つに分類される.それらは,(ⅰ)原因が不明の原発緑内障,(ⅱ)薬物使用や疾患が原因で引き起こされる続発緑内障,(ⅲ)生まれつき眼房水の流水路である隅角に障害がある発達緑内障である.また原発緑内障は,(i-1)隅角には異常がないにもかかわらず,眼房水の流出が抑制され眼圧が上昇する原発開放隅角緑内障や,(i-2)何らかの原因により隅角が狭窄し閉塞することで眼圧が上昇する原発閉塞隅角緑内障の二つに細分さ

アトロピン

トロピカミド

シクロペントラート

ピロカルピン

学修事項 D-2-7
(2)緑内障,白内障,加齢黄斑変性症,メニエール症候群,めまい

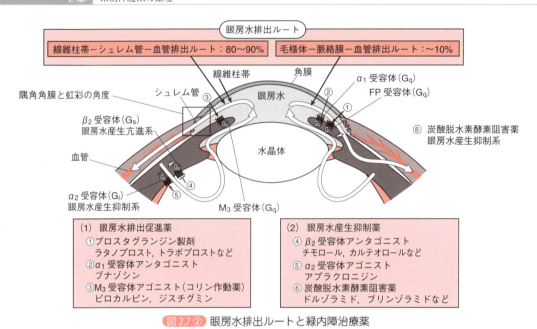

図 2.7 ② 眼房水排出ルートと緑内障治療薬

れる．さらに，高齢者に多く正常な眼圧にもかかわらず引き起こされる緑内障は正常眼圧緑内障とよばれ，(i-1) の原発開放隅角緑内障のなかに含まれる．

(1) 緑内障のメカニズム

緑内障は，一般的に眼圧依存的な視神経の障害と考えられている．眼球の形状を維持するためには眼房水を循環させ，眼内に一定の圧力を生じさせる必要がある．この眼房水は毛様体で産生され，水晶体と虹彩の間を抜けて，角膜と水晶体の間に溜まる．そしてメッシュ状の線維柱帯を通過しシュレム管から血管へと排出される経路で循環している（図 2.7 ②）．

緑内障のおもな原因として，この眼房水の循環あるいは排出が滞ることで眼圧が上昇することが古くから考えられている．すなわち眼圧の上昇により硝子体が網膜を押しつぶすことで視神経が障害を受けるのが緑内障発症のおもなメカニズムとされている（図 2.7 ③(a)）．しかしながら，前述した高齢者に多くみられる正常眼圧緑内障のメカニズムは不明な点も多い．これは酸化ストレスや血液循環の悪化などの加齢に伴う変化や，遺伝や免疫系の異常などの要因による視神経の眼圧に対する感受性の増大，すなわち正常範囲内の眼圧でも視神経が障害されてしまうことが原因ではないかと考えられている．

(2) 緑内障治療薬

眼圧の上昇を伴う，伴わないにかかわらず，十分に眼圧を下降させることが視神経の障害の軽減に有効であり治療効果も高いことが知られている．し

学修事項 D-2-7
(3) 主な治療薬

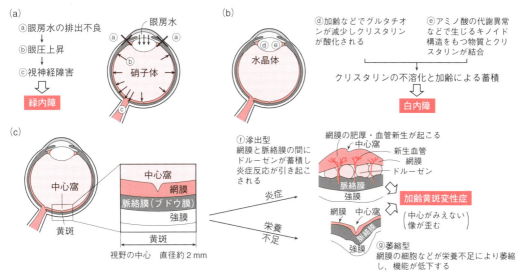

図 2.7 ③　緑内障，白内障，加齢黄斑変性症のメカニズム

かしながら一度障害を受けた視神経は回復することがないため，治療効果として期待されるのは病態の進行の停止あるいは遅延である．眼圧の上昇は眼房水循環の停滞に起因することが多いため，その改善には，(1) 眼房水の排出促進，(2) 眼房水の産生抑制，のどちらかを促す薬物が使用される（図2.7②）．

(i) 眼房水排出促進薬

眼房水の排出には，前述のシュレム管から血管への循環を促進させる薬物のほかに，毛様体から強膜を透過し眼外へと排出する経路を促進させる薬物も多用される．この強膜流出を促進させる薬物として，プロスタグランジン製剤や，アドレナリンα_1受容体アンタゴニストなどが使用されている．

① プロスタグランジン製剤

プロスタグランジン製剤は，プロスタグランジン$F_{2\alpha}$（$PGF_{2\alpha}$）の受容体であるプロスタグランジンFP受容体のアゴニストである．上記三つの，どの緑内障のタイプにも顕著な眼圧効果作用が得られることや，1回の点眼で十分な効果が得られるため，緑内障の第一選択薬として使用される．代表的な薬物として**ラタノプロスト**（latanoprost）や**トラボプロスト**（travoprost），**イソプロピルウノプロストン**（isopropyl-unoprostone）などがある．

ラタノプロスト　　　　トラボプロスト　　　　イソプロピルウノプロストン

FP 受容体

G タンパク質共役型受容体 (GPCR) であるプロスタグランジン FP 受容体は，プロスタノイド受容体ファミリーに属しており，プロスタグランジン $F_{2\alpha}$ ($PGF_{2\alpha}$) を主要なリガンドとし，G_q タンパク質活性化を介して，細胞内 Ca^{2+} 濃度の上昇を引き起こす．

マトリックス・メタロプロテアーゼ

活性中心に亜鉛などの金属イオンを必要とするタンパク質分解酵素であるマトリックス・メタロプロテアーゼ (MMP) は，細胞外マトリックス成分であるコラーゲンなどのタンパク質の細胞外での分泌促進に起因する軟骨の形態形成や，血管周囲の基底膜の分解に起因する血管新生促進などの重要な働きを担っている．

MMP：matrix
　　　　metalloproteinase

これらの薬物は，FP 受容体を活性化させ，細胞外マトリックスであるコラーゲンなどを分解する酵素である，マトリックス・メタロプロテアーゼ (MMP) などを産生する．ブドウ膜や強膜は，MMP によりコラーゲンなどが分解されることで，その間隙から眼房水が排出されることで効果を現すと考えられている．また，毛様体平滑筋の弛緩により眼房水の流出抵抗が低下し排出量が増大することに起因するとも考えられているが，その詳細なメカニズムは不明である．有害事象としては，色素が虹彩に沈着することや，睫毛の量的な増加や伸長が報告されている．

② アドレナリン α_1 受容体アンタゴニスト

毛様体筋は，収縮することで毛様体筋間の間隙が減少し，強膜からの眼房水の排出が抑制される．この毛様体筋収縮には α_1 受容体の活性化が関与している．そのため**ブナゾシン** (bunazosin) などの α_1 受容体アンタゴニストにより毛様体筋収縮は阻害され，毛様体筋間から眼房水が流出することで眼圧は低下する．α_1 受容体アンタゴニストは，前述のプロスタグランジン製剤や，後述のアドレナリン β 受容体アンタゴニストに比べて眼圧降下作用が弱い．そのため，第一選択薬として用いられることはないが，点眼時の刺激や有害事象が少ないため，そのほかの治療薬での効果が低い場合や緑内障の初期段階で使用される．まれに軽度の結膜の充血などがみられることがある．

③ コリン作動薬（アセチルコリン M_3 受容体アゴニスト）

毛様体筋や瞳孔括約筋には M_3 受容体が存在し，アセチルコリンによる刺激で縮瞳を引き起こす．縮瞳に伴い線維柱帯が引き延ばされることで，その間隙が拡大しシュレム管から血管への眼房水の排出が促進される．そのため，ピロカルピンなどの非選択的 M 受容体アゴニストや，**ジスチグミン** (distigmine) などのコリンエステラーゼ阻害による間接的なコリン作動薬は，シュレム管からの眼房水の排出による眼圧降下作用を現す．有害事象としては縮瞳に伴う暗黒感，アセチルコリン過剰症状による頭痛や筋痙攣などを誘発する場合がある．

(ii) 眼房水産生抑制薬

眼房水は毛様体の突起上に存在する毛様体上皮細胞により生成される．この毛様体上皮細胞にはアドレナリン β_2 および α_2 受容体が存在する．この β 受容体のアンタゴニストや α_2 受容体のアゴニストが眼房水産生抑制薬とし

ブナゾシン　　　　　　　　ジスチグミン

眼・鼻・内耳治療薬 **2.7** *159*

て使用される．また毛様体上皮細胞内には，水と二酸化炭素から炭酸水素イオン($HCO_3{}^-$)を生成する炭酸脱水素酵素が存在する．この炭酸脱水素酵素の活性を抑制する阻害薬も眼房水産生抑制薬として使用される．これら薬物は細胞外に排出されるナトリウムイオン(Na^+)の量を減少させることで，浸透圧を減弱させ毛様体上皮細胞内から排出される水分である眼房水産生を抑制する．

① アドレナリンβ_2受容体アンタゴニスト

β_2受容体は$G_{\alpha s}$タンパク質に共役しており，受容体の活性化によりcAMPの産生を介したプロテインキナーゼA(PKA)を活性化させる．毛様体上皮細胞にはNa$^+$/K$^+$-ATPアーゼ(ナトリウムポンプ)が多く存在し，その活性はPKAにより増強され，細胞外にNa$^+$を排出する．生体はおもにNa$^+$の量によって浸透圧が決まるため，細胞外のNa$^+$量が増えることで，細胞外へ移動した水分が眼房水となる．そのため眼房水の生成を抑制するためには，ナトリウムポンプの活性を制御する目的でPKAの活性を抑制する必要がある．

PKA：protein kinase A

そこで，**チモロール**(timolol)や**カルテオロール**(carteolol)，**レボブノロール**(levobunolol)などの非選択的β受容体のアンタゴニストが眼房水産生抑制薬として使用されている．非選択的ではあるがこれらのβ受容体アンタゴニストは点眼による眼圧降下作用が強いため，緑内障の第一選択薬として古くから使用されている．しかしながらたとえば，肺に存在するβ_2受容体の阻害による気管支平滑筋の収縮に起因する喘息様発作の誘因や，心臓のβ_1受容体阻害による収縮力・心拍数の低下に起因する心不全や徐脈など，重篤な全身性の有害事象を誘発する危険性もあるため注意が必要である．

② アドレナリンα_2受容体アゴニスト

α_2受容体は$G_{\alpha i}$タンパク質に共役しており，受容体の活性化に伴いcAMP産生を抑制し，PKAの活性は減弱する．それにより，ナトリウムポンプの活性は抑制され，細胞外に排出されるNa$^+$量が減少し，眼房水の産生が抑制される．そのため，α_2受容体のアゴニストが眼房水産生抑制薬として使用される．**アプラクロニジン**(apraclonidine)は，緑内障のレーザー手術後に生じる一過性の眼圧上昇を予防するために使用される．点眼での長期使用により，アレルギー様の結膜炎などが有害事象として現れる場合がある．

③ 炭酸脱水素酵素阻害薬

前述したように，毛様体上皮細胞は，炭酸脱水素酵素により，水と二酸化炭素から炭酸水素イオンを産生する．この炭酸水素イオンが，細胞外に排出されると同時に，共輸送系によりNa$^+$も細胞外に排出されるため，眼房水としての水分も排出される．そのため，炭酸脱水素酵素の活性を抑制する阻害薬も眼房水産生抑制薬として使用される．

チモロール

カルテオロール

レボブノロール

アプラクロニジン

ドルゾラミド

COLUMN 代謝性アシドーシス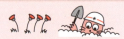

アシドーシスとは，体液が酸性に傾く状態をいう．ヒトの正常pH値は7.4なので，アシドーシスとは7.4よりも低いpHにある状態をいう．呼吸性アシドーシスは，呼吸の不具合によって体内にCO_2が溜まりpHが低下する．代謝の場合，炭酸水素イオン（HCO_3^-）が失われることにより，その相方であるH^+が増加して，体液が酸性に傾く状態をいう．下痢などによっても引き起こされるが，下式のように，失われた炭酸水素イオンをつくりだそうと，二酸化炭素を溜め込む過呼吸の状態となる．それ以外にも，悪心や嘔吐，倦怠感も生じる．

さらに重症化すると心機能不全や昏睡も生じる場合がある状態・病態である．また，嘔吐により大量の胃液（酸性）が失われるなどにより引き起こされる場合があるのは代謝性アルカローシスであるが，これは体液のpHが7.4以上となる状態で，頭痛や嗜眠，せん妄や，痙攣発作が生じる場合がある．

$$CO_2 + H_2O \longrightarrow H_2CO_3 \longrightarrow HCO_3^- + H^+$$

ドルゾラミド（dorzolamide），**ブリンゾラミド**（brinzolamide）は点眼で使用されるが，**アセタゾラミド**（acetazolamide）は経口投与や注射で使用される．経口あるいは経静脈投与されるアセタゾラミドは，眼圧降下作用も強力であるが，炭酸水素イオンの減少に伴い全身性の代謝性アシドーシス（コラム参照）を引き起こし，悪心や嘔吐，胃腸障害，食欲不振などの有害事象が現れる．またNa^+との共輸送系が腎臓で阻害されることによる重篤な腎障害や，低ナトリウム血症，低カリウム血症なども引き起こす可能性がある．ドルゾラミドやブリンゾラミドは点眼で使用されるため，全身への影響はアセタゾラミドに比べ著しく軽減されている．

(iii) そのほかの緑内障治療薬

ニプラジロール（nipradilol）は，アドレナリンβ_2受容体アンタゴニスト作用による眼房水産生抑制作用のほかに，アドレナリンα_1受容体アンタゴニスト作用である眼房水排出促進作用の二つの作用を併せもつ薬物である．オフターゲット効果として，β_2受容体阻害作用に起因する喘息発作などが有害事象として知られているため，点眼時には注意が必要である．

また**ジピベフリン**（dipivefrine）は，点眼後加水分解されアドレナリンに代謝されるプロドラッグである．毛様体上皮細胞のα_2受容体アゴニスト作用による眼房水産生抑制に加えて，ブドウ膜や強膜のβ_2受容体に作用し血管を拡張させることで眼房水を排出し，効果を現すと考えられている．しかしながら前述したように，毛様体へのβ_2受容体アゴニスト作用により眼房水産生を亢進させる可能性があり，眼房水の産生量が排出量を上回った場合，急性の閉塞隅角緑内障を発症させる可能性があるので注意が必要である．

（b）白 内 障

　前述したように，日本における失明の主原因は緑内障である．日本ではまれであるが，世界的には白内障による失明率が最も高い．白内障は眼球の水晶体に混濁が生じることで透過性が下がり，視力の低下や散乱光による 羞 明（しゅうめい）などの症状を示す疾患である．有病率は加齢とともに増加するが，緑内障と同様に，失われた視野や視力が薬物治療により改善することはない．しかしながら病態の進行の停止や遅延は期待できるため，それらの医療行為が望めない発展途上国などにおける罹患者数の多さが，世界的な失明率の高さに影響している．

　白内障は大きく二つに分類される．それらは，（ⅰ）生得的に水晶体に混濁が認められる先天性白内障，（ⅱ）外傷や薬物などが原因となり水晶体が混濁する後天性白内障である．一般的に 80 歳以上の高齢になると，ほとんどの人が白内障に罹患していると考えられている．病因が加齢以外に考えにくい白内障は加齢白内障とよばれ，後天性白内障の一つとして分類される．

（1）白内障のメカニズム

　白内障は，水晶体を構成するタンパク質であるクリスタリンが，何らかの原因により変性・不溶化することにより生じる〔図 2.7 ③（b）〕．本来は可溶性のクリスタリンの不溶化には，酸化による変性（酸化説）と，アミノ酸の代謝異常により生じるキノイド構造をもつ物質による変性（キノイド説）の二つが提示されている．どちらの場合も水晶体はクリスタリンの不溶化により混濁し，それが白内障の病態である視力低下や羞明を引き起こす．

　正常に機能している水晶体中には多くのグルタチオンが存在し，クリスタリンの酸化を防止している．しかしながら加齢などによりグルタチオン量が減少すると，単体では可溶性であるクリスタリンのスルファニル基あるいはチオール基（SH 基）が酸化され，ジスルフィド結合（S−S 結合）による重合を繰り返すことで不溶化する．この酸化による変性は，加齢に伴うことが最も多いが，紫外線や熱，放射線などによっても引き起こされる．

　一方で，トリプトファンやチロシンなどのアミノ酸の代謝に異常が生じた場合，これらのアミノ酸はキノイド構造をもつ反応性に富んだ物質となり，クリスタリンと結合する．この結合は不可逆的であり，結合したクリスタリンは不溶化する．加齢などによりアミノ酸代謝異常は増加するため，不溶化したキノイド構造をもつ物質と結合したクリスタリンは蓄積する．クリスタリンどうしの重合によっても，クリスタリンとキノイド構造をもつ物質との結合によっても，本来透明であるはずの水晶体は混濁し白内障が誘発されると考えられている．

（2）白内障治療薬

　一度混濁した水晶体は薬物療法により再び透明化することはなく，根本治

学修事項 D-2-7
（2）緑内障，白内障，加齢黄斑変性症，メニエール症候群，めまい

学修事項 D-2-7
（3）主な治療薬

療のためには手術が必要となる．しかしながら初期の白内障などの場合，病態の進行の停止あるいは遅延を期待して薬物が使用される．クリスタリンの変性を遅らせることが不溶化の抑制につながるため，その改善には，クリスタリンの酸化防止か，キノイド構造をもつ物質との結合抑制の，どちらかを促す薬物が使用される．

クリスタリンの酸化を抑制するために，一般的には生体酸化還元平衡薬である**還元型グルタチオン**（glutathione）が点眼薬として用いられている．正常な水晶体内に存在するグルタミン酸，システイン，グリシンの三つのアミノ酸から構成されるグルタチオンは，システインのスルファニル基が還元状態にある．この水晶体内のグルタチオンはクリスタリンの代わりに酸化されることで，クリスタリンの変性と混濁を抑制している．加齢に伴い，内因性のグルタチオンが水晶体内で減少すると，クリスタリンは酸化され，重合し不溶化することで白内障を誘発する．そのため加齢による初期白内障において，外部からのグルタチオン点眼は，クリスタリンの酸化を抑制し，さらなる不溶化されたグルタチオンの重合を抑制する．しかしながらグルタチオンは，クリスタリンの重合を抑制することはできるが，すでに重合して不溶化したクリスタリンを再び可溶化することはできない．

また，キノイド構造をもつ物質により引き起こされるクリスタリンの不溶化には，**ピレノキシン**（pirenoxine）などが使用される．キノイド説では，クリスタリンはキノイド構造をもつ物質と結合することで不溶化し，白内障を誘発する．ピレノキシンは，クリスタリンなどの可溶性タンパク質との親和性が高い．そのためピレノキシンは，クリスタリンに結合しやすく，その結果クリスタリンとキノイド構造をもつ物質との結合を競合的に妨げることで不溶化を抑制する．

どちらの薬物も初期の病態に有効であり，白内障の進行への抑制効果は期待できるが，病態そのものを改善することはできない．両薬物とも有害事象が引き起こされることはまれであるが，眼球の充血や掻痒が現れる場合もある．

（c）加齢黄斑変性症

欧米などの先進国において，失明の主要な原因として知られている加齢黄斑変性症は，文字通り加齢により網膜色素上皮細胞内に生じる色素異常や色素沈着などにより引き起こされる慢性炎症反応である．視覚感度の最も高い網膜の中心部に位置する黄斑に異常が生じると，物体が歪んでみえる変視症や歪視症を伴う中心の視力欠損などが生じる．また障害が進行すると極度の視力低下，さらには異常色覚などの症状も現れる．

この疾患は，加齢黄斑変性前駆病変と加齢黄斑変性症の二つに大きく分類される．加齢黄斑前駆病変では，加齢に伴い黄白色の老廃物が網膜の下に沈着するが，この沈着物は**ドルーゼン**（drusen）とよばれる．複数のドルーゼ

還元型グルタチオン

ピレノキシン

学修事項 **D-2-7**
(2) 緑内障，白内障，加齢黄斑変性症，メニエール症候群，めまい

眼・鼻・内耳治療薬　2.7　　*163*

ンが癒合するなどで大型化すると，炎症反応が引き起こされる．その結果，網膜色素上皮細胞は増殖などにより肥厚する．またドルーゼンにより色素上皮細胞への栄養素などの補給が滞ると細胞は萎縮する．

　網膜色素上皮細胞が肥厚した場合においても，また萎縮した場合においても，加齢黄斑変性症が誘発される〔図2.7③(c)〕．そのため，加齢黄斑変性症は上皮細胞が肥厚する滲出型と，萎縮する萎縮型の二つに分類される．日本を含むアジア人には滲出型加齢黄斑変性症の発病頻度が高く，欧米人には萎縮型加齢黄斑変性症の頻度が高いと考えられている．

（1）加齢黄斑変性症のメカニズム

　マクロファージなどの貪食細胞と同様に，正常な網膜色素上皮細胞は，細胞などから排出される老廃物を取り込み，網膜の恒常性を保っている．しかしながら加齢により，網膜色素上皮細胞の貪食作用が減弱すると，上皮細胞下に老廃物がドルーゼンとして蓄積する．炎症反応がドルーゼンにより引き起こされると，網膜色素上皮細胞下のブドウ膜の一つである脈絡網において新生血管が誘導され，その血管からの出血や血液成分の浸潤，および細胞自体の増殖や脂質化により網膜下が肥厚する．そのことで網膜は硝子体の方向へ押しあげられ障害を受けることで浸出型加齢黄斑変性症が発病すると考えられている．

　また網膜色素上皮細胞が栄養素の不足などで萎縮する場合には，脈絡膜からの血管新生は誘導されないが，細胞の萎縮により網膜自身の機能低下が引き起こされ，徐々に視力の低下などが現れてくる．そのため病態の進行や程度は，浸出型に比べて軽度である．

（2）加齢黄斑変性症治療薬

　加齢黄斑変性症は，浸出型には血管新生を抑制する薬物により一定の効果がみられるものの，萎縮型への有効な治療薬は存在しない．また加齢黄斑変性前駆病変に関して，禁煙や，ビタミンC，ビタミンEなどの抗酸化作用のあるサプリメント摂取により効果を示すとする報告も存在するが，病態の進行を抑制する効果的な治療薬は確立されていない．レーザー光を利用した治療や，再生医療の試みも始まっているが，日本人に多くみられる浸出型加齢黄斑変性症は，血管内皮細胞増殖因子(VEGF)とよばれる糖タンパク質による血管の新生や成長などが鍵となり引き起こされる．そのため，その治療薬は，脈絡膜からの血管新生を抑制することにより，その効果を現す．

　ラニビズマブ(ranibizumab)は，遺伝子組換えによりヒト化したマウス抗VEGFモノクローナル抗体のFab断片であり，VEGFに結合することで，その受容体との結合を阻害する．VEGF受容体の活性化が起こらないため，脈絡膜からの血管新生は抑制され滲出型の病態の進行が抑制される．VEGFにはいくつかのアイソフォームが存在するが，そのうち最も強力な血管新生

学修事項 D-2-7
(3) 主な治療薬

VEGF：vascular endothelial growth factor

因子は VEGF$_{165}$ であり，量的にも多く存在する．

　ペガプタニブ（pegaptanib）は，28 塩基の一本鎖 RNA の核酸からなる核酸医薬品である．ペガプタニブは，VEGF$_{165}$ と特異的に結合することで VEGF 受容体の活性化を阻害する．ペガプタニブは核酸であることから，タンパク質由来の抗体医薬品と比べ，罹患者の免疫系による排除を受けにくい利点がある．ペガプタニブは世界ではじめてのアプタマー医薬である．アプタマー（aptamer）とは，複雑な立体構造をとることで，標的分子に結合する一本鎖の RNA/DNA 分子の総称であり，標的分子はタンパク質，ペプチド，脂質，金属イオンなど，多岐にわたる．高い特異性などから，医薬品などへの応用が進められている．

　アフリベルセプト（aflibercept）は，VEGF 受容体の VEGF が結合する細胞外領域とヒトの IgG 抗体の Fc 断片の遺伝子組換えによる融合タンパク質である．可溶化したデコイ（囮）受容体として，血液中の VEGF を補足することで，内因性の VEGF 受容体の活性化を阻害する．これらの治療薬は，眼球の結膜に注射により投与するため，眼内炎などの眼障害が有害事象として生じる場合がある．

（d）結膜炎とブドウ膜炎

　眼瞼（まぶた）と眼球の強膜の間に存在し，眼球の動きを滑らかにするための粘膜様の薄い膜が結膜である．結膜は目のなかに異物が入り込むのを防ぐほか，眼球の自由な動きを助ける役割を担っている．しかしながら外部に絶えず晒されているため，ウイルスや細菌，あるいは花粉などの侵入が原因となり引き起こされるのが結膜炎である．アデノウイルスやエンテロウイルスによるウイルス性結膜炎は，結膜の充血，目がゴロゴロするなどの異物感や痛み，粘液性眼脂（目ヤニ）や涙を伴う．抗ウイルス薬の点眼や内服，眼軟膏を使用する場合もあるが，効果的な薬物は存在しない．そのため，自己免疫による治癒を待つ間の，抗炎症薬などによる対症療法が主である．

　結膜の充血や目ヤニの産生など，ウイルス性結膜炎と同様の症状を伴う細菌性結膜炎は，クラジミアトラコマティスの感染に起因するクラジミア結膜炎（トラコーマ）などが知られている．感染菌に応じて，ニューキノロン系抗菌薬である**オフロキサシン**（ofloxacin）などの有効な抗菌点眼薬が用いられる．

　また，花粉やカビ，ダニなどにより惹起されるアレルギー性結膜炎は，結膜の充血や目ヤニのほかに，かゆみや涙目，まぶたの腫れや，鼻炎などの症状を示す．詳細な作用機序は不明であるが，マスト細胞からのヒスタミンなどの放出抑制作用をもつ**クロモグリク酸ナトリウム**（sodium cromoglicate）などのケミカルメディエーター遊離抑制薬や**マレイン酸クロルフェニラミン**（chlorpheniramine maleate），**ケトチフェンフマル酸塩**（ketotifen fumarate）などのヒスタミン H$_1$ 受容体の**逆アゴニスト**（inverse agonist）である抗ヒス

オフロキサシン

ケトチフェン

眼・鼻・内耳治療薬 2.7 165

クロモグリク酸ナトリウム　　クロルフェニラミン　　ナファゾリン

タミン薬などが使用される．また結膜の充血に対して，**ナファゾリン**
(naphazoline)などのアドレナリンα_1受容体アゴニストを用いることで，拡
張した血管を収縮させ改善効果を現す薬物を使用する場合もある．

　虹彩や毛様体などのブドウ膜に炎症が起こる病態は，ブドウ膜炎(内膜炎)
とよばれる．眼球の硝子体などに細胞が浸潤するなどで，網膜上で像を結ぶ
ことができなくなり，霞がかかったようにみえる霧視などの症状が現れる．
また，視力低下，黒い小さな点が絶えず視界に現れる飛蚊症，羞明などの
症状も現れる．細菌などの感染や自己免疫疾患，アレルギー，悪性腫瘍や外
傷などにより誘発することが知られているが，根本的な治療は困難であり，
抗ウイルス薬や抗菌薬などの誘発原因への薬物治療と，抗炎症作用を期待し
て**デキサメタゾン**(dexamethasone)などの副腎皮質ステロイド点眼薬などが
用いられる．合併症として緑内障や白内障などを引き起こす場合もあり，悪
化した場合には失明する可能性もあるため，注意が必要である．

デキサメタゾン

2.7.2　鼻の構造と機能

　顔の外側に飛びでた鼻は外鼻，その穴は外鼻孔とよばれる．鼻のなかは，
薄い骨や軟骨からなる鼻中隔により左右に分離されており，それぞれの外鼻
孔のなかには，鼻腔と副鼻腔とよばれる役割の異なる二つの大きな空間が広
がっている(図2.7④)．左右それぞれの鼻腔の側壁から張りだした上中下の
三つの軟骨様の鼻甲介とよばれる襞により鼻腔は，上鼻道，中鼻道，下鼻道
の三つの経路に分岐している．また鼻腔を囲む骨のなかには副鼻腔とよばれ
る空間がある．それらは前頭洞(額の裏)，篩骨洞(左右の目の間)，上顎洞(頬
の裏)，そして蝶形骨洞(鼻の奥)の4種類であり，それぞれ鼻腔とつながっ
ている．

　外鼻孔から取り込まれた空気は，それぞれ左右の上中下の計六つの鼻道を
とおり肺へと運ばれる．それぞれの鼻道の通過時に，鼻毛による大まかな異
物の除去，鼻腔内粘膜通過時には鼻水により微生物などの吸着除去と加湿，
そしてそれぞれの鼻甲介に巡らされた毛細血管を流れる血液より加温され
る．そのため外鼻孔から取り込まれた空気は，鼻腔を経由することで，生体
への刺激を減らした状態となり肺へと送り込まれる．

　副鼻腔は頭骨中にある空間のため，頭骨の軽量化に役立っているほか，そ

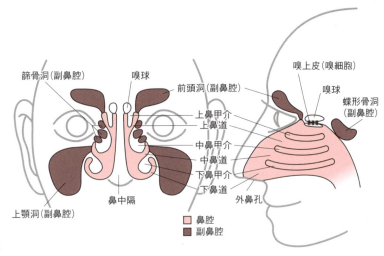

図 2.7 ④ 鼻の構造，鼻腔と副鼻腔

の空間での反響による音声の共鳴，そして鼻腔とつながっていることから，やはり異物や微生物の排除，呼気の加湿加温も担っていると考えられている．

また鼻腔の上部，鼻中隔と上鼻甲介の間には嗅上皮とよばれる嗅覚を司る嗅細胞が分布している部位がある．匂いは，揮発した化学物質が嗅上皮の通過時に嗅細胞を刺激することにより脳が感知する感覚であり，ヒトでは嗅上皮に存在するおよそ500万個の嗅細胞が，匂い物質の受容体として嗅覚を担っている．

(a) アレルギー性鼻炎

ダニやハウスダスト，あるいは花粉などを吸引することで，IgE 産生と肥満細胞の活性化が鼻腔粘膜などで引き起こされる I 型アレルギー反応による疾患は，アレルギー性鼻炎とよばれる．とくにスギ花粉などによる花粉症の有病率は上昇し続けており，すでに日本の人口の40％ほどに達している．くしゃみや鼻漏(びろう)(鼻水)，鼻閉(鼻づまり)，目のかゆみなどが症状として現れ，喘息や副鼻腔炎，また結膜炎などを増悪させる．重症化すると，修学や作業の効率が減少し，鼻閉による無呼吸状態による睡眠障害など，著しく生活の質(QOL)を低下させる要因となる．

QOL：quality of life

一般的にダニやハウスダスト，カビなどにより引き起こされるアレルギー性鼻炎は通年性と分類され，スギやヒノキ，イネ科草本や牧草など，開花時期が異なる植物の花粉により引き起こされるアレルギー性鼻炎は，季節性と分類される．

(1) アレルギー性鼻炎のメカニズム

通年性，季節性にかかわらず，吸入したダニや花粉などの抗原は鼻粘膜において，マクロファージや樹状細胞などに貪食され炎症反応を引き起こす．鼻粘膜中で抗原提示を受けたヘルパー T 細胞は，何らかの要因により Th2

型に分化し，インターロイキン 4，5，13(IL-4，5，13)などを産生・放出し，
B 細胞を分化させる．分化した B 細胞は IgE 抗体を産生・放出し，肥満細
胞を感作させ，抗原への感受性を亢進させる．この肥満細胞は再び抗原暴露
を受けると，ヒスタミンやロイコトリエンなどのケミカルメディエーターを
放出し，くしゃみや鼻漏，そして鼻閉を伴うアレルギー性鼻炎を誘発させる．

（2）アレルギー性鼻炎治療薬

　基本的な治療法として，マスクやゴーグル着用による抗原暴露からの回避，
またレーザー光を使用した外科的治療法も行われるが，一般的には薬物によ
る治療が行われる．

　薬物療法の第一選択薬として使用頻度が高い抗ヒスタミン薬は，**フェキソ
フェナジン**(fexofenadine)や**ロラタジン**(loratadine)，**オロパタジン**
(olopatadine)など，中枢移行作用の少ないヒスタミン H_1 受容体の逆アゴニ
スト(抗ヒスタミン薬)である．鼻粘膜上皮の知覚神経終末付近の H_1 受容体
の活性化を抑制し，即時型の I 型アレルギー反応により引き起こされる，く
しゃみや鼻漏を軽減させる．鼻閉は炎症反応に伴う鼻粘膜の毛細血管拡張や，
ロイコトリエンによる血管透過性の亢進が引き起こす鼻粘膜の腫脹(鼻炎膜
浮腫)により引き起こされる．

トラマゾリン

フェニルプロパノールアミン

フェキソフェナジン　　　ロラタジン　　　オロパタジン

　そのため拡張した血管を収縮させる目的で，アドレナリン α_1 受容体アゴ
ニストである**トラマゾリン**(tramazoline)やナファゾリン，**フェニルプロパ
ノールアミン**(phenylpropanolamine)などが用いられる．またロイコトリエ
ン受容体アンタゴニストとして，**プランルカスト**(pranlukast)や**モンテルカ
スト**(montelukast)も使用される．

　さらに肥満細胞からのケミカルメディエーター放出を抑制する目的でクロ
モグリク酸ナトリウムや**トラニラスト**(tranilast)なども用いられる．炎症反
応自体を抑制するために，副腎皮質ステロイド薬である**ベクロメタゾン**

ベクロメタゾン

プランルカスト　　　モンテルカスト　　　トラニラスト

COLUMN　肺サーファクタント

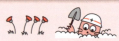

　ホスファチジルコリンなどのリン脂質と，4種類のサーファクタントタンパク質からなる肺サーファクタントは，肺胞上皮細胞から分泌される脂質・タンパク質複合体である．肺胞は，空気を吸い込んで広がろうとするときに，その内側が水分などでコーティングされていた場合，その水の表面張力が広がりを抑えて萎ませようとする方向に働く．

　肺サーファクタントは，いわば生体の界面活性剤であり，肺胞上皮細胞と水分との間に分泌されることで，この水の表面張力を和らげ，呼吸による肺胞の伸張や収縮をスムーズにする働きをもつ．これは肺だけではなく気管支やそれに続く喉などの滑りもよくし，この生体内界面活性剤の働きにより痰や鼻汁などの排泄も容易になる．

ベタメタゾン

クラリスロマイシン

エリスロマイシン

（beclomethasone）や**ベタメタゾン**（betamethazone）なども使用される．

　これらの薬物は一般的に経口で用いられるが，$α_1$ 受容体アゴニストや副腎皮質ステロイド薬などは，頭痛や，場合によっては脳出血などの有害事象が生じやすい全身作用を回避し，微量での局所作用を得る目的で，点鼻薬として用いられる．

（b）副鼻腔炎

　アレルギー性鼻炎などは鼻腔で起こる炎症反応であるが，副鼻腔において細菌やウイルスなどの感染により引き起こされる炎症は副鼻腔炎とよばれる．鼻閉，鼻漏，頭痛，顔面痛，眼痛，歯痛なども誘発される．匂いや粘性の強い黄色の膿のような鼻汁の産生，嗅覚障害，倦怠感が現れ，また中耳炎なども併発することがある．痛みが強い急性副鼻腔炎による症状が3か月以上続く場合は，慢性化副鼻腔炎と診断されQOLの低下や，まれに髄膜炎などの重い合併症を誘発する場合もある．

（1）副鼻腔炎のメカニズム

　風邪や咽頭炎，場合により虫歯やカビなどの感染が鼻腔から副鼻腔におよぶことにより引き起こされるが，アレルギー性鼻炎や気管支喘息によっても発症する場合がある．貪食後の好中球などで構成される膿などの分泌物が，炎症反応により肥厚し閉塞した副鼻腔内に蓄積することで鼻閉などが引き起こされ，それが副鼻腔近隣の神経系を刺激し，顔面痛や歯痛などの強い痛みを引き起こす．

（2）副鼻腔炎治療薬

　副鼻腔での細菌などの感染が引き金となっている場合には，それらの増殖を抑制する**クラリスロマイシン**（clarithromycin）や，**エリスロマイシン**（erythromycin）などの抗菌薬が，原因菌に応じて用いられる．また炎症反応で生じた膿や鼻汁には，ムチンなどの粘性の高い糖タンパク質が含まれている．そのためムチンの産生を抑制し，鼻汁などの粘性を減弱させるために

眼・鼻・内耳治療薬　2.7　　169

カルボシステイン（carbocisteine）などが処方される．また鼻汁などの粘性の高い物質の体外への排出を容易にするために，界面活性剤様の生体物質である肺サーファクタント（コラム参照）の産生亢進を促すために**アンブロキソール**（ambroxol）なども使用される．またカルボシステイン同様に，糖タンパク質を分解し粘性を減弱させるために，ムコ多糖類の分解酵素である**リゾチーム**（lysozyme）も，かつては用いられた．しかしながら，その有用性が確認できないとの見解が得られたため，現在は適応から削除されている．

そのほかにも症状に応じて，抗炎症，解熱鎮痛の目的で**非ステロイド性抗炎症薬**（NSAIDs）や，**副腎皮質ステロイド薬**（corticosteroid drug）なども使用される．また薬物治療と併わせて，ネブライザー療法も用いられる．これは抗菌薬や副腎皮質ステロイド薬を，外鼻孔から噴霧することで副鼻腔へ送達する治療法である．

また薬物治療などでも効果がない場合は外科的手術を行い，炎症を引き起こしている粘膜を切除する場合もある．このときにあらかじめ**ムピロシン**（mupirocin）などを用いて鼻腔内の**メチシリン耐性黄色ブドウ球菌**（MRSA）などを除菌することで，術創に起こる感染を予防する場合がある．有害事象として，まれに搔痒感や発赤などを伴う場合もある．

カルボシステイン

アンブロキソール

MRSA：methicillin-resistant staphylococcus aureus

ムピロシン

2.7.3　耳の構造と機能

聴覚と平衡感覚を担う感覚器が耳である．体の外側から，耳介（耳たぶ）と外耳道により構成される外耳，外耳道の先の鼓膜の内側の鼓室と槌骨，砧骨，鐙骨の耳小骨からなる中耳，そして中耳のさらに奥が内耳である（図2.7⑤）．

内耳には聴覚と平衡感覚を中枢に伝える内耳神経系が存在する．三つの半規管，卵形嚢，球形嚢，蝸牛管は膜迷路とよばれ，その袋状のなかは内リンパ液で満たされていて，骨迷路とよばれる外リンパ液に満たされた頭骨中の複雑な腔所内に入っている．また三つの半規管，卵形嚢，球形嚢は内耳の前庭系とよばれ，前庭神経をとおして平衡感覚を司っている．

蝸牛は蝸牛神経を介して聴覚を司っている．耳介により集積された音は外耳道をとおり，鼓膜を振動させる．この鼓膜の振動は耳小骨により増幅され蝸牛に伝えられる．蝸牛管の内リンパ液が振動すると，蝸牛内の聴覚受容細胞である有毛細胞およびそれを覆う蓋膜から構成されるコルチ器が振動す

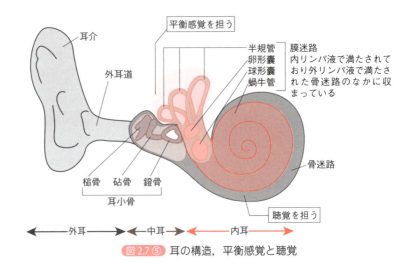

図 2.7 ⑤ 耳の構造，平衡感覚と聴覚

る．この有毛細胞と蓋膜とのズレにより有毛細胞が興奮し，振動は電気信号へと変換されて，蝸牛神経を介して中枢へと伝えられる．

平衡感覚は三つの半規管により感知される．半規管は水平方向と垂直方向に伸びており，内部は内リンパ液で満たされている．半規管のなかにも有毛細胞があり，頭を動かすことで半規管内の内リンパ液も動くが，慣性の法則により内リンパ液はもとの位置にとどまろうとするため，頭の動きとのズレが生じる．このズレにより有毛細胞が興奮，電気信号へと変換され前庭神経を介して中枢へと伝えられる．

聴覚に障害が生じると，難聴，耳鳴などの症状が，そして平衡感覚に障害が生じると，めまいなどの症状が現れてくる．

（a）動揺病のメカニズムと治療薬

学修事項 D-2-7
(2) 緑内障，白内障，加齢黄斑変性症，メニエール症候群，めまい

動揺病は，船や車，バスや列車，飛行機などの乗り物への搭乗時に引き起こされ，顔面蒼白，吐き気や嘔吐，汗や唾液の分泌亢進などの症状が伴う．一般的に乗り物酔いとよばれている末梢性のめまいである．子どもや女性に発症しやすく，感覚の混乱により引き起こされると考えられている．すなわち，乗り物の振動や加速などの情報は三つの半規管で捉えられるが，この情報と，視覚から捉えられた情報との間にズレが生じた場合，自律神経の活性化による血圧変化，胃の蠕動運動の変化，汗や唾液の分泌が亢進する．それにより吐き気などの上記の症状が誘発される．また視床下部でのヒスタミン神経系が活性化し，嘔吐や悪心が引き起こされると考えられているが，その発生機序についての詳細は明らかになってはいない．

予防法として，目を閉じる，遠方をみるなどして視覚からの情報のズレを減らすことが有効である．またヒスタミン神経系の遮断により嘔吐や悪心を抑制する目的で，**プロメタジン**（promethazine），**ジフェンヒドラミン**

眼・鼻・内耳治療薬　2.7　　　171

プロメタジン　　　ジフェンヒドラミン　　　　　　ジメンヒドリナート　　　　　　　　スコポラミン

(diphenhydramine)，**ジメンヒドリナート**(dimenhydrinate)などの，中枢移行性の高い第一世代の抗ヒスタミン薬が使用される．これらはヒスタミン H_1 受容体の逆アゴニストとして抑制作用を示すだけではなく，抗コリン作用も併せもつことから，アセチルコリン神経系の関与も考えられている．そのため非選択的アセチルコリン M 受容体アンタゴニストである**スコポラミン**(scopolamine)も用いられることがある．

　これらの薬物は，乗り物への搭乗時の半時間前に服用する必要があり，嘔吐や悪心が生じてからの使用では，その有効性は低い．また有害事象として，抗コリン作用による注意力の低下，眠気，だるさなどが現れる場合がある．

（b）メニエール病のメカニズムと治療薬

　繰り返し引き起こされる回転性の激しいめまいや耳鳴，難聴や耳閉感を，同時に，また突発的に発症するメニエール病は 40 歳代から 50 歳代の女性に多くみられる疾患である．吐き気や嘔吐を伴う場合もあり，ストレスや睡眠不足，精神的あるいは肉体的疲労などにより誘発されると考えられている．

　めまいなどの発作は，一般的に数時間以内に治まり間欠期を迎えるが，再び発作期を迎えるサイクルを何度も繰り返す特徴がある．几帳面や神経質，融通が利かないなど頑固な性格の人で発症頻度が高く，遺伝的要素が強いため，完治は難しい疾患と考えられている．内耳での内リンパ液の過剰な産生や，排出の異常により内リンパ水腫が発症し，前庭系の圧迫による回転性のめまい，吐き気や嘔吐，蝸牛の圧迫による難聴や耳鳴などの聴覚異常を引き起こす．なぜ内リンパ水腫が生じるのか，なぜ症状が反復するのか，その詳細はわかっていない．

　しかしながら内リンパ液を貯蔵する卵形嚢や球形嚢，あるいは蝸牛管での可逆的なイオン輸送異常が原因の一つではないかと考えられている．また加齢に伴い症状が軽減することも知られている．リラクゼーションなどによりストレス改善をはかる，睡眠不足や過労を避ける，塩分の過剰摂取を控えるなどの生活習慣の改善が予防につながると考えられている．発作時には安静にし，薬物療法を行う．また薬物療法による効果が期待できない場合には，内リンパ液を排出するための手術療法を行う場合もある．

　薬物療法には，内耳の血管を拡張させることで内リンパ水腫により滞っていた血液循環や透過性を改善させる**ベタヒスチン**(betahistine)や**アデノシン**

学修事項 D-2-7
（3）主な治療薬

2章 末梢神経系の薬理

ベタヒスチン　　　アデノシン三リン酸　　　イソソルビド

ATP：adenosine
　　　triphosphate

三リン酸(ATP)が処方される．まれに有害事象として発疹や掻痒感などが現れることがある．また，**イソソルビド**(isosorbide)などの浸透圧利尿薬は，腎臓での利尿作用を亢進させることで，間接的に内リンパ液量を減少させる．また動揺病と動揺に，ジフェンヒドラミンや，ジメンヒドリナートなどの抗コリン作用を併わせもつ第一世代抗ヒスタミン薬が，めまいに伴う嘔吐や悪心の抑制に使用される．

　さらにメニエール病は，ストレスなどの心理的要因も関与していると考えられているため，**エチゾラム**(etizolam)や，**ジアゼパム**(diazepam)などの抗不安薬が処方される場合もある．

エチゾラム　　　　　　　ジアゼパム

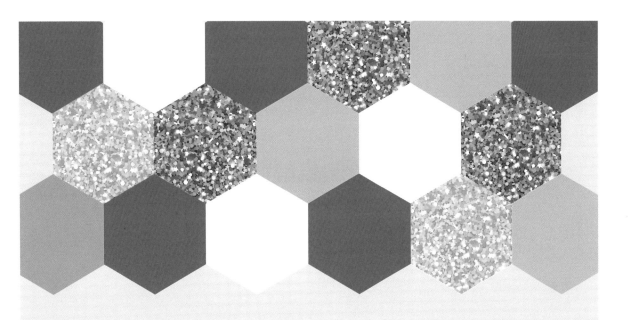

3章

中枢神経系の薬理

- **3.1** 全身麻酔薬
- **3.2** 中枢性鎮痛薬および中枢興奮薬
- **3.3** 統合失調症治療薬
- **3.4** 抗うつ薬および気分安定薬
- **3.5** 抗不安薬および睡眠薬
- **3.6** 抗てんかん薬
- **3.7** パーキンソン病治療薬
- **3.8** 神経変性疾患治療薬

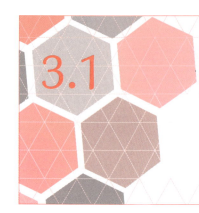

3章 中枢神経系の薬理

3.1 全身麻酔薬

❖ **本節の目標** ❖

- 全身麻酔薬に求められる作用について学ぶ．
- 代表的な全身麻酔薬をあげ，その薬理作用，機序，おもな副作用について学ぶ．
- 代表的な全身麻酔法をあげ，その利点と欠点について学ぶ．

3.1.1 中枢神経系および薬物作用

学修事項 C-7-2
(3) 中枢神経系の構造と機能
(4) 血液脳関門と脳室周囲器官〔化学受容器引き金帯(CTZ)〕

CNS：central nervous system

中枢神経系（CNS） は，大脳，小脳，脳幹（間脳，中脳，橋，延髄），脊髄からなる．神経組織は，**ニューロン（神経細胞**，neuron）とニューロンを支える支持細胞（グリア細胞など）からなる．中枢神経の興奮伝導は，ふつう，樹状突起→細胞体→軸索→神経終末の順に起こり，**シナプス**（synapse）を経て次のニューロンの樹状突起に伝えられる．支持細胞はニューロンを包み，支持し保護する細胞で，中枢神経ではグリア細胞（神経膠細胞，glial cell）などがある（図3.1 ①）．ヒト脳ではニューロンは約1000億個とされ，グリア細胞数はニューロン数の約10倍で体積は約半分と考えられている．

アストロサイト（astrocyte，星状膠細胞）は大型のグリア細胞で，ニュー

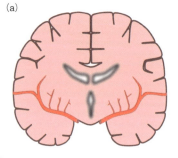
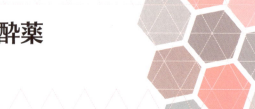

図3.1 ① 脳および血液脳関門
(a) 脳，(b) 血液脳関門．

全身麻酔薬　3.1　　175

ロンと脳の血管の間に存在し，毛細血管〔内皮細胞，周皮細胞(ペリサイト)を含む〕を包むように付着している(図3.1①)．これにより，血液中を流れる物質や薬の脳実質への移行性を選択的に調節し，またニューロンの栄養や代謝産物などの輸送にも関与する．これを**血液脳関門**(**BBB**)という．服用した薬の脳神経系への作用効果は，血液→血管内皮→基底膜→アストロサイト→ニューロンへの透過性(取込みおよび輸送)に大きく影響を受ける．また，**オリゴデンドロサイト**(oligodendrocyte，希突起膠細胞)は中枢神経系のニューロンの軸索に付着し，髄鞘を形成する．**ミクログリア**(microglia，小膠細胞)はマクロファージのような細胞で，正常時は細い突起を伸ばしており，中枢神経系の微小環境の維持および免疫を担っている．

　脳の質量(約1.4 kg)は体重の約2％であるが，脳の酸素およびグルコース消費量は全身の約20％と，質量比よりも著しく高い．酸素およびグルコースは，すべて血液脳関門を介して供給されるため，脳血管も脳機能の維持にたいへん重要である．このように，脳機能はニューロンばかりでなく，脳グリア細胞，脳血管系によっても機能調節されている(図3.1①)．

　中枢神経系の神経伝達物質あるいは神経ペプチドとして，アセチルコリン，ノルアドレナリン，ドパミン，セロトニン，エンケファリン，オレキシンなどが知られている．また，興奮性神経アミノ酸のグルタミン酸や，抑制性神経アミノ酸のγ-アミノ酪酸(**GABA**)やグリシンなども脳機能に重要な役割を果たしている(図3.1②)．さらに，一酸化窒素，一酸化炭素，硫化水素のような気体分子も脳内で合成され生理機能を調節する．このため，神経伝達物質や調節因子の受容体や標的タンパク質の発現分布を把握することは，作用機序および薬物治療を考えるうえで大切である．

　中枢神経系疾患の治療薬の有害作用は中枢神経系内にとどまらず，自律神経系や末梢組織にも影響し，主症状が増悪する場合もある．また，薬物依存

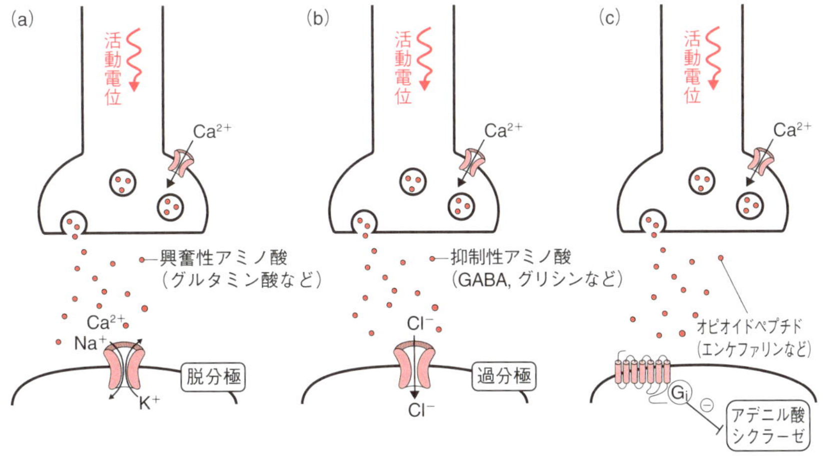

BBB：blood-brain barrier

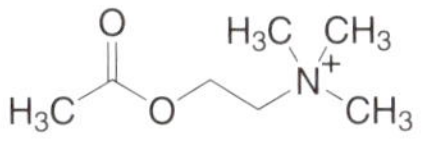

アセチルコリン

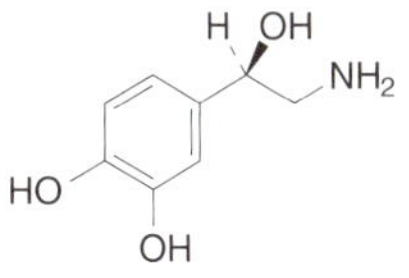

ノルアドレナリン

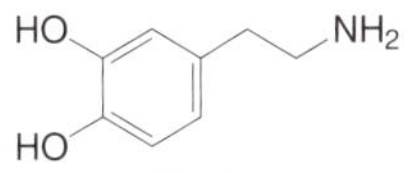

ドパミン

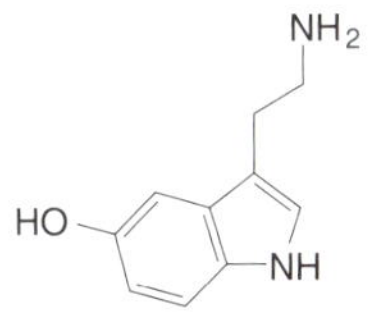

セロトニン(5-HT)

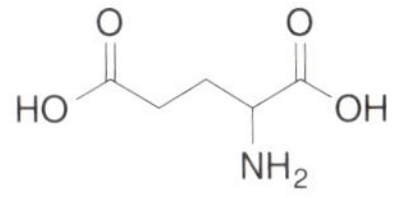

グルタミン酸

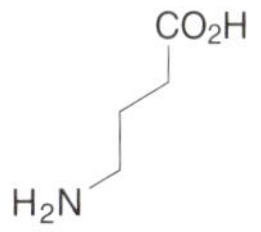

γ-アミノ酪酸
(GABA)

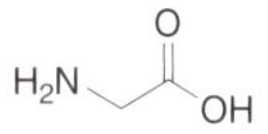

グリシン

GABA：γ-aminobutyric acid

図3.1②　中枢神経シナプス伝達の概略
(a) 興奮性シナプス，(b) 抑制性シナプス，(c) オピオイド神経シナプス．

性や耐性を示す薬もあり，薬物作用の総合的な理解が必要である．

　中枢神経系に作用する薬物として，全身麻酔薬，中枢性鎮痛薬，中枢興奮薬，統合失調症治療薬，抗うつ薬・気分安定薬，抗不安・睡眠薬，抗てんかん薬，パーキンソン病治療薬，神経変性疾患治療薬などがあり，3章ではこれらについて説明する．

3.1.2　全身麻酔薬

（a）全身麻酔の必要条件

学修事項 D-2-3
(1) 代表的な局所麻酔薬, 全身麻酔薬

　外科的手術を行う場合，侵襲的な外的刺激に伴う知覚・認知を遮断し，意識消失・不動化・鎮痛，自律神経反応の抑制といった麻酔状態を維持することが望まれる．そして，患者の知覚（とくに痛覚）を任意の時間，可逆的に消失させる薬物を麻酔薬といい，局所麻酔薬（2.5節参照）と**全身麻酔薬**（general anesthetics）に大別される．全身麻酔薬は全身的に適用され，中枢神経系を広範および非特異的に抑制（麻痺）して意識消失させることにより，全身のあらゆる感覚についての認知を鈍麻・消失させる必要がある．つまり，（ⅰ）**睡眠（鎮静）**，（ⅱ）**鎮痛**，（ⅲ）**筋弛緩（不動化）**，（ⅳ）**有害反射の除去**，が必須の条件として考えられる．

（ⅰ）**睡眠**（鎮静）：手術環境や手術中の痛みへの意識を消失させ，手術による侵害ストレスを除去する．

（ⅱ）**鎮痛**：痛みを認知しない状態（意識の消失）でも，手術中の**侵害刺激**（nociceptive stimulus, noxious stimulus）に伴う痛みは，中枢の痛覚伝導路を絶えず興奮させる．手術中の徐痛が不十分だと，術後疼痛が起こることがある．中枢性鎮痛薬の併用も行われる．

（ⅲ）**筋弛緩**（不動化）：手術による侵害刺激は逃避反射（体動）を起こす．不動化は，上記（ⅰ），（ⅱ）が十分であれば可能であるが，筋弛緩薬の併用も行われる．骨格筋が弛緩状態にあることは手術を容易にするためにも必要である．

（ⅳ）**有害反射の除去**：手術中の侵害刺激は心拍数や血圧の変動などの自律神経系反射を引き起こす．自律機能の変動を抑制することも必要である．さらに，術前から術中における不快な記憶を除去することも大切である．この目的のためには，前向性健忘を起こすアトロピンやベンゾジアゼピン系薬物が有効である．

　現在用いられている全身麻酔薬のうち，単剤ですべてを満たしている麻酔薬は存在しない．このため，全身麻酔を実施する際には**吸入麻酔薬，静脈麻酔薬，筋弛緩薬，補助鎮痛薬**（麻薬など）を手術の際に合わせて併用する．さらに，全身麻酔に求められる要件として，①麻酔への導入，麻酔からの回復が速やかであること，②作用が強力で低濃度，低容量での使用が可能である

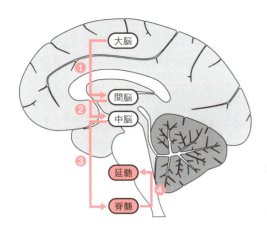

図 3.1 ③ 全身麻酔薬の作用
全身麻酔のためには大脳→間脳→中脳→脊髄→延髄の順に作用するのが理想的である（不規則的下行麻痺）．作用が延髄に及ぶ前に手術が可能となる（全身麻酔状態）．

こと，③麻酔深度の調節が容易であること，④可燃性，爆発性，危険な副作用をもたないこと，などがある．

（b）全身麻酔の経過

全身麻酔は中枢神経系において，**大脳→間脳→中脳→脊髄→延髄**の順に抑制することが望まれる（図 3.1 ③）．上位脳から下位脳に向かって順番に抑制していくが，中脳の次に延髄をとばして脊髄を抑制したのち，最期に生命中枢である延髄を抑制することを特徴とする（**不規則的下行性麻痺**）．外科手術は，脊髄に作用が及んでいるときに行われる．最後に延髄を抑制する規則的下行性麻痺（モルヒネなど），つまり大脳→間脳→中脳→延髄→脊髄の順に抑制すると，脊髄の前に延髄が抑制され生命維持が不安定となるため，全身麻酔には適さない．

（c）麻 酔 深 度

古典的吸入麻酔薬であるジエチルエーテルの単独使用による麻酔作用をもとに，麻酔深度は次の四つの段階に分けられている．

第Ⅰ期（導入期）：おもに大脳皮質の知覚領を抑制（**痛覚の消失**）．
第Ⅱ期（発揚期）：大脳皮質全域が抑制されるため**意識消失**となる．また抑制系神経の抑制（脱抑制）により，見かけの興奮状態となるため，この期間が短い麻酔が望ましい．
第Ⅲ期（手術期）：脊髄の多シナプス反射が抑制（意識消失，反射消失，筋弛緩，血圧安定，呼吸規則性）され，手術に最も適する．
第Ⅳ期（中毒期）：延髄の血管運動中枢および呼吸中枢が抑制（血圧下降，呼吸停止で死に至ることがある）．

（d）全身麻酔の管理

現在は複数の薬剤を併用して全身麻酔を行うため，各段階が不明瞭なことが多い．このため，全身麻酔の管理は**導入**，**維持**，**覚醒**の三段階に分けて考える．導入では静脈麻酔薬による吸息導入と吸入麻酔薬による緩徐導入があ

る．そして，患者のバイタルサイン（意識状態・体温・脈拍・血圧・呼吸状態などの生命徴候）や麻酔深度をつねにモニタリングし，必要に応じて追加の薬物を投与することにより麻酔を維持する．手術終了後，麻酔による鎮静から元の意識レベルまで戻す（覚醒）．

（e）全身麻酔薬の特徴と種類

全身麻酔薬は，**吸入麻酔薬**と**静脈麻酔薬**とに大別される．全身麻酔のための作用機序について以前は，細胞膜の脂質二重膜を障害するなど，非特異的な作用によって効果を発現するというものであった．現在はイオンチャネルなど特定のタンパク質に結合し，全身麻酔に寄与すると考えられているが，その詳細はいまだ明らかになっていない．関与する神経細胞のタンパク質として，γ-アミノ酪酸（$GABA_A$）受容体，グルタミン酸 **NMDA** 受容体，カリウムチャネル，ニコチン受容体，ドパミン D_2 受容体などが考えられている．

NMDA：*N*-methyl-D-aspartic acid

（1）吸入麻酔薬

吸入濃度を変えることにより麻酔の深度を自由に変えることができ，麻酔持続時間も容易に調節できる．麻酔導入の速度は吸入麻酔濃度，心拍出量，肺胞換気量などによって影響を受け，とくに血液／ガス分配係数の影響は大きい．血液／ガス分配係数は，吸入麻酔薬の血液への溶解度を示す指標であり，平衡状態に達したときの吸入麻酔薬濃度に対する吸入麻酔薬の血中濃度の比である（表3.1 ①）．この値が大きいほど麻酔薬は血液に溶けやすく，肺胞濃度がすぐに低下するため平衡状態に達するまでに時間がかかり，麻酔導入は遅くなる．一方，麻酔からの覚醒は，吸入麻酔薬の体外排出速度で決ま

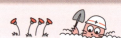

COLUMN　日本発（初）の全身麻酔

ナス科のチョウセンアサガオにはアトロピンやスコポラミンが含まれている．これらの成分は中枢神経抑制作用（麻酔作用：とくにスコポラミンが強い），鎮痛作用，腺分泌抑制作用（唾液分泌，気管支分泌）など，全身麻酔に必要な薬理作用をもつ．

江戸時代後期の華岡青洲は，動物実験を重ね，曼陀羅華（チョウセンアサガオ）の実，草烏頭（トリカブト）を主成分とした数種類の薬草に麻酔作用のあることを発見した．さらに実母と妻の申しでによる人体実験を行い，全身麻酔薬「通仙散」を完成させた．青洲は通仙散，アルコール消毒，オランダ式縫合術を駆使し，1804年に乳がん摘出の外科手術に成功した．一方，アメリカでは1846年にウィリアム・トーマス・グリーン・モートンにより，ジエチルエーテルを用いた頸部腫瘍の摘出手術が行われた．

実は，通仙散の配合調整過程で，青洲の母は死に，妻は失明した．通仙散は門外不出であり，また麻酔の導入に時間を要し，効果は一定ではなく，毒性も高いことから，一般的に普及しなかった．しかし，特記すべきは，日本において通仙散を用いた麻酔による外科手術が，ジエチルエーテルによる麻酔よりも40年以上も前に行われていたことである．また，通仙散は数種類の薬草を配合することから，バランス麻酔の原点といえる．

全身麻酔薬　3.1　　　179

表 3.1 ① 吸入麻酔薬の性質

	亜酸化窒素 （笑気）	ハロタン	イソフルラン	セボフルラン	デスフルラン
血液 / ガス分配 係数 （導入・覚醒の速さ）	0.47 （とても速）	2.3 （速）	1.3 （速）	0.63 （とても速）	0.42 （とても速）
MAC(v/v%) （麻酔の強さ）	105 （弱）	0.78 （強）	1.4 （強）	1.71 （強）	5〜7 （やや弱）
鎮痛作用	＋＋	＋	＋＋	＋＋	＋＋
筋弛緩作用	－	＋	＋＋	＋＋	＋＋
カテコラミン感受 性の増大	－	＋＋	＋	＋	＋
肝毒性	－	＋＋	＋	＋	±
使用濃度（%）	〜80	0.8〜1.2	1.5〜2.5	2〜3	3〜8.5

－，＋，＋＋は各作用強度を示す.

るが，導入と逆をたどる．血液 / ガス分配係数の大きい吸入麻酔薬では血液中に溶解して肺胞への移行が遅く，脳からの排泄が遅れるため麻酔からの覚醒も遅い（表 3.1 ①，表 3.1 ②）.

また，吸入麻酔薬の麻酔作用の強さは**最小肺胞内濃度（MAC）**で表される．吸入麻酔薬は，ガス性麻酔薬（**亜酸化窒素**）と揮発性麻酔薬（ハロゲン化麻酔薬）に分けることができる.

MAC：minimum alveolar concentration

（ⅰ）ガス性麻酔薬

亜酸化窒素（nitrous oxide，笑気）は現在使用されている唯一のガス性麻酔薬である．亜酸化窒素ガスのみにすると窒息するので，酸素濃度を 20％以上にして吸入する．中枢神経を非特異的に抑制することにより麻酔作用を示す．麻酔作用は弱いが，多剤と併用することにより麻酔深度が深まる．また，鎮痛作用も示す.

【副作用】 造血機能障害，末梢神経障害など.

亜酸化窒素（笑気）

（ⅱ）ハロゲン化麻酔薬

ハロゲン化吸入麻酔薬（揮発性麻酔薬）には**イソフルラン**（isoflurane），**セボフルラン**（sevoflurane），**デスフルラン**（desflurane）がある．作用機序の詳細は不明であるが，抑制性アミノ酸の $GABA_A$ 受容体の活性化，興奮性の神経型ニコチン受容体の抑制が関与すると考えられている.

① **ハロタン**（halothane）：クロロホルムを元にハロゲンを導入し，爆発性のない揮発性麻酔薬として開発された．中枢神経を非特異的に抑制することにより麻酔作用を示し，その作用は強い．ハロタンはカテコールアミンに対する心筋感受性亢進作用（β_1 作用）があるため，カテコールアミンの適用で心室性不整脈を発生しやすい.

ハロタン

表 3.1 ② 吸入麻酔薬と静脈麻酔薬

	吸入麻酔薬	静脈麻酔薬
利点	麻酔深度の調節が容易	麻酔導入が速く，発揚期が短い 速やかに手術期に達する 気道刺激がない 高価な麻酔器具が不要 悪性高熱を起こしにくい
欠点	手術期に達するのにやや時間がかかる	麻酔深度の調節がやや難しい 筋弛緩作用が弱い 鎮痛作用が弱い
適用	麻酔の維持 麻酔の緩徐導入	麻酔の急速導入 短時間手術（単独使用） 長時間手術における麻酔維持

【副作用】悪性高熱，肝障害，不整脈，低血圧など．

現在，ハロタンは使用されなくなった．

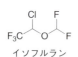
イソフルラン

② **イソフルラン**：エンフルランの構造異性体で，エンフルランと同様ハロタンの欠点（肝毒性）が著しく軽減されたハロゲン化吸入麻酔薬である．一方，エンフルランは腎毒性のため販売中止となった．

イソフルランも中枢神経を非特異的に抑制することにより麻酔作用を示す．麻酔導入および覚醒は速やかであるが，体内での代謝率は低い．

【副作用】悪性高熱，肝障害，過敏症，不整脈など．

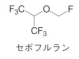
セボフルラン

③ **セボフルラン**：中枢神経を非特異的に抑制することにより麻酔作用を示す．セボフルランは血液/ガス分配係数が小さいため，麻酔導入および覚醒は速やかである．一方，カテコールアミンに対する心筋感受性亢進作用は弱い．

【副作用】悪性高熱，肝障害，血圧変動，不整脈など．

④ **デスフルラン**：中枢神経を非特異的に抑制することにより麻酔作用を示す．

デスフルラン

デスフルランの血液/ガス分配係数は亜酸化窒素より小さいため，麻酔導入および覚醒はきわめて速やかである．一方，カテコールアミンに対する心筋感受性亢進作用は弱い．

【副作用】悪心嘔吐，悪性高熱，肝障害，血圧変動，不整脈など．

（2）静脈麻酔薬

静脈麻酔（intravenous anesthesia）とは，静脈内への注射あるいは点滴により行う麻酔で，特別な装置を必要とせず投与が簡単で，作用発現もきわめて速く作用時間も短い．最近，麻酔に必要な薬物（催眠薬，鎮痛薬，筋弛緩薬）すべてを経静脈的（点滴静注）に投与する全身麻酔法も行われるようになった（表3.1②）．

全身麻酔薬 3.1　181

① **チオペンタール**(thiopental)，**チアミラール**(thiamylal)（バルビツール酸系麻酔薬）：それぞれ短時間型の**ペントバルビタール**(pentobarbital)，**セコバルビタール**(secobarbital)の酸素を硫黄に置き換えたもので，脂溶性が高く血液脳関門を通過し，速効性および超短時間作用を示す．中枢神経のGABA$_A$受容体のバルビツレート結合部位に作用し塩化物イオン(Cl$^-$)の流入を増強することにより麻酔作用を示す．全身麻酔の導入および維持，麻酔前投与に適用される．

【副作用】悪心嘔吐，呼吸抑制，薬物依存性など．

② **ミダゾラム**(midazolam)（ベンゾジアゼピン系麻酔薬）：ベンゾジアゼピン系の抗不安薬であるが，全身麻酔の導入，局所麻酔薬・吸入麻酔薬麻酔補助薬，静脈麻酔薬としても使用される．GABA$_A$受容体のベンゾジアゼピン結合部位に作用しCl$^-$イオンの流入を増強することにより麻酔作用を示す．チオペンタール，プロポフォールにみられる血圧低下作用，ケタミンにみられる覚醒反応がないのが利点である．

【副作用】呼吸抑制，薬物依存性など．

③ **プロポフォール**(propofol)（イソプロピルフェノール系麻酔薬）：イソプロピルフェノールの一種で，脂溶性が高く非水溶性であるため，懸濁剤として静脈内投与する．現在用いられているプロポフォール溶液の組成は1%プロポフォール，10%大豆油，2.25%グリセロール，1.2%精製卵リン脂質である．プロポフォールの添加物として卵黄レシチンおよび大豆油を使用しており，卵アレルギー，大豆アレルギーの既往のある人には使用を控える．凍結を避け25℃以下で保存し，一度凍結したものは使用不可とする．

　詳細な作用機序は不明であるが，GABA$_A$受容体に作用し，Cl$^-$イオンの流入を増強することにより麻酔作用を示すと考えられている．麻酔の導入および覚醒はきわめて速やかである．全身麻酔の導入および維持，集中治療における人工呼吸中の鎮静にも適用される．

【副作用】注射時疼痛，低血圧，不整脈，薬物依存性など．

④ **ケタミン**(ketamine)（フェンサイクリジン系解離性麻酔薬）：幻覚を誘発する**フェンサイクリジン**(phencyclidine)とともに麻薬に指定されており，グルタミン酸NMDA受容体の遮断作用を示す．特殊な意識状態（突然環境からの接触が断たれた感覚：意識の解離），カタレプシー様不動（受動的姿勢を保持し，自己の意志で変えようとしない状態），強い鎮痛作用を発現させる．ほかの全身麻酔薬とは異なり，大脳新皮質および視床を抑制し（脳波は睡眠波・除波化），大脳辺縁系を刺激（脳波は覚醒波）するので，解離性麻酔薬とよばれる．

【副作用】悪心嘔吐，呼吸抑制，不随意運動，薬物依存性など．

チオペンタール

チアミラール

ペントバルビタール

セコバルビタール

ミダゾラム

プロポフォール

ケタミン

フェンサイクリジン

182　3章　中枢神経系の薬理

（3）全静脈麻酔

バランス麻酔(balanced anesthesia)は理論的に相乗効果をもつ薬物を併用することで，それぞれの投与量を減じて副作用を最小限に抑え，麻酔の4要素である催眠，鎮痛，筋弛緩，有害反射抑制を得ようとする方法のことである．**全静脈麻酔（TIVA）**はバランス麻酔の概念に基づいて，麻酔に必要な薬物，すなわち催眠薬，鎮痛薬，筋弛緩薬を組み合わせて，すべて経静脈的に投与する全身麻酔法である．薬物は血中半減期が短く，調節性に富むものが適しており，催眠薬としてプロポフォール，鎮痛薬としてフェンタニル，筋弛緩薬としてベクロニウムが持続点滴される．

TIVA：total intravenous anesthesia

（4）ニューロレプト麻酔（神経遮断性麻酔）

強力な**神経遮断薬**と強力な**鎮痛薬**を併用すると，よびかけには応答するが，周囲に無関心で自発運動が抑制され，痛みを感じない状態をつくりだすことができる．この「眠りのない全身麻酔」をニューロレプト麻酔（**神経遮断性麻酔，NLA**）という．NLA法もバランス麻酔・全静脈麻酔の一つといえる．

NLA：neuroleptanesthesia

① **ドロペリドール**(droperidol)（ブチロフェノン系神経遮断薬）：ドパミンD_2受容体の遮断作用により強力な鎮静作用を示し，ハロペリドールの15倍，クロルプロマジンの約200倍の鎮静作用という．麻酔前投与として，ドロペリドールを単独使用することがある．また，モルヒネの約60倍の強力な麻薬性鎮痛薬である**フェンタニル**(fentanyl)と併用することにより，ニューロレプト麻酔の標準方法として適用される．フェンタニルによる強力な呼吸抑制や麻酔深度調整の困難さは欠点であるが（規則的下行性麻痺），循環器系への影響が少なく，ドロペリドールのドパミンD_2受容体遮断作用により悪心，嘔吐が抑制されるという利点もある．

【**副作用**】悪性症候群，血圧低下，不整脈など．

最近では，ベンゾジアゼピン系鎮静薬（ミダゾラムなど）と非麻薬性鎮痛薬

ベクロニウム　　　ドロペリドール

ハロペリドール　　クロルプロマジン　　フェンタニル

全身麻酔薬　3.1　　183

表3.1 ③　麻酔補助薬

目　的	薬　物
静穏・不安除去	ベンゾジアゼピン系抗不安薬：ジアゼパム，ニトラゼパム，ミダゾラム バルビツール酸系鎮静薬：ペントバルビタール 抗ヒスタミン薬：ヒドロキシジン
鎮　静	抗コリン薬：スコポラミン ドロペリドール 中枢性α_2受容体刺激薬：デクスメデトミジン
麻酔の導入補助（発揚期の短縮）	静脈麻酔薬：チオペンタール，チアミラール， 　　　　　　　ミダゾラム，プロポフォール
気管支分泌・迷走神経反射の抑制 （吸入麻酔薬や手術操作に伴う気道粘膜や 唾液分泌亢進の抑制，咳や嘔吐の抑制）	抗コリン薬：アトロピン，スコポラミン
術中の胃酸分泌抑制・上部消化管出血予防	ヒスタミンH_2受容体遮断薬：ファモチジン，ラニチジン，シメチジン
術中の嘔吐抑制	制吐薬：ドパミンD_2受容体遮断薬：クロルプロマジン，ドロペリドール
鎮　痛 （痛覚閾値を上げて鎮痛作用を補助）	麻薬性鎮痛薬：ペチジン，モルヒネ 非麻薬性鎮痛薬：ペンタゾシン
筋弛緩	筋弛緩薬：パンクロニウム，ベクロニウム，スキサメトニウム
不整脈防止 （ハロタンなどカテコールアミン感受性を 上げる麻酔薬の場合）	アドレナリンβ受容体遮断薬：プロプラノロール ランジオロール，エスモロール
血圧低下防止	アドレナリンα受容体刺激薬：ノルアドレナリン，フェニレフリン

（ペンタゾシンなど）の併用による NLA 変法が，気管支鏡検査や消化管内視鏡検査など苦痛を伴う処置に適用される．

（5）麻酔補助薬

　外科手術を受ける患者の精神的，身体的負担を軽減させ，より身体的状態を安全なレベルで調節するために用いられるのが**麻酔補助薬**である（表3.1 ③）．全身麻酔において必ずしも必要ではないが，（ⅰ）手術前の患者の静穏および不安除去，（ⅱ）麻酔の導入補助，（ⅲ）筋弛緩，（ⅳ）手術中の有害反射の消失，（ⅴ）鎮痛・鎮静，（ⅵ）麻酔からの回復，（ⅶ）手術に対する健忘，などを目的に投与される薬物を麻酔補助薬という（表3.1 ③）．しかし，これらの薬物は麻酔深度に影響与えるものではない．

ペンタゾシン

3章　中枢神経系の薬理

3.2

中枢性鎮静薬および中枢興奮薬

❖ **本節の目標** ❖

- 痛覚伝導路と内因性オピオイドについて学ぶ.
- 麻薬性鎮痛薬および非麻薬性鎮痛薬の分類と作用機序を学ぶ.
- 疼痛治療に用いられる補助麻酔薬について学ぶ.
- 中枢興奮薬の分類と作用機序を学ぶ.
- ナルコレプシーおよび注意欠如多動性障害の治療薬について学ぶ.

3.2.1　痛覚伝導路と内因性オピオイド系

学修事項 **D-2-2**

(1) 痛みの発生メカニズム

　痛覚(pain)は組織を損傷するような**侵害刺激**(nociceptive stimulus)に対する生体の警告系であり，特殊な**痛覚伝導路**(pain transmission pathway)を介して伝えられる感覚である．また，痛覚伝導路は**内因性オピオイド系**(endogenous opioids)によって制御されており，**鎮痛薬**(analgesic agents)の理解とは，痛覚の解剖生理学を理解することから始まる(図3.2 ①).

　痛覚情報は，皮膚など感覚神経の終末部(自由神経終末)に存在する**侵害受容器**(nociceptor)に機械刺激や熱，発痛物質が作用して**一次感覚線維**(primary afferent fiber)が興奮することで発生する．生理的な発痛物質には損傷組織から放出される K^+ や ATP，漏出した血液に由来するブラジキニンやセロトニン，虚血や炎症部位で産生される H^+，肥満細胞由来のヒスタミンなどがあり，さらには熱，低温，刺激物質も外来性の侵害物質となる．さらに，損傷細胞のリン脂質からプロスタグランジンやロイコトリエンが合成され，これらは一次感覚線維を感作して痛覚シグナルを増幅させる.

　一次感覚線維は**後根神経節**(dorsal root ganglion)に細胞体をもつ双極性のニューロンの軸索である．痛覚を伝える一次感覚線維は2種類あり，局在性の明らかな速い痛み(即時痛)は有髄の Aδ 線維を介して伝導され，持続性で鈍い痛み(遅延痛)は無髄 C 線維を介して**脊髄後角**(dorsal horn)に入力する．脊髄後角で一次感覚線維はシナプスを介して二次感覚神経を興奮させる.

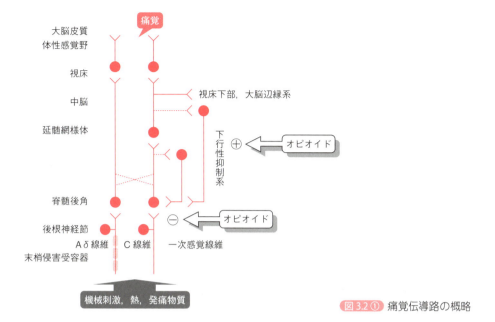

図3.2① 痛覚伝導路の概略

　脊髄から上行する痛覚伝導路としては，視床でシナプスを形成して大脳皮質体性感覚野へ投射するシンプルな脊髄視床路や，延髄網様体を介して視床下部や大脳辺縁系といった自律神経や情動の中枢でシナプスをつくりつつ，視床を経て感覚野に伝えられる複雑な脊髄網様体視床路がある．後者によって，痛みは人間に覚醒，緊張，不安をもたらす．

　痛覚伝導路には特徴的なフィードバック制御が存在する．これを**下行性抑制**(descending inhibition)という．脳幹に含まれる中脳あるいは延髄から脊髄へセロトニンやノルアドレナリンを伝達物質とする下行性線維が投射し，脊髄後角での痛覚情報のシナプス伝達を抑制している．後述するオピオイドおよび**麻薬性鎮痛薬**(narcotics)のおもな作用点は，脳幹における下行性抑制の増強であり，さらに脊髄後角での一次感覚神経終末部におけるシナプス伝達の抑制が加わる．

　ケシ由来の**アヘン**(opium)は人類が経験的に見いだした鎮痛薬である．アヘンの薬理成分であり，脳内へ投与すると最も効力を発揮する**モルヒネ**(morphine)が実際に脳の細胞膜に結合することが発見されてから，**アヘンに対する受容体**(opiate receptor)という概念が誕生した．やがて，受容体に結合するペプチド性体内物質が見いだされ，それらを脳内へ投与するとモルヒネによく似た鎮痛活性をもつことから，**オピオイドペプチド**(opioid peptide)とよばれるようになった．さらに，モルヒネ類やオピオイドペプチドが結合する複数の**オピオイド受容体**(opioid receptor)の遺伝子が単離され，内因性オピオイド系の全貌が明らかになってきた．それらのうち，麻薬性鎮痛薬の理解に必要なサブタイプを表3.2①にまとめる．

COLUMN — opiate と opioid

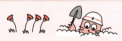

　アヘン(opium)はケシの実から採れる乳液を固めた生薬であり，モルヒネやコデインなどのアルカロイドを多数含んでいる．哺乳類の体内にモルヒネが結合するタンパク質が見いだされたとき，当初は opium の形容詞形を用いてオピエート(opiate)受容体と命名された．やがて，体内から見いだされたエンドルフィンなどのペプチドが受容体の内在性リガンドであることがわかり，「アヘン様物質(opioid)が結合する場所」ということでオピオイド(opioid)受容体という名称に変更され，エンドルフィンなどもオピオイドペプチドと称されることになった．

表 3.2 ① オピオイド受容体

サブタイプ	内因性リガント	おもな生理機能
μ（ミュー）	βエンドルフィン，エンケファリン	鎮痛，鎮咳，多幸感，身体依存，精神依存，呼吸抑制，腸管抑制
δ（デルタ）	エンケファリン	鎮痛，身体的依存，精神的依存
κ（カッパ）	ダイノルフィン	鎮痛，不快感，利尿

3.2.2　中枢性鎮静薬：オピオイドに関連する中枢性鎮痛薬

学修事項　D-2-2
(2) 代表的な消炎鎮痛に用いられる薬

NSAIDs：non-steroidal anti-inflammatory drugs

　疼痛緩和に用いられる薬物は多種多様である．非ステロイド性抗炎症薬(NSAIDs)をはじめ，セロトニン 5-HT$_{1B/1D}$ 受容体刺激薬である片頭痛治療薬，内臓痛を緩和する鎮痙作用をもつ抗コリン薬，すべての感覚を消失させる局所麻酔薬，さらに後述する抗てんかん薬や抗不安薬なども，痛みを減弱する．しかし，最も強力かつ特異的な鎮痛作用はオピオイド系に作用する麻薬性鎮痛薬によって得られる．

（a）麻薬性鎮痛薬

　麻薬性鎮痛薬とは，おもに μ オピオイド受容体に作用して強力な鎮痛作用を発揮する一方，身体精神依存性も強いため麻薬に指定されている薬物群である．これらはモルフィナン骨格をもつアヘンアルカロイド，あるいはその立体構造類似体である．
　麻薬性鎮痛薬は，脳幹の下行性抑制系を賦活するとともに，脊髄後角の一次感覚神経終末に作用して痛覚伝導路を遮断することによって鎮痛作用を発揮する．そのほかに，次のような薬理作用を発揮する．
（ⅰ）**鎮咳作用**：延髄咳中枢抑制作用による．コデインはこの作用が強く，鎮咳薬として用いられる．
（ⅱ）**呼吸抑制作用**：延髄呼吸中枢抑制作用による．血液炭酸ガス分圧の上昇に対する呼吸中枢の感受性も低下する．

（iii）**向精神作用**：多幸感や陶酔効果が得られることから，麻薬不正利用（薬物依存）の原因となる．適正な用量による疼痛治療では，精神および身体依存は形成されない．

（iv）**縮瞳作用**：中脳の動眼神経核の興奮により瞳孔括約筋が収縮することによる．

COLUMN　痛覚受容器の正体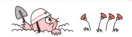

味覚は「甘い」，「塩辛い」，「苦い」，「酸っぱい」に，最近加わったグルタミン酸ナトリウムの「うまい」の五つの要素から成っている．一方，トウガラシの「辛さ」やワサビで感じる「辛さ」は一般に味覚と思われているが，いずれも生理学的には味覚に含まれず，痛覚を起こす侵害刺激である．

このことが最近になって実体として裏づけられたのは，トウガラシの辛味成分であるカプサイシンに特異的な受容体チャネル TRPV1 (transient receptor potential vanilloid 1，別名バニロイド受容体 VR1) が発見されたことによる．この TRPV1 はカプサイシン以外に人間が熱さを感じるような 43 ℃以上の熱や，損傷組織で痛みを感じるような酸（体温で pH 6 以下）でも開口するカチオンチャネルであり，C 線維に局在する侵害受容器であることがわかってきた．英語では「辛い」も「熱い」も"hot"と表現されるが，それらが同じセンサーによって感じられていたことは驚きですらある．

一方，ワサビのような辛さはトウガラシの辛さとは異なる種類の感覚であることは経験的に実感できる．ワサビの辛味を感じ取る受容体は TRPA1 という別のカチオンチャネルである．TRPA1 は 17 ℃以下の低温やマスタードオイルなどによっても活性化され，やはり炎症に関連した痛覚受容器であると考えられる．このほかにも，53 ℃以上の高温で開口する TRPV2，メントールや 22 ～ 28 ℃の冷温によって開口する TRPM8 など，温度感受性の異なる TRP (transient receptor potential) チャネルファミリーが見つかっている．このように，温度感覚は TRP チャネルファミリーによって感じられていることが明らかになってきた．

そのほかにも，生体はさまざまな膜タンパク質を侵害受容器として利用している．K^+の細胞外での増加は直接，膜電位を脱分極させることによって一次感覚神経を興奮しうる．ATP は P2X プリン受容体に作用し，カチオンチャネルが開口して感覚神経が興奮することによって侵害受容器として機能する．H^+は TRP ファミリー以外に，酸感受性イオンチャネル (acid-sensing ion channel；ASIC) が受容器として働いていると考えられる．プロスタグランジン，ブラジキニン，セロトニン，ヒスタミンはいずれも細胞内 Ca^{2+} を増加させるタイプの $G_{q/11}$ と共役した G タンパク質共役型受容体 (GPCR) を介したプロテインキナーゼ C (PKC) による痛覚受容器のリン酸化によって痛覚を増強させている．圧力などの機械的な刺激に対する受容器は完全にわかっていないが，機械受容性をもつイオンチャネルが多数見つかっており，それらが関与していると思われる．

将来，これらの侵害受容器に対して直接作用する優れた鎮痛薬が登場することが期待される．

カプサイシン　　　メントール

CTZ：chemoreceptor trigger zone

モルヒネ

オキシコドン

フェンタニル

ドロペリドール

ペチジン

タペンタドール

（ⅴ）**催吐作用**：第四脳室に面する延髄の**化学受容器引金帯（CTZ）**の興奮による．

（ⅵ）**腸管抑制作用**：臨床において問題となる麻薬性鎮痛薬の副作用である便秘が引き起こされる．これは腸管神経叢でのアセチルコリン遊離抑制およびセロトニン遊離促進により，腸管蠕動が強力に抑制され，内容物の通過時間が遅くなることや，消化液の分泌が抑制されることによる．

日本で用いられている麻薬性鎮痛薬は以下のとおりである．このほかに，アヘン抽出物や合剤も使われる．

① **モルヒネ**（morphine）：中枢神経系のオピオイドμ受容体を刺激し，下行性抑制系の賦活と痛覚伝達を遮断することにより著しい鎮痛効果を現す．モルヒネには，速効錠（モルヒネ塩酸塩），徐放剤（モルヒネ硫酸塩）および徐放カプセル（モルヒネ塩酸塩），皮下注または静注用の注射剤，坐剤などさまざまな剤型がある．また，さまざまな成分規格の製剤があるので，目的に応じて使い分けることができる．

【副作用】便秘，呼吸抑制，中枢抑制，縮瞳など．

② **オキシコドン**（oxycodone）：モルヒネと同じ作用メカニズムだが，鎮痛作用はモルヒネより強く，さらにモルヒネよりも初回通過効果を受けにくいので生体利用率が高い．持続性徐放剤としてがん性疼痛に用いられる．

【副作用】便秘，呼吸抑制，中枢抑制など．

③ **フェンタニル**（fentanyl）：モルヒネと同じ作用メカニズムだが，モルヒネの80倍の鎮痛作用をもつピペリジン系の合成麻薬である．パッチ剤は1回の貼付で72時間鎮痛作用が持続するので，がん性疼痛コントロールのベース薬に適している．静注剤は即効性鎮痛薬やドロペリドール（ブチロフェノン系神経遮断薬）との併用で神経遮断性鎮痛にも用いられる．

【副作用】便秘，呼吸抑制，中枢抑制など．

④ **ペチジン**（pethidine）：モルヒネと同じ作用メカニズムだが，即効性があり作用持続時間の短い合成麻薬である．鎮痛作用および依存性ともにモルヒネの1/8とされる．抗コリン作用およびパパベリン様の平滑筋弛緩による鎮痙作用をもつので，消化管の疼痛や無痛分娩に用いられる．

【副作用】便秘，呼吸抑制，中枢抑制など．

⑤ **タペンタドール**（tapentadol）：オピオイドμ受容体の選択的刺激作用およびノルアドレナリン再取込み作用をもつ．中等度から高度の疼痛を伴う各種がんにおける鎮痛に用いられる．

【副作用】呼吸抑制，便秘，悪心嘔吐，傾眠など．

⑥ **コデイン**（codeine）：モルヒネのメチル化体である**コデイン**はオピオイドμ受容体を刺激し，中枢性の鎮咳薬として用いられている．中枢性鎮痛薬としても軽度から中程度の疼痛治療に推奨されている．コデインの鎮痛効果はモルヒネの1/6であり，呼吸抑制や依存性も少ない．

【副作用】呼吸抑制，便秘など．

（b）麻薬拮抗性鎮痛薬（非麻薬性鎮痛薬）

モルヒネなどの麻薬性鎮痛薬がμ受容体に対する高親和性刺激薬であるのに対して，κ受容体に対して親和性をもつ刺激薬である．μ受容体には部分刺激薬として作用する一群の薬物は，単独投与でモルヒネより弱い鎮痛作用を発揮し，モルヒネと併用するとモルヒネの作用に拮抗的に働くことから，**麻薬拮抗性鎮痛薬**（antinarcotic analgesics）とよばれる．モルヒネの作用に拮抗するため，麻薬性鎮痛薬と併用してはいけない．麻薬拮抗性鎮痛薬は麻薬に指定されていないので，非麻薬性鎮痛薬ともよばれるが，弱い依存形成能や呼吸抑制作用がみられる．また，陶酔を感じる麻薬性鎮痛薬とは反対に，不快感のような精神作用が現れやすいといわれている．

① **ペンタゾシン**（pentazocine）：**ペンタゾシン**はオピオイドκ受容体を刺激し，μ受容体には部分刺激する．注射剤のペンタゾシンを麻酔前投与や術後痛などに用いる．経口剤には依存性の問題を解決するために，麻薬拮抗薬であるナロキソンが配合されている．

【副作用】呼吸抑制，便秘など．

② **ブプレノルフィン**（buprenorphine）：オピオイドμ受容体を部分刺激するが，モルヒネより鎮痛効果が強く，長い．注射剤あるいは坐剤として各種の疼痛治療に用いられる．モルヒネに対する拮抗作用はペンタゾシンより強い．

【副作用】呼吸抑制，便秘など．

③ **トラマドール**（tramadol）：オピオイドμ受容体を部分刺激し，モノアミンの再取込みも阻害する．鎮痛作用はモルヒネの1/6と弱いが，副作用も弱く，注射剤が徐痛に用いられる．

【副作用】悪心嘔吐，口渇，食欲不振，便秘，めまい，血圧変動など．

（c）麻薬拮抗薬

μ受容体に対する特異的な拮抗薬は**麻薬拮抗薬**（antinarcotics）とよばれ，**ナロキソン**（naloxone）がある．ナロキソンはオピオイドμ受容体でモルヒネと競合的に拮抗するため，モルヒネの急性中毒における呼吸麻痺などを改善する目的で用いられる．

（d）疼痛治療に用いられる鎮痛薬以外の薬物

疼痛のコントロールにモルヒネがよく使われるようになると，NSAIDs はもちろん，モルヒネをもってしても十分に取り除くことができない種類の難治性疼痛があることがわかってきた．これらは糖尿病による末梢神経障害，帯状疱疹（ヘルペス感染後）の神経痛，三叉神経痛，化学療法剤治療による神経痛，神経の切断や神経へのがん浸潤による痛覚求心路遮断性疼痛，四肢切断による断端痛や幻肢痛などであり，灼熱痛，電撃痛，自発痛，アロディニア〔allodynia（異痛症：触っただけでも痛みを感じる感覚障害）〕などの特徴的

コデイン

ペンタゾシン

ブプレノルフィン

トラマドール

ナロキソン

3章 中枢神経系の薬理

カルバマゼピン

フェニトイン

プレガバリン

ガバペンチン

ミロガバリン

メキシレチン

ケタミン

フルボキサミン

SSRI：selective serotonin
reuptake inhibitor

な症状を伴う．これらの発生メカニズムは，いまなお不明な点が多いが，いずれも神経そのものに損傷が加わったことによるため，これは**神経因性疼痛**（neuropathic pain）とよばれるようになった．

神経因性疼痛も含めた疼痛治療に用いられる鎮痛薬以外の薬物には次のようなものがある．

① **カルバマゼピン**（carbamazepine）：精神運動発作に有効な抗痙攣薬である**カルバマゼピン**は三叉神経痛のような電撃痛に対して有効性が高く，保険適応になっている．同じく，抗てんかん薬のフェニトインは灼熱痛に対して有効といわれている．

【副作用】眠気，めまい，皮膚症状，血液障害，劇症肝炎など．

② **プレガバリン**（pregabalin）：中枢神経系においてシナプス前部の電位依存性 Ca^{2+} チャネルを遮断する．このため，興奮性アミノ酸のグルタミン酸の遊離を抑制し，神経興奮を抑制する．神経障害性疼痛，帯状疱疹後神経痛，末梢神経障害性疼痛（糖尿病性ニューロパチー），線維筋痛症に適用される．

ガバペンチン（gabapentin）は抗てんかん薬として開発されたが，欧米では神経因性疼痛の治療薬としても用いられている（日本では保険適用外）．ガバペンチンは電位依存性 Ca^{2+} チャネルの抑制および GABA 神経系の機能増強が考えられている．

【副作用】浮動性めまい，傾眠，消化器症状，体重増加など．

③ **ミロガバリン**（mirogabalin）：末梢神経障害性疼痛の鎮痛薬として用いられる．電位依存性カルシウムチャネルを阻害し神経細胞内へのカルシウム流入を抑制するため，グルタミン酸などの神経伝達物質の放出が妨げられ，中枢神経系へ信号が伝わるのを抑制して疼痛を緩和する．

④ **メキシレチン**（mexiletine）：電位依存性 Na^+ チャネル阻害による局所麻酔作用に基づくクラス Ib の抗不整脈であるが，糖尿病性神経障害による自発痛やしびれなどに適応が認められている．

【副作用】消化器症状，幻覚，紅皮症など．

⑤ **ケタミン**（ketamine）：麻酔導入に用いられる非バルビツール酸系の全身麻酔薬である**ケタミン**は，NMDA 受容体遮断作用をもち，下行性抑制系の増強や脊髄レベルでの作用により直接的な鎮痛作用を発揮する．注射剤であるので使用範囲は限られるが，中枢性の疼痛（視床痛）や体表痛などで用いられる．ケタミンは麻薬に指定されているため，使用制限がある．

【副作用】悪心嘔吐，呼吸抑制，不随意運動など．

⑥ **フルボキサミン**（fluvoxamine）：**選択的セロトニン再取込み阻害薬**（SSRI）に属する抗うつ薬である．糖尿病性神経障害や帯状疱疹後の灼熱痛に対して有効性が高いといわれている．三環系抗うつ薬（アミトリプチリン，イミプラミン，ノルトリプチリン）も同様に効果的とされる．アミトリプチリン以

外は適応外使用である.

【副作用】せん妄,錯乱,幻覚,妄想など.

アミトリプチリン　　イミプラミン　　ノルトリプチリン

> **Advanced**　　　**がんの疼痛療法**
>
> 　WHOが1996年に改訂した末期がんの疼痛治療法では,第1段階としてNSAIDs(非オピオイド鎮痛薬)と鎮痛補助薬(抗痙攣薬やSSRIなど)を組み合わせ,第2段階で軽中等度の麻薬性鎮痛薬(弱オピオイド:コデイン類)の追加,第3段階で中高等度の麻薬性鎮痛薬(強オピオイド:モルヒネ類)の追加を推奨している(三段階の除痛ラダー).日本においても末期がん患者の生活の質(QOL)を尊重した緩和ケアが次第に認知されつつあり,麻薬性鎮痛薬の使用にあたっては,副作用を恐れて投与量不十分にならないよう,痛みがとれるまで用量を増やすことが行われるようになってきた.また,剤形としても経口および非経口のあらゆるルートを用いた投薬ができるようになり,在宅での疼痛ケアが可能になった.
>
> 　また,多くのオピオイド性鎮痛薬が使えることになったことから,その効果を持続させるために鎮痛薬の種類を一定期間で変更する**オピオイドローテーション療法**(モルヒネ,オキシコドン,フェンタニル)が主流になってきている.これらが適切に行われれば,がん性疼痛の90%がコントロールできるといわれている.

3.2.3　中枢興奮薬

　中枢神経系に作用して神経興奮を引き起こす中枢興奮薬といい,作用部位によって大脳皮質興奮薬,脳幹興奮薬,脊髄興奮薬に分類される.

(a) ナルコレプシー,注意欠如多動性障害および大脳皮質興奮薬

　ナルコレプシーは(narcolepsy)は,日中の突然の睡眠発作およびレム睡眠関連症状〔情動脱力発作(カタプレキシー)・睡眠麻痺(金縛り)・入眠時幻覚〕を主要症状とする.一方,**注意欠如多動性障害(ADHD)**は,不注意,多動性,衝動性を主要症状とし,学童期の3〜5%に発症するという.

　ナルコレプシーおよびADHDには中枢を興奮させ,覚醒度を高める中枢興奮薬が用いられる.日本では,メチルフェニデート,アトモキセチン,モダフィニル,ペモリン,さらにリスデキサンフェタミンが用いられる.

ADHD : attention-deficit/hyperactivity disorder

メチルフェニデート

アトモキセチン

NET : norepinephrine
transporter

モダフィニル

ペモリン

リスデキサンフェタミン

メタンフェタミン

アンフェタミン

（b）大脳皮質興奮薬

① **メチルフェニデート**（methylphenidate）：脳内ドパミン，ノルアドレナリンのトランスポーター阻害によりシナプス間隙にこれらを貯留させることで中枢興奮作用を引き起こす．2007 年までは遷延性うつ・難治性うつへの適用も認められていたが，薬物乱用の問題が生じた．このため現在では，リタリン®（ノバルティスファーマ社：錠剤）はナルコレプシーのみ，コンサータ®（ヤンセンファーマ社：徐放剤）は ADHD のみの適用となっている．

【副作用】薬物依存性，頭痛，精神症状，口渇，消化器症状，心悸亢進など．

② **アトモキセチン**（atomoxetine）：選択的にノルエピネフリントランスポーター（**NET**）を阻害する．ドパミン系には作用しないので依存性は低い．アトモキセチンは ADHD の適用であるが，NET 阻害のみのため作用も比較的弱い．

【副作用】食欲減退，頭痛，消化器症状，傾眠など．

③ **モダフィニル**（modafinil）：作用メカニズムの詳細は明らかになっていないが，メチルフェニデートとまったく異なると考えられている．つまり，脳内でのヒスタミン遊離の促進（H_1 受容体刺激）による中枢ヒスタミン神経系の興奮および GABA 遊離抑制による GABA 神経系の抑制により覚醒作用を引き起こすと考えられている．このため，効果は持続的だが弱く，依存性も低い．ナルコレプシーや閉塞性睡眠時無呼吸症候群における日中の過度の眠気に適用される．

【副作用】動悸，口渇，頭痛，不眠，食欲不振など．

④ **ペモリン**（pemoline）：作用メカニズムの詳細は明らかになっていないが，大脳皮質神経の活性化による精神賦活作用をもつ．中枢興奮作用はカフェインよりも強いが，メチルフェニデートよりも弱い．ナルコレプシー，軽症うつ病に適用される．

【副作用】不眠，口渇，肝障害など．

⑤ **リスデキサンフェタミン**（lisdexamfetamine）**（覚醒剤原料）**：覚醒剤原料で，アンフェタミン（amphetamine, 覚醒剤）のプロドラッグである．つまり，血中で速やかに加水分解され，活性体の d-アンフェタミンとなり，脳内ドパミンおよびノルアドレナリンがシナプス間隙に貯留し，薬効を示す．リスデキサンフェタミンはプロドラッグのため，依存症になるリスクは軽減とされているが，基本的にはほかの ADHD 治療薬の効果が不十分な場合のみ使用すべきである．

【副作用】ショック，アナフィラキシー，皮膚粘膜眼症候群（Stevens-Johnson 症候群），心筋症，依存症など．

⑥ **メタンフェタミン**（methamphetamine）**（覚醒剤）**：**メタンフェタミン**および**アンフェタミン**は脳内ドパミン，ノルアドレナリンなどの神経伝達物質の放出促進およびトランスポーター阻害によりシナプス間隙にこれらの神経伝

中枢性鎮静薬および中枢興奮薬　**3.2**　*193*

表 3.2 ②　依存形成に関与する薬物

分類： 　　　（薬物）	多幸感	精神 依存	身体 依存	耐性	作用機序 法規制
A．中枢抑制薬（CNS depressants, downer）					
① 麻薬性オピオイド 　（麻薬：ヘロイン，モルヒネ，コデイン，フェンタニルなど）	＋＋	＋＋	＋＋	＋＋	オピオイドμ受容体活性化 麻薬及び向精神薬取締法
② バルビツール酸誘導体 　（向精神薬：ペントバルビタール，セコバルビタールなど）	＋＋	＋＋	＋＋	＋＋	$GABA_A$受容体賦活作用 麻薬及び向精神薬取締法
③ ベンゾジアゼピン誘導体 　（向精神薬：トリアゾラム，ミタゾラムなど）	＋＋	＋＋	＋＋	＋＋	$GABA_A$受容体賦活作用 麻薬及び向精神薬取締法
④ 解離性麻酔薬 　（麻薬：フェンサイクリジン，ケタミン）	＋＋	＋＋	＋	＋	NMDA 受容体チャネル阻害 麻薬及び向精神薬取締法
⑤ エタノール 　（エチルアルコール）	＋＋	＋＋	＋	＋＋	$GABA_A$受容体賦活作用，神経細胞膜の流動性促進 酒税法，未成年者飲酒禁止法
B．中枢興奮薬（CNS stimulants, upper）					
① ニコチン	＋＋	＋＋	＋＋	＋	ニコチン受容体活性化による DA 神経の活性化 毒物および劇物取締法，未成年者喫煙禁止法
② アンフェタミン類 　（覚醒剤：メタンフェタミン，アンフェタミン）	＋＋	＋＋	±	＋＋ 逆耐性	DA，NA，5-HT 放出促進，DA 神経の活性化 覚醒剤取締法
③ フェネチルアミン類 　（麻薬：メスカリン，MDMA，MDA など，指定薬物：フェネチルアミン類）	＋＋	＋＋	＋	－	5-HT, DA, NA 放出促進および DA 神経の活性化 麻薬及び向精神薬取締法，薬機法
④ コカイン（麻薬）	＋＋	＋＋	＋	－	DAT，NAT，SERT 阻害，Na^+チャネル阻害 麻薬及び向精神薬取締法
⑤ キサンチン誘導体 　（カフェイン，テオブロミン，テオフィリンなど）	±	±	－	－	ホスホジエステラーゼ阻害，アデノシン受容体阻害 規制なし（しかし中毒で死亡例あり）
⑥ 大麻類 　（麻薬：Δ^9-THC，指定薬物：合成カンナビノイド，大麻：マリファナ：など）	＋＋	＋＋	＋	－	カンナビノイドCB1 受容体活性化 麻薬および向精神薬取締法 大麻取締法
⑦ 幻覚薬 　（麻薬：LSD-25，シロシビン，指定薬物：トリプタミン類など）	＋＋	＋＋	＋	＋＋	$5\text{-}HT_{1A}$，$5\text{-}HT_{2A}$受容体の関与 麻薬及び向精神薬取締法，薬機法
⑧ 有機溶剤 　（劇物：トルエン，キシレン，規制外：アセトン，シンナーなど）	＋	＋＋	－	＋	神経細胞膜の流動性促進 毒物及び劇物取締法

DA：dopamine，NA：noradrenaline，5-HT：5-hydroxytryptamine (serotonin)，MDMA：3, 4-methylenedioxymethamphetamine，MDA：3,4-methylenedioxyamphetamine；Δ^9-THC：Δ^9-tetrahydrocannabinol，LSD-25：lysergic acid diethylamide-25，NMDA：N-methyl-D-aspartate，GABA：γ-aminobutyric acid，DAT：dopamine transporter，NET：norepinephrine transporter，SERT：serotonin transporter. 薬機法：医薬品，医療機器等の品質，有効性及び安全性の確保等に関する法律(2014 年 11 月 25 日施行).

達物質を過剰に貯留させることにより，強力な中枢興奮作用を引き起こす．

　メタンフェタミンは日本ではナルコレプシー，昏睡，嗜眠，もうろう状態の適用となっているが，ほとんど用いられることはない．薬物乱用問題のため，日本ではメタンフェタミンとアンフェタミンのみ覚醒剤に指定され，これら以外で薬物依存に関連する薬物は麻薬および向精神薬，あるいは違法薬

物・脱法ドラッグ(2014年,厚生労働省は「危険ドラッグ」を公用語に認定)は指定薬物に分類され,規制されている(表3.2②).

【副作用】興奮,薬物依存性,口渇,振戦,心悸亢進,不眠,精神症状など.

⑦ **ニコチン**(nicotine),**バレニクリン**(varenicline):**ニコチン**はニコチン受容体を刺激し,**バレニクリン**は脳内$α_4β_2$ニコチン受容体を部分刺激する.このため,ニコチン依存症の禁煙補助に適用される.

【副作用】不眠,頭痛,不安など.

⑧ **カフェイン**(caffeine):中枢神経系のアデノシンA_{2A}受容体の遮断作用およびホスホジエステラーゼ阻害により,覚醒作用を示す.中枢神経系においては眠気,倦怠感,脳圧亢進性頭痛(片頭痛など)の適用である.ほかのキサンチン誘導体であるテオフィリン(theophylline)やテオブロミン(theobromine)と比較して中枢興奮作用が強い.

【副作用】振戦,めまい,不眠,口渇,肝障害など.

(c) 脳幹興奮薬

① **ジモルホラミン**(dimorpholamine):作用メカニズムの詳細は明らかとなっていないが,延髄の呼吸中枢を直接興奮させる作用がある.麻酔薬使用時,新生児仮死,睡眠薬中毒などの呼吸障害および循環機能低下に適用される.

【副作用】めまい,しびれ,耳鳴など.

② **ピクロトキシン**(picrotoxin),**ペンチレンテトラゾール**(pentylenetetrazol)**(痙攣誘発剤)**:**ピクロトキシン**は抑制性アミノ酸GABAに対する$GABA_A$受容体・Cl^-チャネル複合体のバルビツール酸誘導体の作用部位を,**ペンチレンテトラゾール**〔ペンテトラゾール(pentetrazol)ともいう〕はベンゾジアゼピン誘導体の作用部位を遮断すると考えられている.このため,いずれも$GABA_A$受容体・Cl^-チャネル複合体を抑制し,GABAによるシナプス前抑制が遮断され,痙攣を誘発する.このため,医薬品として認可されておらず,基礎研究に使用されている.

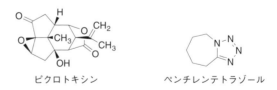

(d) 脊髄興奮薬

① **ストリキニーネ**(strychnine)**(痙攣毒)**:抑制性アミノ酸のグリシン受容体のCl^-チャネル部位を遮断すると考えられている.このため,脊髄のグリシンによるシナプス後抑制が遮断され,脊髄神経が過剰興奮し,痙攣を誘発する.ストリキニーネは毒物に指定されている.また,ストリキニーネ誘発痙攣は激しいため,動物実験においても使用制限を受けている.

3.2.4 精神機能に影響する薬物

　中枢抑制薬および興奮薬は，血液脳関門を容易に通過し，精神機能に影響を及ぼす薬物である．このため，反復使用により薬物依存を起こすことがある．薬物依存には**精神依存**と**身体依存**に分けられる．

・精神依存（psychological dependence）：はじめは爽快感，多幸感，陶酔感などの快感を得るために精神的な欲求が高まる状態をいう．また，長期反復使用後〔薬物乱用（drug abuse）〕に起こる不快な離脱症状を回避するための強迫的欲求によっても生じる．精神的依存の形成には，中脳の腹側被蓋野から側坐核などに投射するドパミン神経系（脳内報酬系回路）が重要な役割を果たしていると考えられている．

・身体依存〔physical dependence〕：薬物常用の状態で生理的平衡が確立され，その後の休薬により身体に病的症状が発現する状態をいう．このような状態を離脱症状，禁断症状，退薬症候（withdrawal syndrome）などとよばれている．オピオイドやアルコールなど強力な中枢抑制薬によって起きやすいとされる．しかし，強い痛みを生じるがん性疼痛をもった患者ではオピオイドローテーション療法など綿密な投与計画が実施されるため，オピオイド依存症の心配をする必要はない．何か心配な事象が起こった場合，薬剤師あるいは医師に相談するように説明する．

・耐性（drug tolerance）：薬物の長期反復使用により依存性が形成されると，服用初期と同程度の効力を得るためには使用量や使用頻度を増加しなければならなくなる状態．

・逆耐性現象（reverse tolerance）**・再燃現象**：覚醒剤や幻覚剤の反復使用による快感は耐性を生じやすい．一方，幻覚・妄想などの精神症状は逆に感受性が亢進し，少量でも精神病症状が生じる．これを**逆耐性現象**という．また，この感受性亢進のため，ほかの依存性薬物の使用あるいはストレスにより，精神病症状が再燃することを**フラッシュバック現象**（flashback phenomenon，再燃現象）という．

　これらの薬物の乱用により精神的・身体的に害が生じるばかりでなく，社会生活にも悪影響を及ぼす場合がある．このため，麻薬及び向精神薬取締法，覚醒剤取締法，毒物及び劇物取締法，あへん法，大麻取締法などにより規制されている．さらに近年，中枢神経系に対し興奮，抑制または幻覚の作用を示す規制枠外の違法な**危険ドラッグ**に対して，個々に指定（個別指定）されるばかりでなく，化学構造が類似の化合物群について包括的に指定される薬物（包括指定）の2種類がある．指定薬物に認定されたのち，麻薬指定される場合もある．

3.3 統合失調症治療薬

3章 中枢神経系の薬理

❖ 本節の目標 ❖
- 統合失調症について，治療薬の薬理（薬理作用，機序，おもな副作用），および病態（病態生理，症状など）・薬物治療（医薬品の選択など）を学ぶ．

3.3.1 中枢ドパミン神経系

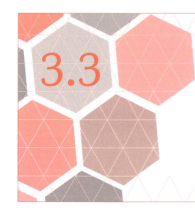
ドパミン

（a）脳内ドパミン神経経路

脳内のドパミン作動性神経系には下記の経路があり，遊離したドパミンはドパミン受容体に結合する．その後，シナプス前膜のドパミントランスポーターにより再取込みされる．また，神経終末に存在する自己受容体などにより，遊離が制御されている．

（ⅰ）**中脳辺縁系**：中脳腹側被蓋野から側坐核に至る経路 → 統合失調症の陽性症状，精神症状に関連＝ドパミン仮説

（ⅱ）**中脳皮質系**：腹側被蓋野から大脳皮質，前頭葉皮質に至る経路 → 統合失調症の陰性症状，認知機能に関連

（ⅲ）**黒質線条体系**：中脳黒質から線条体に至る経路（錐体外路系）→ 不随意運動

（ⅳ）**視床下部・正中隆起/下垂体系**：視床下部から下垂体に至る経路 → 下垂体前葉でプロラクチン分泌を抑制

（b）ドパミン受容体

GTP：guanosine triphosphate

ドパミン受容体には D_1 から D_5 のサブタイプが知られており，D_1 と D_5 は三量体GTP結合タンパク質の G_s と共役してアデニル酸シクラーゼを活性化し，D_2，D_3，D_4 は $G_{i/o}$ と共役してアデニル酸シクラーゼを抑制する．

3.3.2 統合失調症とは

統合失調症（schizophrenia，2002年に精神分裂病から改称）は，10代後半

COLUMN　病型による統合失調症の分類

統合失調症は次のような病型による分類も行われている(DSM-IV参照).

妄想型：陽性症状中心. 被害妄想から誇大妄想に妄想構築. 妄想や幻聴にとらわれるのが特徴で, 支離滅裂な会話や不適切な感情はあまり顕著ではない. 30歳以降発症. 最も多い.

破瓜型または解体型：陰性症状中心. 予後不良. 支離滅裂な会話と行動, 平板あるいは不適切な感情を特徴とする. 20歳前後発症.

緊張型：緊張病性混迷・興奮. 薬物治療良好. 寛解期ほぼ正常化. じっと動かない, やたらと動き回る, あるいは奇妙な姿勢を取るといった行動が特徴的である. 20歳前後発症.

分類不能型：妄想と幻覚, 思考障害と奇異な行動, 陰性症状など, 異なる亜型の症状が混在するのが特徴である.

から30歳代に発症し, とくに思春期から青春期に発症する場合が多い. 発症頻度は0.7〜1.0%で男女差は認められない. 症状は次のとおりである.

陽性症状：興奮・妄想・幻覚・幻聴・思考障害・自我意識障害など
陰性症状：感情の平板化・会話の貧困・社会的引きこもり・意欲の欠如など
認知障害：集中力, 記憶力, 整理能力, 計画能力, 問題解決能力などに問題がある(情報処理機能と社会的な機能を統合する能力)

意識と知的能力は維持されることが多いが, 陽性症状の進行とともに, 陰性症状が発現し, 寛解と再燃を繰り返しながらやがて人格荒廃に至る慢性・進行性精神疾患である.

発症の原因はまだ解明されていないが, まず複数の遺伝子異常と周産期の傷害などによる神経発達障害が生じて発症脆弱性が形成され, 思春期や青年期に生物学的あるいは社会的ストレスを受けて発症すると, さらに神経興奮毒性により症状が進行・難治化すると考えられる. これに伴い, 脳内ドパミンD_2受容体が増加し, 中脳辺縁系のドパミン神経経路が亢進して陽性症状が現れると考えられている(ドパミン仮説). 次に示す定型抗精神病薬の平均臨床薬用量とドパミンD_2受容体に対する遮断作用の強さ(IC_{50})に相関関係があることが報告されている. 陰性症状の神経科学的基盤は不明であるが, 中脳皮質系ドパミン神経路の機能低下やグルタミン酸神経路の機能不全などが考えられている.

学修事項 D-2-5
(2) 統合失調症, うつ病, 双極性障害, 睡眠障害, 不安障害, 片頭痛

Advanced　発症脆弱遺伝子候補

統合失調症は, 特定の遺伝子異常が直接発症に関与するわけではないが, 発症しやすい状態をつくると考えられる遺伝子の研究が行われている. これらを発症脆弱遺伝子とよび, NMDA受容体の活性と発現に関与するニュー

| 198 | 3章 中枢神経系の薬理 |

DRP-2：dihydropyrimidinase
related protein 2
DISC1：disrupted-in-
schizophrenia 1

レグリン1（neureglin 1），セロトニン5-HT$_{5A}$受容体遺伝子，神経細胞軸索形成・伸長・ガイダンスに関与する**DRP-2**遺伝子，細胞分化に関連する**DISC1**遺伝子，グルタミン酸放出や神経細胞保護作用に関連するdysbindin遺伝子，ドパミンD$_2$受容体遺伝子多型，catechol-*O*-methyltransferaseなどが報告されている．

3.3.3 統合失調症の治療薬

学修事項 **D-2-5**
（3）主な治療薬

表3.3①におもな統合失調症治療薬を示す．統合失調症治療薬は，抗精神病薬，神経遮断薬，メジャートランキライザーなどともよばれている．

（a）定型抗精神病薬

（1）フェノチアジン系薬：クロルプロマジン（chlorpromazine），レボメプロマジン（revomepromazine），フルフェナジン（fluphenazine），フルフェナジンデカン酸エステル（fluphenazine decanoate），ペルフェナジン（perphenazine），プロクロルペラジン（prochlorperazine），プロペリシアジン（propericiazine）

クロルプロマジン

レボメプロマジン　　フルフェナジン　　ペルフェナジン　　プロクロルペラジン　　プロペリシアジン

（2）ブチロフェノン系薬：ハロペリドール（haloperidol），ハロペリドールデカン酸エステル（haloperidol decanoate），スピペロン（spiperone），チミペロン（timiperone），ブロムペリドール（bromperidol），ピパンペロン（pipamperone）

ハロペリドール　　スピペロン　　チミペロン

ブロムペリドール　　ピパンペロン

COLUMN　プレパルス抑制

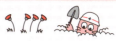

　神経生理学的には，感覚運動情報制御障害が異常行動に関与すると考えられ，実験的には，弱い音をあらかじめ聴かせると大きな音による驚愕反応が生じなくなるというプレパルス抑制現象が障害されてつねに驚愕反応を起こすことで示される．

表3.3① おもな統合失調症治療薬

薬物名	類似薬	作用	おもな副作用	特徴
クロルプロマジン		フェノチアジン誘導体，最初の定型抗精神病薬，ドパミンD_2およびセロトニン$5-HT_{2A}$受容体を遮断，統合失調症の幻覚・妄想・常同行動を抑制	錐体外路症状，光線過敏症，血液障害，悪性症候群	ドパミンD_2受容体遮断のほか，アドレナリン$α_1$，ヒスタミンH_1，ムスカリン受容体遮断による降圧，鎮静，口渇，便秘．ほかにフルフェナジン，ペルフェナジン，プロクロルペラジン，プロペリシアジン
レボメプロマジン		フェノチアジン誘導体，ドパミンD_2およびセロトニン$5-HT_{2A}$受容体を遮断，統合失調症の幻覚・妄想・常同行動を抑制		
ハロペリドール	ブロムペリドール	ブチロフェノン誘導体，ドパミンD_2受容体を遮断，統合失調症の幻覚・妄想・常同行動を抑制	錐体外路症状，不眠，食欲不振，口渇	ブチロフェノン誘導体はドパミンD_2受容体遮断選択性が高い
ハロペリドールデカン酸エステル		ブチロフェノン誘導体，持続性エステル化プロドラッグ，4週間隔注射，ドパミンD_2受容体を遮断，統合失調症の幻覚・妄想・常同行動を抑制		
スピペロン	チミペロン，ピパンペロン	ブチロフェノン誘導体，ドパミンD_2受容体を遮断，統合失調症の幻覚・妄想・常同行動を抑制	錐体外路症状，不眠，倦怠感，悪性症候群	ブチロフェノン誘導体はドパミンD_2受容体遮断選択性が高い
スルピリド		ベンズアミド誘導体，ドパミンD_2受容体遮断，少量で末梢ドパミン受容体遮断により制吐，胃腸機能改善，中用量で抗うつ，高用量で中枢性の抗精神病作用	乳汁分泌，錐体外路症状，血液障害	抗潰瘍作用は1日150 mg(3回分服)または50 mg筋注(1日2回)，抗うつ作用は1日150〜300 mg(分服)，抗精神病作用は1日300〜600 mg(分服)または100〜200 mg筋注
スルトプリド	ネモナプリド	ベンズアミド誘導体，ドパミンD_2受容体遮断	悪性症候群，錐体外路症状	ネモナプリドは緩和な作用で副作用少ない．

（3）ベンズアミド系薬：ネモナプリド（nemonapride），スルピリド（sulpiride），スルトプリド（sultopride）

　いずれも脳内ドパミンD_2受容体遮断作用をもつが，黒質線条体系ドパミン神経路のD_2受容体も遮断するため，投与期間に応じて，① **錐体外路症状**が副作用として現れる．

ネモナプリド

スルピリド

スルトプリド

CTZ : chemoreceptor trigger zone

（ⅰ）**投与開始後 1 〜 5 日**：急性ジストニア

（ⅱ）**5 〜 30 日**：薬剤誘発性パーキンソン症候群（振戦，筋硬直，無動）

（ⅲ）**数週間**：悪性症候群（高熱，筋硬直，脱水，昏睡）

（ⅳ）**5 〜 60 日**：アカシジア（静坐不能）

（ⅴ）**長期投与後に中止または減量**：ドパミン D_2 受容体の過感受性による遅発性ジスキネジア（口や顔の常同性不随意運動，舞踏症様症状）

さらに，ほかの受容体への遮断作用による副作用も常用量で表れる．

② **ムスカリン性アセチルコリン受容体遮断作用**：口渇，便秘，尿閉，頻脈

③ **アドレナリン α_1 受容体遮断作用**：立ちくらみ，眠気

④ **ヒスタミン H_1 受容体遮断作用**：眠気，体重増加など

また，次の作用も現れる．

⑤ 視床下部の体温調節中枢を抑制し，正常体温を低下させる．

⑥ 延髄第四脳室底の化学受容器引金帯（**CTZ**）のドパミン D_2 受容体遮断による制吐作用を示し，アポモルヒネによる嘔吐を抑制する．

⑦ 視床下部および視床特殊核の抑制による静穏作用がみられ，全身麻酔薬の麻酔時間を相乗作用により延長する．

⑧ 脳幹網様体への入力側枝を抑制して外界に対して無関心となり，実験的には，条件刺激による条件回避反応の抑制，攻撃行動の抑制（馴化作用）などがみられる．

⑨ 下垂体前葉でプロラクチン分泌を抑制するドパミンの作用を遮断するため，プロラクチン分泌が増加して乳汁分泌亢進・女性化乳房が引き起こされる．ほかの脳下垂体ホルモン分泌は，視床下部に作用することにより抑制する．

（ｂ）非定型抗精神病薬

SDA : serotonin-dopamine antagonist

（1）セロトニン・ドパミン拮抗薬（SDA）：リスペリドン（risperidone），ペロスピロン（perospirone），ブロナンセリン（blonanserin），パリペリドン（paliperidone），パリペリドンパルミチン酸エステル（paliperidone palmitate），ルラシドン（lurasidone）

定型抗精神病薬では，統合失調症の陰性症状は改善しない．ドパミン D_2 受容体とセロトニン 5-HT_{2A} 受容体（$G_{q/11}$ タンパク質と共役）の両方を選択的に遮断する SDA は，副作用が定型に比べると少なく，陰性症状にも有効である．錐体外路系の副作用が生じにくい理由として，脳黒質-線条体ドパミン神経路をセロトニン神経系が通常抑制的に調節していることから，5-HT_{2A} 受容体遮断によりこれを脱抑制することが考えられる．SDA は，前頭前野で D_2 受容体と 5-HT_{2A} 受容体の遮断に基づく 5-HT_{1A} 受容体の機能的活性化によりドパミン遊離を促進することで，認知機能改善効果を示すことが報告されている．また，中脳皮質系ドパミン神経路を促進して陰性症状

統合失調症治療薬　3.3　201

リスペリドン　　ペロスピロン　　ブロナンセリン

パリペリドン　　ルラシドン

表 3.3 ② 非定型の統合失調症治療薬

分類	薬物名	類似薬	作　用	おもな副作用	特　徴
S D A	リスペリドン	パリペリドン	ドパミン D_2 およびセロトニン 5-HT_{2A} 受容体を遮断, 幻覚・妄想(陽性症状)を強く抑制, 感情鈍麻(陰性症状)や認知障害も改善	悪性症候群, 不眠, アカシジア(静坐不能), 便秘	パリペリドンはリスペリドンの活性代謝産物. 半減期が長い
	ペロスピロン				セロトニン 5-HT_{1A} 受容体刺激作用により抗不安作用がある
	ブロナンセリン		ドパミン D_2/D_3 およびセロトニン 5-HT_{2A} 受容体を遮断, 幻覚・妄想(陽性症状)と感情鈍麻(陰性症状)を改善		ドパミン D_2, D_3 受容体遮断作用がセロトニン 5-HT_{2A} 受容体遮断作用より強い
	ルラシドン		ドパミン D_2, セロトニン 5-HT_{2A} および 5-HT_7 受容体遮断, 5-HT_{1A} 受容体部分刺激作用, 統合失調症と双極性障害におけるうつ症状を改善		
M A R T A	オランザピン	アセナピン, クエチアピン	ドパミン D_2, D_3, D_4, セロトニン 5-HT_{2A}, 5-HT_{2C}, 5-HT_6, アドレナリン α_1, ヒスタミン H_1 受容体を同程度に遮断, 陽性・陰性症状, 認知障害を改善, 抗うつ作用	高血糖, 体重増加, 悪性症候群, 消化器症状	糖尿病, 糖尿病既往歴は内服で禁忌
	クロザピン		ドパミン D_2 受容体遮断作用は弱い, 中脳辺縁系ドパミン神経系の選択的抑制で陽性症状を改善, セロトニン 5-HT_{2A} 受容体遮断により陰性症状を改善	無顆粒血症, 心筋炎, 高血糖, 悪性症候群など	治療抵抗性統合失調症に適用. 指定施設での入院治療
D S S	アリピプラゾール	ブレクスピプラゾール	ドパミン D_2 受容体の部分刺激, セロトニン 5-HT_{1A} 受容体の部分刺激, 5-HT_{2A} 遮断を併せもち, ドパミン神経を安定化, 錐体外路症状やプロラクチン上昇が少ない	悪性症候群, 不眠, アカシジア(静坐不能), 食欲不振	ブレクスピプラゾールは, セロトニン 5-HT_{2A} 遮断が強い

改善効果を示す可能性も考えられる．高プロラクチン血症による無月経，乳汁分泌，射精不能などがみられる．ルラシドンは，D_2受容体と$5-HT_{2A}$受容体遮断作用に加えてセロトニン$5-HT_7$受容体遮断作用とセロトニン$5-HT_{1A}$受容体部分刺激作用を示し，統合失調症に加えて双極性障害におけるうつ症状の改善に用いられる．

MARTA：multi-acting receptor targeted antipsychotics

（2）多元受容体標的薬（MARTA）：オランザピン（olanzapine），クエチアピン（quetiapine），クロザピン（clozapine），アセナピン（asenapine）

　MARTA は，ドパミンD_2, D_3, D_4, セロトニン$5-HT_{2A}$, $5-HT_{2C}$, $5-HT_6$, ムスカリン，アドレナリンα_1，ヒスタミンH_1受容体を同程度に遮断する．幻覚妄想への効果のほか，認知機能改善や抗うつ作用，鎮静・催眠作用が認められる．オランザピンとクエチアピンでは，副作用として高血糖，糖尿病性ケトアシドーシス，糖尿病性昏睡の発現が報告されている．統合失調症のほか，オランザピンは双極性障害における躁症状およびうつ症状の改善に，クエチアピンの徐放剤は双極性障害におけるうつ症状の改善に適応がある．ドパミンD_2受容体への親和性が低く，錐体外路症状が少ないが作用は強力で治療抵抗性統合失調症への適応がある．クロザピンは無顆粒球症を生じやすい．アセナピンは鎮静作用があり，代謝系への副作用は比較的弱い．舌下錠として用いられる．

無顆粒球症
顆粒球減少症，あるいは好中球減少症ともよぶ．血液中の白血球のうち，顆粒球，とくに好中球が減少するため，細菌に対する抵抗力が弱くなり，突然の高熱，寒気，喉の痛みなどの細菌感染症状を示す．

オランザピン　　　　クエチアピン　　　　クロザピン　　　　アセナピン

DSS：dopamine system stabilizer

（3）ドパミンシステム・スタビライザー（DSS）：アリピプラゾール（aripiprazole），ブレクスピプラゾール（brexpiprazole）

　アリピプラゾールは，ドパミンD_2受容体の部分刺激薬（内活性 $0.2 \sim 0.3$）であり，セロトニン$5-HT_{1A}$受容体の部分刺激，$5-HT_{2A}$遮断を併せもつ．ドパミン遊離が多いときは遮断薬として，少ないときは刺激薬として作用し，ドパミン神経系を安定化する．錐体外路症状や高プロラクチン血症はほとんどみられない．うつ病・うつ状態，双極性障害や自閉スペクトラム症にも適応がある．類薬であるブレクスピプラゾールは，アリピプラゾールと比べてドパミンD_2受容体における内活性が小さく，セロトニン$5-HT_{2A}$および$5-$

アリピプラゾール　　　　ブレクスピプラゾール

HT_{1A} 受容体への親和性が約 10 倍高く遮断作用が強いのが特徴である．うつ病・うつ状態，アルツハイマー型認知症に伴う焦燥感，易刺激性，興奮に起因する過活動または攻撃的言動にも適応がある．

（c）その他

意欲賦活作用のあるクロカプラミン（clocapramine），モサプラミン（mosapramine），モノアミン枯渇作用があり抗幻覚妄想作用のあるオキシペルチン（oxypertine），SDA 様で抗セロトニン作用（5-HT_{2A}）が強いゾテピン（zotepine）のほか，抗てんかん薬で双極性障害，三叉神経痛にも適応があるカルバマゼピン（carbamazepine）が統合失調症の興奮状態に用いられる．

クロカプラミン　　モサプラミン　　オキシペルチン　　ゾテピン

（d）副作用に対する対策

錐体外路症状に対しては，益と害を勘案して原因薬剤の減量を行うほか，薬剤性パーキンソン症候群にはクロザピン，クエチアピン，オランザピンへの変更，抗コリン薬（ビペリデン，トリヘキシフェニジル）やアマンタジンの併用が考えられる．急性ジストニアにはアリピプラゾール，オランザピン，クエチアピンへの変更，抗コリン薬，プロメタジンの内服，抗コリン薬の筋肉注射が考えられる．アカシジアには軽度なら内服薬の減量，非定型への変更が考えられるが，抗コリン薬，プロプラノロール，クロナゼパム，ミアンセリン，ミルタザピン，トラゾドン，シプロヘプタジン，ビタミン B_6 は併用しないことが望ましい．遅発性ジスキネジアにはクロザピンへの変更が考えられる．

悪性症候群が生じた場合は，投薬を中止し，全身モニタリング，輸液を行う．ダントロレンの使用で死亡率が低下する．ブロモクリプチンは精神症状

ビペリデン

トリヘキシフェニジル

アマンタジン

プロメタジン　　ダントロレン　　ブロモクリプチン

> **COLUMN　悪性症候群**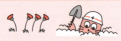
>
> 悪性症候群は，悪性高熱症と類似した症状であり，40℃の高熱，発汗，頻脈，振戦，筋硬直，CPK（creatine phosphokinase）上昇，腹水，昏睡を経て死に至ることもある．ドパミンD_2受容体遮断作用の強い抗精神病薬や，三環系抗うつ薬をはじめとする抗うつ薬，制吐薬メトクロプラミド，抗潰瘍薬スルピリドの投与，パーキンソン病治療薬の急な減量・中止により引き起こされる．視床下部や大脳基底核での急激なドパミン受容体遮断が原因であると考えられている．治療には，ダントロレンやブロモクリプチンを用いる．

を悪化するが，死亡率は低下する．電気痙攣療法は精神症状を改善し，死亡率も低下する傾向がみられる．

（e）治療ガイドライン

日本神経精神薬理学会が，「統合失調症薬物治療ガイドライン 2022」を公開している（2023年8月17日改訂）．

https://www.jsnp-org.jp/csrinfo/img/togo_guideline2022_0817.pdf

また，一般に向けて解説した「患者と支援者のための統合失調症薬物治療ガイド 2022」も公開している（2024年6月14日改訂）．

https://www.jsnp-org.jp/csrinfo/img/szgl_guide_all2022.pdf

> **Advanced　グルタミン酸仮説**
>
> グルタミン酸は，脳内の主要な興奮性アミノ酸である．その受容体のうち，NMDA型グルタミン酸受容体（NMDA受容体）を中心としたグルタミン酸仮説が，1990年ごろから統合失調症の病態仮説として注目されている．
> (ⅰ) 陰性症状や認知障害は，前頭葉の脳代謝活性の低下による→前頭葉から皮質下へはグルタミン酸神経系
> (ⅱ) NMDA受容体非競合的遮断薬・フェンシクリジン，ケタミンが陰性症状を含む統合失調症様症状を呈する．
> (ⅲ) NMDA受容体賦活化薬・グリシン，D-セリンが統合失調症を改善する．
> (ⅳ) 統合失調症ではNMDA受容体GluN1サブユニットが減少し，GluN2Aの転写活性が低下している．
> 以上より，グルタミン酸神経系の機能不全が生じて発症すると考えられる．

3.4 抗うつ薬および気分安定薬

3章 中枢神経系の薬理

❖ 本節の目標 ❖
- うつ病，躁うつ病（双極性障害）について，治療薬の薬理（薬理作用，機序，おもな副作用），および病態（病態生理，症状など）・薬物治療（医薬品の選択など）を学ぶ．

3.4.1 中枢セロトニン神経系・ノルアドレナリン神経系

(a) 脳内セロトニン神経経路

橋および延髄に存在する縫線核($B_{1\sim9}$)にセロトニン(5-HT)含有神経細胞体が集合しており，上行性および下行性に中枢神経系全体にセロトニン神経路が分布している．神経終末から遊離されたセロトニンは，シナプス前膜のセロトニントランスポーターにより再取込みされる．また，神経終末に存在する自己受容体などにより，放出が制御されている．

(1) 上行路
- 背側縫線核(B_7)から背側上行 → 新線条体，淡蒼球，側坐核；内側上行 → 黒質
- B_7，正中縫線核(B_8) → 視床下部 → 内側前脳束 → 中脳，間脳，前脳
- B_7 → 大脳皮質，小脳皮質，視床に密に分布
- B_8 → 辺縁系に多くの線維を送る

(2) 下行路
- B_7 → 青斑核，背側被蓋核，橋縫線核
- 大縫線核(B_3) → 脊髄後角・中間質，不確縫線核(B_2)
- 淡蒼縫線核(B_1) → 脊髄前角
- 橋縫線核(B_5)，第4脳室底中央部(B_6, B_4) → 上記の両投射路へ

(b) セロトニン受容体

セロトニン受容体には，5-HT$_{1A, 1B, 1D, 1E, 1F, 1P}$，5-HT$_{2A, 2B, 2C}$，5-HT$_3$，5-HT$_4$，5-HT$_{5A, 5B}$，5-HT$_6$，5-HT$_7$ の各サブタイプが知られている．このうち，5-HT$_3$ 受容体のみが陽イオンチャネル内蔵型で，そのほかは GTP 結合

タンパク質共役型である.

- G_s 共役型：5-HT$_4$，5-HT$_6$，5-HT$_7$
- G_i 共役型：5-HT$_{1A, 1B, 1D, 1E, 1F}$，5-HT$_{5A, 5B}$
- G_o 共役型：5-HT$_{1P}$
- G_q 共役型：5-HT$_{2A, 2B, 2C}$

このうち，5-HT$_{1P}$受容体以外は，脳内各部位に分布している.

（c）脳内ノルアドレナリン神経経路

おもに橋に存在する青斑核(A_6)にノルアドレナリン含有神経細胞体があり，上行性および下行性に中枢神経系全体にセロトニン神経路が分布している. そのほか，ノルアドレナリン含有神経細胞は，橋・延髄の A_1，A_2，A_5，A_7 にも含まれている. また，延髄外側網様体には，フェニルエタノールアミン-N-メチル転移酵素をもつアドレナリン含有神経も存在する. 神経終末から遊離されたノルアドレナリンは，シナプス前膜のノルアドレナリントランスポーターにより再取込みされる. また，神経終末に存在する自己受容体などにより，放出が制御されている.

（1）上 行 路

- 青斑核 →（中心被蓋路背側束）→（内包・内側前脳束）→ 大脳皮質，海馬
- 青斑核 →（脳室周囲・中心灰白質）→ 視床下部，中隔
- 青斑核以外 →（中心被蓋路腹側束）→（内側前脳束）→ 視床下部，中隔

（2）下 行 路

- 延髄網様体神経核 → 脊髄前角，側角，後角

3.4.2　気分障害とは

学修事項 **D-2-5**
(2) 統合失調症，うつ病，双極性障害，睡眠障害，不安障害，片頭痛

感情は，比較的持続時間の短い心理的反応性の変化であり，気分は長期にわたる基底的なものをいう. この気分が通常の範囲を超えて大きく変動する反復性の病気が気分障害であり，**うつ病**(depression，単極性うつ病または大うつ病性障害)と双極性障害に分けられる. 双極性障害は，明確な躁病(mania)エピソードと抑うつエピソードを繰り返す双極Ⅰ型障害と，軽躁と抑うつからなる双極Ⅱ型障害に分けられる. 抑うつ状態は，このほかに気分変調症(軽度の抑うつが2年以上続く)，適応障害，季節性うつ病でも現れる. また，逃避型・恐怖症型うつ病を含む非定型うつ病も近年増加している. 生涯有病率は，単極性うつ病6%，双極性障害0.4%であり，男女比では単極性うつ病で1:2，一方双極性障害では男女差はみられない. 初発年齢は，単極性うつ病で20歳代が多く，双極性障害も20歳前後で発症する. 40〜50歳代で初発する単極性うつ病もあり，初老期うつ病，退行期あるいは更年期うつ病とよばれる.

主要な抑うつ症状として，初期には，趣味などに興味や関心を失い，活力が減退し仕事の能率が低下する．続いて，注意の集中が持続しなくなり，優柔不断，劣等感，厭世的になる．患者の90％以上で早朝覚醒型不眠がみられる．抑うつ気分や体を動かすのも億劫に感じる精神運動制止には日内変動がみられ，午前中に著明となり午後はいくぶん回復する．食欲減退による体重減少，基本的欲動の減退，心気妄想，貧困妄想，絶望感がみられる．発症初期と回復期に自殺を企図する．

発症には，遺伝因，性格などの心因および直接の誘因となる状況因が関与する．社会生活上での良い面でも悪い面でもストレスと感じることが重なり，周囲からの支援を得られないと感じて一人で思い悩むことが脳機能の変化を引き起こすと考えられる．双極性障害では，状況因の影響は明確ではない．単極性うつ病発症における脳機能変化としては，モノアミン機能の変化，**視床下部−下垂体−副腎系（HPA系）**の過活動，海馬歯状回神経新生の低下などが提唱されている．

HPA：hypothalamic-pituitary-adrenal

3.4.3 気分障害治療薬

(a) 抗うつ薬

発症原因として，上述のようにセロトニンやノルアドレナリンなどの脳内モノアミン類の増減が考えられているため，これに影響を与える薬物が**抗うつ薬**（antidepressant）として用いられている．現在用いられている治療薬を表3.4 ①〜④に示す．これらの作用機序は，神経終末におけるセロトニンまたはノルアドレナリントランスポーター阻害による再取込み阻害，あるいは神経終末のアドレナリンα_2受容体遮断によるセロトニンおよびノルアドレナリン神経伝達の増強である（図3.4 ①）．これらのトランスポーター阻害作用や受容体遮断作用は急性で生じるが，抗うつ作用が現れるのは，セロトニン受容体の量の変化，受容体サブタイプの割合の変化，受容体により活性化される細胞内機序の効率の変化などに影響すると考えられている．

学修事項 D-2-5
(3) 主な治療薬

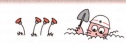

COLUMN　うつ病になりやすい性格

一般的に，うつ病になりやすい人となりにくい人がいる．なりやすい人の性格として，つねに自分を悪いと考える否定的自己評価，周りの評価にいつもびくびくする対人過敏，何でも完全にやりこなせないと気が済まない完全癖などがあげられる．完全癖には執着気質（仕事熱心，熱中性，凝り性，徹底的，几帳面，正義感，責任感）やメランコリー親和性人格（秩序愛，几帳面，勤勉，良心的，他人に配慮など）が含まれる．このほか，循環気質（社交的，善良，親切など）は双極性障害の前病性格で，そのままであれば社交性に富み活動的である．

図 3.4 ①　気分障害治療薬の作用機序

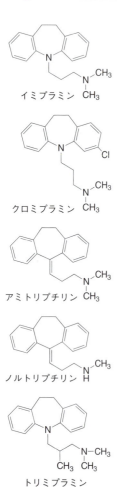

イミプラミン

クロミプラミン

アミトリプチリン

ノルトリプチリン

トリミプラミン

（1）第一世代

　（三環系）**イミプラミン**（imipramine），**クロミプラミン**（clomipramine），**アミトリプチリン**（amitriptyline），**ノルトリプチリン**（nortriptyline），**トリミプラミン**（trimipramine）：神経終末でのセロトニンおよびノルアドレナリンの再取込みを阻害して抗うつ作用を示す．70～80％の改善率があり効果は確実だが，発現までにクロミプラミンで1～2週間，イミプラミンでは3～4週間を要す．また，キニジン様作用による心抑制および不整脈誘発のほか，末梢および脳内ムスカリン性アセチルコリン受容体，アドレナリンα_1受容体，ヒスタミンH_1受容体を遮断して，便秘・口渇・起立性低血圧や眠気などの副作用を引き起こす．ノルトリプチリンは，アミトリプチリンの活性代謝物で，セロトニンよりノルアドレナリン再取込み阻害が強く，意欲をださせる効果が期待される．

（2）第二世代

　（三環系）**アモキサピン**（amoxapine），**ドスレピン**（dosulepin），（四環系）**マプロチリン**（maprotiline），**ミアンセリン**（mianserin），**セチプチリン**（setiptiline），（**トリアゾロピリジン系**）**トラゾドン**（trazodone）：効果はやや劣るが心循環系への副作用が軽減されている．アモキサピンは，ドパミン再取込みも阻害するため，妄想性うつにも有効である．マプロチリンは，ノルアドレナリン再取込み阻害作用が強い．ミアンセリンとセチプチリンは，シナプス前アドレナリンα_2受容体遮断により神経終末からのモノアミン類の放出を促進する．トラゾドンは，セロトニン再取込み阻害に加えて5-HT$_{2A}$受容体遮断作用があり，5-HT$_{1B}$受容体には部分刺激薬として作用する．抗

抗うつ薬および気分安定薬　3.4　　209

表3.4① 第一世代（三環系）の気分障害治療薬

薬物名	類似薬	作　用	おもな副作用	特　徴
イミプラミン	トリミプラミン	最初の三環系抗うつ薬，ノルアドレナリンとセロトニンの再取込みを同程度に抑制，長期投与で抗うつ作用を発揮，抗コリン・鎮静作用もある	眠気，口渇，便秘，錐体外路症状，悪性症候群	三環系抗うつ薬（第三級アミン），モノアミン再取込み阻害薬，適応外で慢性疼痛にも使用
アミトリプチリン		三環系抗うつ薬，ノルアドレナリンとセロトニンの再取込みを同程度に抑制，長期投与で抗うつ作用を発揮，抗コリン作用あり，鎮静が強い	眠気，錐体外路症状，口渇，便秘，排尿困難	三環系抗うつ薬（第三級アミン），モノアミン再取込み阻害薬，適応外で慢性疼痛にも使用
クロミプラミン		三環系抗うつ薬，セロトニンの再取込み抑制が強い，長期投与で抗うつ作用を発揮，抗コリン作用，鎮静作用もある	眠気，錐体外路症状，口渇，便秘，排尿困難	三環系抗うつ薬（第三級アミン），モノアミン再取込み阻害薬，適応外で慢性疼痛にも使用
ノルトリプチリン		三環系抗うつ薬，モノアミンの再取込みを抑制，ノルアドレナリンに対する作用が強い	眠気，錐体外路症状，口渇，便秘，排尿困難	三環系抗うつ薬（第二級アミン），モノアミン再取込み阻害薬（ノルアドレナリンNA＞セロトニン5-HTで意欲をださせる効果），アミトリプチリン活性代謝物

表3.4② 第二世代の気分障害治療薬

薬物名	類似薬	作　用	おもな副作用	特　徴
アモキサピン	ドスレピン	三環系抗うつ薬，比較的速効性，ドパミンも含めたモノアミンの再取込みを抑制，妄想性うつ病にも用いられる	口渇，眠気，精神症状，悪性症候群	三環系抗うつ薬（第二級アミン），モノアミン再取込み阻害薬
ミアンセリン	セチプチリン	四環系抗うつ薬，シナプス前アドレナリンα_2受容体遮断による中枢ノルアドレナリン遊離増大，ヒスタミンH_1，α_1，セロトニン5-HT$_2$受容体を遮断，鎮静作用が強い	眠気，下肢不安症，鎮静，関節痛，悪性症候群	四環系抗うつ薬，ノルアドレナリン遊離増加薬
マプロチリン		四環系抗うつ薬，ノルアドレナリン再取込み抑制による中枢ノルアドレナリン遊離増大	眠気，錐体外路症状，口渇，便秘，てんかん発作	四環系抗うつ薬，ノルアドレナリン遊離増加薬
トラゾドン		弱いセロトニン再取込み抑制，活性代謝物がセロトニン5-HT$_{2A}$受容体を遮断，5-HT$_{1B}$受容体の部分刺激，鎮静作用強い，抗コリン作用弱い	低血圧，動悸，めまい，眠気，口渇，QT延長	抗うつ薬，セロトニン再取込み抑制薬，5-HT$_{2A}$受容体遮断薬

コリン作用は弱い．

（3）第三世代（SSRI）

　フルボキサミン（fluvoxamine），**パロキセチン**（paroxetine），**セルトラリン**（sertraline），**エスシタロプラム**（escitalopram）：**選択的セロトニン再取込み阻害薬（SSRI）**で，脳内でセロトニンが長時間受容体を刺激できるように

フルボキサミン

SSRI：selective serotonin reuptake inhibitor

3章 中枢神経系の薬理

アモキサピン ドスレピン マプロチリン

ミアンセリン セチプチリン トラゾドン

パロキセチン

セルトラリン

エスシタロプラム

SNRI：serotonin noradrenaline reuptake inhibitor

作用する．第二世代まではほかの神経伝達物質受容体遮断やキニジン様作用による副作用が問題になるが，SSRI ではほとんど現れない．しかし，抗うつ効果は第二世代よりも弱く，効果発現に同じように時間がかかり，副作用としてセロトニン神経活性化によると考えられる悪心・嘔吐が比較的強くみられる．性機能障害や下痢もみられる．抗不安薬として，パニック障害や強迫性障害にも用いられる．

（4）第四世代（SNRI）

ミルナシプラン（milnacipran），**デュロキセチン**（duloxetine），**ベンラファキシン**（venlafaxine）：**セロトニン・ノルアドレナリン再取込み阻害薬**（SNRI）で，第一世代に近い治療効果が比較的速く現れ，副作用が少ない薬物である．尿閉，頭痛のほか，ノルアドレナリン神経活性化によると考えられる頻脈や血圧上昇がみられることがある．セロトニン再取込み阻害は，不安などの感情障害を改善し，ノルアドレナリン再取込み阻害は，精神運動障害などの意欲障害を改善すると考えられている．デュロキセチンは，作用発現がさらに速いことが報告されている．ベンラファキシンは低用量では SSRI 類似の作

表3.4③ 第三世代の気分障害治療薬

薬物名	類似薬	作　用	おもな副作用	特　徴
パロキセチン		セロトニン再取込みを選択的に抑制，反復投与によりセロトニン 5-HT 自己受容体数の減少，シナプス間隙へのセロトニン放出量が増大	セロトニン症候群，嘔気，傾眠，頭痛，便秘，肝障害	抗うつ薬，選択的セロトニン再取込み阻害薬（SSRI），パニック障害・強迫性障害・社会不安障害にも適応
フルボキサミン		セロトニン再取込みを選択的に抑制，反復投与によりセロトニン 5-HT 自己受容体数の減少，シナプス間隙へのセロトニン放出量が増大	せん妄，錯乱，眠気，セロトニン症候群，口渇，便秘	抗うつ薬，選択的セロトニン再取込み阻害薬（SSRI），強迫性障害・社会不安障害にも適応
セルトラリン	エスシタロプラム	セロトニン再取込みを選択的に抑制，反復投与によりセロトニン 5-HT 自己受容体数の減少，シナプス間隙へのセロトニン放出量が増大	睡眠障害，錯乱，セロトニン症候群，嘔気，下痢	抗うつ薬，選択的セロトニン再取込み阻害薬（SSRI），薬物相互作用少ない

抗うつ薬および気分安定薬　3.4　211

表3.4④ 第四世代〜第六世代の気分障害治療薬および気分安定薬

分類	薬物名	類似薬	作　用	おもな副作用	特　徴
SNRI	ミルナシプラン		脳内セロトニン・ノルアドレナリンの再取込みを抑制、シナプス間隙におけるこれらの濃度を増加、速い抗うつ作用を発揮、抗コリン作用弱い	口渇, 嘔気, 便秘, 悪性症候群	抗うつ薬, セロトニン・ノルアドレナリン再取込み阻害薬(SNRI), CYP(シトクロム P450)に関係しない
	デュロキセチン	ベンラファキシン	脳内セロトニン・ノルアドレナリンの再取込みを抑制、シナプス間隙におけるこれらの濃度を増加、速い抗うつ作用を発揮	口渇, 不眠, 嘔気, 便秘, 胃腸障害	抗うつ薬, セロトニン・ノルアドレナリン再取込み阻害薬(SNRI), 糖尿病性神経障害に伴う疼痛にも適応
NaSSA	ミルタザピン		中枢アドレナリンα_2自己受容体およびヘテロ受容体を高親和性に遮断、ノルアドレナリン・セロトニンによる神経伝達を増強、抗ヒスタミン作用あり	体重増加, 眠気, めまい, 便秘, セロトニン症候群	ノルアドレナリン作動性・特異的セロトニン作動性抗うつ薬(NaSSA), 効果発現が速い
SMS	ボルチオキセチン		セロトニン再取込みを選択的に抑制、およびセロトニン 5-HT$_{1A}$ 受容体刺激作用により抗うつ作用、5-HT$_3$, 5-HT$_7$, 5-HT$_{1D}$ 受容体遮断、5-HT$_{1B}$ 受容体部分刺激作用あり	セロトニン症候群, 痙攣, 悪心	抗うつ薬, セロトニン再取込み阻害・セロトニン受容体調節薬(SMS), 副作用が比較的少ない
気分安定薬	炭酸リチウム		脳内モノアミン伝達機構を阻害し気分を安定化すると考えられるが機序不明、実験的には細胞内のイノシトールリン脂質代謝回転を阻害	振戦, 脱力感, 消化器症状, 甲状腺機能低下	気分安定薬, 躁病治療薬

用を示し，高用量になるとノルアドレナリン再取込み阻害作用が加わる．

ミルナシプラン　　　　デュロキセチン　　　　ベンラファキシン　　　　ミルタザピン

（5）第五世代（NaSSA）

　ミルタザピン（mirtazapine）：**ノルアドレナリン作動性・特異的セロトニン作動性抗うつ薬（NaSSA）**で，トランスポーターには作用せず，シナプス前アドレナリンα_2受容体遮断によるセロトニンおよびノルアドレナリンの放出を促進する．作用発現が速いことが期待される．

（6）第六世代（SMS）

　ボルチオキセチン（vortioxetine）：セロトニン再取込み阻害・セロトニン受容体調節薬（SMS）で，比較的弱いセロトニントランスポーター阻害作用とセロトニン 5-HT$_{1A}$ 受容体刺激作用により抗うつ作用を示す．また，5-HT$_{1D}$, 5-HT$_3$, 5-HT$_7$ 遮断作用，および 5-HT$_{1B}$ 部分刺激作用などを示す．胃腸障害などの副作用が少ない．

NaSSA：noradrenergic and specific serotonergic antidepressant

SMS：serotonin modulator and stimulator

ボルチオキセチン

(7) その他

統合失調症治療薬のアリピプラゾールとブレクスピプラゾール(p.202参照)は既存治療で十分な効果が認められない場合に限ってうつ病およびうつ状態に使用可能である.

> **Advanced　抗うつ薬長期投与の効果の仮説**
>
> セロトニン(5-HT)およびノルアドレナリン(NA)再取込み阻害により,シナプス前自己受容体(アドレナリンα_2や5-HT$_{1B/1D}$受容体)に作用してNAおよび5-HT遊離を抑制するため,急性作用としてのシナプス後受容体刺激作用は現れにくい.また,縫線核樹状突起5-HT$_{1A}$刺激で5-HT神経活動が抑制される.慢性投与により持続的にシナプス間隙のNAや5-HT濃度が上昇し,高親和性自己受容体の脱感作が生じてNAおよび5-HT遊離が増大してシナプス伝達が亢進することにより抗うつ作用が発現する.
>
> アドレナリン受容体やセロトニン受容体は,サブタイプにより脱感作のしやすさが異なるため,これが主作用や副作用の発現に関与すると考えられる.

(b) 気分安定薬

双極性障害の躁状態の主要な症状としては,軽症では自信に満ち,頭の回転が速く,意欲に溢れ行動力に富むが,注意散漫,誇大的思考,誇大妄想(血統妄想,発明妄想),基本的欲動(食欲,性欲など)の亢進,高慢,易刺激性がみられる.重症では自己破壊的,不健全,社会性の喪失がみられる.治療には,気分安定薬としてリチウム塩〔炭酸リチウム(lithium carbonate)〕およ

COLUMN　米国精神医学会診断基準(DSM-5)による抑うつエピソード診断基準

うつ病を含む精神疾患の診断には,国際基準として世界保健機関(WHO)の「国際疾病分類第11回改訂版(ICD-11)」と,米国精神医学会が作成し日本精神神経学会が和訳した「精神疾患の診断・統計マニュアル 第5版(DSM-5)」が用いられている.このうち,約30年ぶりの改訂となるICD-11は,2018年に公表され翌年WHO総会で承認されて,日本では国内適用の準備が進んでいる.一方,DSM-5は2014年にDSM-IVから19年ぶりに改訂され,現在国際基準として広く用いられている.

DSM-5におけるうつ病(抑うつエピソード)は,次の1～9までの項目のうち,5個以上の項目(1と2はどちらかを必ず含む)が,毎日,2週間以上続く.

1. 抑うつ気分(ほとんど1日中)
2. 興味または喜びの著しい喪失(ほとんど1日中)
3. 体重あるいは食欲の変化
4. 睡眠障害
5. 精神運動性の焦燥または制止
6. 疲労感あるいは気力の減退
7. 無価値観あるいは罪責感
8. 思考力や集中力の減退あるいは決断困難
9. 死についての反復思考,反復的な自殺念慮または自殺企図ないし計画

び抗てんかん薬の**カルバマゼピン**(carbamazepine), **バルプロ酸**(valproic acid), **ラモトリギン**(lamotrigine), 非定型抗精神病薬の**オランザピン**(olanzapine), **リスペリドン**(risperidone), **クエチアピン**(quetiapine), **アリピプラゾール**(aripiprazole)などが用いられる. これらは, 気分の大きな変動を抑えるため, うつ状態も改善されて再発予防効果がみられる. 双極性障害では, 抗うつ薬は基本的に使用せず, うつ状態が高度の場合のみに使用する. 単極性と間違えて抗うつ薬を投与し続けると症状が遷延化する. 単極性うつより遺伝要因が強いと考えられる.

炭酸リチウム:作用機序は明確ではないが, 次の作用が報告されている.

① Na$^+$との置換:イオンチャネル, Na$^+$ポンプ, Na$^+$依存性酵素反応に影響することで, 神経興奮を抑制

② 神経伝達物質代謝回転の抑制作用:ノルアドレナリン, ドパミン遊離の抑制および再取込みの軽度促進

③ アデニル酸シクラーゼ抑制作用:受容体とGタンパク質の脱共役

④ ホスファチジルイノシトール(**PI**)代謝回転抑制作用:治療量 0.1 mmol/L でイノシトール-1-リン酸分解酵素阻害

⑤ グリコーゲンシンターゼキナーゼ3β(glycogen synthase kinase-3β; GSK-3β)阻害作用:細胞内情報伝達系の抑制

(c) 治療ガイドライン

多種類の抗うつ薬が患者の状態に応じて使い分けられているが, 共通する問題点として, 全体の改善率が65%程度なのにプラセボ(偽薬)でも30%程度は改善されること, 速効性がなく, とくに初期に強い副作用が現れるため治療効果を実感できないばかりか嫌悪し, 治療に希望がもてなくなる心理的問題などがみられる. 約半数は不安障害を伴っていて, 慢性化や自殺の原因となる場合がある. 双極II型の診断を間違えて抗うつ薬投与を続け, 難治性となっている場合も考えられる.

日本うつ病学会は, 次の「日本うつ病学会治療ガイドライン」を作成してホームページで公開している. https://www.secretariat.ne.jp/jsmd/iinkai/katsudou/kibun.html

(ⅰ) うつ病(DSM-5)/大うつ病性障害 2016(2024年3月1日改訂)

https://www.secretariat.ne.jp/jsmd/iinkai/katsudou/data/20240301.pdf

(ⅱ) 双極性障害 2023(2023年3月1日改訂)

PI:phosphatidylinositol

https://www.secretariat.ne.jp/jsmd/iinkai/katsudou/data/guideline_sokyoku2023.pdf

m-ECT：modified electro-convulsive therapy

> **Advanced ガイドラインによる大うつ病治療方針**
>
> うつ病治療では，日本うつ病学会の治療ガイドラインに沿って治療が行われている．
> **軽症うつ病**：基礎的介入（患者背景，病態理解，支持的精神療法，心理教育）新規抗うつ薬（SSRI，SNRI，ミルタザピン），認知行動療法
> **中等症・重症**：【推奨】新規抗うつ薬，第2/3世代，**m-ECT**（修正型電気痙攣療法）
> 重症例ではすべての抗うつ薬が第一選択薬となりうるが，自殺の危険や栄養学的に生命危機が切迫している場合は m-ECT を考慮
> **精神病性うつ病（妄想と幻覚を伴う）**：【推奨】抗うつ薬と抗精神病薬併用，m-ECT，抗うつ薬単剤開始後，効果不十分なら抗精神病薬を追加
> **抑うつ気分型**：抑うつ気分解消作用の強いイミプラミン，クロミプラミン，アモキサピン，高齢者にはフルボキサミン，マプロチリン，ミルナシプラン
> **不安焦燥型**：鎮静作用の強いアミトリプチリン，高齢者にはミアンセリン，トラゾドン，セチプチリン
> **抑制型**：意欲回復作用の強いノルトリプチリン，アモキサピン，フルボキサミン，ミルナシプラン
> **【抗うつ薬治療の注意点】**
> - プラセボに対して確実に有効性を示しうる治療法はほとんど存在しない
> - 24歳以下の若年患者に対する抗うつ薬投与で自殺関連行動の増加
> - 賦活症候群（アクチベーション）＝攻撃性亢進に注意
> - 妊娠後期の SSRI 使用で，新生児に遷延性肺高血圧症リスク高まる可能性
> - SSRI などを処方された高齢者の死亡，脳卒中，転倒，骨折などのリスク高まる
> - 認知症の抑うつに対するセルトラリン，ミルタザピンは，有用性がプラセボと比して差がなく，有害作用は有意に増加

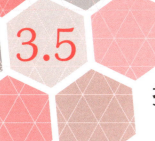
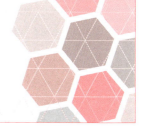

3章 中枢神経系の薬理

3.5 抗不安薬および催眠薬

❖ 本節の目標 ❖

- 不安神経症(パニック障害と全般性不安障害)，心身症，不眠症について，治療薬の薬理(薬理作用，機序，おもな副作用)，および病態(病態生理，症状など)・薬物治療(医薬品の選択など)を説明できる．

3.5.1 中枢GABA神経系

（a）脳内抑制性神経伝達物質(GABA)神経経路

抑制性神経伝達物質 γ-アミノ酪酸(**GABA**)を伝達物質とする神経細胞は，おもに介在神経として脳内各部位に局在している．例外として，次にあげるGABA神経経路は長い軸索をもって脳内部位間を連絡している．

（ｉ）**線条体-黒質系**：線条体の尾状核，被殻，淡蒼球のおのおのから黒質のドパミン神経に投射している．

（ⅱ）**小脳-前庭核系**：小脳プルキンエ(Purkinje)細胞から外側前庭神経核に投射している．

（b）GABA受容体

GABA受容体は，陰イオン(Cl$^-$)チャネル内蔵型のGABA$_A$受容体と，G$_{i/o}$タンパク質と共役するGABA$_B$受容体の二つのサブタイプに分かれる．

（1）GABA$_A$受容体

GABA結合部位，陰イオンチャネル，ベンゾジアゼピン結合部位，バルビツール酸結合部位などからなる複合体を形成する．受容体タンパク質分子は，2個ずつのαおよびβサブユニットと1個のγサブユニットの合わせて5個のサブユニットがドーナツ状に連なって構成され，中央にCl$^-$をとおすチャネルが形成される．各サブユニットは細胞膜を4回貫通し，αにはα$_1$〜α$_6$，βにはβ$_1$〜β$_3$，γにはγ$_1$〜γ$_3$の種類がある．中枢神経系には，2個ずつのα$_1$とβ$_2$に1個のγ$_2$からなるGABA$_A$受容体が多い．脳内各部位でのサブユニットの種類により薬物感受性が決まる．βサブユニットにGABAの

COLUMN　GABA_A 受容体

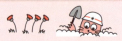

　GABA_A 受容体のうち，$\alpha_1\beta_2\gamma_2$ を含む受容体は小脳，黒質，淡蒼球にとくに多く分布し，ベンゾジアゼピン系薬が結合すると鎮静・催眠作用を示すと考えられている（α_1 を含む GABA_A 受容体のベンゾジアゼピン結合部位をベンゾジアゼピン ω_1 受容体とよぶ）．ゾルピデムはこの受容体に選択性が高く，深睡眠を誘発する．$\alpha_2\beta_1\gamma_2$，$\alpha_3\beta_1\gamma_2$，$\alpha_5\beta_3\gamma_2$ を含む受容体は脊髄，海馬，線条体に多く，ベンゾジアゼピン系薬による筋弛緩，抗痙攣，記憶障害に関与する（ベンゾジアゼピン ω_2 受容体）．抗痙攣作用には α_1 サブユニットも関与する．記憶障害は α_1 サブユニットも含まれると強くなる．α_3 サブユニットはベンゾジアゼピン逆刺激薬（医薬品にはなっていない）の記憶改善作用に関与する．抗不安作用には扁桃体の α_2 サブユニットが関与する．ω_1 受容体刺激でも抗不安作用を示すが弱い．通常のベンゾジアゼピン系薬は脳内各部位の ω_1・ω_2 両受容体に結合する．α_4 や α_6 を含む GABA_A 受容体には結合しない．バルビツール酸系薬は β サブユニットに，中枢興奮薬で GABA の非競合的遮断薬であるピクロトキシンは各サブユニットのチャネル形成部位（膜貫通 M2）に，エタノールは β サブユニットおよび α サブユニットの一部に，おのおの結合あるいは作用する．そのほか，GABA_A 受容体には亜鉛イオンや神経ステロイドも結合して作用を現すと考えられている．

ビククリン

バクロフェン

結合部位があり，GABA が結合すると Cl^- をとおすチャネルが開口する．GABA と競合的拮抗をする遮断薬はビククリン（bicuculline），非競合的遮断薬はピクロトキシン（picrotoxin，p.21 参照）である．

（2）GABA_B 受容体

　GABA が結合すると，$G_{i/o}$ タンパク質の α サブユニットを介してアデニル酸シクラーゼ活性を阻害し，細胞内 cAMP 産生を抑制するとともに，$\beta\gamma$ サブユニットを介して膜電位依存性 K^+ チャネルを開口し，Ca^{2+} チャネルを遮断する．細胞膜興奮性や神経伝達物質放出が抑制される．GABA_B 受容体刺激薬で医薬品なのは中枢性筋弛緩薬のバクロフェン（baclofen）のみである．

3.5.2　神経症および心身症

PTSD：post traumatic stress disorder

　神経症（neurosis）には，不安障害として恐怖症，全般性不安障害，パニック障害，強迫性障害，解離性障害，気分変調症，適応障害，心的外傷後ストレス障害（**PTSD**）ほかの種類があるが，いずれも**不安**（anxiety）が症状の中心となっている．性格などの素因に生活環境が加わって発症脆弱性がつくられ，精神機能の異常を引き起こす何らかの因子により精神的葛藤から生じる不安を処理できなくなって発症する．**心身症**（psychosomatic disease，身体症状症）は，発症に心理的・社会的要因が大きく関与するが，症状としては身体症状として現れるものをいう．神経症とは異なり，自分で気づかないうちにストレスに対して身体が過剰反応をしている病気で，過敏性腸症候群，

学修事項　D-2-5
(2) 統合失調症，うつ病，双極性障害，睡眠障害，不安障害，片頭痛

慢性胃炎，胃・十二指腸潰瘍，筋緊張性頭痛，チックなどの症状がみられる．

3.5.3 睡眠障害

睡眠と覚醒は，意識レベルと関連した脳と身体の休息と活動の日内変動であり，視床下部視交叉上核にある約 25 時間周期の体内時計（数種の遺伝子産物により各神経細胞でリズムを形成）に支配されている．体内時計は太陽光の刺激などで 24 時間周期に修正され，体温をはじめとする諸機能がその影響を受ける．正常な睡眠周期は体温の日内変動から 2〜3 時間遅れており，通常は体温が下がり始めると眠くなり，体温上昇に伴って目覚める．睡眠には，**レム（REM）睡眠**と**ノンレム（NREM）睡眠**（または徐波睡眠）の 2 種類があり，体内時計より短い周期で繰り返されている．レム睡眠では，大脳皮質の脳波は覚醒時と類似しているが骨格筋が弛緩しており，間欠的に急速な眼球運動や筋攣縮がみられる．ノンレム睡眠は，脳波に低周波数で大きい波の成分が増える睡眠であり，浅い眠りから順に四段階に分けられている．

通常，成人では入眠後しばらくは深いノンレム睡眠となり，約 90 分ごとに 10〜30 分間のレム睡眠が現れ，覚醒時間が近づくにつれて浅いノンレム睡眠とレム睡眠の時間が増える．

睡眠に障害が起こる病気は，不眠症，過眠症，睡眠・覚醒リズム障害，睡眠時異常行動などに分類される．**不眠症**（insomnia）はこのうちで最も多い症状で，入眠障害，熟眠障害（中途覚醒，早朝覚醒），熟眠感の欠如などの種類があり，不眠の持続期間により一過性（機会性）不眠，短期不眠（3 週間以内），長期不眠に分けられる．うつ病や統合失調症，そのほかの疾患に伴う不眠もみられる．

学修事項 D-2-5
(2) 統合失調症，うつ病，双極性障害，睡眠障害，不安障害，片頭痛

REM : rapid eye movement
NREM : non-rapid eye movement

COLUMN　睡眠時の脳波上の特徴

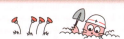

覚醒
　（興奮時）低振幅速波（β波）：（安静閉眼時）α波
ノンレム睡眠（徐波睡眠・デルタ睡眠・静睡眠）
　段階 1……θ波，低振幅複合波
　　　 2……睡眠紡錘波，K 複合波
　　　 3……高振幅徐波（δ波が 50％未満）
　　　 4……高振幅徐波（δ波が 50％以上）

レム睡眠（逆説睡眠・パラ睡眠・動睡眠）
　低振幅速波：（相動相）橋−外側膝状体−後頭葉棘波（ponto-geniculo-occipital wave；PGO 波），急速眼球運動，
　筋攣縮：（持続相）骨格筋弛緩
ただし，δ波：4 Hz 未満，θ波：4 Hz 以上 8 Hz 未満，α波：8 Hz 以上 13 Hz 未満，β波：14 Hz 以上（γ波：30 Hz 以上）．

3.5.4 抗不安薬および催眠薬

（a）抗不安薬

表3.5①におもな**抗不安薬**（anxiolytics，マイナートランキライザーともよばれる）を示す．不安，緊張，抑うつなどを緩和し，誘発された身体反応を取り除き，心理的悪循環を断ち切ることで，神経症や心身症の症状を緩和する．主としてベンゾジアゼピン系薬とその構造類似体が用いられるが，近年はセロトニン神経系に関連した薬物も症状に応じて用いられている．

（1）ベンゾジアゼピン系抗不安薬

ベンゾジアゼピン系薬（表3.5②，表3.5③）とその構造類似体（チエノジアゼピン系薬）は，$GABA_A$受容体のベンゾジアゼピン結合部位に結合し，受容体のコンホメーション変化を生じることでGABAの結合およびこれに伴うCl^-の細胞内流入を促進して，抑制性神経伝達物質としてのGABAの作用を増強する．上述のように，$GABA_A$受容体は中枢神経系に広範に存在するが，扁桃体が抗不安作用と関連すると考えられる．副作用や薬物相互作用などは催眠薬の項で述べる．

（2）セロトニン系抗不安薬

① **タンドスピロン**（tandospirone）：セロトニン$5-HT_{1A}$受容体の部分刺激薬で，筋弛緩・催眠・抗痙攣作用や依存性を生じることがないため，これらが原因でベンゾジアゼピン系薬を使用できない患者での軽度の神経症や心身症

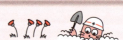
タンドスピロン

COLUMN　内側前頭前野と不安

不安やうつ症状などの情動調節に，大脳皮質内側前頭前野のグルタミン酸神経伝達が関与することが明らかになりつつある．げっ歯類の内側前頭前野には，隣接する前辺縁皮質領域（霊長類の背側面前頭皮質）と下辺縁皮質領域（霊長類の眼窩面前頭皮質）が存在し，前辺縁皮質領域のグルタミン酸神経伝達が不安発現に重要なこと，前辺縁皮質領域から帯状回を介して扁桃体に投射するグルタミン酸神経系が不安行動に関与すること，また，下辺縁皮質領域はこれを抑制することなどが動物実験で報告されている．

臨床でも，全般性不安障害患者は恐れ，悲しみ，怒り，幸せの表情に対する前頭前野の活動が低いこと，怒り表情をみたときの腹外側前頭前野−扁桃体の機能的結合が弱まっていること，安静時でも内側前頭前野−扁桃体の機能的結合に異常が生じていること，大うつ病患者や不安障害の病態時において背側面前頭皮質の活動が亢進していること，眼窩面前頭皮質では活動が低下していることなどが報告されている．今後，内側前頭前野のグルタミン酸神経系を標的とした抗不安薬が開発されるかもしれない．

抗不安薬および催眠薬　3.5　　　219

表 3.5 ① 抗不安薬

分類	薬物名	類似薬	作　用	おもな副作用	特　徴
ベンゾジアゼピン系抗不安薬	エチゾラム	フルタゾラム	中枢神経の $GABA_A$ 受容体ベンゾジアゼピン結合部位に作用して Cl^- チャネルを活性化，過分極により抗不安・鎮静・筋弛緩をきたす，短時間作用	眠気，めまい，ふらつき，口渇，頭痛，肝障害	短時間型ベンゾジアゼピン系抗不安薬，うつ病・心身症・統合失調症・神経症の不安・緊張・睡眠障害に適応．エチゾラムはチエノジアゼピン系
	ロラゼパム		中枢神経の $GABA_A$ 受容体ベンゾジアゼピン結合部位に作用して Cl^- チャネルを活性化，過分極により抗不安・鎮静・筋弛緩をきたす，中程度時間作用	眠気，めまい，ふらつき，めまい，悪心	中時間型ベンゾジアゼピン系抗不安薬，CYP に作用しないため使いやすい
	アルプラゾラム		中枢神経の $GABA_A$ 受容体ベンゾジアゼピン結合部位に作用して Cl^- チャネルを活性化，過分極により抗不安・鎮静・筋弛緩をきたす，中程度時間作用	眠気，めまい，ふらつき，口渇，頭痛，悪心・嘔吐	中時間型ベンゾジアゼピン系抗不安薬
	ジアゼパム		中枢神経の $GABA_A$ 受容体ベンゾジアゼピン結合部位に作用して Cl^- チャネルを活性化，過分極により抗不安・鎮静・筋弛緩をきたす，長時間作用，麻酔前投薬にも	眠気，めまい，頭痛，発疹，口渇，悪心・嘔吐	長時間型ベンゾジアゼピン系抗不安薬，麻酔前投与にも適用，坐剤は小児の熱性痙攣に適応
	クロルジアゼポキシド		中枢神経の $GABA_A$ 受容体ベンゾジアゼピン結合部位に作用して Cl^- チャネルを活性化，過分極により抗不安・鎮静・筋弛緩をきたす，長時間作用	眠気，めまい，頭痛，発疹，口渇，悪心・嘔吐	長時間型ベンゾジアゼピン系抗不安薬
	オキサゾラム		中枢神経の $GABA_A$ 受容体ベンゾジアゼピン結合部位に作用して Cl^- チャネルを活性化，過分極により抗不安・鎮静・筋弛緩をきたす，長時間作用	眠気，めまい，頭痛，発疹，口渇，悪心・嘔吐	長時間型ベンゾジアゼピン系抗不安薬，麻酔前投与にも適用
セロトニン関連抗不安薬	タンドスピロン		脳内セロトニン $5\text{-}HT_{1A}$ 自己受容体を刺激，反復投与により自己受容体が脱感作で減少，セロトニン神経の活性が亢進し，抗不安作用	眠気，めまい，ふらつき，口渇，頭痛，肝障害	セロトニン $5\text{-}HT_{1A}$ 受容体部分刺激薬，抗不安薬，依存や筋弛緩の心配がない，抗うつは適応外

に用いられる．短時間作用型で，作用発現までに 1～2 週間を要す．肝機能障害，セロトニン症候群(錯乱，興奮，ミオクロニー，発汗，発熱，悪寒，振戦，下痢，協調運動障害)，めまいなどを生じる．

② **選択的セロトニン再取込み阻害薬(SSRI)**：抗うつ薬のうち，SSRI の**パロキセチン**(paroxetine)，**セルトラリン**(sertraline)，**フルボキサミン**(fluvoxamine)，**エスシタロプラム**(escitalopram)が用いられる(表 3.5 ④)．

③ **その他の抗不安薬：ヒドロキシジン**(hydroxyzine)：ヒスタミン H_1 受容体遮断薬で，神経症における不安，緊張，抑うつに用いられる．

(b) 催 眠 薬

表 3.5 ⑤および⑥におもな**催眠薬**(hypnotics)を示す．ほかの疾患が原因ではない不眠症に用いる薬物が催眠薬(睡眠薬)であり，検査のために強制的

表 3.5 ② ベンゾジアゼピン系抗不安薬の分類

（a）**超長時間型**：ロフラゼプ酸エチル（半減期 110 時間）

（b）**長時間型**：ジアゼパム，メキサゾラム，クロキサゾラム，オキサゾラム，メダゼパム，クロルジアゼポキシド，クロラゼプ酸二カリウム

（c）**中間型**：ロラゼパム，ブロマゼパム，アルプラゾラム

（d）**短時間型**：クロチアゼパム，フルタゾラム，エチゾラム（チエノジアゼピン系）

(a) ロフラゼプ酸エチル

(b) ジアゼパム　メキサゾラム　クロキサゾラム　オキサゾラム　メダゼパム　クロルジアゼポキシド　クロラゼプ酸二カリウム

(c) ロラゼパム　ブロマゼパム　アルプラゾラム

(d) クロチアゼパム　フルタゾラム　エチゾラム

表 3.5 ③ ベンゾジアゼピン系抗不安薬の適応

全般性不安障害・恐怖性不安障害：長時間型（ジアゼパム，メキサゾラム，クロキサゾラム），中間型（ロラゼパム，ブロマゼパム），ベンゾジアゼピン系薬の有効性が高い

パニック障害：ジアゼパムの静注，中間型（アルプラゾラム，ロラゼパム），クロナゼパム（抗てんかん薬）

強迫性障害・解離性障害：中間型（アルプラゾラム，ブロマゼパム）

心身症：ジアゼパム，フルタゾラム，筋弛緩作用があるため，筋緊張性頭痛やチックなどの症状にも有効である

表 3.5 ④ セロトニン系抗不安薬の適応

パロキセチン：パニック障害，強迫性障害，社会不安障害，心的外傷後ストレス障害，全般性不安障害（適応外）

セルトラリン：パニック障害，心的外傷後ストレス障害，全般性不安障害（適応外）

フルボキサミン：強迫性障害，社会不安障害，心的外傷後ストレス障害

エスシタロプラム：社会不安障害，強迫性障害（適応外），全般性障害（適応外），パニック障害（適応外），心的外傷後ストレス障害（適応外）

抗不安薬および催眠薬　3.5　　221

セルトラリン　パロキセチン　フルボキサミン　エスシタロプラム　ヒドロキシジン

に眠らせる目的にも用いられる．催眠作用は麻酔作用と異なり，生理的な睡眠周期をある程度保持している．現在用いられているものは，ほとんどが抗不安薬と同じベンゾジアゼピン系薬とその構造類似体である．

（1）ベンゾジアゼピン系催眠薬

　ベンゾジアゼピン系薬は，鎮静・催眠・抗不安・抗痙攣・筋弛緩などの作用をもっている．ベンゾジアゼピン系催眠薬は，生物学的半減期の長短によって分類され，不眠症の種類に応じて使用される（表3.5⑦）．ベンゾジアゼピン系催眠薬は自然な眠気を催して入眠する．レム睡眠の抑制は軽度で，自然睡眠に近い睡眠が誘発される．ノンレム睡眠の段階2が増加し，3と4の深睡眠は減少するが，目覚めにくくなり熟睡感が増加する．作用機序は抗不安薬として用いられる場合と同様であり，$GABA_A$ 受容体に存在するベンゾジアゼピン結合部位に特異的に結合し，その結果 GABA の受容体結合親和性が増大して GABA 関与の抑制機構が促進される．催眠作用に関連したおもな作用部位は，大脳皮質，辺縁系，間脳であり，睡眠中枢（視床下部前部および腹外側視索前野）からヒスタミン系覚醒中枢（視床下部結節乳頭核）に入力する GABA 作動性神経の抑制作用を増強して睡眠を誘発する．扁桃体はおもにベンゾジアゼピン系薬の抗不安作用と関連しており，抗不安作用により不眠に対する恐怖心を軽減させることで，生理的睡眠リズムを誘導しやすくなる．

　ベンゾジアゼピンの構造類似体でベンゾジアゼピン結合部位に作用して催眠作用を示す短時間型催眠薬である**ブロチゾラム**（brotizolam，チエノジアゼピン系）は，就眠薬として用いられて目覚めがよく，高齢者への副作用が少ない．超短時間型催眠薬である**ゾピクロン**（zopiclone），**エスゾピクロン**（eszopiclone）や**ゾルピデム**（zolpidem，シクロピロロン系）は，レム睡眠を抑制することなく段階3と4の深睡眠を増加させ，より自然に近い睡眠を引き起こす．$GABA_A$ 受容体に存在するベンゾジアゼピン ω_1 受容体に選択的に結合するため，筋弛緩の副作用が弱く，高齢者にも比較的安全に用いられる．エスゾピクロンはゾピクロンの鏡像異性体で，ゾピクロンで問題となる苦味が軽減されている．

ブロチゾラム

ゾピクロン

エスゾピクロン

ゾルピデム

表3.5⑤ ベンゾジアゼピン系催眠薬

薬物名		作用	おもな副作用	特徴
ベンゾジアゼピン系催眠薬	トリアゾラム	中枢神経のGABA_A受容体ベンゾジアゼピン結合部位に作用してCl⁻チャネルを活性化，催眠作用の持続は超短時間	眠気，めまい，ふらつき，口渇，頭痛，精神症状	超短時間型ベンゾジアゼピン系睡眠薬，麻酔前投与にも適応
	ブロチゾラム	中枢神経のGABA_A受容体ベンゾジアゼピン結合部位に作用してCl⁻チャネルを活性化，催眠作用の持続は短時間	眠気，めまい，ふらつき，口渇，肝障害，精神症状	短時間型ベンゾジアゼピン系睡眠薬，麻酔前投与にも適応(チエノジアゼピン系)
	ロルメタゼパム	中枢神経のGABA_A受容体ベンゾジアゼピン結合部位に作用してCl⁻チャネルを活性化，催眠作用の持続は短時間	眠気，めまい，ふらつき，口渇，肝障害，精神症状	短時間型ベンゾジアゼピン系睡眠薬，CYPで代謝されず薬物相互作用の心配少ない
	リルマザホン	中枢神経のGABA_A受容体ベンゾジアゼピン結合部位に作用してCl⁻チャネルを活性化，催眠作用の持続は短時間	眠気，めまい，ふらつき，口渇，肝障害，精神症状	短時間型ベンゾジアゼピン系睡眠薬，麻酔前投与にも適応
	フルニトラゼパム	中枢神経のGABA_A受容体ベンゾジアゼピン結合部位に作用してCl⁻チャネルを活性化，催眠作用の持続は中程度	眠気，めまい，ふらつき，口渇，肝障害，精神症状	中時間型ベンゾジアゼピン系睡眠薬，麻酔前投与にも適応
	ニトラゼパム	中枢神経のGABA_A受容体ベンゾジアゼピン結合部位に作用してCl⁻チャネルを活性化，筋弛緩・抗痙攣・催眠作用の持続は中程度	眠気，めまい，ふらつき，口渇，肝障害，精神症状	中時間型ベンゾジアゼピン系睡眠薬，てんかん小発作・麻酔前投与に適応
	エスタゾラム	中枢神経のGABA_A受容体ベンゾジアゼピン結合部位に作用してCl⁻チャネルを活性化，催眠作用の持続は中程度	眠気，ふらつき，肝障害，精神症状	中時間型ベンゾジアゼピン系睡眠薬，麻酔前投与にも適応
	フルラゼパム	中枢神経のGABA_A受容体ベンゾジアゼピン結合部位に作用してCl⁻チャネルを活性化，催眠作用の持続は長時間	眠気，ふらつき，肝障害，精神症状	長時間型ベンゾジアゼピン系睡眠薬，麻酔前投与にも適応
ベンゾジアゼピン類似催眠薬	ゾルピデム	ベンゾジアゼピン骨格をもたないが，ベンゾジアゼピン受容体を介してGABA系に作用，速効性で超短時間作用，生理的睡眠パターンに近いとされる	眠気，ふらつき，頭痛，精神症状	非ベンゾジアゼピン系睡眠薬，超短時間型
	ゾピクロン	ベンゾジアゼピン骨格をもたないが，ベンゾジアゼピン受容体を介してGABA系に作用，超短時間作用，入眠効果強い	口中の苦み，眠気，ふらつき，頭痛，精神症状	非ベンゾジアゼピン系睡眠薬，超短時間型，麻酔前投与にも適応
	エスゾピクロン	ベンゾジアゼピン骨格をもたないが，ベンゾジアゼピン受容体を介してGABA系に作用，超短時間作用，入眠効果強い	眠気，ふらつき，頭痛，精神症状	非ベンゾジアゼピン系睡眠薬，超短時間型，口中の苦み少ない

　　　　ベンゾジアゼピン系催眠薬の副作用は，骨格筋弛緩作用によるものが主で，ほかには頭痛，倦怠感，食欲不振，下痢，軽度の血圧低下，徐脈などがみられるが重篤なものはない．アルコールやほかの中枢抑制薬との併用をしない限り呼吸中枢の抑制はみられない．既往歴のある患者で幻覚を引き起こすことがある．作用時間の長い薬を高齢者に投与すると，代謝，排泄の遅延で作用が翌日に残りやすく，昼間に眠気や筋緊張低下が残って転倒，骨折などの

抗不安薬および催眠薬　3.5　　223

表3.5⑥　その他の催眠薬

薬物名	類似薬	作　用	おもな副作用	特　徴
バルビツール酸系催眠薬	ペントバルビタール	中枢神経のGABA_A受容体バルビツレート結合部位に作用してCl⁻チャネルを活性化．催眠作用の持続は短時間	過敏症，精神症状，血液障害，呼吸抑制	バルビツール酸系睡眠薬，麻酔前投与にも適応
	セコバルビタール	中枢神経のGABA_A受容体バルビツレート結合部位に作用してCl⁻チャネルを活性化．催眠作用の持続は短時間	過敏症，精神症状，血液障害，呼吸抑制	バルビツール酸系睡眠薬，麻酔前投与にも適応
トリクロロエタノール前駆体	抱水クロラール	トリクロホスナトリウム	体内でトリクロロエタノールに変換されて作用．おもに理学検査時の鎮静・催眠	呼吸抑制，依存性，過敏症	
カルバミド系催眠薬	ブロモバレリル尿素	アリルイソプロピルアセチル尿素	作用点不明．脳内に移行して中枢神経を抑制．速効性で持続が短い鎮静・催眠作用を発揮	発疹，掻痒，悪心・嘔吐，下痢，頭痛，依存性	カルバミド系催眠鎮静薬，短時間型．アリルイソプロピルアセチル尿素は配合薬およびOTC配合成分（第2類）
メラトニン受容体刺激薬	ラメルテオン	メラトニン	メラトニンMT_1およびMT_2受容体を刺激，睡眠覚醒リズムに働きかけ入眠困難を改善	めまい，頭痛，発疹，便秘，悪心	メラトニン受容体刺激薬，入眠困難改善薬　メラトニン顆粒は小児用
オレキシン受容体遮断薬	スボレキサント	レンボレキサントダリドレキサント	覚醒物質であるオレキシンの受容体OX1R/OX2Rを遮断，覚醒神経核の抑制により睡眠を誘導	疲労，傾眠，頭痛	オレキシン受容体遮断薬，不眠症に適応

事故を引き起こすことがある．筋弛緩作用があるため，重症筋無力症の患者で禁忌である．また，副交感神経の神経伝達物質アセチルコリンが作用するムスカリン性アセチルコリン受容体を遮断するため，緑内障の患者でも禁忌である．脳内でもムスカリン性アセチルコリン受容体を遮断するため，アルツハイマー病治療薬ドネペジルの効果を弱める可能性がある．**トリアゾラム**（triazolam）などの作用時間の短い薬を用いた場合や静脈内注射の場合には，服薬後のことを覚えていない前向性健忘がみられる．また，作用時間の短い薬の服用を急に中止すると一過性の不眠と不安（反跳性不眠）が生じることがある．過量毒性時の解毒には，ベンゾジアゼピン結合部位の競合的遮断薬である**フルマゼニル**（flumazenil）が用いられる．

　連用すると耐性や薬物依存性がみられる．薬物依存性は，とくにトリアゾラムなどの半減期が短い薬を用いるときには注意が必要である．精神的依存では，服用しないと眠れない心理的恐怖に基づくもののほかに，気分が明るくなる・気が大きくなるなど日中の快感を求めるようになり，その薬物を取

フルマゼニル

表 3.5 ⑦ ベンゾジアゼピン系催眠薬の分類

（a）**長時間型**：フルラゼパム，ハロキサゾラム，クアゼパム
（b）**中間型**：フルニトラゼパム，ニトラゼパム，エスタゾラム
（c）**短時間型**：ロルメタゼパム，リルマザホン，ブロチゾラム（チエノジアゼピン系）
（d）**超短時間型**：トリアゾラム

(a) ハロキサゾラム　フルラゼパム　クアゼパム
(b) フルニトラゼパム　ニトラゼパム　エスタゾラム
(c) ロルメタゼパム　リルマザホン　ブロチゾラム
(d) トリアゾラム

エチゾラム

得しようとする強迫的行為を示す．身体的依存も形成され，服用を中止した際の退薬症状（禁断症状）は，軽度では不眠・発汗・振戦・不安・抑うつ・落ち着きのなさなどと特異的知覚異常（金属味覚，聴覚過敏，嗅覚過敏，明度過敏），重篤な場合は痙攣・せん妄・幻覚・妄想・うつ状態が報告されている．

ベンゾジアゼピン系薬は，おもに薬物代謝酵素のCYP3A4で代謝されるが，**クアゼパム**（quazepam）や**エチゾラム**（etizolam）はCYP3A4とCYP2C9，**ゾピクロン**はCYP3A4と一部がCYP2C8，**ゾルピデム**はCYP3A4と一部がCYP1A2とCYP2C9でおのおの代謝される．代謝酵素を介した相互作用が，ほかの薬物や食品との間にみられる．

Advanced ベンゾジアゼピン系薬とセロトニン関連薬

ベンゾジアゼピン系薬はGABA_A受容体を，SSRIやタンドスピロンは5-HT_{1A}受容体を介して扁桃体神経を抑制する．情動反応の形成に重要な扁桃体に対して，GABA作動性介在神経はGABA_A受容体を介して直接抑制する．縫線核からのセロトニン作動性神経は，5-HT_{1A}受容体を介して抑制する．また，情動刺激により興奮する前頭皮質からのグルタミン酸作動性神

経による扁桃体活性化を，$GABA_A$および$5\text{-}HT_{1A}$両受容体を介して前頭皮質で抑制する．

　ベンゾジアゼピン系薬は，効果発現が迅速で高い有効性をもつが，依存性があるため，急性の不安治療に主として用いる．SSRIは抗うつ・抗不安作用があり，依存性がなく神経細胞に可塑的な変化を引き起こすことが示唆されている．効果発現が遅く投与初期に不安・焦燥が出現するため，恐怖・強迫などの慢性不安の治療に用いられる．

（2）バルビツール酸系催眠薬

　バルビツール酸系催眠薬（表3.5⑦）で誘発される睡眠の特徴は，レム睡眠の減少とノンレム睡眠の段階2の増加で，段階3と4は変化しないか若干減少する（表3.5⑧）．強い眠気のあと急速に深い眠りに入る．作用機序はベンゾジアゼピン系薬と類似しており，$GABA_A$受容体に内蔵されているCl^-チャネルの調節部位（βサブユニットに存在）に結合してCl^-の細胞内流入を促進し，GABAによる抑制を増強する．中枢神経系全般で抑制作用を示すが，催眠作用に関連したおもな作用部位は，大脳皮質，視床，脳幹網様体上行性賦活系である．

　バルビツール酸系催眠薬の副作用は，頭痛，めまい，脱力感，悪心，食欲不振，発疹などである．さらに，過量（常用量の5〜10倍）により呼吸中枢抑制が生じる．急性間欠性ポルフィリン症には禁忌．慢性投与により，耐性および依存性が問題となる．おもに核内受容体である構成的アンドロスタン受容体 **CAR** を介した肝ミクロゾームの薬物代謝酵素（CYP2B6，CYP2C，CYP3Aなど）の自己誘導により耐性が形成される．催眠作用に対する耐性は比較的急速に生じるが呼吸抑制作用には生じにくいため，安全域が狭くなる．長期連用で身体依存が形成される．退薬症状（禁断症状）は，重症の場合，痙攣，興奮，錯乱，幻覚，せん妄などがみられ，急に服薬を中止すると生命の危険がある．服薬中止後にレム睡眠が急増する反跳現象がみられ，悪夢や焦燥感が引き起こされるため，服薬を中止できずに依存性形成が促進されることがある．上述の酵素誘導作用があるため，併用薬の代謝が促進されている可能性がある．たとえば抗凝血薬ワルファリンとの併用時にバルビツール酸系催眠薬の服薬を中止すると，出血傾向が顕著となり危険な状態となることがある．現在では限られた用途以外は催眠薬としての使用は激減している．一部の化合物は静脈麻酔薬や抗てんかん薬として使用されている．

CAR : constitutive androstane receptor

フェノバルビタール

セコバルビタール

ペントバルビタール

表3.5⑧　バルビツール酸系催眠薬の分類

長時間型：フェノバルビタール（内服と小児坐剤のみ）

短時間型：セコバルビタール，ペントバルビタール

3章 中枢神経系の薬理

（3）その他の催眠薬

① **ラメルテオン**（ramelteon）：メラトニン MT_1 および MT_2 受容体刺激薬である．視床下部視交叉上核の MT_1 受容体を刺激して神経発火の抑制を，MT_2 受容体を刺激して体内時計の位相前進を生じ，入眠を促進して睡眠覚醒リズムのずれを改善する．両受容体とも，G_i タンパク質と共役する．ベンゾジアゼピン系薬に比べて作用は弱いが，筋弛緩作用，記憶障害や依存性を生じないので，高齢者や睡眠・覚醒リズム障害にも有効性が期待できる．**メラトニン**（melatonin）自体も，2020 年 6 月から小児期の神経発達症に伴う入眠困難の改善に用いることができるようになった．副作用として，傾眠，頭痛，倦怠感などがみられる．

② **スボレキサント**（suvorexant）：オレキシン受容体の遮断薬である．オレキシンの覚醒作用を阻害する．疲労，傾眠，悪夢，頭痛などの副作用がある．同様に，オレキシン受容体を遮断する**レンボレキサント**（lemborexant）が 2020 年 7 月から不眠症に用いることができるようになっている．また，同類の**ダリドレキサント**（daridorexant）も 2024 年 9 月に承認されている．いずれも，副作用として，傾眠，悪夢，頭痛，めまい，倦怠感などがみられる．

③ **抱水クロラール**（chloral hydrate）：最も古い催眠薬で，体内でトリクロロエタノールに変換されて作用する．坐剤で使用され，現在は乳幼児の脳波や心電図記録時などの理学検査時に用いられる．痙攣重積状態でジアゼパムなどの静脈注射が困難な場合にも適用される．副作用として，呼吸抑制，依存症，過敏症などがみられる．

④ **トリクロホスナトリウム**（triclofos sodium）：抱水クロラールと同様に体内でトリクロロエタノールに変換されて作用し，理学検査時に用いられる．抱水クロラールより刺激性が少ない．

⑤ **ブロモバレリル尿素**（bromovalerylurea）：カルバミド系催眠薬で，体内で Br^- を遊離し，神経細胞の興奮性を抑制する．発現が速く短時間作用型である．常用量では副作用が少ないが，連用で依存性を生じる．アリルイソプロピルアセチル尿素（allylisopropylacetylurea）もカルバミド系化合物であるが，催眠薬ではなく緩和な鎮静剤として鎮痛配合薬や一般薬（OTC）の鎮痛薬に配合される．痛みに伴う不安，不快感，恐怖心などを除去して痛みを緩和し，鎮痛薬の作用を増強する．

ラメルテオン

メラトニン

スボレキサント

レンボレキサント

ダリドレキサント

ブロモバレリル尿素

アリルイソプロピルアセチル尿素

抱水クロラール

トリクロホス

（c）治療ガイドライン

催眠薬の使用に関しては，日本睡眠学会ほかによる『睡眠薬の適正な使用と休薬のための診療ガイドライン―出口を見据えた不眠医療マニュアル―』が公開されている（2013 年，2014 年更新）[*1]．また，ナルコレプシーに関して『ナルコレプシーの診断・治療ガイドライン』が公開されている[*2]．

[*1] https://www.jssr.jp/files/guideline/suiminyaku-guideline.pdf
[*2] https://jssr.jp/files/guideline/narcolepsy.pdf

睡眠の脳内機構

脳幹では，青斑核のノルアドレナリン神経，背側縫線核のセロトニン神経，および外背側被蓋核や上小脳脚周囲網様体のアセチルコリン神経が汎性投射系を形成する．前脳基底部では，内側中隔，対角帯核およびマイネルト基底核のアセチルコリン神経が辺縁系や大脳皮質を興奮させる．視床下部には，ノンレム睡眠中枢である前部および腹外側視索前野，覚醒中枢である結節乳頭核のヒスタミン神経が存在する．

青斑核のノルアドレナリン神経の刺激や脳幹網様体上行性賦活系の活性化で意識（覚醒）レベルが上がること，視床下部外側野のオレキシン神経が覚醒に関与して機能低下によりナルコレプシーを生じること，内在性睡眠関連物質として，プロスタグランジン E_2 が覚醒を，D_2 がアデノシン A_{2A} 受容体を介して睡眠を促進することなどが報告されている．

睡眠誘発物質としては，これまでにデルタ睡眠誘発ペプチド，酸化型グルタチオン，ウリジン，ガンマブロムなどが見いだされている．

3章 中枢神経系の薬理

3.6 抗てんかん薬

❖ 本節の目標 ❖

- てんかんについて，治療薬の薬理（薬理作用，機序，おもな副作用），および病態（病態生理，症状など）・薬物治療（医薬品の選択など）を学ぶ．

3.6.1 中枢グルタミン酸神経系

(a) 脳内グルタミン酸神経経路

興奮性神経伝達物質グルタミン酸を伝達物質とする神経細胞は，大脳皮質を含めて脳内各部位に存在し，脳内の情報連絡を担っている．神経終末からシナプス間隙に遊離したグルタミン酸は，おもにアストロサイトに存在するグルタミン酸トランスポーターにより取り込まれる．神経細胞にもトランスポーターは存在する．

(ⅰ) **大脳皮質下行路系**：大脳皮質神経細胞の約8割がグルタミン酸作動性神経である．大脳皮質ⅤおよびⅥ層の錐体細胞が，錐体路，交連線維（大脳半球間連絡），連合線維（大脳半球内連絡），投射線維（皮質下連絡）の起始核となる → 線条体，側坐核，嗅隆起，扁桃体，視床，外側膝状体，上丘，下丘，黒質，腹側被蓋野，橋核，後索核，脊髄へ投射

(ⅱ) **皮質下系**：海馬，前障，視床非特殊核，視床腹内側核，外側膝状体背側核から大脳皮質へ，視床下核から淡蒼球，黒質網様質へ投射

(ⅲ) **その他**：脳神経（視神経，三叉神経節，中脳路核，顔面神経節，舌咽神経節，迷走神経節），一次求心（知覚）神経節（後根神経節）

(b) グルタミン酸受容体

グルタミン酸受容体は，大きくイオンチャネル内蔵型と代謝調節型（GTP結合タンパク質共役型）に分けられる．イオンチャネル内蔵型は，四つのサブユニットで構成されて中央に陽イオンがとおるイオンチャネルを内蔵す

COLUMN　イオンチャネル内蔵型グルタミン酸受容体

　AMPA型グルタミン酸受容体を構成する4個のサブユニットにはGluA1からGluA4まであり，通常はGluA2が含まれることで内在するイオンチャネルがNa^+とK^+を透過させ，Ca^{2+}は透過させないようになっている．このイオン選択性は，GluA2の疎水性領域M2で本来遺伝子がグルタミンをコードする部位の翻訳後RNA編集によりアルギニンが挿入されることで生じている．ここに異常がある場合，Ca^{2+}透過性が増加して神経細胞死などを惹起する．

　NMDA型グルタミン酸受容体を構成するサブユニットには，GluN1，GluN2A，GluN2B，GluN2C，GluN2D，GluN3A，GluN3Bの7種類が存在する．通常二つのGluN1にGluN2のいずれかが二つ組み合わさってNMDA受容体を構成する．GluN2Bは胎児期の脳全体でみられるが，生後の成長に伴い前脳のみに限局するようになる．反対に，GluN2Aは生後に大脳皮質，海馬，小脳など脳内に広く分布する．GluN2Cは生後の小脳，GluN2Dは胎児期の間脳，脳幹部に発現する．

　NMDA受容体の活性化には，GluN2へのグルタミン酸の結合とGluN1にあるグリシン調節部位へのグリシンあるいはD-セリンの結合が必要である．さらに内蔵陽イオンチャネルは膜電位依存的にMg^{2+}による閉塞阻害を受けており，静止膜電位ではイオンを透過しない．脱分極により阻害が外れるとNa^+，K^+，Ca^{2+}が透過する．ケタミンやフェンシクリジンはMg^{2+}と同じ部位に結合して遮断する．

　海馬などで神経終末からのグルタミン酸遊離が増大すると，シナプス後膜のAMPA受容体が強く活性化されて持続的で大きな脱分極が生じることによりNMDA受容体が活性化される．流入するCa^{2+}によりタンパク質リン酸化酵素が活性化され，AMPA受容体の活性化効率の上昇やシナプス後膜への移動の促進が生じてシナプス伝達の持続的増強，すなわち記憶の分子メカニズムと考えられているシナプス長期増強(long-term potentiation; LTP)が引き起こされる．

る．**AMPA**型と，カイニン酸型および**NMDA**型に分類される．代謝調節型は，$G_{q/11}$タンパク質と共役するグループ1($mGlu_1$と$mGlu_5$)，および$G_{i/o}$タンパク質と共役するグループ2($mGlu_2$と$mGlu_3$)とグループ3($mGlu_4$，$mGlu_6$，$mGlu_7$と$mGlu_8$)に分類される．

AMPA：α-amino-3-hydroxy-5-methyl-4-isoxazole-propionic acid
NMDA：*N*-methyl-D-aspartic acid

3.6.2　てんかんとは

　てんかん(epilepsy)は，反復性のてんかん発作，すなわち突発性大脳脳波異常に基づく意識障害や痙攣などの発作をおもな症状とする慢性神経疾患であり，これに精神病症状や知能・性格障害が伴う．世界保健機関の定義では，大脳神経細胞の過剰な放電に由来して，さまざまな臨床症状，検査所見が発作性にかつ慢性反復性に引き起こされるものとされている．主症状であるてんかん発作(seizure)については，大発作，小発作，皮質焦点発作，および精神運動発作という分類名が用いられていたが，1981年に国際抗てんかん連盟(ILAE)が発作の症状と脳波所見に基づいた「てんかん発作型分類」を提

学修事項　D-2-5
(1) 脳血管疾患，認知症，てんかん，パーキンソン症候群

ILAE：The International League Against Epilepsy

唱し，2006年に修正案が示された．ILAEは，この修正案に基づいて2010年に改訂版を公表した．発作起始部位（焦点）が脳内特定部位に限局している部分発作と，異常興奮が脳幹部や間脳にある焦点から両側大脳半球に対称的に伝播して生じる全般発作に大別されている．

* 1 https://www.ilae.org/files/ilaeGuideline/Fisher-Epilepsia-2017-1.pdf

* 2 https://www.ilae.org/files/ilaeGuideline/Fisher-Epilepsia-2017-2-InstructionManual.pdf

ILAEは，これに続いて2017年に「てんかん発作型の操作的分類」改訂版[1]と，その使用指針[2]を公表した（図3.6①）．「部分」という用語を「焦点」に変更し，てんかん発作の主要な徴候や症状に基づいて「焦点起始発作」，「全般起始発作」，「起始不明発作」，「分類不能発作」の各カテゴリーに分類した．焦点起始発作は，意識を分類要素として「焦点意識保持発作」と「焦点意識減損発作」に分類され，また起始時の運動徴候や症状によって「焦点運動起始発作」と「焦点非運動起始発作」に分類される．さらに，焦点起始発作は「焦点起始両側間代発作」に進展する可能性も示された．全般起始発作は，起始時から両側大脳半球で生じて「全般運動発作」と「全般非運動発作（欠神発作）」に分類される．起始不明発作は，臨床的特徴から「起始不明運動発作」と「起始不明非運動発作」に分類される．

てんかん，てんかん症候群および関連発作性疾患の分類は，ILAEによる1989年の「てんかん，てんかん症候群および関連発作性疾患の分類」が長く用いられてきた．病因が不明で遺伝素因がなんらかの関与をしていると考えられる特発性（原発性）てんかんと，過去の脳障害の瘢痕など器質性ないし代謝性の原因が明らかな症候性（続発性）てんかんに大別され，おのおのに局在関連性てんかん（部分てんかん）と全般性てんかんが区別される．脳腫瘍や脳炎など現在進行中の脳疾患や全身代謝異常が原因となるものは含まない．

● 焦点起始発作

意 識	焦点意識保持発作
	焦点意識減損発作

運 動	焦点運動起始発作　自動症発作，脱力発作，間代発作，てんかん性スパズム，運動亢進発作，ミオクロニー発作，強直発作
	焦点非運動起始発作　自律神経発作，動作停止発作，認知発作，情動発作，感覚発作

● 全般起始発作

全般運動発作　強直間代発作，間代発作，強直発作，ミオクロニー発作，ミオクロニー強直間代発作，ミオクロニー脱力発作，脱力発作，てんかん性スパズム

全般非運動発作（欠神発作）　定型欠神発作，非定型欠神発作，ミオクロニー欠神発作，眼瞼ミオクロニー

● 起始不明発作

起始不明運動発作　強直間代発作，てんかん性スパズム

起始不明非運動発作　動作停止発作

● 分類不能発作

図3.6① ILAEによるてんかん発作型の分類

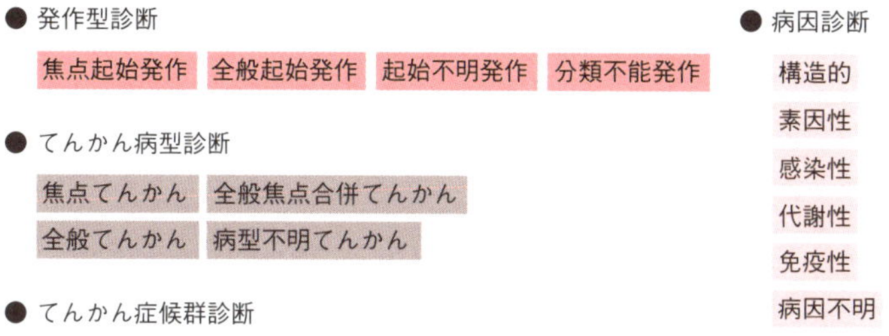

- 発作型診断
  - 焦点起始発作　全般起始発作　起始不明発作　分類不能発作
- てんかん病型診断
  - 焦点てんかん　全般焦点合併てんかん
  - 全般てんかん　病型不明てんかん
- てんかん症候群診断

- 病因診断
  - 構造的
  - 素因性
  - 感染性
  - 代謝性
  - 免疫性
  - 病因不明

図3.6② ILAE てんかん分類

ILAEは，1989年以降の科学的進歩によりてんかんやその発症機序に関する理解が深まったことを受けて，2017年に「ILAE てんかん分類」を公表した[*3]．同時に公表された発作型分類の改訂版に基づいた「発作型」診断，「てんかん病型」診断，「てんかん症候群」診断の三つの診断レベルからなる．さらに，各レベルで「病因」診断が組み入れられ，治療に重要な影響を与えることが期待されている(図3.6②)．

*3 https://www.ilae.org/files/ilaeGuideline/Schefer-Epilepsia-2017.pdf

本節では，新分類が日常的に臨床で用いられていない現状と，日本神経学会のガイドラインである『てんかん診療ガイドライン2018』が2010年の分類に基づいていることから，発作型の分類は2010年版を，てんかんの分類は1989年版を用いた．

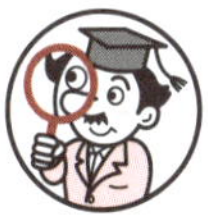

> **Advanced　てんかん発作型分類 2010 年改訂版（国際抗てんかん連盟）**
>
> 【部分発作】
>   A. 局在性
>   1. 新皮質(性)　a. 部分拡散を伴わないもの[1. 部分間代発作，2. 部分ミオクロニー発作，3. 抑制運動発作，4. 要素性感覚症状を伴う部分感覚発作，5. 失語発作]
>   b. 部分拡散を伴うもの
>   2. 海馬・海馬傍回(性)
>   B. 同側への伝播を伴うもの
>   1. 新皮質領域(半球皮質性発作を含む)，2. 辺縁系領域(笑い発作を含む)
>   C. 対側への伝播を伴うもの
>   1. 新皮質領域(運動亢進発作)，2. 辺縁系領域(自動症を伴うまたは伴わない認知障害性[精神運動]発作)
>   D. 二次性全般化
>   1. 強直間代発作，2. 欠神発作，3. てんかん性スパズム
>
> 【全般発作】
>   A. 強直または間代を呈する発作
>   1. 強直間代発作，2. 間代発作，3. 強直発作
>   B. 欠神発作
>   1. 定型欠神発作，2. 非定型欠神発作，3. ミオクロニー欠神発作

C.
  1. ミオクロニー発作，2. ミオクロニー失立発作，3. 眼瞼ミオクロニー
D. てんかん性スパズム
E. 脱力発作
【未分類てんかん発作】　新生児発作

3.6.3　抗てんかん薬

学修事項　**D-2-5**
(3) 主な治療薬

　てんかん発作の治療に用いられる薬物群を**抗てんかん薬**（anticonvulsants）と総称するが，おもに痙攣発作の治療が中心となるため抗痙攣薬ともよばれている．

　抗てんかん薬の作用機序は必ずしも解明されていないが，一般的に考えられている作用点は，各種イオンチャネルへの作用，抑制性伝達物質であるγ-アミノ酪酸（GABA）の機能の増強，局所血流の改善などであり，その結果，（ⅰ）焦点に作用して異常興奮を抑制する，（ⅱ）焦点周囲の神経に作用して異常興奮の伝播を抑制する，（ⅲ）神経細胞以外に作用して間接的に焦点部位の機能を正常に戻す（図3.6 ③，p.233）．

　てんかん発作の型に応じた選択薬を用いる．第一選択薬は単剤で最も優れた効果が期待され，治療量で副作用が比較的少なく，また薬物動態から投与量を調節しやすいものである．第二選択薬は第一選択薬に匹敵する作用をもつが，副作用そのほかで問題があり，第一選択薬の効果が弱い場合に代替または併用薬として用いられる．日本神経学会が作成した『てんかん診療ガイドライン 2018』および『てんかん治療ガイドライン 2018 追補版および 2018 追補版 2022』では，次の治療薬が推奨される（図3.6 ④）．

部分発作
- 第一選択薬　カルバマゼピン，ラモトリギン，レベチラセタム，次いでゾニサミド，トピラマート
- 第二選択薬　フェニトイン，バルプロ酸，クロバザム，クロナゼパム，フェノバルビタール，ガバペンチン，ラコサミド，ペランパネル，トピラマート，クロバザム，ガバペンチン（日本では他剤との併用で認可）

全般発作
- 第一選択薬　バルプロ酸（成人の新規発症の場合）
- ■ 強直間代発作　第二選択薬　ラモトリギン，レベチラセタム，トピラマート，ゾニサミド，クロバザム，フェノバルビタール，フェニトイン，ペランパネル
- ■ 欠神発作　第一選択薬　バルプロ酸，エトスクシミド
- 第二選択薬　ラモトリギン
- ■ ミオクロニー発作　第一選択薬　バルプロ酸，クロナゼパム
- 第二選択薬　レベチラセタム，トピラマート，フェノバルビタール，クロバザム
- ■ 脱力発作　第二選択薬　ラモトリギン，レベチラセタム，トピラマート

図3.6 ④　てんかんの発作別治療薬
カルバマゼピン，ガバペンチン，フェニトインは，欠神発作やミオクロニー発作を増悪することが報告されている．

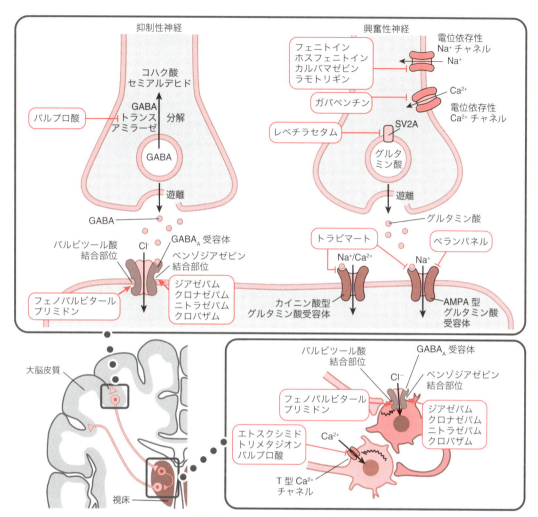

図3.6 ③ 抗てんかん薬の作用機序

てんかん重積状態：30分以上痙攣が続いている状態，または断続的に痙攣が30分以上出現し，その間意識がない状態をいうが，成人で5分以上発作が持続する場合は，てんかん重責状態を疑う．日本神経学会の定義（2018）では，「てんかん重積状態とは，発作停止機構の破綻，あるいは異常に遷延する発作を引き起こす機構が惹起された状態であり，発作型や持続時間によっては，神経細胞死，神経細胞障害，神経ネットワーク変化を含む長期的な後遺症をもたらす状態」とされる．『てんかん診療ガイドライン2018』では，持続時間が5分～30分までを第1段階（早期てんかん重積状態），30分～60分を第2段階（確定したてんかん重積状態），60分～120分以上を第3段階（難治てんかん重積状態）に分けている．生命の危険を伴う場合があり，1時間以内に適切な処置をとらなければならない．第1段階では，気道確保などの生命維持のための救急処置を施したうえで，**チアミン**（thiamin；ビタミン

プロポフォール

チオペンタール

チアミラール

B₁)100 mg および 50％ブドウ糖 50 mL 静脈注射後，5分以内に**ジアゼパム**（diazepam）またはロラゼパム（lorazepam）を静脈注射する．小児ではミダゾラム（midazolam）の静脈注射を用いることが多い．第2段階では，フェニトイン（phenytoin）のプロドラッグで副作用が軽減されたホスフェニトイン（fosphenytoin）を静脈注射する．フェノバルビタール（phenobarbital），ミダゾラム，レベチラセタム（levetiracetam）の静脈注射も用いられる．小児では，ミダゾラムあるいはレベチラセタムが用いられる．フェニトインも有効であるが，副作用に注意が必要である．第3段階では，ミダゾラムの静脈注射ないし持続点滴を用いる．この場合は全身麻酔薬としての使用であり，プロポフォール（propofol）（小児では禁忌），チオペンタール（thiopental），チアミラール（thiamylal）の使用も可能である．

小児・思春期の場合：第一選択薬は成人に準じ，全般発作にはバルプロ酸（valproic acid），部分発作にはカルバマゼピン（carbamazepine）が推奨されている．全般発作のうち，強直間代発作の第二選択薬はラモトリギン（lamotrigine），カルバマゼピン，クロバザム（clobazam），レベチラセタム，トピラマート（topiramate）のなかから副作用を考慮して選択する．小児欠神発作の第二選択薬はエトスクシミド（ethosuximide）が推奨される．使用できない場合はラモトリギンが使用できるが，エトスクシミドよりも効果が劣る．ガバペンチン（gabapentin），カルバマゼピン，フェニトインは増悪が報告されているので用いない．若年ミオクロニー発作では，レベチラセタム，ラモトリギン，トピラマートが第二選択薬で，ほかのてんかんに合併している場合はクロナゼパム（clonazepam），クロバザムが推奨されている．部分発作の第二選択薬は，ゾニサミド（zonisamide），ラモトリギン，レベチラセタム，クロバザム，トピラマート，バルプロ酸，ガバペンチンのなかから副作用を考慮して選択する．

高齢発症の場合：合併症のない部分発作には，カルバマゼピン，ラモトリギン，レベチラセタム，ガバペンチンが推奨される．合併症のある高齢者の部分発作には，レベチラセタム，ラモトリギン，ガバペンチンが推奨される．合併症の有無にかかわらず，全般発作にはラモトリギン，バルプロ酸，レベチラセタム，トピラマートが推奨される．

妊婦の場合：妊娠中のてんかん発作が胎児に先天性奇形を引き起こす可能性があり，妊娠中も薬物治療を継続する必要がある．しかし，妊娠最初の三半期（12週までの器官形成期）に抗てんかん薬を服用している場合に，胎児に先天性奇形（心奇形，尿道下裂，内反足，口唇・口蓋裂）を生じる確率が一般人の2～3倍高いという報告がある．特定の抗てんかん薬と奇形の種類の関連はみられないが，二分脊椎はバルプロ酸とカルバマゼピン併用で高頻度に出現する．催奇形性に関する従来の疫学的報告には方法論的な問題点もあ

抗てんかん薬 **3.6** *235*

り，一定の見解は得られていないが，バルプロ酸については危険性に関する
信頼できる報告がなされている．単剤使用の場合，レベチラセタム，ラモト
リギンは奇形発現率が低い．カルバマゼピンも比較的奇形発現率が低い．フェ
ニトイン，フェノバルビタール，トピラマートは奇形発現率がやや高い．バ
ルプロ酸は他剤より奇形発現率が高く，また，出生児の IQ の低下が用量依
存的に認められること，自閉症スペクトラムの発症リスクが高いことが報告
されているため，認知機能障害や行動障害の発症リスクにも留意する必要が
ある．ペランパネルやラコサミドに関するデータは不十分である．単剤でリ
スクが低い薬剤でも，多剤併用で危険率は増加する．前述のバルプロ酸とカ
ルバマゼピンのほか，フェニトインとプリミドン，フェニトインとフェノバ
ルビタールなどの併用で発現リスクが高くなる．授乳中も抗てんかん薬の使
用は可能であるが，母乳中に移行するので，乳児の離脱発作，傾眠，低緊張，
哺乳力低下などに注意が必要である．

ペランパネル

ラコサミド

（a）いろいろな抗てんかん薬

従来型の抗てんかん薬を表3.6①にまとめた．

① **バルプロ酸**：前述のように，すべての全般発作の第一選択薬となっており，
また，てんかんに伴う性格行動障害にも有効である．とくに欠神発作に有効
であるが，部分発作への作用は弱い．作用機序として，フェニトインと同様
の Na$^+$ チャネル抑制とエトスクシミド類似の T 型(低閾値)Ca^{2+} チャネルの
抑制のほか，高用量では GABA の分解酵素である GABA トランスアミナー
ゼ(GABA transaminase)を阻害し，シナプス部位での GABA 量を増加させ
て異常興奮を抑制すると考えられている．

バルプロ酸

上述のように，催奇形性が疑われるため，妊娠または妊娠している可能性
のある女性には原則禁忌であるが，とくに必要とする場合には慎重に投与す
る．副作用はほかの抗てんかん薬と比較すると少なく，消化器症状が主とな
る．ほかにパーキンソン様症状，血小板減少や肝障害，急性膵炎などの報告
もみられる．併用時，フェノバルビタールの血中濃度を上昇させ，一方，フェ
ニトインの濃度は低下させる．1日1回投与で有効な徐放剤もつくられてい
る．血漿タンパク質結合率は95％である．投与量が増加して血中濃度が
50 µg/mL を超えると，血漿タンパク質結合率が低下して組織中への移行量
が増加するため，血中濃度が頭打ちとなる．また小児では同じ血中濃度とな
るのに成人より高用量が必要である．

② **カルバマゼピン**：部分発作の第一選択薬とされている．フェニトインと
同様に Na$^+$ チャネルを抑制(不活性化状態の延長)する．三環系抗うつ薬と
類似し，非定型精神病や躁うつ病の治療にも用いられる．副作用として，複
視，めまい，過敏症(発疹)，血液障害，不随意運動，抗利尿作用による水中

カルバマゼピン

表 3.6 ① 従来型抗てんかん薬

薬物名	類似薬	作　用	おもな副作用	特　徴
フェノバルビタール	フェノバルビタールナトリウム	中枢神経の$GABA_A$受容体バルビツレート結合部位に作用してCl^-チャネルを活性化，過分極により抗痙攣，強直間代発作（大発作）・焦点発作（部分発作）を抑制	皮膚症状，血液障害，肝障害	バルビツール酸系抗てんかん薬，催眠薬，欠神発作以外に有効，てんかん重積第2段階に注射で使用
プリミドン		体内で代謝されてフェノバルビタールとフェニルエチルマロナミドに変化，強直間代発作（大発作）・焦点発作（部分発作）・精神運動発作を抑制	皮膚症状，血液障害，肝障害	バルビツール酸系抗てんかん薬，プロドラッグだが，本薬にも作用がある．
フェニトイン	ホスフェニトインナトリウム	電位依存性Na^+チャネルを不活性化させ神経興奮を抑制，強直間代発作・焦点発作・自律神経発作・精神運動発作を抑制	悪心・嘔吐，発疹，歯肉増殖，血液障害，劇症肝炎	ヒダントイン系抗てんかん薬，焦点発作（部分発作）の第二選択薬，強直間代発作（大発作）にも有効
カルバマゼピン		電位依存性Na^+チャネルを遮断し神経興奮を抑制，詳細な機序は不明，精神運動発作・焦点発作・躁病・三叉神経痛を抑制	眠気，めまい，皮膚症状，血液障害，劇症肝炎	カルボキサミド系抗てんかん薬，三叉神経痛治療薬，焦点発作（部分発作）の第一選択薬
エトスクシミド	トリメタジオン	中枢神経の低閾値一過性の T 型 Ca^{2+} チャネルを遮断，欠神発作（小発作）・小型運動発作を抑制	眠気，めまい，悪心・嘔吐，皮膚症状，血液障害	サクシミド系抗てんかん薬，欠神発作（小発作）の第一または第二選択薬
ゾニサミド		中枢神経のNa^+チャネルおよび低閾値一過性の T 型 Ca^{2+} チャネルを遮断，強直間代発作（大発作）・焦点発作（部分発作）を抑制，MAO-B 阻害作用ももつ	過敏症，眠気，皮膚症状，精神症状，血液障害	ベンズイソキサゾール系抗てんかん薬，幅広い発作型（大発作・部分発作）に有効，パーキンソン病にも適応
クロナゼパム		中枢神経の$GABA_A$受容体ベンゾジアゼピン結合部位に作用してCl^-チャネルを活性化，過分極により抗てんかん・筋弛緩，小型運動発作・精神運動発作・自律神経発作を抑制	眠気，ふらつき，精神症状，肝障害	ベンゾジアゼピン系抗てんかん薬，気分安定薬，ミオクロニー発作やレム睡眠行動障害に有効
クロバザム		中枢神経の$GABA_A$受容体ベンゾジアゼピン結合部位に作用してCl^-チャネルを活性化，過分極により抗てんかん作用，ほかの抗てんかん薬と併用	眠気，ふらつき，食欲不振，呼吸抑制	ベンゾジアゼピン系抗てんかん薬，ほかの抗てんかん薬で十分な効果が認められない各種てんかんに併用療法で適応
バルプロ酸		電位依存性Na^+チャネルと T 型 Ca^{2+} チャネルを遮断，GABA 分解酵素であるトランスアミナーゼを阻害，脳内抑制系を賦活，各種てんかん・躁病・片頭痛を抑制	傾眠，消化器症状，血液障害，劇症肝炎	GABA 系抗てんかん薬，GABA トランスアミナーゼ阻害薬，気分安定薬，強直間代発作（大発作）の第一選択薬
スルチアム		腎尿細管で炭酸脱水酵素を阻害し，HCO_3^-再吸収を抑制，利尿作用と組織アシドーシスにより痙攣閾値を上昇，精神運動発作を抑制	白血球減少，貧血，眠気，多発神経炎	スルホンアミド系抗てんかん薬，炭酸脱水酵素阻害作用，精神運動発作

毒などがみられる．投与量が増加すると代謝酵素の自己誘導のため血中濃度が頭打ちとなる．

③ **フェニトイン**：膜電位依存的および頻度依存的な Na^+ チャネルの抑制（チャネルの不活性化状態からの回復の遅れ）により，焦点からの異常興奮の伝播を抑制し，最大痙攣発作の発生を阻止する．高濃度では GABA 神経機能を亢進する．フェノバルビタールの構造類似体であるが催眠作用や習慣性をもたない．欠神発作以外のすべてのてんかんに有効だが，欠神発作はむしろ増悪する．**ホスフェニトインナトリウム**（fosphenytoin sodium）はプロドラッグで，てんかん重積状態の第2段階に用いられる．

　副作用として，過敏症，歯肉の増殖，眼振，運動失調，小脳萎縮，劇症肝炎，知的活動鈍麻，嘔吐，ビタミン障害による血液障害や骨軟化などがみられる．催奇形性があり，胎児性ヒダントイン症候群（水頭症，口蓋裂，心奇形，発達遅滞ほか）とよばれている．有効血中濃度の範囲で，投与量の増加に伴い 15 µg/mL 程度以上で肝での代謝過程が飽和して血中濃度が急激に上昇する．血漿タンパク質結合率は 90% である．

④ **フェノバルビタール，プリミドン**：長時間型バルビツール酸系薬で，$GABA_A$ 受容体にある結合部位に結合して GABA の抑制作用を増強し，催眠用量より少ない量で抗痙攣作用を示す．最初に抗てんかん薬として大発作や皮質焦点発作に用いられた有機化合物であり，その後の抗てんかん薬の化学構造の原型となっている．ナトリウム塩は，注射剤や坐剤としててんかん重積状態や新生児痙攣に用いられる．類薬である**プリミドン**（primidone）は，生体内で酸化されてフェノバルビタールと**フェニルエチルマロンアミド**（**PEMA**）になる．プリミドン自体と両活性代謝産物，とくにフェノバルビタールが抗痙攣作用を示す．

　副作用は比較的少なく，皮膚症状，血液障害，肝障害，発疹（過敏症），依存性，耐性の形成，急な中断による発作の誘発などがみられる．耐性形成は，核内受容体である構成的アンドロスタン受容体 CAR を介した肝ミクロゾームの薬物代謝酵素（CYP2C，CYP2B6 や CYP3A など）の自己誘導によるもので，ほかの薬物と併用する場合は注意が必要である．

⑤ **エトスクシミド，トリメタジオン**：エトスクシミドは定型欠神発作の第一または第二選択薬として用いられる．欠神発作時の脳波に特徴的な棘徐波発生と関連する視床の T 型 Ca^{2+} チャネル（Cav3.1，Cav3.2，Cav3.3）の抑制作用が報告されている．トリメタジオン（trimethadione）も同様に定型欠神発作や小型運動発作に適応があるが，重篤な肝，腎，血液障害や催奇形性，網膜および視神経障害などがあるため，使用は限られている．

　エトスクシミドには重篤な副作用は少なく，消化器症状や幻覚妄想，ふらつきなどがみられる．まれに血液障害が生じる．フェニトインほど顕著ではな

フェニトイン

ホスフェニトインナトリウム

フェノバルビタール

プリミドン

フェニルエチルマロンアミド

PEMA：
　phenylethyl-malonamide

エトスクシミド

トリメタジオン

レノックス・ガストー症候群

アメリカの W. G. Lennox が異型小発作に分類し、フランスの H. J. P. Gastaut がさらに詳細な研究を行ったてんかん性脳症。おもに 8 歳未満の小児(ピークは 3 ～ 5 歳)に発症するが、約 20 ～ 30% は乳児てんかん(とくに West 症候群)が先行する。10 歳以降の発症はきわめてまれである。強直間代発作(とくに夜間)、ミオクロニー発作(とくに疲労時)、非定型欠神発作や部分発作がみられる。

ゾニサミド

ジアゼパム

クロナゼパム

ニトラゼパム

クロバザム

い が、投与量が増加すると代謝過程の飽和により急激に血中濃度が上昇する.

⑥ **ゾニサミド**:多くの発作型(定型欠神発作とミオクロニー発作を除く)に有効で、難治性の発作型にも有効である。フェニトインと同様に Na^+ チャネルを抑制(不活性化状態の延長)するとともにエトスクシミドと同様に T 型 Ca^{2+} チャネルを抑制する.

副作用は軽度だが、カルバマゼピンやフェニトインに類似している。治療早期に食欲低下、自発性低下、易刺激性、焦燥などがみられることがある。ほかに尿路結石の報告もみられる。フェニトイン同様、投与量が増加すると急激に血中濃度が上昇する。また、小児では同じ血中濃度となるのに成人より高用量が必要である.

⑦ **ジアゼパム、クロナゼパム、ニトラゼパム、クロバザム、ミダゾラム、ロラゼパム**:ベンゾジアゼピン系薬のうちで、作用時間が比較的長い化合物がてんかんの治療に用いられる。とくに、全般性てんかん重積症には、前述のようにジアゼパム、ロラゼパム、ミダゾラムが用いられる。クロナゼパムと**ニトラゼパム**(nitrazepam)は、ミオクロニー発作や欠神発作に有効であり、また、ウエスト(West)症候群(乳幼児痙縮発作)やレノックス・ガストー(Lennox-Gastaut)症候群(脱力・無動発作)に用いられる。ジアゼパムも補助薬として用いられることがある。いずれも、$GABA_A$ 受容体にあるベンゾジアゼピン結合部位に結合して、GABA の抑制作用を増強する.

副作用として、眠気、ふらつき、筋弛緩などがみられる。クロバザムは、ほかの抗てんかん薬と併用してすべての部分発作とほとんどの全般発作に有効である。血漿タンパク質結合率は 90% である。クロナゼパムの血漿タンパク質結合率は 95% である.

⑧ **ガバペンチン、トピラマート、ラモトリギン、レベチラセタム**:いずれも 2006 年以降に承認された新世代抗てんかん薬である(表 3.6 ②)。ガバペンチンは、GABA の誘導体であるが GABA 受容体とは結合せず、L 型 Ca^{2+} チャネルの $\alpha_2\delta$ サブユニットに結合する。シナプス前膜での Ca^{2+} 流入を抑制し、興奮性神経伝達物質の遊離を抑制するという仮説が提出されている。そのほか脳内 GABA 量の増加も報告されているが、詳細は不明である。ほかの抗てんかん薬で効果不十分な部分発作に併用薬として用いられる。ガバペンチンはほとんど代謝されないため、他剤と併用しやすい。副作用には、急性腎不全、肝機能障害、黄疸、横紋筋融解症のほか、傾眠、浮動性めまい、頭痛、複視、倦怠感などがある。また、ミオクロニー発作や欠神発作を悪化させることが報告されている.

トピラマートは、Na^+ チャネル抑制、Ca^{2+} チャネル抑制、K^+ チャネル活性化、グルタミン酸 AMPA 受容体機能抑制、$GABA_A$ 受容体機能亢進、炭酸脱水酵素の弱い阻害作用などを示す。ほかの抗てんかん薬で効果不十分な

抗てんかん薬　3.6　239

表3.6②　新世代抗てんかん薬

薬物名	類似薬	作用	おもな副作用	特徴
ガバペンチン	ガバペンチン エナカルビル（レストレスレッグ症候群に適応）	電位依存性カルシウムチャネルの$\alpha_2\delta$補助サブユニットに結合し，Ca^{2+}流入を抑制，グルタミン酸など神経伝達物質の遊離を抑制，GABA系機能を維持	浮動性めまい，傾眠，血液障害，肝機能障害	抗てんかん薬，カルシウムチャネル修飾薬，ほかの抗てんかん薬で十分な効果が認められない部分発作に併用療法で適応
トピラマート		AMPA/カイニン酸グルタミン酸受容体を遮断，電位依存性Na^+チャネルを遮断，L型Ca^{2+}チャネルを遮断，$GABA_A$受容体機能を増強	眠気，めまい，摂食異常，痺れ，肝機能障害，尿路結石，抑うつ，易刺激性，認知機能障害	抗てんかん薬，多様な機序をもつ，ほかの抗てんかん薬で十分な効果が認められない部分発作に併用療法で適応
ラモトリギン		電位依存性Na^+チャネルを遮断，グルタミン酸遊離を抑制，神経細胞の過剰興奮と細胞死を抑制	発疹，めまい，皮膚粘膜症候群，肝障害，血液障害	抗てんかん薬，双極性障害の気分安定薬，ほかの抗てんかん薬で十分な効果が認められない部分発作・強直間代発作に単剤または併用療法で適応，定型欠神発作に単剤で適応
レベチラセタム		シナプス小胞タンパク質2A（SV2A）と特異的に結合，神経伝達物質の遊離を抑制し神経活動を抑制	精神症状，消化器症状，血液障害，筋肉痛，肝障害	抗てんかん薬，部分発作に単剤で適応，ほかの抗てんかん薬で十分な効果が認められない強直間代発作に併用療法で適応，薬物相互作用がほとんどなく併用しやすい
ラコサミド		電位依存性Na^+チャネルの緩徐な不活性化を選択的に促進	房室ブロック，徐脈，欠神，傾眠，疲労，浮動性めまい	二次性全般化発作を含む部分発作に単剤で適応
ペランパネル		AMPA型グルタミン酸受容体に対する選択的な非競合的遮断薬	攻撃性，浮動性めまい，傾眠，頭痛，疲労，体重増加，自殺念慮，依存性	二次性全般化発作を含む部分発作に単剤で適応，ほかの抗てんかん薬で十分な効果が認められない強直間代発作に対する併用療法
スチリペントール		GABA取込み阻害，GABAトランスアミナーゼ阻害，$GABA_A$受容体調節などによるGABAの抑制作用の増強	好中球減少症，血小板減少症，傾眠，運動失調，食欲減退，肝機能障害	ドラベ症候群における間代発作または強直間代発作に対するクロバザムおよびバルプロ酸との併用療法
ルフィナミド		電位依存性Na^+チャネルの不活性化状態からの回復を遅延	過敏症，食欲減退，嘔吐，便秘，傾眠	レノックス・ガストー症候群における強直発作および脱力発作に対する併用療法
ビガバトリン		GABAトランスアミナーゼ阻害により脳内GABA量を増加	視野障害，視力障害	点頭てんかんに単剤で使用

部分発作に併用薬として用いられる．トピラマートの副作用には，腎・尿路結石，続発性閉塞隅角緑内障，代謝性アシドーシスのほか，傾眠，めまい，摂食異常，体重減少，痺れ感，倦怠感，抑うつ，易刺激性や認知機能障害などがあり，新規抗てんかん薬のなかでは注意が必要である．

　ラモトリギンは，Na^+チャネルの不活性化からの回復を遅らせるほか，Ca^{2+}チャネル抑制，グルタミン酸放出抑制などの作用が報告されている．二次性全般化発作を含む部分発作，強直間代発作，および定型欠神発作に対して，単剤で適用する．また，ほかの抗てんかん薬で効果不十分な部分発作，強直間代発作，およびレノックス・ガストー症候群における全般発作に併用薬としても用いられる．そのほか，双極性障害における気分エピソードの再発，再燃抑制にも用いられる．ラモトリギンの副作用として，皮膚粘膜眼症候群，中毒性表皮壊死融解症，血液障害のほか，傾眠，めまい，頭痛などがあり，とくに初期に起きやすいことが報告されている．また，グルクロン酸抱合で代謝されるため，拮抗するバルプロ酸との併用で半減期が延長し，カルバマゼピン，フェニトイン，フェノバルビタール，プリミドンなどとの併用でも血中濃度が低下する．

　レベチラセタムは，神経終末のシナプス小胞タンパク質SV2Aに結合する．各種受容体や主要なイオンチャネルには結合しない．作用機序の詳細は不明であるが，SV2Aへの結合親和性と各種てんかんモデル動物における発作抑制作用とのあいだに相関が認められる．部分発作に単剤で用いられる．また，ほかの抗てんかん薬で十分な効果が認められない強直間代発作に対する併用療法に用いられる．レベチラセタムは，作用機序がほかの抗てんかん薬と異なるので他剤との併用をしやすい利点がある．他剤と比較して中枢性の副作用が少ないといわれるが，傾眠には注意が必要であり，また易刺激性や攻撃性などにも注意が必要である．そのほか，皮膚粘膜眼症候群，中毒性表皮壊死融解症，血液障害，めまい，胃腸症状などが報告されている．

⑨　アセタゾラミド（acetazolamide），スルチアム（sultiame）：アセタゾラミドやスルチアムは炭酸脱水酵素阻害薬である．血中CO_2濃度の上昇を起こし，二次的にアシドーシスを生じる．血流改善あるいは脳内CO_2濃度上昇による神経興奮性抑制が考えられる．主として補助薬として併用される．

⑩　スチリペントール（stiripentol），ルフィナミド（rufinamide）：スチリペントールは，GABA取込み阻害，GABAトランスアミナーゼ活性抑制によるGABA濃度増加，GABA$_A$受容体の促進性アロステリック調節作用などにより，GABAの抑制作用を増強する．クロバザムやバルプロ酸で効果不十分なドラベ（Dravet）症候群における間代発作または強直間代発作に対し，クロバザムおよびバルプロ酸と併用する．

【副作用】好中球減少症，血小板減少症，傾眠，運動失調，食欲減退，肝機

能障害など.

　ルフィナミドは，電位依存性 Na^+ チャネルの不活性化状態からの回復を遅延させる．ほかの抗てんかん薬で十分な効果が認められないレノックス・ガストー症候群における強直発作および脱力発作に対して，ほかの抗てんかん薬と併用される.

【副作用】過敏症，食欲減退，嘔吐，便秘，傾眠など.

⑪　ラコサミド(lacosamide)：成人および4歳以上の小児における二次性全般化発作を含む部分発作に単剤で用いられる．電位依存性 Na^+ チャネルの緩徐な不活性化を選択的に促進する.

【副作用】循環器系で房室ブロック，徐脈など，精神神経系では失神，傾眠，浮動性めまい，全身性で疲労などがある.

⑫　ペランパネル(perampanel)：成人および4歳以上の小児における二次性全般化発作を含む部分発作への単剤療法，およびほかの抗てんかん薬で十分な効果が認められない強直間代発作に対する併用療法に用いられる．AMPA 型グルタミン酸受容体に対する選択的な非競合的遮断薬として，抗てんかん作用を発揮すると推定されている.

【副作用】攻撃性，浮動性めまい，傾眠，頭痛，疲労，体重増加のほか，自殺念慮や依存性がみられる.

⑬　ビガバトリン(vigabatrin)：乳幼児期に発症する稀少難治性てんかんである点頭てんかん(West 症候群)に単剤で用いる．抑制性伝達物質 GABA の分解酵素である GABA トランスアミナーゼを不可逆的に阻害して脳内 GABA 濃度を上昇させる．投与3か月後から不可逆的な視野障害や視力障害が約3分の1の患者にみられたため，少なくとも3か月に1回の視力検査や対座法による視野評価，さらに網膜電図などによる検査を3か月ごとに行い，12か月後からは少なくとも6か月ごとの実施が義務づけられている．点頭てんかんは，数秒間の発作(両上肢の突発的屈曲，体幹の前屈，下肢の伸展，脳波異常)を1日数回繰り返す．発症率は出生1万件に対して2〜5人といわれている．通常1歳未満の乳児で発症し，5歳までに自然に消失することが多い.

⑭　フェンフルラミン(fenfluramine)：作用機序の詳細は不明であるが，セロトニン放出を介した複数のセロトニン受容体サブタイプの活性化がてんかん発作の減少に寄与すると考えられている．ほかの抗てんかん薬で十分な効果が認められないレノックス・ガストー症候群やドラベ症候群におけるてんかん発作に対して，ほかの抗てんかん薬と併用される．重大な副作用として，心臓弁膜症，肺動脈性肺高血圧症，セロトニン症候群が報告されている.

⑮　ブリーバラセタム(brivaracetam)：ブリーバラセタムは脳内神経終末のシナプス小胞タンパク質 SV2A に高い親和性で結合し，これが発作抑制作

ドラベ(Dravet)症候群

1978 年に C. Dravet らにより報告されたてんかん症候群で，乳児重症ミオクロニーてんかんともいう．乳児期に発熱や入浴により全身または半身の痙攣が誘発され，生後1年以内に頻回の痙攣を繰り返し，1歳以降はミオクロニー発作，欠神発作，二次性全般化発作など，さまざまなてんかん発作が付随して生じる．脳の正常な発達が影響を受けることで，発育遅延，精神遅滞が生じる.

スルチアム

ビガバトリン

スチリペントール

ルフィナミド

用に寄与すると考えられている．2024年8月に上市され，二次性全般化発作を含む部分発作に用いられる．攻撃性などの精神症状のほか，傾眠や浮動性めまい，悪心，嘔吐などの副作用が報告されている．

⑯ **アセチルフェネトライド**（acetylpheneturide）：作用機序は不明である．強直間代痙発作，焦点発作，精神運動発作，自律神経発作への適応がある．重大な副作用として再性不良性貧血があり，その他の副作用として過敏症，白血球減少，肝障害，腎障害，眠気，不安，悪心などがみられることがある．

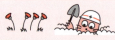

フェンフルラミン　　　ブリーバラセタム　　　アセチルフェネトライド

（b）てんかん診療ガイドライン

3.6.3項で述べたとおり，日本神経学会監修，てんかん診療ガイドライン作成委員会編集による『てんかん診療ガイドライン 2018』（医学書院，2018年）がホームページで公開されている[*4]．また，日本てんかん学会も各種診断・治療ガイドラインを公開している[*5]．

[*4] https://www.neurology-jp.org/guidelinem/tenkan_2018.html

[*5] https://jes-jp.org/epilepsy-detail/guideline.html

COLUMN　治療薬物モニタリング（TDM）

フェニトイン，ホスフェニトイン，フェノバルビタール，プリミドン，バルプロ酸，カルバマゼピン，ゾニサミド，エトスクシミド，トリメタジオン，ジアゼパム，クロナゼパム，ニトラゼパム，クロバザム，ラモトリギン，ラコサミド，トピラマート，ガバペンチン，レベチラセタム，ペランパネル，ルフィナシド，スチリペントール，ビガバトリンは，治療量と毒性量の幅が狭いので，治療薬物モニタリング（therapeutic drug monitoring；TDM）対象薬となっている．血中濃度は肝や腎疾患，薬物併用などに伴う血漿タンパク質結合量の変化などで変動するため，個人ごとの条件にあわせて目標量を定め，初回投与量と維持量を決定する．

フェノバルビタールやクロナゼパム，および新規承認薬などは問題にならないが，フェニトイン，エトスクシミド，ゾニサミドでは高用量で急激に血中濃度が高くなり，バルプロ酸やカルバマゼピンでは逆に頭打ちになるため，投与量の決定には脳波や尿・血液の検査，臨床症状の観察も重要である．

Advanced　難治てんかん（薬剤抵抗性てんかん）

　約60％が従来の抗てんかん薬を用いた薬物療法で治療可能であるが，それ以外は薬物抵抗性を示す．『てんかん診療ガイドライン2018』では薬剤抵抗性と難治てんかんを区別して用いている．年に数回発作が生じても生活を妨げない程度の軽い発作であれば，薬剤抵抗性であっても難治性ではない．薬剤抵抗性で月に発作が1〜2回生じるようならば難治てんかんで外科手術を考慮する．薬剤抵抗性てんかんは，国際抗てんかん連盟の定義では「適切とされる抗てんかん薬を単剤あるいは多剤併用で副作用のない範囲の十分な血中濃度で2剤試みても，一定期間(1年以上もしくは治療前の最長発作間隔の3倍以上の長いほう)発作を抑制できないてんかん」となっている．MRIなどで頭蓋内病変が認められる症候性部分てんかんや側頭葉てんかん，変性・代謝疾患に伴う症候性全般てんかん，小児期発症のレノックス・ガストー症候群などで成人まで抑制できなかったてんかん，自己免疫性脳炎関連てんかんなどは薬剤抵抗性である．副作用に配慮しながら，使用中の抗てんかん薬と作用機序が異なる薬剤の併用を考える．クロバザム，ガバペンチン，トピラマート，ラモトリギン，レベチラセタム，ペランパネルの併用により，改善が期待できる場合がある．難治てんかんの場合は，扁桃体・海馬切除術や側頭葉前部切除術などの外科的治療や免疫療法の適応評価を行う．

3.7 パーキンソン病治療薬

3章 中枢神経系の薬理

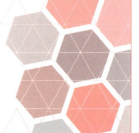

❖ 本節の目標 ❖

- パーキンソン病の病態（病態生理，症状など）について学ぶ．
- パーキンソン病の代表的な治療薬をあげ，その薬理作用，機序，使用上の注意，およびおもな副作用について学ぶ．
- パーキンソン病の代表的な薬物治療（医薬品の選択など）について学ぶ

3.7.1 パーキンソン病とは

学修事項　D-2-5
(1) 脳血管疾患，認知症，てんかん，パーキンソン症候群

レビー小体病
幻視が特徴的な認知症．認知症を呈する疾患としてアルツハイマー病についで多い．必ずしも典型的な患者ばかりではなく，アルツハイマー病やパーキンソン病を併発する患者もいたりで，専門医以外では診断が難しいのが実情である．さらに現在，びまん性レビー小体病（diffuse Lewy body disease；DLBD），レビー小体型痴呆（dementia with Lewy body）および痴呆を伴うパーキンソン病（Parkinson's disease with dementia；PDD）などもあり，分類に混乱もみられる．

　パーキンソン病（Parkinson's disease）は，**錐体外路系の黒質−線条体ドパミン神経経路**が変性あるいは脱落することにより引き起こされる．これを錐体外路症状という．通常，黒質ドパミン作動性神経〔つまり線条体（**尾状核**および**被殻**）での後シナプス性ドパミン量〕が，健常者の20％以下に減少するとパーキンソン病症状を呈すると考えられている．初発症状は，振戦が最も多く，左右同時ではなく，左右どちらかから症状が出現することが多い．その後，病状は進行する（表3.7①）．

　典型的なパーキンソン病症状は，（ⅰ）**無動**（akinesia），（ⅱ）**筋固縮**（rigidity），（ⅲ）**振戦**（tremor），（ⅳ）**姿勢保持反射障害**（postural instability）の四大徴候である（表3.7②）．また，パーキンソン病患者の黒質では，残存するドパミン神経細胞内に**レビー小体**（Lewy body）という特徴的な構造物が病理学的に認められる．

　一方，パーキンソン病様症候を呈するが，パーキンソン病の診断基準に合致しないものを**パーキンソニズム**（parkinsonism，パーキンソン症候群）という．また，疾患を分類する場合，パーキンソン病およびパーキンソン病様症候を合わせてパーキンソニズムと称する．一方，一般的な説明の場合，この二つを厳密には区別せず，単にパーキンソン病とよぶこともある．

　パーキンソン病の第一次障害部位は**黒質**であり，**線条体**（尾状核および被

表 3.7 ① ホーン & ヤール(Hoehn & Yahr)の重症度分類

0度	パーキンソニズムはない.
1度	一側性の症状がみられる. 日常生活にはほとんど影響なし.
2度	両側性の症状がみられる. 日常生活はやや不便だが可能.
3度	軽度〜中等度の症状がみられ, 活動が制限される. 姿勢反射障害はあるが, 自力での生活がなんとか可能.
4度	高度障害を示すが, 歩行はかろうじて可能. 生活に一部介助が必要.
5度	自力で立つことが不可能. ベッド, 車いす生活で介助を要する.

表 3.7 ② パーキンソン病の四大徴候

無動および**寡動**(bradykinesia):あらゆる日常動作がのろく, そして乏しくなる. また, 目的をもった運動ものろく, 下手になる. 書く文字は小さく(小字症)なり, また瞬目が少なく, 喜怒哀楽の表情も乏しくなり, 仮面様顔貌となる.

筋固縮:関節周囲の受動運動に対して, 持続性の抵抗を生じる状態. リズミカルな抵抗の変動があり, 歯車現象とよばれ, 頸部の回旋, 肘や手首の屈伸, 前腕の回内・回外などに現れる.

振戦:不随意なふるえ. 規則的で, リズミカルな振幅のある動きであり(毎秒 4 〜 6 回), 静止時でも運動時でも生じうる. はじめ, 一側の上肢に現れ, 数か月後のうちに同側の下肢, ついで他側の上肢に進行する.

姿勢保持反射障害:上半身を軽く前屈し, 手を体の前にたらし, 膝を軽く曲げた, 前屈姿勢を特徴とする. 患者を前方から体を圧迫すると, 上体を反らせずに倒れる. つまずき, 小刻み歩行, 足がすくんで前進しない(すくみ足), いったん歩きだすと駆けだすように早足となり, 停止や方向転換ができず転倒する(突進現象)などの症状が現れる.

表 3.7 ③ パーキンソン病およびパーキンソニズムの分類

一次性パーキンソニズム(特発性パーキンソニズム)
　(ⅰ) パーキンソン病(孤発性パーキンソン病):多くは 50 歳以上で発症
　(ⅱ) 家族性パーキンソニズム(若年性パーキンソン病):α-シヌクレイン, パーキン, UCH-L1, PINK-1, DJ-1, LRRK2 などの遺伝子変異.

二次性パーキンソニズム(症候性パーキンソニズム)
　(ⅰ) 薬剤性パーキンソニズム(薬剤性パーキンソン病):表 3.7④参照
　(ⅱ) 感染性パーキンソニズム:嗜眠性脳炎(エコノモ脳炎), プリオン病など
　(ⅲ) 脳血管障害性パーキンソニズム:高次脳機能障害
　(ⅳ) 中毒性パーキンソニズム:農薬(ロテノン, パラコートなど), MPTP, マンガン, メチルアルコール, 一酸化炭素, 二硫化炭素, シアン化合物など
　(ⅴ) 脳腫瘍によるパーキンソニズム:基底核部, 前頭葉などの腫瘍
　(ⅵ) 代謝性パーキンソニズム:ウィルソン病, 副甲状腺機能低下症, フェニルケトン尿症など
　(ⅶ) そのほかのパーキンソニズム:正常圧水頭症, 本態性振戦(老人性振戦), 頭部外傷など

神経変性疾患に伴うパーキンソニズム(変性性パーキンソニズム):多系統萎縮症(MSA), 進行性核上性麻痺, レビー小体病, FTDP-17 など

UCH-L1;ubiquitin carboxy-terminal hydrolase-1, PINK-1;PTEN-induced kinase-1, DJ-1;Daisuke/Junko-identified gene-1, LRRK2;leucine-rich repeat kinase-2/dardarin, MPTP;1-methyl-4-phenyl-1, 2, 3, 6-tetrahydropyridine, MSA;multiple system atrophy, FTDP-17;fronttemporal dementia and parkinsonism linked to chromosome-17(第 17 染色体に連鎖するパーキンソニズムを伴う前頭側頭葉型認知症).

多系統萎縮症(MSA)

従来, 線条体黒質変性症(striatonigral degeneration;SND), オリーブ橋小脳萎縮症(olivopontocerebellar atrophy;OPCA), シャイ・ドラーガー症候群(Shy-Drager syndrome;SDS)と診断されていた三つの疾患が, 最終的には同一の病理学的所見を呈することから, 多系統萎縮症とよばれるようになった. α-シヌクレインタンパク質を含むグリア細胞質封入体(glial cytoplasmic inclusion;GCI)が形成される.

FTDP-17

第 17 染色体に連鎖するパーキンソニズムを伴う前頭側頭葉型認知症(frontotemporal dementia and parkinsonism linked to chromosome-17;FTDP-17)のことをいう. 第 17 染色体長腕上(17q21-22)に存在するタウ遺伝子の変異により, 過剰なリン酸化タウおよびユビキチンが蓄積した神経原線維変化が患者の脳に認められる.

MSA : multiple system
atrophy

殻)は比較的保存されているのに対し，パーキンソニズムでは黒質と伴に線
条体も障害される場合が多い．また，パーキンソニズムの原因は，家族性(遺
伝性)，二次的(中毒，脳障害など)およびほかの神経変性疾患〔多系統萎縮症
(**MSA**)など〕の随伴などさまざまである(表3.7 ③)．このため，パーキンソ
ニズムにおいてはパーキンソン病治療薬の有効性が異なる．

3.7.2 **パーキンソン病治療薬**

学修事項 **D-2-5**
(3) 主な治療薬

パーキンソン病の治療薬の作用機序を図3.7 ①に示す．現在，使用されて
いる治療薬はパーキンソン病症状の進行を遅らせるものもあるが，根本的な
治療とはならない．このため長期服用となり，副作用に注意しなければなら
ない．

（a）ドパミン前駆物質

（1）レボドパ(levodopa)**または L-DOPA**

L-DOPA :
L-dihydroxyphenylalanine
DCI : dopa decarboxylase
inhibitor
AADC : aromatic L-amino
acid decarboxylase

現在パーキンソン病において最も有効な薬物である．一方，ほかのパーキ
ンソニズムにおいては，その有効性は異なる．パーキンソン病患者の脳では，
ドパミン量が著しく低下しているので，脳内ドパミンを補充する目的でレボ
ドパを投与する．ドパミンは**血液脳関門**(BBB)を通過できないが，レボド
パは通過できる．

【副作用】 悪性症候群，悪心・嘔吐，不随意運動(ジスキネジア)，日内変動
(**wearing-off 現象**，on-off 現象)，錯乱，幻覚，抑うつ，食欲不振，起立性
低血圧など．

（2）ドパ脱炭酸酵素抑制薬配合剤

wearing-off 現象

服薬をはじめ数年が経つと，
薬効時間の短縮化が生じてく
る．薬が有効な状態「on」と，
効果が低下した状態「off」を繰
り返すようになった病態を
motor fluctuation(運動症状の
変動)と総称する．wearing-
off 現象は end-of-dose 現象と
もよばれ，薬効時間の持続時
間が4時間未満となり，次の
服薬時間がくる前に効果が減
弱してしまう現象のことであ
る．この場合，「薬が切れるこ
ろ(off期)」を予測することがで
きる．

レボドパと**カルビドパ**(carbidopa)の配合剤，レボドパと**ベンセラジド**
(benserazide)の配合剤などがある．カルビドパとベンセラジドは**ドパ脱炭
酸酵素抑制薬**〔**DCI**，芳香族 L-アミノ酸脱炭酸酵素(**AADC**)ともいう〕であり，
末梢組織におけるドパ脱炭酸酵素を抑制することによって，末梢でのレボド
パからドパミンへの変換を阻害し，脳内移行するレボドパ量を増加させるこ
とを目的として配合される．通常レボドパが分解されずに脳内に達する量は
1〜3%とされ，DCI 併用によりレボドパの脳内移行性を 10%くらいまで高
めることができると考えられている．

【副作用】 レボドパを参照．

レボドパ　　　カルビドパ　　　ベンセラジド

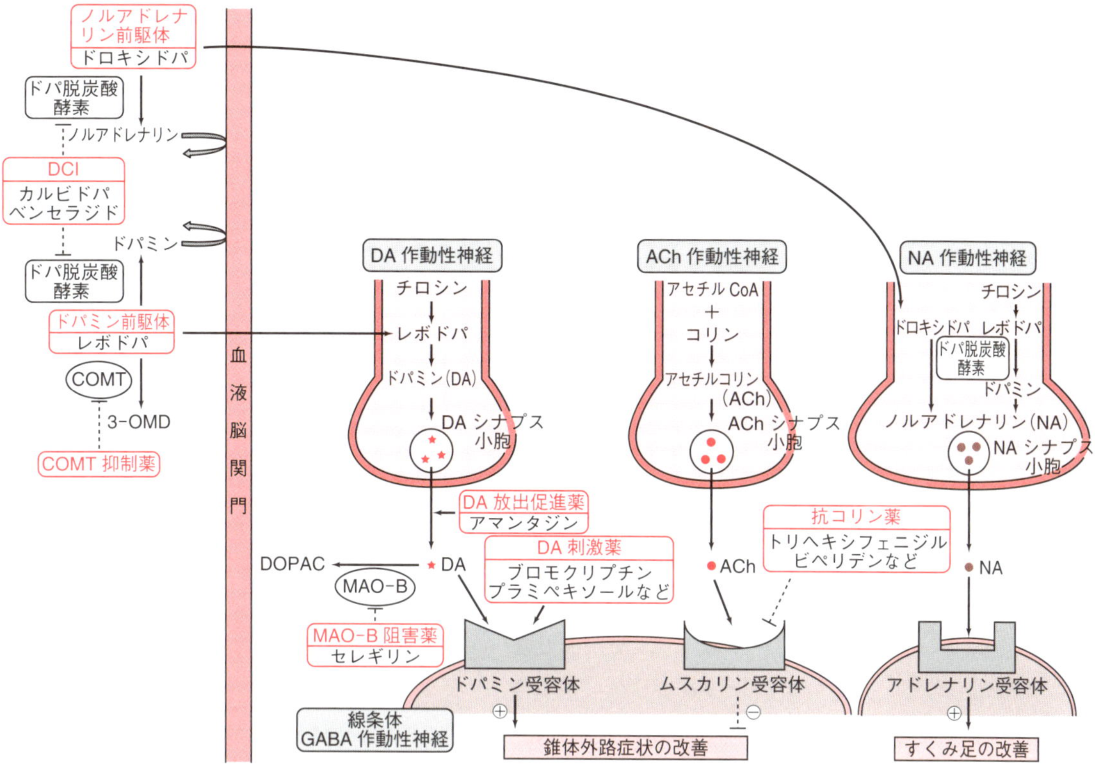

パーキンソン病治療薬　3.7　247

ノルアドレナリン前駆体
ドロキシドパ

ドパ脱炭酸酵素

ノルアドレナリン

DCI
カルビドパ
ベンセラジド

ドパ脱炭酸酵素

ドパミン前駆体
レボドパ

COMT

3-OMD

COMT抑制薬

ドパミン

血液脳関門

DA作動性神経
チロシン
レボドパ
ドパミン(DA)
DAシナプス小胞

ACh作動性神経
アセチルCoA
＋
コリン
アセチルコリン(ACh)
AChシナプス小胞

NA作動性神経
チロシン
ドロキシドパ　レボドパ
ドパ脱炭酸酵素
ドパミン
ノルアドレナリン(NA)
NAシナプス小胞

DA放出促進薬
アマンタジン

DA刺激薬
ブロモクリプチン
プラミペキソールなど

抗コリン薬
トリヘキシフェニジル
ビペリデンなど

DOPAC
DA
MAO-B
MAO-B阻害薬
セレギリン

ACh

NA

ドパミン受容体　⊕

ムスカリン受容体　⊖

アドレナリン受容体　⊕

線条体
GABA作動性神経

錐体外路症状の改善

すくみ足の改善

図3.7①　パーキンソン病治療薬の作用機序

DOPAC：3,4-ジヒドロフェニル酢酸〔ドパミンのMAO-B(モノアミンオキシダーゼB)による代謝産物〕，
DCI：ドパ脱炭酸酵素抑制薬，COMT：カテコール-O-メチル基転移酵素，3-OMD：3-O-メチルDOPA.

（b）ドパミン受容体刺激薬（ドパミン刺激薬）

（1）麦角アルカロイド誘導体

　ブロモクリプチン（bromocriptine, D_2 刺激薬），**カベルゴリン**（cabergoline, D_1/D_2 刺激薬），**ペルゴリド**（pergolide, D_1/D_2 刺激薬）：麦角アルカロイド類（ergot alkaloids）はアドレナリン α 受容体，ドパミン受容体およびセロトニン受容体に対し刺激薬あるいは遮断薬として結合するものが多い．このため，麦角アルカロイドを長期間服用することにより，これらの受容体に関連した副作用が出現する可能性がある．

　【副作用】心臓弁膜症，**悪心・嘔吐**，悪性症候群，幻覚，妄想，せん妄，胃・

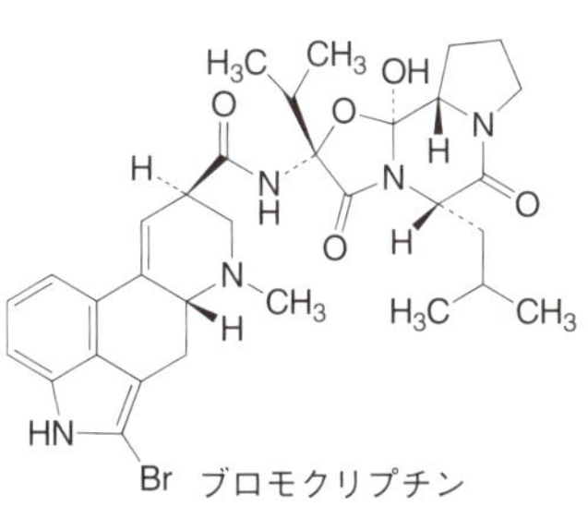

ブロモクリプチン

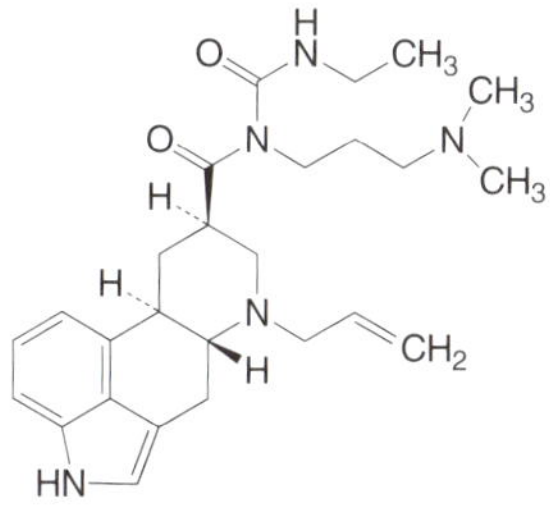

カベルゴリン

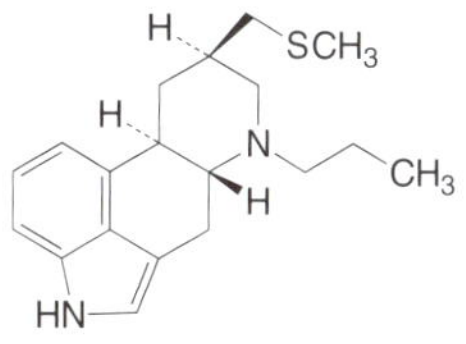

ペルゴリド

プラミペキソール　ロピニロール　タリペキソール　ロチゴチン

十二指腸潰瘍悪化，血圧低下など．

（2）非麦角系誘導体

プラミペキソール（pramipexole, D_2/D_3 刺激薬），**ロピニロール**（ropinirole, D_2 刺激薬），**タリペキソール**（talipexole, D_2 刺激薬），**ロチゴチン**（rotigotine, D_1/D_2 刺激薬），**アポモルヒネ**（apomorphine, D_1/D_2 刺激薬）：プラミペキソールおよびロチゴチンは，下肢などの身体末端部の不快感や痛みを伴う**むずむず脚症候群**（レストレスレッグス症候群，下肢静止不能症候群）の治療にも用いられる．

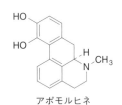
アポモルヒネ

【副作用】**突発性睡眠**，**傾眠**，悪性症候群，幻覚，妄想，せん妄，悪心・嘔吐，ふらつき，めまいなど．

（c）ドパミン放出促進薬

① **アマンタジン**（amantadine）：A 型インフルエンザに対して予防効果がある抗ウィルス薬としても知られている．線条体におけるドパミン作動性神経終末からのドパミン放出の増強，再取込み抑制，ドパミン合成促進および NMDA 型グルタミン酸受容体の阻害作用などが報告されているが，その作用機序は明らかではない．

アマンタジン

【副作用】幻覚，錯乱，せん妄，頭痛，興奮，精神症状，不眠，めまい，悪性症候群など．

（d）MAO-B 抑制薬

② **セレギリン**（slegiline）または**デプレニル**（deprenyl）：ドパミン代謝酵素の一つである **MAO** には A 型と B 型があり，B 型は中枢神経系に多く，ヒトでは約 90% が B 型である．このため，パーキンソン病の治療としては，MAO-B の抑制が重要となる．**セレギリン**〔デプレニルともいう〕を服用することにより脳内のドパミン代謝が抑制され，レボドパ含有製剤との併用での治療効果が期待される．セレギリンは**覚醒剤原料**であり，服用すると体内で覚醒剤のメタンフェタミンやアンフェタミンに変換される．このため，取扱いには十分注意しながら服薬指導する必要がある．

MAO：monoamine oxidase

セレギリン
（デプレニル）

【副作用】幻覚，妄想，せん妄，錯乱，不随意運動，めまい，ふらつき，悪心・嘔吐，食欲不振など．

（e）COMT 抑制薬

③ **エンタカポン**（entacapone）：**COMT** を阻害し，レボドパの血中濃度を保ち，レボドパの脳内移行性を増加させること，さらに脳内でのドパミン代謝

エンタカポン

COMT：catechol-*O*-methyl transferase

パーキンソン病治療薬 3.7 249

も阻害することが期待されている.

【副作用】悪性症候群, 横紋筋融解症, 悪心, 起立性低血圧, 錯乱, 幻視など.

（f）抗コリン薬（中枢ムスカリン性アセチルコリン受容体遮断薬）

④ **トリヘキシフェニジル**（trihexyphenidyl）, **ビペリデン**（biperiden）, **プロフェナミン**（profenamine）, **ピロヘプチン**（piroheptine）, **マザチコール**（mazaticol）：パーキンソン病症状は線条体におけるドパミンとアセチルコリンのアンバランスにより生じると考えられており, この不均衡の改善に**トリヘキシフェニジル, ビペリデン, プロフェナミン, ピロヘプチン, マザチコール**といった中枢移行性のよい第三級アミンの抗コリン薬が用いられる. 進行したパーキンソン病では, 認知症の症状を呈する患者も少なくない. また, 抗コリン薬の副作用として知的機能への影響が懸念されている. このため, 抗コリン薬を投与する場合は, これらのことを念頭におき, 患者や介護者に説明する必要がある. パーキンソン病患者で認知症の症状を呈する患者に, アセチルコリンエステラーゼ阻害薬の**ガランタミン**（galantamine）などが用いられることがある. この場合, 中枢アセチルコリン神経系は賦活される.

【副作用】**口渇, 便秘, 排尿困難, 幻覚, 錯乱**, せん妄, 幻覚, 精神錯乱, 悪性症候群, 眼調節障害など.

（g）ノルアドレナリン前駆物質

⑤ **ドロキシドパ**（droxidopa）：パーキンソン病が進行すると, 青斑核のノルアドレナリン神経細胞も減少し, すくみ現象, 自律神経症状（起立性低血圧, 便秘など）を生じるようになる. これらの症状の改善には, ノルアドレナリン前駆物質の**ドロキシドパ**が有効である. レボドパやドパミン刺激薬の併用維持療法時に加えて使用する.

【副作用】幻覚, 頭痛, 悪心, 悪性症候群など.

（h）レボドパ賦活薬

⑥ **ゾニサミド**（zonisamide）：電位依存性カルシウムチャネルを阻害するため, 抗てんかん薬として処方されている. その後, パーキンソン病にも有効であることが見いだされた. パーキンソン病における作用機序は不明だが, ドパミン合成の促進が考えられている. レボドパ含有製剤にほかのパーキンソン病治療薬を併用しても効果が十分でない場合のみ, さらに追加して使用される.

【副作用】発汗減少による熱中症, 腎・尿路結石, 抑うつ, 精神病症状.

（i）アデノシン A$_{2A}$ 受容体遮断薬

⑦ **イストラデフィリン**（istradefylline）：アデノシン A$_{2A}$ 受容体遮断薬である. パーキンソン病では, 線条体ドパミン D$_2$ 受容体機能低下により間接経路の淡蒼球 GABA 作動性神経が過剰興奮状態になる. アデノシン A$_{2A}$ 受容

トリヘキシフェニジル

ビペリデン

プロフェナミン

ピロヘプチン

マザチコール

ガランタミン

ドロキシドパ

ゾニサミド

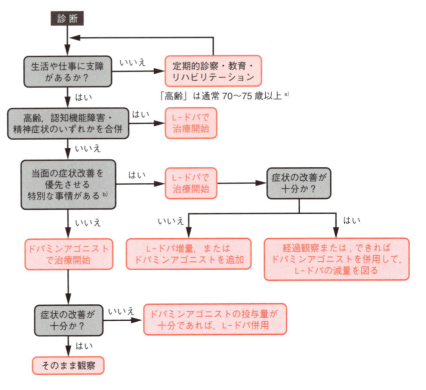

図3.7② パーキンソン病初期の治療アルゴリズム
a) 年齢についてはエビデンスはないものの，通常，70〜75歳以上を高齢者と考えることが多い．
b) たとえば，症状が重い，転倒のリスクが高い，あるいは患者にとって症状改善の必要度が高い場合などが相当する．

体は線条体および淡蒼球のシナプス前部に存在し，GABA放出を促進的に調節している．イストラデフィリンによりA_{2A}受容体を遮断するとGABA放出が抑制され，運動機能および日内変動（wearing-off現象）が改善される．

イストラデフィリン

【副作用】幻視，幻覚，頭痛，不随意運動，悪心，悪性症候群など．

　パーキンソン病治療の基本は薬物療法である（図3.7②）．服用によって眠気や注意力の低下を引き起こすものがある．このため，車の運転および危険な作業の従事を避けるよう，患者の職業を確認のうえ，服薬を指導する．また，パーキンソン病治療薬の長期服用により，副作用として**運動症状の日内変動（wearing-off現象）**が生じる（図3.7③）．外来での薬相談および入院患者に対しては，過去の薬剤の服薬歴と副作用について確認し，場合によっては薬剤の選択について医師に助言しなければならない．

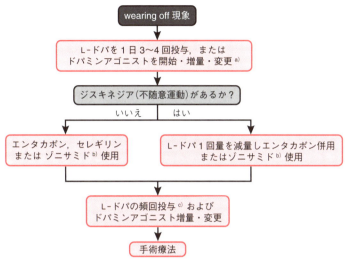

図 3.7 ③ wearing-off 現象の治療アルゴリズム

a) wearing-off 出現時は，投与量不足の可能性もあるので，L-ドパを1日3～4回投与にしていない，あるいはドパミンアゴニストを十分加えていない場合は，まず，これを行う．
b) ゾニサミドは 25 mg では off 症状の改善を，50～100 mg で off 時間の改善を認めた．現在保険で認められているのは 25 mg のみである．
c) 1日5～8回程度．

3.7.3 パーキンソン病の検査および診断薬

(a) MIBG 心筋シンチグラフィー

3-ヨードベンジルグアニジン (MIBG) はノルアドレナリンの類似化合物で，ノルアドレナリントランスポーターによって交感神経終末部に取り込まれ，シナプス小胞に蓄積する性質がある．ドパミンはノルアドレナリンの前駆体でもある．パーキンソン病は黒質-線条体ドパミン神経が著しく脱落するが，全身の交感神経も減少し，心臓交感神経で著しいことが最近明らかになってきた．そのため，SPECT (単光子放射線コンピュータ断層撮影法) による [^{123}I]MIBG の心筋シンチグラフィーがパーキンソン病の診断法の一つとして行われることがある．

(b) ドパミントランスポーターシンチグラフィー

[^{123}I]イオフルパン (ioflupane) は血液脳関門を透過し，脳内ドパミン神経終末部に存在するドパミントランスポーター (DAT) に高親和性に結合する．パーキンソン病やレビー小体型認知症では線条体の DAT が減少していることが知られている．このため，[^{123}I]イオフルパンの SPECT 画像がパーキンソン病の診断法の一つとして行われる．

また，MRI (核磁気共鳴画像法) で脳実質や脳血管を撮像することにより，脳血管性パーキンソニズムやそのほかの神経変性疾患との鑑別が可能となる．

MIBG : [^{123}I]*meta*-iodobenzylguanidine

3-ヨードベンジルグアニジン

SPECT : single photon emission computed tomography

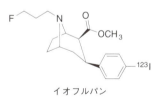

イオフルパン

DAT : dopamine transporter
MRI : magnetic resonance imaging

3.7.4 薬剤性パーキンソニズムの原因となる薬物

統合失調症の治療に使われる抗精神病薬は，線条体における GABA 作動性神経のドパミン D_2 受容体も阻害するため，錐体外路症状が出現する．一

表 3.7 ④　薬剤パーキンソニズムの原因となる薬物

抗精神病薬（統合失調症治療薬）
（ⅰ）フェノチアジン誘導体：クロルプロマジン，フルフェナジン，その他多数
（ⅱ）ブチロフェノン誘導体：ハロペリドール，その他
（ⅲ）ベンズアミド誘導体：スルピリド，チアプリド
（ⅳ）非定型抗精神病薬（セロトニン・ドパミン遮断薬）：リスペリドン，クエチアピン，その他
（ⅴ）その他の抗精神病薬：ピモジド

ドパミン D$_2$ 受容体遮断薬系制吐薬および胃腸機能調整薬
ベンズアミド系薬物：ドンペリドン，メトクロプラミド

抗躁うつ薬
（ⅰ）三環系抗うつ薬：イミプラミン，その他多数
（ⅱ）四環系抗うつ薬：マプロチリン，その他
（ⅲ）抗躁薬：リチウム

脳循環改善作用をもつカルシウム拮抗薬：フルナリジン，シンナリジン

降圧薬，循環器用薬
（ⅰ）ラウオルフィアアルカロイド：レセルピン
（ⅱ）カルシウム拮抗薬：アムロジピン，マニジピン，ベラパミル
（ⅲ）抗不整脈薬：アプリンジン，アミオダロン

そのほか（広範な脳症を生じるもの）
（ⅰ）抗がん薬：フルオロウラシル誘導体（テガフール，カルモフール），メトトレキサート，インターフェロン-α
（ⅱ）抗真菌薬：アムホテリシン B
（ⅲ）栄養添加物：マンガン中毒

般的に，服用開始後数か月で発症する例が多いが，数週間以内あるいは1～2年服用後に発症することもある．また，孤発性パーキンソン病は年単位で徐々に症状が進行するのに対し，薬剤性パーキンソニズムは発症すると，週および月単位で悪化することが特徴である．複数の科を受診している患者については，内服している薬物をすべてチェックする必要がある．

　薬剤性パーキンソニズムが疑われる場合は，原因と考えられる薬物の投与中止が原則で，普通，数週間から数か月で症状は消失する．原因薬物の中止が治療に大きく影響する場合はパーキンソン病治療薬が併用されるが，レボドパ製剤よりもドパミン刺激薬や抗コリン薬のほうが有効である．薬剤性パーキンソニズムの原因となる薬物を表3.7 ④に示す．

3.7.5　脳血管性パーキンソニズムの治療薬

　脳血管性パーキンソニズムは，大脳基底核や白質などの血行障害により引き起こされることが多い．このため，次節の3.8.2項で説明する脳血管性認知症と同様に脳血管の血液循環の改善および保持を目的とした治療を行う〔3.8.3項（b）　脳血管性認知症治療薬を参照〕．

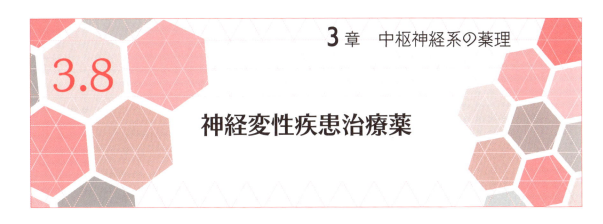

3.8 神経変性疾患治療薬

3章 中枢神経系の薬理

❖ 本節の目標 ❖

- アルツハイマー型認知症などの神経変性疾患および脳卒中の病態(病態生理, 症状など)について学ぶ.
- 神経変性疾患や脳卒中の代表的な治療薬をあげ, その薬理作用, 機序, 使用上の注意およびおもな副作用について学ぶ.
- 神経変性疾患や脳卒中の代表的な薬物治療(医薬品の選択など)について学ぶ.

3.8.1 神経変性疾患とは

　神経変性疾患は, **老化**(加齢, aging), 病的(孤発性, 神経機能不全, 内因性神経毒生成など), 家族性(遺伝的要因)あるいは環境因子(外因性神経毒の暴露・摂取など)により, 中枢神経系の限局された領域において進行性でかつ不可逆的な神経細胞死(たとえば神経脱落, 脳萎縮)が過剰に引き起こされることが特徴である(図 3.8 ①). 一方, 脳卒中(脳梗塞および脳出血)や交通

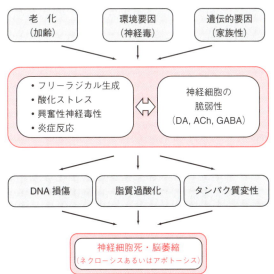

図 3.8 ① 神経変性疾患の共通メカニズムの仮説

事故などで，短期間で脳の特定領域が損傷を受けて神経性障害が引き起こされた場合は，高次脳機能障害として区別される．

症状は，神経変性部位あるいは損傷領域により，ある程度異なる．たとえば，変性および損傷領域が，前頭葉，錐体路，錐体外路などでは運動失調がみられ，側頭葉では認知記憶障害を呈することが多い．しかし，中枢神経系は複雑な神経ネットワークを構築しており，変性した部位だけで症状が決定してしまうというわけではない．

前頭葉機能障害では，注意障害（気が散りやすい），遂行機能障害（自分で計画を立て実行できない），社会的行動障害（対人関連技能の低下）など，損傷の程度や患者によって症状が異なることが多い．

神経変性疾患は特徴的な症状により，認知症と運動失調症の二つに大きく分類できる．

（ⅰ）**認知症**：**アルツハイマー型認知症**または**アルツハイマー病**（Alzheimer's disease，孤発性および家族性アルツハイマー病），**レビー小体型認知症**または**レビー小体病（LBD）**，**脳血管性認知症**（脳卒中），ピック病，プリオン病（クロイツフェルト・ヤコブ病など）など．

LBD：Lewy body disease

（ⅱ）**運動失調症**：パーキンソン病（3.7節を参照），ポリグルタミン病（ハンチントン病など），筋萎縮性側索硬化症，脳卒中（脳梗塞・脳出血）など．

これらの神経変性疾患の神経変性脱落部位およびその神経細胞の種類は，疾患により異なる．また，その多くは過剰なリン酸化やユビキチン化など化学修飾されたタンパク質，あるいは疎水性のβシート構造に変化したタンパク質が凝集して神経細胞やグリア細胞の細胞内（細胞質，核，樹状突起など）に凝集構造物を形成したり，あるいは細胞外に異常に蓄積したりする（次のAdvancedを参照）．このため，ある程度共通のメカニズムが存在することが推定される（図3.8①）．しかしながら，その詳細なメカニズムはいまなお不明な点が多い．

本節では，認知症および運動失調症（パーキンソン病を除く）を引き起こす神経変性疾患について，その病理と治療薬について説明する．

Advanced　　**変性タンパク質の凝集体**

タンパク質はリボソームで翻訳および合成されたのち，小胞体で糖鎖修飾などを受けながら正常な三次元構造が形成される．しかしながら，異常な立体構造になったり，正常なタンパク質でもその後過剰な酸化やリン酸化により変性したりすると，ポリユビキチン化などを受けてプロテアソームやタンパク質分解酵素などにより分解される．病態時，これらの機能に異常が生じると，変性タンパク質が蓄積すると考えられている．神経変性疾患の患者の脳では，表3.8①のような特徴的な変性タンパク質の凝集体が形成される．

表3.8① 神経変性疾患における変性タンパク質の凝集体

神経変性疾患	おもな神経症状	変性病変および凝集体（部位）	主要蓄積タンパク質
パーキンソン病	運動失調	レビー小体（黒質）	リン酸化α-シヌクレイン，ユビキチン
レビー小体病	幻視を伴う認知症	レビー小体（大脳皮質）	リン酸化α-シヌクレイン，ユビキチン
アルツハイマー病	認知症	老人斑（大脳皮質，海馬）	アミロイドβ，ユビキチン
		神経原線維変化（海馬，大脳皮質）	リン酸化タウ，ユビキチン
ダウン症候群	精神発育遅滞	老人斑（大脳皮質，海馬）	アミロイドβ，ユビキチン
		神経原線維変化（海馬，大脳皮質）	リン酸化タウ，ユビキチン
ピック病	認知症	ピック球（大脳皮質）	リン酸化タウ，ユビキチン
FTDP-17	認知症，運動失調	神経原線維変化（大脳皮質，海馬）	リン酸化タウ，ユビキチン
高次脳機能障害	脳血管性認知症，注意障害	過剰な神経細胞死，凝集体とくになし	とくになし

FTDP-17：frontotemporal dementia and parkinsonism linked to chromosome-17（第17染色体に連鎖するパーキンソニズムを伴う前頭側頭葉型認知症）．

3.8.2 認知症とは

認知症（コラム参照）とは，成人に起こる認知障害（知能障害）である．記憶，判断，言語，感情などの精神機能が低下し，その低下が一過性ではなく慢性的に持続することにより，日常生活に支障をきたした状態をいう．

アルツハイマー型認知症（アルツハイマー病）は，神経変性疾患のなかで最も頻度の高いものの一つで，記憶力の低下や認知機能障害を主徴とする進行性の認知症である．患者の脳内には，**老人斑，神経原線維変化**（図3.8②），**神経細胞死**（シナプスの崩壊や脳萎縮）とともにグリア細胞（アストロサイトやミクログリア）の集積および活性化など，多彩な病態生理反応が時間的および空間的にも複雑に引き起こされる（図3.8③）．アルツハイマー病についで多い認知症として，**脳血管性認知症**（vascular dementia，脳卒中，高次脳機能障害）および**レビー小体型認知症（レビー小体病）**などがある（表3.8②）．

学修事項 D-2-5
(1) 脳血管疾患，認知症，てんかん，パーキンソン症候群

(a) 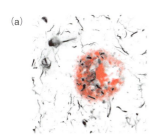　(b) 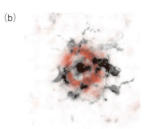　(c)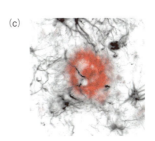

図3.8② アルツハイマー病患者の剖検脳における老人斑，神経原線維変化およびグリア細胞
(a) アミロイドβとリン酸化タウ，(b) アミロイドβとミクログリア，(c) アミロイドβとアストロサイト．アミロイドβ（Aβ，老人斑）を橙色，リン酸化タウ（神経原線維変化および変性神経突起），ミクログリアおよびアストロサイトを黒色で示す．

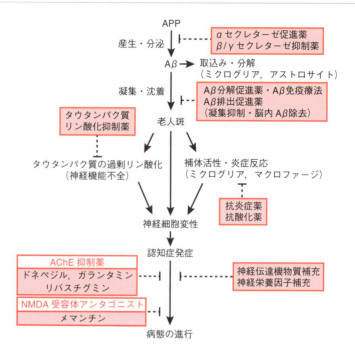

図3.8③ アミロイド・カスケード仮説および期待される治療戦略
APP：アミロイドβタンパク質前駆体，Aβ：アミロイドβ，NMDA：N-メチル-D-アスパラギン酸，AChE：アセチルコリンエステラーゼ．

COLUMN 「認知症」と「痴呆症」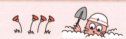

　認知症とは，記憶障害に加え知的機能の衰退により，日常生活が自立できない状態を指す．つまり，認知症診断の前提条件として，発病前では日常生活が自立していたことが必須である．単なる物忘れの進行が認知症につながるものではない．一方，記憶障害のみ顕在化しているが，日常生活は自立している場合を**軽度認知障害**(mild cognitive impairment；MCI)という．1年あたり10〜14％の患者が認知症に進行するとされ，将来認知症に進行する可能性のある前駆状態として近年注目されている．一方，胎生期や成育過程の障害により，成人までに十分な知的機能が獲得できなかった場合は**精神発育遅滞**(mental retardation；MR)として区別する．たとえば，末期のダウン症患者の脳はアルツハイマー病と同様に老人斑および神経原線維変化を認めるが，認知症とはよばない．
　2004年12月末に厚生労働省から「痴呆」に替わる用語として新たに「認知症」を用いるようにという通知がだされた．その理由は，「痴呆」は侮蔑的な表現であるうえに，「痴呆」の実態を正確に表しておらず，早期発見および早期診断などの取組みの支障となっていた．意見募集の結果，「認知障害」が最も多く，ついで「認知症」であった．しかし，「認知障害」は精神医学の分野ですでに使用されていることから，これを新用語とした場合，混乱する可能性がある．一方，「認知症」は新たな語であるため，混乱するおそれはない．また，そのほかの自由記載においても，「認知記憶障害」，「認知失調症」，「認知低下症」など「認知」を用いた提案が多かった．これらのことが考慮され，「痴呆症」に替わる新用語として「認知症」に決定された．しかし医学用語としては，たとえば「アルツハイマー型痴呆」「血管性痴呆」などのように，引き続いて「痴呆」が使用されており，運用面において齟齬のないよう留意する必要がある．

神経変性疾患治療薬　3.8　　257

表 3.8 ② 認知症の分類

アルツハイマー病：孤発性および家族性（APP あるいはプレセニリン遺伝子変異）

高次脳機能障害：脳血管性認知症，**レビー小体病**など

前頭側頭型認知症：ピック病，FTDP-17

治療可能な認知症：慢性硬膜下血腫，正常圧水頭症，甲状腺機能低下症

そのほかの認知症：感染：プリオン病（クロイツフェルト・ヤコブ病など），エイズ脳症

APP：amyloid-β precursor protein（アミロイドβ前駆体タンパク質）．

3.8.3 アルツハイマー型認知症治療薬

アルツハイマー型認知症（アルツハイマー病）に現在，使用されている治療薬は中核症状に対する治療薬のため，認知症状を一定期間改善できるが（図 3.8 ③），根本的な治療とはならない．このため長期服用となり，副作用にも注意しなければならない．

学修事項 D-2-5
（3）主な治療薬

（a）アセチルコリンエステラーゼ阻害薬

① **ドネペジル，ガランタミン，リバスチグミン**：アセチルコリンエステラーゼ阻害薬は，アセチルコリンエステラーゼ（**AChE**）を特異的に阻害して脳内アセチルコリンの分解を阻止し，減少したシナプスのアセチルコリン量を増加させ，アセチルコリン作動性神経機能を賦活させる．**ドネペジル**（donepezil）は，脳移行性のある中枢神経特異的な AChE 阻害薬として最初に日本で開発された．**ガランタミン**（galantamine あるいは galanthamine）には，AChE 阻害作用および中枢ニコチン性アセチルコリン受容体の賦活（アロステリック活性化リガンド，**APL**）作用がある．**リバスチグミン**（rivastigmine）には，神経細胞の AChE およびグリア細胞のブチルコリンエステラーゼともに阻害する作用がある．

AChE：acetylcholinesterase
APL：allosteric potentiating ligand

ドネペジル

ガランタミン

リバスチグミン

ドネペジルは軽度から高度，ガランタミンおよびリバスチグミンは軽度から中等度のアルツハイマー病患者における認知機能の改善作用を示す．AChE 阻害薬は，服用開始から 1 か月間に副作用が集中するため，薬剤師は薬物受け渡しの際には副作用の内容および対処方法について十分な説明が必要である．リバスチグミンは急激な血中濃度の増加による副作用を抑えるためパッチ剤（貼付剤）として使用される．内服管理については，決して患者本人の管理にしてはいけない．記憶障害により怠薬および内服の間違い，さらには 1 日に何度も内服し，重篤な副作用を招くこともある．窓口では必ず介護者に手渡しのうえ説明し，患者の内服を介護者が確認するよう指導する．軽度の場合，患者本人だけが来院することがあるが，可能であれば自宅に連絡を取り，家族にも説明・指導する．AChE 阻害薬どうしの併用は行わない．

最近では，ドネペジルは**レビー小体病**の認知機能障害の症状進行の抑制お

QOL：quality of life

よび**ダウン症候群**の**QOL**（生活の質）改善にも使用される．

【副作用】食欲不振，悪心嘔吐，下痢，不眠，頭痛など．

（b）NMDA型グルタミン酸受容体遮断薬

メマンチン（memantine）：神経細胞死に関与するカルシウムチャネル内蔵型のNMDA型グルタミン酸受容体を阻害することにより，症状の進行抑制が期待されている．メマンチンはAChE阻害薬と作用機序が異なるため，中等度から高度のアルツハイマー病患者に対して，ドネペジル，ガランタミン，リバスチグミンとの併用が可能である．

【副作用】めまい，食欲不振，痙攣，頭痛など．

（c）そのほかの認知機能改善薬

アルツハイマー病の発症機序の全容は明らかではないが，はじめに**アミロイドβタンパク質**（Aβ）が主成分の**老人斑**が形成され，その後**リン酸化タウタンパク質**が主成分の**神経原線維変化**が引き起される（図3.8②），この過程で，過剰な神経細胞死および**脳萎縮**が引き起こされるというアミロイド・カスケード仮説が有力視されている．現在開発中の治療薬は，この仮説をもとに研究が進められており，近い将来，有効な新薬ができることが期待される．

（d）周辺症状の改善薬

BPSD：behavioral and psychological symptoms of dementia

周辺症状とは，認知症の行動・心理症状（**BPSD**）のことで，問題行動ととらえるのではなく，認知機能障害が原因という視点から，脳の障害・身体要因・環境要因などさまざまな原因によって起こる行動上の症状と心理学的な症状のことをいう（表3.8③）．たとえば，不安・焦燥，うつ症状，幻覚・妄想，幻覚，睡眠覚醒リズム障害，食行動異常，徘徊・暴言・暴力・攻撃性，不潔行為，介護拒否などがある．これらの症状を改善する目的で抗うつ薬，抗不安薬，抗てんかん薬など（3.6節）が用いられる．

しかし，周辺症状によって周囲が患者を否定すると，周辺症状がさらに悪化して悪循環となる場合がある．また，生活環境や介護環境を見直しが介護者の負担軽減となる場合がある．双方のケアにより，投薬よりも周辺症状が改善されることもある．このため，認知症患者および介護者，双方への配慮を十分に心がける必要がある．

表3.8③ 認知症の中核症状と周辺症状

（a）中核症状
　記憶障害：直前のことを覚えていない
　判断力の低下：記憶障害のため判断することが難しくなる
　見当識障害：時間や場所，人がわからなくなる
　実行力の低下：物事の手順がわからなくなる
　失認・失行：対象の認知ができない，運動障害がないのに実行できない

（b）周辺症状（行動・心理症状，BPSD）
　認知症の行動・心理症状として，不安・焦燥，うつ症状，妄想，幻覚，睡眠覚醒リズム障害，食行動異常，徘徊・暴言・暴力・攻撃性，介護拒否など

神経変性疾患治療薬　3.8　259

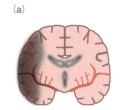
(a)

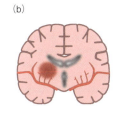
(b)

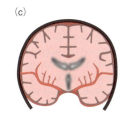
(c)

図 3.8 ④　脳卒中の発症原因
(a) 脳梗塞, (b) 脳出血, (c) クモ膜下出血.

3.8.4　脳血管性認知症治療薬

脳梗塞, **脳出血**, **くも膜下出血**など(図3.8 ④)により認知・記憶機能に障害を呈する疾患を脳血管性認知症という. 脳梗塞には発症原因により動脈硬化(アテローム硬化)による**アテローム血栓性脳梗塞**, 心臓から血栓が流れてきて起こる**心原性脳塞栓症**, 脳深部に 15 mm 以下の小さな梗塞ができる**ラクナ梗塞**がある. アテローム血栓性脳梗塞の先行疾患として**一過性脳虚血発作(TIA)**が注目されている. また, 脳梗塞と脳出血では, 治療法がまったく異なる. このため, **CT**(コンピュータ断層撮影法), MRI(核磁気共鳴画像診断法)および脳血管造影法により, 速やかに診断することが重要である. また, アルツハイマー型認知症と血管性認知症が合併する患者も比較的多い. どちらが主原因かをみきわめ, 症状も加味しながら対応する必要がある.

(a) 脳梗塞治療薬

脳梗塞の中心部(コア)は将来壊死するが, その周辺は早期に脳血流が再開することにより機能回復が期待される. この可逆性の領域を**ペナンブラ**といい, 血栓溶解薬・抗血小板薬・抗凝固薬(5.8節を参照)の早期投与によりペナンブラの縮小および機能回復が期待される.

(1) **血栓溶解薬**: 脳梗塞の急性期のみに投与可能

組織型プラスミノーゲンアクチベーター(t-PA)はプラスミノーゲンをプラスミンに変換し, フィブリン分解および線維素溶解を促進することにより血栓を溶解する. **アルテプラーゼ**(alteplase)は遺伝子組換え t-PA (recombinant t-PA)で, 発症後 4.5 時間以内に静注する.

ヒト尿由来製剤の**ウロキナーゼ**(urokinase, u-PA)は発症後 6 時間以内に静注する. また, 発症後 5 日以内かつ CT 検査で脳出血が認められない脳血栓症の場合, 低用量(6 万 IU)の約 7 日間の静注が認められている.

作用機序および副作用については, 5.8 節を参照すること.

(2) **抗血小板薬**: 脳梗塞の急性期, 慢性期および再発予防に投与可能.

① **オザグレル**(ozagrel): トロンボキサン合成酵素阻害することによりトロンボキサン A_2(TXA$_2$)産生を抑制し, 血小板凝集を抑制する.

② **シロスタゾール**(cilostazol): 選択的なホスホジエステラーゼ3(**PDE3**)阻害薬で, cAMP 分解を抑制することにより, 血小板の凝集抑制および血管

学修事項　D-2-5
(1) 脳血管疾患, 認知症, てんかん, パーキンソン症候群
(3) 主な治療薬

TIA : transient ischemic attack
CT : computed tomography

t-PA : tissue plasminogen activator

オザグレル

シロスタゾール

PDE3 : phosphodiesterase 3

クロピドグレル

アスピリン

NOAC : non-vitamin K
antagonist oral
anticoagulant あるい
は novel oral
anticoagulant

ワルファリン

グリセリン

マンニトール

平滑筋弛緩(拡張)を引き起こす.

③ **クロピドグレル**(clopidogrel)：ADP 受容体(P2Y$_{12}$ 受容体)を遮断することにより，血小板凝集を抑制する.

④ **アスピリン**(aspirin)：血小板のシクロオキシゲナーゼ(COX-1)阻害により，血小板凝集を抑制する.

【**副作用**】5.8 節を参照すること.

（3）抗凝固薬

抗凝固薬として**ヘパリン**(heparin)や合成アルギニン誘導体の**アルガトロバン**(argatroban, 抗トロンビン薬)が，脳梗塞の急性期に用いられる.

非ビタミン K 阻害経口抗凝固薬〔**NOAC**，以前は新規経口抗凝固薬(novel oral anticoagulant)とよばれていたが，略称は NOAC のまま〕として，直接トロンビンを阻害する**ダビガトラン**(dabigatran)，血液凝固因子 Xa を直接阻害する**リバーロキサバン**(rivaroxaban)，**アピキサバン**(apixaban)，およびビタミン K 作用に拮抗するクマリン誘導体の**ワルファリン**(warfarin)がある.慢性期の治療および再発予防に用いられる.

作用機序および副作用については5.8 節を参照すること.

（4）抗脳浮腫薬

脳組織は頭蓋骨によって物理的衝撃から保護されているが逆に，囲まれた限られたスペース内に押し込まれた状態になっている.このため，脳梗塞・脳出血，くも膜下出血が広範囲に生じると頭蓋内圧が上昇し，神経細胞が圧迫され，神経細胞死が引き起こされる.高張グリセロール(**濃グリセリン**，glycerin)は血液の浸透圧をあげて，脳組織に貯留した水分を減少させる.頭蓋内圧が急に上昇し，脳ヘルニアの危険性が高まった緊急時には**マンニトール**(mannitol)が用いられる.

（b）一過性脳虚血発作の治療薬

アテローム血栓性脳梗塞の 20 ～ 30％に一過性脳虚血発作(TIA)を先行することが知られている.脳梗塞発症予防のため，速やかに治療を開始する.

アルガトロバン

ヘパリン

ダビガトラン

リバーロキサバン

アピキサバン

抗血小板薬：アスピリン，シロスタゾール，クロピドグレル

血圧・血糖・脂質の管理：高血圧・糖尿病・脂質異常症の治療薬

（c）脳梗塞後の後遺症改善薬

（1）脳保護薬

　脳梗塞や脳出血により脳神経細胞やグリア細胞への酸素および栄養素が供給できなくなる．また脳浮腫が起こり頭蓋骨により脳実質が圧迫される．また，脳梗塞および再灌流，あるいは脳出血により，病変部位において大量のフリーラジカル（活性酸素種，**ROS**）が産生され，酸化ストレス（oxidative stress）が引き起こされる．このため，大量の神経細胞およびグリア細胞（アストログリアやオリゴデンドロサイト）が死に至る．

ROS：reactive oxygen species

　エダラボン（edaravone）：ROS 捕捉作用により脳内フリーラジカル消去，細胞膜脂質の過酸化の抑制および脳保護作用を示す．このため，エダラボンは発症後 24 時間以内に投与を開始し 14 日以内で点滴静注される．脳梗塞急性期に伴う神経症候，日常生活動作障害および機能障害の改善を目的に使用される．

【副作用】 肝障害，血液障害，播種性血管内凝固症候群，腎不全など．

（2）脳代謝改善薬

① **イフェンプロジル**（ifenprodil）：脳動脈血流量を増加すること（脳循環代謝改善）により，脳梗塞および脳出血の後遺症のめまいの改善に適用される．この作用機序の詳細は不明であるが，非選択的アドレナリンα受容体遮断作用，血管平滑筋の弛緩作用および血小板凝集抑制作用の関与が考えられている．また，イフェンプロジルにはグルタミン酸 NMDA 受容体のポリアミン部位の拮抗作用もある．

【副作用】 消化器症状，精神神経症状など．

② 脳血流改善薬・メディエーター遊離抑制薬

　イブジラスト（ibudilast）および**ペミロラスト**（pemirolast）：プロスタサイクリン増強作用，ケミカルメディエーター遊離抑制作用，ロイコトリエンおよび血小板活性化因子（**PAF**）の拮抗作用などを示す．これらの作用により脳血流量が増加する．脳梗塞後遺症におけるめまいや慢性脳循環障害の改善に用いられる．気管支喘息およびアレルギー性鼻炎などの治療および点眼薬にも用いられている．

PAF：platelet-activating factor

【副作用】 消化器症状，肝障害など．

③ **ニセルゴリン**（nicergoline）：麦角アルカロイド誘導体でアドレナリンα_{1A}受容体遮断作用を示す．脳血管拡張作用により，脳梗塞後後遺症の慢性脳循環障害による意欲低下の改善に用いられる．

【副作用】 食欲不振，下痢，便秘，肝障害など．

（3）脳機能賦活薬

① **チアプリド**（tiapride）：中枢性ドパミン D_2 受容体遮断薬で，脳梗塞後遺症の攻撃的行為，精神興奮，徘徊，せん妄の改善，パーキンソニズムにおける不随意運動（ジスキネジア）および特発性ジスキネジアに用いられる．

② **アマンタジン**（amantadine）：脳梗塞後遺症の意欲および自発性の低下に対する改善を期待して適用する．これはアマンタジンによる線条体（尾状核・被殻）ドパミン放出量の増加作用による．アマンタジンはA型インフルエンザの感染防止にも用いられるが，これはウイルスの宿主細胞への侵入・脱殻の抑制作用による．

（d）脳出血治療薬

高血圧，脂質異常症，動脈硬化などにより脳内の動脈が破綻し，脳実質内に出血することを脳出血という．このため，脳出血の治療および予防に高血圧治療および抗脳浮腫療法が行われる．

・高血圧治療薬（カルシウム拮抗薬）：ニカルジピン，ジルチアゼムなど

・抗脳浮腫薬：濃グリセリン，マンニトール

（e）くも膜下出血治療薬

くも膜下出血後，再出血が24時間以内に，脳血管攣縮が3〜14日後に後発することが知られている．このため，再出血および脳血管攣縮を予防することが最重要課題である．

（1）再出血予防薬

- **高血圧治療薬（カルシウム拮抗薬）：ニカルジピン，ジルチアゼム**など
- **抗脳浮腫薬：濃グリセリン，マンニトール**

（2）血管攣縮予防薬：ファスジル，オザグレル

① **ファスジル**（fasudil）：**くも膜下出血**の術後，**脳血管の攣縮**（異常収縮）が高い頻度で引き起こされる．Rho キナーゼ（**ROCK**）を阻害することにより，ミオシン軽鎖脱リン酸化酵素（MLCP）によるミオシン軽鎖の脱リン酸化を促進（リン酸化が低下）し，血管が拡張（血管平滑筋の収縮抑制）される．ファスジルは，くも膜下出血後の脳血管攣縮およびこれに伴う脳虚血症状の改善を目的に使用される．

【副作用】出血，低血圧，血液異常，肝障害など．

② **オザグレル**：脳梗塞治療薬に用いられる抗血小板薬でトロンボキサン合成を阻害することによりトロンボキサン A_2（**TXA_2**）産生を抑制し，プロスタサイクリン（**PGI_2**）産生は促進される．これにより，血小板凝集抑制および血管拡張が引き起こされ，脳梗塞の発症予防およびくも膜下出血後の血管攣縮の予防が期待される．

【副作用】出血，ショック，血液異常，肝障害など．

3.8.5 そのほかの神経変性疾患の治療薬

① **プロチレリン**(protirelin)，**タルチレリン**(taltirelin)：プロチレリンは視床下部から分泌される**甲状腺刺激ホルモン放出ホルモン**(**TRH**)として知られ，グルタミン酸・ヒスチジン・プロリンの三つのアミノ酸からなるペプチドである．中枢神経賦活作用があり，**頭部外傷**，**くも膜下出血**の3週間以内での昏睡や**遷延性意識障害**(いわゆる「**植物状態**」)に適用される．また，希少疾患の一つである**脊髄小脳変性症の運動失調症状**の改善にも用いられる．

TRHのアミノ酸のうち，ヒスチジンとプロリンは中枢作用発現に必須である．タルチレリンは世界初のTRH誘導体の経口投与製剤であり，**脊髄小脳変性症の運動失調症状**の改善に用いられる．

【副作用】熱感，顔面紅潮，心拍変動，ショックなど．

② **リルゾール**(riluzole)：興奮性アミノ酸であるグルタミン酸の放出抑制，NMDA受容体の非競合拮抗作用および興奮毒性による神経細胞死の保護作用をもつ．**筋萎縮性側索硬化症**(**ALS**)の病勢進展の抑制を目的として使用される．

【副作用】過敏症，肝障害，消化器症状，血液障害など．

TRH：thyrotropin releasing hormone

プロチレリン

タルチレリン

リルゾール

NMDA：*N*-methyl-D-aspartate
ALS：amyotrophic lateral sclerosis

・認知症をきたす可能性のある薬物

高齢者(65歳以上)に下記の薬物を含む複数の薬を服用する場合，認知機能障害を引き起こす可能性があるため注意する．

（ⅰ）抗てんかん薬：フェノバルビタール
（ⅱ）抗パーキンソン病薬：アマンタジン，レボドパ，抗コリン薬，ドパミン作動薬
（ⅲ）向精神薬，抗うつ薬，睡眠薬など
（ⅳ）消化性潰瘍薬：シメチジンなど
（ⅴ）抗悪性腫瘍薬：メトトレキサート，カノフールなど
（ⅵ）そのほかの関連薬物：ステロイド，鎮痛薬，ジキタリス製剤，抗結核薬，β遮断薬，経口糖尿病薬，インスリンなど

> **Advanced** **そのほかの神経変性疾患**
>
> ① **ポリグルタミン病**(polyglutamine disease)
>
> 　分子遺伝学的な解析で明らかになった原因遺伝子内のCAGリピートの異常な伸長(ポリグルタミンに翻訳される)によって引き起こされる疾患を総称してポリグルタミン病という．健常人では通常40リピートを超えないのに対し，それ以上のリピート数(長くても130くらいまで)により疾患の発症が明らかにされた．さらに，世代を経るごとにリピート数が伸長され，早期に発症し重篤化する．

② ハンチントン病（Huntington's disease）

ポリグルタミン病の一つで，舞踏運動，精神症状，行動異常などを呈する，常染色体優性遺伝する神経変性疾患をハンチントン病という．とくに，大脳基底核の尾状核が萎縮することで舞踏運動が現れる．前頭葉の萎縮によっては，認知症やてんかん症状を呈することがある．日本では男女差はなく，30～60歳で発症することが多く，10万人当たり0.1～0.7人の有病率で，欧米の約1/10と推定されている．一方，男親が発症者の場合，その子どもは若年齢で発症する（表現促進現象，anticipation）可能性が高い．

③ ピック病（Pick's disease）

FTD：frontotemporal dementia

ピック病は前頭側頭型認知症（**FTD**）の代表である．これに対し，アルツハイマー病は後方型認知症とよばれている．ピック球とはリン酸化タウを主要構成成分とした凝集顆粒であり，嗜銀球（ししぎんきゅう）ともよばれる．ピック病は，初老期に人格変化，言語機能障害，認知症をきたす神経変性疾患である．病理学的には前頭葉や側頭葉に限局した葉性萎縮と神経細胞内ピック球が認められる．

④ 筋萎縮性側索硬化症（ALS）

運動ニューロンが選択的に傷害され，数年の経過で呼吸筋を含む全身の随意筋に筋力低下および筋萎縮が進行性する神経変性疾患を筋萎縮性側索硬化症という．有病率は人口10万人に4～5人と推定されている．ALSの多くは孤発性で，家族性は約10％である．そのうち，Cu/Znスーパーオキシド

SOD1：superoxide dismutase1

ジスムターゼ（SOD1）の遺伝子変異が同定されている．

⑤ ダウン症候群

第21番染色体が3本あるために起こる生まれつきの病気をダウン症候群（トリソミー21）という．特異な顔貌，精神や運動の発達が遅滞し（精神発達

MR：mental retardation

遅滞，**MR**），筋緊張の低下が主症状である．第21染色体には，家族性アルツハイマー病の原因遺伝子アミロイドβタンパク質前駆体（*APP*）および家族性筋萎縮性側索硬化症の原因遺伝子の一つである*SOD1*が含まれている．一般出産頻度は，約1/1000である．ダウン症の発生頻度は母親の加齢により増加することが知られているが，約80％のダウン症児は35歳以下の母親から出生する．これは，もともと35歳以下の妊娠が圧倒的に多いいことを意味している．母親の年齢が30歳以上から増え，35歳を超えるあたりから出生頻度は大きく増加する．過剰な染色体の由来は，父親：母親の比は約1：4と考えられている．

⑥ 高次脳機能障害（higher brain dysfunction）

交通事故による頭部のケガや脳卒中（脳梗塞，脳出血）などで，脳が損傷することによって引き起こされる神経障害のことを高次脳機能障害という．その症状は，記憶障害（物の置き場所などを忘れる，約90％），注意障害（気が散りやすい，約82％），遂行機能障害（計画を立てて実行できない，約75％），社会的行動障害（対人技能がよくない，約55％）など多岐にわたり，脳の損傷部位により特徴的な症状がでる傾向にある．たとえば，前頭葉だとミスや不注意などがでる注意障害，側頭葉だと記憶障害がでることが多い．ただ，脳は神経線維でつながりネットワークで働いていることから，損傷した部位だけで症状が決まるわけでもない．

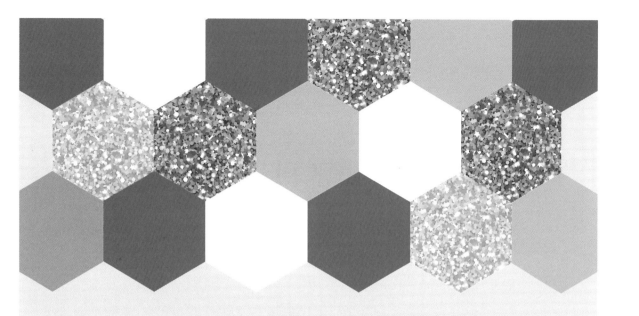

4章

免疫・炎症系の薬理

4.1 副腎皮質ステロイド薬
4.2 非ステロイド性抗炎症薬
4.3 抗アレルギー薬
4.4 免疫抑制薬
4.5 抗リウマチ薬
4.6 骨代謝薬およびカルシウム代謝薬

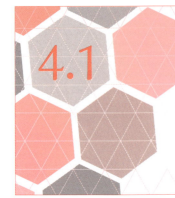
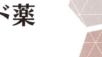

4章 免疫・炎症系の薬理

4.1 副腎皮質ステロイド薬

❖ 本節の目標 ❖
- ステロイド性抗炎症薬の薬理（薬理作用，機序，おもな副作用），および臨床適用について学ぶ．
- 抗炎症薬の作用機序に基づいて炎症について学ぶ．
- 創傷治癒の過程について学ぶ．

4.1.1 炎症とは

炎症（inflammation）は生体への侵襲に対する**警告反応**（warning reaction）であり，局所部位が赤くなる**発赤**（redness），局所あるいは体温上昇による**熱感**（heat），炎症部位が腫れる**腫脹**（swelling），痛みを感じる**疼痛**（pain）が**Celsusの4大徴候**とよばれる．現在では患部の働きが悪くなる**機能障害**（dysfunction）を加えて**炎症の5大徴候**ともよばれる．炎症の原因にはあらゆる細胞の破壊や組織の障害があげられ，病原微生物による感染，創傷や高熱などの物理刺激，酸やアルカリによる腐食などの化学刺激があり，炎症を引き起こす内因性あるいは外因性物質を合わせて**起炎物質**（inflammatory substances）とよぶ．

炎症は治癒が速やかに起こる**急性炎症**（acute inflammation）と，長期の組織障害によって代償的な線維化などの反応が起こる**慢性炎症**（chronic inflammation）に分類される．急性炎症は生体を修復する生理的過程であり，ほとんどの抗炎症薬は急性炎症に対する治療薬である．

4.1.2 炎症の過程

生体が侵襲を受けると，局所細胞の刺激あるいは破壊によって放出される内因性起炎物質（後述）によって，痛みが発生し（疼痛反応），局所の血管が拡張して血管内皮細胞のバリア機能が低下することで血管透過性が亢進し，血

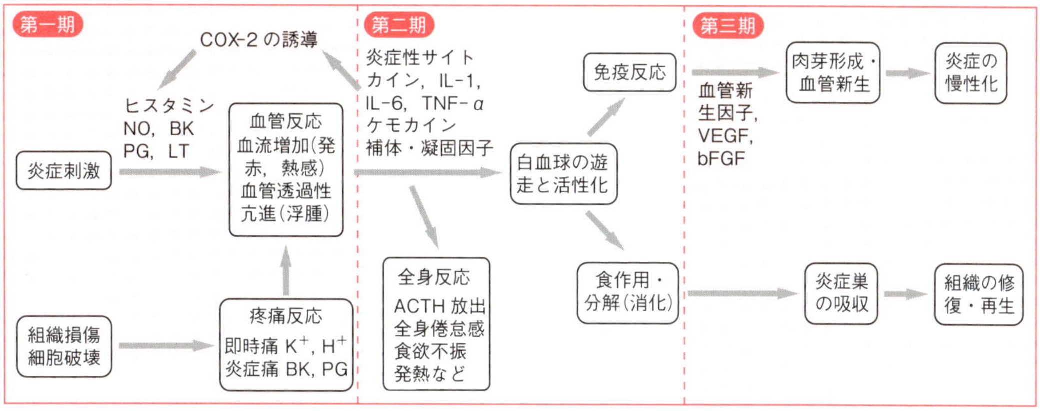

副腎皮質ステロイド薬　4.1　　267

| 第一期 | 第二期 | 第三期 |

COX-2 の誘導

炎症性サイトカイン, IL-1, IL-6, TNF-α ケモカイン 補体・凝固因子

ヒスタミン
NO, BK
PG, LT

炎症刺激 → 血管反応 血流増加(発赤, 熱感) 血管透過性亢進(浮腫)

免疫反応

血管新生因子, VEGF, bFGF

肉芽形成・血管新生 → 炎症の慢性化

白血球の遊走と活性化

組織損傷 細胞破壊 → 疼痛反応 即時痛 K⁺, H⁺ 炎症痛 BK, PG

全身反応 ACTH 放出 全身倦怠感 食欲不振 発熱など

食作用・分解(消化)

炎症巣の吸収 → 組織の修復・再生

図 4.1 ①　炎症の成り立ち

炎症は，血管反応に始まり，細胞反応を経て原因物質の排除(不活性化)によって終息するが，ときには全身反応や炎症の慢性化へと進行する．
VEGF：細胞内皮細胞成長因子，bFGF：塩基性線維芽細胞成長因子，
ACTH：副腎皮質刺激ホルモン，TNF-α：腫瘍壊死因子α，IL-1：インターロイキン-1，
BK：ブラジキニン，PG：プロスタグランジン．

漿成分が漏出する(血管反応)(図 4.1 ①)．ついで，白血球が血管内皮細胞に接着し，血管外へ遊走する(細胞反応)．急性炎症では，刺激がなくなると損傷した部位で細胞の修復が行われ，血管が新生して自然回復に向かう(組織修復)．すべての炎症でこれらがすべて起こるわけではなく，たとえば明確な疼痛反応を生じない感染症のような炎症もある．

(a) 疼痛反応の物質基盤

組織損傷により細胞が破壊されると，細胞内に蓄積された K^+(カリウムイオン)や細胞内小胞に多い H^+(プロトン)が放出され，感覚神経の脱分極を引き起こして鋭い痛みを発生させる．続いて血液に由来する**ブラジキニン**(**BK**)や，組織損傷により細胞膜にあるリン脂質から生じたアラキドン酸を基質に**シクロオキシゲナーゼ**(**COX**)の触媒によって産生される**プロスタグランジン**(**PG**)類が感覚神経に働き，ズキズキするような炎症痛とその痛みが持続するような増強(感作)現象を引き起こす．

BK：bradykinin

COX：cyclooxygenase
PG：prostaglandin

(b) 血管反応の物質基盤

マスト細胞に蓄積されたヒスタミンや血管内皮細胞が産生する一酸化窒素(NO)は，組織傷害によって放出され血管拡張を引き起こすことで発赤や熱感の原因となる．BK や PG も細動脈を弛緩させることで，血漿成分を滲出させる原因となる．一方，PG と同時にアラキドン酸から合成される**ロイコトリエン**(**LT**)D_4 は，血管内皮細胞を収縮させることで細胞間隙を開き，血漿成分の滲出に関与する．こうした急性症状は侵襲が加えられてから数分以内に起こり，侵襲されているあいだは持続する．

LT：leukotriene

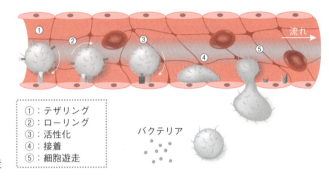

図 4.1 ② 白血球接着と遊走

①：テザリング
②：ローリング
③：活性化
④：接着
⑤：細胞遊走

バクテリア

（c）細胞反応の物質基盤

血管反応に続いて起こる，好中球などの白血球が浸潤する反応を細胞反応という．炎症刺激によって産生された**サイトカイン**や**ケモカイン**，ロイコトリエンおよび補体によって，白血球に対して遊走刺激を引き起こすとともに，血管内皮細胞が ICAM-1 などの**白血球接着分子**を発現する．これによって，血管内の白血球が内皮と一過性の接触（テザリング）を繰り返すようになり，内皮上をローリングする（図 4.1 ②）．その後，内皮に強く接着したのち，内皮細胞間隙から組織中へ遊走する．

ICAM-1：intercellular adhesion molecule-1

学修事項 C-7-9
(4) 主なサイトカインと関与する細胞間ネットワーク

（d）起炎物質の除去と組織修復

炎症部位へ遊走した白血球は，そこで活性化され起炎物質を除去する．これは，マクロファージなどによる起炎物質の取込み（食作用），プロテアーゼなどによる分解，および白血球の産生する活性酸素によって行われる．白血球のうち，好中球やマクロファージは，活性化に伴って酸素を取り込む．取り込まれた酸素は，NADPH オキシダーゼによって活性酸素の一つであるスーパーオキシドアニオンに変換され，さらに過酸化水素やヒドロキシルラジカル，一重項酸素がつくられる．一方，白血球中のミエロペルオキシダーゼは次亜塩素酸を生じ，起炎物質を化学的に修飾して不活性化する．起炎物質が除去されると，線維芽細胞や上皮細胞が増殖・遊走して組織が修復される．

（e）炎症の全身反応

炎症は，局所での炎症反応とともにストレス応答としての副腎皮質刺激ホルモン（ACTH）分泌，発熱，全身倦怠感，食欲不振，性欲減退，行動減少，催眠などの全身症状を引き起こすこともある．これは，局所の炎症巣で産生された IL-1β，IL-6，TNF-α といった炎症性サイトカインが中枢神経系に作用した結果と考えられる．発熱は，これらによって脳内で PG が産生されることで起こる．

ACTH：adrenocorticotropic hormone

急性炎症で起炎物質が完全に除去できない場合や，急性炎症の結果として抗原性をもつ物質が局所で産生された場合には，炎症は慢性化して再発を繰り返す．この過程には，炎症巣を取り囲んだ線維組織の増生（肉芽形成），組

織破壊と線維化による免疫性炎症への進展がある．炎症が慢性化すると，炎症巣の周りに血管新生が起こり，肉芽組織などに栄養を供給して，機能障害の進展を起こす(**炎症の慢性化**)．

4.1.3 グルココルチコイドの作用とそのメカニズム

グルココルチコイド(GC) は，副腎皮質で生合成されるステロイドホルモンである．ほかのステロイドホルモンと同様に脂溶性が高いため，細胞膜を自由に通過して細胞質に存在する特異的GC受容体に結合する．受容体には熱ショックタンパク質(heat shock proteins)などの分子シャペロンが結合しているが，GCが結合するとそれらが離れ，GC-GC受容体複合体が核内へ移行する．それがDNAの特異的結合部位に結合して，特定遺伝子のmRNAへの転写を調節する．またGC-GC受容体複合体は炎症に関係した転写因子であるNF-κBまたはAP-1の一部と結合してその働きを阻害して抗炎症作用を発揮する(図4.1 ③)．

GC : glucocorticoid

すなわち，GC受容体はGCの結合を必須とした転写調節因子であり，さまざまなタンパク質の転写が制御された結果，抗炎症作用を発揮する．抑制される遺伝子は，IL-1, IL-2, IL-3, IL-4, IL-5, IL-6, IL-8およびTNF-αなどの炎症関連サイトカイン，ケモカイン，PLA_2, COX-2, 誘導型PGE合成酵素，細胞接着因子など多岐にわたり，それらが関与する血管透過性亢進，白血球遊走，肉芽腫形成などの急性炎症反応が抑制される．

(a) ステロイド非存在下

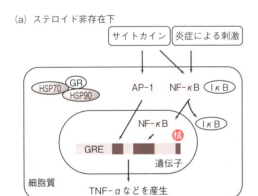

(b) ステロイド存在下

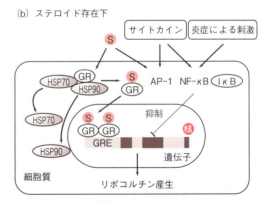

図4.1 ③ グルココルチコイドによる炎症の制御
(a) 炎症刺激によってAP-1やNF-κBなどの転写因子を介して腫瘍壊死因子(TNF-α)などが産生される．
(b) グルココルチコイド(S)は，AP-1やNF-κBなどの働きを阻害することによってTNF-αなどの炎症性サイトカイン産生を抑制する．一方，グルココルチコイド受容体(GR)は熱ショックタンパク質(HSP70, HSP90)と複合体を形成して細胞質に存在している．このGRにSが結合するとHSPが分離され，S-GR複合体が形成される．このS-GR複合体が核内のグルココルチコイド調節要素(GRE)に結合すると，抗炎症タンパク質であるリポコルチンが産生される．
AP-1, NF-κB：転写因子，IκB：NF-κBのインヒビター．

一方，GC は抗炎症作用のみならず全身の正常組織にも作用するため，長期間あるいは高用量での GC 投与は次のような機序で有害な副作用をもたらす.

糖代謝：肝臓での糖新生とグリコーゲン合成を亢進する一方，他臓器の糖利用を抑制することで血糖値を上昇させ，高血糖 / 糖尿病の誘発や増悪を起こす.

タンパク質代謝：コラーゲン生合成を抑制する一方，タンパク質の異化反応を促進させ，皮膚萎縮や褥瘡を起こす.

脂質代謝：高脂血症を起こす一方，異常な脂肪沈着により満月様顔貌(moon face)や中心性肥満を起こす.

心血管系：高血圧，糖尿病，脂質異常の結果，動脈硬化リスクが高まる.

骨代謝：骨芽細胞のアポトーシスを誘導する一方，骨形成を抑制するため，骨粗鬆症の増悪や骨折の誘発を起こす.

免疫系：抗炎症のみならず免疫抑制が起こり，感染症の誘発や増悪が全身性あるいは局所でみられる.

消化器系：胃酸分泌を促進する結果，消化性潰瘍の誘発や増悪を起こす.

ホルモン：持続的な GC の存在がフィードバック抑制の過剰による脳下垂体 ACTH 分泌不全を招き，副腎機能不全を起こす.

4.1.4 副腎皮質ステロイド薬

学修事項 C-4-5
(6) 免疫・炎症・アレルギー系疾患の医薬品

① **ヒドロコルチゾン**〔hydrocortisone，別名コルチゾール(cortisol)〕は，内因性の副腎皮質ステロイドホルモンで，細胞質のグルココルチコイド受容体を介して炎症性タンパク質の発現を抑制するが，抗炎症作用は弱い. 副腎不全の補充療法に頻用される. 注射剤として，**ヒドロコルチゾンコハク酸エステル**(hydrocortisone succinate)があり，ショック時に大量投与で用いられる. 腎臓でのナトリウム再吸収を亢進させるため，電解質代謝への影響がある.

② **プレドニゾロン**(prednisolone)は，ヒドロコルチゾンと比べておよそ4倍の強さの抗炎症作用をもつ. 細胞質のグルココルチコイド受容体を介して炎症性タンパク質の発現を抑制する. ヒドロコルチゾンよりも電解質代謝への影響は抑えられている. **メチルプレドニゾロン**(methylprednisolone)は，さらに抗炎症作用を増強し，なおかつ電解質代謝への影響をプレドニゾロンよりも減弱した合成グルココルチコイドである.

③ **デキサメタゾン**(dexamethasone)，**ベタメタゾン**(betamethasone)は，ヒドロコルチゾンの25倍の強さをもつ非常に強力なステロイドで，血中半減期が長く長時間作用が持続する. 両者は非常によく似ているが，デキサメタ

ゾンは抗がん薬投与時の消化器症状に適応があり，ベタメタゾンは，坐剤が潰瘍性大腸炎に適応がある．

④ **フルチカゾンプロピオン酸エステル**（fluticasone propionate）および**ブデソニド**（budesonide）は，気管支喘息に適応があり，吸入剤として用いる合成グルココルチコイドである．強力な抗炎症作用をもつが，気管支喘息の急性発作には用いない．細胞質のグルココルチコイド受容体に結合後，核内に移行することにより炎症性タンパク質の発現を抑制する．全身性の副作用は両者とも少ないが，口腔カンジダ症，咽頭痛，しわがれ声などに注意する．

⑤ **フルオシノロン**（fluocinolone），**フルオシノロンアセトニド**（fluocinolone acetonide），**モメタゾンフランカルボン酸エステル**（mometasone furoate）は，外用剤として用いる合成グルココルチコイドであり，強力な抗炎症作用をもつ．細胞質のグルココルチコイド受容体に結合後，核内に移行することにより炎症性タンパク質の発現を抑制する．副作用としては，皮膚局所感染や皮膚萎縮（ステロイド皮膚）に注意する必要がある．

　副腎皮質ステロイド薬を図4.1④に示す．

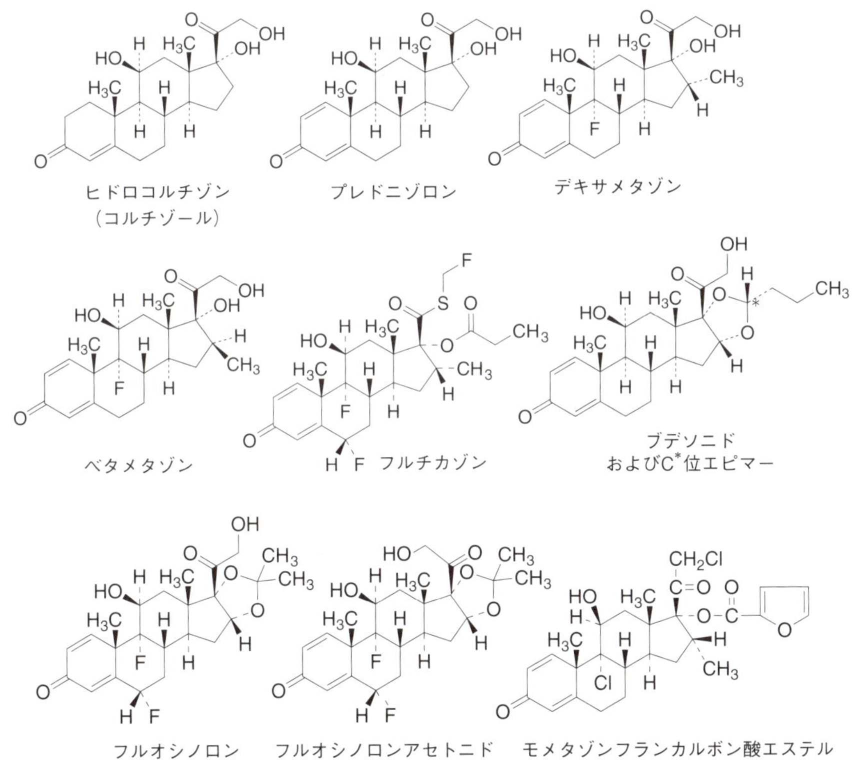

図 4.1 ④　各種副腎皮質ステロイド薬

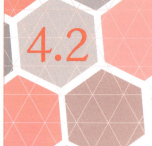
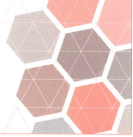

4章 免疫・炎症系の薬理

4.2 非ステロイド性抗炎症薬

❖ **本節の目標** ❖
- 非ステロイド性抗炎症薬の薬理(薬理作用,機序,おもな副作用),および臨床適用について学ぶ.
- 抗炎症薬の作用機序に基づいて炎症について学ぶ.
- 創傷治癒の過程について学ぶ.

4.2.1 エイコサノイド

エイコサノイド(eicosanoid)とは炭素数20の不飽和脂肪酸で生合成されるプロスタグランジン(PG)やトロンボキサン,ロイコトリエンの総称で,基質となる脂肪酸は,四つの不飽和をもつアラキドン酸であることが多く,この代謝経路を**アラキドン酸カスケード**とよぶ.体内でのアラキドン酸は,ほとんどが細胞膜のグリセロリン脂質の2位にエステル結合している.

エイコサノイドの生合成は,アラキドン酸がホスホリパーゼA_2によってグリセロリン脂質より切りだされて始まる.遊離されたアラキドン酸は,**シクロオキシゲナーゼ(COX)**により**プロスタノイド**(prostanoid)へ,**リポキシゲナーゼ**(lipoxygenase)により**ロイコトリエン(LT)**などへと代謝される.エイコサノイドは,貯蔵を受けることなく炎症やアレルギーなどの刺激に応じて産生され,症状の発現に重要な役割を果たしている.

(a) COX経路:プロスタグランジンの生合成

遊離されたアラキドン酸の一部は,COXによって不安定な中間代謝物であるPGH_2に変換される.生成されたPGH_2は,プロスタサイクリン合成酵素などによって,PGI_2,PGD_2,PGE_2,$PGF_{2\alpha}$,**トロンボキサン(TX)A_2** などのプロスタノイドへと変換される.COXには,同じ反応を触媒するが遺伝子が異なる**COX-1**と**COX-2**の**イソ酵素**(isoxyme)がある.COX-1は非誘導の常在型酵素であり,COX-2は誘導型の酵素である.COX-2の誘導には,サイトカインや細胞増殖因子が必要である.

TX:thromboxane

(b) リポキシゲナーゼ経路：ロイコトリエンの生合成

アラキドン酸は，細胞質や小胞体のリポキシゲナーゼにより，環構造をもたない**ヒドロペルオキシエイコサテトラエン酸(HPETE)**へと変換されたのち，**ヒドロキシエイコサテトラエン酸(HETE)**やロイコトリエンとなる(図4.2①)．リポキシゲナーゼは数種類あり，なかでも5-リポキシゲナーゼが生理的に重要な役割を担っている．5-リポキシゲナーゼによって生じた5-HPETEは，LTA$_4$へと変換される．LTA$_4$は，LTB$_4$とLTC$_4$へと変換され，さらにLTC$_4$からLTD$_4$，LTE$_4$が生成される．

HPETE：hydroperoxyeicosatetraenoic acid
HETE：hydroxyeicosatetraenoic acid

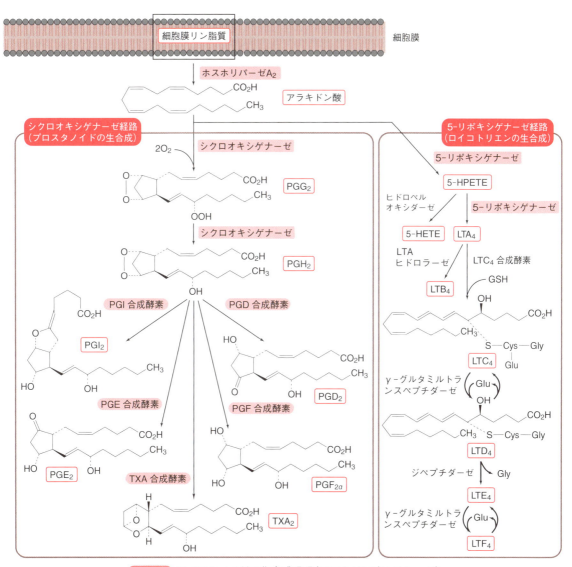

図4.2① エイコサノイドの生合成過程(アラキドン酸カスケード)

4.2.2 急性炎症における役割

疼痛反応：PGは痛覚受容器をリン酸化することによって刺激感受性を増大させ，ブラジキニンなどによる発痛作用を増強する．

血管反応：ブラジキニンやヒスタミン，ロイコトリエンなどに引き起こされる血管透過性亢進は，血管拡張作用をもつPGEおよびPGI$_2$が共存していると促進される．また，LTC$_4$やLTD$_4$は強い血管透過性亢進作用を示す．

発熱：PGE$_2$は発熱中枢に作用して発熱を起こす．

4.2.3 非ステロイド性抗炎症薬

学修事項 D-2-2
(2) 代表的な消炎鎮痛に用いられる薬

NSAIDs：non-steroidal anti-inflammatory drugs

非ステロイド性抗炎症薬(NSAIDs)は，プロスタグランジン(PG)を産生するシクロオキシゲナーゼ(COX)を阻害することで抗炎症作用と鎮痛・解熱作用をもつ医薬品を指す．

(a) 非ステロイド性抗炎症薬の作用機構

非ステロイド性抗炎症薬(NSAIDs)はアラキドン酸からPGH$_2$, PGE$_2$を産生するCOXを阻害することで，PGの産生を抑制し，炎症を抑える(図4.2②)．このことから，NSAIDsはPG産生以外の炎症進行過程には抑制作用をもたないため，副腎皮質ステロイド薬に比べて抗炎症作用は弱い．COXにはCOX-1とCOX-2の2種類のアイソザイムが存在する．多くのNSAIDsは両アイソザイムに対して阻害作用をもつ．そのため，胃粘膜保護作用をもつPGE$_2$の産生まで阻害し，胃粘膜障害などの強い副作用を生じる．

(1) NSAIDsの種類と特徴

NSAIDsはその化学構造から**酸性抗炎症薬**と**非酸性抗炎症薬**に分類される．酸性抗炎症薬は，さらにサリチル酸系，アントラニル酸系，アリール酢酸系，プロピオン酸系，オキシカム系に分類され，おもにCOXを阻害することによるPGの合成阻害作用によって抗炎症作用を示す．非酸性抗炎症薬は，中性抗炎症薬と塩基性抗炎症薬に分類され，中性抗炎症薬は，COX-2への選択性が高い．塩基性抗炎症薬のCOX阻害作用は弱い．

(2) 酸性抗炎症薬

酸性抗炎症薬は，一部は胃から，大部分は小腸から吸収されたのち，COXを阻害することにより，抗炎症・鎮痛・解熱作用を発現する．共通の副作用として，次のものが現れる．

胃腸障害：最も頻度が高く，胃痛をはじめとして，胃腸管刺激症状などが起こる．胃腸障害は，胃粘膜細胞におけるCOX阻害作用により，胃粘膜保護作用をもつPGが減少することによると考えてられている．

腎障害：PG産生が低下するため，水分の貯留を引き起こし，浮腫や高血圧

を引き起こす．
血液および造血系障害：血小板においてTXA$_2$の合成を阻害するために，出血傾向が現れることがある．また，まれに好中球減少症，血小板減少症，再生不良性貧血を引き起こすことがある．
中枢神経症状：頭痛，めまい，耳鳴り，ふらつき感，眠気，精神錯乱，不眠，振戦などの症状が現れることがある．
その他：過敏症，肝障害，皮膚障害が現れることがある．

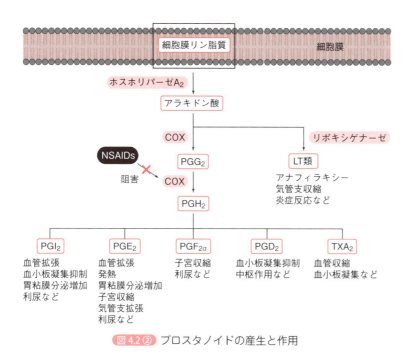

図4.2② プロスタノイドの産生と作用

① サリチル酸系

アスピリン〔aspirin，アセチルサリチル酸(acetylsalicylic acid)〕は，COXの活性部位のあるセリンをアセチル化することにより不可逆的にCOX活性を阻害する．抗血小板薬としての作用は，これを利用したものである．しかし，大量に投与すると血管内皮におけるPGI$_2$産生も抑制するため，血栓形成抑制作用が不十分になる．

【副作用】 胃腸障害など酸性抗炎症薬に共通したものが認められる．また，サリチル酸中毒，すなわち頭痛，めまい，耳鳴り，難聴，悪心・嘔吐，過呼吸などの過敏症も現れる．水痘やインフルエンザに罹患している小児には，ライ症候群を誘発する危険性があるので，禁忌である．

② アントラニル酸系

メフェナム酸(mefenamic acid)は，古典的な解熱・鎮痛・抗炎症薬であるが，鎮痛作用が強い

【副作用】造血障害や過敏症が現れることがある．

③ アリール酢酸系

インドメタシン(indomethacin)は，強力なCOX阻害作用を示し，解熱・鎮痛・抗炎症作用はアスピリンよりも20倍以上強いとされている．消化器系への毒性が比較的強いため，坐剤，軟膏，ハップ剤などの外用剤として用いられることが多い．

【副作用】副作用の発現率は高く，酸性抗炎症薬に共通した副作用が認められる．消化性潰瘍，腎臓病，患者や妊婦には禁忌である．また，中枢性の副作用も生じるので，精神疾患，てんかん，パーキンソン病患者にも用いられない．また，注射剤では**播種性血管内凝固症候群**(**DIC**)に注意が必要である．

インドメタシンファルネシル(indometacin farnesil)はインドメタシンにファルネシル基をつけたプロドラッグで，胃腸障害が少ない．また，**アセメタシン**(acemetacin)もインドメタシンのプロドラッグであり，胃腸障害が軽減されている．

DIC : disseminated intravascular coagulation

スリンダク(sulindac)は，インドメタシンとよく似た化学構造をもつ．体内でスルフィドへと還元されて活性型となる．インドメタシンよりも抗炎症作用は弱いが，血中半減期は長い．

【副作用】酸性抗炎症薬に共通のものが認められるが，胃腸障害の発現率はインドメタシンに比べて低い．腎障害も比較的軽い．

ジクロフェナク(diclofenac)はインドメタシンと同程度の強い抗炎症作用をもつ．比較的COX-2に選択性が高い．COX阻害によるPG産生阻害に加えて，遊離アラキドン酸のトリグリセリドへの取込みを促進し，ロイコトリエンなどのリポキシゲナーゼ代謝物の生成を抑制する．

エトドラク(etodolac)は比較的COX-2選択性が高く，胃腸障害が少ない．またブラジキニン産生抑制による抗炎症作用ももつ．

④ プロピオン酸系

プロピオン酸系には**イブプロフェン**，**ナプロキセン**，**ケトプロフェン**，**ザルトプロフェン**，**ロキソプロフェン**などがある．

非ステロイド性抗炎症薬　4.2　　　277

　イブプロフェン(ibuprofen)は COX を阻害することにより，PG の生成を抑制し，中程度の抗炎症作用をもつ．消炎・鎮痛・解熱作用のバランスがよく頻用されている．
【副作用】副作用はそれほどみられないが，消化性潰瘍，血液障害に注意する．
　イブプロフェンピコノール(ibuprofen piconol)は，外用剤として利用するプロドラッグである．COX 阻害により抗炎症作用を発現する．湿疹・接触皮膚炎・アトピー性皮膚炎・帯状疱疹・尋常性ざ瘡などに適応がある．

イブプロフェン　　　　イブプロフェンピコノール

　ケトプロフェン(ketoprofen)は中程度の抗炎症作用をもち，注射剤・坐剤・外用剤として消炎・鎮痛・解熱に用いられる．イブプロフェンと同様の副作用がみられる．
　ロキソプロフェン(loxoprofen)は生体内でケト基が還元されて活性型になるプロドラッグである．そのため消化器障害が少なく，臨床効果が高いことから，国内において最も使用されている．関節リウマチにも用いられる．
【副作用】消化性潰瘍，血液障害，肝障害などが現れる．
　ザルトプロフェン(zaltoprofen)は，COX-2 に比較的選択性をもち，抗炎症作用に加えて鎮痛作用があり，胃腸障害は比較的少ない．
　ナプロキセン(naproxen)は，プロピオン酸誘導体のなかで最も COX 阻害活性が強い．また，血小板浸潤阻止作用が強く，痛風発作にも用いられる．原因不明熱のうち，腫瘍熱に有効である．

ケトプロフェン　　　ロキソプロフェン　　　ザルトプロフェン　　　ナプロキセン

　フルルビプロフェン　アキセチル(flurbiprofen axetil)は**フルルビプロフェン**(flurbiprofen)のプロドラッグであり，リポ化ターゲット注射剤ががん・術後痛に用いられる．

フルルビプロフェン　アキセチル　　　フルルビプロフェン

⑤ オキシカム系
　ピロキシカム(piroxicam)は COX 阻害作用に加えて，白血球の活性化を

抑制する作用ももっている．また，血中半減期が長く，1日1回投与で有効である．**アンピロキシカム**(ampiroxicam)はピロキシカムのエステル型のプロドラッグである．

メロキシカム(meloxicam)はピロキシカムと同様に，白血球活性化抑制作用をもつ．COX-2への選択性が高いため，胃腸障害が軽減されている．作用の持続時間は長い．

ピロキシカム　　　　　アンピロキシカム　　　　　メロキシカム

（3）非酸性抗炎症薬

① 中性抗炎症薬

セレコキシブ(celecoxib)はCOX-2選択的阻害薬であり，既存のCOX非選択的阻害薬と比較して，胃腸障害や出血傾向などの副作用の少ない抗炎症・鎮痛薬として期待されたが，脳梗塞や心筋梗塞などの心血管系の障害リスクを高める可能性があることがわかり，汎用されるには至っていない．

【副作用】 消化性潰瘍などのほかに，β_2-マイクログロブリンを増加させる．

② 塩基性抗炎症薬

チアラミド(tiaramide)は炎症部位において，ヒスタミンやセロトニンの作用に拮抗する．COX阻害作用，抗炎症作用は弱い．妊婦にも使用が可能である．

【副作用】 過敏症，悪心，食欲不振などの消化器症状が現れる．

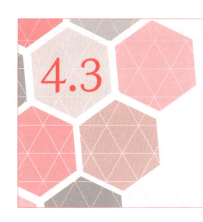

4章 免疫・炎症系の薬理

4.3 抗アレルギー薬

❖ 本節の目標 ❖

- アレルギー治療薬(抗ヒスタミン薬，抗アレルギー薬など)の薬理(薬理作用，機序，おもな副作用)および臨床適用を学ぶ．

4.3.1 アレルギーとは

　免疫は生体防御機構として，非自己と認識される物質(抗原)を排除するように働く．しかし，ときに免疫は過剰な反応を起こし，無害な物質や自己の細胞を傷害することがある．このような過剰免疫反応に基づく生体の傷害性応答全般を**アレルギー**(allergy)とよび，その場合の抗原を**アレルゲン**(allergen)とよぶ．

　アレルギーはさまざまな免疫過剰応答の総称であり，表4.3①のようにメカニズムに基づいて4タイプに分けられる．広義のアレルギーは**液性免疫反応**に基づくⅠ～Ⅲ型と，感作T細胞による**細胞性免疫反応**であるⅣ型に大別される．このうちⅡ，Ⅲ型は自己免疫疾患を含み，4.5節で扱う．Ⅳ型は拒絶反応を含み，4.4節で扱う．そして，即時型のⅠ型アレルギーが狭義の(一般的にいわれる)アレルギーである．

　Ⅰ型アレルギー反応にかかわる免疫細胞について図4.3①に示した．アレルギー素因とは，抗原提示細胞(樹状細胞やマクロファージ)からナイーブT細胞(Th0)が受けた刺激によってバランス的にTh2サイトカイン(IL-4，IL-5，IL-13)を産生する**ヘルパーT細胞**(Th2)が優勢となり，アレルゲンを認識するIgE産生がB細胞で過剰に亢進する．このIgEがマスト細胞(肥満細胞)の高親和性**IgE受容体**(FcεRI)に結合すると，マスト細胞が感作される．摂取したアレルゲンが感作されたマスト細胞上のIgEに結合するとIgE抗体どうしが架橋結合し，Fcε受容体が凝集する．その結果，マスト細胞が活性化して脱顆粒を起こし，産生・蓄積している大量のヒスタミンやセロト

グッドパスチャー症候群
抗糸球体基底膜抗体の発生による自己免疫疾患で，急速進行性糸球体腎炎と肺胞出血をきたす．

表 4.3 ① アレルギーの分類

分類	抗体	アレルゲン	標的細胞	疾患例	細胞因子	メディエーター
Ⅰ型（アナフィラキシー型）	IgE	ハウスダスト，ダニ，花粉など	上皮，粘膜，気管支	花粉症，喘息，じんま疹，アトピー性皮膚炎，食物アレルギー，アナフィラキシーショック	マスト細胞，好塩基球，好酸球	ヒスタミン，ロイコトリエン，PAFなど
Ⅱ型（細胞傷害型）	IgG，IgM	外来性ハプテン，薬剤，細胞膜成分	血球	溶血性貧血（不適合輸血），血小板減少症（紫斑病），グッドパスチャー症候群	マクロファージ，好中球	補体系
Ⅲ型（免疫複合体型）	IgG，IgM	細菌，薬剤，変性IgG・DNA	上皮，血管，関節	糸球体腎炎，全身性エリテマトーデス，関節リウマチ	貪食細胞，白血球	補体系，リソソーム酵素
Ⅳ型（遅延型）	感作T細胞	細菌，真菌，自己抗体	皮膚，肺，神経	ツベルクリン反応，接触性皮膚炎，移植片拒絶	T細胞	サイトカイン，リンホカイン，IFN

PAF：血小板活性化因子，IFN：インターフェロン．

PLA_2：phospholipase A_2
PGs：prostaglandins
TXA_2：thromboxane A_2
LTs：leukotrienes
PAF：platelet activating factor

ニンなどの**ケミカルメディエーター**が放出される．さらにマスト細胞では膜リン脂質からアラキドン酸を生成するホスホリパーゼ A_2（PLA_2）が活性化し，プロスタグランジン類（PGs），トロンボキサン A_2（TXA_2），ロイコトリエン類（**LTs**），血小板活性化因子（**PAF**）といった脂質由来の起炎性物質が産

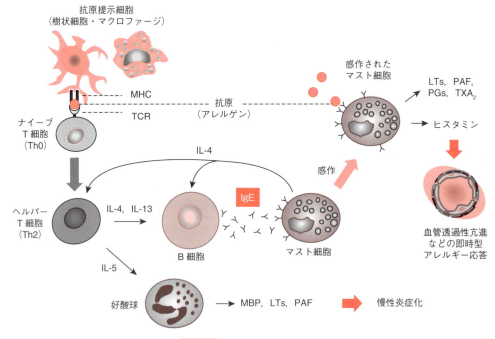

図 4.3 ① Ⅰ型アレルギー反応
MHC：主要組織適合(性)遺伝子複合体，TCR：T細胞受容体．

抗アレルギー薬　4.3　　　*281*

生され，ケミカルメディエーターとともに血管透過性の亢進，血漿成分の漏
出，平滑筋の収縮など，いわゆる即時型アレルギー反応の諸徴候を引き起こす．

　一方，**Th2 ヘルパー T 細胞**が産生する IL-5 は好酸球を組織に浸潤させる
とともに，**主要塩基性タンパク質**（**MBP**）や LTs，PAF の産生を招き，炎症
を慢性化させる．

MBP：major basic protein

4.3.2　Ｉ型アレルギーの代表的疾患

　アレルギー性疾患は年々増加しており，いまでは日本の全人口の約 2 人に
1 人が何らかのアレルギー疾患に罹患しているといわれている〔厚労省リウ
マチ・アレルギー対策委員会報告書，平成 23（2011）年〕．

　（**a**）**花粉症を含めたアレルギー性鼻炎**

　アレルギー性鼻炎〔allergic rhinitis（花粉症，pollinosis）〕はスギやヒノキな
どの花粉あるいはハウスダストなどのアレルゲンに対するＩ型アレルギー反
応を指し，鼻アレルギー症状をもつ頻度は国民の 47.2％（2008 年調査）にの
ぼる．抗ヒスタミン薬と外用ステロイド剤による対症療法が中心となるが，
減感作による根治療法が次つぎと承認されつつある．

　（**b**）**喘　息**

　喘息（asthma）はハウスダストなどのアレルゲンに対するアレルギーが多
く，気道過敏による発作性気管支狭窄を主徴とする．日本全体で 800 万人が
罹患していると考えられ，小児の有病率も 20％程度あるとされる．治療は
発作に対するリリーバーとコントローラーによる長期管理が中心となるが，
詳細については 6.2 節を参照されたい．

　（**c**）**アトピー性皮膚炎**

　IgE 抗体の産生によるＩ型アレルギー反応で表皮バリアに異常が起こり，
<ruby>掻痒<rt>そうよう</rt></ruby>を伴う湿疹の増悪・寛解を主徴とする皮膚疾患を**アトピー性皮膚炎**（**AD**）
である．遺伝的素因に悪化因子が加わり発症するが，近年，表皮バリアを構
成するフィラグリン遺伝子の変異が AD 発症に関与するとされ，日本人 AD
の約 27％にその変異が検出される．AD の有病率は生後 4 か月から 6 歳で
は 12％，20 ～ 30 歳代で 9％とされる（2008 年治療ガイドライン）．治療はス
キンケアと悪化因子の回避を中心として，薬物療法としてグルココルチコイ
ドや免疫抑制薬の外用剤を用いる．

AD：atopic dermatitis

　（**d**）**食物アレルギー**

　特定の食品の摂取によって引き起こされる即時型症状を**食物アレルギー**
（food allergy）といい，軽度の皮膚症状から重度のアナフィラキシーショッ
クに至るものまで多岐にわたる．アレルゲンは乳幼児期には卵，牛乳，小麦
が多く，学童期以降は魚介類，果物類の割合が増えてくる．日本の大規模調

学修事項 **D-2-10**
(1) 花粉症，アナフィラキ
シー
(3) 主な治療薬

査から乳児有病率は5〜10%，学童期は1〜2%とされる（アレルギー疾患診断ガイドライン2010）．抗体測定や皮膚試験などによるアレルゲンの特定が重要であり，アレルゲン回避，減感作療法のほか，重症例ではアナフィラキシーショックによる血圧低下に備えたアドレナリンの自己注射製剤が必要になる．

4.3.3 アレルギー治療薬

学修事項 C-4-5
(6) 免疫・炎症・アレルギー系疾患の医薬品

　図4.3②にアレルギー治療薬の作用点を全体的に理解するための概念を示す．いずれも炎症反応の場となる細胞において，Ca^{2+}動員型のG_q共役型GPCR（Gタンパク質共役型受容体）の活性化に至るプロセスを止める薬物である．なお，これ以外に血管拡張や発痛作用にはcAMP産生を促すG_s共役型プロスタノイドEP_2受容体やIP受容体が関与している．

　なお，「抗アレルギー薬」という用語は，厳密にはⅠ型アレルギー治療薬のうち，ヒスタミン遊離の抑制あるいはプロスタノイドやロイコトリエンなど膜脂質由来の生理活性物質の作用に影響するものを指す．したがって，抗ヒスタミン薬，抗炎症性グルココルチコイド製剤，NSAIDsはアレルギーの治療に用いても「抗アレルギー薬」ではない．グルココルチコイド製剤については4.1節，NSAIDsについては4.2節ですでに述べられているので，本節では抗ヒスタミン薬と狭義の抗アレルギー薬，さらに最近用いられはじめた減感作療法薬について述べる．

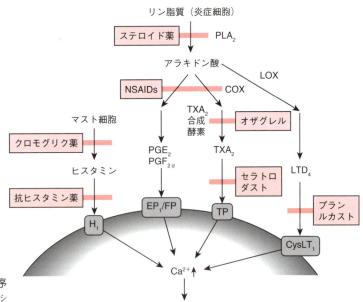

図4.3② アレルギー治療薬の作用機序
PLA_2：ホスホリパーゼA_2，LOX：リポキシゲナーゼ，COX：シクロオキシゲナーゼ，NSAIDs：非ステロイド性抗炎症薬．

抗アレルギー薬　4.3　　283

（a）抗ヒスタミン薬（H$_1$受容体遮断薬）

　抗ヒスタミン薬（H$_1$受容体遮断薬）は，マスト細胞から放出されるヒスタミンの作用に拮抗する薬剤である．脂溶性が高く，**脳血液関門（BBB）**を容易に通過するため顕著な中枢性副作用をもつ薬物を第一世代（または古典的）抗ヒスタミン薬といい，脳血液関門を通過しづらく中枢性副作用を少なくした薬物を第二世代（その一部はさらに非鎮静性）抗ヒスタミン薬という（表4.3②）．

（1）第一世代（古典的）抗ヒスタミン薬

　第一世代（古典的）抗ヒスタミン薬には，**ジフェンヒドラミン**（diphenphydramine）や**クレマスチン**（clemastine），**クロルフェニラミン**（chlorpheniramine），**プロメタジン**（promethazine），**ヒドロキシジン**（hydroxyzine），**シプロヘプタジン**（syroheptadine）などがある．共通の化学構造として，エチルアミン骨格をもち，ヒスタミン H$_1$ 受容体のみならず，ムスカリン受容体やドパミン受容体も遮断するため，鎮静作用（眠気，注意力の低下），制吐・抗動揺病作用などの副作用がある．

　ジフェンヒドラミンは副作用を活かして動揺病予防薬や睡眠改善薬としても使われている．クロルフェニラミンや OTC 総合感冒薬などによく配合されている．

（2）第二世代（または非鎮静性）抗ヒスタミン薬

　第二世代抗ヒスタミン薬のうち，**ケトチフェン**（ketotifen）や**アゼラスチン**（azelastine），**オキサトミド**（oxatomide）は抗コリン作用は弱いが，中枢抑制作用がある．**フェキソフェナジン**（fexofenadine），**エピナスチン**（epinastine），**エバスチン**（ebastine），**セチリジン**（cetirizine），**レボセチリジン**（levocetirizine），**ベポタスチン**（bepotastine），**オロパタジン**（olopatadine），**ロラタジン**（loratadine），**デスロラタジン**（desloratadine）などは抗コリン作用が弱いことに加え，脳内移行が少ないため，**非鎮静性抗ヒスタミン薬**とよばれる．第二世代抗ヒスタミン薬にはケミカルメディエーター遊離抑制作用をもつものが多く，とくに非鎮静性抗ヒスタミン薬は中枢抑制作用が少ないため，アレルギー性疾患の長期管理によく用いられる．

BBB：blood-brain barrier

ジフェンヒドラミン

クレマスチン

クロルフェニラミン

および鏡像異性体
プロメタジン

および鏡像異性体

ヒドロキシジン

シプロヘプタジン

ケトチフェン

アゼラスチン

オキサトミド

フェキソフェナジン

表4.3② 抗アレルギー薬

カテゴリー	薬物名	作用機序	おもな副作用
第一世代抗ヒスタミン薬	ジフェンヒドラミン	ヒスタミン H_1 受容体を遮断してアレルギー反応を抑制，エタノールアミン系で抗コリン作用・中枢抑制も強い，制吐薬，睡眠改善薬としても使う	眠気，鎮静，口渇，緑内障・前立腺肥大症に禁忌
	クレマスチン	ヒスタミン H_1 受容体を遮断しアレルギー反応を抑制，エタノールアミン系，持続性で抗コリン作用は比較的弱い，小児にも使用可能	眠気，緑内障・前立腺肥大症に禁忌
	クロルフェニラミン	ヒスタミン H_1 受容体を中等度の強さで遮断してアレルギー反応を抑制，OTC でよく用いられる	眠気，緑内障・前立腺肥大・新生児に禁忌
	プロメタジン	ヒスタミン H_1 受容体を遮断してアレルギー反応を抑制，フェノチアジン系，中枢性抗コリン作用をもち抗パーキンソン・制吐活性をもつ	光線過敏症（フェノチアジン），鎮静，緑内障・前立腺肥大・2 歳未満に禁忌，CYP2D6 代謝
	ヒドロキシジン	ヒスタミン H_1 受容体を強力に遮断してアレルギー反応を抑制，ピペラジン系，中枢抑制が強く抗不安薬としても用いられる	眠気，倦怠感，口渇，妊婦・ピペラジン過敏症に禁忌
	シプロヘプタジン	ヒスタミン H_1 受容体を遮断してアレルギー反応を抑制，ピペリジン系，抗セロトニン・抗コリン作用もある	眠気，鎮静，食欲亢進，緑内障・前立腺肥大・新生児に禁忌
第二世代抗ヒスタミン薬	ケトチフェン	ヒスタミン H_1 受容体を遮断しアレルギー反応を抑制，PAF による好酸球活性を抑制，ケミカルメディエーター(CM)遊離を抑制	眠気，口渇，痙攣，悪心嘔吐，肝障害，てんかんに禁忌
	アゼラスチン	ヒスタミン H_1 受容体を遮断しアレルギー反応を抑制，ロイコトリエン産生・遊離を抑制	眠気，口渇，倦怠感，味覚異常
	オキサトミド	ヒスタミン H_1 受容体を遮断しアレルギー反応を抑制，ロイコトリエン・PAF 産生・遊離を抑制	肝障害，過敏症，眠気，嘔気，妊婦に禁忌，CYP3A4・2D6 代謝，2 歳以下には慎重投与（錐体外路症状）
第二世代（非鎮静性）抗ヒスタミン薬	フェキソフェナジン	ヒスタミン H_1 受容体を遮断しアレルギー反応を抑制，炎症性サイトカインの産生を抑制，催眠作用少ない	過敏症，肝障害
	エピナスチン	ヒスタミン H_1 受容体を遮断しアレルギー反応を抑制，ロイコトリエン・PAF に拮抗，催眠作用少ない	眠気，口渇，倦怠感
	エバスチン	体内で活性体に代謝，ヒスタミン H_1 受容体を遮断しアレルギー反応を抑制，持続性で催眠作用少ない	眠気，口渇，倦怠感
	セチリジンレボセチリジン	ヒスタミン H_1 受容体を遮断しアレルギー反応を抑制，好酸球の遊走・活性化を抑制，持続性で催眠作用少ない	眠気，口渇，倦怠感，ピペラジン過敏症に禁忌
	ベポタスチン	ヒスタミン H_1 受容体を遮断しアレルギー反応を抑制，好酸球浸潤抑制，IL-5 産生抑制，催眠作用少ない	眠気，消化器症状，肝障害，腎機能障害に注意

抗アレルギー薬　4.3　285

表4.3② 抗アレルギー薬（つづき）

カテゴリー	薬物名	作用機序	おもな副作用
第二世代 （非鎮静性） 抗ヒスタミン薬	オロパタジン	ヒスタミン H_1 受容体を遮断しアレルギー反応を抑制，ロイコトリエン・トロンボキサン・PAFの産生・遊離を抑制，催眠作用少ない	肝障害，眠気，口喝，倦怠感，
	ロラタジン デスロラタジン	ヒスタミン H_1 受容体を遮断しアレルギー反応を抑制，ロイコトリエン遊離抑制，好酸球浸潤抑制，催眠作用少ない	ショック，肝障害，眠気，消化器症状，過敏症に禁忌，CYP3A4・2D6代謝，3歳以上の小児に適応
ケミカル メディエーター 遊離抑制薬	クロモグリク酸	世界初の抗アレルギー薬，マスト細胞からのケミカルメディエーター遊離抑制，抗ヒスタミン作用をもたない	粘膜刺激，下痢
	トラニラスト	マスト細胞からのケミカルメディエーター遊離抑制，抗ヒスタミン作用をもたない	膀胱炎，好酸球増加，肝障害
	ペミロラスト	マスト細胞からのケミカルメディエーター遊離抑制，抗ヒスタミン作用をもたない	腹痛，肝障害
TXA_2 合成酵素 阻害薬	オザグレル	トロンボキサン TXA_2 合成酵素を阻害，血管・気管支平滑筋を弛緩	出血傾向，発疹，掻痒
TXA_2 受容体 遮断薬	セラトロダスト	トロンボキサン A_2 の作用をプロスタノイドTP受容体で遮断，気管支平滑筋を弛緩させ拡張	溶血性貧血，肝障害
	ラマトロバン	トロンボキサン A_2 の作用をプロスタノイドTP受容体で遮断，プロスタグランジン D_2 の作用をDP受容体で遮断，アレルギー性鼻炎に適応	発疹，掻痒，消化器症状，肝障害
ロイコトリエン 受容体遮断薬	プランルカスト	システイニルロイコトリエン CysLT1 受容体を選択的に遮断し，抗炎症および気道収縮を抑制	過敏症，肝障害
	モンテルカスト	システイニルロイコトリエン CysLT1 受容体を選択的に遮断し，抗炎症および気道収縮を抑制	過敏症，肝障害
Th2 サイトカ イン阻害薬	スプラタスト	ヘルパーT細胞からの IL-4 および IL-5 産生抑制による IgE 産生抑制と好酸球浸潤抑制	嘔気，胃部不快感，発疹
減感作療法薬	標準化スギ花粉エキス	スギ花粉症に舌下液または皮下注を減感作療法として用いる	アナフィラキシーショックに注意
	ヤケヒョウヒダニエキス・コナヒョウヒダニエキス配合	ダニ抗原によるアレルギー性鼻炎に舌下錠，気管支喘息に皮下注を減感作療法として用いる	アナフィラキシーショックに注意

（b）抗アレルギー薬

（1）ケミカルメディエーター遊離抑制薬

ケミカルメディエーター遊離抑制薬はマスト細胞から IgE 依存性にヒスタミンなどのケミカルメディエーターが脱顆粒で放出されるのを防ぐ「酸性抗アレルギー薬」ともよばれる一群であり，薬効が発揮されるまで数週間の予備投与が必要とされる．

クロモグリク酸（cromoglycate）は最初に登場した抗ヒスタミン作用をもたない抗アレルギー薬である．内服のほか，吸入や点鼻，点眼でも用いられ

エピナスチン　エバスチン　セチリジン　レボセチリジン

ベポタスチン　オロパタジン　ロラタジン　デスロラタジン

るが粘膜刺激作用がある．**トラニラスト**(tranilast)は日本でナンテン配糖体の研究から見いだされた物質であり，最近では抗アレルギー作用以外にTGF-β抑制とコラーゲン合成抑制作用からケロイド・肥厚性瘢痕の治療にも用いられる．副作用には出血性膀胱炎がある．ほかに，**ペミロラスト**(pemirolast)がある．

クロモグリク酸　トラニラスト　ペミロラスト

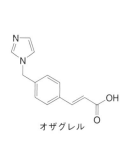

オザグレル

セラトロダスト

ラマトロバン

(2) 抗トロンボキサン A₂ 薬

TXA₂の作用を減弱させる薬物には，TXA₂合成酵素を阻害する作用をもつ**オザグレル**(ozagrel)と，TXA₂の選択的受容体(プロスタノイドTP受容体)を拮抗的に遮断する**セラトロダスト**(seratrodast)，**ラマトロバン**(ramatroban)がある．

オザグレルは内服で気管支喘息に適応をもち予防的に用いられるが，抗アレルギー作用以外に血小板凝集抑制作用をもつことから，くも膜下出血後の脳血管れん縮にも用いられる．

セラトロダストはTP受容体遮断作用により気管支平滑筋を弛緩させ，気管支喘息に内服で適応をもつが，肝障害に注意が必要である．ラマトロバンはプロスタグランジンD₂受容体(プロスタノイドDP受容体)に対する遮断作用もあり，アレルギー性鼻炎に内服で適応をもつ．

(3) 抗ロイコトリエン薬

アラキドン酸からリポキシゲナーゼ経路でマスト細胞や血球細胞で合成さ

プランルカスト　　　　　　　　　　　　　　　　モンテルカスト

れるロイコトリエンは，システイニルロイコトリエン（CysLT）受容体を介して強力な気管支平滑筋収縮作用と血管透過性亢進作用を発揮する．アレルギー性応答に関与する CysLT1 受容体を選択的に遮断する**プランルカスト**（pranlukast），**モンテルカスト**（montelukast）は内服で気管支喘息やアレルギー性鼻炎に適応をもつ．

（4）抗 Th2 サイトカイン薬

インターロイキン 4 および 5（IL-4/5）は，それぞれ IgE 抗体産生と好酸球浸潤にかかわる Th2 サイトカインである．**スプラタスト**（suplatast）はジメチルスルホニウム構造をもつ含硫化合物で，IgM，IgG 抗体の産生に影響することなく，IgE 抗体の産生を抑制するとともにケミカルメディエーターの遊離を抑制する抗アレルギー薬であり，Th2 サイトカイン阻害薬ともよばれる．発作や症状の予防薬として用いられる．

なお，現在では IgE 抗体そのものや IL-4，IL-5 あるいは IL-13 といった Th2 サイトカイン（およびその受容体）に対する抗体医薬など生物学的製剤が開発されつつある（表4.3③）．

スプラタスト

表4.3③ 生物学的製剤

抗 IgE 抗体	オマリズマブ
抗 IL-5 抗体	メポリズマブ
抗 IL-5 受容体抗体	ベンラリズマブ
抗 IL-4/13 受容体抗体	デュピルマブ
抗 IL-31 受容体抗体	ネモリズマブ

（c）減感作（アレルゲン免疫）療法薬

IgE 抗体が関与する I 型アレルギー反応を起こすアレルゲンを微量かつ長期的に投与して，アレルゲンに対する生体の過敏応答を軽減させようとする新しい治療方法が**減感作（アレルゲン免疫）療法薬**である．**花粉症**の原因として最も多いスギ花粉，ハウスダストによる気管支喘息を起こすダニなどのアレルゲンに対して，**標準化スギ花粉エキス**と**ヤケヒョウヒダニエキス・コナヒョウヒダニエキス配合**が現在までに臨床応用されている．注射による皮下免疫療法と舌下免疫療法がある．

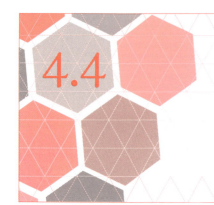

4章 免疫・炎症系の薬理

4.4 免疫抑制薬

❖ 本節の目標 ❖

- 免疫抑制薬の薬理(薬理作用,機序,おもな副作用)および臨床適用を学ぶ.

4.4.1 免疫抑制薬の定義と範囲

 D-2-10
(2) 関節リウマチ,全身性エリテマトーデス,拒絶反応,移植片対宿主病
(3) 主な治療薬

　免疫抑制薬(immunosuppressant)とは,体内で過剰に起こっている免疫応答を抑制しようとする薬剤の総称である.より正確には,アレルギー治療薬のように液性免疫機構を抑制する薬物は含まず,Ⅳ型アレルギーのような遅延性の細胞傷害メカニズムに対して抑制をかける薬物を指す.

　免疫抑制薬とは獲得免疫機構のうち,Th1サイトカイン(IL-2, IFNγ, TNF-α)を産生するヘルパーT細胞であるTh1細胞の機能を制御する一群の薬物に相当する(図4.4①).適応症としては,臓器移植後の拒絶反応の予

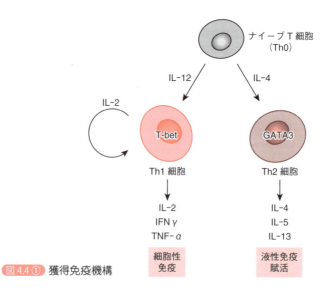

図4.4① 獲得免疫機構

防および抑制や各種の自己免疫疾患があげられる．拒絶反応抑制の目的では
さまざまな免疫抑制薬が副腎皮質ステロイドなどとの併用によって用いられ
る．自己免疫疾患では，副腎皮質ステロイドや対症療法では効果不十分な場
合に免疫抑制薬が用いられるケースが多い．

　広い意味での細胞免疫抑制作用をもつ薬物は多種多様で，作用点がさまざ
まに異なる．本節ではグルココルチコイド(4.1節)，関節リウマチ治療薬(4.5
節)，抗悪性腫瘍薬(8.5節)との重複を除外し，主として臓器移植後の拒絶
反応の予防および抑制に用いられる薬物を中心に，自己免疫疾患，さらには
末梢骨髄由来細胞の中枢神経系への浸潤を特徴とする自己免疫疾患である多
発性硬化症に適応のある薬物を含めて紹介する．

　なお，次の免疫抑制薬に共通する副作用として，免疫抑制による易感染性
があげられる．一般細菌に加え，結核，ニューモシスチス肺炎，B型肝炎再
活性化，帯状疱疹，サイトメガロウイルス(**CMV**)感染などに注意が必要で
ある．

> **ニューモシスチス肺炎**
> *Pneumocystis jirovecii* は 原
> 虫に似た真菌であり，日和見
> 感染症として免疫抑制時に発
> 症する．以前はカリニ肺炎と
> よばれた．
>
> **サイトメガロウイルス**
> サイトメガロウイルスは幼少
> 時に不顕性のかたちで感染
> し，ヒトの体内に潜伏してい
> る．免疫抑制下で再活性化
> し，いろいろな病態を引き起
> こす．
>
> CMV：cytomegalovirus

4.4.2　代謝拮抗薬

　代謝拮抗薬は細胞周期で核酸合成の盛んなS期に作用する低分子化合物
であり，阻害する代謝経路によってプリン拮抗薬，ピリミジン拮抗薬，葉酸
拮抗薬に分けられる．ここでは拒絶反応の抑制薬として適応のある3種類の
プリン拮抗薬について述べる．代謝拮抗薬は骨髄抑制による血液障害に注意
が必要である．

（a）アザチオプリン

　アザチオプリン(azathioprine)は欧米で最初に臓器移植の拒絶反応を防止
するのに用いられた免疫抑制薬である(表4.4①)．アザチオプリンはプロド
ラッグであり，グルタチオンのようなSH基含有化合物と非酵素的に反応し
て6-メルカプトプリン(6-MP)に変換される．活性体の6-MPはプリンヌク
レオチドの生合成を阻害し，リンパ球の機能を抑制する．6-MPは白血病治
療薬であるが，6-MPへの変換が体内でゆっくり行われるため，一定の有効
血中濃度の維持が必要な免疫抑制剤としてアザチオプリンは好都合である．
アザチオプリンは後に開発された免疫抑制薬ほど強力ではなく，臓器移植で
は併用薬として用いられる．臓器移植以外に，治療抵抗性のリウマチ性疾患，
クローン病，潰瘍性大腸炎などの自己免疫疾患にも適応をもつ．骨髄抑制や
肝機能障害の副作用があり，最近では代謝酵素(チオプリンメチル転移酵素)
の遺伝子多型と血中濃度との関連が示唆されている．

アザチオプリン

6-MP：6-mercaptopurine

表4.4① 免疫抑制薬

カテゴリー	薬物名	作用機序	おもな副作用
代謝拮抗薬	アザチオプリン	体内で活性体に変換，プリン生合成を阻害，リンパ球の抑制により免疫反応を抑制，治療抵抗性のリウマチ性疾患・クローン病・潰瘍性大腸炎・臓器移植時拒絶反応に適応	血液障害，ショック，肝障害，消化器症状
	ミゾリビン	細胞周期に作用して核酸合成を阻害，リンパ球抑制，移植拒絶反応や自己免疫を抑制，腎移植拒絶反応・ループス腎炎・関節リウマチに適応	骨髄抑制，肝障害，易感染，間質性肺炎
	ミコフェノール酸モフェチル	マイコトキシン誘導体プロドラッグ，$de\ novo$ 系律速段階イノシン一リン酸脱水素酵素(IMPDH)を阻害，DNA合成抑制，リンパ球抑制，移植拒絶反応を抑制，臓器移植拒絶反応に適応，海外では全身性エリテマトーデス(SLE)にも	消化管出血，血液障害，肝障害，精神症状
T細胞シグナル抑制薬	シクロスポリン	シクロフィリンと結合し，カルシニューリンの脱リン酸化を阻害，T細胞のIL-2産生を抑制，免疫抑制，臓器および骨髄移植の拒絶反応・ベーチェット病・尋常性乾癬・ネフローゼ症候群などに適応	感染症，腎障害，高血圧，高血糖，高カリウム血症，多毛
	タクロリムス	FK506結合タンパク質を介してカルシニューリンの脱リン酸化を阻害，T細胞を抑制，強力な免疫抑制，軟膏剤はアトピー性皮膚炎に適応，臓器および骨髄移植の拒絶反応を抑制，外用アトピー薬	感染症，腎障害，高血圧，高血糖，消化器症状
	エベロリムス	哺乳類ラパマイシン標的タンパク質(mTOR)を阻害，腫瘍細胞やT細胞の増殖・血管新生を抑制，用量に応じて免疫抑制(少量)，抗悪性腫瘍(大量)	感染症，間質性肺炎，高血糖，血液障害，浮腫
	バシリキシマブ	抗IL-2受容体αサブユニット(CD25)キメラ抗体，IL-2作用に拮抗しT細胞活性化を阻害，腎移植後の急性拒絶反応を抑制	頭痛，発熱，血液障害，肝障害
多発性硬化症治療薬	フィンゴリモド	スフィンゴシン-1-リン酸受容体S1PR1に結合，受容体を細胞に内在化し分解を促進，リンパ球機能の抑制により免疫抑制，多発性硬化症に適応	感染症，徐脈性不整脈，血液障害，消化器症状
	ナタリズマブ	白血球表面にあるインテグリン$α_4$に結合，白血球の脳血液関門通過に必要な$α_4β_1$インテグリンとVCAM-1の相互作用を阻害，多発性硬化症の病巣形成を阻止	進行性多巣性白質脳症(PML)，感染症，過敏症，肝障害

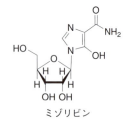

ミゾリビン

MMF：mycophenolate mofetil
MPA：mycophenolic acid

(b) ミゾリビン

ミゾリビン(mizoribine)は糸状菌の培養液から発見されたイミダゾール系の核酸関連物質であり，体内でリン酸化された後，プリン合成系を阻害し，リンパ球の機能を抑制する．腎移植時の拒絶反応抑制のほか，治療抵抗性の関節リウマチやループス腎炎などに適応をもつ．腎排泄型薬剤なので，腎機能に注意して用量を決定する．

(c) ミコフェノール酸モフェチル

ミコフェノール酸モフェチル(MMF)は，ペニシリウム属細菌が産生するマイコトキシンである**ミコフェノール酸**(MPA)の生物学的利用度を高めたエステル型プロドラッグである．体内で加水分解されて生じる活性体MPAはグアノシンヌクレオチド生合成における $de\ novo$(新合成反応)経路の律速

免疫抑制薬　4.4　291

COLUMN　ループス腎炎と全身性エリテマトーデス

　全身性エリテマトーデス(systemic lupus erythematosus；SLE)は抗核抗体(自分の細胞核を攻撃する抗体)をはじめ，さまざまな自己の抗原に対して抗体が産生されてしまう代表的な自己免疫疾患である．SLE に特徴的な免疫異常を原因として生じる腎障害を**ループス腎炎**とよぶ．

ループス腎炎では自己抗体が血中の抗原と結合して免疫複合体を形成し，これが糸球体に結合および沈着する結果，腎炎が引き起こされる．SLE におけるループス腎炎の発症頻度は 50〜70%とされている．

酵素であるイノシン一リン酸脱水素酵素(IMPDH)を特異的に阻害することによりプリン生合成を阻害する．リンパ球細胞は核酸合成をおもに *de novo* 経路に依存しているため，免疫細胞以外が利用する salvage(再利用反応)経路に影響することなく，強力な免疫抑制機能を発揮する．MMF は臓器移植の拒絶反応抑制のほか，ループス腎炎にも適応をもつ．作用は強力だが催奇形性があるため，妊婦には禁忌である．

IMPDH：inosine monophosphate dehydrogenase

ミコフェノール酸モフェチル

4.4.3　T 細胞シグナル抑制薬

　ヘルパー T 細胞の増殖は IL-2 に依存しているが，IL-2 の産生あるいは受容体シグナルを抑制する化合物が T リンパ球に特異的な免疫抑制薬として用いられている．

（a）カルシニューリン阻害薬
（1）シクロスポリン

　シクロスポリン(CsA)は 1970 年代にノルウェーの土壌真菌 Tolypocladium inflatum の培養液から分離された分子量 1202 で脂溶性の環状ペプチドである．拒絶反応抑制効果が強く，副腎皮質ステロイドとの併用によって臓器移植が現在のように医療として定着することに貢献した．CsA は T リンパ球の細胞質にあるシクロフィリンと結合し，カルシニューリンの脱リン酸化を阻害することで転写因子 NFAT，活性化 T 細胞核因子の核移行に依存した IL-2 産生を抑制し，細胞性免疫を抑制する(図 4.4 ②)．適応症は臓器および骨髄移植の拒絶反応のほか，ベーチェット病や尋常性乾癬，ネフローゼ症候群など広く自己免疫疾患にも用いられる．腎障害，高血圧，高血糖などの

NFAT：nuclear factor of activated T cells

TDM：therapeutic drug monitoring

副作用がある．CYP3A4 代謝で**治療薬物モニタリング**(TDM)対象である．

(2) タクロリムス

タクロリムス(tacrolimus，開発コード名 FK506)は 1980 年代に筑波で放線菌 *Streptomyces tukubaensis* から見いだされた分子量 822 のマクロライド系抗生物質である．FK506 は T リンパ球の細胞質で FK506 結合タンパク質 (FKBP)と結合し，CsA よりも強力にカルシニューリンの脱リン酸化を阻害する(図 4.4 ②)．移植臓器後の拒絶反応を抑制する活性は，用量比で CsA の 10〜30 倍とされ，移植治療において重要な役割を果たしている．拒絶反応抑制以外に，全身型重症筋無力症，関節リウマチ，ループス腎炎などの自己免疫疾患にも適応をもつ．また，軟膏製剤がアトピー性皮膚炎に使用されている．CYP3A4 代謝で TDM 対象である．

(b) mTOR 阻害薬

エベロリムス(everolimus)は 1990 年代に**シロリムス**[sirolimus，別名**ラパマイシン**(rapamycin)]の誘導体として合成されたマクロライド系免疫抑制薬である．エベロリムスは細胞質の FKBP12 と結合して複合体を形成し，IL-2 受容体の下流にあって T リンパ球の細胞周期を G_1 期から S 期に移行させるセリン・スレオニンキナーゼである**哺乳類ラパマイシン標的タンパク質** (mTOR)を阻害する(図 4.4 ②)．その結果，エベロリムスによって T リンパ球増殖が抑制され，細胞性免疫が抑制される．mTOR は T 細胞以外にも

mTOR：mammalian target of rapamycin

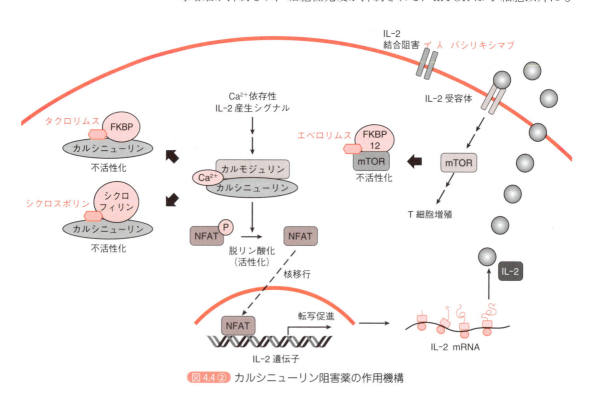

図 4.4 ② カルシニューリン阻害薬の作用機構

免疫抑制薬　4.4　　293

シクロスポリン（CsA）

タクロリムス

エベロリムス

シロリムス

血管新生などさまざまな細胞増殖にかかわる代謝経路に関与するため，エベロリムスは高用量において，抗悪性腫瘍剤として腎細胞がんに適応をもつ．

（c）抗 IL-2 受容体抗体

バシリキシマブ（basiliximab）はヒト IL-2 受容体α鎖（CD25）に対するヒト/マウスキメラ型モノクローナル抗体である．バシリキシマブは高親和性 IL-2 受容体を介した T 細胞の活性化および増殖を抑制し，臓器移植後に発現する急性拒絶反応を抑制する．

このほかにも免疫抑制作用のある生物学的製剤が数多く開発され，関節リウマチなどの自己免疫疾患で用いられている（4.5 節を参照）．

4.4.4　多発性硬化症治療薬

（a）S1P 受容体作用薬

フィンゴリモド（fingolimod）は冬虫夏草の一種である *Isaria sinclairii* 由来の天然物であるマイリオシンの構造変換により得られた化合物であり，体内でリン酸化され，活性体がスフィンゴシン -1- リン酸（S1P）受容体を標的とする多発性硬化症治療薬である．スフィンゴ脂質メディエーターである S1P

S1P : sphingosine-1-
phosphate

> **COLUMN　多発性硬化症**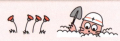
>
> 　中枢神経系において神経細胞体が多く存在している領域は，その色から灰白質とよばれる．一方，神経細胞体が少なく，神経軸索が多く存在する領域は白質とよばれ，軸索を包囲するミエリン鞘によって白っぽく見える．
> 　ミエリン鞘はその絶縁機能によって神経の伝導速度を高めているが，ミエリンの減少により白質の機能障害が起こることを脱髄という．
> 　**多発性硬化症**(multiple sclerosis；MS)は原因不明な中枢神経系の脱髄疾患(白質障害)で，欧米白人に好発し，90%が15〜50歳で発病する．大脳，小脳の脳室周囲の白質，脳幹，脊髄，視神経に多発し，寛解・再発を繰り返す．ミエリン抗原に対する自己免疫が本態であると考えられている．急性増悪期にはステロイド大量療法が，再発および進行防止にIFNβ注射薬やここで紹介する**疾患修飾薬**(disease-modifying drug；DMD)が用いられるが，十分な治療効果をあげる薬はまだない．

はスフィンゴミエリン由来のスフィンゴシンがスフィンゴシンキナーゼによってリン酸化されて生成され，S1P受容体を介して多彩な生理活性を示す．S1P受容体には5種類のサブタイプ($S1P_{1〜5}$)が知られている．そのうち$S1P_1$受容体はリンパ球において高発現しており，リンパ球がリンパ節などの二次リンパ組織からでる過程で重要な役割を果たすことが示されている．

フィンゴリモド

VCAM-1：vascular cell adhesion molecule-1
PML：progressive multifocal leukoencephalopathy

　フィンゴリモドのリン酸化体は$S1P_2$を除く4種類のS1P受容体にアゴニストとして作用するが，とくに$S1P_1$受容体に対しては受容体タンパク質の内在化と分解を誘導することで機能的アンタゴニストとして作用する．その結果，二次リンパ組織からのリンパ球の送出が抑制され，自己反応性T細胞の体内循環が低下することで自己免疫抑制作用をもつと考えられている．

(b) 抗インテグリンα₄抗体

　ナタリズマブ(natalizumab)はヒト白血球表面にある細胞接着分子インテグリン$α_4$に結合するヒト化抗体である．ナタリズマブによって，白血球の脳血液関門(BBB)通過に必要な$α_4β_1$インテグリンと血管内皮細胞やアストロサイトに発現する**VCAM-1**との相互作用が阻害され，リンパ球の血管内皮細胞への接着と中枢移行が抑制される結果，多発性硬化症の病巣形成が阻止されると考えられている．**進行性多巣性白質脳症**(**PML**)の発症に注意する必要がある．

進行性多巣性白質脳症
進行性多巣性白質脳症はポリオーマウイルスに属するJCウイルス(JCV)の中枢神経系感染によって起こる脱髄性疾患であり，免疫能が低下した場合に発症する日和見感染症である．ちなみにJCVとは，ポリオーマウイルス科ベータポリオーマウイルス属に分類されるエンベロープをもたないDNAウイルスである．

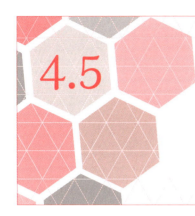

4章 免疫・炎症系の薬理

4.5 抗リウマチ薬

❖ 本節の目標 ❖
- 関節リウマチについて，治療薬の薬理（薬理作用，機序，おもな副作用）および病態（病態生理，症状など）・薬物治療（医薬品の選択など）を学ぶ．

4.5.1 自己免疫疾患とは

　免疫は生体の防御機構としてなくてはならない存在であり，外界からの細菌やウイルスの侵入，あるいはがん細胞の発生などを監視し，これを排除する役目を果す．一方，免疫系は自分自身の体の成分には反応や攻撃をしないように制御されており，これを**自己抗原**(self-antigen)に対する**免疫学的寛容**(immunological tolerance)という．**自己免疫疾患**(autoimmune disease)は，何らかの原因で免疫学的寛容が破綻し，自己の細胞や臓器を免疫系が過剰に攻撃してしまう状態にあり，IL-17を産生するT細胞(Th17細胞)の関与が考えられている（図4.5①）．多くの自己免疫疾患の患者血清中には自己抗原に対する抗体（自己抗体）が検出される（表4.5①）．

制御性T細胞(Treg)
CD4⁺CD25⁺を発現するT細胞サブセットでFOXP3がTreg(regulatory T cell)のマスター転写因子である．Tregを生体から除くと，各種の臓器特異的な自己免疫疾患が自然発症する．一方，がん患者ではTregが増加して腫瘍免疫などの有益な免疫反応が抑制されている．Tregの働きを強めてやれば，自己免疫疾患の治療や臓器移植時の免疫抑制に役立つと期待されている．

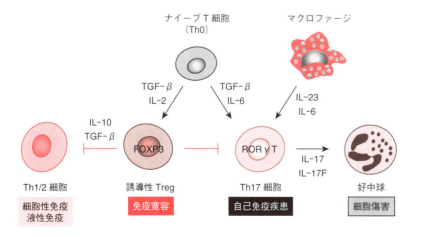

図4.5①　免疫寛容と自己免疫疾患
TGF-β：トランスフォーミング増殖因子β．

表 4.5 ① 代表的な自己免疫疾患と検出される自己抗体

自己免疫疾患	標的臓器・組織	自己抗体
重症筋無力症	骨格筋 nACh 受容体	抗 nAChR 抗体
バセドウ病	甲状腺	抗 TSH 受容体(刺激性)抗体
1 型糖尿病	膵β細胞	抗ランゲルハンス島抗体
関節リウマチ(RA)	関節滑膜	リウマトイド因子(RF)[*1] 抗 CCP 抗体[*2]
全身性エリテマトーデス(SLE)	多臓器	抗 dsDNA 抗体 抗 Sm 抗体[*3]
多発性筋炎・皮膚筋炎	皮膚・筋・肺など	抗 Jo-1 抗体[*3]
強皮症(SSc)	皮膚・肺・腎臓など	抗トポイソメラーゼ抗体
シェーグレン症候群	涙腺・唾液腺・多臓器	抗 SS-B/La 抗体
ウェゲナー肉芽腫症	中・小動脈	抗好中球細胞質(c-ANCA)抗体
天疱瘡	表皮細胞	抗デスモグレイン抗体

SLE：systemic lupus erythematosus, SSc：systemic scierosis, nACh：nicotinic acetylcholine, TSH：thyroid-stimulating hormone, RF：rheumatoid factor, dsDNA：double-standed DNA, SS-B/La：Sjoegren Sydrome-B/La, c-ANCA：cytoplasmic-antineutrophil cytoplasmic antibody

*1　リウマトイド因子：変性 IgG に対する IgM 自己抗体であり，RA(rheumatoid arthritis)に特異性は低く，ほかの膠原病患者や高齢者，慢性感染症患者などでも検出される．
*2　抗 CCP(cyclic citrullinated peptide)抗体：シトルリン化されたフィラグリン(表皮の顆粒細胞で産生される塩基性タンパク質の一種)を認識する自己抗体であり，RA に特異性が高い．
*3　抗 Sm(Smith)抗体，抗 Jo(John)-1 抗体は抗核抗体の固有名．

　自己免疫疾患は重症筋無力症やバセドウ病，1 型糖尿病のように特定の臓器で発現するものも多いが，全身に関節，皮膚や筋肉，肺や腎臓などの臓器に病変が現れることがあり，これらは**膠原病**(collagen disease)とよばれる．

　多くの自己免疫疾患の患者血清中には自己抗原に対する抗体〔**自己抗体**(autoantibody)〕が検出される．おもな自己免疫疾患と自己抗体の関係を表 4.5 ①に示す．

4.5.2　関節リウマチの病態生理

RA：rheumatoid arthritis

　古くは骨や関節に痛みや腫脹をきたす病気をリウマチ性疾患とよんだが，免疫機構の異常により生じる自己免疫疾患であることがわかってきた．関節リウマチ(**RA**)は，自己免疫がおもに手足の関節を侵し，これにより関節痛や関節の変形が生じる炎症性疾患であるが，しばしば血管，心臓，肺，皮膚，筋肉といった全身臓器にも障害が及ぶ(図 4.5 ②)．遺伝的素因があるヒトに環境因子が加わると，関節滑膜微小血管の障害を引き起こし，滑膜組織に好中球やマクロファージ，T 細胞，B 細胞などの集積と血管新生を生じる．これらの細胞群は，炎症を惹起させる IL-1 や TNF-α(腫瘍壊死因子α)などのサイトカインを産生し，滑膜組織の線維芽細胞様滑膜細胞の増殖と破骨細胞や軟骨細胞を異常に活性化させ，関節破壊を引き起こす(図 4.5 ③参照)．

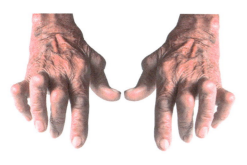

図4.5② 関節リウマチの患者の手

4.5.3 関節リウマチの診断基準

RA の診断基準は時代とともに早期より治療を開始する方向に改訂されてきた．表4.5②にはアメリカ・リウマチ学会 **ACR** および欧州リウマチ学会 **EULAR** による分類基準を示す．

ACR：American College of Rheumatology
EULAR：European League Against Rheumatism

表4.5②　ACR/EULAR 分類基準（2010年）

1) 1か所以上の関節で臨床的に滑膜炎が認められる．
2) 滑膜炎をより妥当に説明する疾患（SLE，乾癬，痛風など）がない．
3) 以下のスコアリングによって合計6点以上で RA と診断する．

A．罹患関節*	スコア
大関節1か所	0
大関節2〜10か所	1
小関節1〜3か所	2
小関節4〜10か所	3
一つの小関節を含む11か所以上	5
B．血清学的検査	
RF，抗 CCP 抗体がともに陰性	0
RF，抗 CCP 抗体のいずれかが低値陽性	2
RF，抗 CCP 抗体のいずれかが高値陽性	3
C．炎症反応	
CRP，血沈がともに正常	0
CRP，血沈のいずれかが異常高値	1
D．罹病期間	
6週未満	0
6週以上	1

＊大関節：肩，肘，股，膝，脚，小関節：手足指，手足首．
CRP：C-reactive protein，C 反応性タンパク質．

4.5.4 抗リウマチ薬

RA の治療は，早期に RA を発見し，早期から抗リウマチ薬による積極的な治療を開始すべきことを意図するように改訂されてきた．最新のガイドラ

学修事項 **C-4-5**
(6) 免疫・炎症・アレルギー系疾患の医薬品

298 **4章** 免疫・炎症系の薬理

学修事項 **D-2-10**
(2) 関節リウマチ，全身性エリテマトーデス，拒絶反応，移植片対宿主病
(3) 主な治療薬

DMARD : disease-modifying antirheumatic drug

GST : gold sodium thiomalate

金チオリンゴ酸ナトリウム

オーラノフィン

ペニシラミン

ブシラミン

アクタリット

イグラチモド

インでは，メトトレキサートが禁忌でなければ最初から投与することを推奨している．

　日本で承認されている抗リウマチ薬は 7 種類の生物学的製剤を加えると 20 種類に及ぶ．RA に特異的に有効と考えられる薬物は**疾患修飾性抗リウマチ薬（DMARD）**とよばれる．DMARD は十分なエビデンスがある薬物ばかりではないが，併用による一定の相加効果はあると考えられている．また，最新のガイドラインでは抗リウマチ薬に低用量ステロイドを併用することを，副作用の発現リスクを検討したうえで強く推奨している．抗リウマチ薬によって早期に症状を寛解させ，薬物を順次減量・中止してゆく．近年では，TNF-α に対するモノクローナル抗体などの生物学的製剤も使用され，エビデンスに基づいて推奨度は高い．

（a）疾患修飾性抗リウマチ薬（DMARD）

　疾患修飾性抗リウマチ薬（DMARD）は遅効性リウマチ薬ともよばれ，炎症所見を改善し，骨破壊を遅らせ，関節外病変に対しても遅延させる効果をもつ．関節リウマチに対する有用性は高いが，中止による症状の再燃や重篤な副作用のため，血液検査や胸部 X 線による副作用モニターが必要である．

（1）金化合物

　RA の金療法には，筋注製剤の**金チオリンゴ酸ナトリウム（GST）**とリウマチ治療用に開発された経口金剤である**オーラノフィン**（auranofin）が使用されている（表 4.5 ③）．硫黄に対して高親和性をもつ金がシステイン SH 基を活性中心にもついろいろなチオール酵素を阻害することによって，細胞性免疫を抑制して治療効果を示すが，効果の発現は遅い．また副作用の出現頻度が高く，重症な皮膚粘膜症状をきたす例もある．ほかにも腎毒性，再生不良性貧血，血小板・顆粒球減少症が認められる．

（2）金属キレート薬

　D-ペニシラミン（D-penicillamine）：ペニシリン代謝物の SH 化合物で，金属キレート作用に基づくコラゲナーゼなどの酵素阻害作用とリウマトイド因子などの免疫複合体にあるジスルフィド結合の解離を起こし，T 細胞の機能を調節すると考えられている．**ブシラミン**（bucillamine）はペニシラミン誘導体である．金剤と同様に皮膚粘膜障害や血液障害が高頻度に起こる．

（3）その他の治療薬

①**アクタリット**（actarit）：サプレッサー T 細胞の賦活による遅延型アレルギー反応の抑制が作用機序とされる．早期発症段階のみに用いられ，エビデンスレベルも高くないため，ガイドラインでは不採用となった．

②**イグラチモド**（iguratimod）：日本で開発された比較的新しい薬物である．転写因子 NF-κB を阻害し，B 細胞において免疫グロブリンの産生を抑制するとともに，炎症性サイトカインの産生を抑制することで過剰な免疫応答を

抗リウマチ薬　4.5　299

表 4.5 ③ 抗リウマチ薬

カテゴリー	薬物名	作用機序	おもな副作用
疾患修飾性抗リウマチ薬（DMARD）	金チオリンゴ酸ナトリウム	一価の金イオンが SH 基をもつ酵素を修飾することによる細胞性免疫調節，注射金製剤，遅効性，歴史は古い	皮膚粘膜症状，消化器症状，腎・肝・血液障害
	オーラノフィン	一価の金イオンが SH 基をもつ酵素を修飾することによる細胞性免疫調節，経口金製剤，遅効性，注射金製剤に比べて作用は緩和	消化器症状，皮膚粘膜症状，腎・肝・血液障害，腎機能低下例に注意
	D-ペニシラミン	金属キレート薬，リウマトイド因子など免疫複合体の -S−S- 結合解離による免疫調節，重金属（銅，水銀，鉛）キレート薬としても用いる	血液障害，中枢症状，皮膚粘膜症状，腎機能低下例に注意，食間空腹時に服用
	ブシラミン	金属キレート薬，リウマトイド因子など免疫複合体の -S−S- 結合解離による免疫調節	血液障害，中枢症状，皮膚粘膜症状，腎機能低下例に注意，食間空腹時に服用
	アクタリット	サプレッサー T 細胞の賦活，遅延型アレルギー反応の抑制，作用は弱く遅効性	皮膚症状，肝・腎障害，妊婦に禁忌
	イグラチモド	転写因子 NF-κB 阻害，B 細胞に作用し免疫グロブリン産生を抑制，炎症性サイトカイン産生抑制，国内開発	肝障害，消化器症状，血液障害，ワルファリン作用増強に注意
	サラゾスルファピリジン	腸内細菌で活性体に酸化的代謝，T 細胞やマクロファージの作用を抑制，炎症性サイトカイン産生抑制により潰瘍性大腸炎や関節リウマチを抑制	過敏症，血液障害，肝障害，サリチル酸過敏症に禁忌，定期的に血液・肝機能・胃機能の検査
免疫抑制薬	メトトレキサート	ジヒドロ葉酸還元酵素を阻害，活性葉酸を補酵素とするチミジル酸およびプリン合成を阻害，関節リウマチ（2 mg），白血病（5〜10 mg），絨毛性疾患（10〜30 mg）に異なる用量で適応	TDM 対象，間質性肺炎，肝障害，胃腸障害，脱毛，感染症，DIC，妊婦・授乳婦・骨髄抑制・腎障害・肝障害・胸膜水・結核に禁忌，休薬期間のある投与スケジュールの指導，腎機能低下例に注意
	レフルノミド	ピリミジン生合成阻害（ジヒドロオロト酸脱水素酵素 DHODH 阻害），自己反応性リンパ球の増殖抑制，プロドラッグ，半減期長い	間質性肺炎，肝障害，皮膚症状，妊婦・慢性肝疾患・活動性結核に禁忌，CYP3A4 代謝
	トファシチニブ	サイトカイン受容体の下流にある JAK1/3 キナーゼを阻害，炎症性サイトカインによるリンパ球増殖・活性化を抑制	感染症，鼻咽頭炎，消化器症状，血液障害，重篤な感染症・結核・重度の肝障害・妊婦などに禁忌，CYP3A4 代謝，定期的な血液・肝機能検査
生物学的製剤	エタネルセプト	TNF-α 受容体と IgG-Fc 断片の融合可溶性タンパク質，炎症促進性サイトカインである TNF-α とリンホトキシン α（LT-α）に結合し不活性化，関節炎を抑制	感染症，過敏症，血液障害，注射部位反応，結核・脱髄疾患に禁忌，メトトレキサートとの併用は必須ではない，自己注射
	インフリキシマブ	抗 TNF-α キメラ抗体，炎症促進性サイトカインである TNF-α に拮抗し，関節炎を抑制，既存治療で効果不十分な関節リウマチ・クローン病・ベーチェット病・尋常性乾癬・潰瘍性大腸炎に適応	ショック，感染症，血液障害，発熱，血圧上昇，頭痛，結核・脱髄疾患に禁忌，メトトレキサートとの併用が必須

（次頁につづく）

4章 免疫・炎症系の薬理

表4.5③ 抗リウマチ薬(つづき)

カテゴリー	薬物名	作用機序	おもな副作用
生物学的製剤	アダリムマブ	抗TNF-α完全ヒト型抗体,炎症促進性サイトカインであるTNF-αに拮抗し,関節炎を抑制,既存治療で効果不十分な関節リウマチ・尋常性乾癬・クローン病・潰瘍性大腸炎など自己免疫疾患に適応	感染症,注射部位反応,消化器症状,結核・脱髄疾患に禁忌,メトトレキサートとの併用は必須ではない,自己注射
	ゴリムマブ	抗TNF-α完全ヒト型抗体,炎症促進性サイトカインであるTNF-αに拮抗し,関節炎を抑制	上気道感染,注射部位反応,過敏症,アバタセプトと併用不可,関節リウマチにメトトレキサートとの併用で4週に1度注射
	セルトリズマブペゴル	抗TNF-αヒト化抗体,炎症促進性サイトカインであるTNF-αに拮抗し,関節炎を抑制	肺炎,感染症,発疹,注射部位反応,アバタセプトと併用不可,重篤な感染症・結核・脱髄疾患・うっ血性心不全に禁忌
	トシリズマブ	抗IL-6受容体ヒト化抗体,炎症促進性サイトカインであるIL-6が介在する関節炎を抑制	感染症,過敏症,血液障害,肝障害,消化器症状,メトトレキサートとの併用は必須ではない
	アバタセプト	CTLA4細胞外領域をもつヒトIgG-Fc断片融合タンパク質,抗原提示細胞との共刺激シグナルを阻害,T細胞活性化抑制	感染症,過敏症,間質性肺炎,血液障害,肝障害

DIC:disseminated intravascular coagulation, 播種性血管内凝固症候群.

抑制する.肝障害,血液障害に注意する必要がある.

③**サラゾスルファピリジン**:潰瘍性大腸炎の治療薬である**サラゾスルファピリジン**〔salazosulfapyridine, 別名**スルファサラジン**(salfasalazine)〕は,腸内細菌で5-アミノサリチル酸とスルファピリジンに分解されて吸収される.活性体の5-アミノサリチル酸はT細胞やマクロファージに作用して,炎症性サイトカインの産生を抑制することによって抗炎症作用を発揮する.ほかのDMARDに比較して副作用は少ないが,消化器症状や皮膚粘膜症状に注意する必要がある.

サラゾスルファピリジン

(b) 免疫抑制薬

④**メトトレキサート(MTX)**:現代のRA治療においてアンカードラッグ(中心的薬剤)として世界的な標準薬に位置づけられるようになったのが**メトトレキサート(MTX)**である.MTXは葉酸代謝酵素であるジヒドロ葉酸還元酵

MTX:methotrexate

メトトレキサート

素を阻害することで活性型葉酸を補酵素とするチミジル酸およびプリン合成を阻害する．この DNA 合成抑制作用によってリンパ球増殖が抑制される．

また，MTX は滑膜線維芽細胞や血管内皮細胞の増殖も抑制し，これらから遊離して好中球を活性化するアデノシンの抑制や，好中球における LTB$_4$ の産生抑制，滑液中の IL-1β 濃度の低下，滑膜でのコラゲナーゼ遺伝子の発現抑制などさまざまな機序が報告されていて，RA による炎症反応の抑制に関与していると考えられる．MTX は週 1 回の少量間欠投与で用いるほか，高用量では抗悪性腫瘍薬としても用いられる．

一方，MTX による呼吸器系の副作用は投与量に関係なく起こり，ときに致命的となる．RA の間質性肺炎合併例には絶対禁忌である．妊婦および授乳婦，過敏症，重症感染症，重症臓器障害，胸水・腹水にも禁忌である．服用スケジュールが間欠的であることから，服用日と休薬を厳守させることが重要である．

⑤**レフルノミド**(leflunomide)：プロドラッグであり，体内で速やかに代謝され活性体に変換される．この活性体は *de novo* ピリミジン生合成に関与する酵素ジヒドロオロト酸脱水素酵素(**DHODH**)を阻害し，ピリミジンヌクレオチドの供給に依存する活性化リンパ球の増殖を強力に抑制する．その結果，自己反応性リンパ球の増殖が抑制される．腸肝循環されるため作用時間が長い．CYP3A4 で代謝され，妊婦・慢性肝疾患・活動性結核に禁忌である．

⑥**トファシチニブ**(tofacitinib)：サイトカイン受容体の下流にあるヤヌスキナーゼ(JAK)を阻害する世界初の JAK 阻害薬であり，炎症性サイトカインによるリンパ球の増殖および活性化を抑制する．JAK1 および JAK3 の阻害は IL-2 のほか，IL-4，IL-7，IL-9，IL-15，IL-21 など共通の γ 鎖をもつサイトカイン受容体を介したシグナル伝達の遮断を引き起こす．重篤な感染症に注意が必要である．

（c）**生物学的製剤**

RA の病態に関与するサイトカインの作用を選択的に阻害する．抗体や融合タンパク質などの生物学的製剤は効果発現が早く，MTX 抵抗性のある RA にも有効である．RA の病態形成において，軟骨破壊につながる滑膜線維芽細胞の活性化や白血球の血管外漏出を引き起こす血管内皮細胞の活性化には TNF-α がおもに関与しており，TNF-α は炎症性サイトカインの最も上流に位置する因子として IL-1, IL-6, IL-8 などの産生にも関与する(図 4.5 ③)．そのため，現在最もよく使われるのは TNF-α の作用を阻害する薬物である．いずれの製剤も高価格であり，感染症に注意するなど，高度な知識と経験を求められる．

⑦**エタネルセプト**(etanercept)：ヒト TNF-α II 型受容体の細胞外ドメインをヒト IgG-Fc 断片と人工的に融合させた可溶性糖タンパク質製剤である．

レフルノミド

DHODH：dihydroorotate dehydrogenase

トファシチニブ

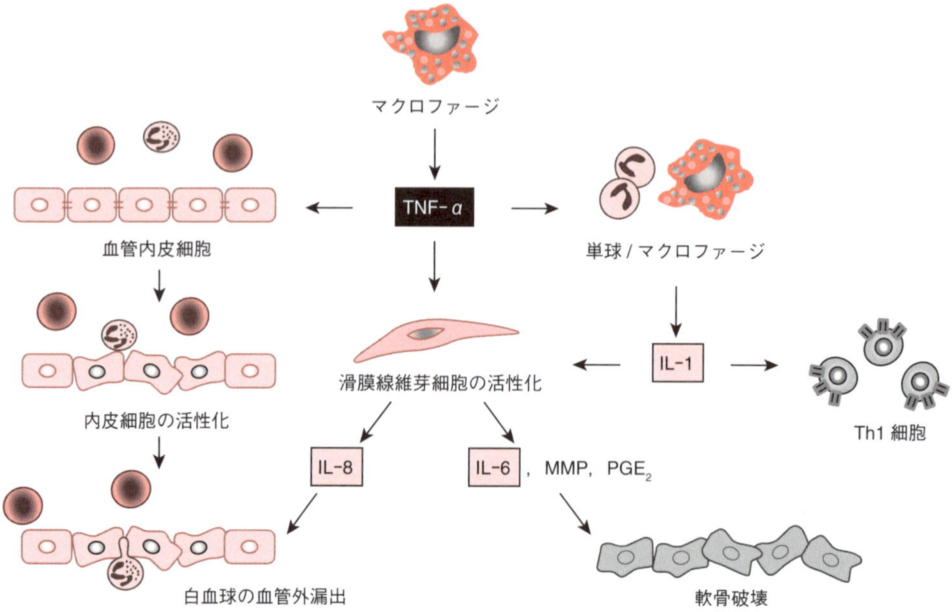

図 4.5 ③ 関節リウマチの病態形成における TNF-αの役割
MMP：matrix metalloproteinase.

LT-α：lymphotoxin-α

炎症促進性サイトカインである TNF-αとリンホトキシンα（**LT-α**）に結合して不活性化することによって，TNF-αシグナルを遮断し，関節炎を抑制する．MTX 併用は効果が増強するため有用であるが，必須ではない．自己注射製剤も登場している．

⑧**インフリキシマブ**（infliximab）：抗ヒト TNF-αキメラ抗体である．炎症促進性サイトカインである TNF-αに結合し，その生物活性を中和するとともに，膜結合型 TNF-α発現細胞を抗体依存性細胞媒介型細胞傷害（**ADCC**）機構によって傷害することで関節炎を抑制する．既存治療で効果不十分な RA のほか，クローン病，ベーチェット病，尋常性乾癬，潰瘍性大腸炎などの自己免疫疾患に適応をもつ．この薬剤に対する免疫反応を抑え効果の増強を図るため，MTX との併用が必須である．

ADCC：antibody-dependent
cellular cytotoxicity

ADA：adalimumab

⑨**アダリムマブ**（**ADA**）：完全ヒト型の抗 TNF-α抗体であり，TNF-αに高い親和性と選択性をもち関節炎を抑制する．既存の治療で効果不十分な RA のほか，尋常性乾癬，クローン病，潰瘍性大腸炎などの自己免疫疾患に適応があり，自己注射も可能である．

⑩**ゴリムマブ**（golimumab）：これも完全ヒト型抗 TNF-α抗体であるが，適応は既存の治療で効果不十分な関節リウマチに限られ，自己注射製剤はない．

⑪**セルトリズマブ ペゴル**（certolizumab pegol）：ヒト化抗 TNF-α抗体の抗原結合部位である Fab 断片にポリエチレングリコール（**PEG**）を結合させた製剤であり，持続性をもたせ，TNF 産生細胞への細胞傷害性を低減させて

PEG：polyethylene glycol

いる．

⑫ **トシリズマブ**（tocilizumab）：国内で開発された抗IL-6受容体ヒト化抗体である．炎症促進性サイトカインであるIL-6が介在する関節炎を抑制する．当初，リンパ増殖性の自己免疫疾患であるキャッスルマン病に対して承認され，後にRAに適応が拡大された．

⑬ **アバタセプト**（abatacept）：上記のサイトカイン阻害薬とは異なり，T細胞選択的共刺激調節剤とよばれる新しいジャンルの薬物である．静止期のT細胞の活性化には，第1シグナル（抗原特異的シグナル）および第2シグナル（共刺激シグナル）の少なくとも2種類のシグナルが必要であることが知られている（図4.5④）．第1シグナルは抗原提示細胞（**APC**）表面の主要組織適合(性)遺伝子複合体（**MHC**）からT細胞受容体（**TCR**）に伝達され，共刺激シグナルは共刺激分子を介する．共刺激分子は複数存在するが，APC表面のCD80/CD86とT細胞表面のCD28との相互作用がT細胞の活性化に最も重要な共刺激シグナルである．一方Tregなど，ある種のT細胞表面にはCTLA-4というCD28共刺激シグナルを抑制する分子が存在する．

アバタセプトはヒトCTLA-4の細胞外ドメインとヒトIgGのFcドメインより構成された遺伝子組換え可溶性融合タンパク質である．アバタセプトはAPC表面のCD80/CD86に高親和性に結合し，CD28共刺激シグナルを阻害することでT細胞の活性化を抑制する．

APC：antigen presenting cell
MHC：major histocompatibility comlex
TCR：T cell receptor

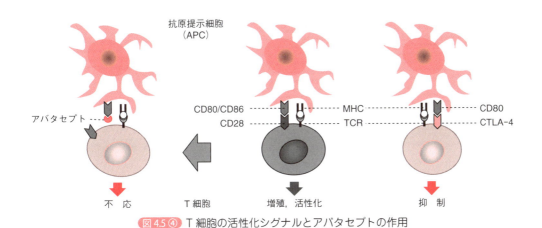

図4.5 ④ T細胞の活性化シグナルとアバタセプトの作用

4章 免疫・炎症系の薬理

4.6 骨代謝薬およびカルシウム代謝薬

❖ **本節の目標** ❖

- 骨粗鬆症，変形性関節症，カルシウム代謝の異常を伴う疾患（副甲状腺機能亢進症，骨軟化症，悪性腫瘍に伴う高カルシウム血症）について，治療薬の薬理および病態・薬物治療を学ぶ．

4.6.1 骨代謝の生理

学修事項 C-7-6
(3) 骨代謝と血中カルシウム濃度の調節機構

骨は一見，安定した組織で変化がないようにみえるが，単球・マクロファージ由来の**破骨細胞**（osteoclast）による古い骨の破壊および吸収〔**骨吸収**（bone absorption）〕と，間葉系細胞由来の**骨芽細胞**（osteoblast）による新しい骨の形成〔**骨形成**（osteogenesis）〕が繰り返されることによって動的な平衡状態が維持されており，これら細胞の機能は機械的刺激，ホルモン，サイトカインによる精密な調節を受けている（図4.6①）．

PTH：parathyroid hormone

骨に対する物理的な負荷（応力）や**副甲状腺ホルモン**（**PTH**）は，骨代謝を促進する因子である．これらの指令を受けた骨芽細胞は，細胞表面に破骨細胞活性化因子であるRANKL（RANKリガンド）分子を発現させる．また，骨芽細胞が合成するオステオプロテゲリンというタンパク質はRANKLに結合して不活性化しているが，PTHはオステオプロテゲリンの合成を阻害

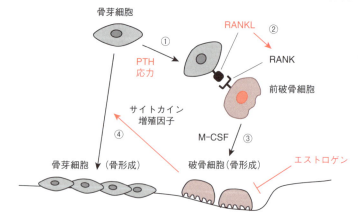

図4.6① 骨芽細胞と破骨細胞

する結果，活性化 RANKL の数を増加させる．

次に，前破骨細胞は **RANK** によって RANKL の指令を受けて破骨細胞へと分化し，骨吸収を開始する．破骨細胞は骨芽細胞に対して増殖性サイトカインの指令をだし，骨形成を活性化させる．このとき破骨細胞の活性を制御している重要なホルモンが女性ホルモン（エストロゲン）である．エストロゲンはさまざまなタンパク質の発現調節によって破骨細胞への分化を抑制し，アポトーシスを促進させる因子である．

このような骨代謝サイクルによって骨はつねに**リモデリング**（remodeling，再構築）を行っている．

RANK：receptor activator of NF-κB

4.6.2 カルシウムの恒常性

カルシウムイオン Ca^{2+} は細胞外液に数 mmol/L 含まれ，あらゆる細胞で興奮，収縮，分泌，遺伝子転写などの生理現象を制御する必須イオンである．また，微小な濃度変化も生体に重大な影響を及ぼすため，その血中濃度は精密に制御されている．しかし，体内の Ca^{2+} の 99％が骨にリン酸カルシウムあるいはタンパク質に結合した形で存在するため，細胞外液の遊離 Ca^{2+} は 1％未満に過ぎず，骨は Ca^{2+} の「貯蔵庫」であるともいえる．

骨の主要成分である Ca^{2+} の動態はビタミン D やホルモンによって精密に調節される（図 4.6 ②，表 4.6 ①）．PTH は血漿 Ca^{2+} 濃度を一定に上昇させるために Ca^{2+} 貯蔵庫である骨を利用していると考えると，PTH の作用は理解しやすい．実際，副甲状腺の主細胞表面には Ca^{2+} 感知受容体が存在し，血中 Ca^{2+} 濃度が低下すると PTH 分泌が促進されるようになっている．

学修事項 C-7-6
(3) 骨代謝と血中カルシウム濃度の調節機構

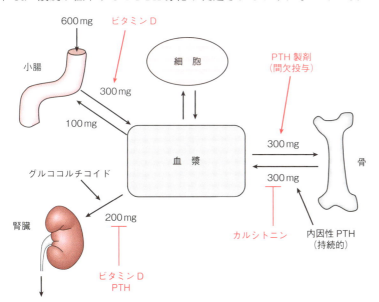

図 4.6 ② カルシウムの恒常性
移動量は 1 日当たり．

表 4.6① ビタミン D と Ca^{2+} 恒常性ホルモンの作用

物 質	作 用	機 序
ビタミン D	血漿カルシウム上昇	消化管（Ca^{2+}吸収促進） 腎臓（Ca^{2+}再吸収促進） 副甲状腺（PTH 合成抑制）
副甲状腺ホルモン PTH	血漿カルシウム上昇	腎臓（Ca^{2+}再吸収促進） 破骨細胞（活性亢進） ビタミン D 産生亢進
カルシトニン	血漿カルシウム低下	破骨細胞（活性抑制）
グルココルチコイド	骨量減少	消化管（Ca^{2+}吸収抑制） 腎臓（Ca^{2+}再吸収抑制） 骨芽細胞（活性抑制）

4.6.3 骨粗鬆症の病態生理

学修事項 D-2-6
(1) 糖尿病, 脂質異常症, 高尿酸血症・痛風, 甲状腺機能障害, 副腎機能障害, 骨粗鬆症
(5) 主な治療薬

BMD：bone mineral density

DXA：dual-energy X-ray absorptiometry
YAM：young adult mean
ADL：activities of daily living

老齢人口の増加とともに社会的問題となっているのが**骨粗鬆症**(osteoporosis)である．骨粗鬆症は，閉経，老化，グルココルチコイド投与などが原因となり，骨吸収の亢進と骨形成の低下によって骨強度が低下し，骨折リスクが高まっている病態である．骨リモデリングは海綿骨で盛んに行われるため，骨粗鬆症のような代謝性骨疾患は，椎骨，大腿骨頸部，手根骨で代表される海綿骨で顕著に表れる．

骨粗鬆症では閉経や加齢によって単位体積当たりの**骨量〔骨密度(BMD)〕**が減少する（図 4.6 ③）．骨量の減少により，骨組織の微細構造が変化して脆弱性骨折のリスクを抱えることになる．骨量の測定には**二重エネルギー X 線吸収測定法(DXA)**が用いられ，BMD 値が若年成人平均値(**YAM**)の 80％未満が骨粗鬆症とされ，治療の対象となる．

臨床症状としては，腰背部に慢性疼痛を訴えるものが多い．また椎骨骨折を起こして急性腰痛を生じることがある．椎骨骨折では腰背痛と脊椎変形（円背）による姿勢異常，身長短縮およびこれらに伴う**日常生活動作(ADL)**の低

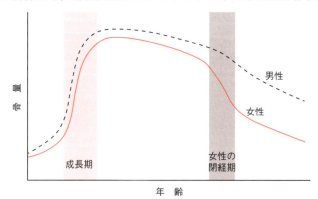

図 4.6 ③ 年齢による骨量の変化

COLUMN ビタミンD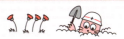

　ビタミンとは本来，人体で合成できない微量栄養素という意味であるが，ビタミンDは太陽光の紫外線（UV-B）を浴びることで皮膚中のコレステロール代謝物（7-デヒドロコレステロール）から生成することもできる．しかし，食物からのビタミンDが不足するとビタミンD欠乏症になることから，食事由来の摂取が不可欠である．厚生労働省の「日本人の食事摂取基準（2020年版）」では，成人についてビタミンDの1日摂取基準として，目安量8.5μg，上限100μgが推奨されている．

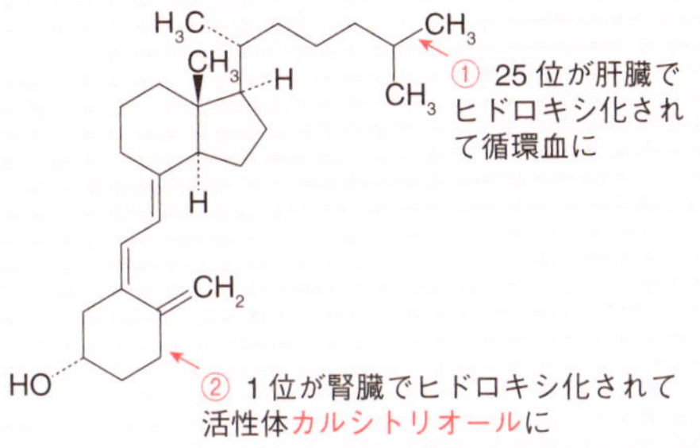

　脂溶性ビタミンDは，キノコなど植物性食品に含まれるエルゴカルシフェロール（ビタミンD_2）と魚類など動物性食品に含まれるコレカルシフェロール（ビタミンD_3）とに分けられる．いずれもヒト体内で活性型に代謝されて作用するが，コレカルシフェロール（D_3）を例に説明すると（図①），まず肝臓でステロイド25位がヒドロキシ化され，25-(OH)-D_3という形で循環血に入る．続いて腎臓で1位がヒドロキシ化され，活性型1,25-$(OH)_2$-D_3（カルシトリオール）となって細胞質のビタミンD受容体に結合し，核内でDNA転写調節を行う．

図① ビタミンD₃（コレカルシフェロール）の活性化

下がみられる．最近，日本ではこのADL低下に対してロコモティブ症候群，略してロコモという通称が一般化しつつある．

　転倒によって起こる大腿骨頸部（または近位部）骨折は最も重大であり，約半数が入院臥床を余儀なくされ，その約40%は生涯にわたる入院管理を要する．寝たきり状態は介護の負担を増加させるのみならず，認知症の進行，寝たきりでの飲食に起因する誤嚥性肺炎など，死に直結する重大な問題を併発しやすい．

　骨粗鬆症は，その原因によって原発性骨粗鬆症と続発性骨粗鬆症とに分類される．

（a）原発性骨粗鬆症

　原発性骨粗鬆症はさらに閉経後骨粗鬆症と老人性骨粗鬆症に分類され，これらが骨粗鬆症全体の約90%を占める（図4.6④，表4.6②）．最近では血液や尿検査でⅠ型コラーゲンテロペプチド（コラーゲン三重鎖がほぐれた末端）を骨吸収マーカーとして定量でき，診断が進歩している．

（1）閉経後骨粗鬆症

　閉経に伴い，骨吸収を促進するPTHに対する骨の感受性を低下させるエストロゲンが低下し，PTHに対する反応性が高まる．その結果，骨代謝回転は亢進しているものの，骨吸収が骨代謝を上回るために骨量が低下すると考えられる（図4.6④）．

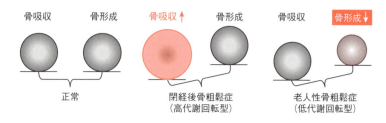

図 4.6 ④ 骨粗鬆症の類型

表 4.6 ② 原発性骨粗鬆症の分類

	閉経後骨粗鬆症	老人性骨粗鬆症
別　名	Ⅰ型	Ⅱ型
	骨代謝高回転型	骨代謝低回転型
患　者	閉経後の女性	70歳以上の男女
骨減少部位	海綿骨	海綿骨と皮質骨
骨折部位	椎骨（圧迫骨折）	椎骨，大腿骨頚部
副甲状腺機能	低下	亢進（二次性）
カルシウム吸収	低下	低下
骨減少率	亢進	低下～正常

(2) 老人性骨粗鬆症

老化に伴い骨芽細胞の機能が低下し，骨形成が抑制される．また，老化により腎のPTH感受性が低下して活性型ビタミンDの産生低下が生じる．その結果，腸管からのカルシウム吸収が低下してPTH分泌が増大し，骨の溶解が亢進して骨量が低下すると考えられる（図4.6④）．

(b) 続発性骨粗鬆症

次にあげるような原因によって二次的に起こる骨量の減少が含まれる．

- 内分泌疾患（甲状腺機能亢進症，副甲状腺機能亢進症，クッシング症候群など）
- 血液腫瘍（多発性骨髄腫，悪性リンパ腫，白血病など）
- 膠原病（関節リウマチなど）および先天性結合織疾患
- 腎疾患，肝疾患，栄養障害によるカルシウムの代謝・吸収異常
- 薬剤（グルココルチコイド，免疫抑制薬）

4.6.4 骨粗鬆症の治療薬

学修事項 D-2-6
(1) 糖尿病，脂質異常症，高尿酸血症・痛風，甲状腺機能障害，副腎機能障害，骨粗鬆症
(5) 主な治療薬

骨粗鬆症の薬物治療は，骨吸収抑制薬投与と骨栄養因子補充に大別される．また，腰背痛などに対する鎮痛の目的で非ステロイド性抗炎症薬（NSAIDs）やカルシトニンなどを対症療法薬として使用する．骨吸収抑制薬にはビスホスホネート製剤，選択的エストロゲン受容体調節薬（**SERM**），エストロゲン製剤，副甲状腺ホルモン製剤，カルシウム受容体刺激薬，カルシトニン製剤，

抗RANKL抗体，イプリフラボン製剤があり，骨栄養因子にはビタミンD$_3$製剤，ビタミンK$_2$製剤，カルシウム製剤がある．治療の最大の目的は骨量の減少に歯止めをかけ，可能な限り骨量を増加して，骨折を予防することである．

SERM：selective estrogen receptor modulator

（a）骨吸収抑制薬に属するもの

（1）ビスホスホネート製剤（一般名：〜ドロン酸）

これらの薬物は骨組織のヒドロキシアパタイト類似の化学構造（図4.6⑤）をもっており，骨形成時に骨組織に取り込まれ，骨吸収時に破骨細胞の機能を抑制する．

ビスホスホネート系薬物の作用機序は，窒素原子の有無で若干異なる．窒素を含まない第一世代の**エチドロン酸**（etidronic acid）は，破骨細胞のATP産生系を抑制する結果，アポトーシスを促進して機能を阻害する（表4.6③）．側鎖に窒素を含む第二世代薬物〔**アレンドロン酸**（alendronic acid），イバンドロン酸（ibandronic acid）など〕や側鎖に窒素を含み環状構造をもつ第三世代薬物〔**リセドロン酸**（risedronic acid），ミノドロン酸（minodronic acid）など〕は破骨細胞に取り込まれた後，メバロン酸経路に属するファルネシル二リン酸合成酵素を選択的に抑制する（図4.6⑥）．その結果，いろいろな細胞内調節タンパク質のプレニル化が阻害され，破骨細胞の機能が障害され，骨吸収が抑制される．エビデンスレベルも高く，治療ガイドラインでの推奨グレードも高い．

ビスホスホネート経口剤は副作用として消化器症状をもっており，とくに胃食道に対して通過障害などの傷害性をもつ．そのため経口剤は起床直後に大量の水とともに服用し，服用後は立位または座位を30分以上保つ服薬指導が必要である．第三世代では静注ないし点滴ビスホスホネート製剤も登場しており，月1回あるいは年1回の投与で効果が持続する．

（2）選択的エストロゲン受容体調節薬（SERM）

ラロキシフェン（raloxifene），**バゼドキシフェン**（bazedoxifene）は骨および脂質代謝に対してエストロゲン作用薬として働く一方，子宮内膜や乳房組織に対してはエストロゲン拮抗薬として作用する骨粗鬆症治療薬である．このため，乳がんの発生頻度を高めることなく骨折発生率を低下させ，総コレステロール値を低下させることによる心血管障害の予防効果も併せもつ．現在

ラロキシフェン

バゼドキシフェン

表4.6③ 骨粗鬆症治療薬

カテゴリー	薬物名	作用機序	副作用，その他
第一世代ビスホスホネート製剤	エチドロン酸（錠）	骨基質への結合後に破骨細胞に取り込まれアポトーシスを促進	低 Ca 血症，顎骨壊死，過敏症に注意．経口剤は間欠投与や服薬法について正しい服薬指導が求められる
第二世代ビスホスホネート製剤	パミドロン酸（点滴）* アレンドロン酸（錠／点滴） イバンドロン酸（静注）	骨基質への結合後に破骨細胞に取り込まれファルネシルピロリン酸合成酵素を阻害，破骨細胞タンパク質のプレニル化を阻害して骨吸収を抑制する	
第三世代ビスホスホネート製剤	リセンドロン酸（錠） ゾレドロン酸（点滴）* ミノドロン酸（錠）		（＊は悪性腫瘍による高 Ca 血症に適応あり）
選択的エストロゲン受容体調節薬（SERM）	ラロキシフェン バゼドキシフェン	骨代謝にはエストロゲン作用薬として，子宮内膜や乳房組織にはエストロゲン拮抗薬として作用する	乳がんリスクは低いが，静脈血栓塞栓症，肝機能障害がある
エストロゲン製剤	エストリオール	エストロゲン受容体に作用して骨吸収を抑制する．カルシトニン分泌を促進する	乳がんリスクがある．欧米では結合型エストロゲンが用いられる
副甲状腺ホルモン PTH 製剤	テリパラチド（自己注射または静注）	遺伝子組換えヒト PTH 製剤．骨芽細胞の分化促進およびアポトーシス抑制により骨吸収の活性化を上回り骨形成が促進	高 Ca 血症と妊婦に禁忌．骨肉腫発生リスクの高い患者に禁忌．一過性血圧低下による転倒に注意
カルシトニン製剤	エルカトニン（筋注） サケカルシトニン（筋注）	破骨細胞のカルシトニン受容体に作用して骨吸収を抑制する	疼痛緩和作用をもつ．過敏症およびショックに注意
抗 RANKL 抗体	デノスマブ	破骨細胞の活性化を司る RANK 受容体に結合する RANKL の作用を阻害し骨吸収を抑制する	多発性骨髄腫および固形がん骨転移による骨病変・骨粗鬆症に適応
イプリフラボン製剤	イプリフラボン	エストロゲン様作用による骨吸収抑制作用	消化器系副作用（潰瘍，出血）がある
活性型ビタミン D₃ 製剤	アルファカルシドール カルシトリオール マキサカルシトール ファレカルシトリオール エルデカルシトール	腸管からのカルシウム吸収促進と骨芽細胞の活性化によって骨形成を増強する	高 Ca 血症に注意
ビタミン K₂ 製剤	メナテトレノン	オステオカルシンのγカルボキシル化反応に必要であり，骨形成促進および骨吸収抑制作用をもつ	ワルファリンとの併用禁忌
カルシウム製剤	L-アスパラギン酸カルシウム リン酸水素カルシウム 乳酸カルシウム	カルシウム摂取の補充	活性型ビタミン D₃ との併用で高カルシウム血症のリスクがある
カルシウム受容体刺激薬	シナカルセト	副甲状腺細胞の Ca 受容体を刺激して PTH 分泌を持続的に抑制する	低 Ca 血症に注意．腎透析による二次性副甲状腺機能亢進症に適応

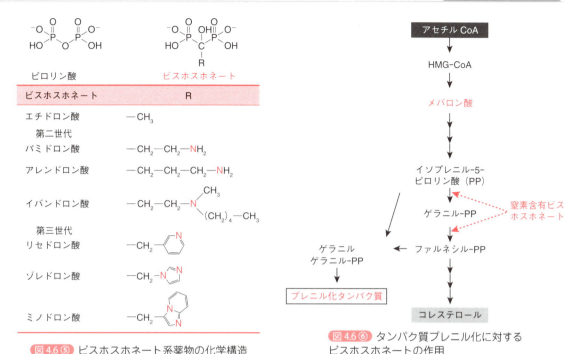

図4.6⑤ ビスホスホネート系薬物の化学構造

図4.6⑥ タンパク質プレニル化に対するビスホスホネートの作用

では閉経後の比較的早期における薬物治療において第一選択薬になっている．

（3）エストロゲン製剤（エストリオール誘導体）

エストリオール誘導体（estoriol derivative）は，閉経後の急激な骨量の減少に対して優れた効果を示し，アメリカでは積極的に使用されているが，わが国では副作用などの問題から使用頻度は低い．作用機序については，骨細胞のPTHに対する感受性を低下させることにより骨吸収を抑制すること，腎あるいは腸管におけるカルシウム吸収を促進すること，骨吸収促進作用をもつサイトカイン（IL-1など）の産生を抑制することなどが知られている．乳がんや子宮内膜がんを誘発する危険性があり，抗エストロゲン作用のあるプロゲステロンを併用する必要がある．

（4）テリパラチド

テリパラチド（teriparatide）はヒトPTH（1-34）製剤であり，PTH受容体を刺激する．高濃度で持続投与されるPTHは骨吸収を促進するが，中程度の濃度で間欠投与するPTHは骨形成促進作用があるため，有効である．決められた投与期間（72週～24か月）に限って用いられる．

（5）カルシトニン製剤（エルカトニン，サケカルシトニン）

エルカトニン（elcatonin），**サケカルシトニン**（salmon calcitonin）は，破骨細胞に作用して骨吸収を抑制するとともに，骨芽細胞の骨形成を促進する作用をもっており，高骨代謝回転型（I型）の骨粗鬆症に対しては治療効果が大きい．また，中枢性の疼痛抑制作用をもっており，骨粗鬆症の疼痛緩和にも

ある程度有用であるが，筋注によって投与しなくてはならない．

Ser-Asn-Leu-Ser-Thr-NH — Val-Leu-Gly-Lys-Leu-Ser-Gln-Glu-Leu-His-Lys-Leu-Gln-Thr-Tyr-Pro-
Arg-Thr-Asp-Val-Gly-Ala-Gly-Thr-Pro-NH₂

エルカトニン

Cys-Ser-Asn-Leu-Ser-Thr-Cys-Val-Leu-Gly-Lys-Leu-Ser-Gln-Glu-Leu-
His-Lys-Leu-Gln-Thr-Tyr-Pro-Arg-Thr-Asn-Thr-Gly-Ser-Gly-Thr-Pro-NH₂

サケカルシトニン

（6）デノスマブ

破骨細胞分化因子である RANKL の作用を抑制する目的で，抗 RANKL 完全ヒト型モノクローナル抗体である**デノスマブ**（denosumab）の骨折予防効果が評価されつつある．6 か月間隔の投与で安定した骨吸収抑制が期待できる．

（7）イプリフラボン

イプリフラボン（ipriflavone）は，植物のアルファルファ成分に由来するフラボン系化合物である．骨に直接作用して骨吸収を抑制し，またエストロゲンのカルシトニン分泌作用を増強することにより骨量の減少や骨吸収を抑制する．臨床的には閉経早期のエストロゲン分泌能の残っている患者に対して有効であると考えられているが，有効性は低い．

イプリフラボン

（b）骨栄養因子に属するもの

（1）活性型ビタミン D₃ 製剤（アルファカルシドール，カルシトリオール）

ビタミン D₃ 製剤のうち，合成ビタミン D₃ 誘導体の 1α-(OH)-D₃〔**アルファカルシドール**（alfacalcidol）〕は肝臓で代謝されて $1\alpha,25$-(OH)₂-D₃〔**カルシトリオール**（calcitriol）〕となり作用を示す．活性型ビタミン D₃ 製剤としては，カルシトリオールのほか，**マキサカルシトール**（maxacalcitol），**ファレカルシトリオール**（falecalcitriol），**エルデカルシトール**（eldecalcitol）などがある．これらは腸管からのカルシウム吸収の促進と骨代謝回転を活性化させ，また骨芽細胞に作用することで骨形成に対しても促進的に働くとされている．わが国で骨粗鬆症の治療に広く使用されている．骨軟化症（くる病）にはビタミ

アルファカルシドール　　カルシトリオール　　マキサカルシトール　　ファレカルシトリオール　　エルデカルシトール

ン D$_3$ 製剤が適用される.

（2）ビタミン K$_2$ 製剤（メナテトレノン）

メナテトレノン（menatetrenone）は，骨基質タンパク質であるオステオカルシンのγ-カルボキシグルタミン酸の生成に重要であり，骨形成促進作用と骨吸収抑制作用の両方を併せもつ．また，骨粗鬆症における疼痛の改善作用なども知られている．

メナテトレノン

（3）カルシウム製剤（L-アスパラギン酸カルシウム，リン酸水素カルシウム，乳酸カルシウム）

カルシウム製剤としては，L-アスパラギン酸カルシウム（calcium L-aspartate），リン酸水素カルシウム（dibasic calcium phosphate），乳酸カルシウム（calcium lactate）があげられる．日本のカルシウム摂取量は欧米に比べて低く，さらに加齢に伴い腸管からのカルシウム吸収が低下することから，骨粗鬆症の予防および治療に重要な意味をもつ．

L-アスパラギン酸カルシウム　　　　リン酸水素カルシウム　　　　乳酸カルシウム

4.6.5 変形性関節症とは

変形性関節症（OA）とは，関節軟骨の退行変性を背景に，骨軟骨の破壊と増殖性変化によって関節に形態的変化を来す疾患である．臨床症状は関節のこわばり，疼痛，腫脹などから関節の可動域制限や関節変形に至る．X線検査により関節裂隙の狭小化，軟骨の硬化，骨棘の形成などが認められる．治療は運動療法，装具療法などの保存療法とともに，薬物療法として**非ステロイド性抗炎症薬（NSAIDs）**あるいは**ヒアルロン酸**（hyaluronic acid）の関節腔内注入による除痛が中心となる．進行例では骨切り術，人工関節置換術などの手術療法が行われる．

OA：osteoarthritis

ヒアルロン酸

4.6.6 カルシウム代謝の異常を伴う疾患

パミドロン酸二ナトリウム

ゾレドロン酸

シナカルセト

（a）高カルシウム血症および副甲状腺機能亢進症

高カルシウム血症(hypercalcemia)は，血清補正 Ca 値が上限(12 mg/dL，およそ 3 mmol/L に相当)以上の状態を指す．悪心，嘔吐などの消化器症状や腎濃縮障害による多尿，脱水，口渇といった自覚症状のほか，さまざまな身体精神症状をきたす．

原因疾患としては，副甲状腺に発生した悪性腫瘍や腺腫からの PTH 分泌過剰による原発性副甲状腺機能亢進症のほか，多くの進行がんの患者において二次的に発生することが知られている．ビスホスホネート系の点滴静注製剤〔**パミドロン酸二ナトリウム**(pamidronate disodium)，**ゾレドロン酸**(zoledronic acid)〕は高カルシウム血症の急性期に用いられる．

また，**副甲状腺機能亢進症**(hyperparathyroidism)としては，慢性腎不全の人工透析によって低カルシウム血症から二次性に発生する PTH 分泌過剰が知られている．PTH 過剰による骨吸収と骨折を防止するため，副甲状腺のカルシウム受容体を刺激して PTH 分泌を抑制するカルシウム受容体刺激薬である**シナカルセト**(cinacalcet)経口剤が用いられる．

（b）くる病および骨軟化症

くる病(rickets)は，乳幼児の成長軟骨帯での石灰化障害を主徴とし，原因にはビタミン D の作用不足あるいはリンの不足がある．ビタミン D 欠乏は紫外線照射不足や食物からの摂取不足により，治療にはビタミン D 補充が行われる．

骨軟化症(osteomalacia)は成人(骨端線閉鎖以降)に発症する骨石灰化障害を指す．くる病と同じくビタミン D 欠乏あるいは低リン血症が原因であり，これらの補充療法が主体となる．

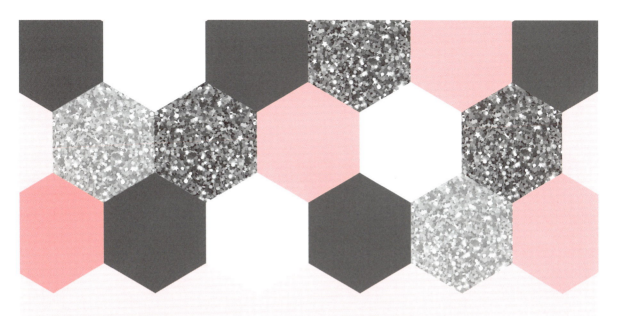

5章

循環器系の薬理

5.1 抗不整脈薬
5.2 心不全治療薬
5.3 狭心症および心筋梗塞治療薬
5.4 高血圧治療薬
5.5 利尿薬および腎関連薬
5.6 末梢血管拡張薬
5.7 造血薬および止血薬
5.8 抗血栓薬

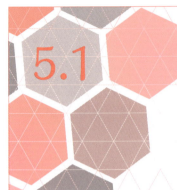

5章 循環器系の薬理

5.1 抗不整脈薬

❖ **本節の目標** ❖

- 不整脈および関連疾患について，治療薬の薬理（薬理作用，機序，おもな副作用），および病態（病態生理，症状など）・薬物治療（医薬品の選択など）を学ぶ．

不整脈（arrhythmia）とは，心臓が正常な拍動（リズム）で興奮せず，規則正しい収縮と弛緩が行われなくなる疾患である．拍動数が大きくなるのを**頻脈**，小さくなるのを**徐脈**とよぶ．拍動の乱れを元に戻す薬が**抗不整脈薬**（anti-arrhythmic drugs）である．心臓の興奮はイオンチャネルを介したイオンの流入および流出によって制御されていることから，不整脈を標的とする薬は，直接的あるいは間接的にイオンチャネルの活性に影響する．

5.1.1 刺激伝導系

学修事項 C-7-8
(2) 心臓の構造と機能，及び興奮と心電図

心臓には，秩序だって興奮するための特殊な経路（刺激伝導系）が存在している．刺激伝導系は洞結節を起点としている（図5.1①）．洞結節の興奮は，心房，房室結節，ヒス束，脚（右脚，左脚），プルキンエ線維をとおったのち，

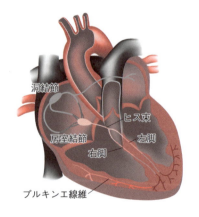

図5.1①　心臓の刺激伝導系
興奮は，洞結節で始まり，心房，房室結節，ヒス束，脚（右脚，左脚），プルキンエ線維を経て心室筋へと伝えられる．興奮を伝える特殊な経路を心臓の刺激伝導系とよんでいる．

心室筋全体へ伝わる．この刺激が伝導する経路を心臓の刺激伝導系とよんでいる．刺激伝導系を構成している細胞は特殊心筋とよばれ，収縮・弛緩を行う心筋細胞（固有心筋）とは電気的につながっていないため，途中で細胞を興奮できない．

洞結節では，交感神経刺激（β_1アドレナリン受容体を介し発現する）による心拍数の増加，副交感神経刺激（ムスカリンM_2受容体を介して発現する）による心拍数の減少を生じる．洞結節は副交感神経支配が優位である．

5.1.2 心室筋細胞の活動電位

心室筋の活動電位は，0相から4相の5相に分けられている．0相では電位依存性Na^+チャネルが開き，内向きのNa^+流入（内向きのNa^+電流）が一過性に上昇することで脱分極が生じる（図5.1 ②）．0相で開いたNa^+チャネルは素早く不活化されるため，Na^+流入の持続時間は短い．Na^+チャネルが一度活性化されたのち再び活性化されるためには，ある程度の時間（不応期）

学修事項 C-7-8
(2) 心臓の構造と機能，及び興奮と心電図

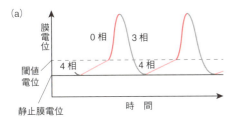

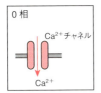
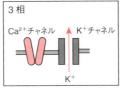
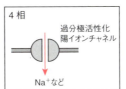

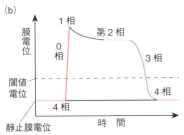

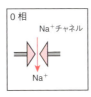
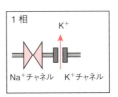

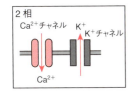
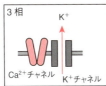
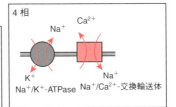

図5.1 ② (a) 洞結節および，(b) 心室筋の活動電位
洞結節と心室筋の活動電位の各相で働くイオンチャネルを表している．心室筋では，0相から4相の五つに分かれ，洞結節では1相と2相がなく，3相に分かれる．また，洞結節の0相はCa^{2+}チャネル，心室筋はNa^+チャネルを流れる電流により生じる．

を必要とする．不応期には，次の刺激がきても活動電位を生じない絶対不応期と不完全な活動電位を生じる相対不応期がある．1相から2相までが絶対不応期にあたり，3相が相対不応期に相当する．相対不応期で興奮すると，不整脈の発生原因となる．

1相では，電位依存性 Na^+ チャネルの不活性化と K^+ チャネルの活性化が起こる．このため，膜電位は再分極しようとする．しかし，この K^+ チャネルは急速に不活性化する．また，1相の K^+ チャネルは心室筋の心外膜側で多く発現しているため，心筋の活動電位は心外膜側でより早く終わることになる．これは心電図で再分極が心外膜側から開始することと一致している．このため，内側から外側に向かってくる電流が発生し，心電図上の T 波となる．心電図については後ほど説明する．また，心室筋の興奮(収縮)は内側から，再分極(弛緩)は外側から始まることと一致している．

2相で活性化される Ca^{2+} チャネルは L 型 Ca^{2+} チャネルである．L 型 Ca^{2+} チャネルの活性化はゆっくりと生じ，長い時間開いていることが特徴である．また，2相での Ca^{2+} の流入による電位変化は K^+ チャネル(1相の K^+ チャネルとは異なる)による K^+ の流出とほぼ相殺されるため，膜電位はほぼプラトー(平坦)になる．

活性化される L 型 Ca^{2+} チャネルは，心筋細胞で生じる Ca^{2+} 流入を行う重要なチャネルである．Ca^{2+} チャネルをとおって流入した Ca^{2+} が，さらに細胞内の Ca^{2+} 貯蔵部位(筋小胞体)より Ca^{2+} を遊離させる(Ca^{2+} 誘発性 Ca^{2+} 放出)．Ca^{2+} チャネルをとおって心筋細胞内へ入った Ca^{2+} 量では収縮に十分ではなく，筋小胞体から Ca^{2+} が放出されることで，心筋細胞は収縮することができる．Ca^{2+} チャネルがゆっくりと不活化され，K^+ の流出による電位変化が Ca^{2+} の流入による電位変化よりも大きくなると3相が始まる．

3相は再分極の過程である．再分極は K^+ チャネル(1相および2相とは異なる K^+ チャネル)によって行われている．K^+ の流出により膜電位は静止状態(4相)へと戻る．

4相では深いマイナスの膜電位が維持される．これは，電位非依存性の K^+ チャネルの働きによる．相対不応期を過ぎると Na^+ チャネルが再び活性化される．

5.1.3 洞結節の活動電位

学修事項 C-7-8
(2) 心臓の構造と機能，及び興奮と心電図

洞結節では，心室筋細胞とは異なり，脱分極の速度が遅く，また再分極後の膜電位がゆっくりと脱分極しているのが特徴である．洞結節の活動電位には，1相と2相がない．脱分極は Ca^{2+} チャネルによって行われる(0相は Ca^{2+} 電流)．4相で働く K^+ チャネルの発現が低いため，再分極したときの膜

電位は心室筋細胞と比べると，よりプラスの値となる．さらに，4相では過分極活性化陽イオンチャネルが Na^+ などの陽イオンをとおすために，ゆっくりと脱分極する．膜電位がゆっくりと変化し閾値に達すると，Ca^{2+} チャネルが開き0相を形成する．また，過分極活性化陽イオンチャネルはcAMPによって活性化されるため，β_1 アドレナリン受容体（β_1 受容体）刺激では脱分極が早まり，洞結節の興奮頻度が上昇する．M_2 受容体刺激により心拍数は低下する．これは，ⅰ）洞結節に存在するアセチルコリン感受性 K^+ チャネルの作用により，再分極時の膜電位がよりマイナスになる．ⅱ）膜電位の過分極側への移動は，Ca^{2+} チャネルが活性化される閾値に達するまでの時間の延長を生じる．ⅲ）アセチルコリン受容体（M_2 タイプ）は G_i タンパク質と共役しており，G_i タンパク質を介して cAMP 生成が抑制されるため，脱分極の速さを減弱させる．これらの作用により興奮頻度は低下する．洞結節に発現している Na^+/Ca^{2+} –交換輸送体も4相のゆっくりとした電位の脱分極変化に貢献している．Na^+/Ca^{2+} –交換輸送体は，細胞内の Ca^{2+} を細胞外へと排出する．このとき1個の Ca^{2+} を細胞外へ排出するとき3個の Na^+ を細胞内に取り込むため，細胞は脱分極する（＋1の電荷が細胞内へ移動する）．これに対し，交感神経系が活性化されると，ノルアドレナリンによる β_1 受容体が活性化され細胞内 cAMP が上昇する．cAMP は過分極活性化陽イオンチャネルを直接活性化するため，脱分極の速度は速くなる．これにより，興奮頻度（心拍数）は上昇する．

cAMP：cyclic adenosine monophosphate

5.1.4 興奮伝導の特徴

興奮は洞結節からプルキンエ線維へと伝達され，逆のプルキンエ線維から洞結節へとは伝わらない．しかし，洞結節以外の細胞もペースメーカーとして働くことができるため，病的な状態で刺激伝導系の上位に位置する細胞からの興奮が伝えられないと，これらの細胞は自動能をもつようになる．

学修事項 C-7-8
(2) 心臓の構造と機能，及び興奮と心電図

5.1.5 心電図とその波形

心電図（ECG または EKG）は，洞結節で始まった興奮が心室に伝わり，そののち再び再分極するまでの過程を体の表面から測定し示した図である．心電図から，拍動リズムや刺激伝導系の異常，心房や心室の肥大，梗塞の存在などを知ることができる．

心電図は誘導法（測定する位置）によってさまざまな波形を示す．通常は最も基本的な誘導で観察された心電図が説明に使われている．心電図は，P，Q，R，S，T とよばれる波から成っている（図 5.1 ③）．心電図で表される線は

学修事項 C-7-8
(2) 心臓の構造と機能，及び興奮と心電図

ECG：electrocardiogram（英）
EKG：elektrokardiogramm（独）

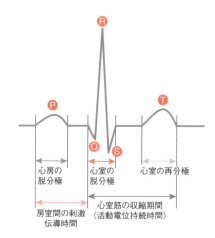

図 5.1 ③ 心電図
心電図は興奮の伝導を体外から記録したものである．心電図は電極の位置で異なる波形パターンが記録される．心電図上に P, Q, R, S, とよばれる波が順番に現れる．
PQ 間隔：心房の興奮から心室の興奮開始までの時間．RR 間隔：心室の興奮から次の心室の興奮までの時間．×60 で心拍数となる．QRS 間隔：すべての心室筋が脱分極するまでの時間．QT 間隔：心室が脱分極し，再分極するまでの時間．

実際の膜電位の変化ではなく，膜電位のように mV という単位はつかないことに注意する．

P 波は心房の興奮を表している．心房の前に位置する洞結節の興奮は，洞結節の細胞数が少ないため，興奮が心電図上には現れるほどの変化にならない．心房は収縮する心筋の量が少ないことから，小さい上向きの波形となる．

QRS 波は心室全体に興奮が伝わる時間を表す．心室は心房に比べて筋肉量が多いため，P 波に比べて QRS 波は大きくなる．正常な収縮では興奮の伝搬がスムーズに進行するため，幅が狭く鋭い波形となる．QRS 波の幅が広いときは異常と考えてよく，心室性の不整脈では QRS 波が広くなる．

P 波から Q 波までの長さ（PQ 間隔）は心房の興奮が心室に伝わる時間を表しており，房室ブロック（心房の興奮が心室へと正しいリズムで伝わらない）などの診断に利用される．また Q 波は心筋梗塞後 1 週間以上経過すると下向きの大きな波形となり（異常 Q 波），これは心筋梗塞に特徴的な波形である．

T 波は心室筋が再分極する過程を表している．Q 波の始まりから T 波の終わりまで（QT 間隔）は，心室筋の収縮期間（心室筋の活動電位持続時間）を表している．QT 間隔の延長は重篤な不整脈につながる可能性があり，注意が必要である．

なお，ST 区間で表される線は時間の長短ではなく，基線より上あるいは下にずれているかどうかが重要である．虚血性心疾患（心筋梗塞や狭心症）の心電図では，ST 区間は基線からずれる．

再分極を表す T 波が QRS 波と同じ上向きになる理由は次のように説明される．心電図モニターでは，二つの電極の間を流れる電流を記録している（図 5.1 ④）．一方をプラス，他方をマイナスと決めて，プラスの電極に向かって流れる電流を大きさに応じて上向きの波形として記録する（電流は電圧のプラスからマイナスへ流れる．心電図測定に用いる電極のプラス，マイナス

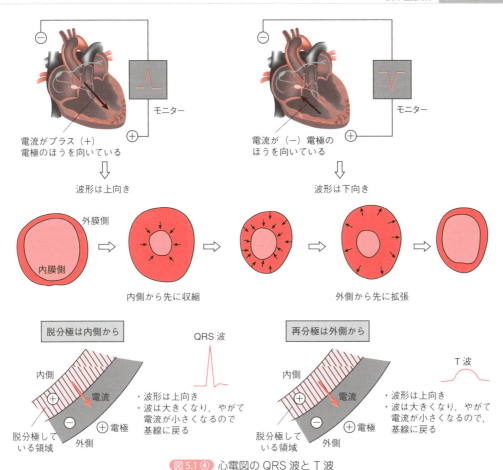

図 5.1 ④ 心電図の QRS 波と T 波
心室筋の脱分極は内側から始まり，再分極は外側から始まる．このため，脱分極時および再分極時のいずれの場合も，内側から外側に向かった電流が流れる．したがって，QRS 波と T 波は上向きとなる．

は電圧ではないため，マイナスからプラスに向かって流れる場合もあることに注意する）．逆に，プラスの電極から離れていく電流を下向きの波形として記録している．電流が発生していない場合や電流がプラスとマイナスの電極に直角に流れている場合は，上にも下にも振れない．また，流れる電流が減少してくると，波の高さは小さくなる．心室筋の脱分極（収縮）は内膜側から始まって外膜側へ，再分極（拡張）は外膜側から内膜側へ進行する．したがって，脱分極（脱分極している部位は「＋」），再分極（再分極している部位は「－」）のいずれの場合も，心室筋全体で発生する電流は，体外からみると電極に向かって流れるようになるため，QRS 波も T 波も上向きになる．

QRS 波は Na^+，ST 区間は Ca^{2+}，T 波は K^+ によって決められている．また，心電図上には，洞結節，房室結節，プルキンエ線維を伝わる興奮は現れない．これは，刺激伝導系の細胞は収縮したり強い電力を発生したりしないことによる．

5.1.6 不整脈の病態生理とメカニズム

学修事項 D-2-8
(1) 心不全, 不整脈, 高血圧症・低血圧症, 虚血性心疾患

（a）不整脈の名称

心臓のリズム（拍動）が，遅い場合を徐脈性不整脈，速い場合を頻拍性不整脈とよぶ．拍数は不整脈が生じている部位での興奮の頻度であり，心臓全体の拍数（すなわち心拍数）ではない．不整脈は発生した部位とリズムの異常の程度の組合せにより分類され，たとえば心房の細動は心房細動，心室での早期脱分極は心室性期外収縮とよばれる．上室は心房と房室結節を意味する．

不整脈は，興奮が局所で経路を形成したり，伝導が異常になったり，あるいはその両方が組み合わされることにより生じる．興奮の異常な伝導経路の形成は，自動能の異常や誘発（撃発）活性の原因となり，伝導のブロックは伝導異常の原因になる．

（b）自動能の異常

病的状態になると，洞結節以外のペースメーカー細胞がペースメーカーとして働くようになる．虚血，電解質異常あるいは交感神経の活動が亢進している場合では，ペースメーカー細胞が洞結節よりも速い拍数になる場合があり，異所性の拍動が生じることがある．心筋梗塞後では壊死した心筋細胞が欠落し線維化が起こるため，梗塞部位およびその周辺では細胞内外のイオン組成が乱れ適切な膜電位を維持できなくなり，ペースメーカー細胞以外も自動能を示すようになる．また，損傷を受けた心筋組織では，ギャップ結合を介した細胞間の連絡が消失し，興奮が正しく伝わらなくなる．これは，細胞が勝手に興奮を開始する可能性を上昇させる．これらは不整脈の原因となる．

（c）誘発活性

誘発（撃発）活性（triggered activity）とは，活動電位が通常のリズムとは異なる間隔で脱分極（後脱分極）する現象である．後脱分極は，活動電位の0相と次の0相との間に起こる不完全な脱分極である．後脱分極には，早期後脱分極と遅延後脱分極がある．早期後脱分極は活動電位が完全に再分極する前に生じることをいい，遅延後脱分極では再分極過程が終了した後に活動電位が生じることをいう（図5.1⑤）．

（1）早期後脱分極

早期後脱分極は，活動電位が再分極する前（3相）に脱分極する現象である．活動電位が延長するような条件（たとえばQT延長を引き起こすような薬の投与）で起きやすい．これは，活動電位持続時間が長くなると，一部のイオンチャネルは不活性化状態から閉鎖状態に移行してしまうため，脱分極を生じやすくなることによる（イオンチャネルの状態については後に述べる）．早期後脱分極が繰り返されると頻脈になる．連続した早期後脱分極は，多型性心室頻拍である**トルサード・ド・ポアント**（torsades de pointes*）とよばれ

---

* torsades de pointes とはフランス語で，〝QRS（pointes : points）がねじれる（torsades : twisting）〟という意味である．

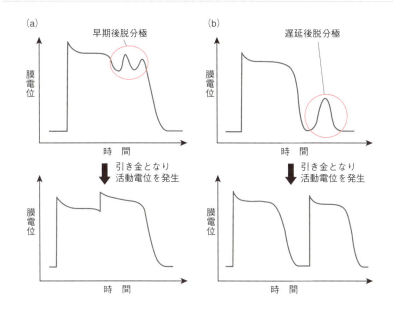

図 5.1 ⑤ 誘発（撃発）活性による不整脈の発生
（a）早期後脱分極：活動電位の 0 相と次の活動電位の 0 相との間に起こる不規則な脱分極．早期後脱分極は活動電位が完全に再分極する前に起こる脱分極である．（b）遅延後脱分極：再分極過程が終了した後に起こる脱分極．いずれも，不整脈の原因となる．

る不整脈の原因の一つと考えられている．

（2）遅延後脱分極

遅延後脱分極は完全に再分極した後（4 相），すぐに活動電位が生じる現象である．細胞内 Ca^{2+} 濃度が高い状態（たとえば，ジギタリス中毒の状態やカテコールアミンで強く刺激されている状態）で生じやすい．細胞内の Ca^{2+} 濃度の上昇が Na^+/Ca^{2+}-交換輸送体を活性化し，細胞内に向かって電流が流れること（移動するイオンの電荷の違いから内向へ電流が生じる），また Ca^{2+} によって活性化される内向きチャネルによって細胞内へ電流が流れることで，脱分極が生じると考えられている．

（d）伝導ブロック

刺激伝導系に電気的に興奮できない部位があると，その部位で伝導ブロックが生じる．伝導ブロックは，外傷，虚血，線維化などで生じる．伝導ブロックのある心室筋は，正常なリズムで収縮と弛緩を行うことができない．したがって，心筋細胞はその細胞がもっている固有のゆっくりしたリズムで拍動するようになる．したがって，伝導ブロックがあると徐脈となる．

（e）リエントリー

正常な興奮は洞結節，房室結節，ヒス束，プルキンエ線維，心室筋へと伝わる．興奮の伝導に障害がある場合，興奮のリエントリーが起き，その部位は拍数の増加（頻脈性不整脈）を引き起こすことがある．リエントリーの発生には，興奮伝導が一方向性にブロックされること，および逆行性の伝導速度が遅延することの 2 点が必要である．興奮が a 点に到達したとき，二つの伝導路のうちの片方がブロックされていると，興奮は経路 1 のみで伝わる（図 5.1 ⑥）こののち，興奮は経路 2 を逆行性にたどり a 点に向かう（経路 2 は一

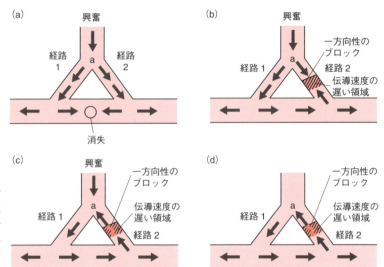

図 5.1⑥ リエントリーのメカニズム
(a) 正常，(b) 一方向性のブロック，(c) 伝導速度の遅延，(d) リエントリー．リエントリーが生じるには，一方向性のブロックが存在していること，および逆行性の伝導速度が減少していることの2点が必要である．これにより，活動電位が逆方向に伝わり，その伝導が再分極した細胞を活性化するというループ回路が形成される．

方向性のブロックであるため，逆行性の興奮を伝えることはできる）．伝導速度の遅延は，心筋に障害や不応期が一部残っている場合に観察される．逆行性の興奮がa点に達したときに経路1の細胞が不応期から回復していると，戻ってきた興奮が経路1をとおって伝わり，さらにこの興奮が経路2をとおってaに伝えられる．すなわち，経路1→経路2(逆行性)→経路1→経路2(逆行性)→というループができる．これが，リエントリー性の不整脈である．リエントリーは経路の大きさにかかわらず形成される．

5.1.7 心房細動，WPW症候群およびQT延長症候群

学修事項 D-2-8
(1) 心不全，不整脈，高血圧症・低血圧症，虚血性心疾患

AF : atrial fibrillation

いくつかの不整脈について説明する．

(a) 心房細動

心房細動(AF)では，心房の各部分で異常な興奮が起き，その電気的興奮が心室へ不規則に伝わるため，心拍のリズムが乱れる．加齢とともに増加するのが特徴である．僧房弁の疾患，高血圧，心不全，虚血性疾患などの疾患をもつ患者に生じやすい．心房細動では，心房の血流がうっ滞することで左房に血栓ができやすく，塞栓症を生じる可能性がある．心電図では心房の興奮を表すP波がみられず，基線は心房の不規則な興奮を反映して規則性のない上下に振れた波形となる(図5.1⑦)．心室の興奮頻度を表すR-R間隔が不規則になるのが特徴である．しかし，心室の興奮は正常に起こるため，QRS波は正常である．

治療は，ⅰ）塞栓症予防のための抗凝固薬(ヘパリン，ワルファリン，ダビガトラン，リバーロキサバン，アピキサバン)を投与する．なお，抗血小

ワルファリン

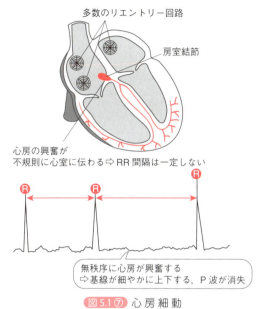

図 5.1 ⑦ 心房細動
心房の各所が不規則に興奮するため，基線が細やかに上下に振れる．
心房の興奮が不規則に心室に伝わるため，RR 間隔が一定しない．

板薬（アスピリンなど）は，脳梗塞の発症頻度を減少させないことから，心房細動には推奨されていない．ⅱ) 心拍数を調節するための β 遮断薬，カルシウム拮抗薬（ベラパミル，ジルチアゼム），ジギタリスを用いる．再発を予防するために，カテーテルアブレーションや薬物療法（Ia 群あるいは Ic 群，アミオダロン，ソタロール）を行う．

(b) WPW 症候群

WPW 症候群では，心房の興奮が，正常な刺激伝導路と副伝導路（ケント束ともよぶ）を介して心室に伝わる（図 5.1 ⑧）．WPW 症候群に心房細動が合併すると，副伝導路を介した興奮が正常な伝導系よりも速く心室に到達し心室を興奮させるため，PQ 間隔が短くなり，また QRS 幅が広がる．心室頻拍に似た波形を生じる．早期の興奮を表す Δ 波（デルタ波）がみられる．ジギタリスやカルシウム拮抗薬は，正常な刺激伝導路である房室伝導を抑制し，副伝導路を介した興奮を促進させるため，心室細動へ移行する危険性が生じる．このため，ジギタリスやカルシウム拮抗薬は禁忌である．WPW 症候群では，Ⅰ群の Na⁺ チャネル遮断薬を用いる．なお，基礎疾患（心肥大，心不全など）がある場合はそれに対する治療も行う．

WPW : Wolff-Parkinson-White syndrome

(c) QT 延長症候群

QT 延長とは，活動電位持続時間の延長により，心電図上で QT 間隔が延長することをいう．先天性と二次性（後天性）の二つに分けられる．二次性の

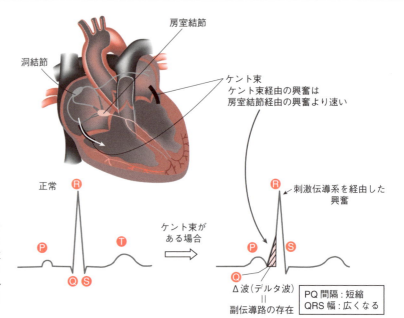

図 5.1 ⑧ WPW 症候群
心房と心室の間に刺激伝導路とは異なる経路（ケント束あるいは副伝導路ともよぶ）が存在し，心房の興奮を心室へと伝える．房室結節を介した興奮よりケント束を介した興奮の方が速く心室に伝達されるため，Δ波（デルタ波）が現れる．

LQTS : long QT syndrome

QT 延長症候群（LQTS）は，薬剤（Ⅰ群やⅢ群の抗不整脈薬，抗菌薬など）によって誘発される場合もある．Ⅰ群のなかでもとくに活動電位持続時間の延長を起こすIa群で顕著である．QT 延長症候群は，トルサード・ド・ポアントとよばれる特殊な心室性頻脈を誘発し，心室細動への移行を経て突然死を引き起こす場合がある．トルサード・ド・ポアントでは，QRS 波がねじれるように変化しているのが特徴である（図5.1⑨）．心室全体で再分極の過

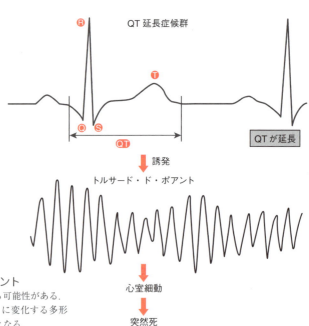

図 5.1 ⑨ QT 延長症候群とトルサード・ド・ポアント
QT 間隔の延長は，トルサード・ド・ポアントを誘発する可能性がある．トルサード・ド・ポアントでは，QRS 波がねじれるように変化する多形性の心室頻拍である．心室細動へ移行し，突然死の原因となる．

程が不規則になることが原因と考えられている．トルサード・ド・ポアントや心室細動の発生時には，マグネシウム製剤（硫酸マグネシウム補正液）の静注が有効である．この理由として，血中 Mg^{2+} 濃度の増加は心筋細胞表面の負電荷を打ち消し，細胞の電位勾配を減少させる，あるいは電位依存性 L 型 Ca^{2+} チャネルの活性化を抑制し，早期後脱分極を生じにくくさせるなどが考えられている．また，必要に応じて，原因薬物の中止，ペーシング，電解質異常の補正などを行う．

（d）心筋梗塞と不整脈

心筋梗塞では，冠動脈の閉塞によって細胞が壊死を起こす．細胞が壊死した場合，そこは電気的に活動せず単に導体となる．したがって，心電図で特徴的な異常 Q 波を生じる．また，壊死した部位は，周りの正常な部位との電気的な連携が取れなくなるため，不整脈の原因になる．

5.1.8 イオンチャネルの状態と抗不整脈薬作用

チャネルに作用する抗不整脈薬は細胞膜の内側から作用する．心筋や神経組織の電位依存性 Na^+ チャネルは，活性化ゲートと不活性化ゲートをもち，静止型（活性化ゲート：閉，不活性化ゲート：開），活性化型（活性化ゲート：開，不活性化ゲート：開）および不活性化型（活性化ゲート：開，不活性化ゲート：閉）の三つの状態をとる（図 5.1 ⑩）．これら三つの状態の変化は一方向性に起こる．活性化型の状態のみ，Na^+ をとおすことができる．各抗不整脈薬は三つの状態に対して異なった親和性で結合するため，チャネルの状態に依存した阻害効果を示す．状態に依存してチャネルに結合することを，結合が状態依存性を示すという．

Na^+ チャネルは活動電位が生じるときには活性化状態にあり，プラトー相では不活性化状態となり，再分極すると静止型に戻る．Na^+ チャネルに作用

学修事項 D-2-8
(1) 心不全，不整脈，高血圧症・低血圧症，虚血性心疾患
(2) 主な治療薬

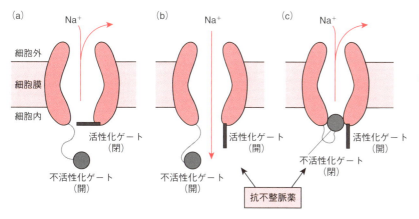

図 5.1 ⑩ 電位依存性 Na^+ チャネルの三つの状態
(a) 静止型，(b) 活性化型，(c) 不活性化型．電位依存性 Na^+ チャネルは，静止型，活性化型，不活性化型の三つの状態を取ることができる．これら三つの状態では，活性化ゲート，不活性化ゲートの開閉状態が異なる．抗不整脈薬は活性化型と不活性化型に作用する．

するほとんどの抗不整脈薬は，活性化型あるいは不活性化型の状態に高い親和性で結合し，静止型の状態にあるチャネルに対しては親和性が低い（すなわち状態依存性を示す）．また，抗不整脈薬は活動電位が発生している間はチャネルに結合し，拡張期になるとチャネルから離れる．心拍数が高いと心臓は興奮状態にある時間が長くなるため，抗不整脈薬はチャネルに結合している時間も長くなる．このため，抗不整脈薬によるチャネルの抑制作用は強くなる．

抗不整脈薬の効果は，正常な心筋より虚血状態の心筋で強く観察される．虚血部位では，心筋はより長く脱分極するため活動電位持続時間が延長しており，また活動電位の延長により，抗不整脈薬による阻害から回復する時間も虚血状態の心筋では遅くなっている．すなわち，虚血状態では Na^+ チャネルはより長い時間，不活性化状態で存在するようになる．抗不整脈薬は不活性化状態のチャネルを抑制するため，虚血状態の心筋により強く作用することになる．

5.1.9 不整脈の治療

学修事項 D-2-8
（1）心不全，不整脈，高血圧症・低血圧症，虚血性心疾患
（2）主な治療薬

学修事項 C-4-5
（3）循環器系疾患（脳血管障害・心疾患・高血圧症）の医薬品

高周波カテーテルアブレーション
カテーテルの先端から高周波による熱エネルギーを不整脈の発生起源やリエントリー回路に加えることで，異常な電気興奮の発生箇所を焼き切る治療法．

（a）不整脈治療の変化

不整脈の薬物治療は変化している．大規模臨床試験から，不整脈そのものよりも基礎疾患や心不全，そのほかの合併症の有無とその治療の優先がより重要なことが明らかになっている．また，植込み式除細動器や高周波カテーテルアブレーションなどの非薬物的な治療法が，薬物療法を上回る有効性を示すことが報告されるようになり，不整脈の薬物療法は自覚症状の軽減や非薬物療法を補完する役割が主となっている．

（b）抗不整脈薬の作用の基本

不整脈のメカニズムとして自動能の亢進とリエントリーが知られており，抗不整脈薬はこれらを抑制する．抗不整脈薬による自動能亢進の抑制は，4相の再分極時の自発的な上昇を抑え，有効不応期を延長することによる．リエントリー性不整脈は，逆行性の興奮伝導を抗不整脈薬で阻害し，興奮をリエントリー回路内で消失させる．しかし，逆行性の興奮伝導が完全に消失しなければ，抗不整脈によって起こる伝導速度の減少は，逆にリエントリー回路内の興奮を増強させる．また，消失しなかった興奮伝導が，新たなリエントリー回路を形成する危険性もある．

（c）抗不整脈薬の分類

抗不整脈薬の分類には，おもに作用する標的分子に基づく**ボーン・ウイリアムス**（Vaughan Williams）の分類が古くから用いられている（表5.1 ①）．この分類法は，簡便で効果的な分類であることから広く用いられている．Ⅰ

群は Na^+ チャネル阻害薬，II群は β 遮断薬，III群は K^+ チャネル阻害薬，IV
群は Ca^{2+} チャネル阻害薬である．しかし，多くの抗不整脈薬が一つのチャ
ネルを特異的に抑制するのではなく，複数のチャネルを阻害するため，ボー
ン・ウイリアムスの分類では作用を十分に説明できない．また，ボーン・ウ
イリアムスの分類に収まらない薬も存在している．たとえば，III群に属する
アミオダロンはI，II，IV群の薬理作用を併せもっているにもかかわらず，
活動電位の持続時間を延長させる作用に基づきIII群の薬としている．これら
の欠点を補うために，各種のイオンチャネルや受容体への作用を網羅的に示
す**シシリアン・ガンビット（Sicilian Gambit）の分類**も用いられている．

　ボーン・ウイリアムスの分類に沿って各種の抗不整脈薬を説明する．

（1）クラスI群：Na^+ チャネル阻害薬

　I群の抗不整脈薬は，Na^+ チャネルを阻害することで0相の勾配を減少さ

表 5.1 ① 頻脈性不整脈の薬物治療（Vaughan Williams の分類）

薬　物		一般名	特　徴	適　用 上室性	適　用 心室性
I群　Na^+ チャネル阻害薬	Ia	キニジン プロカインアミド ジソピラミド ジベンゾリン ピルメノール	・Na^+ チャネルを阻害 ・K^+ チャネルを阻害 ・活動電位持続時間を延長 ・不応期を延長	○	○ ※ピルメノール は心室性のみ
	Ib	リドカイン メキシレチン アプリンジン	・Na^+ チャネルを阻害 ・K^+ チャネルを開口 ・活動電位持続時間を短縮 ・不応期を短縮	× ※アプリン ジンは上室 性にも有効	○
	Ic	プロパフェノン フレカイニド ピルジカイニド	・Na^+ チャネルを阻害 ・活動電位持続時間は影響なし	○	○
II群　β 遮断薬		メトプロロール アルプレノロール プロプラノロール	・交感神経の β 作用を抑制 ・洞結節や房室結節を抑制	○	○
III群　K^+ チャネル阻害薬		ソタロール アミオダロン ニフェカラント	・再分極を延長 ・活動電位持続時間を延長 ・不応期を延長	×	○ 心室頻拍（VT） 心室細動（VF） に有効
IV群　カルシウム阻害薬		ベラパミル ジルチアゼム ベプリジル	・Ca^{2+} 流入によって脱分極する 洞結節や房室結節を抑制	○	× ※一部は心室性 にも有効
その他　アデノシン三リン酸		ATP	・Ca^{2+} チャネルの抑制，K^+ チャ ネルの活性化 ・洞結節，房室結節を抑制	○	×
ジギタリス製剤		ジゴキシン	・迷走神経（副交感神経）刺激作用 ・房室結節を抑制	○	×

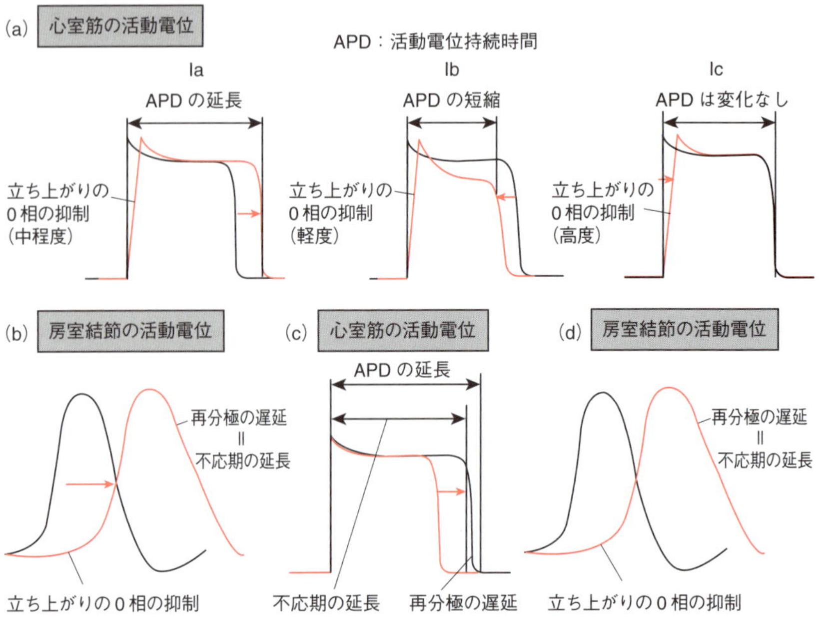

330 5章 循環器系の薬理

(a) 心室筋の活動電位

APD：活動電位持続時間

Ia — APD の延長 — 立ち上がりの0相の抑制（中程度）

Ib — APD の短縮 — 立ち上がりの0相の抑制（軽度）

Ic — APD は変化なし — 立ち上がりの0相の抑制（高度）

図 5.1 ⑪ 抗不整脈薬の活動電位への影響
(a) Ⅰ群（Na^+チャネル阻害薬），(b) Ⅱ群（β遮断薬），(c) Ⅲ群（K^+チャネル阻害薬），(d) Ⅳ群（Ca^{2+}チャネル阻害薬）．抗不整脈薬はⅠ群からⅣ群に分かれ，作用するチャネルや受容体の違いにより，心電図上に異なった変化が現れる．

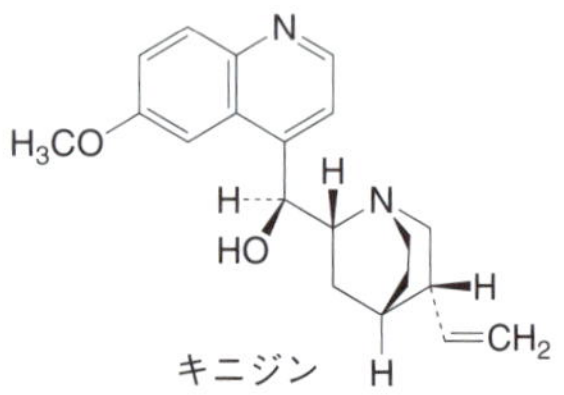

(b) 房室結節の活動電位 — 再分極の遅延＝不応期の延長 — 立ち上がりの0相の抑制

(c) 心室筋の活動電位 — APD の延長 — 不応期の延長，再分極の遅延

(d) 房室結節の活動電位 — 再分極の遅延＝不応期の延長 — 立ち上がりの0相の抑制

キニジン

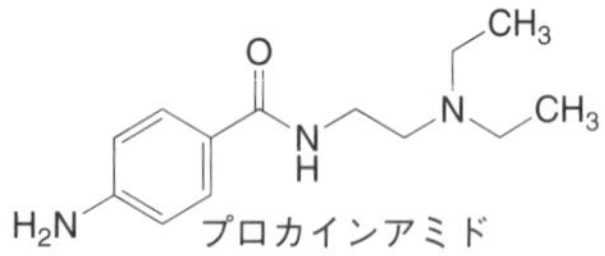

プロカインアミド

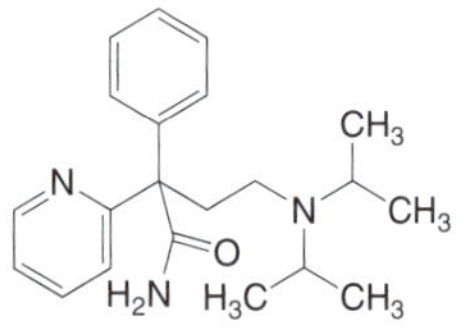

ジソピラミド

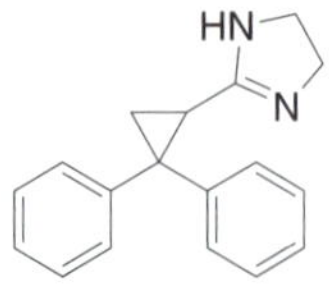

シベンゾリン

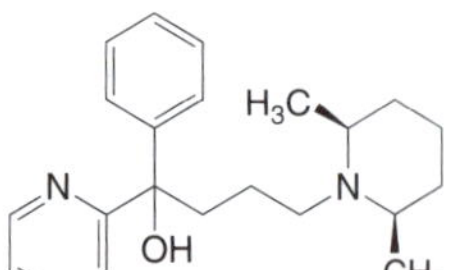

ピルメノール

せ，伝導速度の低下をもたらす（図 5.1 ⑪）．これによりリエントリーを抑制する．Ⅰ群の抗不整脈薬が，活動電位持続時間に与える影響，抑制の程度および抑制速度の違いなどから Ia, Ib, Ic の3種に分けられている（図5.1 ⑪）．

K^+チャネルの遮断作用の強さの違いにより，活動電位持続時間を Ia 群は延長させ，Ib 群は短縮させる．一方，Ic 群は影響しない．Ⅰ群の抗不整脈薬の Na^+チャネルに対する作用は，Na^+チャネルの状態に依存した結合親和性や静止状態から解離するときの速さの違いが，Ⅰ群に属する抗不整脈薬それぞれの特徴となっている．Na^+チャネルからの解離速度が遅い薬ほど強い作用を示す．

また，ほとんどのⅠ群抗不整脈薬は心臓の収縮機能を抑制する（陰性変力作用）．

① Ia 群の抗不整脈薬

代表的な薬として，**キニジン**（quinidine），**プロカインアミド**（procainamide），**ジソピラミド**（disopyramide），**シベンゾリン**（cibenzoline），**ピルメノール**（pirmenol）がある．Na^+チャネルと K^+チャネルの阻害により心室筋および洞結節の再分極を延長させる．Ia 群はおもに開口状態の Na^+チャネルに結合する．Na^+チャネルの阻害により0相の立ち上がり速度が減少し，興奮の伝導速度が低下する．膜が再分極するのに必要な外向き K^+電流を阻害するため，再分極は延長する（有効不応期が延長する）．伝導速度の減少と有効不応期の延長によりリエントリーを抑制し抗不整脈作用を示す．Ia 群は，上室性および心室性の頻脈性不整脈に有効である．ただし，ピルメノールは心

室性に対してのみ用いられる.

Ia 群の副作用として，ⅰ）催不整脈作用があり，不応期の延長から QT 延長を誘発することがある．QT 延長はトルサード・ド・ポアントや心室頻拍につながるため，注意が必要である．ⅱ）心筋収縮力の低下作用があるため，うっ血性心不全の患者には禁忌である．これは，Na^+ チャネルの阻害により細胞内 Na^+ 濃度が減少すると，Na^+/Ca^{2+}–交換輸送体が働き，Na^+ の流入と Ca^{2+} の排出が促進され，細胞内 Ca^{2+} 濃度が低下することによる．これにより，収縮力の低下が生じる．ⅲ）ジソピラミド，ジベンゾリン，ピルメノールは低血糖を引き起こす場合がある．ⅳ）ジソピラミド，ジベンゾリン，ピルメノールには抗コリン作用がある．これにより，口渇，便秘，排尿障害，眼圧上昇などを生じる．

② Ib 群の抗不整脈薬

代表的な薬として**リドカイン**（lidocaine），**メキシレチン**（mexiletine），**アプリンジン**（aprindine）がある．このうち，アプリンジンは Ib 群に分類されているものの，臨床効果は Ia 群に近く上室性頻脈にも有効である．リドカインは局所麻酔薬としても用いられている．

Ib 群の薬は開口状態のみならず不活性化状態の Na^+ チャネルにも結合する．したがって，Ib 群の薬は Na^+ チャネルが高頻度で活性化されているような状態では，Na^+ チャネルをより効率的に阻害する．虚血状態にある心筋細胞は，より高頻度に興奮する傾向があるため，開口あるいは不活性化の状態にある Na^+ チャネルの割合が高くなる．したがって，Ib 群はこのような状態の Na^+ チャネルに結合し，より効果的に阻害する．

Ib 群は，チャネルへの結合および Na^+ チャネルからの解離が速いため，Na^+ チャネルは Ib 群による抑制から速やかに回復することができる．活動電位持続時間が短い心房では，頻拍のときでも拡張期の時間が比較的長く，解離速度の速い Ib 群は拡張期に完全にチャネルから離れる．このため，次の活動電位が発生するときにチャネルに結合しておらず，チャネルは阻害されていない．したがって，Ib 群は心房性不整脈には効果を示さず，心室性不整脈の治療にのみ用いられる．心室筋の収縮・弛緩に対してはほとんど影響を与えず，血圧や心拍出量に大きな変化を起こさない．また，重篤な不整脈を誘発することも少ない．

Ib 群の活動電位持続時間を短縮させる作用は，K^+ チャネルの活性化ではなく，2 相で働いている持続的な小さな内向き電流を減少させるためといわれている．

Ib 群の副作用として，ⅰ）中枢神経系の Na^+ チャネルも阻害するため，けいれん，精神症状，めまいなどの中枢神経に起因する症状を引き起こす．ⅱ）心室頻拍などの催不整脈作用をもつ．ⅲ）肝障害を引き起こす場合がある．

リドカイン

メキシレチン

アプリンジン

③ Ic 群の抗不整脈薬

代表的な薬として，**プロパフェノン**(propafenone)，**フレカイニド**(flecainide)，**ピルシカイニド**(pilsicainide)がある．Ⅰ群のなかでは，最も強力に Na$^+$チャネルを阻害する．このため，心房，心室およびプルキンエ線維の活動電位の立ち上がりと伝導速度を強く抑制する．しかし，活動電位持続時間や不応期の長さにはほとんど影響しない．上室性および心室性の頻脈性不整脈を抑制する．

Ic 群の副作用として，ⅰ）催不整脈作用がある．Na$^+$チャネルへの結合と Na$^+$チャネルからの解離速度が遅いため，Na$^+$チャネルの抑制作用が，心臓の収縮と弛緩のサイクルの間はあまり変化しない．したがって，拍動が遅くなっても Na$^+$チャネルと結合したままの状態が保たれるため，不整脈を引き起こす可能性が高くなる．このときの QRS 幅は増大する．ⅱ）心機能を強く抑制するため，左室機能の低下している患者では心不全を悪化させる可能性がある．ⅲ）肝障害を引き起こす場合がある．

プロパフェノン

フレカイニド

ピルシカイニド

（2）クラスⅡ群：β遮断薬

Ⅱ群の抗不整脈はβ遮断薬である（図5.1⑪）．代表的な薬として，**メトプロロール**(metoprolol)，**アルプレノロール**(alprenolol)，**プロプラノロール**(propranolol)などがある（表5.1②）．β遮断薬は，交感神経の過剰な活性化が原因と考えられる上室性の頻脈性不整脈の治療に有効である．洞結節や房室結節の自動能は交感神経と副交感神経の調節を受けており，交感神経が活性化（β$_1$受容体が刺激される）されると，洞結節では興奮の頻度が増加し，房室結節では不応期が短縮する．β遮断薬は，洞結節および房室結節でのβ$_1$受容体を介する刺激を阻害することで，4相の傾きを低下させ自動能の減少および房室結節での不応期の延長および再分極の遅延を引き起こす．これにより抗不整脈作用を示す．

メトプロロール

アルプレノロール および鏡像異性体

プロプラノロール

（3）クラスⅢ群：K$^+$チャネル阻害薬

ソタロール(sotalol)，**アミオダロン**(amiodarone)，**ニフェカラント**(nifekalant)が含まれる．Ⅲ群の抗不整脈薬は，心筋細胞の活動電位の2相〜3相で働く電位依存性 K$^+$チャネルに作用し，K$^+$の流出を阻害する（図5.1⑪）．これにより，活動電位の再分極を遅延させ，不応期の延長をもたらし抗不整脈作用を示す．心筋細胞の再分極が遅延するため，活動電位持続時間は延長する．活動電位持続時間の延長は，心電図上の QT 間隔の延長として現れる．Ⅲ群

抗不整脈薬　5.1　　333

表5.1 ② βアドレナリン受容体拮抗作用をもつ薬物

		薬物	固有活性	特　徴
β遮断薬	非選択的β遮断薬	プロプラノロール	−	各種の薬物との相互作用に注意
		ナドロール	−	
		ニプラジロール	−	NOドナーとして働き，血管拡張作用を示す
		ピンドロール	+	
		カルテオロール	+	心拍数の低下作用が弱い
		アルプレノロール	+	
	選択的β₁遮断薬	メトプロロール	−	肝代謝を受ける，心不全の予後を改善
		アテノロール	−	作用が強い，腎排泄を受ける
		ビソプロロール	−	心不全に適応あり，頻脈性心房細動にも適応あり，腎排泄を受ける
		ベタキソロール	−	
		アセブトロール	+	肝代謝を受け，腎排泄もされる
		セリプロロール	+	β₂刺激作用による血管拡張作用
α, β遮断薬		カルベジロール	−	α遮断作用：β遮断作用 = 1：8 血管拡張作用，抗酸化作用，脂質代謝を悪化させない，心不全に適応あり
		アモスラロール	−	α遮断作用：β遮断作用 = 1：1
		アロチノロール	−	α遮断作用：β遮断作用 = 1：8
		ラベタロール	+	α遮断作用：β遮断作用 = 1：3

ソタロール　　　アミオダロン　　　ニフェカラント

は心室細動や心室頻脈に用いる．また，Ⅲ群の抗不整脈薬は，心機能に対し抑制作用を示さないため，心不全患者（後に述べるように心不全の患者では心機能が低下している）にしばしば生じる心房細動の治療にも有用である．副作用として，Ⅲ群のすべての薬に催不整脈作用がある．QT延長に続き不応期が長くなると，早期後脱分極，トルサード・ド・ポアントあるいは心室頻拍のリスクが高くなる．アミオダロンに特徴的な副作用として，ⅰ）間質性肺炎や肺線維症を引き起こす場合がある．ⅱ）臓器や組織に蓄積しやすく，高用量や長期投与の場合，副作用の発現に注意する．ⅲ）光線過敏症（通常では問題とならない程度の光線で，皮膚障害が発症する）を引き起こす場合がある．ⅳ）ヨードを含むことに関連し，甲状腺機能異常が現れる．

（4）クラスⅣ群：カルシウム拮抗薬

　Ⅳ群の抗不整脈はカルシウム拮抗薬である（図5.1 ⑪）．洞結節および房室

ジルチアゼム

ベラパミル

ベプリジル

結節の脱分極（0相）を阻害し，興奮の伝導速度を低下させる．房室結節をリエントリー回路に含む発作性上室頻脈に有効である．**ベラパミル**（verapamil），**ジルチアゼム**（diltiazem），**ベプリジル**（bepridil）が含まれる．ベラパミルは心臓の Ca^{2+} チャネルを，ほかの組織の Ca^{2+} チャネルに比べてより選択的に阻害する．ジルチアゼムは血管平滑筋と心筋の両方に作用する．ベプリジルは Ca^{2+} チャネルのほかにも Na^+ チャネルや K^+ チャネルも阻害するため，ほかの抗不整脈を使用できない場合，あるいはほかの抗不整脈薬が効果を示さない心房細動や心室性頻脈性不整脈に用いる．

Ⅳ群の抗不整脈薬の副作用として，ⅰ）心収縮力の低下による心不全を誘起する．ⅱ）徐脈や房室ブロックなどの催不整脈作用を生じる場合がある．ⅲ）心室性不整脈を引き起こす（とくにベプリジルで多い）．ⅳ）血圧低下による反射性に起こる頻脈，めまいなどが起こる．ⅴ）血管拡張作用による副作用として，頭痛，紅潮，浮腫を生じる．

グレープフルーツジュースに含まれる成分が，カルシウム拮抗薬を代謝する CYP3A4 を阻害するため，カルシウム拮抗薬の血中濃度が上昇し作用が増強されるので注意する．

（5）クラスⅠ群からⅣ群に含まれない抗不整脈薬

ⅠからⅣ群に含まれない抗不整脈薬として**アデノシン**（adenosine, ATP として投与），**ジゴキシン**（digoxin），**アトロピン**（atropine），**イソプレナリン**（isoprenaline）などがある．

① アデノシン三リン酸（ATP）

ATP は投与されると素早く ADP を経てアデノシンに代謝される．アデノシンがアデノシン受容体を刺激することで作用を示す．アデノシン受容体には四つのサブタイプ（A_1, A_{2a}, A_{2b}, A_3）があり，心臓に発現しているのは G_i タンパク質と共役するサブタイプ（A_1）である．アデノシン受容体が刺激されると，アセチルコリン感受性 K^+ チャネルの開口が促進され，K^+ が細胞外へ流出する．洞結節や心房あるいは房室結節がアデノシン刺激を受け，$\beta\gamma$ サブユニットによりアセチルコリン感受性 K^+ チャネルが活性化されると，過分極となり興奮は抑制される．また，アデノシン受容体は G_i タンパク質と共役しているため，α_1 サブユニットにより cAMP（cyclic AMP）産生が抑制され細胞内 cAMP 量が低下する．L 型 Ca^{2+} チャネルは cAMP の増加

ATP : adenosine
 5′-triphosphate
ADP : adenosine diphosphate

により活性化されるため，アデノシン受容体を介してcAMP量が低下すると，L型Ca^{2+}チャネルを介したCa^{2+}流入が抑制される．洞結節や房室結節での0相は，Ca^{2+}チャネルの活性化によるCa^{2+}流入である．したがって，Ca^{2+}チャネルの抑制により，Ca^{2+}に依存した活動電位の発生が抑制される．房室結節で伝導速度が低下すると，房室結節が関与するリエントリー性の不整脈は阻害される．

アデノシン受容体に共役するK^+チャネルは心室筋には発現していないため，心収縮や弛緩はアデノシンの作用を受けない．

アデノシンの血漿中半減期は非常に短い（10秒以下）ため，発作性上室頻拍の第一選択薬として用いられている．副作用はほとんど一過性で，悪心，灼熱感などがある．また，心筋虚血や気管支攣縮の誘発に注意する．カフェインやテオフィリンなどはアデノシン受容体と拮抗する．これに対し，ジピリダモールはアデノシン取り込み阻害作用のほかにホスホジエステラーゼの阻害作用も併せもつため，アデノシンの作用を増強する．

② ジギタリス製剤

ジギタリス製剤には，ジゴキシンとジギトキシンが含まれる．このうち，臨床で使われているのは，ジゴキシンのみである．心臓の副交感神経を刺激する作用をもっている．このため，洞結節，心房筋，房室結節のアセチルコリン感受性K^+チャネルが活性化され，伝導速度の低下が起こる．おもに，心房細動，心房粗動の不整脈に用いられる．

③ アトロピン，イソプレナリン

洞不全症候群や房室ブロックなどの徐脈性不整脈に用いる．アトロピンは，ムスカリン受容体（M_2）を阻害することで交感神経系の刺激を優位にし，洞結節や房室結節の機能を亢進する．イソプレナリンは交感神経の$β_1$受容体を刺激し，洞結節や房室結節の機能を亢進するため，徐脈性不整脈に用いる．また，徐脈性の不整脈に対しては，アデノシン受容体遮断薬のテオフィリンや**ホスホジエステラーゼ3**（PDE3）阻害薬（cAMP分解を抑制）のシロスタゾールを用いる場合もある．

アトロピン

イソプレナリン

PDE3：phosphodiesterase 3

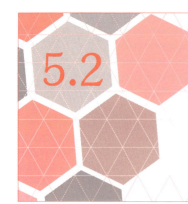
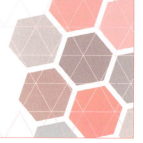

5章 循環器系の薬理

5.2 心不全治療薬

❖ 本節の目標 ❖

- 急性および慢性心不全について，治療薬の薬理（薬理作用，機序，おもな副作用），および病態（病態生理，症状など）・薬物治療（医薬品の選択など）を説明できる．

5.2.1 心不全の病態生理

学修事項　D-2-8
(1) 心不全，不整脈，高血圧症・低血圧症，虚血性心疾患

　心不全とは，特定の疾患ではなく，心臓がポンプとしての機能を十分に果たせなくなった状態を表す症候名である．心不全になると，心臓は末梢組織が必要とする血液（酸素）を送りだせなくなり，酸素の不足により息切れがしたり疲れやすくなる．また，細い血管に血液が行きにくくなるため，手足の先が冷たく，肌の色も悪くなる．血液がうまく身体中に回らなくなり，臓器に水分が溜まりやすくなる．これは，とくに足の甲やすねの辺りに生じるむくみとして現れる．肺に血液が溜まった肺うっ血の状態では，水分が肺に浸みだすようになる．肺うっ血が進行すると酸欠状態になるため，安静にしていても呼吸が困難になる．心不全には急性心不全と慢性心不全があり，急性と慢性では治療薬が異なる．

（a）急性心不全

　急性心不全とは突然に症状がでる心不全で，呼吸困難から心原性ショックまでさまざまな症状を示す．血行動態を改善させ症状を改善させることを目的とし，利尿薬，血管拡張薬，強心薬あるいは抗不整脈薬などを用いる．

（b）慢性心不全

　慢性心不全は月から年にかけてゆっくりと進行する．慢性心不全には，収縮能が低下している収縮不全と拡張能が低下している拡張不全とがある．収縮不全では心筋の収縮力が減弱するため，心拍出量が低下し臓器のうっ血が生じる．収縮不全の薬物治療では，いくつかの薬が生存率を改善する．一方，拡張不全では，収縮能は維持されているものの，拡張能が減弱している．拡

張不全では，左室の弛緩能が障害を受けており，収縮不全と同様に肺うっ血や心拍出量の低下が生じる．収縮能と拡張能の低下が同時に起きている混合型の患者もいる．拡張不全に有効な薬はなく，収縮不全の治療に用いられる治療薬も拡張不全に対してはほとんど有効性を示さない．収縮不全と拡張不全とで，生じるメカニズムが異なっているためと考えられている．

5.2.2 慢性心不全の重症度の分類法

慢性心不全の重症度は，NYHA（ニーハ）分類（表5.2①）および AHA/ACC による Stage 分類（図5.2①）が用いられている．NYHA 分類は，呼吸困難の度合いをもとに，重症度をⅠ度からⅣ度の四つの状態に分けている．この分類では心機能が減弱している程度を簡便な問診により評価する．治療薬は重症度によって異なる（表5.2②）．新たな作用をもつ治療薬については，「5.2.7　新しい治療薬」（p.353参照）に述べられている．

学修事項 D-2-8
(1) 心不全，不整脈，高血圧症・低血圧症，虚血性心疾患

NYHA：New York Heart Association
AHA：American Heart Association，アメリカ心臓協会
ACC：American College of Cardiology，米国心臓学会議

表5.2① NYHA 分類

Ⅰ度	心機能は低下するものの，通常の身体を動かすレベルの運動では症状がでない．
Ⅱ度	心機能が低下し，通常の運動で疲労や呼吸困難などの症状が出現する．
Ⅲ度	心機能が低下し，通常の運動量以下でも疲労や呼吸困難などの症状が出現する．
Ⅳ度	心機能が低下し，安静にしていても呼吸困難を示す．

これに対し，AHA/ACC による Stage 分類は，NYHA 分類のⅠ度を Stage A と B に分け，NYHA 分類のⅡ度とⅢ度を Stage C とするものである．

心不全の危険因子（高血圧，動脈硬化，脂質異常症，肥満など）を複数もつ場合，無症候であっても積極的に治療することで，予後の改善が期待できる．

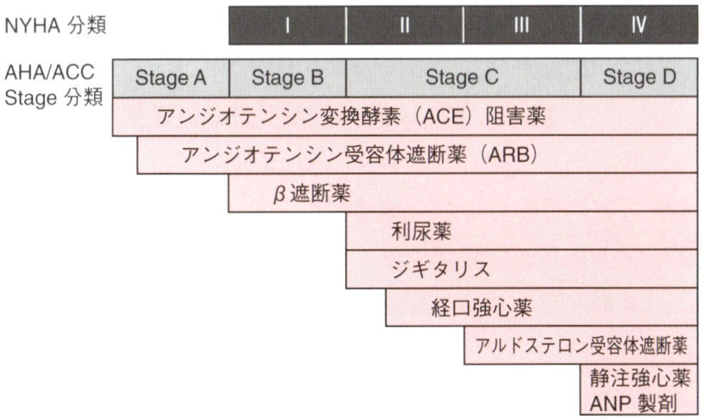

図5.2① 慢性心不全の重症度からみた薬物治療の方針
慢性心不全は NYHA 分類あるいは Stage 分類により四つの段階に分けられる．それぞれで用いる薬が異なる．日本循環器学会，『慢性心不全治療ガイドライン2017年改訂版』より一部改変．

ACE：angiotensin converting enzyme

ARB：angiotensin receptor blocker

| 5章 循環器系の薬理 |

表 5.2 ② 慢性心不全の治療薬

分　類		薬	前負荷の軽減	後負荷の軽減	収縮力増強(↑)または抑制(↓)
ACE 阻害薬		ペリンドプリル, エナラプリル, イミダプリル, カプトプリル, シラザプリル, テモカプリル, リシノプリル	○	○	
ARB		ロサルタン, カンデサルタン, オルメサルタン, テルミサルタン, イルベサルタン, バルサルタン	○	○	
β遮断薬		ビソプロロール, カルベジロール			↓
利尿薬	ループ利尿薬	フロセミド, アゾセミド	○		
	チアジド系利尿薬	トリクロルメチアジド	○	○	
ジギタリス製剤		ジゴキシン, ジギトキシン, メチルジゴキシン			↑
経口強心薬	カテコールアミン類	ドパミン, ドブタミン			↑
	PDE 阻害薬	ミルリノン, オルプリノン		○	↑
	Ca²⁺感受性増強薬	ピモベンダン		○	↑
	cAMP 産生系	コルホルシンダロパート(アデニル酸シクラーゼの活性化), ブクラデシン(cAMP 誘導体)		○	↑
アルドステロン受容体遮断薬(= K 保持性利尿薬)		スピロノラクトン, エプレレノン	○		
ANP 製剤		カルペリチド	○	○	

5.2.3 心不全時に代償的に起こる反応

学修事項 D-2-8

(1) 心不全, 不整脈, 高血圧症・低血圧症, 虚血性心疾患

　心臓のポンプ機能が低下すると, 低下した心機能を回復させようとするため, 代償的に交感神経系が亢進する. 交感神経系終末から遊離したノルアドレナリンがβ_1受容体を活性化し心拍数および心収縮力を増加させる. また, ノルアドレナリンのα_1作用により末梢血管が収縮するため, 前負荷が増加する. 血管の抵抗が増加すると, 腎臓を流れる血液量が低下(腎血流量が減少)するため, レニン分泌が増加する. レニンはアンジオテンシノーゲンをアンジオテンシンⅠに変換し, さらに**アンジオテンシン変換酵素**(ACE)はアンジオテンシンⅡを生じさせる.

　アンジオテンシン受容体には, タイプ 1 とタイプ 2 の 2 種があり, 生体内の応答はタイプ 1 を介して発現する. アンジオテンシンⅡは血管を収縮させるとともに, アルドステロンの分泌も増加させるため, 腎臓でのナトリウムと水の排泄が減少する. アルドステロンの作用により循環血液量(静脈還流量ともよぶ)が増加する. 循環血液量(前負荷)の増加は肺のうっ血をもたらし, 心不全を悪化させる方向に働く. このように, 心不全時の代償的な応答は, 心機能の低下に伴う血圧を維持するように働くものの, 長期的には心不全を悪化させる.

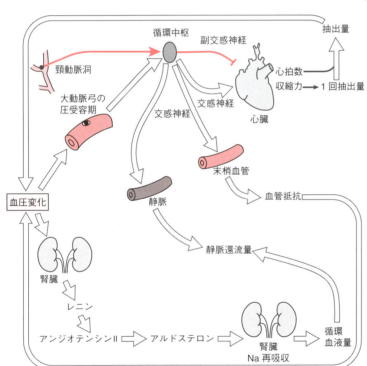

図 5.2 ②　前負荷と後負荷
前負荷とは，拡張終期までに心室に流入する血液量である．拡張末期の心室容積に相当する．静脈還流量が反映される．後負荷は，心臓から末梢の抵抗に逆らって血液を送りだすのに必要な力である．

図 5.2 ③　血圧の調節
血圧が上昇すると，副交感神経と交感神経を介した心臓および末梢血管の作用により血圧は低下する．長期的なアルドステロン量の減少は，血圧を低下させる．血圧が減少した場合は，逆のことが起こる．

（a）心拍出量，前負荷，後負荷，静脈還流量

心拍出量は 1 分間に心臓が駆出する血液量である．すなわち，

　　　心拍出量 = 1 回拍出量 × 心拍数

となる．心拍出量は**前負荷**(preload, 静脈還流量)を増やすと増大し，**後負荷**(afterload, 血管抵抗など)が大きくなると減少する．

（b）前負荷，後負荷と静脈還流量

　前負荷と後負荷は次のように説明される（図 5.2 ②）．心臓は生理学的な範囲内では，より多くの血液が心室に流れ込めば，続いて起こる収縮はより強くなることが知られている．すなわち，拡張期での心室の血液量が多いほど，収縮によって駆出される血液量は多くなる．これは，心筋に備わっている，「長く伸ばされれば伸ばされるほど生じる張力は大きくなる」，すなわち心拍出量が増加するという **Frank-Starling（フランク-スターリング）の法則** によっている．前負荷とは，拡張終期までに心室に流入する血液量であり，拡張末期の心室容積に相当し，静脈還流量が反映される（図 5.2 ③）．前負荷は血圧の上昇（血管の緊張）や循環血液量（静脈還流量）の増加あるいは拡張機能の低下などによって増加する．一方，後負荷は，心臓から末梢の抵抗に逆らって血液を送りだすのに必要な力である．後負荷は，細動脈の緊張（血管抵抗）の増大や心室の出口である大動脈弁の狭窄によって上昇する．

5.2.4　心不全時のリモデリング

　心不全になると，心臓は，発現しているシグナリング分子，細胞骨格系のタンパク質あるいはイオンチャネルなどの発現量を変えて，機能を維持しようとする．また，心筋細胞の肥大，線維芽細胞の筋線維芽細胞（コラーゲンを産生する細胞）への分化など，心臓の構造や細胞にも変化が生じる．これらの変化を **リモデリング**（remodeling）とよんでいる．

5.2.5　心不全の治療薬

学修事項　D-2-8
（2）主な治療薬

学修事項　C-4-5
（3）循環器系疾患（脳血管障害・心疾患・高血圧症）の医薬品

　急性心不全と慢性心不全で治療薬は異なる．急性心不全では，血圧低下やショック状態，急性冠症候群など，患者の病態や原因疾患に応じて薬物を選択する．急性の症状を改善させるとともに血行動態を安定化させるために，以下の薬物から静注できる薬物を選択する（表 5.2 ③）．

① 麻薬性鎮痛薬

　鎮痛作用により呼吸困難は改善する．また，血管拡張作用があり，前負荷と後負荷を改善する．

薬物：**モルヒネ**（morphine）

モルヒネ

心不全治療薬　5.2　　*341*

表 5.2 ③　急性心不全の治療薬

分　類		薬　物	作用部位	活性化 または阻害
麻薬性鎮痛薬		モルヒネ	μオピオイド受容体	活性化
利尿薬	ループ利尿薬	フロセミド	Na^+-K^+-$2Cl^-$共輸送体	阻害
	ANP 製剤	カルペリチド	Na 利尿ペプチド受容体	活性化
強心薬	ジギタリス製剤	ジゴキシン	Na^+-K^+-ATPase	阻害
	アドレナリン刺激薬	ドパミン，ドブタミン，ノルアドレナリン，デノパミン	$β_1$ アドレナリン受容体	活性化
	$α_1$ アドレナリン選択的刺激薬	フェニレフリン，エチレフリン，ミドドリン	$α_1$ アドレナリン受容体	活性化
	PDE 阻害薬	ミルリノン，オルプリノン	ホスホジエステラーゼ 3	阻害
	アデニル酸シクラーゼ活性化薬	コルホルシンダロパート	アデニル酸シクラーゼ	活性化
	cAMP 誘導体	ブクラデシン	細胞内で cAMP に変化	
硝酸薬		ニトログリセリン	NO 産生	
		二硝酸イソソルビド	NO 産生	
		ニコランジル	NO 産生，K^+チャネル開口	
		亜硝酸アミル	NO 産生	

② 利尿薬

うっ血症状を改善する．**カルペリチド**（carperitide）は，利尿作用に加えて血管拡張作用と心保護作用も期待できる．

薬物：ループ利尿薬の**フロセミド**（furosemide），**心房性ナトリウム利尿ペプチド**（ANP）製剤の**カルペリチド**

③ 強心薬

血圧低下や末梢循環不全を改善する．

薬物：ジギタリス製剤～**ジゴキシン**（digoxin）；アドレナリン刺激薬～**ドパミン**（dopamine），**ドブタミン**（dobutamine），**ノルアドレナリン**（noradrenaline）および**デノパミン**（denopamine）；$α_1$ 選択的刺激薬～**フェニレフリン**（phenylephrine），**エチレフリン**（etilefrine），**ミドドリン**（midodrine）；PDE（ホスホジエステラーゼ）阻害薬～**ミルリノン**（milrinone）や**オルプリノン**（olprinone）；アデニル酸シクラーゼ活性化薬～**コルホルシンダロパート**（colforsin daropate）；cAMP 誘導体～**ブクラデシン**（bucladesine）

学修事項 C-4-4
(2) 受容体に作用する医薬品
(4) イオンチャネル，トランスポーターに作用する医薬品

学修事項 C-6-6
(5) 細胞間コミュニケーション

ANP：atrial natriuretic peptide

デノパミン　　フェニレフリン　　および鏡像異性体　エチレフリン

④ 硝酸薬

血管拡張作用により肺うっ血や浮腫を改善する．

薬物：**ニトログリセリン**（nitroglycerin），**二硝酸イソソルビド**（isosorbide dinitrate），

ニトログリセリン

二硝酸イソソルビド

ニコランジル

$C_5H_{11}NO_2$
亜硝酸アミル

QOL : quality of life

ペリンドプリル

エナラプリル

イミダプリル

ニコランジル(nicorandil)，**亜硝酸アミル**(amyl nitrite)

患者の病態が安定した後は，心保護作用のある ACE 阻害薬，ARB，β遮断薬を投与する．

慢性心不全の治療薬は，作用機序から前負荷または後負荷を軽減させる薬，収縮力を増強させる薬に分けられる．治療目標は，予後の改善と**生活の質**(QOL)の改善である．したがって，薬によっては，不全による症状を改善させる薬にもかかわらず，死亡率を低下させない薬もある．

NYHA 分類のⅠからⅣ度で用いる薬は異なる(図5.2①)．NYHAⅠ度の状態から用いられるのが，ACE 阻害薬，アンジオテンシンⅡ受容体遮断薬(ARB)およびβ遮断薬である．NYHAⅡ度の状態からは，これらに加えて利尿薬，ジギタリス製剤および経口強心薬が用いられる．NYHAⅢ度の状態ではアルドステロン受容体遮断薬が加わる．NYHAⅣ度の状態に至ると静注強心薬や心房性ナトリウム利尿ペプチド製剤が加わる．AHA/ACC による Stage 分類での Stage A(NYHA 分類のⅠ度より前の段階)では ACE 阻害薬あるいは ARB を用いる．

心臓の負担を軽減させる働きをもつβ遮断薬，ACE 阻害薬，ARB，アルドステロン受容体遮断薬は生存率を改善させる．また，アルドステロン受容体遮断薬には左室のリモデリングを抑制する作用もある．ANP 製剤や利尿薬は心不全の症状を改善させる．

治療薬のうち，強心作用のある薬は QOL を改善させる効果がある．強心薬は，細胞内 Ca^{2+} 濃度の上昇(ジギタリス製剤)あるいは細胞内 **cAMP** 量を増加させる(カテコールアミン，ホスホジエステラーゼ阻害剤，アデニル酸シクラーゼ活性化薬，キサンチン誘導体，cAMP 誘導体)ことによりその作用を発揮する．

収縮機能不全に対する薬を表に示した(表5.2②)．

（a）利 尿 薬

ループ利尿薬の**フロセミド**や**アゾセミド**(azosemide)，チアジド系利尿薬の**トリクロルメチアジド**(trichlormethiazide)が知られている．利尿薬は Na^+ および水の排泄を促進させ，循環血液量を減少させる．循環血液量の減少は前負荷を軽減させ，うっ血症状を改善させる．しかし，利尿薬はうっ血症状を改善させるものの，心不全による死亡率の改善には影響しない．利尿薬の詳細は，利尿薬の項に述べられている．

フロセミド

アゾセミド

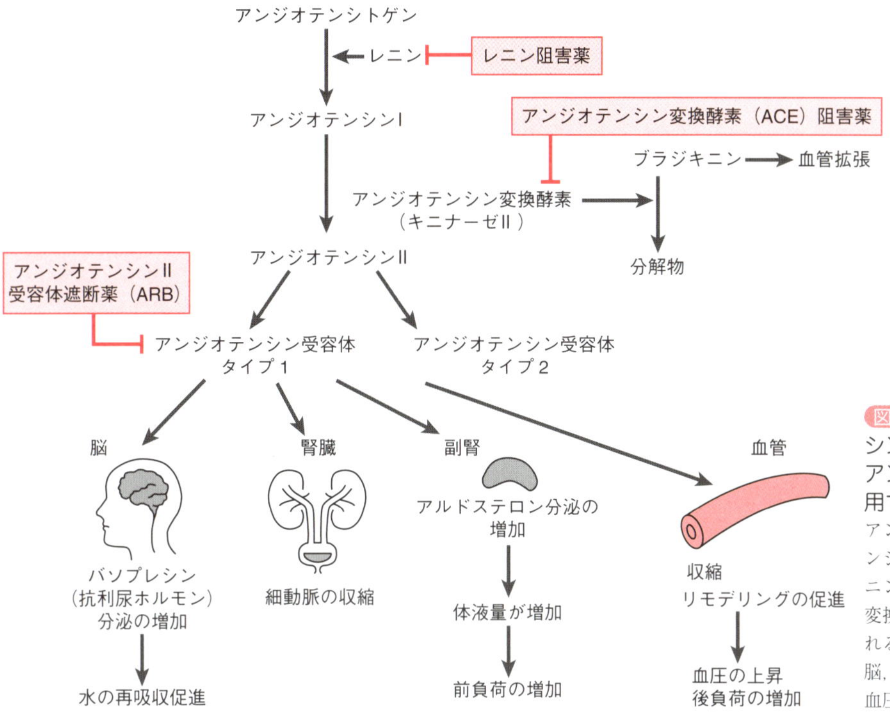

図 5.2 ④ アンジオテンシン II の作用とレニン-アンジオテンシン系に作用する薬
アンジオテンシン II は、アンジオテンシノーゲンよりレニンおよびアンジオテンシン変換酵素の働きにより産生される。アンジオテンシン II は脳、腎臓、副腎、血管に作用し、血圧を上昇するように働く。

（b）ACE 阻害薬

ペリンドプリル（perindopril），**エナラプリル**（enalapril），**イミダプリル**（imidapril），**カプトプリル**（captopril），**シラザプリル**（cilazapril），**テモカプリル**（temocapril），**リシノプリル**（lisinopril）が知られている。ACE 阻害薬はACE を阻害することで、アンジオテンシン II の産生を低下させる。アンジオテンシン II は、脳での抗利尿ホルモン（バソプレシン）の分泌促進，腎臓での腎細動脈の収縮，交感神経終末よりノルアドレナリンの分泌促進，末梢血管の収縮，副腎からのアルドステロンの分泌促進を引き起こす。いずれも血圧を上昇させる。また、アンジオテンシン II は血管のリモデリングにも関与している。アンジオテンシン II は、これらの作用により循環系を調節している（図 5.2 ④）。

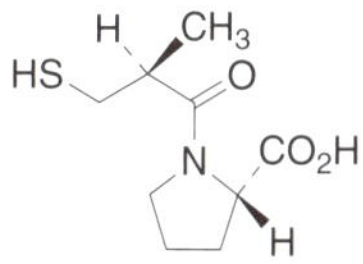

ACE 阻害薬を投与すると、レニン-アンジオテンシン-アルドステロン系が減弱するため血管が拡張し、後負荷が軽減され、左室の拍出量が増加する。拍出量の増加により腎血流量が増加するため、糸球体ろ過率が上昇する。腎臓の血流量が増加すると、レニン分泌を介したアルドステロン濃度の上昇が抑制される。これにより、ネフロンの集合管における Na^+ 排泄が促進され，循環血液量（前負荷）が減少する。

ACE 阻害薬は、第一選択として無症状から重症まで広く用いられている。心不全患者の死亡率を有意に低下させる。ただし、妊婦への投与は催奇形性

カプトプリル

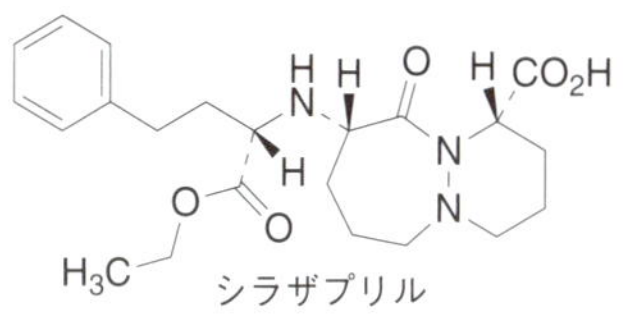

シラザプリル

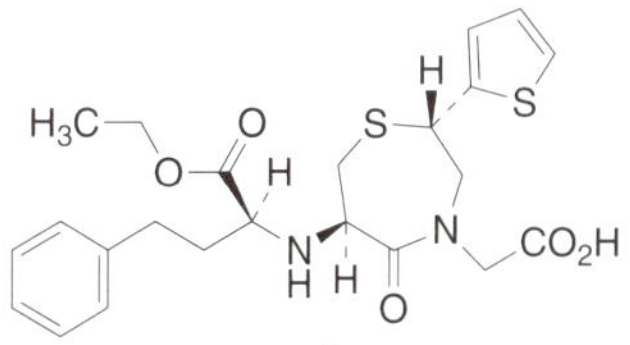

テモカプリル

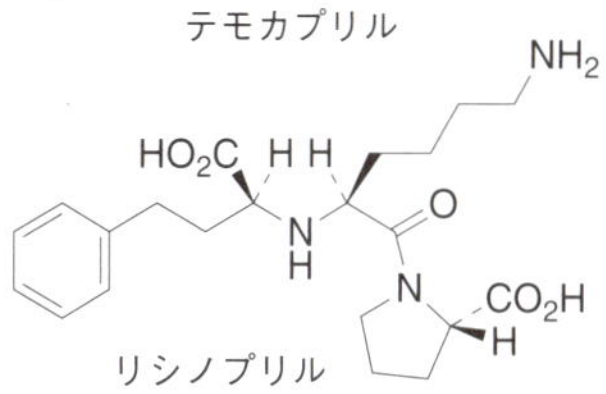

リシノプリル

COLUMN　ACE阻害薬とレニン阻害薬との違い

　ACE阻害薬はACE（キニナーゼIIともよばれる）の阻害効果とともにブラジキニンの分解も抑制するのに対し，レニン阻害薬はブラジキニンの分解には影響しない（図5.2④）．この作用の違いは，血中のレニン，アンジオテンシンI，アンジオテンシンII，ブラジキニン濃度の変化に反映される．ACE阻害薬によりブラジキニンの分解が抑制されると，ブラジキニンの作用が増強される．ブラジキニンは血管拡張，血圧低下，発熱，平滑筋収縮などの作用をもつ．ブラジキニンの血管拡張作用は，血管内皮細胞のブラジキニンB_2受容体の活性化を介したNO産生によると考えられている．これにより血圧低下を引き起こす．ACE阻害薬による血圧低下には，ブラジキニンによる血管拡張作用も寄与している．ACE阻害薬の副作用として，気管支平滑筋の収縮による空咳を生じる．また，まれにみられる血管浮腫もブラジキニンの血管透過性亢進作用の増強による．これに対し，レニン阻害薬にはACE阻害作用がないため，ブラジキニンを介した作用はみられない．

　アンジオテンシンIIはACE以外にもキマーゼ（ACEとは異なる酵素）によっても生じる．ACE阻害薬はキマーゼを阻害できないため，動脈硬化などでキマーゼの活性が増加している場合には，アンジオテンシンIIの産生を完全に抑制できない．これに対し，レニン阻害薬はレニンによるアンジオテンシンIの生成を抑制するため，キマーゼ活性が増加している病態においても有効である．

のために禁忌である．また，腎機能が非常に低下している患者では，ACE阻害薬によって急激に糸球体内の血圧が低下し，腎機能のさらなる悪化や欠尿などを生じる可能性があるため禁忌である．これらの患者を除いた心不全患者に対して，早期からACE阻害薬を使用することが推奨されている．

（c）アンジオテンシンII受容体遮断薬

　ロサルタン（losartan），**カンデサルタン シレキセチル**（candesartan cilexetil），**オルメサルタン メドキソミル**（olmesartan medoxomil），**テルミサルタン**（telmisartan），**イルベサルタン**（irbesartan），**バルサルタン**（valsartan）が知られている．アンジオテンシンII受容体には二つのサブタイプ（タイプ1とタイプ2）が存在する．治療薬として用いられているアンジオテンシンII受容体遮断薬はタイプ1に対する遮断薬（ARB）である．レニン-アンジオテンシン-アルドステロン系のアンジオテンシンII受容体の作用を

テルミサルタン

ロサルタン　　　カンデサルタン シレキセチル　　　オルメサルタン メドキソミル

阻害する．ARB は ACE 阻害薬とほぼ同じ効果を示す．収縮機能の低下した慢性心不全患者に対して有効であり，ARB と ACE 阻害薬を併用すると死亡率はさらに低下する．ARB は ACE 阻害薬が使用できない慢性心不全の患者にも用いることができる．

（d）レニン阻害薬

アリスキレン（aliskiren）が知られている．レニンはアンジオテンシノーゲン（アミノ酸 452 個）に作用し，そのアミノ末端の 10 個のペプチド（アンジオテンシン I）を遊離させる酵素である．アンジオテンシン I は ACE により加水分解を受け，8 個のペプチドからなるアンジオテンシン II に変換される．レニン活性が阻害されると，アンジオテンシン I およびその下流のアンジオテンシン II さらにアルドステロンの産生が抑制される．

アリスキレン

（e）β 遮 断 薬

ビソプロロール（bisoprolol）とカルベジロール（carvedilol）が用いられている．カルベジロールは α 遮断作用ももっている．慢性心不全では心臓のポンプ機能が低下しており，機能の低下が大きいほど予後も不良で QOL も低下する．過去には，β 遮断薬は低下している収縮力をさらに低下させるため，心不全の治療には禁忌とされていた．しかし，心不全時には交感神経系の活性亢進により遊離したノルアドレナリンが，心臓を過剰に刺激することで心筋の傷害を引き起こし，これが予後の悪化につながることが認識されるようになった．その結果，β 遮断薬による交感神経系の阻害が保護的に働くのではと推測されるようになり，実際，大規模臨床試験で β 遮断薬が心不全の治療薬として優れた効果を示した．このため，現在では ACE 阻害薬とともに慢性心不全の基本的な治療薬の一つとして，比較的早い時期から用いられている．

ビソプロロール

イルベサルタン

バルサルタン

カルベジロール

β 遮断薬は，ⅰ）レニン分泌（β_1 受容体を介して分泌が増加する）の抑制，ⅱ）カテコールアミンによる細胞傷害作用の抑制，ⅲ）脱感作されている β 受容体の回復，ⅳ）心不全時の Ca^{2+} 過負荷の改善，ⅴ）心拍数の減少によるエネルギー代謝の改善，ⅵ）抗不整脈作用などにより効果を発揮する．しかし，β 遮断薬は β 受容体の阻害により，心機能のさらなる低下をもたらし心不全の増悪を引き起こす可能性がある．このため，ごく少量から開始し徐々

COLUMN　ACE2のウイルス受容体としての働き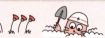

ACEにはACE2とよばれるヒトホモログ（相同体）がある．ACE2はACEに比べて発現する組織が限られており，おもに心臓や腎臓，精巣で発現がみられる．ACE2はACE阻害薬によっては阻害されない．ACE2はレニン-アンジオテンシン系で生成するアンジオテンシンⅡ（アミノ酸の一文字表記：DRVYIHPF）に作用し，カルボキシ末端のフェニルアラニン(Phe，F)を切断し，Ang(1-7)（アミノ酸の一文字表記：DRVYIHP）を生成させる．生じたAng(1-7)はGタンパク質共役型受容体masに作用し，血管拡張などを引き起こす．また，ACE2は新型コロナウイルス（COVID-19）や重症急性呼吸器症候群（SARS）の病原体であるSARSコロナウイルス（SARS-CoV）が細胞内に侵入するときのウイルス受容体として働く．ACE阻害薬やARBを投与するとACE2の発現が上昇するため，新型コロナウイルスの重症化に関与しているのではと考えられた．しかしながら，確固とした相関は報告されていない．

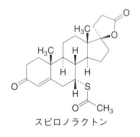

スピロノラクトン

エプレレノン

に増量する．心不全患者に対するβ遮断薬とACE阻害薬の併用は，これら二つの薬の作用点が異なっているために有益な効果をもたらす．

(f) アルドステロン受容体遮断薬

スピロノラクトン（spironolactone）と**エプレレノン**（eplerenone）が知られている．アルドステロン受容体遮断薬はカリウム保持性利尿薬であるとともに，心臓における線維化（コラーゲンの過剰な蓄積）を抑制し，重症心不全の予後を改善する．NYHA分類でⅢ度以上の患者で，ループ利尿薬やACE阻害薬がすでに投与されている場合に用いられる．

スピロノラクトンとエプレレノンの違いは，アルドステロン受容体への選択性である．スピロノラクトンはアルドステロン受容体への選択性が低いため，プロゲステロンなどの性ホルモン受容体も阻害し，長期に服用すると女性化乳房などの性ホルモン関連の副作用が生じる場合がある．しかし，エプレレノンのプロゲステロン受容体やアンドロゲン受容体への親和性は，スピロノラクトンの1/100～1/1000のため，性ホルモン関連の副作用は少ない．

5.2.6　強心薬

学修事項 D-2-8
(2) 主な治療薬

学修事項 C-4-4
(2) 受容体に作用する医薬品
(4) イオンチャネル，トランスポーターに作用する医薬品

学修事項 C-6-6
(5) 細胞間コミュニケーション

強心薬は，おもに次の五つに分けられる（図5.2⑤）．
ⅰ）ジギタリス製剤（Na^+/K^+-ATPアーゼを阻害することで，間接的にNa^+/Ca^{2+}-交換輸送体を介した細胞内Ca^{2+}濃度の上昇を引きこす），ⅱ）カテコールアミン類（β受容体を刺激する），ⅲ）PDE阻害薬（細胞内cAMPを増加させて心収縮力の増強を引き起こす），ⅳ）収縮タンパク質のCa^{2+}感受性を増強させる，ⅴ）cAMP産生系に直接作用する．

心筋の収縮と弛緩は細胞内Ca^{2+}濃度の変化によって制御されている（図

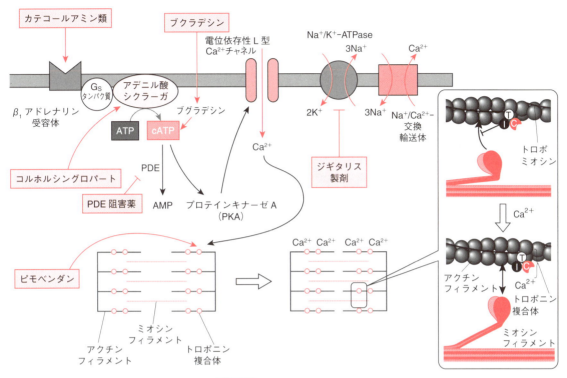

図 5.2 ⑤ 各種強心薬の作用部位

イオンチャネルあるいはイオン交換輸送体を介した細胞内 Ca^{2+} 濃度上昇は，心室筋を収縮させる．細胞内 cAMP の増加はプロテインキナーゼ A (PKA) を活性化し，Ca^{2+} 濃度を上昇させる．収縮系の Ca^{2+} の感受性を亢進させ間接的収縮力増強に働く薬物も存在する．
I：トロポニン I（ミオシンとアクチンの相互作用を阻害する），T：トロポニン T，C：トロポニン C（Ca^{2+} を結合する）．

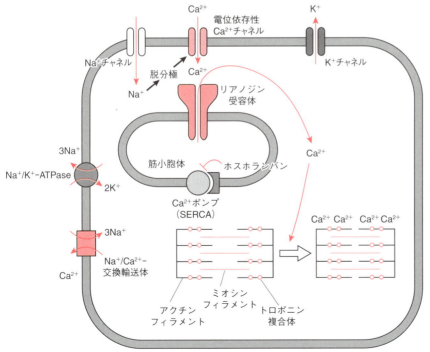

図 5.2 ⑥ 心筋の収縮メカニズム

Ca^{2+} チャネルをとおって流入した Ca^{2+} が，リアノジン受容体を効率よく活性化し，Ca^{2+} の放出を引き起こす．Ca^{2+} はトロポニン複合体のミオシンを抑制する作用を解除することで，心室筋は収縮する．細胞内 Ca^{2+} が Ca^{2+} ポンプあるいは交換輸送体により低下すると，心筋は弛緩する．

5.2 ⑥）．電気的興奮により T 管が脱分極すると，T 管に存在する L 型 Ca^{2+} チャネルが開き Ca^{2+} が流入する．細胞内に流入した Ca^{2+} がリアノジン受容体に作用し筋小胞体より Ca^{2+} を放出させる．上昇した Ca^{2+} がトロポニン複合体に結合し，トロポニンの抑制作用を解除する．これによりアクチン-ミオシンによる収縮が起こる．上昇した Ca^{2+} は，筋小胞に存在する Ca^{2+} ポンプ（SERCA）により筋小胞体に取り込まれるか，細胞外に排泄される．細胞内 Ca^{2+} 濃度が低下すると，トロポニン複合体から Ca^{2+} が離れ，アクチンとミオシンの相互作用が阻害され心筋は弛緩する．

SERCA：sarco/endoplasmic reticulum calcium transport ATPase

　心臓の収縮力は，細胞内 Ca^{2+} 濃度が高いほど，あるいは濃度上昇の時間が長いほど強くなる．心不全の治療に用いられる強心薬は，細胞内 Ca^{2+} 濃度を増加あるいは Ca^{2+} への感受性を増加させることで収縮力を増強させる．

（a）ジギタリス

　ジギタリス（digitalis）は，特定の薬を表しているのではなく総称として用いられている．**ジゴキシン**（digoxin），**ジギトキシン**（digitoxin），**メチルジゴキシン**（metildigoxin）が知られている．このうち，経口での吸収がよく腎臓からの排泄が速いジゴキシンが用いられている．ジギタリスは心筋細胞膜の Na^+/K^+-ATP アーゼを阻害する（図 5.2 ⑤）．Na^+/K^+-ATP アーゼは，細胞内の Na^+ を細胞外へ，細胞外の K^+ を細胞内へ，濃度勾配に逆らって移動させる．ジギタリスが Na^+/K^+-ATP アーゼを阻害すると，細胞内の Na^+ 濃度が上昇する．これにより，Na^+/Ca^{2+}-交換輸送体を介して Na^+ の排泄，Ca^{2+} の取込みが促進され，細胞内 Ca^{2+} 濃度が上昇し筋小胞体に貯蔵される Ca^{2+} 量が増加する．このため，心筋細胞が刺激されたときの Ca^{2+} 放出量が増加し，心筋の収縮が増強される．ジギタリスは，心不全患者の QOL の改善をもたらすものの，長期予後（生存率）は改善しない．

　ジギタリスには，迷走神経（心臓の副交感神経）を興奮させるとともに房室結節での興奮伝導を抑制する作用（いずれも，心拍数を減少させる）もある．

ジゴキシン　　　メチルジゴキシン

このため，頻脈性の心房細動を伴う慢性心不全の治療にとくに有効である．しかし，治療域が狭いため，定期的な薬物モニタリングが必要である．また，ジギタリス投与中の心電図変化(PQ 間隔の延長や RR 間隔の延長など)は効果を反映したもので，問題とはならない．

ジギタリスの副作用として，ジギタリス中毒(コラム参照)が知られている．

(b) カテコールアミン

カテコールアミンには，ノルアドレナリン前駆物質の**ドパミン**，合成アミンの**ドブタミン**が知られている．心不全の症状が急に悪化したときに用いられる．

カテコールアミンによる強心作用のメカニズムは次のように考えられている．$β_1$ アドレナリン受容体に刺激薬が結合すると，G_s タンパク質を介しアデニル酸シクラーゼが活性化され，細胞内 cAMP 量が上昇する．cAMP はプロテインキナーゼ A を活性化し，電位依存性 L 型 Ca^{2+} チャネルをリン酸化し，チャネルの開口確率を上昇させる．これによりチャネルをとおして細胞内に入る Ca^{2+} が増加し，結果として細胞内 Ca^{2+} 濃度が上昇する．また，**プロテインキナーゼ A**(PKA)はホスホランバンをリン酸化し，その SERCA (筋小胞体への Ca^{2+} 取込みを行う Ca^{2+} ポンプ)の抑制作用を解除させる．これにより筋小胞体に取り込まれる Ca^{2+} が増加し，次の Ca^{2+} 誘発性 Ca^{2+} 放出による Ca^{2+} 放出量が増大する．

PKA：protein kinase A

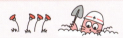
ドパミン

(1) ドパミン

ドパミンは投与する用量によって作用する受容体が異なるため，用量に依

COLUMN　ジギタリス中毒

ジギタリス中毒はジギタリスの過剰な摂取が原因で現れる症状である．徐脈あるいは頻脈性のあらゆる不整脈が出現する．

(i) ジギタリスが Na^+/K^+-ATP アーゼを阻害すると，Na^+/Ca^{2+}-交換輸送体を介して細胞内 Ca^{2+} 濃度が上昇する．これは，電位依存性 L 型 Ca^{2+} チャネルの活性を減少させ，Ca^{2+} チャネルによる脱分極時間も短縮させる．また，細胞内 Ca^{2+} 濃度の上昇は，Ca^{2+} 依存性 K^+ チャネルの活性化を介して不応期を短縮させる．活動電位持続時間の低下および不応期の短縮は不整脈の原因となる．

(ii) Na^+/K^+-APT アーゼの阻害は，細胞内 K^+ 濃度の低下により静止膜電位を脱分極側に移動させる．これにより，0 相の脱分極速度が低下し，刺激伝導速度が遅くなる．局所的に刺激伝導速度が遅い場所が生じると，リエントリー性不整脈の原因となる．伝導障害を伴う心房の頻拍はジギタリスに特異的に出現する．

また，次のような症状が現れることもある．
(1) 消化器症状など不整脈以外の副作用も現れる．
(2) 腎機能の低下(ジギタリスの排泄が低下する)および低カリウム血症(細胞外の K^+ 濃度が低いため Na^+/K^+-ATP アーゼの回転効率が悪くなっている状態)では，ジギタリスの効果が過剰に発現するため，感受性が亢進し中毒症状が生じやすい．

表 5.2 ④ ドパミンとドブタミンの作用の比較

	ドパミン			ドブタミン
	低用量 （＜2μg/kg/分）	中用量 （2〜5μg/kg/分）	高用量 （＞5μg/kg/分）	
作用する受容体	ドパミン D_1 受容体	ドパミン D_1 受容体 $β_1$ アドレナリン受容体	ドパミン D_1 受容体 $β_1$ アドレナリン受容体 $α$ アドレナリン受容体	$β_1$ アドレナリン受容体 （$β_2$ と $α_1$ 作用が打ち消し合う）
心臓への作用 　収縮力 　心拍数		増加 増加	増加 増加	増加 影響少ない
血管	拡張（冠動脈）	拡張	拡張	拡張（細動脈）
血圧		上昇 （$β_1$ の拍出量増加による）	上昇 （$α_1$ 作用と $β_1$ 作用）	
腎血流	増加	増加	増加	

存して血圧や心臓の収縮力などを変化させる（表5.2④）．低用量では，ドパミン受容体（D_1 サブタイプ）を活性化するため，腎臓の血流が増加し利尿作用を生じる．また，冠動脈も拡張させる．中用量では，$β_1$ 受容体も刺激し，心収縮力を増大させるとともに心拍出量を増加させる．高用量では，$β_1$ 受容体とともに $α_1$ 受容体も活性化するため，末梢細動脈の収縮，腎血管の収縮，血圧上昇を生じる．血圧が低く利尿能が低下している心不全の患者には，血圧上昇と腎臓の動脈の拡張による利尿を目的に，低用量から中用量を用いる．ドパミンは心不全の長期予後を改善しない．

（2）ドブタミン

ドブタミンは $β_1$ 受容体に結合し，収縮力を増強させる．しかし，心拍数を増加させる作用は小さい．その作用はドパミンの約4倍である．しかし，不整脈を誘起する作用は弱い．ドパミン受容体を活性化しないため，腎血管の拡張作用はなく利尿効果を示さない．ドブタミンの特徴は，ドブタミンがノルアドレナリンと同様な強心作用を示すにもかかわらず，ノルアドレナリンのもつ末梢血管の収縮作用を示さないことである．これは，ドブタミンの血管に対する二つの作用（$β_2$ サブタイプを介した拡張作用と $α_1$ サブタイプを介した収縮作用）が打ち消し合うことによる．ドブタミンは長期予後を改善させない．

ミルリノン

ドブタミン

および鏡像異性体

（c）PDE3 阻害薬，アデニル酸シクラーゼ活性化薬，cAMP 誘導体

PDE3 阻害薬としてミルリノンやオルプリノンが知られている．PDE は

COLUMN　ドブタミンとドパミンの作用の違い

　ドブタミンはドパミンに比べ，腎臓の血管拡張作用が弱く，また利尿作用をもたない．また，ドブタミンは細動脈に対し拡張作用を示す．ドブタミンは血管の収縮作用および心拍数の増加作用は弱いため，心筋酸素消費量の増加が少なく，虚血性心疾患の結果生じた心不全にはドパミンより効果的である．一方，血圧の維持が必要とされる場合には，ドパミンあるいはノルアドレナリンの方がよい．

サイクリックヌクレオチド（cAMP，cGMP）を分解する酵素であり，11種のサブタイプが知られている．サブタイプにより，cAMPに選択性を示すもの，cGMPに選択性を示すもの，またcGMPの結合によりcAMPの分解活性が増強されるものなど，サブタイプ間で特性が異なっている．心筋におもに発現しているのはタイプ3とよばれるcAMPを選択的に分解するPDE3である．

　PDEの阻害により細胞内cAMP量が上昇するため，心収縮力は増強される．血管拡張作用も強く，細動脈（抵抗血管）および静脈（容量血管）も拡張させる．これにより前負荷と後負荷が軽減される．急性心不全に短期的に用いられる．PDE3阻害薬は，ほかの薬剤で効果が不十分な患者に短期的に静注薬を用いる．心不全患者にPDE阻害薬を長期的に用いた場合，死亡率が上昇する．心不全患者では心機能が低下しており，PDE阻害剤を用いて心機能を増強させると，弱っている心臓をさらに酷使するためと考えられる．

　アデニル酸シクラーゼ活性化薬として**コルホルシンダロパート**が知られている．コルホルシンダロパートは，直接アデニル酸シクラーゼを活性化することでcAMP産生を増加させる．

　cAMP誘導体として**ブクラデシン**が知られている．ブクラデシンは，細胞膜を通過したのち，自身がcAMPに変化する．

　コルホルシンダロパートとブクラデシンは，cAMPを増加させることで**プロテインキナーゼA**（PKA）を活性化し，Ca^{2+}チャネルを開口させる．これにより，Ca^{2+}流入が増加し，収縮力が増大する．また，強心作用に加えて，血管平滑筋にも働き，細胞内cAMPを増加させることで血管を拡張させる．

（d）ピモベンダン

　ピモベンダン（pimobendan）は，PDE阻害作用に加えて，トロポニンのCa^{2+}感受性を上昇させ，より低いCa^{2+}濃度で収縮を引き起こさせる．cAMP上昇およびCa^{2+}感受性の上昇により心筋の収縮力を増強する．経口投与が可能である．生活の質（QOL）の改善は認められるものの，長期予後は悪化させる．

オルプリノン

コルホルシンダロパート

ブクラデシン

ピモベンダン

（e）ナトリウム利尿ペプチド

BNP: brain natriuretic peptide
CNP: C-type natriuretic peptide

ナトリウム利尿ペプチドは，**ANP**（心房性ナトリウム利尿ペプチド），**脳性ナトリウム利尿ペプチド（BNP）**，**C型ナトリウム利尿ペプチド（CNP）**からなっている．循環血液量の増加に反応して，心房からANP，心室からBNP，血管内皮細胞からCNPが分泌される．循環系への作用はANPおよびBNPの効果により説明される．ANPは，心房の伸展に伴って心房から分泌されるホルモンで，ナトリウム排泄の増加を伴う利尿作用をもつ（図5.2 ⑦）．

BNPは，最初はブタの脳から見いだされたが，ヒトでは心室に負荷がかかると分泌されるホルモンである．強力な水とNa^+の利尿作用および血管拡張作用をもっている．交感神経系およびレニン-アンジオテンシン系と拮抗的に働いて心不全の病態を改善させる．

ナトリウム利尿ペプチドが結合する受容体には，グアニル酸シクラーゼ-

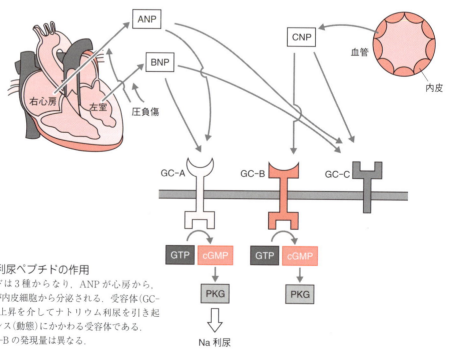

図5.2 ⑦ ナトリウム利尿ペプチドの作用
ナトリウム利尿ペプチドは3種からなり，ANPが心房から，BNPが心室から，CNPが内皮細胞から分泌される．受容体（GC-A，GC-B）はcGMP量の上昇を介してナトリウム利尿を引き起こす．GC-Cはクリアランス（動態）にかかわる受容体である．
※細胞ごとにGC-A，GC-Bの発現量は異なる．

A(GC-A), GC-B, GC-C の 3 種が存在する. GC-A および GC-B は, 細胞内にグアニル酸シクラーゼに相当するドメインがあり, ナトリウム利尿ペプチドの結合によりグアニル酸シクラーゼ活性が増加する. 細胞内 cGMP 量の上昇がナトリウム利尿を引き起こす. GC-C はグアニル酸シクラーゼに相当する細胞内領域をもっていないため, ナトリウム利尿ペプチドのクリアランス(動態)にかかわる受容体だと考えられている.

ANP, BNP は心不全のマーカーとしても用いられている. ANP は心房筋が伸展すると分泌され, BNP は心室の負荷により分泌が亢進する. したがって, ANP や BNP が高値の場合は, 心房あるいは心室の負荷や循環血液量の増加を引き起こす病態が存在していることを示している. ANP や BNP の健常人の血中濃度はきわめて低い値を示し, 急性および慢性心不全患者ではその重症度に比例して増加する. このため, ANP や BNP は心不全の重症度や治療効果を判定するときに用いられる. とくに, BNP は ANP に比較して変化率が大きいことから, 心不全の指標として優れている. BNP は, 前駆体 proBNP がタンパク質分解酵素によって, BNP と生理活性をもたない proBNP のアミノ末端(NT-proBNP)に分解されることで生成される. NT-proBNP は BNP と同様に心不全の進行に伴って増加する. NT-proBNP は BNP に比べて血中の半減期が長いため, 心不全の重症度あるいは治療効果を評価するマーカーとしては BNP よりよいといわれている.

（f）ANP 製剤

カルペリチドが知られている. カルペリチドは ANP の遺伝子組換え製剤である. 利尿作用により体液量を減少させ, 前負荷を軽減させる. また, 血管拡張作用, レニンやアルドステロンの分泌抑制作用をもっている. 急性心不全あるいは慢性心不全の急性増悪期に用いる. 強心作用はもたないため, 心機能が低下している患者には, β_1 刺激薬などと併用する. ANP 製剤は, GC-A および受容体を活性化し, cGMP 量を増加させる. 増加した cGMP が利尿効果や血管拡張作用を示す.

5.2.7 新しい治療薬

心不全に対して, ACE 阻害薬(ACE 阻害薬に認容性がなければ ARB), β 遮断薬およびミネラルコルチコイド受容体遮断薬が, 予後改善効果を示すことから各国で使用されている. ACE 阻害薬などのこれら標準的な薬に加えて, 新たな作用機序をもつ薬が開発され, 臨床で使われるようになった. 新しい作用機序で働く薬として, i) アンジオテンシン II 受容体遮断薬/ネプリライシン阻害薬(ARNI), ii) ナトリウムグルコース共輸送体 2(SGLT2)阻害薬, iii) イバブラジン, iv) 可溶性グアニル酸シクラーゼ刺激(活性化)薬, v)

ARNI：angiotensin II
　　　receptor blocker/
　　　neprilysin inhibitor
SGLT2：sodium-glucose co-
　　　transporter-2

心筋ミオシン活性化薬がある．なお，心筋ミオシン活性化薬は臨床試験で有効性が示されているものの，慢性心不全治療薬として承認されていない．次にこれらの薬について述べる（表5.2⑤）．

① ARNI

ARNIはアンジオテンシンⅡ受容体遮断薬（ARB）のバルサルタンとサクビトリル（sacubitril，酵素により活性化されネプリライシン阻害薬へと変換される）を一つの分子として結合させた薬である．ARNIは2種の薬を含む単なる合剤ではなく一つの分子である（図5.2⑧）．ネプリライシンはナトリウム利尿ペプチド（ANPやBNP）（p.341, p.352参照）を分解する酵素である．ANPやBNPは，心臓から分泌されレニン-アンジオテンシン系や交感神経系に対して抑制的に働くことが知られている．ANPやBNPは急性心不全に用いられているものの，持続的な静脈投与が必要な薬であり，慢性心不全に用いることは難しい．ネプリライシンは，血管収縮作用をもつホルモン（エンドセリン-1やアンジオテンシンⅡなど）の分解にかかわっている．また，血管拡張作用をもつホルモン（アドレノメジュリンやブラジキニンなど）も分解する．したがって，ネプリライシンのみの阻害では心臓に保護的に働く因子（ANPやBNPなど）を増加させるのみならず，心臓に負荷を与える因子（エンドセリン-1やアンジオテンシンⅡ）の量も増加させる．ARNIは，アンジオテンシンⅡの作用をバルサルタンで抑えつつ，ANPやBNPの作用を増強させるネプリライシンも阻害することで，心臓への保護作用を示す薬といえる．

ネプリライシン
ナトリウム利尿ペプチドを分解する体内物質で，NEP（neprilysin）ともいう．

サクビトリルバルサルタン

② SGLT2 阻害薬

ナトリウムグルコース共輸送体2（SGLT2）阻害薬は，腎臓でのグルコースの取込みを阻害し尿中への排泄を促進する．これにより血糖値の上昇を抑える．SGLT2阻害薬の**エンパグリフロジン**（empagliflozin）は，糖尿病患者を対象に実施された大規模臨床試験において，心不全による入院や重篤な循環器系疾患（心筋梗塞など）の発症や増悪による死亡（心血管死）を抑制した．そののち，エンパグリフロジンと**ダパグリフロジン**（dapagliflozin）が，糖尿病の有無にかかわらず心血管死および心不全もほぼ同等に抑制することが示された．これにより心不全の治療薬としても有効であることが明らかとなった．

心不全治療薬 5.2 355

表 5.2 ⑤ 新しい心不全治療薬

分類	薬	前負荷の軽減	後負荷の軽減	収縮力増強(↑)または抑制(↓)
アンジオテンシンⅡ受容体遮断薬/ネプリライシン阻害薬(ARNI)	サクビトリルバルサルタン	○	○	
SGLT2 阻害薬	エンパグリフロジン，ダパグリフロジン	○	○	
HCN チャネル阻害薬	イバブラジン			
可溶性グアニル酸シクラーゼ刺激(活性化)薬	ベルイシグアト		○	↑

SGLT2 阻害薬は心臓には発現しておらず，SGLT2 阻害薬のもつ腎臓での血中グルコース濃度低下作用が，なぜ心不全の治療に有効なのか明らかではない．

③ イバブラジン

心拍数は洞結節の自発的な脱分極（拡張期におけるゆっくりとした脱分極）により決定されている．ゆっくりとした脱分極にかかわっているチャネルは，過分極活性化環状ヌクレオチド依存性チャネル4(HCN4)チャネルである．**イバブラジン**(ivabradine)は HCN4 を含む HCN チャネルを選択的に阻害する．これにより，イバブラジンは脱分極を遅らせ，洞結節の活性化頻度を減少させる．したがって，心臓の収縮力には影響せず心拍数を減少させることができる．日本では，慢性心不全の治療において，β遮断薬を含む標準的な治療を受けており，なお心拍数が高い（心拍数が75以上/分）患者に使用が勧められている．

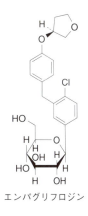

エンパグリフロジン

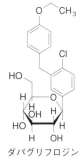

ダパグリフロジン

HCN4：hyperpolarization-activated cyclic nucleotide-gated channel

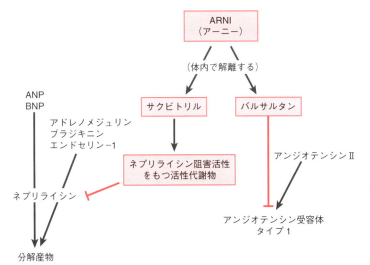

図 5.2 ⑧ ARNI の作用メカニズム

ARNI は体内で二つの成分に解離する．バルサルタンはアンジオテンシンⅡ受容体を阻害し，ネプリライシン阻害薬は ANP や BNP の分解酵素を阻害する．これら二つの作用により，ARNI は心不全の進行を抑制する．

イバブラジン

④ 可溶性グアニル酸シクラーゼ刺激（活性化）薬

NO：nitric oxide

sGC：soluble guanylyl cyclase

cGMP：cyclic GMP

PKG：protein kinase G

　心不全患者の心臓では，一酸化窒素（NO）-可溶性グアニル酸シクラーゼ（sGC）-サイクリック GMP（cGMP）系の活性が低下している．このため，cGMP のターゲットであるプロテインキナーゼ G（PKG）活性が低下する．PKG は，血管拡張作用や心筋肥大の抑制作用をもつため，PKG 活性の低下は心不全の進展や悪化に関与していると考えられている．肺高血圧の治療に用いられている**リオシグアト**（riociguat）は，NO と sGC の結合を安定化させることで NO に対する sGC の感受性を高める作用と，NO 非依存的に直接sGC を活性化させる作用をもつ sGC 刺激薬である．リオシグアクトと同じような活性をもち作用時間の長い sGC 刺激薬**ベルイシグアト**（vericiguat）が心不全患者の症状を改善させ，心血管疾患を原因とする死亡率を減少させることが報告された．慢性心不全の標準的な治療を受けている患者に限って用いた場合でも，上乗せ効果が明らかになっている．

リオシグアト　　　　　　　　ベルイシグアト

⑤ 心筋ミオシン活性化薬

　心収縮能の低下を伴う心不全に対し，強心薬の使用は生命予後を悪化させることが報告されている．しかし，重症の心不全患者では，循環系や生命を維持するために強心薬を必要とする場合がある．予後を改善する強心薬，あるいは予後を悪化させずに血行動態を改善させる強心薬の開発が望まれていた．心筋ミオシン活性化薬である**オメカムチブ**（omecamtiv）は，心筋細胞への Ca^{2+} 流入量やミオシンの Ca^{2+} 感受性を増加させることなく（Ca^{2+} 濃度の上昇は不整脈や心臓死の副作用の原因となる），心筋収縮の最終段階であるアクチンとミオシンの結合を増強させる．収縮期駆出時間を延長させることで収縮能を改善する薬である．またオメカムチブは，心筋の酸素消費量を増加させない強心薬として働く．

5章 循環器系の薬理

5.3 狭心症および心筋梗塞治療薬

❖ **本節の目標** ❖
- 虚血性心疾患（狭心症，心筋梗塞）について，治療薬の薬理（薬理作用，機序，おもな副作用），および病態（病態生理，症状など）・薬物治療（医薬品の選択など）を学ぶ．

5.3.1 狭心症とは

　心臓の収縮と弛緩に必要なエネルギーは，酸素を利用した好気的リン酸化により産生される．心臓に酸素（血液）を供給している血管が冠動脈である（図5.3①）．冠動脈は上行大動脈から枝分れした左および右の冠動脈で始まり，左冠動脈は，さらに左前下行枝，左回旋枝に分かれる．右冠動脈は心臓の後壁，左前下行枝は前壁，左回旋枝は側壁に血液を供給している．冠動脈が動脈硬化などで狭窄あるいは閉塞すると，酸素の供給が十分に行われなくなり，酸素が不足した状態（虚血状態）になる．狭心症では，冠動脈が細くなったものの閉塞していない状態である．心筋梗塞では，血管が閉塞し血流が停止し

学修事項 **D-2-8**
(1) 心不全，不整脈，高血圧症・低血圧症，虚血性心疾患

学修事項 **C-7-8**
(2) 心臓の構造と機能，及び興奮と心電図

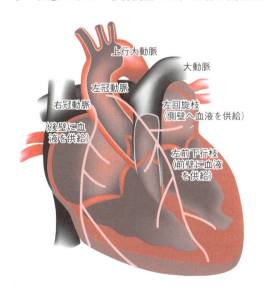

図5.3①　冠動脈
冠動脈は心臓に血液（酸素と栄養）を供給する血管である．冠動脈は上行大動脈の枝として左および右の冠動脈で始まる．左冠動脈は，左前下行枝，左回旋枝に分かれる．

た状態である．狭心症と心筋梗塞では用いる薬が異なるため，両者を正く診断することが重要である．

　冠動脈による酸素の供給が低下する最も大きな原因は，アテローム性動脈硬化による狭窄である．動脈硬化は，血管にコレステロールや中性脂肪などが溜まることで内腔が狭くなり，また弾力性や柔軟性も失った状態である．動脈硬化の危険因子には，年齢，性別，家族歴などのコントロールが不可能なものと，高血圧などの疾患や生活習慣からくる肥満などコントロール可能なものに分けられる．

　冠動脈は，末梢の血管とは異なり交感神経刺激により拡張するのが特徴である．末梢の血管では，交感神経刺激でアドレナリン受容体のα_1とβ_2サブタイプのうち，α_1サブタイプを介した応答が優位なため，交感神経刺激によって血管は収縮する．これに対し，冠動脈はβ_2サブタイプが優位であるため，交感神経刺激により拡張する．運動時には交感神経系が活性化される．このとき，運動に必要な血液を末梢に供給させるため，心臓はより強く収縮するようになる．心臓は酸素をより多く必要とする．β_2サブタイプを介して冠動脈を拡張させることによって心臓への血液量を増加させている．

5.3.2 狭心症の分類と治療薬

学修事項 D-2-8
(1) 心不全，不整脈，高血圧症・低血圧症，虚血性心疾患
(2) 主な治療薬

学修事項 C-4-5
(3) 循環器系疾患（脳血管障害・心疾患・高血圧症）の医薬品

　狭心症は，労作性狭心症，冠攣縮性狭心症，不安定狭心症に分けられる（図5.3②）．労作性狭心症では，冠動脈に動脈硬化による器質的な狭窄が起きている．発作時の心電図ではST下降がみられる（心電図のST下降につい

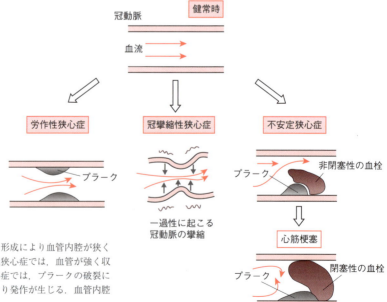

図5.3② 虚血性心疾患の分類
労作性狭心症では，動脈硬化のプラーク形成により血管内腔が狭くなり，運動時に発作が生じる．冠攣縮性狭心症では，血管が強く収縮し一過性に発作が生じる．不安定狭心症では，プラークの破裂により血栓が形成され，血管内腔が狭くなり発作が生じる．血管内腔が血栓で閉塞すると心筋梗塞を生じる．

ては後述).労作時に胸痛発作が生じるため,運動を中止し安静にすることで症状は改善する.治療薬として,ⅰ)発作時には速効性の硝酸薬を用いる.ⅱ)発作を予防するために硝酸薬,β遮断薬,カルシウム拮抗薬を用いる.ⅲ)冠動脈を閉塞させる血栓の形成を予防するために**アスピリン**(aspirin)などの抗血小板薬を用いる.ⅳ)HMG-CoA還元酵素阻害薬の**スタチン**(statin)を用い,また生活習慣の改善による動脈硬化の改善や治療も行う.狭窄の程度により,**経皮的冠動脈インターベンション**(PCI)(図5.3③)や**冠動脈バイパス術**(CABG)を行う.

PCI:percutaneous coronary intervention
CABG:coronary artery bypass grafting

硝酸薬(図5.3④)やカルシウム拮抗薬(図5.3⑤)は血管を拡張させることで酸素の供給量を増加させる.これに対し,β遮断薬は心筋収縮力を低下させたり心拍数を減少させたりすることで,心筋の酸素に対する要求を低下させる(図5.3⑥).ただし,β遮断薬が禁忌の患者にはカルシウム拮抗薬〔**ジルチアゼム**(diltiazem)〕を用いる場合もある.ジルチアゼムは心機能の低下とともに血管を拡張させることで心臓の負荷を軽減させる.そのほか,冠動脈の拡張作用をもつ薬として,**アデノシン**(adenosine),**トリメタジジン**(trimetazidine),ATP依存性K^+チャネルを活性化する**ニコランジル**(nicorandil)がある(図5.3⑦).

冠攣縮性狭心症は,冠動脈が突然強く収縮する(攣縮する)ことで,冠動脈が一過性に狭窄あるいは閉塞する疾患である.夜間から早朝にかけて安静時に発作が生じる.冠動脈の内皮における障害や冠動脈の緊張度に関係があるといわれている.発作時の心電図では,STが上昇あるいは下降する.STが上昇するものをとくに異型狭心症とよんでいる.発作時には速効性の硝酸薬を用い,冠動脈を拡張させる.発作を予防するにはカルシウム拮抗薬,硝酸薬を用いる.β遮断薬は冠動脈の攣縮を増強する可能性があり(冠動脈は$β_2$作用による血管拡張が優位),単独では冠攣縮性狭心症の患者には用いな

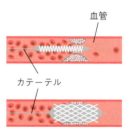
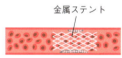

図5.3③ 経皮的冠動脈インターベンション(PCI)
金属ステントを装着したバルーンを狭窄部位に送り込み,バルーンを膨らませる.狭窄部位で拡張させた後,カテーテルのみを取りだす.残った金属ステントの働きで狭窄部位の血流は回復する.

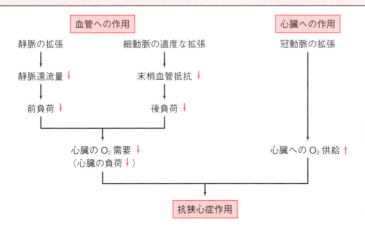

図5.3④ 硝酸薬の抗狭心症作用
静脈の拡張および細動脈の適度な拡張により,前負荷と後負荷を低下させ,心臓の酸素需要を減少させる.また,冠動脈を拡張させることで,心臓への酸素供給を増大させる.これらの作用により抗狭心症作用を発揮する.

5章 循環器系の薬理

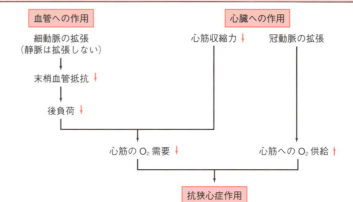

図5.3⑤ カルシウム拮抗薬の抗狭心症作用
細動脈の拡張，心筋収縮力の減弱作用により，心臓の酸素需要を減少させる．また，冠動脈を拡張させることで，心臓への酸素供給を増大させる．これらの作用により抗狭心症作用を発揮する．

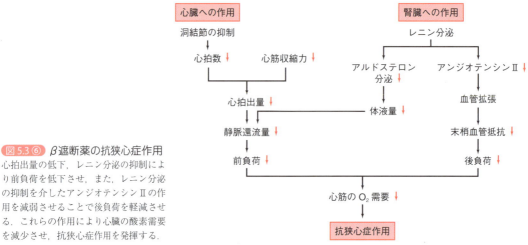

図5.3⑥ β遮断薬の抗狭心症作用
心拍出量の低下，レニン分泌の抑制により前負荷を低下させ，また，レニン分泌の抑制を介したアンジオテンシンⅡの作用を減弱させることで後負荷を軽減させる．これらの作用により心臓の酸素需要を減少させ，抗狭心症作用を発揮する．

い．生活習慣の改善による動脈硬化の改善や治療も行う．

不安定狭心症は，プラークが破綻することで血小板の凝集を引き起こし，さらに血栓が形成されることで狭窄が急に進行することで生じる．血小板の凝集により血管を収縮させる物質が放出され血管が収縮するため，酸素の供給はさらに低下する．不安定狭心症の発作は安静時にも出現し，徐々に増悪する．心筋梗塞へと移行する危険性が高い．心電図ではSTは下降する（図5.3⑧）．STの下降は，虚血部位が心内膜下に限局していること（冠動脈の狭窄）を示

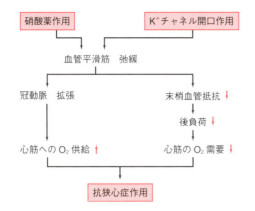

図5.3⑦ ニコランジルの抗狭心症作用
ニコランジルは硝酸薬作用とK^+チャネル抑制作用をもつ．硝酸薬作用により心臓への酸素供給の増大，K^+チャネル抑制作用により末梢血管を拡張させ心臓の酸素需要を低下させる．これらの作用により抗狭心症作用を発揮する．

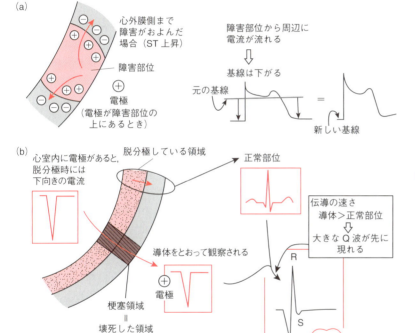

図5.3⑧ 心筋梗塞時に心電図でみられる，(a) ST上昇，(b) 異常Q波
障害部位から周りに電流が流れるため，電極から離れる方向に電流が流れる．したがって，基線は低下しSTが上昇したように観察される．さらに，心筋梗塞を起こした領域は電気的な導体となるため，心室内で観察される脱分極時の電流（下向き電流として観察される）がそのままの形で体外の電極で観察される．これが大きなQ波として観察される（異常Q波）．

している．これに対し，STの上昇は，虚血部位が心臓壁を貫いていることを示しており，冠動脈が閉塞されていることを示している．不安定狭心症の治療は，重症度（高リスク～低リスク）を評価し，リスクに応じて行う．なお，初期治療は，重症度にかかわらず，アスピリン，ヘパリン (heparin)，硝酸薬，β遮断薬あるいはカルシウム拮抗薬，スタチンを用いる．高リスクおよび中程度リスクの患者には，早期にPCIやCABGを実施するか否かを決定し，実行する．低リスクの患者には，初期治療を継続することで症状の安定化を図る．また，生活習慣の改善による動脈硬化の改善や治療も並行して行う．

5.3.3 狭心症治療薬

学修事項 D-2-8
(2) 主な治療薬

学修事項 C-4-4
(1) 酵素に作用する医薬品
(4) イオンチャネル，トランスポーターに作用する医薬品

学修事項 C-6-6
(5) 細胞間コミュニケーション

NO : nitric oxide

PKG : protein kinase G

　治療薬には，心筋の仕事量を減少させるβ遮断薬，冠動脈の攣縮を抑制するカルシウム拮抗薬やK^+チャネル開口薬，発作時に投与し冠動脈の拡張および前負荷と後負荷の軽減をもたらす硝酸薬に分類される．冠動脈内に血栓が疑われる場合には，抗血小板薬や抗凝固薬も用いる．

（a）硝酸薬

　ニトログリセリン（nitroglycerin），二硝酸イソソルビド（isosorbide dinitrate），一硝酸イソソルビド（isosorbide mononitrate）が知られている．硝酸薬は症状を緩和するために古くから用いられている治療薬の一つである．硝酸薬はNO_2という構造を化合物内にもち，このニトロ基が酵素や細胞内あるいは細胞外の還元物質（チオールなど）により還元されると，一酸化窒素（NO）が産生される．生じたNOは平滑筋細胞内のグアニル酸シクラーゼを活性化し細胞内cGMP量を増加させる．cGMPは**cGMP依存性タンパク質リン酸化酵素**（PKG）を活性化し，活性化されたリン酸化酵素が各種のタンパク質をリン酸化し平滑筋の弛緩を引き起こす（図5.3⑨）．また，NOが直接タンパク質を修飾することで弛緩反応に寄与する経路も存在する．

（1）硝酸薬の動脈と静脈に対する作用

　動脈は酸素濃度が高いことから，還元物質の濃度が静脈に比べて低い．硝酸薬からのNO産生は還元状態でより大きいため，硝酸薬は動脈より静脈をより強く弛緩させる．NOの作用により血管が拡張すると，静脈還流量が増加するため右心房に流入する血液量が減少する．これにより心臓への負荷が減少し（前負荷の軽減），心筋の酸素需要量が低下する．硝酸薬の血中濃度が高くなり動脈も拡張する場合，反射性に心拍数が増加しなければ，動脈が拡張することによって血管抵抗が低下する（後負荷の軽減）．これにより，心臓はより小さい力で血液を押しだすことができるようになり，心筋の酸素需要量は減少する．硝酸薬は冠動脈も拡張させるため，冠血流量が増大し心筋への酸素供給が増加し狭心症の症状は軽減される．また，硝酸薬には血小板凝集の阻害作用もあるため，狭心症にはきわめて有効な薬である．

（2）硝酸薬の代謝，耐性，副作用

　硝酸薬は肝臓を通過するときに代謝され，その初回通過効果はほぼ100%である．このため，素早い効果を期待するときには舌下錠あるいはスプレー剤が適している．また，持続的な作用が期待できる内服薬や貼付剤などもある．不安定狭心症や急性心不全には硝酸薬の注射剤を用いる．静注はより速効かつ持続的な効果を期待できる．ただし，硝酸薬は長期にわたって使用すると，耐性を生じるので注意する．硝酸薬の耐性とは，硝酸薬が存在しているにもかかわらず効果が減弱する現象である．耐性が生じる機構は，次の二

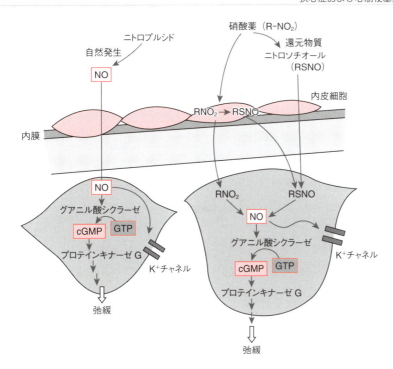

図 5.3 ⑨ 硝酸薬による平滑筋の弛緩メカニズム
硝酸薬は NO を発生し,平滑筋内のグアニル酸シクラーゼを活性化する.これにより cGMP 産生が増加し,プロテインキナーゼ G(PKG)が活性化される.さまざまなタンパク質をリン酸化あるいは NO の K⁺ チャネルへの作用などで平滑筋は弛緩する.

つが考えられている.ⅰ)細胞内還元物質(細胞内のチオール基)が枯渇する結果,NO を産生できなくなる.ⅱ)NO 生成は**アルデヒド脱水素酵素 2**(ALDH2)の作用によっても生じる.ALDH2 は NO 修飾を受け不活性化されるため,長期にわたって NO が生成すると不活化された ALDH2 が増え,NO 生成が低下する.

ALDH2 : aldehyde dehydrogenase 2

　硝酸薬には重大な副作用はほとんどないといってもよい.頻度の高い副作用として,血管拡張による頭痛,頭が重苦しい感じ(頭重感),めまい,血圧低下,反射性頻脈などがある.これら多くの副作用は投与量の減少により軽減する.勃起不全治療薬である**シルデナフィル**(sildenafil)は硝酸薬との併用が禁忌である.これは,硝酸薬が cGMP 産生を促進し,シルデナフィルが cGMP を選択的に分解する PDE5(phosphodiesterase type 5)を阻害するため,NO の効果が増強され,過度の血圧低下やショックを生じる可能性があるためである.硝酸薬は眼圧を上昇させるおそれがあるため,閉塞隅角緑内障の患者にも禁忌である.また,カルシウム拮抗薬などの降圧薬,アルコールなど血管を拡張させる作用をもつ薬との併用も注意が必要である.

(b) β遮断薬

　プロプラノロール(propranolol),**メトプロロール**(metoprolol),**ビソプロロール**(bisoprolol),**ベタキソロール**(betaxolol),**アセブトロール**(acebutolol),**アルプレノロール**(alprenolol),**アロチノロール**(arotinolol),**アテノロール**(atenolol)など数多くのβ遮断薬が知られている.これらのβ遮

プロプラノロール　メトプロロール　ビソプロロール

ベタキソロール　アセブトロール　アルプレノロール

アロチノロール　アテノロール

（および鏡像異性体）

断薬は，アドレナリン受容体に作用し，サブタイプ（β_1およびβ_2サブタイプ）選択性，固有活性，β遮断作用以外の作用によって区別される．

　β遮断薬は心臓の収縮力と心拍数も減少させる．これにより心臓の仕事量が減少し，心臓の酸素に対する要求量が低下する．β遮断薬の効果は発現までに時間がかかるため，迅速な作用が必要な狭心症の発作を抑える目的には用いられない．しかし，狭心症の発作の予防には有効である．

（1）β遮断薬使用の注意点

　ⅰ）β_2受容体を阻害すると，気管支の収縮，糖代謝の異常，脂質代謝の異常が生じやすくなるため，狭心症治療薬としてはβ_1サブタイプに選択性をもつβ遮断薬を用いる．

　ⅱ）β遮断薬を選択する際には，固有活性の有無にも注意する．固有活性とは，薬が受容体に結合したときに応答を引き起こす能力である．固有活性をもつβ遮断薬は，交感神経が興奮しているときはβ作用を抑え，興奮していないときはβ作用をわずかに刺激する作用を示す．虚血性心疾患に対するβ遮断薬の効果は，固有活性をもたないβ遮断薬のほうがより高い効果を示す．

　ⅲ）脂溶性のβ遮断薬のほうが水溶性より高い効果を示す．ただし，脂溶性のβ遮断薬は，水溶性のものに比べ脳血管の血液脳関門を通過しやすく，うつ症状などの中枢神経症状が現れやすい．

　ⅳ）副作用の一つとして，低血糖の症状がみえにくくなることがあげられる（図5.3⑩）．低血糖になると反射性に交感神経系が亢進する．この結果，遊離したカテコールアミンが肝臓のβ_2受容体を介してグリコーゲンを分解させ，血糖値の上昇を引き起こす．β遮断薬はβ_2受容体の活性化によるグリコーゲン分解を阻害する．また，低血糖時には交感神経系が亢進し，β_1受容体を介した頻脈やβ_2受容体を介した振戦や発汗なども生じる．β遮断薬はこ

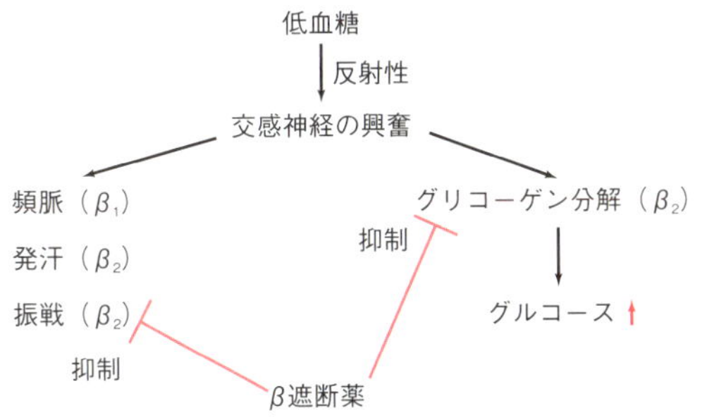

図 5.3 ⑩ 低血糖による交感神経の活性化と β 遮断薬の作用
低血糖状態になると反射性に交感神経系が活性化され，β_1 受容体を介した頻脈，β_2 受容体を介した発汗，振戦，グリコーゲン分解が生じる．グリコーゲン分解は血中グルコース濃度を上昇させる．β 遮断薬はこれらの応答を抑制し，低血糖の症状をみえにくくする．

れらの応答も阻害する．このように β 遮断薬は低血糖で生じるさまざまな応答を抑制する．血糖降下薬を投与している糖尿病患者に β 遮断薬を投与する場合には注意が必要である．

ⅴ）β 遮断薬は気管支の攣縮（突然の収縮）を誘発するため，気管支喘息の患者には禁忌である．

ⅵ）慢性閉塞性動脈硬化症などの末梢循環不全の患者，房室ブロックなどの徐脈性不整脈のある患者に対して，症状を増悪させる危険性がある．

ⅶ）心機能が低下している患者あるいは心不全を合併している患者に対しては，β 遮断作用と α_1 遮断作用をもつ**カルベジロール**（carvedilol），β_1 選択性をもつ**ビソプロロール**を用いる．

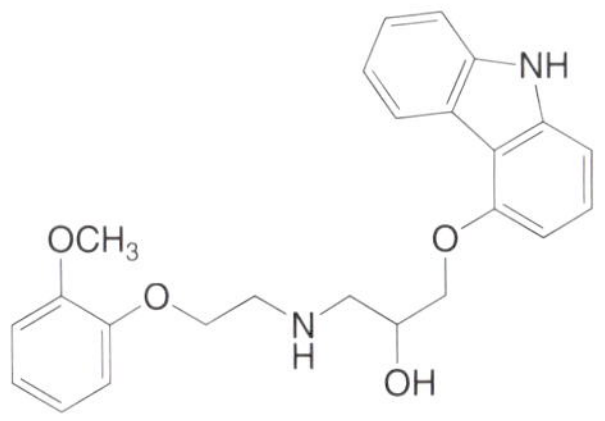

カルベジロール

（2）β 遮断薬の副作用

β 遮断薬の副作用として次のことが起こる．

ⅰ）β_2 アドレナリン受容体を遮断した結果，α アドレナリン受容体を介した作用が増大することがある．これにより気管支の攣縮，手足の冷感（末梢血管の収縮および血液の体温維持への寄与），インポテンツ（血圧低下により陰茎海綿体の血液量が低下する）などが引き起こされる．これらの多くは受容体選択性を示さない β 遮断薬により引き起こされる．

ⅱ）β_1 アドレナリン受容体の拮抗作用により，著しい心臓の収縮力の抑制（陰性変力作用）や心臓の刺激伝導系の抑制（心ブロック）および徐脈が引き起こされる．したがって，気管支喘息や閉塞性肺疾患を合併している患者には，β_1 選択性をもつ遮断薬を選択する．

ⅲ）中枢性の副作用や肝臓の疾患が懸念される場合には，中枢への移行や細胞膜透過性が低い**アテノロール**や**ナドロール**（nadolol）を選択する．

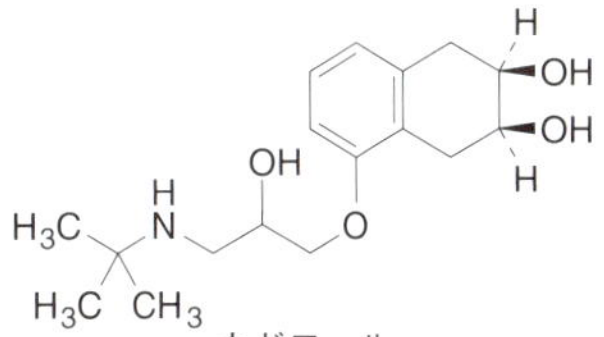

ナドロール

（c）カルシウム拮抗薬

カルシウム拮抗薬として，ジヒドロピリジン系カルシウム拮抗薬の**ニフェジピン**（nifedipine）や**アムロジピン**（amlodipine），**ベラパミル**（verapamil），**ベプリジル**（bepridil），**ジルチアゼム**（diltiazem）などが知られている．

カルシウム拮抗薬は電位依存性 L 型 Ca^{2+} チャネルを阻害し，細胞内への Ca^{2+} 流入を減少させる．これにより冠動脈は弛緩する．また，動脈を拡張

ニフェジピン　アムロジピン

ベラパミル　ベプリジル　ジルチアゼム

させることで血管抵抗を軽減させ，心臓の仕事量を減少させる．これらの作用で狭心症の症状が改善される．

冠攣縮性狭心症は日本人に多くみられるタイプであり，局所的に血管平滑筋が強く収縮することにより起こる．平滑筋への Ca^{2+} 流入を阻害すると，平滑筋は弛緩する．したがってカルシウム拮抗薬は冠攣縮性狭心症の予防に大きな効果を示す．ベラパミルとアムロジピンなどが用いられている．短時間作用型のジヒドロピリジン系カルシウム拮抗薬を投与すると，血圧の低下により反射性に交感神経系の活性が亢進し，心拍数の上昇や心臓の仕事量の増大が起こる．反射性の応答を避けるため，カルシウム拮抗薬を投与する場合は長時間作用型を用いる．

（d）冠動脈拡張薬としての K^+ チャネル開口薬（ニコランジル）

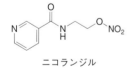

ニコランジル

血管拡張薬として知られる**ニコランジル**（nicorandil，図5.3⑦）は K^+ チャネル開口薬であり，ATP感受性 K^+ チャネルを開口させ効果を示す． K^+ チャネルが開くと，膜電位は過分極側に移動する．多数の K^+ チャネルが開くと通常の興奮では脱分極できなくなるほど，膜電位を過分極させることができる．したがって，電位依存性 Ca^{2+} チャネルを介した Ca^{2+} の細胞内への流入が阻害され，平滑筋の収縮が抑制される．

ニコランジルは K^+ チャネルの開口作用のほかに，自身に含まれる硝酸エステルから遊離するNOによっても平滑筋を弛緩させる．

ニコランジルは，これら二つのメカニズムで冠動脈を拡張させ，冠血流量の増加をもたらす．労作性狭心症，冠攣縮性狭心症，不安定狭心症に用いられる．血管を拡張させるものの，血圧の低下を目的としては用いない．副作用に血管の拡張による頭痛，血管浮腫，肝機能障害などがある．

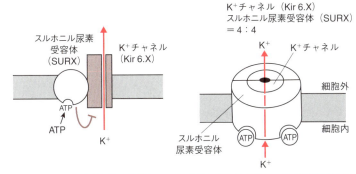

図 5.3 ⑪ ATP 感受性 K⁺ チャネル

ATP 感受性 K⁺ チャネルは，K⁺ チャネルのサブユニット(Kir)とスルホニル尿素受容体のサブユニット(SUR)とが結合したヘテロ八量体である．細胞ごとに発現している各サブユニットは異なっている．細胞内 ATP 濃度の上昇により活性は抑制され，脱分極を引き起こす．

(e) ATP 感受性 K⁺ チャネル

ATP 感受性 K⁺ チャネルは，チャネルのイオン透過孔(ポア)を形成する K⁺ チャネルのサブユニットとスルホニル尿素受容体のサブユニットとが結合したユニットが集まったヘテロ八量体である(図 5.3 ⑪)．K⁺ チャネルとスルホニル尿素受容体にはサブタイプが存在し，サブタイプの組合せにより薬物への感受性が異なる ATP 感受性 K⁺ チャネルを生じる．ATP 感受性 K⁺ チャネルは細胞内 ATP 濃度の上昇により抑制される．これにより K⁺ 流出が阻害され細胞内の正電荷が増えるため，膜電位は脱分極する．

5.3.4 心筋梗塞とは

心筋梗塞とは，冠動脈が閉塞することで，その血管が支配している領域への血液の供給が途絶える疾患である．酸素の供給がなくなるため，心筋細胞を含むさまざまな細胞は壊死していく．心筋細胞は収縮・弛緩に多量のエネルギーを必要とするため，最も酸素欠乏の影響を受けやすい．

狭心症の発作と異なり，激しい胸痛が 20 分以上続くのが特徴である．心電図で発作直後に ST 波の上昇，数時間経過すれば ST 上昇とともに異常 Q 波が出現する．異常 Q 波は発作後，1 年以上経っていても残る．数時間以降，時間経過に依存した心電図の変化を生じる．心筋梗塞時の心電図変化については後述する．血液検査により，心筋傷害のマーカー(クレアチンキナーゼ，心筋トロポニン T，ミオグロビンなど)の上昇を検出でき，心筋梗塞が起きていることを確認できる．

学修事項 D-2-8
(1) 心不全，不整脈，高血圧症・低血圧症，虚血性心疾患
(2) 主な治療薬

（a）心筋梗塞の治療法

　発作の初期では，次のことを行う．ⅰ）モルヒネの静注により胸痛を緩和させる．これにより，不安を軽減させるとともに交感神経の緊張を緩和する．ⅱ）酸素吸入を行うことで心臓へより多くの酸素を供給し，梗塞領域の増大や病態の悪化を防ぐ．ⅲ）硝酸薬の投与により血管を拡張させ心臓の負荷を軽減させる．ⅳ）アスピリンの服用による血小板凝集の抑制を行う．モルヒネ(M)，酸素(O)，硝酸薬(N)およびアスピリン(A)による急性期の治療をMONAとよんでいる．

　発作を処置した後，早期に閉塞した冠血管を再開通させることが重要である．再開通は薬物ではなくPCI(図5.3③)が最も一般的である．迅速なPCIを実施することが不可能な場合には，血栓溶解薬である**組織型プラスミノーゲンアクチベーター(t-PA)**製剤を静注して，血栓を溶かす血栓溶解療法を行う．t-PA製剤として，**アルテプラーゼ**(alteplase)や**モンテプラーゼ**(monteplase)が知られている．血液製剤については，他の章で述べられている．静注で用いるt-PAとは異なり，**ウロキナーゼ**(urokinase)はPCI実施時にカテーテルから血栓に向けて注入する方法で用いることがある．

　PCIでは，金属ステントをかぶせたバルーンをカテーテルにて狭窄部位に送り込み，バルーンを膨らませることで狭窄部位を拡張させる(図5.3③)．このとき，金属ステントも拡張する．狭窄部位を拡張させたのち，金属ステントを残しカテーテルを抜き取る．金属ステントの周囲に内膜組織が増殖し再狭窄が起こるのを防ぐために，内膜の増殖を抑制する薬剤を溶出させる薬剤溶出性ステントを用いる場合が多くなっている．冠動脈の病変などでPCIを行うことが困難な場合，バイパス手術を実施することもある．

　心筋梗塞の再発を予防するため，抗血小板薬(冠動脈内の血栓は血小板による血栓であるため)，抗狭心症薬(酸素の供給と需要のバランスを改善させるため)，スタチン(動脈硬化の進展を抑制させるため)，アンジオテンシン変換酵素阻害薬(ACE阻害薬)またはアンジオテンシンⅡ受容体遮断薬(ARB)(血圧低下とリモデリングの抑制のため)を投与する．

（b）心筋梗塞時の心電図変化

　梗塞時には，電位差を維持するのに大きな役割を果たしているNa^+/K^+-ATPアーゼの機能が低下するため，細胞内外のイオン濃度差が減少する．したがって，静止時の障害部位は，周りの正常部位よりもプラスの状態になる(図5.3⑧)．このため，障害部位から正常部位へと障害電流が流れる．一方，脱分極時には障害部位は十分に脱分極できないため，障害部位が周りの正常部位よりもマイナスの状態になる．したがって，正常部位から障害部位へ障害電流が流れる．心電図は，電極へ電流が向かってくるときは上向きの波となり，遠ざかるときは下向きの波となることから，虚血部位が心筋外膜

t-PA : tissue plasminogen activator

狭心症および心筋梗塞治療薬　5.3　369

側にあるとき，静止時には障害電流は電極から離れる向きとなり，脱分極時には電極へと向かう電流となる．このため，静止時の電流を表す基線は低下し，脱分極時(心筋が収縮している期間)の電流を反映する ST 区間は上昇する．なお，障害を受けた部位，電極の位置に依存して，心電図の基線および ST 区間(T 波)は上向きあるいは下向きに変化することに注意する．

心筋梗塞に特徴的な異常 Q 波は，梗塞部位が電気的に活動しない単なる導体となっているため，心室腔内で観察される電位の変動をそのまま観察しているためである．心室腔内では脱分極時に生じる外向きの電流を反対側から観察することになり，R 波とは逆向きの下向きの波形を観察することになる．この波形が，一番先にそのまま梗塞部位をとおって観察されるため(梗塞部位が導体となっているため)，大きな Q 波として観察される．異常 Q 波が見つかると，その電極の下の位置に梗塞が生じている可能性が高い．

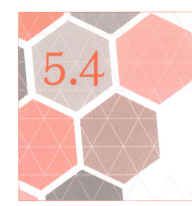

5章 循環器系の薬理

5.4 高血圧治療薬

❖ 本節の目標 ❖

- 高血圧症について，治療薬の薬理（薬理作用，機序，おもな副作用），および病態（病態生理，症状など）・薬物治療（医薬品の選択など）を学ぶ．

5.4.1 血圧の調節

学修事項 D-2-8
(1) 心不全，不整脈，高血圧症・低血圧症，虚血性心疾患

学修事項 C-7-8
(1) 心臓・血管系と体液循環
(5) 血圧とその調節機構，及び血圧の測定法

血圧は血管壁にかかる圧である．心臓が収縮し血液を全身へと押しだしたとき最大となり（収縮期血圧），拡張したとき最低となる（拡張期血圧）．収縮期血圧は心拍出量（心収縮力に比例）に，拡張期血圧は血管抵抗に関係する．収縮期血圧と拡張期血圧の差が脈圧であり，血圧の平均を平均血圧とよんでいる．平均血圧と脈圧の関係は，

$$\text{平均血圧} = \text{脈圧} \div 3 + \text{最低血圧}$$

で求められる．

血圧は心拍出量と血管抵抗によって決定され，心拍出量は1回拍出量に心拍数をかけたものである．これらは神経液性因子やホルモンによって調節されている．血圧調節に大きな役割を果たしているのがカテコールアミンである．カテコールアミンはα_1受容体を活性化することにより細動脈や静脈の血管を収縮させ血圧を上昇させる．一方，β_2受容体の活性化は細動脈の弛緩を引き起こす．細動脈ではα_1作用がβ_2作用よりも強い．また，カテコールアミンはβ_1作用により心拍数の上昇と収縮力の増加を引き起こす．さらに，β_1作用により腎臓からレニン分泌が促進され，アンジオテンシンIIの産生を増加させる．アンジオテンシンIIも血圧の調節に大きな役割を果たしており，血管の収縮，アルドステロンの分泌（体液量の増加をもたらす）などを介して血圧を上昇させる．

副交感神経の刺激は心拍数を減少させることで，血圧に影響を与える．

高血圧治療薬　5.4　　371

血管内皮細胞から放出される NO やプロスタグランジン I_2（PGI_2）は平滑筋を弛緩させ血管抵抗を減少させることで血圧を低下させる．糖尿病では，血糖値の上昇により内皮が傷つけられ，血管弛緩因子の量が減少するため血圧は上昇する．

5.4.2　血管平滑筋の収縮メカニズム

血管平滑筋の収縮・弛緩はミオシン軽鎖のリン酸化によって制御されている（図 5.4 ①）．平滑筋は細胞内 Ca^{2+} 濃度が上昇すると収縮する．細胞内の低い Ca^{2+} 濃度は，Ca^{2+} を細胞外に排泄するポンプの働きによって維持されている．受容体が刺激されると，一連の過程を経て電位依存性 L 型 Ca^{2+} チャネルの活性化および筋小胞体から Ca^{2+} が遊離され Ca^{2+} 濃度は上昇する．上昇した Ca^{2+} は Ca^{2+} 結合タンパク質のカルモジュリンと結合する．Ca^{2+} 結合型のカルモジュリンはミオシン軽鎖キナーゼを活性化し，ミオシンをリン酸化する．リン酸化されたミオシンはアクチンと反応し，ATP のエネルギー

学修事項 C-6-6
（1）イオンチャネル内蔵型受容体を介する情報伝達
（2）G タンパク質共役型受容体を介する情報伝達
（5）細胞間コミュニケーション

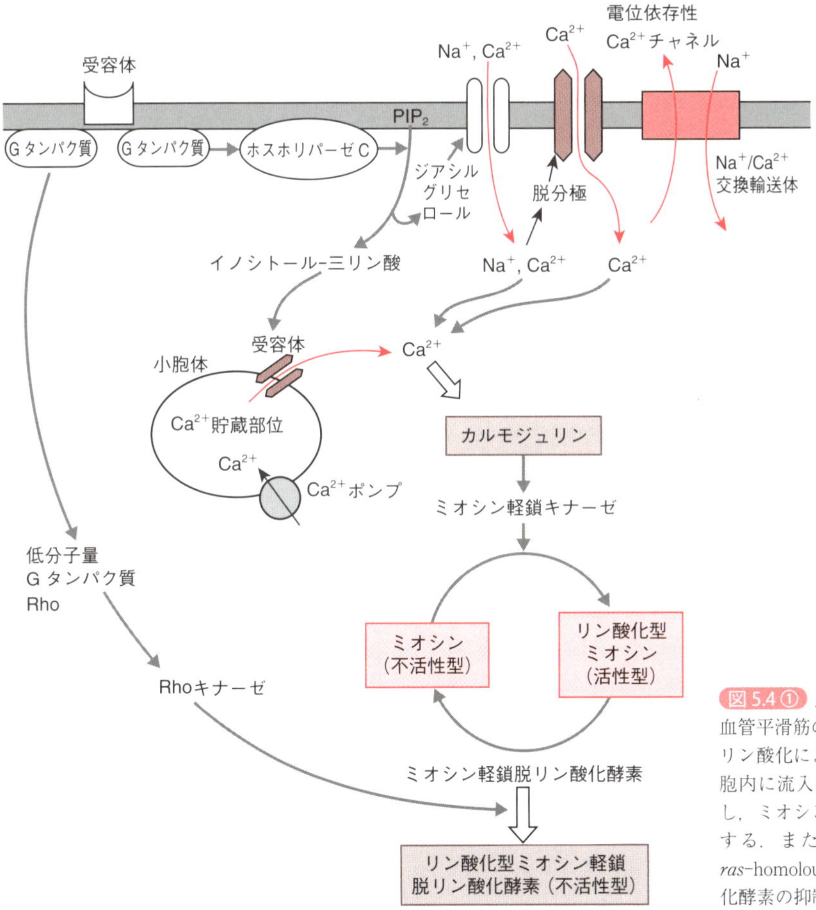

図 5.4 ①　血管平滑筋の収縮メカニズム
血管平滑筋の収縮および弛緩はミオシン軽鎖のリン酸化によって制御されている．平滑筋は細胞内に流入した Ca^{2+} がカルモジュリンに結合し，ミオシン軽鎖キナーゼを活性化すると収縮する．また，低分子量 G タンパク質（Rho：*ras*-homolous）を介してミオシン軽鎖脱リン酸化酵素の抑制が引き起こされる．

を利用して，アクチンの上を滑るように移動し平滑筋を収縮させる．また，受容体刺激はミオシン軽鎖脱リン酸化酵素の抑制も引き起こす．ミオシン軽鎖脱リン酸化酵素は Rho キナーゼによってリン酸化されるとその活性は低下し，リン酸化されたミオシンの量が増加し，平滑筋の収縮は増強される．したがって，受容体刺激で血管平滑筋が収縮するとき，Ca^{2+}/カルモジュリンを介したミオシン軽鎖キナーゼの活性化および Rho キナーゼを介したミオシン軽鎖脱リン酸化酵素の阻害が起こり，ミオシンのリン酸化が効率よく生じ平滑筋は収縮する．

　平滑筋の弛緩はミオシンが脱リン酸化されることによって生じる．上昇した細胞内の Ca^{2+} 濃度は，Ca^{2+} が Na^+/Ca^{2+}-交換輸送体や Ca^{2+} ポンプによる細胞外への排泄，あるいは Ca^{2+} の細胞内貯蔵部位への取込みにより低下する．これによりカルモジュリンから Ca^{2+} が遊離するため，ミオシン軽鎖キナーゼの活性が低下し，リン酸化されたミオシンが減少するため平滑筋は弛緩する．

5.4.3　一酸化窒素の血管平滑筋への作用

NOS : NO synthase

　血管内皮は NO を産生し，血管平滑筋を弛緩させる（図 5.3 ⑨，p.363）．NO は NO 合成酵素（NOS）により，L-アルギニンから産生される．NOS には，nNOS（神経型 NOS：おもに神経に発現している），iNOS（誘導型 NOS：炎症などで誘導される），eNOS（内皮型 NOS：おもに内皮細胞に発現している）の 3 種のアイソフォームが存在している．iNOS 以外は細胞内 Ca^{2+} 濃度の上昇により活性化される．血管の弛緩は内皮細胞に発現している eNOS から産生される NO によってなされる．

　内皮細胞では，アセチルコリンやブラジキニンがそれぞれの受容体に結合すると G_q タンパク質-ホスホリパーゼ C が活性化され，最終的に電位依存性 L 型 Ca^{2+} チャネルを介した Ca^{2+} 流入が増加する．Ca^{2+} はカルモジュリンと結合後，eNOS を活性化し NO の産生を増加させる．内皮細胞で生じた NO は拡散により平滑筋細胞に移動し，平滑筋のグアニル酸シクラーゼを活性化する．グアニル酸シクラーゼの活性化は細胞内 cGMP 量を増加させ，PKG を活性化する．活性化された PKG は，電位依存性 L 型 Ca^{2+} チャネルの抑制，ホスホリパーゼ C の抑制，細胞内貯蔵部位への Ca^{2+} の取り込み促進，ミオシン軽鎖ホスファターゼの脱リン酸化活性の促進などの作用で平滑筋を弛緩させる．

　NO は PKG の活性化とは別に Ca^{2+} 活性化型 K^+ チャネルを直接活性化し，細胞内 K^+ 濃度を低下させ，膜電位を過分極させる作用ももつ．

　内皮細胞は平滑筋を弛緩させる NO のみならず，平滑筋を収縮させるエン

高血圧治療薬　5.4　　　*373*

ドセリン(ET)も産生する．エンドセリンはペプチドであり，3種のアイソフォーム(ET-1，ET-2，ET-3)が存在している．血管収縮作用，心臓の収縮促進作用(陽性変力作用)や心拍数の増加作用(陽性変時作用)をもっている．さらに，心臓や血管のリモデリングを促進する．通常では，NOの作用が強く現れる．

ET：endothelin

5.4.4　高血圧の病態生理

『日本高血圧治療ガイドライン2019年』では，血圧を収縮期圧と拡張期圧の値に基づき，正常血圧から高血圧を示す値の7種に分類している．収縮期圧と拡張期圧が異なる場合，高いほうの重症度に分類する．この分類では，高血圧とは収縮血圧が140 mmHg以上または拡張期血圧が90 mmHg以上，あるいは両方が続いている状態である(表5.4①)．診察室で測定した血圧と家庭で測定した血圧が違う場合，家庭で測定した血圧を優先する．

高血圧患者のほとんどは原因が不明な高血圧(本態性高血圧)であり，原因が明らかな高血圧(二次性高血圧)は少ない．高血圧が長く続くと，脳では虚血による発作，脳出血あるいは脳梗塞が起こる可能性が高くなる．さらに，心臓では左室肥大，心筋梗塞，または狭心症の発生率が上昇する．腎臓では細動脈性腎硬化症が生じやすくなる．血圧の適正な管理は，脳卒中，心疾患，腎疾患などの発症率を低下させる．

学修事項 D-2-8
(1) 心不全，不整脈，高血圧症・低血圧症，虚血性心疾患

5.4.5　高血圧の治療方針

高血圧の長期的な治療は，薬のみでなく食事や生活習慣の改善により高血圧を管理することも含む．治療薬の標的となる血圧の調節に大きな役割を果たしている組織，受容体，神経液性因子を図に示した(図5.4②)．これらは，

学修事項 D-2-8
(1) 心不全，不整脈，高血圧症・低血圧症，虚血性心疾患

表5.4① 成人における血圧値による高血圧の分類

分　類	診察室血圧(mmHg)			家庭血圧(mmHg)		
	収縮期血圧		拡張期血圧	収縮期血圧		拡張期血圧
正常血圧	< 120	かつ	< 80	< 115	かつ	< 75
正常高値血圧	120 ～ 129	または	< 80	115 ～ 124	または	< 75
高値血圧	130 ～ 139	かつ/または	80 ～ 89	125 ～ 134	かつ/または	75 ～ 84
Ⅰ度高血圧	140 ～ 159	かつ/または	90 ～ 99	135 ～ 144	かつ/または	85 ～ 89
Ⅱ度高血圧	160 ～ 179	かつ/または	100 ～ 109	145 ～ 159	かつ/または	90 ～ 99
Ⅲ度高血圧	≧ 180	かつ/または	≧ 110	≧ 160	かつ/または	≧ 100
(孤立性)収縮期高血圧	≧ 140	かつ	< 90	≧ 135	かつ	< 85

〔日本高血圧学会高血圧治療ガイドライン作成委員会編，『高血圧治療ガイドライン2019』，ライフサイエンス出版(2019)より一部改変〕

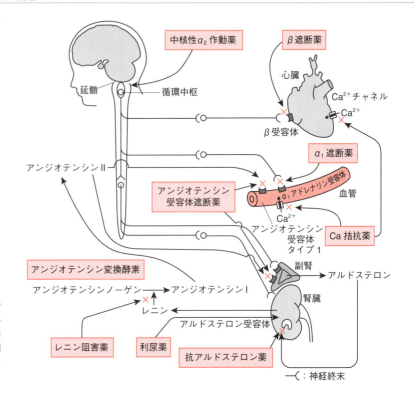

図 5.4 ② 降圧薬の作用部位

血圧は，交感神経，レニン-アンジオテンシン（-アルドステロン）系，血管の緊張度，心機能により調節されている．また，体液量の増減も血圧の調節に関与する．降圧薬はこれら血圧を調節する分子のいずれかに作用することで血圧を低下させる．

利尿薬による循環血液量の減少，β遮断薬やα遮断薬あるいは中枢性の交感神経遮断薬などによる交感神経系の興奮の減弱，カルシウム拮抗薬やK^+チャネル開口薬による血管平滑筋の弛緩，ACE 阻害薬（アンジオテンシン変換酵素阻害薬）や ARB（アンジオテンシンⅡ受容体遮断薬）などに分けられる．

5.4.6 高血圧の治療薬

学修事項 D-2-8
(2) 主な治療薬

学修事項 C-4-4
(2) 受容体に作用する医薬品

クロニジン

学修事項 C-4-5
(3) 循環器系疾患（脳血管障害・心疾患・高血圧症）の医薬品

β遮断薬は心機能の低下により血圧を低下させる．カルシウム拮抗薬，レニン阻害薬，ARB，ACE 阻害薬およびα遮断薬は，血管平滑筋を拡張させ血管抵抗を減少させ血圧を低下させる．利尿薬は循環血液量を減少させることで血圧を低下させる．レニン，ACE 阻害薬，ARB，利尿薬については 5.2 節に記載した．このほか，中枢の交感神経を抑制する**クロニジン**（clonidine），交換神経終末からノルアドレナリン（noradrenaline）を枯渇させる**レセルピン**（reserpine, p.376）が降圧作用をもつ薬として知られている．

（a）β遮断薬

β遮断薬は高血圧の治療で最もよく用いられる薬の一つである（β遮断薬については 5.3 節も参照のこと）．ただし，2019 年改定の高血圧治療ガイドラインにおいても第一選択薬から外れている．

ⅰ）高血圧患者で亢進している交感神経系を抑えることで，血圧を低下さ

せる．健常者では交感神経系の亢進が起きておらず，健常者への効果はほとんど認められない．心拍数の減少（陰性変時）と収縮力の低下（陰性変力）により心拍出量を減少させ，血圧を低下させる．心拍出量が減少すると，血管の緊張は減弱するため腎臓からのレニン分泌が低下する．レニン分泌の低下は，アンジオテンシンⅡの産生を減少させる．

ⅱ）β遮断薬がもつ中枢性作用も降圧作用に一部関与する．

（b）α，β遮断薬

ラベタロール（labetalol），**アロチノロール**（arotinolol），**アモスラロール**（amosulalol），**カルベジロール**などが知られている．

ⅰ）α遮断作用をもつβ遮断薬を投与すると，α_1受容体も遮断されるため血管抵抗が減少する．このとき，同時にβ受容体も遮断するため，反射性の心拍数と心収縮力の増強は起きない．

ⅱ）本態性高血圧の治療に用いられる．

ⅲ）ラベタロール，アロチノロール，アモスラロールは褐色細胞腫（カテコールアミンを過剰に産生する腫瘍）による高血圧にも用いられる．

ラベタロール　　アロチノロール

アモスラロール　　カルベジロール

（c）α 遮 断 薬

α_1選択性をもつ**ウラピジル**（urapidil），**テラゾシン**（tetazosin），**ドキサゾシン**（doxazosin），**プラゾシン**（prazosin），**ブナゾシン**（bunazosin），選択性をもたない**フェントラミン**（phentolamine）が知られている．

ⅰ）α_1受容体を遮断し末梢血管を弛緩させることで，血管抵抗の減少をもたらす．ほかの降圧薬と異なり，これらα_1遮断薬を長期投与しても血清の脂質量に悪影響を与えない．

ⅱ）非選択的α遮断薬（α_1およびα_2受容体を阻害）であるフェントラミンは，高血圧の長期治療には用いられていない．これは長期投与によって代償性に反射による頻脈が起こるためである．選択性をもたないα遮断薬は，褐色細胞腫の手術前および手術中の血圧調整に用いられる．

ウラピジル　　テラゾシン　　ドキサゾシン

プラゾシン　　ブナゾシン　　フェントラミン

（d）中枢性交感神経抑制薬

α_2受容体を刺激する**メチルドパ**(methyldopa)，**クロニジン**，**グアナベンズ**(guanabenz)が知られている．

グアナベンズ

ⅰ）本態性高血圧症に用いる．α_2受容体は神経終末に存在し，ノルアドレナリンの遊離をフィードバック的に抑制している．延髄の血管運動中枢の神経終末のα_2受容体が活性化されると，神経終末からのノルアドレナリンの分泌が抑制される．その結果，血管運動中枢が支配している末梢の交感神経の興奮が抑制され，血管は拡張する．これにより，血圧が低下する．

ⅱ）交感神経系の興奮が減弱するため，腎臓でのβ_1受容体を介したレニン分泌も抑制される．メチルドパやクロニジンは，腎不全を伴う高血圧にも利用される．

ⅲ）メチルドパは悪性高血圧や妊娠高血圧症候群にも適応される．悪性高血圧とは拡張期圧が高く，腎機能障害が急速に悪化し，心不全や高血圧脳症などを生じる疾患である．妊娠高血圧症とは，妊娠により高血圧が発症し，分娩後に正常に戻る疾患である．妊娠高血圧症が重症になると，母子ともに危険な状態になる．

ⅳ）中枢に作用する降圧薬の副作用として，起立性低血圧，眠気，口渇，立ちくらみなどがある．

（e）末梢性交感神経抑制薬（自律神経節遮断薬）

末梢の交感神経に働き，血圧を下げる薬である．最近ではほかの薬によって取って替わられており，ほとんど使われなくなっている．この作用機序の薬として，**レセルピン**が知られている．

レセルピン

高血圧治療薬 5.4 　377

　レセルピンは，シナプス小胞のモノアミントランスポーターを阻害することで，シナプス小胞内のノルアドレナリンを枯渇させる．ノルアドレナリンは一連の経路で合成される．神経終末が脱分極刺激を受けると，小胞が細胞膜と融合しノルアドレナリンが放出される．神経終末から放出されたノルアドレナリンは応答を引き起こすとともに，Na^+／ノルエピネフリントランスポーターの働きで神経終末に取り込まれ，さらに小胞モノアミントランスポーターにより小胞内に取り込まれ再利用される．また，神経終末より放出されたノルアドレナリンは代謝あるいは血流による拡散でも消去される．レセルピンは小胞モノアミントランスポーターを阻害することで，小胞内のノルアドレナリンを枯渇させる．小胞内にノルアドレナリンが存在しないため，交感神経が興奮してもノルアドレナリンの濃度は上昇せず，血管は拡張し血圧は低下する．効果はゆっくりと発現し持続する．副作用として，重篤なうつ症状，除脈や起立性低血圧などが生じる．

（f）カルシウム拮抗薬

　カルシウム拮抗薬は細動脈を弛緩させることで血圧の低下をもたらす．現在使われているカルシウム拮抗薬は，いずれも電位依存性 L 型 Ca^{2+} チャネルの機能を阻害することで効果を示す．骨格筋は，発現している Ca^{2+} チャネルの種類が心筋や血管平滑筋とは異なっているため，カルシウム拮抗薬の影響をあまり受けない．

　ジヒドロピリジン系カルシウム拮抗薬として，**ニフェジピン**（nifedipine），**ニカルジピン**（nicardipine），**マニジピン**（manidipine），**フェロジピン**（felodipine），**シルニジピン**（cilnidipine），**アムロジピン**（amlodipine），**エホニジピン**（efonidipine）が知られている．

ニフェジピン

　ⅰ）ジヒドロピリジン系カルシウム拮抗薬は，血管平滑筋の電位依存性 L 型 Ca^{2+} チャネルを阻害し，血管を拡張させる．

ニカルジピン

および鏡像異性体

マニジピン

フェロジピン

および鏡像異性体

シルニジピン

アムロジピン

エホニジピン

ⅱ）ジヒドロピリジン系カルシウム拮抗薬は，動脈を拡張させる作用は強いものの心筋への作用は弱く，洞結節の自動能や房室結節の伝導速度への影響も少ない．

ⅲ）シルニジピンは交感神経抑制作用をもつため，頻脈を起こしにくい．

ⅳ）**ベラパミル**（verapamil，フェニルアルキルアミン系に属する）と**ジルチアゼム**（ベンゾジアゼピン系に属する）の血管作用の強さは，ジヒドロピリジン系カルシウム拮抗薬に比べて弱い．

ベラパミル　　　　　　　　　ジルチアゼム

ⅴ）ベラパミルとジルチアゼムは，Ca^{2+}チャネルを介したCa^{2+}の流入を阻害するのみでなく，Ca^{2+}チャネルが再活性化するのに必要な時間を遅くする作用ももつ．これにより，心臓の自動能や興奮伝導速度を大きく減少させる．

ⅵ）ベラパミルの心筋収縮の阻害効果はジルチアゼムより強い．

ⅶ）ベラパミルとジルチアゼムは，相互作用を起こす薬が多いため，ほかの薬と併用するときには注意が必要である．

ⅷ）ニフェジピン，ジルチアゼム，ベラパミルは消化管で吸収されたのち，肝臓で強く代謝される．このため，経口投与ではバイオアベイラビリティが低い．ニフェジピンは経口薬でも作用が速やかに発現するため，徐放製剤でない場合，急速かつ大きな血圧低下が生じ反射性頻脈が強く引き起こされる．

ⅸ）アムロジピンは，肝臓での代謝を受けにくいため，低用量でも作用が発現する．アムロジピンは最高血中濃度に到達する時間が遅いこと，また作用がゆっくりと発現するため，ニフェジピンよりも反射性頻脈を引き起こす可能性が低い．さらに，アムロジピンは肝臓で代謝される速度が遅いことから，作用持続時間が長く１日１回の投与でも効果を示すことができる．作用発現までに時間がかかることと持続時間の長さは，アムロジピンが生理的なpHでは陽性に荷電しているため（$pK_a = 8.7$），負に荷電している細胞膜と高い親和性で結合することによる．

カルシウム拮抗薬の副作用は，作用機序から推測することができる．ニフェジピンのおもな副作用である潮紅は，皮膚の血管平滑筋が強く弛緩することによる．

ⅰ）ベラパミルのおもな副作用である便秘は，消化管の平滑筋が過度に弛

緩するとともに運動能も低下することで出現する．

ⅱ）ベラパミルやジルチアゼムによる心拍数の低下（陰性変時作用）あるいは収縮力の減弱（陰性変力作用）が亢進すると，徐脈，房室ブロックあるいはうっ血性心不全が起こる．同じ陰性変力作用を示すβ遮断薬と併用すると，過度の心機能の低下を引き起こす可能性がある．

ⅲ）短時間作用型のニフェジピンは，心臓において酸素の需要と供給のバランスを急激に乱すために，狭心症や心筋梗塞の危険性が高まる．また，心不全の患者にカルシウム拮抗薬を投与すると死亡率が高まることが報告されたため，心不全の患者には禁忌である．

（g）血管拡張作用をもつほかの薬

ヒドララジン（hydralazine）は，細動脈を拡張させる作用をもつ．しかし，その作用機序は明らかではない．全身性エリテマトーデス様症状や劇症肝炎をはじめとする多くの副作用を生じるため，通常の高血圧治療には用いられておらず，妊娠高血圧症候群や高血圧緊急症（高血圧クリーゼ）にのみ適応となっている．

高血圧緊急症（高血圧クリーゼ）とは，大きな血圧上昇を特徴とした症候群である．急激に血圧が上昇するため，急性の血管損傷を伴い脳，心臓，腎臓などに障害を生じる．速やかに血圧を低下させて，臓器障害を防ぐ必要がある．高血圧緊急症の治療薬として，ヒドララジンのほかに硝酸薬の**ニトロプルシドナトリウム**（sodium nitroprusside）の注射薬も知られている．

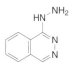

ヒドララジン

全身性エリテマトーデス（SLE）

外敵から身を守るための免疫系が，何らかの原因で自分の細胞に対する抗体をつくり，自分で自分を攻撃してしまう病気（自己免疫疾患）．

SLE：systemic lupus erythematosus

$Na_2[Fe(CN)_5NO]$

ニトロプルシドナトリウム

5.4.7　低血圧

（a）低血圧とは

低血圧とは，収縮期血圧が 100 mmHg 未満を示す状態である．臓器への血流が低下するため，さまざまな症状が現れる．脳では，血流が減少するために，立ちくらみや失神が生じる．心臓の血流が減少すると息切れや胸痛が生じる．腎臓の血流が減少すると乏尿となる．末梢への血流が低下するため，手足は冷たく感じるようになる．血圧は心拍出量と末梢血管抵抗によって決定されるため，低血圧では，心拍出量あるいは末梢血管抵抗のどちらか，あるいは両方が低下している．ショック（末梢循環不全）を引き起こすほどの，急激な血圧低下を生じる場合もある．

（b）低血圧の分類

高血圧と同様に，明らかな原因がない本態性低血圧と二次的に血圧が低下する二次性低血圧がある．さらに，低血圧には起立性低血圧が加わる．起立性低血圧では，寝た状態から立った状態へと移ったときに，血圧の低下（収縮期血圧，拡張期血圧の一定以上の低下）がみられるものをいう．起立時には，

学修事項 D-2-8

（1）心不全，不整脈，高血圧症・低血圧症，虚血性心疾患

重力により血液が下半身に集まる．正常では，調節機構が働き血圧は維持されている．しかし，起立性低血圧の患者では，自律神経の障害により調節機構が働かず，低血圧となる．

（c）低血圧の治療薬

症状の改善のため，交感神経刺激薬〔**ドロキシドパ**(droxidopa)，**エチレフリン**，**ミドドリン**(midodrine)，**アメジニウム**(amezinium)〕やステロイド〔**フルドロコルチゾン**(fludrocortisone)〕を用いる．ドロキシドパはノルアドレナリン前駆物質であり，体内でノルアドレナリンに変換されて作用を示す．エチレフリンはα_1およびβ_1受容体の刺激薬である．ミドドリンはα_1受容体を刺激する．アメジニウムはノルアドレナリンが再取り込みされる過程を抑制する．いずれも血管が収縮し血圧は上昇する．フルドロコルチゾンはミネラルコルチコイドとして働き，Na^+や水の貯留を促進し体液量を増加させる．これにより血圧は上昇する．

ドロキシドパ　　エチレフリン　　ミドドリン

アメジニウム　　フルドロコルチゾン

（d）ショック

何らかの原因で全身性に血行動態が悪化してしまい，末梢の臓器や組織の血流が低下し，機能不全をきたした状態である．ショック状態が長くなると多臓器不全から死に至る場合もある．ショックに対する昇圧薬として，**アドレナリン**(adrenaline)，**ノルアドレナリン**，**ドパミン**，**ドブタミン**(dobutamine)，**ミドドリン**，**エチレフリン**が用いられる．

心原性ショックとは，ショックのうち心臓のポンプ機能が低下したことにより末梢循環不全におちいった状態をいう．原因疾患に対する治療〔心筋梗塞のPCI(経皮的冠動脈インターベンション)療法など〕，血行動態を改善させるための薬物治療(急性心不全に対する薬物治療など)を行い，必要に応じて機械的に循環を補助する方法を用いる．

アドレナリン　　ノルアドレナリン

5章 循環器系の薬理

5.5 利尿薬および腎関連薬

❖ **本節の目標** ❖

- 腎臓関連疾患について，治療薬の薬理(薬理作用，機序，および副作用)および病態(病態生理，症状など)・薬物治療(医薬品の選択など)を学ぶ.

5.5.1 尿の生成

腎臓の尿細管には水を再吸収する効率的なメカニズムが備わっており，糸球体でろ過された水の約 99％が再吸収される．1日で約 180 L がろ過されているので，尿として排泄されるのは約 1.8 L となる．また，尿細管では血中から管腔への分泌・排泄も行われており，これは血中に残っている過剰な物質を尿中に排泄する役割をもっている．

利尿薬は，Na^+ および水の排泄を促進させ，循環血液量を減少させる．利尿薬は循環血液量を低下させるため，レニン-アンジオテンシン系が活性化される．このため，利尿薬とレニン-アンジオテンシン系阻害薬の併用は有効性が高い．また，利尿薬は，レニン-アンジオテンシン系阻害薬に限らず，利尿薬以外のすべての降圧薬と併用可能であり，それぞれの降圧作用を増強する．利尿薬は血圧降下薬のところにもでてくるので，そちらも参照されたい．

糸球体でろ過された成分(原尿)は，近位尿細管，ヘンレループ，遠位尿細管を経て集合管に到達する(これらの部位を尿細管とよぶ)．そののち尿は膀胱に蓄積され，刺激により尿路をとおって体外へと排泄される．尿細管の各部位に発現している交換体や輸送体などが違うため，各部位での水や電解質などの再吸収は，異なったメカニズムにより行われている．尿細管の各部位での働きを記す．

近位尿細管では水と Na^+ の再吸収が効率よく行われる．近位尿細管は，ろ過された Na^+ の約 70％を再吸収する．また，水も浸透圧を利用し，かなり強く再吸収する．

学修事項 C-7-12
(1) 腎臓と尿路を構成する器官
(2) 尿生成の仕組みと体液の恒常性維持機構
(3) 腎臓に関連したホルモンによる体液調節
(4) 排尿の仕組みとその調節機構

学修事項 D-2-13
(1) 慢性腎臓病，腎不全，糸球体腎炎，ネフローゼ症候群，排尿障害，尿路結石
(2) 主な治療薬

学修事項 C-4-4
(2) 受容体に作用する医薬品
(4) イオンチャネル，トランスポーターに作用する医薬品

ENaC：epithelial Na^+ channel

ヘンレループは細い下降脚，細い上行脚，太い上行脚に分かれる．細い下降脚では受動的な水再吸収が行われるものの，細い上行脚と太い上行脚では水の再吸収はほとんど行われない．しかし，太い上行脚では $Na^+/K^+/2Cl^-$ 共輸送体による Na^+ 再吸収が行われる．$Na^+/K^+/2Cl^-$ 共輸送体による Na^+ の再吸収は全体の約20％である．ループ利尿薬は $Na^+/K^+/2Cl^-$ 共輸送体の機能を阻害する．

遠位尿細管では水の再吸収は行われず，Na^+/Cl^- 共輸送体の働きで Na^+ が再吸収される．Na^+/Cl^- 共輸送体による Na^+ 再吸収の程度は約5％である．チアジド系利尿薬は Na^+/Cl^- 共輸送体の機能を阻害する．

集合管では水と Na^+ の再吸収が行われる．水の再吸収は，受動的な拡散による再吸収とバソプレシン刺激により管腔側に移行する水チャネル（アクアポリン）の働きによって行われる．Na^+ の再吸収は上皮型 Na^+ チャネル（ENaC）により行われる．ENaC による Na^+ 再吸収の寄与は全体の約5％である．ENaC の発現量は，ミネラルコルチコイド受容体のアルドステロン刺激によって増加する．ミネラルコルチコイド受容体遮断薬（抗アルドステロン薬）は ENaC 量を低下させ利尿効果を示す．また，アルドステロンによって活性化されたミネラルコルチコイド受容体は，血管側の Na^+/K^+-ATP アーゼおよび管腔側の K^+ チャネルも増加させる．ENaC を介して流入した Na^+ が Na^+/K^+-ATP アーゼによって血液中へと移行するのに合わせて，K^+ が血液中より Na^+/K^+-ATP アーゼおよび K^+ チャネルを介して尿細管へと移行する（K^+ 分泌が促進される）．

水が吸収されるのは，近位尿細管と集合管である．そのほかの部位ではほとんど再吸収されない．したがって，ヘンレループや遠位尿細管に作用する利尿薬による利尿効果は，これらの部位で再吸収されなかった Na^+ が集合管で増加することで，集合管での浸透圧が高くなり，水は再吸収されずに排泄されることによる．

5.5.2　利尿薬および利尿薬を必要とする病態

イソソルビド

D-マンニトール

グリセリン

利尿薬は，腎臓で生成される尿量を増加させる作用をもつ．過剰な体液は血圧上昇や浮腫（組織間への水の浸潤）として現れる．浮腫を起こす原因として，左室および右室不全，腎不全，肝不全などがある．利尿薬は，これら病態時に生じる過剰な体液の排泄を促進する．

利尿薬は作用機構の違いによって，浸透圧利尿薬，炭酸脱水酵素阻害薬，ループ利尿薬，チアジド系利尿薬，カリウム保持性利尿薬，バソプレシン受容体遮断薬に分類される（図5.5①）．

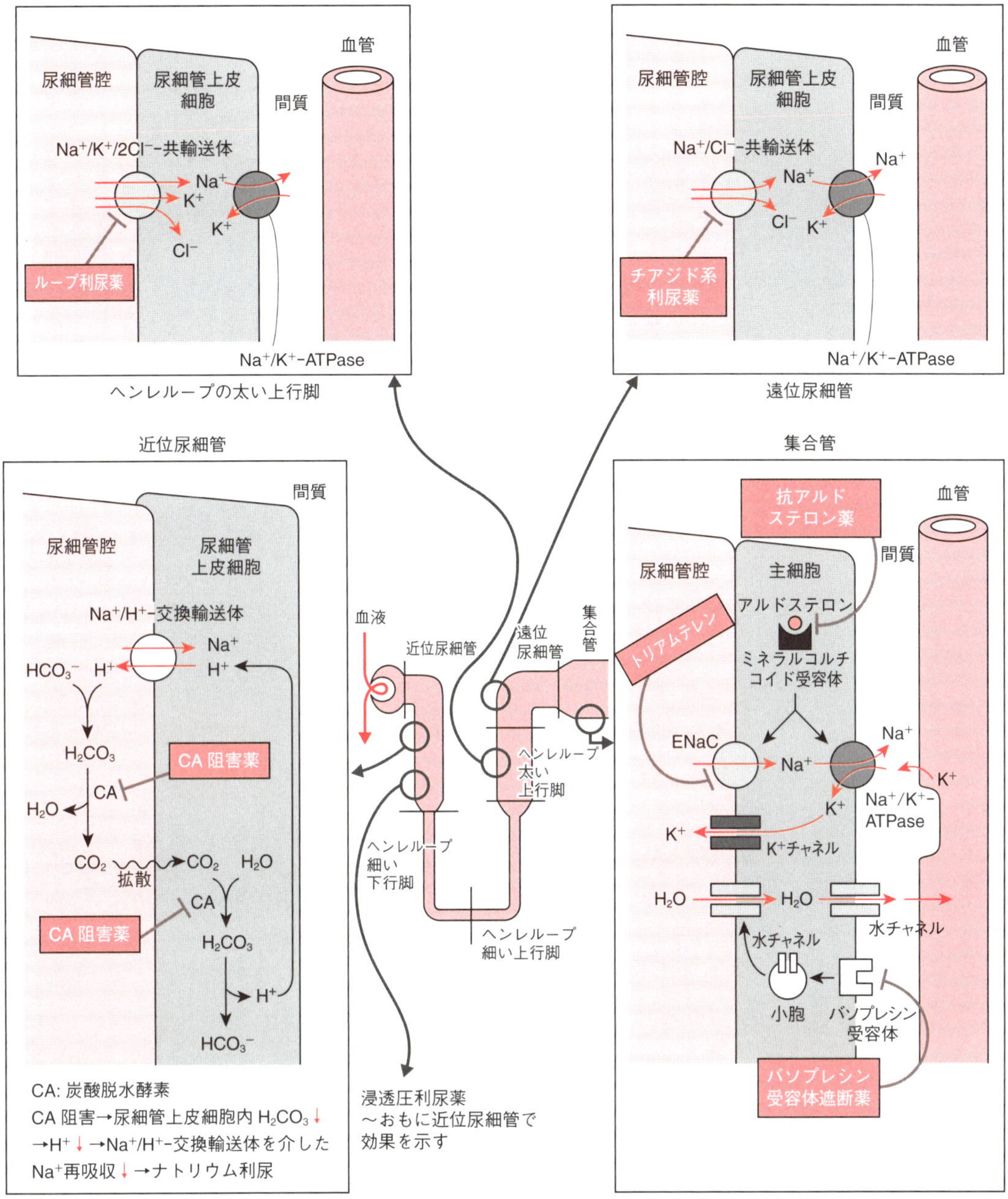

利尿薬および腎関連薬　5.5　383

ヘンレループの太い上行脚

尿細管腔／尿細管上皮細胞／間質／血管

$Na^+/K^+/2Cl^-$-共輸送体

Na^+　K^+　K^+　Cl^-

ループ利尿薬

Na^+/K^+-ATPase

遠位尿細管

尿細管腔／尿細管上皮細胞／間質／血管

Na^+/Cl^--共輸送体

Na^+　Cl^-　Na^+　K^+

チアジド系利尿薬

Na^+/K^+-ATPase

近位尿細管

尿細管腔／尿細管上皮細胞／間質

Na^+/H^+-交換輸送体

HCO_3^-　H^+　Na^+　H^+

H_2CO_3

CA 阻害薬

H_2O　CA

CO_2　拡散　CO_2　H_2O

CA

CA 阻害薬

H_2CO_3

H^+

HCO_3^-

CA: 炭酸脱水酵素
CA 阻害→尿細管上皮細胞内 H_2CO_3↓
→H^+↓→Na^+/H^+-交換輸送体を介した
Na^+再吸収↓→ナトリウム利尿

血液／近位尿細管／遠位尿細管／集合管／ヘンレループ太い上行脚／ヘンレループ細い下行脚／ヘンレループ細い上行脚

浸透圧利尿薬
～おもに近位尿細管で効果を示す

集合管

尿細管腔／主細胞／間質／血管

抗アルドステロン薬

アルドステロン

ミネラルコルチコイド受容体

トリアムテレン

ENaC　Na^+　Na^+　K^+

Na^+/K^+-ATPase

K^+　K^+チャネル

H_2O　H_2O

水チャネル

小胞　水チャネル　バソプレシン受容体

バソプレシン受容体遮断薬

図 5.5 ①　利尿薬の作用メカニズム

利尿薬は作用機構の違いによって，浸透圧利尿薬，炭酸脱水酵素阻害薬，ループ利尿薬，チアジド系利尿薬，カリウム保持性利尿薬に分類される．また，ENaC の活性を直接阻害し，Na^+ の再吸収を抑制する利尿薬や，バソプレシン受容体に拮抗することで利尿効果を発揮する利尿薬もある．

（a）浸透圧利尿薬

イソソルビド，マンニトール（mannitol），グリセリン（glycerine）が知られている．浸透圧利尿薬は，血漿中の浸透圧を上昇させることで組織から水を血中に移動させる．これにより腎臓での血流量が増加し，糸球体ろ過量を増

大させる．浸透圧利尿薬は，腎臓でろ過されたのち再吸収されないため，尿細管中の浸透圧が増加し利尿効果を生じる．おもに近位尿細管での水の再吸収を阻害する．浸透圧利尿薬は，眼圧低下や脳圧低下の目的で使用されることが多い．

（b）炭酸脱水酵素阻害薬

アセタゾラミド（acetazolamide）が知られている．近位尿細管に発現している炭酸脱水酵素は，尿細管上皮細胞内で CO_2 と H_2O から H_2CO_3 を生成する．生成した H_2CO_3 は HCO_3^- と H^+ に解離し，HCO_3^- は Na^+ とともに共輸送体により血液中へと移動する．また，炭酸脱水酵素は尿細管内腔で H_2CO_3 から CO_2 と H_2O を生成させる．生成した CO_2 は，拡散によって上皮細胞へ入る．炭酸脱水酵素阻害薬は，炭酸脱水酵素を阻害することにより，尿細管内腔より尿細管上皮細胞へ移動する CO_2 量を減少させる．さらに，上皮細胞内で CO_2 と H_2O からの H_2CO_3 の産生を低下させる．H_2CO_3 は H^+ と HCO_3^- に解離するため，H_2CO_3 の低下は H^+ を減少させる．H^+ の管腔への排泄と Na^+ の再吸収が Na^+/H^+-交換輸送体の働きにより共役しているため，Na^+ の再吸収が阻害される．Na^+ の再吸収が低下すると尿細管腔内の Na^+ が増加するため，浸透圧が上昇し水の再吸収が抑制される．これにより利尿結果を示す．

炭酸脱水素酵素阻害薬を投与すると，尿中の Na^+ と HCO_3^- が増加する．この結果，副作用として HCO_3^- の排泄促進により代謝性アシドーシスが生じる．

炭酸脱水酵素阻害薬は，利尿薬としてよりも，緑内障治療薬として用いられることが多い．毛様体上皮にも炭酸脱水素酵素が発現しており，阻害することで眼房水の産生が抑制される．

（c）ループ利尿薬

フロセミド，ブメタニド（bumetanide），トラセミド（torasemide），ピレタニド（piretanide），アゼセミドが知られている．フロセミドやブメタニドなどがうっ血性心不全の患者に対して広く利用されている．ループ利尿薬は，ヘンレループの太い上行脚に発現している $Na^+/K^+/2Cl^-$-共輸送体を阻害する．これにより，尿細管からの Na^+ の再吸収が抑制される．ループ利尿薬の利尿効果は強力ではあるものの降圧作用は強くなく，また作用時間も4〜6時間と短いために，中等度までの高血圧に対して処方されることは少ない．

同じ利尿薬に属するチアジド系利尿薬と比べても，降圧効果は弱い．しかし，利尿作用は強くその効果は用量に依存して増加する．かなり大量に投与することも可能である．また，チアジド系利尿薬と異なり，中程度に腎障害が進行している場合でも，利尿効果が期待できる．

副作用として，強い利尿効果のため，利尿に伴う脱水により血液の濃縮が

生じやすく，腎障害の進行を引き起こす可能性がある．腎障害を合併している患者では，副作用が出現しやすいために注意する．また，高尿酸血症も認められる．高尿酸血症は，尿酸を排泄する輸送体をループ利尿薬が阻害することで生じる．尿酸の上昇は，結石（尿細管・尿路結石），腎臓病，高血圧，心筋梗塞など重篤な疾患の危険因子（リスク）になる．副作用として耐糖能の低下も知られている．利尿薬による低カリウム血症と代謝性アルカローシス（血液がアルカリ性に傾く）については後に述べる．

（d）チアジド系利尿薬

ヒドロクロロチアジド（hydrochlorothiazide），**トリクロルメチアジド**，**メフルシド**（mefruside），**インダパミド**（indapamide）が知られている．チアジド系利尿薬は遠位尿細管に発現している Na^+/Cl^- 共輸送体を阻害する．これにより，遠位尿細管からの Na^+ の再吸収が抑制される．チアジド系利尿薬はループ利尿薬よりも Na^+ 排泄作用が弱い．

ヒドロクロロチアジドは，高血圧治療に最も多く用いられている薬である．初期の降圧作用は循環血液量の減少によるものと考えられている．長期的にチアジド系利尿薬による血圧低下は，直接血管に作用し，血管を拡張させることで血圧を低下させることによると考えられている．このため，高血圧治療に用いる利尿薬のなかでは，第一選択薬である．

副作用として，高カルシウム血症，低カリウム血症，高尿酸血症，耐糖能低下などが知られている．また，ジギタリス製剤との併用で，不整脈の危険性が上昇，心収縮力の増強が観察されるため，注意が必要である．

（e）カリウム保持性利尿薬

スピロノラクトン（spinolactone），**エプレレノン**（eplerenone），**カンレノ酸カリウム**（potassium canrenoate），**トリアムテレン**（triamterene）が知られている．スピロノラクトン，エプレレノン，カンレノ酸カリウムは抗アルドステロン薬である．一方，トリアムテレンは，集合管で Na^+ の再吸収に働く上皮型 Na^+ チャネル（ENaC）を阻害する．アルドステロンは，ミネラルコルチコイド受容体に結合し，ENaC の発現を増加させ，尿細管表面への移行を促進させる．カリウム保持性利尿薬は，アルドステロンのミネラルコルチコイド受容体への結合を阻害するとともに，直接 ENaC の活性を阻害する．これにより ENaC を介した Na^+ の再吸収を阻害する．カリウム保持性利尿薬の利尿効果は，チアジド系利尿薬やループ利尿薬よりも弱い．

カリウム保持性利用薬はチアジド系利尿薬およびループ利尿薬を使用中，低カリウム血症が生じたときに使用される場合が多い．しかし，スピロノラクトンは，心不全患者に対し生存率の改善や線維化の抑制などの効果を示すことから，抗高血圧作用とは関係なく心不全患者への投与も増えている．

スピロノラクトンを ACE（アンジオテンシン変換酵素）阻害薬と併用する

ヒドロクロロチアジド

トリクロルメチアジド

メフルシド

インダパミド

カンレノ酸カリウム

トリアムテレン

場合，高カリウム血症に注意する．ACE阻害薬を投与するとアンジオテンシンIIの産生量が低下する．アンジオテンシンIIはアルドステロンの産生を増加させることから，ACE阻害薬によりアルドステロン量が減少する．したがって，ACE阻害薬をカリウム保持性利尿薬と併用すると，ACE阻害薬によりアルドステロンの産生が抑制されるとともに，もともと存在しているアルドステロンの作用もカリウム保持性利尿薬により阻害されることから，重大な高カリウム血症が発現するおそれがある．

集合管では，主細胞（集合管の管腔と血管の間にある細胞，ほかの部位での尿細管上皮細胞に相当）へ取り込まれたNa^+は，Na^+/K^+-ATPaseアーゼの働きにより血中へと移行する．K^+は逆に主細胞へと移行する．アルドステロンが結合したミネラルコルチコイド受容体は，Na^+/K^+-ATPアーゼの基底膜側への移行も上昇させる．抗アルドステロン受容体薬はENaCの発現を抑制しNa^+の再吸収を阻害するとともに，Na^+/K^+-ATPアーゼの基底膜への移行も低下させる．このため，血液中から主細胞をとおって管腔に放出されるK^+量が抑制され，血中K^+は維持される．ナトリウム利尿は起こすもののK^+の低下を起こないため，カリウム保持性利尿薬とよばれる．

スピロノラクトンは，アルドステロンと同じステロイドホルモンのアンドロゲン受容体にも結合するため，女性化乳房が引き起こされることがある．アルドステロン受容体への選択性が高いエプレレノンでは，女性化乳房が生じる頻度は低い．

上皮型Na^+チャネル（ENaC）を遮断するトリアムテレンもカリウム保持性利尿薬に含まれる．トリアムテレンは，ENaCを阻害することで，Na^+の再吸収を抑制する．尿細管腔内のNa^+量が増加するため，浸透圧が上昇する．これにより，水の再吸収が抑制される．

（f）バソプレシン受容体遮断薬

バソプレシンV_2受容体遮断薬の**トルバプタン**（tolvaptan）が知られている．ループ利尿薬などを用いても利尿効果が十分でないときに用いる．バソプレシンが腎臓の主細胞（集合管に存在している）にあるバソプレシンV_2受容体に結合すると，水チャネルのアクアポリン2が管腔側の細胞膜へと移行する．アクアポリン2の発現上昇は，浸透圧による水の再吸収を促進する．受容体遮断薬によりアクアポリン2の管腔での発現が抑制されるため，水の再吸収が阻害される．水を選択的に排泄し，電解質の排泄には影響しない．肝硬変による体液貯留やほかの利尿薬で効果が不十分な心不全などに対して用いられている．

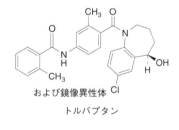

および鏡像異性体
トルバプタン

バソプレシンV_2受容体刺激薬として**デスモプレシン**（desmopressin）があり，遮断薬とは逆に水の再吸収を促進する．中枢性尿崩症（バソプレシン分泌低下症）に用いられる．また，デスモプレシンは内皮より，第VIII因子（血液

利尿薬および腎関連薬　5.5　　387

凝固因子の一員)と**フォン・ヴィルブランド因子**(vWF, p.415 参照)を放出させ血液凝固を促進させる.

vWF: von Willebrand factor

5.5.3　利尿薬による副作用

(a) 低カリウム血症と代謝性アルカローシス

　ループ利尿薬やチアジド系利尿薬を投与すると,副作用として低カリウム血症および代謝性アルカローシスが生じる場合がある.これは次のように説明される(図5.5②).利尿薬が集合管より前の部位でNa$^+$再吸収を阻害すると,集合管に到達するNa$^+$濃度が高くなる.これによりENaCをとおって管腔側より細胞へとNa$^+$の再吸収が亢進する.Na$^+$の再吸収で管腔内が負電位になるため,陽イオンであるK$^+$の管腔内への分泌が亢進し,低カリウム血症となる.低K$^+$血症になると,H$^+$/K$^+$-ATPアーゼが活性化されるため,K$^+$の取込みが増加するとともに,H$^+$の尿細管腔への排泄が促進される.これにより代謝性アルカローシスとなる.低カリウム血症は,手足のしびれ,筋力低下,筋肉痛あるいは心室性不整脈などとして現れる.また,低カリウム血症では,Na$^+$/K$^+$-ATPアーゼの効率が低下することでジギタリス製剤の作用が強くなるため,ジギタリス中毒を起こしやすい.

学修事項 D-1-3
(1) 代表的な薬物の有害反応(副作用),相互作用,薬物中毒,臨床検査値の異常とその対策,対応

学修事項 D-2-13
(1) 慢性腎臓病,腎不全,糸球体腎炎,ネフローゼ症候群,排尿障害,尿路結石
(2) 主な治療薬

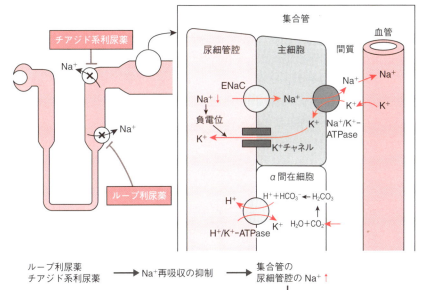

図5.5② チアジド系利尿薬,ループ利尿薬による低カリウム血症,代謝性アルカローシスが生じるメカニズム

チアジド系利尿薬,ループ利尿薬によってNa$^+$の再吸収が抑制されると,集合管でのNa$^+$再吸収が増大する.これにより,K$^+$分泌が促進し低カリウム血症となる.また,尿細管腔のK$^+$が増加すると,H$^+$/K$^+$-ATPaseの働きで,K$^+$の取込みが促進される(同時にH$^+$が管腔へと排泄させる).これにより代謝性アルカローシスとなる.

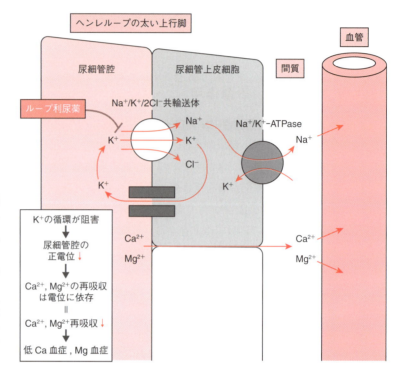

図 5.5 ③ ループ利尿薬による低カルシウム血症，低マグネシウム血症のメカニズム

ヘンレループの太い上行脚で，ループ利尿薬により Na^+ の再吸収が阻害されると，循環する K^+ が減少するため，管腔内の正電荷が小さくなる．Ca^{2+} と Mg^{2+} の再吸収は電位に依存しているため，これら二つのイオンの再吸収が低下する．これにより低カルシウム血症，低マグネシウム血症となる．

（b）低カルシウム血症，低マグネシウム血症

ループ利尿薬の副作用で生じる．$Na^+/K^+/2Cl^-$-共輸送体が阻害されると，K^+ の再循環（細胞内に取り込まれた K^+ の一部が管腔内へ戻り，$Na^+/K^+/2Cl^-$-共輸送体に利用されること）が阻害される（図 5.5 ③）．これにより管腔内の正電荷は低下する．ヘンレループの太い上行脚では，電位差が Ca^{2+} と Mg^{2+} の再吸収の駆動力となっているため，これら 2 種のイオンの取込みが減少する．これにより，低カルシウム血症，低マグネシウム血症が生じる．このように，ループ利尿薬では尿中への Ca^{2+} 排泄が促進するため，高カルシウム血症に有効性を示す．

（c）高カルシウム血症

チアジド系利尿薬の重大な副作用の一つである．チアジド系利尿薬が Na^+/Cl^--共輸送体を阻害すると，尿細管上皮細胞内の Na^+ 濃度が減少する（図 5.5 ④）．遠位尿細管の尿細管上皮細胞の血管側には Na^+/Ca^{2+}-交換輸送体が発現している．この交換輸送体は，Na^+ を細胞内に取り込むとともに Ca^{2+} を血管側（血液中）へと排泄する．結果として，血中の Ca^{2+} が上昇する．尿中へのカルシウム排泄量が減少するため，尿路結石の治療にも用いられる．

（d）耐糖能の低下

インスリンの分泌は，膵臓 β 細胞に取り込まれたグルコースが代謝され，増加した ATP が ATP 感知性 K^+ チャネルを閉じさせることで脱分極が生じ，

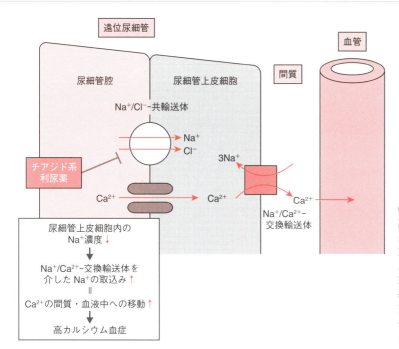

図 5.5 ④　チアジド系利尿薬による高カルシウム血症のメカニズム
遠位尿細管でチアジド系利尿薬によりNa⁺の再吸収が阻害されると，尿細管上皮細胞内のNa⁺が低下する．このため，Na⁺/Ca²⁺-交換輸送体を介したNa⁺の尿細管上皮細胞内への取込みが増大する．交換輸送体により間質や血中へのCa²⁺の移動が起こるため，高カルシウム血症となる．

Ca²⁺チャネルが開口することにより引き起こされる．血中のK⁺濃度が低下すると，細胞外へK⁺が放出されるようになり，細胞内電位は過分極側に移行する．これにより，血糖値の上昇によるインスリン分泌が起こりにくくなる．

5.5.4　腎関連薬

（a）腎臓の機能と疾患

成人の腎臓は約 100 g のソラマメ型の器官である．腎臓の働きは，さまざまな物質の排泄を調節すること，および体液中の物質のバランスを維持することである．腎臓は尿生成をとおしてさまざまな物質の量を調節している．尿細管では，ⅰ）水の再吸収，ⅱ）グルコースやアミノ酸などの栄養素の再吸収，ⅲ）Na⁺やK⁺などのイオン（電解質）再吸収，ⅳ）pH 調節にかかわる炭酸水素イオン（HCO₃⁻）の排泄，ⅴ）尿酸やクレアチニンなどの代謝産物の排泄が行われる．また，腎臓は，エリスロポエチンの産生やビタミン D₃ の活性化作用ももっている．

腎臓の代表的な疾患として，糸球体疾患，急性および慢性腎不全，尿路結石，過活動膀胱などがある．

（b）糸球体疾患

ネフロンは糸球体と尿細管からなっている．糸球体は毛細血管がループ構造をとったもので，糸玉様の構造である．糸球体疾患は，免疫学的な異常，

学修事項　D-2-13
（1）慢性腎臓病，腎不全，糸球体腎炎，ネフローゼ症候群，排尿障害，尿路結石
（2）主な治療薬

血管障害，糖代謝の異常などによって発症する．これらのうち，免疫学的な異常を原因とするものが多い．糸球体に免疫複合体，抗体あるいは補体が沈着することで発症する．異常となる部位の違いで異なる病態を示す．また，糸球体のバリアとなっている細胞（上皮細胞，基底膜，内皮細胞）が傷害を受けると，バリア機能が損なわれるため，タンパク質の漏出を特徴とするネフローゼ症候群を発症する．これに対し，IgA 腎症では，IgA が沈着するもののバリア機能は損なわれないため，ネフローゼ症候群を起こしにくい．ただし，長期的な IgA の沈着は慢性腎不全の原因となる場合がある．

（c）ネフローゼ症候群とその治療薬

ネフローゼ症候群とは，バリア機能の障害によって尿中に多量のタンパク質が漏出し，さまざまな症状が引き起こされる病態である．ⅰ）低アルブミン血症が生じる．低アルブミンになると，血漿中の浸透圧が低下し水が血管から血管外へと移動する．これにより浮腫が起き，また循環血液量も減少し欠尿を生じる．ⅱ）血中のタンパク質の減少を補うために，肝臓でのタンパク質合成が亢進する．同時にコレステロールや脂質の合成も亢進するため，高コレステロール血症（脂質異常症）を生じる．ⅲ）肝臓では多くの凝固因子が合成されている．タンパク質合成の亢進に伴い，凝固因子の産生も増加し，血液凝固能が上昇する．

ネフローゼ症候群の原因は，腎臓に限局した病変がみられる場合（原発性あるいは一次性とよぶ），腎臓以外の原因により生じる場合（続発性あるいは二次性とよぶ）に分けられ，原因により，治療薬の選択や投与量などを決定する．

原発性のネフローゼとして，微小変化型ネフローゼ症候群（光学顕微鏡では正常な像であるものの，電子顕微鏡で病変が認められる）や膜性腎症などが知られている．微小変化型ネフローゼ症候群は小児によくみられる．ステロイドが顕著な効果を示す場合が多い．膜性腎症は中高年のネフローゼ症候群の患者によくみられる．糸球体ループ壁の肥厚がみられる．この病態はゆっくりと進行する．続発性のネフローゼ症候群としては，全身性エリテマトーデス（SLE）に伴う腎障害のループス腎炎や糖尿病腎症などがある．

ネフローゼ症候群の治療は，まずステロイドを投与する．効果が不十分な場合，免疫抑制剤の使用あるいはステロイドパルス療法を行う．ステロイドパルス療法とは，ステロイドを短期間で大量に用いることで，治療期間全体でのステロイド投与量を減少させる治療法である．その後，生活習慣（食事，飲水の制限など）や対症療法を行う．対症療法については，腎不全治療薬に記した．

（d）急性と慢性の腎不全とその治療薬

急性と慢性で治療方針は異なる．急性腎不全の腎機能障害は可逆的である

ことが多いため，原因を除き，腎機能を回復させることを期待し治療法を決定する．これに対し，慢性腎不全における腎機能の障害は不可逆的であるため，原因あるいは危険因子を管理することで，腎機能の障害が進行するのを抑制するように治療法を決定する．ただし，急性および慢性腎不全の腎機能低下に伴う症状には共通したものが多いため，対症療法として用いる治療薬は共通しているものが多い．

(1) 急性腎不全

急性腎不全は，短期間(数時間～数週間)に急激な腎臓の機能低下により，体液の恒常性を維持する機構が破綻し，高窒素血症，水や電解質の異常，酸塩基平衡の異常などを生じる病態である．原因別に分類し治療を行う(図5.5⑤)．ⅰ) 脱水やショックなど腎血流量の低下を原因とする腎前性，ⅱ) 急性の尿細管壊死など腎臓の器質的病変を原因とする腎性，ⅲ) 尿路閉塞など尿路の閉塞を原因とする腎後性，に分けられる．原因の除去により腎機能の回復が見込まれるため，原因となる疾患の治療を行う．ただし，重症患者の生存率は低い．対症療法として，血圧，尿量，電解質の濃度，酸塩基平衡などを測定し，適切な値に維持するようにする．

急性腎不全の一つに薬剤性腎障害がある．腎機能との関係で注意する薬は次の二つに分けられる．

① 薬自体が腎障害を引き起こす．

腎障害を起こす可能性のある薬として，**非ステロイド性抗炎症薬**(NSAIDs)，アミノグリコシド系などの抗菌薬，**シスプラチン**(cisplatin)，**メトトレキサート**(methotrexate)，造影剤などがある．**コンピュータ断層撮影**(CT)や血管造影などで広く使われているヨード造影剤は合併症として腎障害(造影剤腎症)を引き起こす場合がある．ヨード造影剤を用いると，腎血

NSAIDs：non-steroidal anti-inflammatory drugs
CT：computed tomography

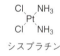
シスプラチン

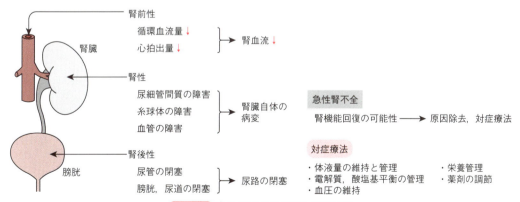

図5.5⑤ 急性腎不全の分類と治療方針

急性腎不全は，障害が起こっている部位により，腎前性，腎性，腎後性に分けられる．急性腎不全では，腎機能の回復が見込まれるため，障害部位の原因を除去するとともに，対症療法により腎不全の管理を行う．

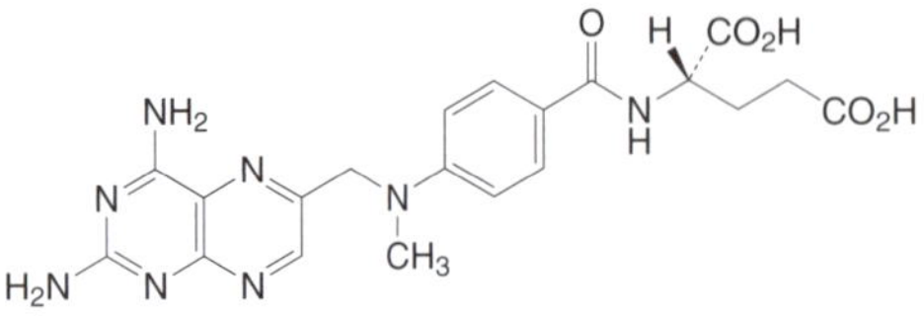

メトトレキサート 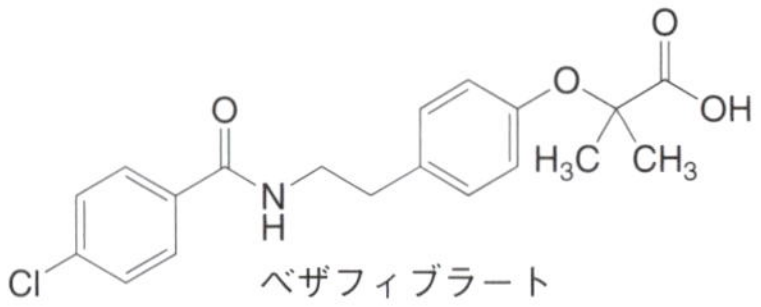　　　ベザフィブラート 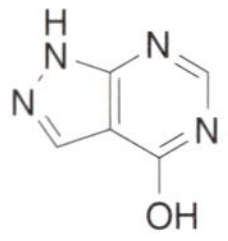　　アロプリノール

管の収縮による血流量の低下，尿細管障害などが生じ，腎不全が進行することがある．最近では，浸透圧の低い非イオン性の造影剤が用いられるようになり，造影剤による腎障害の発症リスクは減少している．

② 腎機能が正常なときには問題はなく，腎機能が低下しているときに用いると，腎機能のさらなる低下あるいは副作用が増強されたりする．

腎機能低下時の投与に関し注意が必要な薬として，**ベザフィブラート**（bezafibrate），**アセタゾラミド**，**アロプリノール**（allopurinol）などがある．**磁気共鳴映像法**（MRI）に用いられるガドリウム造影剤は，腎機能低下時に用いると，腎性全身性線維症を引き起こす場合があるので注意する．この場合は，腎機能を評価して，投与量や投与期間を調整する．また，尿量を確保することで尿中への排泄を促進させ対応する．

MRI : magnetic resonance imaging

（2）慢性腎不全

慢性腎不全は，徐々に腎機能が低下し，末期腎不全に至る病態である．腎臓の各種機能（老廃物の排泄，水や電解質の調節，内分泌器官としての働き）が損なわれるため，さまざまな症状が現れる．重症度に応じた対症治療を行う（図5.5⑥）．慢性腎不全はほぼ不可逆な障害であるため，悪化を防ぐこと

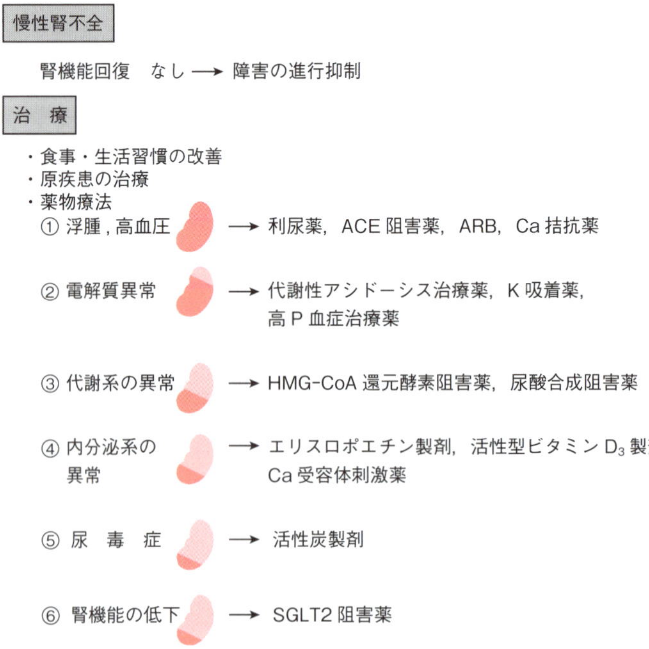

慢性腎不全

腎機能回復　なし ⟶ 障害の進行抑制

治　療

・食事・生活習慣の改善
・原疾患の治療
・薬物療法
　① 浮腫，高血圧　⟶ 利尿薬，ACE 阻害薬，ARB，Ca 拮抗薬

　② 電解質異常　⟶ 代謝性アシドーシス治療薬，K 吸着薬，高 P 血症治療薬

　③ 代謝系の異常　⟶ HMG-CoA 還元酵素阻害薬，尿酸合成阻害薬

　④ 内分泌系の異常　⟶ エリスロポエチン製剤，活性型ビタミン D₃ 製剤，Ca 受容体刺激薬

　⑤ 尿　毒　症　⟶ 活性炭製剤

　⑥ 腎機能の低下　⟶ SGLT2 阻害薬

図5.5⑥ 慢性腎不全の治療
慢性腎不全では腎機能の回復が見込まれないため，原因を除去するとともに，腎機能を悪化させる要因（危険因子）を管理し，機能のさらなる悪化を防ぐ．
色のついた部分は腎臓で状態が保持されている割合をおおまかに表している．

が主になる．このため，生活習慣の改善，降圧療法〔アンジオテンシン変換
酵素（ACE）阻害薬，アンジオテンシンⅡ受容体遮断薬（ARB），カルシウム
拮抗薬，利尿薬など〕，原因となる疾患（糖尿病など）の治療，合併症（脂質異

表 5.5 ①　慢性腎臓病（CKD），慢性腎不全の治療薬

	治　療　薬		作用メカニズム
浮腫・ 高血圧	チアジド系利尿薬	トリクロロメチアジド	Na$^+$再吸収の抑制，末梢血管抵抗の低下
	ループ利尿薬	フロセミド	過剰な体液を排出
	ACE 阻害薬	エナラプリル テモカプリル イミダプリル	アンジオテンシンⅡの産生抑制
	ARB	カンデサルタン オルメサルタン テルミサルタン バルサルタン ロサルタン	アンジオテンシンⅡの受容体への結合を阻害
	Ca 拮抗薬	ニフェジピン アムロジピン シルニジピン アゼルニジピン	血管平滑筋の弛緩
代謝系の 異常	HMG-CoA 還元酵素阻害薬	プラバスタチン シンバスタチン アトルバスタチン	肝臓でのコレステロール合成の抑制
	尿酸合成阻害薬	アロプリノロール フェブキソスタット	キサンチンオキシダーゼの阻害による尿酸合成を抑制
内分泌系 の異常	エリスロポエチン製剤	エポエチンアルファ エポエチンベータ	エリスロポエチンを補うことで腎性貧血を改善
	活性型ビタミン D$_3$ 製剤	アルファカルシドール カルシトリオール	活性型ビタミン D$_3$ を補うことで腎不全に伴う電解質異常を改善，骨粗鬆症の予防
	Ca 受容体刺激薬	シナカルセト	Ca 受容体に作用し，PTH の産生分泌を抑制
電解質 代謝異常	代謝性アシドーシス治療薬	炭酸水素ナトリウム	HCO$_3^-$を補充しアシドーシスを改善
	K 吸着薬	ポリスチレンスルホン酸 　ナトリウム ポリスチレンスルホン酸 　カルシウム	消化管内で K$^+$を吸着し，糞便として排泄
	高 P 血症治療薬	沈降炭酸カルシウム クエン酸第二鉄 セベラマー ビキサロマー 炭酸ランタン	腸管内のリン酸と結合し，P を吸着する
尿毒症	活性炭製剤	炭素	腸内で尿毒性物質を吸着し，糞便中に排泄
腎機能の 低下	SGLT2 阻害薬	ダパグリフロジン カナグリフロジン エンパグリフロジン	近位尿細管からのグルコース再吸収を減少することで，糸球体にかかる過剰な負担を軽減させる作用

CKD：chronic kidney disease

常症，高尿酸血症，腎性貧血など)に対する治療，尿毒症には腎代替療法(透析，腎移植)を行う．

腎不全治療薬は，慢性腎臓病あるいは慢性腎不全の悪化に尿タンパク質の増加や高血圧がかかわることから，これらに対する薬が多い(表5.5①)．一部の薬は急性腎不全でも用いられる．また，合併症に対する薬も含まれる．

慢性腎不全に至る前に，より早い時期の腎障害を見つけ治療することで，末期腎不全や心血管系の障害を抑制することを目的に，**慢性腎臓病**(CKD)という概念が提唱されている．

(e) そのほかの症状に対する治療薬

(1) 浮腫，高血圧

浮腫に対してはチアジド系利尿薬およびループ利尿薬を用いる．チアジド系利尿薬として**トリクロルメチアジド**などがあり，Na^+の再吸収の阻害および末梢血管の拡張を生じる．ループ利尿薬としては**フロセミド**などが含まれる．ループ利尿薬は，ほかの利尿薬と異なり，腎機能が低下しても効果を示す．

高血圧に対しては，ACE阻害薬，ARB，カルシウム拮抗薬を用いる．ACE阻害薬として**エナラプリル，テモカプリル，イミダプリル**などがあり，ARBとして**カンデサルタン，オルメサルタン，テルミサルタン，バルサルタン，ロサルタン**などが知られている．これらの薬は，アンジオテンシンⅡの生成あるいはアンジオテンシンⅡの作用を阻害する．これにより，降圧作用を示す．糸球体内圧を下げるため腎保護効果が期待できるのが特徴である．しかし，腎障害がかなり進行している場合，糸球体ろ過量をさらに減少させ，腎不全を悪化させることがあるので注意する．

カルシウム拮抗薬として**ニフェジピン，アムロジピン，シルニジピン，アゼルニジピン**(azelnidipine)が知られている．Ca^{2+}チャネルの阻害により血管を弛緩させ，降圧作用を示す．ACE阻害薬やARBの効果が不十分なときに併用する．

(2) 代謝系の異常

動脈硬化の危険因子として血中のLDLコレステロール(コレステロールを含む低密度のリポタンパク質)の上昇がある．コレステロールは，アセチル-CoAから数多くの酵素反応を経て合成される．はじめにアセチル-CoAを基質としてHMG-CoAが合成され，HMG-CoA還元酵素の働きでメバロン酸が生成する．メバロン酸がさらに代謝され最終的にコレステロールを生じる．HMG-CoA還元酵素はコレステロール合成過程の律速酵素で，阻害薬はLDLコレステロールを減少させることで，LDL受容体の発現を上昇させる．これにより血中のLDLコレステロール量を低下させる．したがって，HMG-CoA還元酵素阻害薬はコレステロールの生成を阻害することで，動脈硬化の進展を抑制する効果が期待できる．**プラバスタチン**(pravastatin)，

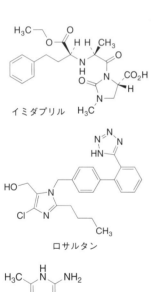

イミダプリル

ロサルタン

および鏡像異性体

アゼルニジピン

利尿薬および腎関連薬　5.5　　*395*

プラバスタチン

シンバスタチン

フルバスタチン

アトルバスタチン

シンバスタチン(simvastatin)，**フルバスタチン**(fluvastatin)，**アトルバスタチン**(atorvastatin)が知られている．肝臓でのコレステロール合成を阻害することで，動脈硬化の進展を防ぐ．

　高尿酸血症の治療のために，尿酸合成阻害薬**アロプリノール**や**フェブキソスタット**(febuxostat)が用いられる．キサンチンオキシダーゼを阻害し，尿酸合成を低下させることで作用を発揮する．

（3）内分泌系の異常

　腎機能の低下は内分泌系の異常の原因となる．急性腎不全よりも慢性腎不全で現れることが多い．腎機能の低下によりエリスロポエチンの産生が減少する．その結果として腎性貧血が生じる．エリスロポエチン製剤の**エポエチンアルファ**(epoetin alfa)や**エポエチンベータ**(epoetin beta)は，エリスロポエチンの機能を補うことで貧血を改善させる．

　また，腎機能が低下すると活性型ビタミン D_3 の産生能が減弱する．減少した活性型ビタミン D_3 を補うために，活性型ビタミン D_3 製剤の**アルファカルシドール**(alfacalcidol)，**カルシトリオール**(calcitriol)を用いる．これらは，CKD に伴う骨・ミネラル代謝異常の改善や骨粗鬆症を予防する．

　腎不全で透析を続けている患者に多く発症する疾患として，二次性副甲状腺機能亢進症がある．この疾患では**副甲状腺ホルモン**(PTH)が過剰に産生される．PTH は，骨吸収を促進および腎臓でのカルシウム再吸収の促進，リン(P)の再吸収の抑制，ビタミン D_3 の活性化を行う．骨からカルシウムの溶出が引き起こされるため，血中カルシウムが増加し，血管壁の石灰化(異所性石灰化)や動脈硬化を原因とする心血管系合併症の可能性が高まる．PTH の分泌を抑制すると，骨からのカルシウム流出が止まり，血液中のカルシウム(Ca)やリン(P)の値が低下し正常化する．副甲状腺に発現している Ca^{2+} 受容体は，Ca^{2+} 濃度の上昇を検知し，PTH の分泌を抑制する．カルシウム作動薬の**シナカルセト**(cinacalcet)は，Ca^{2+} 受容体にアロステリックに作用し PTH の分泌を抑制する．アロステリックに作用とは，内在性アゴニ

フェブキソスタット

アルファカルシドール

カルシトリオール

PTH：parathyroid hormone

シナカルセト

ストの Ca^{2+} が結合する部位とは異なる部位に結合し，Ca^{2+} の用量作用曲線を低濃度側に移動させる働きをもつことをいう．PTH の分泌を抑制することで，二次性副甲状腺機能亢進症の発症を抑制する．

（4）電解質代謝異常

腎機能が低下すると，有機酸などの排泄が減少するため代謝性アシドーシスになる．代謝性アシドーシスに対しては**炭酸水素ナトリウム**（sodium hydrogen carbonate）を用いる．

腎不全時に現れる高リン血症も治療が必要である．正常では，吸収されたリン（P）と同量の P が排泄されるため，体内の P 量は一定の範囲に保たれている．しかし，慢性腎不全では，腎臓から P を排泄できなくなり，P は体内に溜まっていく．高リン血症は体内の P が高くなった病態であり，二次性副甲状腺機能亢進症の悪化，異所性石灰化，骨の脆弱化を引き起こすことから，治療を必要とする．治療は，低 P 食が基本である．P の摂取制限で不十分な場合，P を吸着する薬を投与あるいは透析を行う．**セベラマー**（sevelamer），**ビキサロマー**（bixalomer），**沈降炭酸カルシウム**（precipitated calcium carbonate）などは，消化管内で P と結合し，吸収を抑制することで高リン血症を改善する．

セベラマー　　　　　　　　　　　　　ビキサロマー

腎不全での高カリウム血症に対する治療薬として，カリウム吸着薬が用いられている．CKD 患者では血中の K^+ 濃度が上昇し，不整脈，悪心，嘔吐，下痢などの症状が起こる．重度になると，不整脈のなかでも危険な心室細動を起こして突然死することもある．このため，高カリウム血症の治療は重要になる．腎不全時には，腎臓からのカリウム排泄が低下するため，代償性に大腸内へのカリウム排泄が亢進する．陽イオン交換樹脂は腸管内の K^+ を吸着し，そのまま糞便として排泄する．大腸へのカリウム排泄は受動輸送であり，大腸内の K^+ 濃度が低下したほうが大腸へのカリウム排泄が起こりやすい．したがって，陽イオン交換樹脂の投与により，大腸の K^+ を吸着することで，大腸へのカリウム排泄が促進され体内の総カリウム量が低下する．

陽イオン交換樹脂製剤には，Na 型のポリスチレンスルホン酸ナトリウムと Ca 型のポリスチレンスルホン酸カルシウムの 2 種類がある．これらの K^+ 交換能には違いがある．ポリスチレンスルホン酸との親和性は，Ca^{2+}，K^+，Na^+ の順に高い．したがって，Na^+ は Ca^{2+} に比べて K^+ とのイオン交換が起こりやすく，交換効率はより高くなる．

COLUMN 透析と腎移植

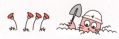

末期腎不全の患者に対する治療には透析と腎移植がある．透析後に生じる痒み（掻痒症）の治療薬として，**ナルフラフィン**(nalfurafine)が知られている．血液透析後に生じる掻痒症は，炎症などを伴わない全身性の強い痒みを特徴としている．痒みがひどいと，十分な睡眠がとれない，掻きすぎて皮膚を傷つけるなどで患者の生活の質(quality of life；QOL)が大きく損なわれる．これまでは，外用および経口の抗ヒスタミン薬などが，痒みを止めるために用いられてきた．しかし，十分な効果が得られていない．選択的オピオイドκ受容体刺激薬であるナルフラフィンは，このような痒みに有効である．血液透析後に生じる痒みは慢性肝疾患でも生じ，ナルフラフィンが用いられる．

腎移植では，拒絶反応を引き起こすリンパ球(T細胞，B細胞)の働きを抑制するために，免疫抑制剤を用いる．免疫抑制剤として，カルシニューリン阻害薬の**タクロリムス**(tacrolimus)や**シクロスポリン**(ciclosporin)，代謝拮抗薬の**アザチオプリン**(azathioprine)や**ミコフェノール酸モフェチル**(mycophenolate mofetil)，ステロイド薬として**プレドニゾロン**(prednisolone)や**メチルプレドニゾロン**(methylprednisolone)，**哺乳類ラパマイシン標的タンパク質**(mammalian target of rapamycin；mTOR)阻害薬の**エベロリムス**(everolimus)，抗CD25抗体の**バシリキシマブ**(basiliximab)，T細胞のアポトーシスを誘導する**抗ヒト胸腺細胞ウサギ免疫グロブリン**が用いられている．

高カリウム血症で注意が必要なのは，血清カリウム濃度は抗アルドステロン薬やACE阻害薬，ARBによっても上昇することである．CKD患者ではもともと血清カリウム濃度が高いことから，これらの薬を使用する際には注意が必要である．

(5) 尿毒症

尿毒症は，体内に蓄積した尿毒素(インドキシル硫酸やタンパク質代謝物

など)が尿中に排泄されなくなり，全身の臓器障害を生じる疾患である．活性炭製剤は，腸内で尿毒症物質を吸着し，糞便として排泄させる．副作用として便秘が生じるため，必要ならば下剤を使用する．

（6）腎機能の低下

SGLT2阻害薬(7.1節参照)を糖尿病患者に投与すると，血糖値が改善するのみでなく腎機能が低下する速さを抑える効果や尿タンパクを減少させる効果が認められている．さらに，慢性腎不全患者では，糖尿病の有無にかかわらず，推算糸球体ろ過量(eGFR)の低下，腎臓または心血管系が原因となる死亡リスクが，SGLT2阻害薬のダパグリフロジンの投与によって有意に抑制された．また，進行した腎不全患者(eGFR値が30未満)にSGLT2阻害薬であるダパグリフロジン，カナグリフロジンによる治療を行うと，腎機能の低下が抑制された．これらの結果より，糖尿病でない慢性腎不全患者に対して，腎機能の低下を抑制する効果があることが明らかになった．

eGFR：estimated
glomerular filtration
rate

（f）利尿薬を用いるそのほかの疾患

（1）突発性浮腫

周期的に浮腫が全身性に現れるものの原因が不明なものをいう．病気による浮腫とも違い，また一過性の浮腫(長時間の立ち仕事により足に生じる浮腫など)とは異なる．ストレスにより悪化する傾向があるため，ストレスを軽減することが重要である．浮腫の一般的な予防法である塩分摂取の制限や水分摂取量の調整なども効果がある．また，運動を取り入れて代謝を活発にすること，立っている時間を短くし排泄能の低下を防ぐことも効果がある．積極的に利尿薬などの治療薬を用いることは推奨されていない．

（2）肝硬変症(腹水)

肝硬変では肝臓が固くなるため，門脈圧が上昇する．これにより血液が流れにくくなって血管から漏出し，腹腔内に液体(腹水)がたまる．腹水の原因となる肝硬変の治療は困難なため，安静，食事内容におけるナトリウム摂取制限，利尿および腹水穿刺による腹水の除去などで対応する．腹水は血液が漏出したものであり，成分は血漿と同じため，アルブミンも血液から失われる．したがって，低タンパク質血症が進行し，病態はさらに悪化する．また，肝硬変の末期では腎機能の障害も起きているため，大量の利尿薬を使っても利尿薬は効果を示さない．

（g）尿路，膀胱の疾患と治療薬

（1）尿路結石

腎臓，尿管，膀胱，尿道という尿路に石ができることを尿路結石という．尿成分の一部が析出し結晶化することで生じる．石が形成される部位で，①腎結石，②尿管結石，③膀胱結石，④尿道結石に分かれる．腎臓と尿管にできる結石が95％以上を占める．結石の成分として，シュウ酸カルシウム，

リン酸カルシウム，尿酸，シスチン，リン酸マグネシウムアンモニウムがある．薬剤によって誘発される尿路結石もある．たとえば，尿をアルカリ化するアセタゾラミド，尿中の Ca 量を増加させるグルココルチコイド（glucocorticoid）やカルシウム製剤，尿中の尿酸量を増加させる尿酸排泄促進薬の使用は，結石の原因となる．

　薬物治療は，疼痛の緩和と結石の溶解および再発防止のために行われる．疼痛を緩和させる薬として，ⅰ）NSAIDs の**インドメタシン**（indometacin），ⅱ）非麻薬性鎮痛剤の**ペンタゾシン**（pentazocine），ⅲ）鎮痙薬の**ブチルスコポラミン**（butylscopolamine）がある．

ブチルスコポラミン

　尿路結石は再発する確率が高いため，再発を予防する薬を使うことも重要である．クエン酸製剤は，尿中の Ca^{2+} のキレート作用をもつほかに尿中 pH のアルカリ化により結石の形成を抑制する．尿酸合成阻害薬の**アロプリノール**（p.392）は，高尿酸血症や高尿酸尿症の患者に，尿酸合成を抑制する目的で用いる．キレート剤の**チオプロニン**（tiopronin）は，尿中シスチンをキレートすることで再発を抑制する．チアジド系利尿薬は，尿中へのカルシウム排泄を促進させることから，カルシウムを含む結石の形成を抑制する．マグネシウム製剤の**酸化マグネシウム**は，腸管内でシュウ酸と結合し吸収を抑制する．尿中でシュウ酸と結合して可溶性の高いシュウ酸マグネシウムを形成し，シュウ酸の排泄を促進する．

（2）過活動膀胱

　腎臓で生成した尿は膀胱に溜められる．膀胱からの尿の排泄は，膀胱を取り囲む排尿筋，尿道を調節している内尿道括約筋，尿路を外側から調節する外尿道括約筋および中枢神経からなっている（図5.5⑦）．尿が溜まるときは，交感神経を介した排尿筋に存在する β_3 受容体，内尿道括約筋およびに外尿道括約筋に存在する α_1 受容体が刺激され，膀胱の拡張および尿道の閉鎖が生じる．排尿時には，副交感神経が優位となり，排尿筋の収縮，内尿道括約筋およびに外尿道括約筋の弛緩が生じ，尿が排泄される．

　過活動膀胱とは，尿意切迫感があり頻尿あるいは切迫性尿失禁を伴う症状である．原因は，中枢神経疾患，加齢，前立腺肥大症などがあり，単一ではない．治療薬は，尿が溜まるときに，排尿筋の収縮を抑制する抗コリン薬と β_3 刺激薬がある．抗コリン薬として，**プロピベリン**（propiverine），**オキシブチニン**（oxybutynin），**ソリフェナシン**（solifenacin）などがあり，β_3 刺激薬

インドメタシン

ペンタゾシン

チオプロニン

プロピベリン

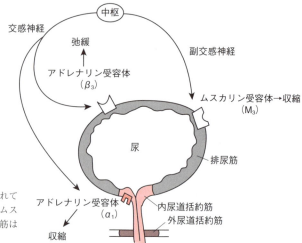

図 5.5 ⑦ 排尿と蓄尿の神経支配
膀胱は，排尿筋，内尿道括約筋，外尿道括約筋により調節されている．排尿筋は，β_3 アドレナリン受容体刺激で弛緩し，M_3 ムスカリン性アセチルコリン受容体刺激で収縮する．内尿道括約筋は α_1 アドレナリン受容体刺激で収縮する．

オキシブチニン　　ソリフェナシン　　ミラベグロン

としてミラベグロン(mirabegron)がある．抗コリン薬はムスカリン性アセチルコリン受容体(M_3)の遮断により排尿筋の収縮を抑制する．プロペリンやオキシブチニンは，抗コリン作用のほかにカルシウム拮抗作用ももっている．抗コリン薬の副作用として，口渇，便秘，緑内障発作，眼圧上昇などがある．尿閉，腸閉塞，閉塞隅角緑内障などをもつ患者には禁忌である．β_3 刺激薬は，排尿筋に作用し弛緩応答を引き起こす．副作用として，便秘や口渇がある．β_3 刺激薬による副作用は抗コリン薬と似ているものの，その発現率は抗コリン薬より低い．

(3) 低活動膀胱

低活動膀胱は排尿筋の収縮能が低下し，排尿障害を示す症状である．過活動膀胱の治療とは逆に，コリンエステラーゼ阻害剤〔**ジスチグミン**(distigmine)〕や直接型コリン作動薬〔**ベタネコール**(bethanechol)〕を用いてムスカリン受容体を刺激する．

ジスチグミン　　ベタネコール

5章 循環器系の薬理

5.6 末梢血管拡張薬

❖ 本節の目標 ❖
- 閉塞性動脈硬化症（ASO），心原性ショック，弁膜症，先天性心疾患について学ぶ．

5.6.1 末梢循環障害とは

　末梢循環障害には，慢性動脈閉塞症，突然四肢の血流が減少する急性動脈閉塞症，肺動脈の圧力が異常に上昇する**肺動脈性肺高血圧症**（PAH）などが含まれる．慢性動脈閉塞症には，動脈硬化により血管が閉塞する**閉塞性動脈硬化症**（ASO），末梢動脈の狭窄や血栓による血液の供給不足から生じる**閉塞性血栓血管炎**（TAO）などがある．TAOはバージャー病ともよばれている．末梢血管拡張薬は，末梢の血管平滑筋に直接作用して血管を弛緩させ，血行を改善させる．直接，平滑筋に作用するため，心機能や血圧などへの影響が少ない．プロスタグランジン（PG）製剤，エンドセリン受容体遮断薬，PDE5阻害薬，ニコチン酸系薬，β刺激薬，可溶性グアニル酸シクラーゼ刺激薬が治療に用いられる．

　このうち，PAHは肺動脈圧が上昇している病態の総称であり，左室系の圧上昇を伴わない肺高血圧である（図5.6①）．心疾患をはじめさまざまな原因で生じる．原因不明の突発性に生じる場合や薬物によって引き起こされる場合もある．左心室機能の低下により心臓の収縮および弛緩が抑制されると，心室に血液が貯留する．このため，肺にうっ血が生じる．肺うっ血では，肺の血管外へ血液成分が漏出するため，肺水腫の状態を引き起こす．肺うっ血が生じると肺動脈圧が上昇する（PAHになる）．肺動脈圧の上昇は右心不全の原因となる．右心不全では右心拍出量が低下するため，体静脈のうっ血が生じる．体静脈がうっ血すると，浮腫，悪心，嘔吐，肝うっ血，腹水による腹部膨満感などの症状が現れる．このような一連の過程を経て，循環系に異常が現れる．

学修事項 C-4-5
（3）循環器系疾患（脳血管障害・心疾患・高血圧症）の医薬品

学修事項 C-7-8
（1）心臓・血管系と体液循環

PAH : pulmonary arterial hypertension
ASO : arteriosclerosis obliterans
TAO : thromboangiitis obliterans

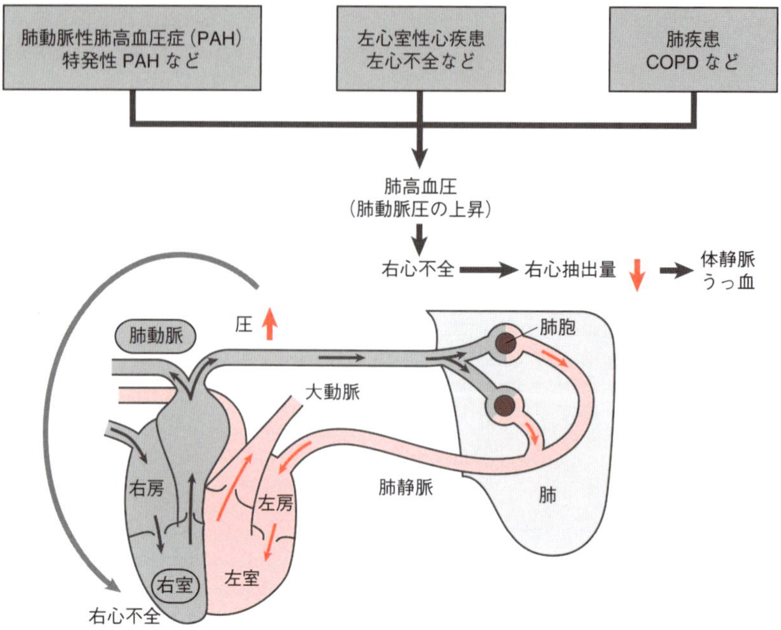

5章 循環器系の薬理

図 5.6 ①　肺高血圧症

肺動脈性肺高血圧（PAH），左心不全，慢性閉塞性肺疾患（COPD）などにより肺動脈圧が上昇（肺高血圧）すると，右心室の不全を生じる．これは右心室からの拍出量の減少を生じ，静脈に血液が溜まる（うっ血）の原因となる．静脈内のうっ血はさらに心不全の悪化，肺機能の低下を引き起こし，さらなる機能低下を生じる．

COPD：chronic obstructive pulmonary disease

5.6.2　末梢血管拡張薬

学修事項 C-4-4
(2) 受容体に作用する医薬品

PG：prostaglandin

（a）プロスタグランジン製剤

　プロスタグランジン（PG）製剤としては，**アルプロスタジル**（alprostadil）（PGE_1）や**ベラプロスト**（beraprost）（PGI_2誘導体）が用いられている．どちらも血管平滑筋細胞の受容体に結合し，アデニル酸シクラーゼを活性化する．これにより細胞内 cAMP 量が増加し，平滑筋を弛緩させる（平滑筋では，cAMP および cGMP の上昇で弛緩が起こる）．また，血小板の受容体にも結合し，cAMP 量を増加させ凝集を阻害する．閉塞性動脈硬化症，バージャー病，レイノー症候群，肺動脈性肺高血圧症などに用いる．バージャー病とは，手足の細い血管の内膜に炎症が起こることで血栓が生じ，血管の内腔が閉塞する疾患である．血液の流れが低下するため，皮膚が冷たくなり，また痺れ感などを伴う．レイノー症候群とは，寒冷刺激あるいは精神的ストレスなどを受けたときに手足の指の血管が痙攣することで血液が流れなくなり，痺れ感とともに蒼白あるいはチアノーゼ（皮膚や粘膜が青紫色になる症状）などの虚血症状をきたす．肺動脈性肺高血圧症は，心臓から肺に血液を送る肺動脈の血圧が高くなり，心臓と肺の機能障害を引き起こす疾患である．PGE_1誘

導体と PGI_2 誘導体は異なる PG 受容体に結合し，cAMP 量を増加させることで血管を拡張させる．PG 製剤を使用するときには，過度の血圧低下あるいは抗血小板薬や抗凝固薬との併用による出血性合併症に注意する．

このほか，閉塞性血栓血管炎に用いる PGE_1 誘導体の**リマプロストアルファデクス**（リマプロストの α-シクロデキストリン包接化合物：limaprost alfadex），PAH に用いる PGI_2 誘導体の**エポプロステノール**（epoprostenol）や**トレプロスチニル**（treprostinil）も知られている．

アルプロスタジル

プロスタグランジンI_2（PGI_2）

ベラプロスト

リマプロストアルファデクス
（α-シクロデキストリンは表示していない）

エポプロステノール

トレプロスチニル

（b）エンドセリン受容体に作用する治療薬

エンドセリン（endothelin；ET）は血管内皮細胞で産生されるペプチドである．強力な血管収縮作用をもっている．ET には，異なる遺伝子によってコードされる ET-1，ET-2，ET-3 という 3 種のペプチドが存在している．

内皮で産生した ET-1 は血管平滑筋のエンドセリン受容体（ET_A と ET_B の 2 種からなる）に結合し，細胞内 Ca^{2+} 濃度を上昇させることで収縮を引き起こす．エンドセリン受容体遮断薬は ET-1 とその受容体との結合を阻害することで，血管を拡張させる．

ET 受容体遮断薬として，**ボセンタン**（bosentan），**アンブリセンタン**（ambrisentan），**マシテンタン**（macitentan）が知られている．いずれの ET 受容体遮断薬も PAH に用いる．ボセンタンは ET_A 受容体と ET_B 受容体を阻害する．妊婦あるいは妊娠の可能性のある患者には禁忌である．また，重度の肝障害をもつ患者には，副作用として肝機能障害を引き起こす作用があるため，注意が必要である．これに対し，アンブリセンタンは ET_A を選択的に阻害する．アンブリセンタンは肝障害や薬物相互作用を起こしにくい．しかしながら，重度の肝障害をもつ患者，妊婦あるいは妊娠の可能性のある

患者には禁忌である．マシテンタンはET_A受容体とET_B受容体を阻害する．肝障害や浮腫がほかのET受容体遮断薬に比べて起こりにくい．

ボセンタン　　　　　アンブリセンタン　　　　　マシテンタン

（c）PDE5阻害薬

PDE5阻害薬として，**シルデナフィル**（sildenafil）と**タダラフィル**（tadalafil）が知られている．シルデナフィルと比べ，タダラフィルの血中半減期は長い．PDE5阻害薬は，cGMPを選択的に加水分解するPDE5を阻害し，細胞内cGMP量を増加させる．これにより，血管を弛緩させる．すなわち，PDE5阻害薬はNOの作用を増強する．PDE5阻害薬は，PAHや勃起不全に用いる．勃起不全に対しては，これら2種に加えて**バルデナフィル**（valdenafil）が用いられる．これらPDE5阻害薬は，硝酸薬またはNO供与薬を投与中の患者には禁忌である〔5.3.3項（c）参照〕．

シルデナフィル　　　　　タダラフィル

バルデナフィル

（d）ニコチン酸系薬

ニコモール（nicomol），**ニセリトロール**（niceritrol），**ヘプロニカート**（hepronicate）が知られている．レイノー病（Raynaud's disease），ASO，TAOに用いられ，末梢血管障害を改善させる．ニコモールやニセリトロールは脂質異常症に対する治療薬としても用いられる．副作用として，消化器症状や紅潮などを生じる．

末梢血管拡張薬　5.6　　　　　405

ニコモール　　　　　　　　　　　ニセリトロール　　　　　　　　ヘプロニカート

（e）β刺激薬

　イソクスプリン（isoxsuprine）が知られている．β受容体刺激薬で，おもに
β₂受容体を刺激する．しかし，β₂受容体刺激薬の適応の大半を占める気管
支喘息には用いられていない．ASO，TAO，レイノー病などに用いられる．
血管拡張作用のほか，血液粘度を低下させる作用および子宮筋弛緩作用を
もっている．

イソクスプリン

（f）可溶性グアニル酸シクラーゼ刺激薬

　リオシグアト（riociguat）が知られている．通常，可溶性グアニル酸シクラー
ゼは NO によって活性化される．リオシグアトは，NO 非依存性に可溶性グ
アニル酸シクラーゼを活性化し，cGMP 量を増加させる．cGMP の増加によ
り血管は拡張する．慢性血栓塞栓性肺高血圧症に適用をもつ唯一の薬である．

リオシグアト

（g）エイコサペント酸エチル

　エイコサペント酸エチル（ethyl icosapentate, EPA-E）はオメガ-3-トリグ
リセリドの一種である．血液中の脂質（とくにトリグリセリド）を低下させる
作用がある．また，トロンボキサン A₂ の産生を阻害することで血小板の凝
集を抑制する．これにより，血栓形成を阻害する．閉塞性動脈硬化症に伴う
潰瘍や疼痛あるいは手足の冷えを改善する．また，脂質異常症の治療にも用

いられる.

エイコサペント酸エチル

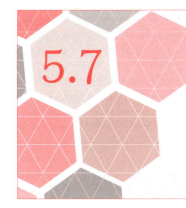

5章 循環器系の薬理

5.7 造血薬および止血薬

❖ **本節の目標** ❖
- 貧血, 白血球減少症, 血栓性血小板減少症, 血友病など, 血液関連疾患について, 治療薬の薬理(薬理作用, 機序および副作用), および病態(病態生理, 症状など)・薬物治療(医薬品の選択など)を学ぶ.

5.7.1 造血系

血液は, その全量が体重の約8%で, **血球**(blood cell)と**血漿**(plasma)の各成分から成り立っている. 全血液に占める血球容積の割合は, **ヘマトクリット**(hematocrit)とよばれており〔血球容積の99%は赤血球が占めているため**赤血球容積比**(volume percent of red cell)と同義〕, 通常40〜45%である. 血球には赤血球, 白血球(顆粒球, 単球/マクロファージ, リンパ球)および血小板があり, 血漿に浮遊した状態で血管系を循環している.

これら血球はすべて, 骨の骨髄腔に存在する**造血幹細胞**(hematopoietic

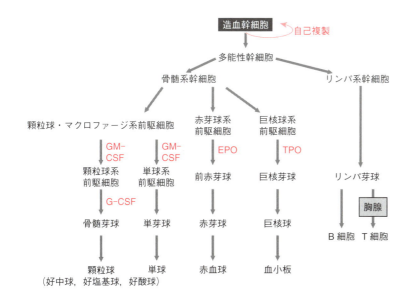

図5.7① 造血幹細胞の分化・成熟
G-CSF:顆粒球コロニー刺激因子, GM-CSF:顆粒球/マクロファージコロニー刺激因子, EPO:エリスロポエチン, TPO:トロンボポエチン.

stem cell)から分化・増殖・成熟してくる(図5.7①). 造血幹細胞は,細胞分裂した際,一方は造血幹細胞としての性質を維持するが〔**自己複製**(self-renewal)〕,もう一方は多能性幹細胞である**骨髄系幹細胞**(myeloid stem cell)あるいは**リンパ系幹細胞**(lymphoid stem cell)へと分化する.

骨髄系幹細胞はさらに分化し,**骨髄芽球**(myeloblast),**単芽球**(monoblast),**前赤芽球**(proerythroblast)あるいは**巨核芽球**(megakaryoblast)を経て,それぞれ**顆粒球**(granulocyte),**単球/マクロファージ**(monocyte/macrophage),**赤血球**(erythrocyte),あるいは**血小板**(platelet)へと成熟する.顆粒球は,**好中球**(neutrophil),**好酸球**(eosinophil),および**好塩基球**(basophil)の総称である.リンパ系幹細胞は,**リンパ芽球**(lymphoblast)を経て,**リンパ球**〔lymphocyte, T 細胞(T cell), B 細胞(B cell)〕へと成熟する.

造血幹細胞が分化および増殖し,これらの成熟血球が産生される過程でさまざまなサイトカインが関与している.たとえば,**エリスロポエチン**(erythropoietin)は赤血球の産生過程で,**G-CSF**(顆粒球コロニー刺激因子)は好中球の産生過程で,**トロンボポエチン**(thrombopoietin)は血小板の産生過程で重要な役割を担っている.

造血薬には,赤血球数減少あるいはヘモグロビン濃度減少により発症する貧血を治療するもの,好中球減少により発症する白血球減少症を治療するもの,血小板減少により発症する紫斑病を治療するものがある.

G-CSF：granulocyte-colony stimulating factor

5.7.2　貧血とは

学修事項 D-2-9
(1) 貧血,播種性血管内凝固症候群,紫斑病,血友病

MCV：mean corpuscular volume
MCHC：mean corpuscular hemoglobin concentration
IDA：iron deficiency anemia

血清鉄
血漿タンパク質であるβ_1グロブリンの主成分の一つであるトランスフェリンに結合している Fe^{3+} の量であり,骨髄で赤血球が網状赤血球に成熟する過程でみられるヘモグロビン合成に必要な鉄を供給している.

貧血(anemia)とは,赤血球の産生低下や消費亢進が原因で,血液単位容積当たりの赤血球数減少あるいはヘモグロビン濃度低下が起こり,全身への酸素供給が不足し,筋や神経系の低酸素症(倦怠感,疲れやすい,頭痛),代償性の循環器・呼吸症状(労作時の頻脈や息切れ)などの病態を呈する疾患の総称である.赤血球指数(表5.7①)と成因から,貧血の種類(図5.7②)を診断する.赤血球指数である**平均赤血球容積**(**MCV**)および**平均赤血球ヘモグロビン濃度**(**MCHC**)は,ヘマトクリット(%),血液単位容積当たりの赤血球数($\times 10^6/\mu L$)やヘモグロビン濃度(g/dL 血液)より算出する.

(a) 鉄欠乏性貧血

消化管出血を伴う疾患(消化性潰瘍,痔疾),胃酸分泌低下(胃切除),鉄分の摂取不足,鉄需要の増加(妊娠,授乳,成長期)などが原因で,体内の鉄(血清鉄および貯蔵鉄)が枯渇し,赤芽球が赤血球に成熟する過程でヘモグロビン合成が障害されて起こる貧血を**鉄欠乏性貧血**(**IDA**)という.最も高頻度で発症する貧血で,小球性低色素性貧血に分類され,**血清鉄**(serum iron)と**血清フェリチン**(serum ferritin)が低値となる.

表 5.7 ① 赤血球指数による貧血の分類

小球性低色素性貧血	正球性正色素性貧血	大球性正色素性貧血
MCV：≦80 fL MCHC：≦30 g/dL(%)	MCV：81〜100 fL MCHC：31〜36 g/dL(%)	MCV：≧101 fL MCHC：31〜36 g/dL(%)
鉄欠乏性貧血 鉄芽球性貧血 無トランスフェリン血症	再生不良性貧血 腎性貧血 溶血性貧血 急性出血性貧血	巨赤芽球性貧血(悪性貧血) 肝不全に伴う貧血 (肝臓はビタミン B_{12} の貯蔵庫)

平均赤血球容積(MCV)：赤血球1個当たりの大きさを表す指標(fL=10^{-15} L)，平均赤血球ヘモグロビン濃度(MCHC)：<u>赤血球容積100 mL(dL)当たりの</u>ヘモグロビン量を表す指標(g/dLあるいは%)．

血清フェリチン

細胞内鉄貯蔵タンパク質であるアポフェリチンが Fe^{2+} と結合してフェリチンとなり，肝臓，脾臓などの細胞内に Fe^{3+} の状態で鉄を貯蔵する．血液中に微量のフェリチン(血清フェリチン)が放出されており，貯蔵鉄の量を反映しているため，鉄欠乏状態では血清フェリチンは低値，鉄過剰状態では高値となる．

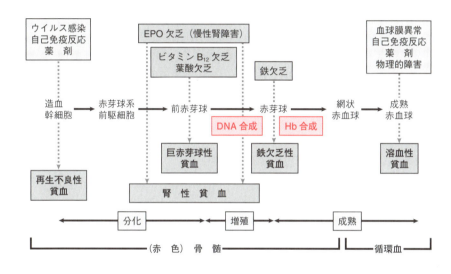

図 5.7 ② 赤血球形成過程と貧血の原因

治療は経口鉄剤の使用が原則的であるが，胃腸障害があり鉄剤の消化管吸収が期待できない場合，あるいは経口投与が困難な場合は注射用鉄剤を使用し，枯渇した貯蔵鉄を正常化させる．

(b) 腎性貧血

腎性貧血(renal anemia)は慢性腎不全などが原因で，腎臓でのエリスロポエチン産生低下により**後期赤芽球系前駆細胞(CFU-E)**が前赤芽球へと分化する過程が抑制され，産生される赤血球数が減少して起こる貧血である．産生されてくる赤血球の大きさや赤血球内ヘモグロビン量に異常はみられないため，正球性正色素性貧血に分類される．腎不全による栄養不良から，鉄欠乏性貧血を合併することがある．

治療は，エリスロポエチン製剤が第一選択である．しかし，鉄欠乏性貧血を合併している場合，本剤に対し不応となるため，鉄剤を併用する．

CFU-E：colony-forming unit-erythroid

(c) 巨赤芽球性貧血

ビタミン B_{12} もしくは葉酸が欠乏すると，前赤芽球が増殖して赤芽球へと成熟する過程で，DNA 合成障害のため細胞分裂が妨げられるが，タンパク

内因子

胃の壁細胞で産生・分泌されており、ビタミンB_{12}の消化管(回腸)からの吸収に必須の因子で、ビタミンB_{12}と複合体を形成する.

ビタミンB_{12}欠乏に起因する神経症状

ビタミンB_{12}は、ホモシステインからメチオニンを生成する反応において、メチオニンシンターゼの補酵素として作用している. ビタミンB_{12}が欠乏すると、S-アデノシルメチオニンを利用した神経の髄鞘合成が阻害され、四肢の痺れとなって症状が現れる.

X連鎖劣性遺伝

X染色体上の変異遺伝子による遺伝形式であるため、罹患男性から息子への伝達はないが、娘は必ず変異遺伝子の保因者となる. 保因者に息子ができれば罹患患者となる可能性がある. 鉄芽球性貧血のほか、色盲(赤色盲、緑色盲)、血友病などがある.

汎血球減少

赤血球、白血球、血小板すべての血球が減少した状態.

EPO：erythropoietin

ATG：anti-thymocyte globulin

プレドニゾロン

質合成は正常であるため大型化した**赤芽球**〔**巨赤芽球**(megaloblast)〕が出現する. この細胞の多くは骨髄内で破壊されるため〔**無効造血**(ineffective erythropoiesis)〕、血液中にでていく赤血球が減少して起こる貧血を**巨赤芽球性貧血**(megaloblastic anemia)といい、大球性正色素性貧血に分類される. なかでも、自己免疫的機序で生じた胃粘膜の萎縮でみられる**内因子**(intrinsic factor)の分泌低下に起因するビタミンB_{12}欠乏で起こるものを**悪性貧血**(pernicious anemia)とよび、血清中に抗内因子抗体あるいは抗壁細胞抗体が検出され、**神経症状**(手足の痺れ)が出現する.

治療は、ビタミンB_{12}欠乏の場合はビタミンB_{12}製剤を、葉酸欠乏の場合は葉酸を用いる.

(d) 鉄芽球性貧血

赤芽球でのポルフィリン環合成障害が原因で、赤芽球内でのヘモグロビン合成が阻害されており、利用されなかった鉄が核周囲のミトコンドリアに沈着して**環状鉄芽球**(ringed sideroblast)が骨髄で増加する. この赤血球系の無効造血により、**鉄芽球性貧血**(sideroblastic anemia)をきたす. 遺伝性と後天性があり、前者にはX連鎖劣性遺伝(X-linked recessive inheritance)で生じるもの、後者には骨髄異形成症候群に合併するもの(原発性)とイソニアジド、クロラムフェニコールなどの薬剤の副作用として生じるもの(二次性)がある.

X連鎖劣性遺伝で生じるものにはビタミンB_6の大量投与が有効である. 原発性は、経過観察と最小限の輸血で対応し、二次性は原因薬剤の使用を中止する.

(e) 再生不良性貧血

造血幹細胞の持続的減少により起こる**骨髄低形成**(bone marrow hypoplasia)とそれに伴う**汎血球減少**(pancytopenia)を特徴とする疾患に**再生不良性貧血**(aplastic anemia)があり、正球性正色素性貧血に分類される. この疾患では、赤血球の減少により、代償的に**エリスロポエチン**(EPO)産生・分泌が亢進するが、作用すべき後期赤芽球系前駆細胞は減少しているために赤血球数は増加せず、EPOの産生亢進状態が持続する. このため、血中および尿中のEPOが増加する. そのほか、鉄の利用率が低下するため、血清鉄や血清フェリチンは増加する. 再生不良性貧血には、先天性(Fanconi貧血)と後天性があり、後天性は原因不明の特発性再生不良性貧血と薬剤(抗生物質、解熱鎮痛薬、H_2遮断薬など)や肝炎などが誘因となる二次性再生不良性貧血に分類される. この疾患の多くは、特発性再生不良性貧血であり、自己免疫的機序の関与が想定されている.

治療は、軽症ではタンパク質同化ステロイド、中等症あるいは重症では免疫抑制療法として抗胸腺細胞グロブリン(**ATG**)+プレドニゾロン(predonisolone)あるいはATG+シクロスポリン(ciclosporin)を用い、好中球の減少が著しい場合は顆粒球コロニー刺激因子(G-CSF)製剤を併用する.

造血薬および止血薬　5.7　411

重症例であり，40歳未満かつ**HLA**（ヒト白血球抗原）適合同胞ドナーがいる場合，長期生存率の高さ（約80％）から骨髄移植が第一選択となる．

（ f ）溶血性貧血

血液中の赤血球の細胞膜がさまざまな要因で損傷を受けて破壊されること（溶血）が原因で起こる貧血を**溶血性貧血**（hemolytic anemia）といい，正球性正色素性貧血に分類される．溶血により，血中でヘムの代謝産物であるビリルビン（間接ビリルビン）が増加するため黄疸がみられたり，骨髄での赤血球産生が代償的に高まり，骨髄赤芽球過形成や網状赤血球増加がみられたりする．先天性（70％は遺伝性球状赤血球症）と後天性〔**自己免疫性溶血性貧血（AIHA）**，**発作性夜間ヘモグロビン尿症（PNH）**薬剤など〕のものがあり，発症頻度はほぼ同数とされている．

遺伝性球状赤血球症は脾臓摘出が唯一の治療法であり，自己免疫性溶血性貧血はステロイド剤や免疫抑制薬を用いた治療が中心となる．発作性夜間ヘモグロビン尿症には，**エクリズマブ**（eculizumab）が適用される．

HLA：human leukocyte antigen

AIHA：autoimmune hemolytic anemia
PNH：paroxymal nocturnal hemogrobinuria

5.7.3　貧血の治療薬

貧血治療は，貧血の成因に対応した薬物を使用し（表5.7②），赤血球数あるいはヘモグロビン濃度を増加させ，症状を改善させることを目的とする．

学修事項　D-2-9
(2) 主な治療薬（凝固線溶系のメカニズム及び止血薬を含む）

表5.7.②　貧血治療薬

カテゴリー		薬 物 名	作用機序	副作用・その他
鉄剤	経口鉄剤	硫酸鉄 フマル酸第一鉄 クエン酸第一鉄	トランスフェリンを介して骨髄の赤芽球に鉄を供給し，ヘモグロビン合成を促す	悪心・嘔吐・腹痛などの胃腸障害（経口鉄剤）
	注射用鉄剤	含糖酸化鉄		ショック，骨軟化症（注射用鉄剤）
エリスロポエチン製剤		エポエチンアルファ エポエチンベータ ダルベポエチンアルファ エポエチンベータペゴル	赤芽球系前駆細胞に直接作用し，前赤芽球への分化と赤芽球の増殖・成熟を促す	血栓塞栓症（脳梗塞，心筋梗塞，肺梗塞） 血圧上昇（脳出血，高血圧性脳症を誘発）
ビタミンB₁₂製剤		シアノコバラミン ヒドロキソコバラミン メコバラミン コバマミド	ビタミンB₁₂欠乏で起こる赤芽球でのDNA合成阻害に起因する核成熟障害を改善する	過敏症 内因子が欠乏している場合，皮下・筋注（経口投与は無効）
ビタミンB₆製剤		ピリドキシン ピリドキサールリン酸	δ-アミノレブリン酸合成酵素を活性化し，ヘムの合成を促す	横紋筋融解症 過敏症，肝機能異常
抗胸腺細胞グロブリン		抗ヒト胸腺細胞ウサギ免疫グロブリン 抗ヒトTリンパ球ウサギ免疫グロブリン	再生不良性貧血に関与しているT細胞を減少させる	ショック 感染症

(a) 鉄　剤

　鉄剤は，鉄の需要や喪失が供給を上回る状態が持続することで生じた貯蔵鉄枯渇や血清鉄欠乏を正常化させる．鉄欠乏状態にない患者には禁忌である．

(1) 経口鉄剤

　鉄欠乏性貧血は，経口鉄剤(二価鉄)で治療するのが原則である．二価鉄(Fe^{2+})は，三価鉄(Fe^{3+})に比べ，消化管から吸収されやすいので，経口鉄剤として適している．経口鉄剤には硫酸鉄や有機酸鉄(フマル酸第一鉄，クエン酸第一鉄)があり，有機酸鉄は硫酸鉄(無機鉄)よりも副作用である胃腸障害が少ない．硫酸鉄とフマル酸第一鉄は，徐放性により胃腸障害の軽減が図られている．クエン酸第一鉄は非イオン鉄のまま吸収されるため，消化管吸収がよく，胃粘膜刺激は少ない．

(2) 注射用鉄剤

　経口鉄剤が使用できない場合，注射用鉄剤(三価鉄)である含糖酸化鉄で治療する．血清鉄(トランスフェリンに結合している鉄)はFe^{3+}であるため，三価鉄が注射用鉄剤に適している．

> **Advanced**　　　　**鉄剤過剰投与**
>
> 　経口投与された鉄剤は十二指腸や空腸上部の上皮細胞でトラップされ，過剰投与しても必要以上に吸収されず，鉄過剰になりにくい．一方，静脈内投与された鉄剤は，鉄過剰を引き起こしやすく，細網内皮系細胞(脾臓のマクロファージなど)に鉄貯蔵タンパク質であるフェリチンの集合体であるヘモジデリンの沈着を招き，臓器障害を起こす(ヘモジデローシス)．
>
> 　さらに，大過剰量を投与し，トランスフェリンの鉄結合能を越えた場合，肝臓，膵臓，心臓，脳などの実質細胞にヘモジデリンが沈着して臓器障害を起こす場合もある(ヘモクロマトーシス)．解毒には，デフェロキサミン(Fe^{3+}のキレート剤)が有効である．

(b) エリスロポエチン製剤

　エリスロポエチンは，赤芽球系前駆細胞(おもにCFU-E)のエリスロポエチン受容体を刺激し，前赤芽球への分化とそれ以降の赤血球細胞の増殖・成熟を促す．エリスロポエチン製剤は遺伝子組換え型であり，**エポエチンアルファ**(epoetin alfa)，**エポエチンベータ**(epoetin beta)，**ダルベポエチンアルファ**(darbepoetin alfa)，**エポエチンベータペゴル**(epoetin beta pegol)がある．各エリスロポエチン製剤の血中濃度半減期を比較すると，ダルベポエチンアルファ(33時間)やエポエチンベータペゴル(200時間前後)は，エポエチンアルファ(7時間)やエポエチンベータ(5時間)に比べて長くなり，投与頻度が少なくても効果が維持できる．エリスロポエチンの作用により赤血球が増加すると血液粘稠度が上昇し，血圧上昇や血栓塞栓症(心筋梗塞，脳梗塞，肺梗塞など)のリスクが高まるため，注意が必要である．

Advanced エリスロポエチン製剤の構造上の特徴

エポエチンアルファとエポエチンベータは，糖鎖構造は異なるものの，アミノ酸配列（ヒト型エリスロポエチン），生理活性，血中濃度半減期は同じである．

ダルベポエチンアルファは，エポエチンアルファの5か所のアミノ酸残基を改変したものである．エポエチンベータペゴルは，エポエチンベータの1アミノ酸残基（Ala1，Lys45，あるいは Lys52 のいずれか）に1分子の直鎖メトキシポリエチレングリコールをアミド結合させた修飾タンパク質である．

(c) その他

(1) ビタミン B_{12} 製剤，葉酸

悪性貧血や胃全摘でみられる巨赤芽球性貧血の治療には，ビタミン B_{12} 製剤〔**シアノコバラミン**(cyanocobalamin)，**ヒドロキソコバラミン**(hydroxocobalamin)，**メコバラミン**(mecobaramin)，**コバマミド**(cobamamide)〕を皮下あるいは筋肉に注射する．悪性貧血や胃全摘でみられる巨赤芽球性貧血の場合，内因子が欠乏しているため経口投与しても内因子・ビタミン B_{12} 複合体が形成されず，消化管（回腸）からの吸収は期待できない．

葉酸欠乏による巨赤芽球性貧血には，葉酸を経口投与する．ビタミン B_{12} 欠乏による巨赤芽球性貧血には，葉酸単独投与は避ける（骨髄の芽球でのDNA合成が促され，骨髄で消費されるビタミン B_{12} が増加し，神経髄鞘合成に利用されるべきビタミン B_{12} がさらに不足して神経症状が悪化する）．

(2) ビタミン B_6 製剤

X染色体の伴性劣性遺伝で発症した鉄芽球性貧血の治療には，ビタミン B_6 製剤〔**ピリドキシン**(pyridoxine)，**ピリドキサールリン酸**(pyridoxal phosphate)〕が用いられる．このX連鎖遺伝性鉄芽球性貧血では，ポルフィリン環合成系酵素である δ-アミノレブリン酸合成酵素（**ALA-S**）ではなく，通常より活性の低い δ-アミノレブリン酸合成酵素（ALA-S2）が発現している．補酵素であるビタミン B_6 を大量投与すると，ALA-S2 は活性化し，ヘム合成が改善する．

(3) 抗胸腺細胞グロブリン

抗胸腺細胞グロブリン(**ATG**)は，T細胞表面抗原に結合し，補体依存性の細胞傷害を惹起させ，再生不良性貧血に関与しているT細胞を減少させる（移植片対宿主病にも有効）．ATG は，ヒト胸腺細胞あるいはT細胞でウサギに免疫して得られた γ-グロブリン製剤であり，抗ヒト胸腺細胞ウサギ免疫グロブリンや抗ヒトTリンパ球ウサギ免疫グロブリンがある．

本剤は，免疫抑制剤により症状悪化する恐れのある重篤感染症，細菌感染症，および心筋感染症に対して原則禁忌である．さらに，妊婦・授乳婦に対する安全性は確立していないため禁忌とされている．

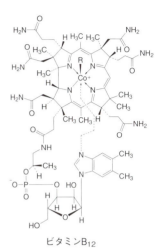

ビタミン B_{12}

ビタミン B_{12}	—R
シアノコバラミン	—CN
ヒドロキソコバラミン	—OH
メコバラミン	—OH_3
コバマミド	5'-deoxy-adenosyl

ピリドキシン

ピリドキサールリン酸

ALA-S：amino levulinic acid synthase
ATG：anti-thymocyte globulin

（4）エクリズマブ

エクリズマブは，ヒト補体 C5 に対するモノクローナル抗体であり，終末補体複合体 C5b-9 の生成を抑制し，発作性夜間ヘモグロビン尿症の原因である補体感受性赤血球の溶血を抑制する．

5.7.4 白血球減少症（好中球減少症）とは

白血球減少症（leukopenia）とは，血液中の白血球数（正常値：4,000 ～ 10,000/μL）が 4,000/μL 未満となった状態を指す．白血球の 60% 前後が好中球であるため，白血球減少症は**好中球減少症**（neutropenia，好中球数 1,500/μL 未満になったもの）を意味することが多い．好中球数が 1,000/μL 未満になると**易感染性**（easy susceptibility to infection）が急に高くなり，細菌感染症などを繰り返す．好中球減少症は，薬物〔アルキル化薬，代謝拮抗薬，抗菌薬などによる**骨髄抑制**（myelosuppression）〕によって発症する頻度が最も高く，そのほか再生不良性貧血や白血病（汎血球減少），ビタミン B_{12} や葉酸の欠乏（骨髄芽球の増殖抑制），自己免疫性（抗好中球抗体の産生による好中球の破壊）などにより引き起こされる．薬物が原因で発症した場合，原因薬物の中止と顆粒球コロニー刺激因子により治療する．

5.7.5 好中球減少症の治療薬

CFU-G：colony-forming unit-granulocyte

顆粒球コロニー刺激因子（G-CSF）は，骨髄中の顆粒球系前駆細胞（**CFU-G**）に存在する G-CSF 受容体に結合し，その分化と増殖を促し，末梢血中の成熟好中球数を増加させる．G-CSF 製剤は遺伝子組換え型であり，**フィルグラスチム**（filgrastim），**ペグフィルグラスチム**（pegfilgrastim），**ナルトグラスチム**（nartograstim），**レノグラスチム**（lenograstim）がある（表 5.7 ③）．

表5.7 ③ **顆粒球コロニー刺激因子**

薬物名	由来	本質	特徴
フィルグラスチム	大腸菌	ヒト型 G-CSF（hG-CSF）の N 末端にメチオニンが結合した単純タンパク質（175 個のアミノ酸残基からなる天然型 hG-CSF）	
ペグフィルグラスチム	大腸菌	フィルグラスチムの Met 1 のアミノ基にメトキシポリエチレングリコール 1 分子を結合させた修飾タンパク質	血中濃度半減期がほかの G-CSF 製剤よりも著しく長い
ナルトグラスチム	大腸菌	天然型 hG-CSF の 5 か所のアミノ酸残基を改変した単純タンパク質	大腸菌で製造した天然型 hG-CSF より比活性が高く，血漿中での安定性高い
レノグラスチム	チャイニーズハムスター卵巣細胞	hG-CSF と同じアミノ酸配列をもつ（174 個のアミノ酸残基からなる）糖タンパク質	

造血薬および止血薬　5.7　415

投与開始時期は好中球 1,000/μL 未満とされ，好中球 5,000/μL 以上に回復した時点で症状を観察しながら減量または投与中止を考慮する．骨髄中の芽球が十分減少していない骨髄性白血病および末梢血中に骨髄芽球の認められる骨髄性白血病の患者には禁忌とされている．

5.7.6　止血栓形成（止血機構）

　血管壁の損傷により露出したコラーゲン線維に**フォン・ヴィルブランド因子**（**vWF**）を介して血小板が結合することを「粘着」，粘着により活性化した血小板から放出される ADP やセロトニン，遊離される**トロンボキサン A$_2$**（**TXA$_2$**）が，周囲の血小板を連鎖的に活性化し，血小板どうしが**フィブリノーゲン**（fibrinogen）を介して結合していくことを「凝集」と定義されている．この一連の反応により血小板により形成される血栓を血小板血栓（一次血栓）とよぶ（図5.7③）．

　一方，血液凝固系も損傷箇所でのコラーゲン線維露出および組織因子出現により始動する．コラーゲンの露出は**血液凝固内因系**（intrinsic pathway of the blood coagulation）を，**組織因子**（**TF**）の出現は**血液凝固外因系**（extrinsic pathway of the blood coagulation）を始動させるきっかけとなり最終的にトロンビンを生成する．**トロンビン**（thrombin）は，フィブリノーゲンを**フィブリン**（fibrin）に，第XIII因子を第XIIIa 因子に変換し，生じたフィブリンは不溶性のため重合を始め，XIIIa がフィブリンの分子間に架橋を形成してフィブ

vWF：von Willebrand factor

**フォン・ヴィル
ブランド因子**

この因子は，コラーゲン（血管損傷部位の血管内皮細胞が剥離して露出する）に血小板が粘着する際，血小板膜タンパク質 GPIb とコラーゲンの間に介在して両者を結合させる．

TXA$_2$：thromboxane A$_2$
TF：tissue factor

フィブリノーゲン

血漿タンパク質の一つで，血液凝固や血小板凝集に関与する．血液凝固カスケードの最終段階で，トロンビンによりフィブリンに変換され，重合・ゲル化することでフィブリン網を形成する（フィブリン血栓形成）．さらに，フィブリノーゲンは活性化血小板膜上に出現した糖タンパク質 IIb/IIIa に結合して活性化血小板どうしを連結する（血小板凝集）．

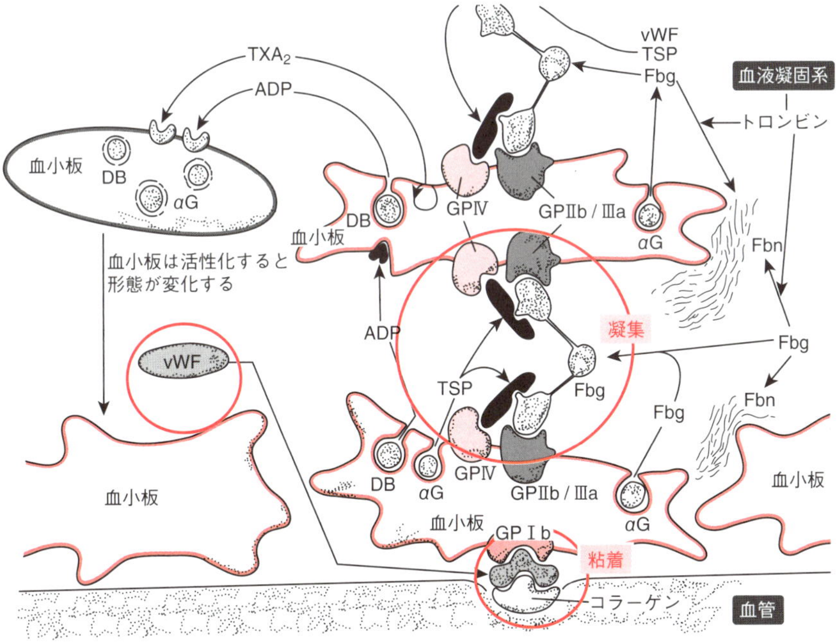

図 5.7 ③　血小板の粘着・凝集
GP：膜糖タンパク質，αG：α顆粒，DB：濃染顆粒，TSP：トロンボスポンジン，Fbg：フィブリノーゲン，Fbn：フィブリン，vWF：フォン・ヴィルブランド因子，TXA$_2$：トロンボキサン A$_2$．

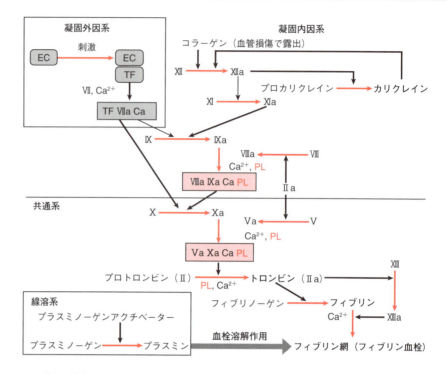

図 5.7 ④ 血液凝固カスケード（フィブリン血栓形成過程）および線維素溶解系（線溶系）
EC：血管内皮細胞，
TF：組織因子，
PL：リン脂質（血小板）．
⟶：活性化，
⟶：前駆体から活性型への変換
（注）ローマ数字右下のaはその因子が活性型であることを意味する．PLを含む複合体（Xase，プロトロンビナーゼ）は血小板上で形成されている．

リン網が拡大していきフィブリン血栓（二次血栓）ができる（図5.7④）．

　止血栓形成過程でみられる血液凝固反応は，血小板血栓上に限定して起こる．その理由は，活性化した血小板の細胞膜の一部が反転して露出した特定のリン脂質が Ca^{2+} を介して，活性化第Ⅷ因子（第Ⅷa因子）や活性化第Ⅸ因子（第Ⅸa因子）とともに複合体（Xase）を，さらに活性化第Ⅴ因子（第Ⅴa因子）と活性化第Ⅹ因子（第Ⅹa因子）とともに複合体（プロトロンビナーゼ）を形成して凝固カスケードの進行を促し，局所的かつ速やかにトロンビン濃度を上昇させることによる（図5.7④）．

　血液凝固反応で生じたフィブリン血栓は，血管損傷部位修復に伴い退縮していく過程で，その表面や内部にて生成された**プラスミン**（plasmin）により分解され，取り除かれる．プラスミンは線維素溶解系（線溶系）で生成されるフィブリン分解酵素であり，その前駆体である**プラスミノーゲン**（plasminogen）に**組織型プラスミノーゲンアクチベーター**（**t-PA**）が作用して生成される（図5.7④）．

t-PA：tissue-type plasminogen activator

5.7.7　血小板減少性紫斑病とは

TTP：thrombotic thrombocytopenic purpura
ITP：idiopathic thrombocytopenic purpura

　血小板減少性紫斑病は，血小板減少による一次止血異常のため皮膚や粘膜への点状・斑状出血がみられる疾患で，**血栓性血小板減少性紫斑病**（**TTP**）と**免疫性血小板減少性紫斑病**（**ITP**）に分類される．TTPは，微小血管での血小板血栓の多発を特徴とし，vWFを切断するメタロプロテアーゼ（アミノ酸配

列，ADAMTS13）の欠損あるいはそれに対する抗体産生が関与している．治療法は血漿交換であり，難治性の場合は摘脾（脾臓摘出）による免疫調節が有効である．TTP では，血小板血栓形成を助長させることになるため，血小板輸血は禁忌である．

　一方，ITP は，小児のウイルス感染（上気道感染や腸炎など）に続発して発症する急性 ITP と血小板膜糖タンパク質に対する自己抗体産生に起因して成人女性に好発する慢性 ITP に分類できる．急性 ITP のほとんどは自然治癒の経過を辿るが，慢性 ITP は増悪と緩解を繰り返し，出血傾向が長期間にわたりみられる．

　慢性 ITP の治療法は**プレドニゾロン**投与であり，難治性の場合は摘脾を行うが，現在**トロンボポエチン受容体刺激薬**の使用も行われている．

学修事項 **D-2-9**
(1) 貧血，播種性血管内凝固症候群，紫斑病，血友病

5.7.8 慢性免疫性血小板減少性紫斑病の治療薬

　トロンボポエチン受容体刺激薬には，**エルトロンボパグ オラミン**（eltrombopag olamine）と**ロミプロスチム**（romiplostim）があり，いずれも**巨核球系前駆細胞（CFU-Mg）**のトロンボポエチン受容体を刺激し，トロンボポエチンのシグナル伝達経路の一部を活性化することで，その増殖および分化を促して血小板産生量を増加させる．

　両者の作用機序は同じであるが，その本質は異なる．エルトロンボパグ オラミンが有機合成物質であるのに対し，ロミプロスチムはヒト IgG1 の Fc 領域とヒトトロンボポエチン受容体結合配列を組み合わせた融合タンパク質である．副作用として，血小板数増加による血栓塞栓症（深部静脈血栓症，肺塞栓症，心筋梗塞，脳卒中，一過性脳虚血発作）がみられ，血小板数が正常範囲を超えて増加すると血栓塞栓症のリスクはさらに増加する．

学修事項 **D-2-9**
(2) 主な治療薬（凝固線溶系のメカニズム及び止血薬を含む）

CFU-Mg：colony-forming unit-megakary-ocyte

活性化部分
トロンボプラスチン時間
内因系凝固因子の異常をスクリーニングする検査において，接触因子活性化剤（カオリン，セライト，エラジン酸）により血漿中の第XI および第XII 因子を活性化し，Ca^{2+} とリン脂質存在下，フィブリン塊が析出するまでの時間をいう．

エルトロンボパグ オラミン

5.7.9 血友病とは

　血友病（hemophilia）は，第VIII因子もしくは第IX因子の欠乏・機能異常により起こる血液凝固内因系の障害（出血傾向）であり，X 連鎖劣性遺伝のため通常は男性に出現する．第VIII因子遺伝子異常により発症するものが血友病 A，第IX因子遺伝子異常により発症するものが血友病 B である．血液凝固内因

学修事項 **D-2-9**
(1) 貧血，播種性血管内凝固症候群，紫斑病，血友病

APTT：activated partial
　　　　thromboplastin time
PT：prothrombin time

プロトロンビン時間
外因系凝固因子およびプロト
ロンビンの異常をスクリーニ
ングする検査において，組織
トロンボプラスチンと Ca^{2+}
を血漿に加え，フィブリン塊が
析出するまでの時間をいう．

系の因子である第Ⅷおよび第Ⅸ因子が低下しているため，凝固検査では**活性
化部分トロンボプラスチン時間（APTT**，用語解説は p.417）は延長するが，
プロトロンビン時間（PT）は正常である．症状は，凝固系の異常による二次
止血異常のため筋肉や関節腔への出血，これに伴う筋拘縮と関節の変形・硬
直といった特徴がある．

　治療では，欠乏している凝固因子を用いた補充療法により出血傾向を抑制
する．

5.7.10　血友病の治療薬

学修事項 D-2-9
(2) 主な治療薬（凝固線溶系
のメカニズム及び止血薬を含
む）

　血友病 A には第Ⅷ因子製剤である**オクトコグ アルファ**（octocog alfa）を，
血友病 B には第Ⅸ因子製剤である**ノナコグ アルファ**（nonacog alfa）を適用
する．補充療法開始後の早期や短期間に集中して投与した時期にインヒビ
ター産生リスクが高くなる．第Ⅷ因子や第Ⅸ因子に対するインヒビターが産
生すると，これら薬剤の止血効果が得られなくなる．この場合，活性型第Ⅶ
因子（第Ⅶa 因子）である**エプタコグ アルファ**（eptacog alfa）を投与し，出血
部位（止血を必要とする部位）に露出した組織因子と複合体を形成させ，正常
である血液凝固外因系を通じて止血する．

　血友病 A の治療では，軽症・中等症（第Ⅷ因子凝固活性 2% 以上）の場合，
抗利尿ホルモンである**デスモプレシン**（desmopressin）を適用することがあ
る（p.386）．デスモプレシンには，第Ⅷ因子（肝臓由来）および vWF（血管内
皮細胞由来）を放出させる作用があり，自己由来の凝固因子による止血を促す．

　さらに，第Ⅸa 因子と第Ⅹ因子に対する二重特異性抗体であるエミシズマ
ブ（第Ⅸa 因子と第Ⅹ因子を近接させて第Ⅷ因子がなくても第Ⅹ因子を活性
化する）が血友病 A に適用されるようになった．

S─────O
　└─Tyr-Phe-Gln-Asn-Cys-Pro- D-Arg-Gly-NH₂
デスモプレシン

5.7.11　止 血 薬

学修事項 D-2-9
(2) 主な治療薬（凝固線溶系
のメカニズム及び止血薬を含
む）

　出血性素因の改善を目的に使用する薬物で，血管強化薬，血液凝固促進薬，
局所止血薬，抗線溶薬がある（表 5.7④）．

（a）血管強化薬

　血管強化薬の**カルバゾクロム**（carbazochrome）は，アドレナリンが酸化し
て生じるアドレノクロムに，セミカルバジドを結合させて化学的に安定させ
た製剤であるが，アドレナリン作用（血管収縮による昇圧作用）はなく，毛細
血管の抵抗性を高め，血管透過亢進を抑制して出血傾向を改善する．

カルバゾクロムスルホン酸ナトリウム

造血薬および止血薬　5.7　419

表5.7④ 止 血 薬

分　類	薬物と作用機序	適 応 症
血管強化薬	カルバゾクロム：漏出性出血がある脆弱な毛細血管の抵抗性を高め，血管透過亢進を抑制して止血する	紫斑病でみられる出血傾向，粘膜および内膜からの出血，腎や子宮からの出血
血液凝固促進薬	ビタミンK製剤（フィトナジオン，メナテトレノン）：肝でのビタミンK依存性凝固因子の生合成を促し，血液凝固反応を促進する	胆道および胃腸障害に伴うビタミンKの吸収障害，新生児低プロトロンビン血症，ビタミンK欠乏が推定される出血
	ヘモコアグラーゼ：フィブリノーゲンをフィブリンに変換するとともに，血小板凝集を促し，止血栓形成を促進する	肺出血，鼻出血，口腔内出血，性器出血，腎出血
局所止血薬	トロンビン：フィブリン生成およびXIII因子を活性化してフィブリン網を拡大し，強固な止血栓を形成させる	結紮止血が困難な小血管，毛細血管，実質臓器からの出血（手術中の出血，上部消化管出血，抜歯後出血，鼻出血）
	アルギン酸ナトリウム：血小板凝集促進，フィブリン血栓形成促進，赤血球凝集促進，抗線溶活性により安定した止血栓を形成させる	止血部位が表面に限局した局所での止血（とくに，結紮止血が困難な小血管，毛細血管，実質臓器からの出血）
抗線溶薬	抗プラスミン剤（トラネキサム酸）：プラスミンやプラスミノーゲンのフィブリンへの結合を阻害し，フィブリン分解を阻止する	全身性線溶系亢進が関与する出血傾向（紫斑病，白血病，再生不良性貧血）局所線溶亢進が関与する異常出血（肺出血，鼻出血，腎出血）

（b）血液凝固促進薬

　血液凝固促進薬には，ビタミンK製剤と**ヘモコアグラーゼ**（hemocoagulase）がある．ビタミンK製剤には**フィトナジオン**（phytonadione，ビタミンK_1）と**メナテトレノン**（menatetrenone，ビタミンK_2）があり，肝臓におけるビタミンK依存性凝固因子（プロトロンビン，第VII，IX，X因子）の産生を促し，ビタミンK欠乏でみられる出血傾向を改善する．その作用機序のため，作用発現は遅く（12時間以上），重度の肝障害（肝硬変や肝がん）にも無効である．ビタミンK_1は体内でビタミンK_2に変換された後，効果を示すため，メナテトレノンで，より速やかに止血効果が得られる．

　一方，ヘモコアグラーゼは，ヘビ毒由来のタンパク質分解酵素であり，トロンビン様の作用（① 血小板凝集促進による出血時間短縮，② APTTおよびPT短縮）を示すため，止血目的で静注・筋注する．その凝固促進作用はヘパリンの影響を受けない．血栓形成傾向が相加的に増大するため，トロンビンとの併用は禁忌となっている．

フィトナジオン

メナテトレノン

（c）局所止血薬

　局所止血薬には**トロンビン**（thrombin）と**アルギン酸ナトリウム**（sodium

alginate）がある．トロンビンはフィブリノーゲンをフィブリンに変換すると同時に，第XIII因子を活性化してフィブリン網を安定化させる．さらに，血小板凝集促進作用を示し，強固な止血栓を形成させる．出血箇所に粉末のまま散布，あるいは生食で溶かしたものを噴霧して使用する．上部消化管出血には溶液にしたものを経口投与する．静脈内に入ると，致死的な血液凝固やアナフィラキシー様症状を起こすので，静注，皮下注，筋注すべて禁忌となっている（禁注射）．そのほか，ヘモコアグラーゼとの併用も禁忌である（血栓形成傾向の恐れ）．

アルギン酸ナトリウムには，フィブリン網形成促進作用，血小板粘着・凝集促進作用，赤血球凝集作用，抗線溶活性があるため，安定した止血栓形成を促すと考えられている．

（d）抗線溶薬

抗線溶薬として，**トラネキサム酸**（tranexamic acid）がある．プラスミノーゲンやプラスミンは自身のリジン結合部位を介し，フィブリンのリジン残基に結合して集積し，フィブリン分解に関与している．トラネキサム酸の本質はリジンの脱アミノ体である ε-アミノカプロン酸（現在適応なし）の環状アミノ酸類似化合物であるため，プラスミノーゲンやプラスミンに存在するリジン結合部位に結合する．これにより，フィブリンへのプラスミノーゲンやプラスミンの集積を阻害し，止血栓分解を阻止して止血作用を示す．

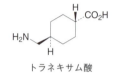

トラネキサム酸

PIVKA：protein induced by vitamin K absence

Advanced　ビタミンK依存性因子

ビタミンK依存性因子には，凝固因子であるプロトロンビン，第VII因子，第IX因子および第X因子，凝固調節因子であるプロテインCおよびプロテインS，骨タンパク質である**オステオカルシン**（osteocalcin）がある．

このうち，凝固因子（4種）および凝固調節因子（2種）は，いずれも肝臓で還元型ビタミンK依存的に生合成される．生合成の最終工程で，これら因子の前駆体（PIVKAあるいはantagonist）にビタミンK依存性γ-グルタミルカルボキシラーゼ（vitamin K-dependent γ-glutamyl carboxylase）が作用して，前駆体のN末端側に多く存在するグルタミン酸残基をγ-カルボキシグルタミン酸残基へと変換する．

これにより，Ca^{2+} との結合が可能となり，重要な複合体を形成することができるようになる．たとえば，**ビタミンK依存性凝固因子**（vitamin K-dependent coagulation factor）のうちプロトロンビン，第IX因子，第X因子は，Ca^{2+} を介し，活性化した血小板膜上に結合する（図5.7④）．

5章 循環器系の薬理

5.8 抗血栓薬

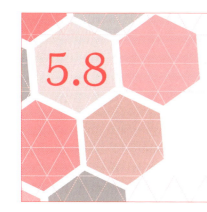

❖ 本節の目標 ❖

- 血栓塞栓症など，血栓関連疾患について，治療薬の薬理（薬理作用，機序，および副作用），および病態（病態生理，症状など）・薬物治療（医薬品の選択など）を学ぶ．

5.8.1 血栓症および塞栓症とは

　病的な原因で，生理的な**止血**（hemostasis）における**血小板凝集**（platelet aggregation）や**血液凝固**（blood coagulation）が生理的制御機構を逸脱し，血栓傾向に傾くと，**血栓症**（thrombosis）および**塞栓症**（embolism）を発症する．

　血栓症とは，血管内皮細胞の損傷や血液の停滞により，血管内に止血栓とは異なる病的な凝血塊が生成され，血管が閉塞されて発症する疾患の総称である．血栓症には，（ⅰ）動脈の血管内皮細胞障害（アテローム性動脈硬化や高血圧などでみられる）に起因する血小板凝集と，それに伴うフィブリン網形成により，動脈系に血栓ができて発症する心筋梗塞や脳血栓症，（ⅱ）血液の停滞や静脈の内皮細胞障害に起因するフィブリン網形成（血小板凝集はほとんど関与しない）により，静脈系に血栓ができて発症する深部静脈血栓症がある．

　塞栓症とは，ほかの部位で形成された血栓がちぎれて血流に乗って移動し，その径よりも細い細動脈で詰まることにより発症する疾患（血栓症の合併症ともいえる）で，肺塞栓症や脳塞栓がある．肺塞栓症は，深部静脈など静脈系で形成された血栓がちぎれて移動し，肺動脈を閉塞して発症する．脳塞栓は，弁膜症や心房粗動など心室内の血流が乱れている（フィブリン血栓が生じやすい状態）疾患で心室内に形成された血栓がちぎれて移動し，脳動脈を閉塞して発症する．そのほか，特殊な病態で細動脈に血栓を多発する播種性血管内凝固症候群がある．この疾患に関しては，5.8.2 項で概説する．

　これらの疾患に代表される血栓症や塞栓症は，抗血栓薬を用いて治療する．抗血栓薬には，抗凝固薬，血栓溶解薬，抗血小板薬があり，各疾患の病態に応じて使い分ける．

5.8.2 播種性血管内凝固症候群とは

学修事項 D-2-9
(1) 貧血，播種性血管内凝固症候群，紫斑病，血友病
(2) 主な治療薬（凝固線溶系のメカニズム及び止血薬を含む）

消費性凝固障害

血液凝固カスケードは，凝固因子というタンパク質（酵素前駆体や補因子）を消費することで，フィブリン網（フィブリン血栓）を生成している．したがって，持続的に血液凝固系が異常亢進するような DIC では，凝固因子の消費量が著しく増加し，肝臓での産生量では賄いきれなくなる．結果的に，血液中の凝固因子が不足し，出血傾向となる．この状態を，消費性凝固障害とよぶ．

DIC：disseminated intravascular coagulation

播種性血管内凝固症候群（DIC）は，敗血症，白血病，火傷などの基礎疾患や薬物である**インドメタシン**（indometacin），**ドセタキセル**（docetaxel），**アシクロビル**（aciclovir）などの有害作用が原因で起こる致死率の高い症候群である．DIC の発症機序は，基礎疾患により損傷を受けた組織や細胞から循環血液中に大量に放出される組織因子が原因で，血液凝固系の持続的亢進が起こり，**トロンビン血症**（hyperthrombinemia）となることに端を発する（図 5.8①）．通常の止血栓形成に必要なトロンビンは血管損傷部位周辺で局所的に増加するが，トロンビン血症は，循環血液中にトロンビンが増加している状態である．これにより，全身の細小血管内にフィブリン血栓が多発する血栓傾向となり，虚血性臓器障害を誘導する．

さらに，フィブリン血栓の形成が引き金となって，これを溶解するため，続発的に線溶系が亢進する．この結果，血管内でフィブリン血栓の形成とその溶解が高頻度で繰り返され，最終的に**消費性凝固障害**（consumption coagulopathy）による出血が認められるようになる．治療には，抗凝固薬であるヘパリン製剤，アンチトロンビンⅢ製剤（アンチトロンビン ガンマ：アンチトロンビン活性が 70％以下に低下した場合に使用）およびトロンボモジュリン製剤のほか，タンパク質分解酵素阻害薬である**ガベキサート**（gabexate）や**ナファモスタット**〔（nafamostat），トリプシン，プラスミン，トロンビン，カリクレインを直接阻害〕が適用される．

インドメタシン

アシクロビル

図 5.8① DIC の病態と代表的な凝血学的分子マーカーの変動
Tb：トロンビン，ATⅢ：アンチトロンビンⅢ，FDP：フィブリン／フィブリノーゲン分解産物，D-dimer：フィブリン分解産物（架橋化フィブリン分解産物），PT：プロトロンビン時間，APTT：活性化部分トロンボプラスチン時間．

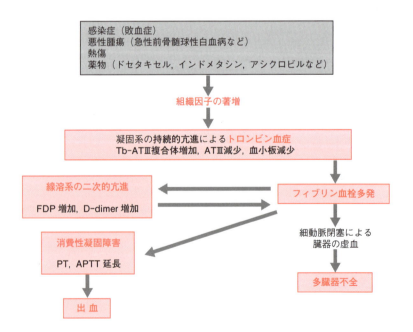

抗血栓薬　5.8　423

ドセタキセル　　ガベキサート　　ナファモスタット

5.8.3　抗凝固薬

　病的血栓の形成を阻害する抗凝固薬には，凝固因子の酵素活性を抑制するもの（ヘパリン製剤，合成 Xa 阻害薬，経口直接 Xa 阻害薬，トロンビン直接阻害薬），凝固因子の生合成を阻害するもの（ワルファリン）などがある（表5.8①）．

（学修事項）**D-2-9**
(2) 主な治療薬（凝固線溶系のメカニズム及び止血薬を含む）

（a）ヘパリン製剤

　ヘパリン（heparin）は，D–グルコサミンと D–グルクロン酸，および L–イズロン酸からなる四糖配列をもったムコ多糖類硫酸エステル（陰性に荷電）である．ヘパリン製剤は，未分画ヘパリン（ヘパリン），低分子ヘパリン（ダルテパリン，パルナパリン，エノキサパリン，レビパリン），ヘパリノイド〔**ダ**

表5.8①　抗凝固薬

分類		薬物と作用機序	適応症
ヘパリン製剤		ヘパリン：ATⅢによる抗トロンビン作用を選択的に増強する	血液透析・血液ろ過時の凝血予防 血栓塞栓症の治療および予防
		低分子量ヘパリン，ヘパリノイド：ATⅢによる抗 Xa 因子作用を選択的に増強する	播種性血管内凝固症候群（ヘパリン，ダルテパリン，ダナパロイド）
合成Xa阻害薬		フォンダパリヌクス：ATⅢによる抗 Xa 因子作用を顕著に増強する	下肢整形外科手術，腹部手術を施行した患者での静脈血栓塞栓症発症予防
Xa阻害薬経口直接		エドキサバン，リバーロキサバン，アピキサバン：Xa 因子を直接阻害し（ATⅢ非依存的抗 Xa 作用），経口投与で効果を示す	非弁膜症性心房細動での脳卒中，全身性塞栓症発症予防 深部静脈血栓症や肺血栓塞栓症（治療・再発抑制）
直接阻害薬トロンビン		アルガトロバン（注射剤），ダビガトランエテキシラート（経口剤）：トロンビン直接阻害（ATⅢ非依存的抗トロンビン作用）	脳血栓症（発症 48 時間以内），HITⅡ型患者における血栓症予防（アルガトロバン），非弁膜症性心房細動での脳卒中，全身性塞栓症発症予防（ダビガトラン）
その他		ワルファリン：ビタミン K（VK）と拮抗し，VK 依存性凝固因子（プロトロンビン，第Ⅶ，Ⅸ因子，Ⅹ因子）の生合成を阻害する	血栓塞栓症（静脈血栓症，心筋梗塞，肺塞栓症，脳塞栓症，脳血栓症）の治療および予防
		トロンボモジュリン製剤：トロンビンと複合体を形成してトロンビンによるプロテイン C 活性化を促し，第 Va 因子，第Ⅷa 因子を限定分解させる	播種性血管内凝固症候群

ATⅢ：antithrombin Ⅲ

ナパロイド（danaparoid）〕に分類できる．ヘパリンは胎盤関門を通過しないため妊婦に使用できる（低分子ヘパリンは妊婦に禁忌）．

ヘパリンは，ブタ小腸粘膜由来のもので，分子量5,000〜25,000の混合物であり，アンチトロンビンⅢ（**ATⅢ**）によるトロンビンや活性化第Ⅹ因子（第Ⅹa因子）の阻害反応を促進し，血液凝固系でのフィブリン網形成を抑制する．その阻害作用は，抗トロンビン作用＞抗第Ⅹa因子作用とされている．一方，低分子ヘパリンである**ダルテパリン**（dalteparin），**パルナパリン**（parnaparin），**エノキサパリン**（enoxaparin），**レビパリン**（reviparin）は，ブタ小腸粘膜由来のヘパリンをそれぞれ異なる方法で分解して得た分子量5,000程度のもので，ATⅢ依存的抗第Ⅹa因子作用（抗トロンビン作用は弱い）により，トロンビン生成（プロトロンビン→トロンビン）を妨げて血液凝固系でのフィブリン網形成を抑制する．

ダナパロイドはブタ小腸粘膜由来のヘパラン硫酸，デルマタン硫酸，コンドロイチン硫酸の混合物（平均分子量5,500）からなる低分子量ヘパリノイドであり，ATⅢ依存的抗第Ⅹa因子作用（抗トロンビン作用は弱い）をもつ．ダナパロイドの生体内半減期は20時間程度であるため，単回投与で抗凝固活性が長時間持続する（ほかのヘパリン製剤は数時間以内）．

ヘパリン製剤に共通の副作用として出血傾向があるが，第Ⅹa因子を阻害してトロンビン生成を妨げる低分子ヘパリンやヘパリノイドのほうが，トロンビンを阻害するヘパリンよりもリスクは低い．ヘパリン製剤を用いた治療中，出血傾向がみられた場合，投与を中止するか，プロタミンを静脈内投与する．プロタミンは，サケ科の成熟魚の精巣から得た塩基性ポリペプチドであり，ヘパリン，低分子ヘパリン，ヘパリノイドと安定な塩を形成してヘパリンを中和する．さらに，すべてのヘパリン製剤は，**ヘパリン起因性血小板減少症**（**HIT**）の既往歴のある患者に使用禁忌である（HITⅡ型で生じるHIT抗体は低分子量ヘパリンとも80％以上の交叉反応を示すため，抗体が体内にある場合は使用できない）．

HIT：heparin-induced thrombocytopenia

ヘパリン起因性血小板減少症

ヘパリン製剤治療中にみられる血小板数の急激な減少と動静脈血栓の形成を特徴とする．ヘパリンと血小板第Ⅳ因子PF4（血小板由来のヘパリン中和タンパク質）が形成した複合体を抗原として免疫系でHIT抗体（抗ヘパリン-PF4複合体抗体）が産生される（HITⅡ型発症機序）．このHIT抗体とヘパリン-PF4複合体が結合して生成される免疫複合体が血小板凝集を引き起こす．この血小板凝集に誘導されるかたちで血液凝固系が亢進して過剰生成されるトロンビンが多発性血栓（心臓，脳，肺，下肢に形成）を発生させる．低分子量ヘパリンは，ヘパリンに比べ免疫原性が少なく，本疾患を起こしにくい．

（b）合成Ⅹa阻害薬

フォンダパリヌクス（fondaparinux）は，分子量1728の合成Ⅹa阻害薬であり，ATⅢによる抗第Ⅹa因子阻害作用を著しく増強し（抗トロンビン作用はほとんどない），血液凝固系によるフィブリン網形成を抑制する．生体内半減期が長く（17時間），単回投与で抗凝固活性が長時間持続する．使用中，副作用である出血傾向がみられた場合，投与を中止するかプロタミン（protamine）を静脈内投与する．本剤は，HITⅡ型患者の血清中HIT抗体と交差反応を示さないことが確認されている（ヘパリン製剤との差異）．

（c）経口直接Ⅹa阻害薬

経口直接Ⅹa阻害薬には，**エドキサバン**（edoxaban），**リバーロキサバン**

抗血栓薬　5.8　425

(revaroxaban), **アピキサバン**(apixaban)があり，いずれも経口投与したときのバイオアベイラビリティが50%以上と高く，血中に移行後第Xa因子を直接かつ選択的に阻害する．重大な副作用に，出血(頭蓋内，眼内，消化管)と間質性肺炎がある．これら薬物の抗凝固作用を中和する薬物がないため，使用中は血液凝固検査，出血，貧血の徴候を観察する必要がある．腎不全(クレアチニンクリアランス15 mL/min 未満)，高度腎機能障害(クレアチニンクリアランス30 mL/min 未満)では血中濃度が上昇し，出血リスクが増大するため使用禁忌である．

エドキサバン　リバーロキサバン　アピキサバン

（d）トロンビン直接阻害薬

アルガトロバン(argatroban)，**ダビガトランエテキシラート**(dabigatran etexillate)は抗トロンビン薬として創薬された低分子の合成薬である．アルガトロバンは注射剤であり，トロンビンを直接阻害し，血小板凝集やフィブリン網形成を抑制する．

一方，ダビガトランエテキシラートは，経口投与後吸収され，エステラーゼにより加水分解されて活性代謝物であるダビガトランとなり，トロンビンを直接阻害する．この薬物の使用中は血液凝固検査，出血，貧血の徴候を観察する必要があり，止血困難な出血が発現した場合，イダルシズマブ(idarucizumab)で中和する．

アルガトロバン

ダビガトランエテキシラート

（e）ワルファリン

ワルファリン(warfarin)は，血液凝固阻害物質**ジクマロール**(dicumarol)の化学構造をもとにして合成されたクマリン誘導体である．ビタミンKの生体内活性化(還元型ビタミンK生成)に拮抗して肝臓におけるビタミンK依存性凝固因子の生合成を阻害し，これら凝固因子の機能不全を招き，血液凝固能を低下させる(p.420のAdvancedを参照)．ワルファリンは遅効性(作

ワルファリン

ジクマロール

用発現までに12時間以上かかる)であるが,作用の持続は5日間程度と長く,消化管からほぼ完全に吸収されるので経口抗凝固薬療法に使用されている.重大な出血を引き起こすため出血性疾患,重篤な肝臓および腎臓障害には使用禁忌に,また,催奇形性があるため妊婦にも使用禁忌である.

ワルファリンは,効果に大きな個人差があり,過量服用による重大な出血に気を配る必要があるため,治療開始時,頻繁にプロトロンビン時間あるいはトロンボテストを実施し,それぞれの**国際標準比**(international normalized ratio)を用いて出血管理をし,投与量を慎重に決定する.さらに,この薬物の効果は,血漿アルブミンと結合しやすい薬物(アスピリン,スルホニル尿素系糖尿病薬など)やビタミンK高含有食品(納豆,ブロッコリー,ホウレンソウなど)の影響を受けるため,併用薬や食生活での注意も必要となる.

(f) トロンボモジュリン製剤

トロンボモジュリン製剤には**トロンボモデュリン アルファ**(thrombomodulin alfa)があり,トロンビンと複合体を形成し,トロンビンの基質特異性を変化させる.本剤は,トロンビンがもつフィブリン生成能,第V因子活性化能,第Ⅷ因子活性化能,第Ⅻ因子活性化能,および血小板活性化能を消失させ,代わりに血液凝固調節因子であるプロテインC活性化能をもたせる.生成される**活性化プロテインC(APC)**は,血漿中のプロテインSを補因子とし,血液凝固因子のうち第Va因子や第Ⅷa因子を不活性化して血液凝固系の亢進を抑制する.

APC:activated protein C

5.8.4　血栓溶解薬

u-PA:urokinase-type
　　　plasminogen
　　　activator

血栓溶解薬には,**ウロキナーゼ型プラスミノーゲンアクチベーター(u-PA)**である**ウロキナーゼ**(urokinase)と**組織型プラスミノーゲンアクチベーター(t-PA)**である**アルテプラーゼ**(alteplase),**モンテプラーゼ**(monteplase)があり(表5.8②),いずれもプラスミノーゲン活性化(プラスミン生成)を促すことで,フィブリン網(フィブリン血栓)を溶解する.

アルテプラーゼやモンテプラーゼはリジン結合部位をもっており,フィブ

学修事項 **D-2-9**
(2) 主な治療薬(凝固線溶系のメカニズム及び止血薬を含む)

表5.8② 血栓溶解薬

カテゴリー	薬物名	適応
ウロキナーゼ型プラスミノーゲンアクチベーター	ウロキナーゼ	急性心筋梗塞の冠動脈血栓溶解(発症後6時間以内) 脳血栓症(発症後5日以内,CTで出血の認められないもの) 末梢動・静脈閉塞症
組織型プラスミノーゲンアクチベーター	アルテプラーゼ	急性心筋梗塞の冠動脈血栓溶解(発症後6時間以内) 虚血性脳血管障害急性期に伴う機能障害改善(発症後4.5時間以内)
	モンテプラーゼ	急性心筋梗塞の冠動脈血栓溶解(発症後6時間以内) 肺塞栓症

リン網の表面に露出したフィブリン分子由来のリジン残基に結合し，同様に結合しているプラスミノーゲンを活性化してフィブリン網上でプラスミンを効率よく生成させる．一方，ウロキナーゼは，フィブリンに対して親和性がないため，血漿中のプラスミノーゲンからプラスミンを生成する．血漿中にはα_2-プラスミンインヒビター（**α_2-PI**）が存在し，血漿中で生じたプラスミンは速やかに中和されるため，ウロキナーゼによる血栓溶解効果を得るには，α_2-PIによる不活性化を上回るプラスミンを生成する必要がある．さらに，血漿中で生じたプラスミンはおもに血漿フィブリノーゲンを分解し，残りの一部がフィブリン網を分解する．このように，ウロキナーゼの血栓溶解作用発現には，α_2-PIとフィブリノーゲンの大量消費を伴うため，t-PA製剤に比し，出血傾向のリスクが高くなる．

α_2-PI：α_2-plasmin inhibitor

5.8.5 抗血小板薬

止血の過程で生じる血小板血栓（一次血栓）およびこれと並行して生じるフィブリン血栓（二次血栓）は生命の維持に必要な生理現象であるが，病的原

学修事項 D-2-9
(2) 主な治療薬（凝固線溶系のメカニズム及び止血薬を含む）

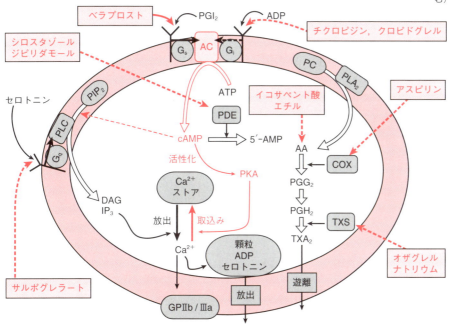

図5.8② 抗血小板薬の作用点

PGI_2：プロスタグランジンI_2，AC：アデニル酸シクラーゼ，G_i：抑制性GTP結合タンパク質，G_s：促進性GTP結合タンパク質，PDE：ホスホジエステラーゼ，PIP_2：ホスファチジルイノシトール二リン酸，PLC：ホスホリパーゼC，IP_3：イノシトール三リン酸，DAG：ジアシルグリセロール，PC：ホスファチジルコリン，PLA_2：ホスホリパーゼA_2，AA：アラキドン酸，PGG_2：プロスタグランジンG_2，PGH_2：プロスタグランジンH_2，TXA_2：トロンボキサンA_2，COX：シクロオキシゲナーゼ，TXS：トロンボキサン合成酵素．⟶：活性化，⇠⇠⇠：阻害，⇨：代謝

因で生じる血栓は血管を閉塞して虚血性の組織障害を引き起こす．アテローム血栓性疾患（脳梗塞，心筋梗塞など）でみられる動脈の閉塞には血小板血栓の形成が関与しており，血栓溶解薬を利用した血栓溶解療法後の再閉塞防止にはおもに抗血小板薬を使用する．血小板凝集は，「vWF が関与する粘着」と「フィブリノーゲンによる架橋が関与する凝集」の二段階に分けることができる（5.7.6 項を参照）．

血小板の凝集は，活性化した血小板由来の ADP，セロトニン，トロンボキサン A_2（強力な血小板凝集作用をもつ）が周囲の血小板を連鎖的に活性化し，血小板どうしがフィブリノーゲンを介して結合していくことで拡大していく．この際，フィブリノーゲンは，活性化した血小板膜上に出現する糖タンパク質 GPIIb/IIIa と結合する．

抗血小板薬は，血小板の凝集を阻害するもので，その作用点（図 5.8 ②）により，（a）トロンボキサン A_2（TXA_2）生成を阻害する薬物（**イコサペント酸エチル，アスピリン，オザグレルナトリウム**），（b）アデニル酸シクラーゼの活性化を促す薬物（**チクロピジン，クロピドグレル，ベラプロスト**），（c）ホスホジエステラー

表 5.8 ③ 抗血小板薬

分　類	薬　物	適　応　症	副作用，その他
トロンボキサン A_2 生成阻害薬	イコサペント酸エチル	閉塞性動脈硬化症に伴う潰瘍，疼痛，および冷感の改善	肝機能障害とそれに伴う黄疸 出血傾向（皮下，消化管，歯肉など）
	アスピリン	狭心症，心筋梗塞，虚血性脳血管障害（一過性脳虚血発作，脳梗塞）における血栓・塞栓形成の抑制	出血（脳出血，消化管出血など） 消化性潰瘍 中毒性表皮壊死融解症，Stevens-Johnson 症候群，剥脱性皮膚炎
	オザグレルナトリウム	くも膜下出血術後の脳血管攣縮およびこれに伴う脳虚血	出血（脳出血，消化管出血など） 肝機能障害とそれに伴う黄疸
アデニル酸シクラーゼ活性化薬	チクロピジンクロピドグレル	虚血性脳血管障害（一過性脳虚血発作，脳梗塞）における血栓・塞栓形成の抑制	血栓性血小板減少性紫斑病（TTP） 出血（脳出血，消化管出血など） 消化性潰瘍 肝機能障害とそれに伴う黄疸 中毒性表皮壊死融解症，Stevens-Johnson 症候群，剥脱性皮膚炎
	ベラプロスト	慢性動脈閉塞症に伴う潰瘍，疼痛，および冷感などの虚血性諸症状の改善	出血（脳出血，消化管出血など） 肝機能障害とそれに伴う黄疸
ホスホジエステラーゼ阻害薬	シロスタゾール	閉塞性動脈硬化症に伴う潰瘍，疼痛，および冷感の改善 脳梗塞（心原性脳塞栓症を除く）発症後の再発抑制	うっ血性心不全，心筋梗塞，狭心症 出血（脳出血，消化管出血など） 消化性潰瘍
	ジピリダモール	狭心症，心筋梗塞（慢性期），うっ血性心不全	出血傾向（脳，消化管など）
5-HT_2 受容体遮断薬	サルポグレラート	慢性動脈閉塞症に伴う潰瘍，疼痛，および冷感などの虚血性諸症状の改善	出血（脳出血，消化管出血など） 肝機能障害とそれに伴う黄疸

ゼ阻害薬(**シロスタゾール**, **ジピリダモール**), (d) セロトニン 5-HT$_2$ 受容体遮断薬(**サルポグレラート**)に分類できる(表5.8③).

抗血小板薬の多くで共通する注意事項として, 出血傾向の素因のある患者(血友病, ITP, DIC, フォン・ヴィルブランド病など), 肝障害のある患者, 妊婦, 授乳婦, 小児への使用は慎重投与となっている.

(a) トロンボキサン A$_2$ 生成阻害薬

① **イコサペント酸エチル**(ethyl icosapentate): 血小板膜リン脂質に取り込まれ, 膜構成成分のイコサペント酸エチル含有率を高め, 血小板活性化時に細胞膜から自身が遊離することで, 本来遊離されるアラキドン酸の量を減らす. これにより, 細胞内でのアラキドン酸の代謝(血小板活性化時に膜構成成分から遊離されてくるアラキドン酸を利用してプロスタグランジン 2 群, TXA$_2$, ロイコトリエン 4 群を生成する経路)を競合的に阻害し, TXA$_2$ 生成を間接的に抑制して血小板凝集抑制作用を示す. さらに, 肝ミクロソームに取り込まれ脂質生合成を阻害するため, 脂質異常症にも適用される.

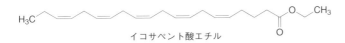
イコサペント酸エチル

アスピリン

アスピリンジレンマ
血小板は無核のため新規にシクロオキシゲナーゼなどの酵素を生成することはなく, アスピリンは低用量であっても血小板での TXA$_2$ 生成を十分に抑制できる. 一方, 高用量では, 血小板での TXA$_2$ 生成抑制効果も増強されるが, 血管内皮細胞での PGI$_2$(血小板凝集を抑制する)の生成抑制がみられるようになるため, アスピリンの抗血小板作用は用量依存的に増強されるわけではない.

② **アスピリン**(aspirin): 低用量で, 血小板内のシクロオキシゲナーゼを不可逆的にアセチル化し(血小板の寿命が尽きるまで効果持続), アラキドン酸からプロスタグランジン G$_2$ の生成を阻害して TXA$_2$ の生成を間接的に抑制して血小板凝集抑制作用を示す. 高用量では**アスピリンジレンマ**がみられる. 出産予定日 12 週以内の妊婦には禁忌となっている.

③ **オザグレルナトリウム**(ozagrel sodium): トロンボキサン合成酵素を選択的に阻害して TXA$_2$ の合成を抑制し, 血小板凝集抑制作用を示す. そのほか, 血管内皮細胞でのプロスタグランジン I$_2$(PGI$_2$)の生成促進を介した血小板凝集阻害作用ももつ.

オザグレル塩酸塩の場合, 適応症は気管支喘息であることに注意.

(b) アデニル酸シクラーゼ活性化薬

① **チクロピジン**(ticlopidine), **クロピドグレル**(clopidogrel): 血小板の ADP 受容体である P2Y$_{12}$ 受容体を不可逆的に遮断し(血小板の寿命が尽きるまで効果持続), G$_i$ タンパク質によるアデニル酸シクラーゼの不活性化を抑制して(相対的にアデニル酸シクラーゼを活性化して)細胞内 cAMP 上昇を促す. cAMP 上昇は間接的に細胞質内遊離 Ca^{2+} を減少させ, 血小板での放出反応(ADP, セロトニン)や血小板膜上糖タンパク質 GPIIb/IIIa の出現を抑制して, 血小板凝集を阻害する.

② **ベラプロスト**(beraprost): 安定な PGI$_2$ 誘導体であり, 血小板の PGI$_2$ の受容体であるプロスタノイド IP 受容体を刺激し, G$_s$ タンパク質によるアデ

オザグレルナトリウム

チクロピジン

クロピドグレル

ベラプロスト

ニル酸シクラーゼ活性化を介した細胞内 cAMP 上昇を促して血小板凝集抑制作用を示す.

（c）ホスホジエステラーゼ阻害薬

① **シロスタゾール**(cilostazol)：血小板および血管平滑筋のホスホジエステラーゼⅢ(PDEⅢ)を阻害し，細胞内 cAMP 上昇を促して血小板凝集抑制作用を示す.

② **ジピリダモール**(dipyridamole)：次の三つの作用機序により血小板凝集抑制作用を示す.（ⅰ）血小板のホスホジエステラーゼを阻害し，細胞内 cAMP 上昇を促す.（ⅱ）赤血球や血管壁にあるアデノシントランスポーターを阻害して血中アデノシン濃度を上昇させることで，間接的に血小板のアデノシン A₂ 受容体を刺激して(Gₛ タンパク質によるアデニル酸シクラーゼ活性化をして)，細胞内 cAMP 上昇を促す.（ⅲ）血管内皮細胞からの PGI₂ 放出促進する.

シロスタゾール

ジピリダモール

（d）5-HT₂ 受容体遮断薬

サルポグレラート(sarpogrelate)：血小板の 5-HT₂ 受容体を遮断してセロトニンによる血小板凝集を阻害すると同時に，血管平滑筋の 5-HT₂ 受容体を遮断してセロトニンによる血管収縮を抑制する.

サルポグレラート

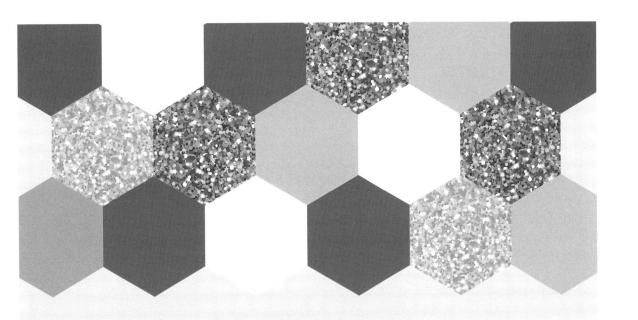

6章

呼吸・消化器系の薬理

6.1 呼吸器系作用薬
6.2 気管支拡張・喘息治療薬
6.3 慢性閉塞性肺疾患(COPD)および間質性肺炎の治療薬
6.4 消化性潰瘍治療薬
6.5 消化管運動改善薬と炎症性腸疾患治療薬
6.6 下剤，止瀉薬，制吐薬
6.7 肝胆膵疾患治療薬

6章 呼吸・消化器系の薬理

6.1 呼吸器系作用薬

❖ **本節の目標** ❖
- 鎮咳薬，去痰薬，呼吸興奮薬の薬理（薬理作用，機序，おもな副作用）および臨床適用について学ぶ．

　呼吸器系の最も重要な働きは繰り返される呼息と吸息，すなわち呼吸運動によって外界から酸素を取り入れ，体内で生じた二酸化炭素を排出することである．この生命の維持に必須の働きを維持するために，呼吸運動は延髄にある呼吸中枢と橋にある呼吸調節中枢で調節されている．これに加え，血液中の酸素および炭酸ガスの濃度を最適なレベルに保つために，血液の酸素や二酸化炭素濃度およびpHの変化などの化学組成の変化は，つねに中枢（延髄）だけでなく頸動脈小体および大動脈小体に存在する，**化学受容器**（chemoreceptor）によってモニターされ，頸動脈小体からは舌咽神経を，大動脈小体からは迷走神経を伝って，呼吸中枢へと情報が伝えられ，呼吸を促進あるいは抑制している．

　また呼吸器は，唯一，外気に直接触れる臓器であり，外界からの侵襲を受けやすい．そのため，上気道から肺胞に至る気道には，咽頭リンパ組織，粘液線毛輸送系および咳反射など，侵入した異物を排除するためのさまざまな生体防御機構が備わっている．しかし，これらの防御機構が過剰に反応すると，アレルギーや痰，繰り返される咳といった病的症状がもたらされる．呼吸器系に作用する薬物は，呼吸中枢，化学受容器，自律神経系，呼吸筋，気管支平滑筋，分泌された粘液などに作用して，これらの病的な症状を緩和するものである．

6.1.1 呼吸障害改善薬

（a）呼吸機能改善薬

　呼吸機能改善薬は，重症疾患に伴う虚脱や麻酔薬および麻薬などの薬物中

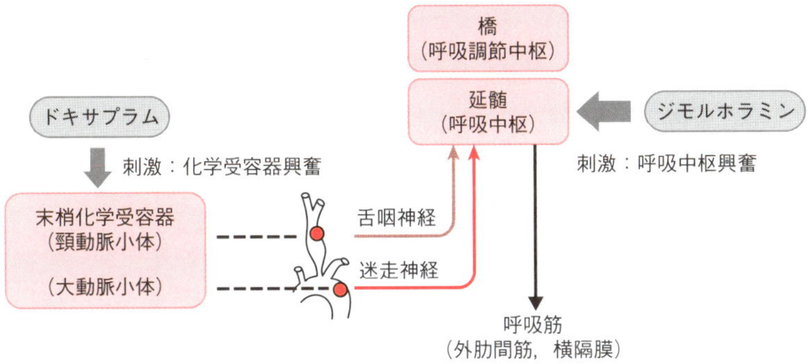

呼吸器系作用薬　6.1　　433

図 6.1 ① 呼吸興奮薬の作用点

毒で呼吸中枢が抑制され，呼吸機能の低下が起こったときに，呼吸運動を促進する目的で用いる薬物である．中枢神経系に作用して延髄の呼吸中枢を直接刺激する中枢性のものと，頸動脈小体と大動脈小体の化学受容器を刺激し，反射性に呼吸を興奮させる末梢性のものがある．また，麻薬の過剰投与などによって起こる呼吸抑制の治療および予防には，合成麻薬拮抗薬などが用いられる．

（1）呼吸興奮薬

　呼吸興奮薬は，呼吸中枢を刺激することにより呼吸運動を促進する薬物で，さまざまな原因による換気低下に対して用いる．延髄の呼吸中枢を直接刺激する中枢性呼吸興奮薬と末梢の化学受容器を介して間接的に呼吸興奮作用を現す末梢性呼吸興奮薬の二つに分類される（図 6.1 ①）．

　ジモルホラミン（dimorpholamine）は，呼吸中枢を直接刺激することで，呼吸促進を起こす薬物で，麻酔薬使用時，新生児仮死，催眠薬中毒，溺水，肺炎，ショック，熱性疾患時の呼吸障害および循環機能低下などに適用される．循環器への作用を併せもち，血圧上昇も併せて生じる．消化管からの吸収が悪く，筋肉内または静脈内（新生児の場合は臍帯静脈）に注射して用いる．

　一方，**ドキサプラム**（doxapram）は，おもに末梢の化学受容器を介して間接的に呼吸中枢を興奮させる薬物である．呼吸促進作用と覚醒作用を併せもっていて，麻酔時や中枢神経抑制薬による中毒時の呼吸抑制ならびに覚醒遅延などに使用される．

（2）麻薬拮抗薬およびベンゾジアゼピン拮抗薬

　麻薬やベンゾジアゼピン系薬物の中毒など，原因が明らかな呼吸障害の場合は，原因に対応した拮抗薬が用いられる．**ナロキソン**（naloxone）および**レバロルファン**（levallorphan）は，モルヒネやコデインなどの麻薬による呼吸抑制に用いる薬物である．オピオイド受容体での拮抗作用が強く，麻薬による延髄呼吸中枢の抑制を改善する．とくに，ナロキソンはオピオイド μ 受容体に高い親和性をもっている．

　一方，**フルマゼニル**（flumazenil）は $GABA_A$ 受容体のベンゾジアゼピン結

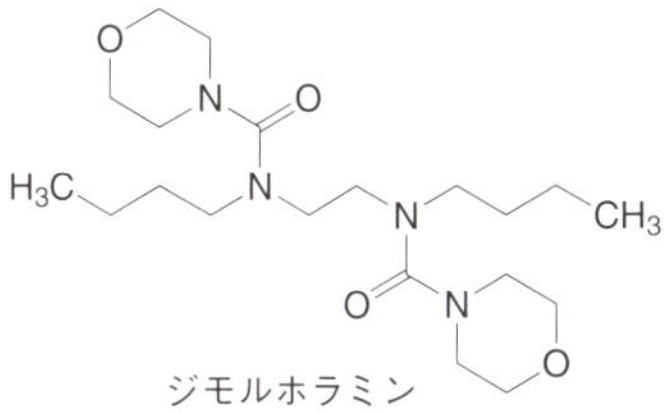

ジモルホラミン

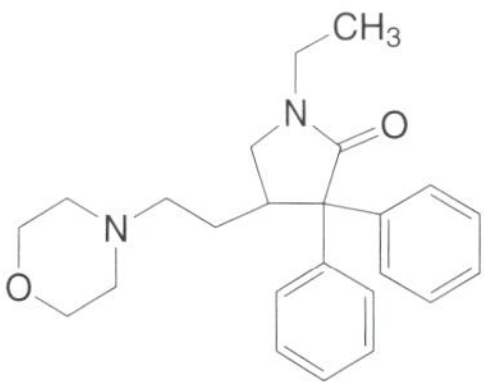

ドキサプラム

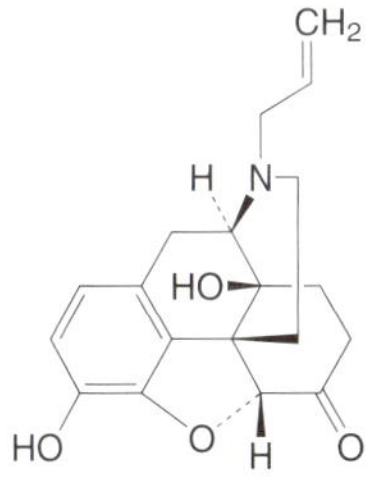

ナロキソン

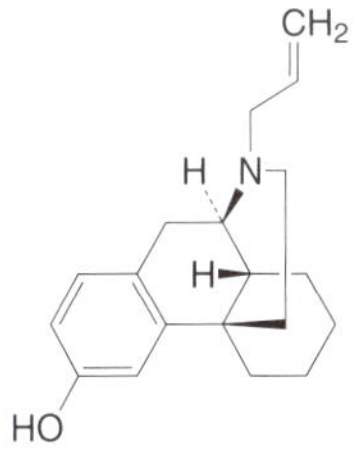

レバロルファン

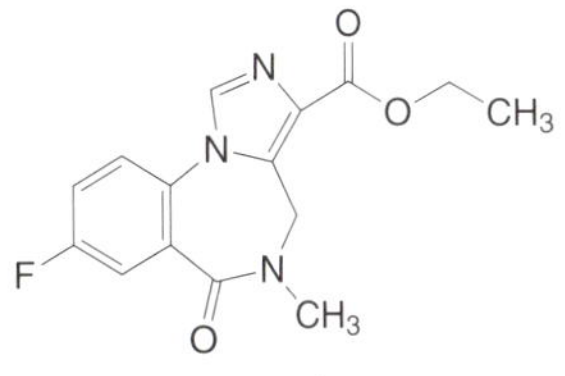

フルマゼニル

合部位で，ベンゾジアゼピンと競合拮抗する薬物で，ベンゾジアゼピン系薬物による鎮静の解除，呼吸抑制の改善を目的に用いられる．ただし，ベンゾジアゼピン系薬物過敏症，長期間ベンゾジアゼピン系薬物投与中のてんかん患者には禁忌である．

（3）肺サーファクタント

新生児の未熟肺では，**肺サーファクタント**（pulmonary surfactant）の産生が十分に行われず**新生児呼吸窮迫症候群**（IRDS）を発症する．IRDS の患児では，肺サーファクタントの欠乏のために表面張力が低下して肺が広がりにくくなっており，機能的残気量（息をはいた後に残る空気の量）が正常に保てず，呼気時に肺胞は虚脱状態となる．このため，吸気時には虚脱した肺胞を再び膨らませるために高い吸気圧が必要となる．IRDS の治療には肺の虚脱を防止し，安定した換気を維持するために不足した肺サーファクタントを補充する**人工肺サーファクタント**充塡療法が行われる．新生児の気管内に注入して使用し，肺サーファクタントの生理的役割を代償することで，表面張力を低下させる．本療法が開発されてから IRDS による新生児の死亡は確実に防げるようになった．

（b）鎮 咳 薬

咳（咳嗽，cough）の本来の働きは，気道内の異物や痰を排出するための生体防御反応で，気道粘膜の刺激受容部位，神経求心路，咳中枢および神経遠心路を介した神経反射によって発生する．気管および気管支に分布する求心性神経は機械的・物理的刺激だけでなく炎症性のメディエーターや酸などの化学的刺激にも応答する．知覚神経が受容した刺激は，迷走神経の上行路をとおって延髄の孤束核に存在する咳中枢へと伝えられる．咳中枢では，この刺激に反応し，遠心性の神経を伝って，肋間神経や横隔神経などおもに呼息筋へと信号を伝えることで，気道内にジェット気流を発生させる爆発的呼息を生じる．

咳は痰を伴う湿性の咳と，痰を伴わない乾性の咳に分けられる．湿性の咳は痰を排出するために起こる咳で，感染を伴う呼吸器疾患時や慢性閉塞性肺疾患（COPD）などでよく認められる．このような咳は，鎮咳薬で止めてしまうと痰の排出を妨げ，疾患の悪化につながる可能性があり，止めるべきではない．一方，上気道炎，胸膜炎，心臓疾患，心因性あるいは薬物の副作用などによって生じる乾性の咳は，気道内の異物を取り除くという本来の生体防御反応から逸脱したものであり，睡眠障害，胸痛，あるいは妊娠時では切迫流産などの二次的障害につながるため，鎮咳薬を用いて治療される．

鎮咳薬（antitussive）は大きく中枢性鎮咳薬と末梢性鎮咳薬の二つに大別される．中枢性鎮咳薬は咳中枢を抑制する．一方，末梢性鎮咳薬は去痰作用や局所麻酔作用により，求心性神経の興奮を抑制する薬物である（図6.1 ②）．

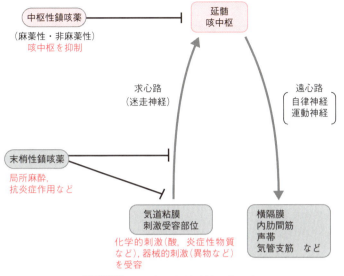

図 6.1 ② 咳反射弓と鎮咳薬の作用点

(1) 中枢性鎮咳薬

　中枢性鎮咳薬には麻薬性と非麻薬性のものがある．麻薬性のものとして，**コデイン**(codeine)，**ジヒドロコデイン**(dihydrocodeine)が用いられるが，これらはモルヒネと類似の薬物で鎮痛作用よりも少量で鎮咳作用を現す．鎮咳作用には一部μおよびκ受容体がかかわると考えられているが，鎮痛作用とは異なる受容体と考えられており，完全にはわかっていない．これらの薬物は著効を示すことが多いが，長期使用で耐性や依存性を生じるため，強い咳を確実に鎮めるために短期的に使用する薬物である．コデインには鎮痛作用もあるとされているが，コデインそのもののオピオイド受容体に対する親和性は低く，この鎮痛作用は体内で O-脱メチル化され生成されたモルヒネによるものである．

　一方，非麻薬性中枢性鎮咳薬は，耐性，依存性がなく，副作用も少ないため，よく用いられる．アヘンアルカロイドの構造をもとに合成された**デキストロメトルファン**(dextromethorphan)，**ジメモルファン**(dimemorphan または dimemorfan)は麻薬性のものと同様に強い咳中枢の抑制作用がある．これらの薬物のおもな副作用は眠気，頭痛，食欲不振，口渇などだが，ジメモルファンは下痢を生じるため，便秘が問題となる患者に用いる．そのほか，**ノスカピン**(noscapine)，**クロペラスチン**(cloperastine)，**ペントキシベリン**(pentoxyverine)は，咳中枢の抑制作用とともに末梢性の作用として気管支拡張作用を併せもつのが特徴で，**チペピジン**(tipepidine)および**エプラジノン**(eprazinone)は去痰作用を，**グアイフェネシン**(guaifenesin)は気管支拡張作用と去痰作用を併せもっている．

ペントキシベリン   チペピジン   エプラジノン   グアイフェネシン

（2）末梢性鎮咳薬

　気道での知覚神経への刺激を除去できれば，咳は鎮まる．たとえば，湿性の咳の場合は去痰薬で痰を除くと止むことが多く，また，気管支拡張薬も咳を鎮める有用な薬物で，β受容体刺激薬，抗コリン薬，抗ヒスタミン薬，吸入ステロイド薬などは，臨床で鎮咳を目的に用いられることがある．

　ゲーファピキサント（gefapixant）は，選択的 P2X3 受容体遮断薬で，炎症に伴って放出される ATP が咳の発生にかかわる感覚神経を興奮させるのを抑制する薬物である．難治性の慢性咳嗽の治療に用いられる．

　一方，妊婦や高齢者には，漢方鎮咳薬の一つの**麦門冬湯**（mai-men-dong-tang）がよく用いられる．この薬物も咳中枢に対する直接作用はなく，気道からの求心性神経の過剰な興奮性を低下させることや，タキキニン類などの咳を誘発するケミカルメディエーターの分解を促進することで効果を現すと考えられている．

ゲーファピキサント

（c）去　痰　薬

　痰（sputum）は気道に生じた炎症などによって引き起こされる気道粘液の過剰産生の結果であり，過剰に産生された粘液が気道の線毛運動によって排出されず，気道内に貯留されたものである．痰は末梢気道を塞いでしまったり，感染した細菌の増殖の場となって，いろいろな呼吸器疾患で悪化の原因となる．粘液の産生源は気管支壁に開口する腺組織である**気管支腺**（bronchial gland）と気道上皮層のなかに点在する**杯細胞**（goblet cell）だが，とくに病的な痰はおもに過形成された杯細胞に由来する．

　痰を構成する主成分は，**ムチン**（mucin）とよばれる高分子糖タンパク質で，このムチン分子のコアタンパク質は高度に糖付加されている．また，ムチン分子中のシステイン残基がジスルフィド（-S—S-）結合を形成することで多量体となり，さらに高分子化することで高い粘性を示す．

アセチルシステイン

　去痰薬（expectorant）とは，この粘稠で気道内に留まる痰の排出を促進する薬物である．その作用の特徴によって粘液溶解型，気道潤滑型および粘液修復型に大別される（図6.1 ③）．

（1）粘液溶解型去痰薬

エチルシステイン

　アセチルシステイン（*N*-acetyl-L-cysteine），**エチルシステイン**（ethyl L-cysteine）および**メチルシステイン**（methyl L-cysteine）は，ムチン分子間に

メチルシステイン

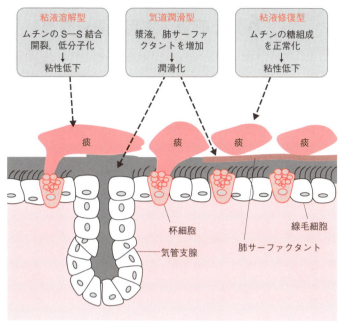

図 6.1 ③ 去痰薬の作用点

形成されるジスルフィド結合を非酵素的に開裂する．ムチンは多量体化によって粘稠化するため，低分子化によって痰の粘度が低下して排出しやすくなる．

(2) 気道潤滑型去痰薬

ブロムヘキシン(bromhexine)は，気道粘膜刺激による反射性分泌亢進作用と直接作用によって漿液の分泌を増やす．これにより，漿液と粘液のバランスを正常に近づけ，線毛運動による痰の排出効率を高める．また，漿液成分の一つであるリソゾーム酵素の遊離も促進し，ムチンを低分子化する作用ももつため，気道粘液溶解型と分類されることもある．**アンブロキソール**(ambroxol)は，ブロムヘキシンの活性代謝物であり，共通の作用をもっている．アンブロキソールはとくに，肺サーファクタント分泌の促進作用が強く，分泌された肺サーファクタントは粘液層と漿液層の間に存在して，粘液の滑りをよくするので，線毛運動による痰の排出が促進される．

(d) 粘液修復型去痰薬

カルボシステイン(carbocysteine)および**フドステイン**(fudosteine)は，ほかのシステイン誘導体と異なり，直接ジスルフィド結合を開裂する作用はない．ムチン分子の糖鎖の末端糖をフコース型(フコムチン)からシアル型(シアロムチン)へ変換するとともに，粘液分泌細胞の大きさと数を減少させる作用なども併せもち，それらの結果として気道粘液の状態を正常に近づけ，痰を排出しやすくする．

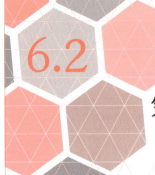
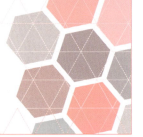

6章　呼吸・消化器系の薬理

6.2 気管支拡張・喘息治療薬

❖ **本節の目標** ❖

- 気管支喘息について, 治療薬の薬理(薬理作用, 機序, おもな副作用), および病態(病態生理, 症状など), 薬物治療(医薬品の選択など)について学ぶ.

6.2.1 気管支喘息の病態

学修事項 D-2-12
(1) 気管支喘息, 慢性閉塞性肺疾患, かぜ症候群, 肺炎

化生
分化・成熟した細胞が異なる形態・機能をもつほかの細胞に変化すること.

Th2サイトカイン
ヘルパーT細胞の亜群であるTh2細胞がおもに産生するサイトカインで, IL-4, 5, 6, 9, 10, 13などがある. 寄生虫などの感染時や, アレルギー応答時に増加する.

　気管支喘息(bronchial asthma)は, 繰り返し起こる咳, 喘鳴(ゼーゼー), 呼吸困難を主症状とし, 発作性の気道狭窄と気道過敏症を特徴とする呼吸器疾患である. 日本の喘息患者総数は約500万人と推定されている. 気管支喘息の病態の主体は気道の慢性炎症であるが, その原因により, 大きくアレルギー性(アトピー型)と非アレルギー性(非アトピー型)に分けられる. 気管支喘息の患者では, ① **発作性気道狭窄**, ② アセチルコリンやヒスタミンなど, 気道収縮を引き起こす刺激に対する反応性の亢進(**気道過敏性の亢進**), および ③ 気道粘膜での上皮化生, 粘膜下腺の過形成, 平滑筋の肥厚, 線維化, 粘膜浮腫などを伴った気道粘膜構造の変化(**気道リモデリング**)といった症状が共通して認められる.

　小児に多いアトピー型の喘息の患者では, IL-4(interleukin-4), IL-13などの **Th2サイトカイン** の働きにより, アレルゲンに特異的なIgEの持続的な産生が認められる. このIgEは気道粘膜に存在する **肥満細胞** などの細胞表面のFc受容体に結合した状態で存在しており, これにアレルゲンが結合すると, 肥満細胞からの **ヒスタミン**(histamine), **プロスタグランジン**(prostaglandin), **ロイコトリエン**(leukotriene)などのケミカルメディエーターの遊離を引き起こす(発作性の気道狭窄)(図6.2①).

　また, Th2サイトカインは好酸球の活性化と気道組織への集積の原因にもなり, 遅発性発作だけでなく, 炎症性細胞の持続的な活性化によって慢性炎症が誘起される. この炎症が長期にわたると, 気道過敏性の亢進とともに平

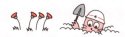

> **COLUMN** アスピリン喘息
>
> アスピリン喘息とは、アスピリンに対するアレルギーではなく、非ステロイド性抗炎症薬（NSAIDs）によって誘発される喘息発作であり、非アトピー性の喘息の一種である。成人喘息の5～10%を占め、重症となることが多い。NSAIDsによってシクロオキシゲナーゼ（COX）が阻害されることで、プロスタグランジン（PG）の産生が減少し、気道収縮作用の強いロイコトリエン（LT）の産生過剰が生じて誘発されると考えられている。
>
> その名称からアスピリンだけが原因と考えられがちだが、コハク酸エステル型ステロイドなどの医薬品や、安息香酸ナトリウム、パラベンなどのアスピリン類似構造をもつ添加物、ミントやキウイといったサリチル酸を含む食品などさまざまなものにより誘発される。注射剤や内服剤だけでなく、貼付剤でも生じることがあり、どのような剤形でも誘発物質が含まれる場合には注意が必要である。

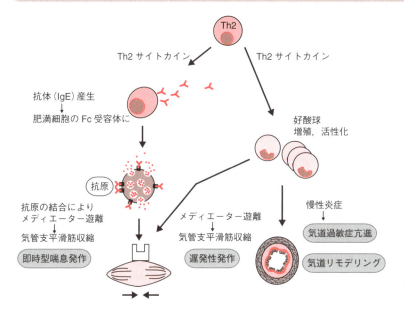

図6.2① 気管支喘息病態の発生機序

滑筋の肥厚，粘膜浮腫，粘液細胞の過形成といった気道粘膜の構造的変化（気道リモデリング）が生じる．

一方，非アトピー型の喘息の発症機序はさまざまだが，喫煙やウイルス感染などによって気道上皮下の受容部位が露出して気道過敏性が亢進するものや，アスピリンやβアンタゴニストなどの薬物が原因となるもの，さらに，大気汚染が原因となるものなどがある．

6.2.2 気管支喘息の治療薬

気管支喘息の治療薬は，使用目的により**気管支拡張薬（リリーバー）**，**長期管理薬（コントローラー）**に大別される．リリーバーは，発作時に用いられる

学修事項 D-2-12
(2) 主な治療薬

6章 呼吸・消化器系の薬理

表6.2 ① 喘息（成人）の長期管理における重症度に対応した段階的薬物治療

<table>
<tr><th colspan="2"></th><th>治療ステップ1</th><th>治療ステップ2</th><th>治療ステップ3</th><th>治療ステップ4</th></tr>
<tr><td rowspan="3">長期管理薬</td><td rowspan="2">基本治療</td><td>吸入ステロイド薬
（低用量）</td><td>吸入ステロイド薬
（低～中用量）</td><td>吸入ステロイド薬
（中～高用量）</td><td>吸入ステロイド薬
（高用量）</td></tr>
<tr><td>上記が使用できない場合は以下のいずれかを用いる
ロイコトリエン受容体遮断薬
テオフィリン（徐放製剤）
※症状がまれであれば必要なし</td><td>上記で不十分な場合に以下のいずれか1剤を併用
LABA（配合剤の使用可）
LAMA
ロイコトリエン受容体遮断薬
テオフィリン（徐放製剤）</td><td>上記に下記のいずれか1剤，あるいは複数を併用
LABA（配合剤の使用可）
LAMA（配合剤の使用可）
ロイコトリエン受容体遮断薬
テオフィリン（徐放製剤）
抗IL-4Rα抗体</td><td>上記に下記の複数を併用
LABA（配合剤の使用可）
LAMA（配合剤の使用可）
ロイコトリエン受容体遮断薬
テオフィリン（徐放製剤）
抗IgE抗体
抗IL-5抗体
抗IL-5Rα抗体
抗IL-4Rα抗体
経口ステロイド薬
気管支熱形成術</td></tr>
<tr><td>追加治療</td><td>ロイコトリエン受容体遮断薬以外の抗アレルギー薬</td><td>ロイコトリエン受容体遮断薬以外の抗アレルギー薬</td><td>ロイコトリエン受容体遮断薬以外の抗アレルギー薬</td><td>ロイコトリエン受容体遮断薬以外の抗アレルギー薬</td></tr>
<tr><td colspan="2">増悪治療</td><td>SABA</td><td>SABA</td><td>SABA</td><td>SABA</td></tr>
</table>

『喘息予防・管理ガイドライン2021』を参考に作成.
抗アレルギー薬とは，ケミカルメディエーター遊離抑制薬，H_1ブロッカー，トロンボキサンA_2阻害薬，Th2サイトカイン阻害薬を指す.
経口ステロイド薬は短期間の間欠的投与を原則とする．ほかの薬剤で治療内容を強化し，かつ短期間の間欠投与でもコントロールが得られない場合は，必要最小量を維持量とする.
LABA：長時間作用型β_2刺激薬，SABA：短時間作用型β_2刺激薬，LAMA（long-acting muscarinic antagonist）：長時間作用型抗コリン薬.

薬物で収縮した気管支平滑筋を弛緩させる薬物で，一方，コントローラーはおもに非発作時に用いられる薬物で，アレルギー反応や基礎となる慢性炎症を鎮め，症状を寛解することや，発作が生じるのを予防するなど，喘息症状をコントロールすることを目的とする.

喘息治療のコントローラーおよびリリーバーとして用いられるおもな薬物を表6.2 ①，表6.2 ②に示す．同じ薬物でも剤形の違いによって，コントローラー，リリーバーのどちらにも用いられるものがある．リリーバーは，気管支平滑筋に直接作用してその収縮を抑制するもので，おもに，**短時間作用型β_2刺激薬**（SABA）が使われる．また，コントローラーは早期から吸入ステロイド薬の使用を基本とし，吸入ステロイド薬が奏効しない場合や，病態の重篤度が進むと，ロイコトリエン受容体遮断薬（LTRA）や抗アレルギー薬などのアレルギー症状を緩和する薬物や，**長時間作用型β_2刺激薬**（LABA），テオフィリンなどの長時間型の気管支拡張薬を追加する.

（1）β_2刺激薬

β_2刺激薬は気管支平滑筋の細胞膜上で受容体に結合後，G_sタンパク質，アデニル酸シクラーゼ（AC）を介して細胞内cAMPの濃度を上昇させること

SABA：short-acting β_2-agonists

LTRA：leukotriene receptor antagonist

LABA：long-acting β_2 agonists

AC：adenylate cyclase

気管支拡張・喘息治療薬　6.2　441

表 6.2 ②　抗喘息薬の標的部位と作用の特徴

リリーバーとして用いられる薬物

分　類	薬　物　名	標的部位	作用機序	備　考
短時間作用型β₂刺激薬(SABA)	サルブタモール テルブタリン ツロブテロール フェノテロール プロカテロール	平滑筋	cAMP 産生を増やし弛緩	おもに吸入剤あるいは内服剤として用いる
キサンチン系薬物	テオフィリン アミノフィリン	平滑筋	cAMP 分解を抑制し弛緩	リリーバーとしては静注で用いる

コントローラーとして用いられる薬物

分　類	薬　物　名	標的部位	作用機序	備　考
吸入ステロイド薬	ベクロメタゾン フルチカゾン ブデソニド モメタゾン シクレソニド	種々の細胞の糖質コルチコイド受容体(GR)	サイトカイン産生抑制，好酸球侵潤抑制，血管透過性亢進抑制，粘液産生抑制	アンテドラッグである．口腔カンジダ，嗄声(声枯れ)などの局所性の副作用
キサンチン系薬物	同上	同上	同上	内服(徐放剤)で用いる
長時間作用型β₂刺激薬(LABA)	サルメテロール(吸入) ホルモテロール(吸入) インダカテロール(吸入) ツロブテロール(貼付) クレンブテロール(経口)	平滑筋	cAMP 産生を増やし弛緩	薬物自体の特徴として長時間作用型のものと，製剤学的に長時間作用型にしたものがある． リリーバーとしては用いない
抗コリン薬	イプラトロピウム オキシトロピウム チオトロピウム	平滑筋	ムスカリン受容体を遮断し，収縮を抑制	チオトロピウムは，M₃受容体選択的． 緑内障，前立腺肥大には禁忌
メディエーター遊離抑制薬	クロモグリク酸 トラニラスト ペミロラスト イブジラスト	肥満細胞	ケミカルメディエーターの遊離を抑制	発作予防を目的に用いられ，発作時には無効
抗ヒスタミン薬	メキタジン エピナスチン ケトチフェン オキサトミド アゼラスチン セチリジン	平滑筋	H₁受容体を遮断，ヒスタミンによる収縮を抑制し，発作を予防	メキタジン以外の薬物には，メディエーターの産生または遊離抑制作用を併せもつ
抗 TXA₂薬	オザグレル	肥満細胞	TXA₂産生抑制	
	セラトロダスト	平滑筋	TXA₂による収縮抑制	TXA₂受容体遮断
抗ロイコトリエン薬	プランルカスト モンテルカスト	平滑筋	LTs 拮抗による収縮抑制	モンテルカストは CysLT1受容体選択的
抗 Th2 サイトカイン薬	スプラタスト	リンパ球(Th2細胞)	Th2 サイトカイン産生を抑制	肝障害，ネフローゼ症候群などの副作用

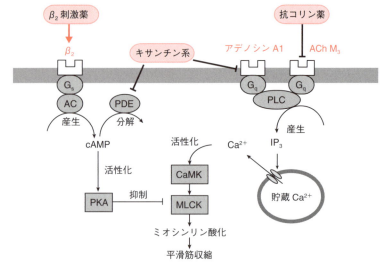

図 6.2 ② 気管支拡張薬の作用点と細胞内シグナル
AC：アデニル酸シクラーゼ，PLC：ホスホリパーゼ C，PDE：ホスホジエステラーゼ，PKA：プロテインキナーゼ A，CaMK：Ca^{2+}-カルモジュリンキナーゼ，MLCK：ミオシン軽鎖キナーゼ．

により，平滑筋を弛緩させる（図 6.2 ②）．また，線毛運動の促進作用や漿液分泌の促進作用もあり，気道クリアランスも促進する．近年では，経口剤だけでなく，吸入剤，経皮吸収剤などの剤形もあり，リリーバーとしてだけでなくコントローラーとして用いることもある．

おもにリリーバーとして用いる $β_2$ 受容体刺激薬は，**サルブタモール**（salbutamol），**テルブタリン**（terbutaline），**ツロブテロール**（tulobuterol），**フェノテロール**（fenoterol），**プロカテロール**（procaterol）などである．**サルメテロール**（salmeterol）のような**長時間作用型 $β_2$ 刺激薬**（**LABA**）が開発され，吸入でコントローラーとしても用いられるようになってからは，従来型の薬物を**短時間作用型 $β_2$ 刺激薬**（**SABA**）と表記するようになった．サルメテロールはサルブタモールの基本骨格の N 原子に大きな疎水性の置換基が付加された構造をしていて，その置換基が $β_2$ 受容体の非活性部位に結合した状態を維持するため，受容体の活性部位と結合・解離を繰り返し，作用が長時間持続する．しかし，サルメテロールは作用の従来型の薬物に比べ発現が遅いためリリーバーとしては用いることはない．そのほか，**ホルモテロール**（formoterol）や**インダカテロール**（indacaterol）の吸入剤，ツロブテロールの貼付剤，**クレンブテロール**（clenbuterol）の経口剤もコントローラーとして用いられる．

これらの $β_2$ 刺激薬に共通の副作用として，振戦，動悸，頻脈，めまい，悪心，嘔吐，高血糖などがある．また，重篤な血清 K 低下を生じることがあり，利尿薬などとの併用時にはとくに注意を要す．

気管支拡張・喘息治療薬　6.2　*443*

ホルモテロール

インダカテロール

クレンブテロール

（2）吸入ステロイド薬

　気管支喘息の病態が気道炎症を基礎としており，グルココルチコイド薬（ステロイド薬）は著効を示す．近年では，ステロイド薬はコントローラーとして喘息治療の薬物療法のなかで最も重要な薬物と位置づけられていて，**ベクロメタゾン**（beclometasone），**フルチカゾン**（fluticasone），**ブデソニド**（budesonide），**モメタゾン**（mometasone）および**シクレソニド**（ciclesonide）がある．吸入剤として用いられるこれらの薬物はすべて，局所作用は強いものの血中に移行すると肝代謝を速やかに受けて分解されてしまう**アンテドラッグ**（antedrug）型の薬物である．そのため，経口ステロイド薬のような全身作用はほとんどない．また，シクレソニドはアンテドラッグであるとともに細胞内に取り込まれてエステラーゼにより活性体へと変換するプロドラッグ（prodrug）でもある．

　ステロイド薬のおもな作用は抗炎症であり，気管支喘息病態の基礎となるT-リンパ球，マクロファージおよび好酸球の気道への遊走，サイトカイン産生，血管透過性亢進および粘液分泌をそれぞれ抑制する．これらの作用には，グルココルチコイド受容体（GR）を介した遺伝子の転写調節作用がかかわっている．ステロイド薬がGRに結合すると，核内に移行したGRが特異的な遺伝子配列（GRE）に結合し，その下流にコードされた種々のタンパク

ベクロメタゾン

フルチカゾン

ブデソニド
およびC*位エピマー

モメタゾン

シクレソニド

GR : glucocorticoid receptor
GRE : glucocorticoid
response elements

質の転写を促進する(**転写促進作用**). 転写が促進されるタンパク質のなかには, **リポコルチン I** とよばれる抗炎症タンパク質が含まれており, これがホスホリパーゼ A_2 活性を抑制することで抗炎症効果を発揮する. また, これとは逆に, GR は核内で NF-κB や AP-1 などの転写因子の活性を阻害し, 種々のサイトカインの産生を抑制する(**転写抑制作用**). これらのサイトカイン類は, 炎症反応の亢進や IgE 抗体の産生にもかかわっているため, 抗炎症, 抗アレルギー作用につながる.

吸入ステロイド薬は経口ステロイドに比べてはるかに副作用の少ないものの, 過剰な投与では, 口腔あるいは上気道粘膜から吸収された薬物によって, 視床下部・下垂体および副腎機能の抑制, 骨粗鬆症, 易出血などの全身性の副作用が起こることがある. また, 咽喉頭症状, 口腔カンジダ症, 嗄声(声枯れ), 咳などの局所での副作用は高頻度に起こるので注意を要する.

(3) キサンチン系薬物

テオフィリン(theophylline), **アミノフィリン**(aminophylline)などのキサンチン系薬物は cAMP の分解酵素であるホスホジエステラーゼを阻害して気管支平滑筋細胞内の cAMP 濃度を上昇させることで, 直接気管支の拡張を起こす. また, テオフィリンについては, 平滑筋の緊張を高めるアデノシン A1 受容体の遮断作用も薬効発現の機序として考えられている(図6.2②).

副作用として, 悪心, 嘔吐, 腹痛, 食欲不振, 動悸, 頻脈, 頭痛, 不眠, 痙攣などがある. 経口剤(顆粒, 錠剤, シロップ)のほかに, 急激な血中濃度の上昇を防ぐ徐放剤があり, 近年では, 吸入ステロイドの追加薬として気管支喘息の長期管理を目的に用いられている.

テオフィリン   アミノフィリン

(4) 吸入抗コリン薬

抗コリン薬は, おもに, 気管支平滑筋の収縮にかかわるアセチルコリン M_3 受容体を遮断することで気管支拡張作用を現す(図6.2②). その作用は, β_2 作動薬やキサンチン類に比べると弱いものの, 喘息患者でみられる気道過敏症の抑制には有効である. アトロピンの構造からつくられた誘導体である**イプラトロピウム**(ipratropium), スコポラミンから誘導された**オキシトロピウム**(oxitropium)および M_3 受容体に選択的で持続性の作用をもつ**チオトロピウム**(tiotropium)などがある. 副作用として, 口渇, 嘔気, 頭痛, 上室性頻脈, 心房細動, 心悸亢進, 排尿困難, 便秘などの抗コリン作用症状が

気管支拡張・喘息治療薬　6.2　445

イプラトロピウム　　オキシトロピウム　　チオトロピウム

でることがあり，また，緑内障(眼圧上昇)，前立腺肥大症(排尿障害)患者への投与は禁忌である.

(5) メディエーター遊離抑制薬

肥満細胞表面にある IgE 抗体と抗原が結合することにより生じるヒスタミン，ロイコトリエン類などのケミカルメディエーターの遊離を抑制する薬物である．吸入薬の**クロモグリク酸**(cromoglicate)，経口薬の**トラニラスト**(tranilast)，**ペミロラスト**(pemirolast)および**イブジラスト**(ibudilast)などがある．基本的に気管支拡張作用はないので，喘息発作時には効果がなく，喘息発作の予防を目的にコントローラーの追加薬として用いられる．

クロモグリク酸　　　トラニラスト　　　ペミロラスト　　イブジラスト

(6) 抗ヒスタミン薬

メキタジン(mequitazine)，**エピナスチン**(epinastine)，**ケトチフェン**(ketotifen)，**オキサトミド**(oxatomide)，**アゼラスチン**(azelastine)，**セチリジン**(cetirizine)などがある．H_1 受容体への結合を選択的に遮断し，コントローラーの追加薬として用いられる．とくに，アレルギー性鼻炎やアトピー性皮膚炎を伴う喘息に有用である．副作用として，眠気，倦怠感，めまい，頭痛，口渇，排尿困難，消化器症状，肝機能障害，発疹などがある．

エピナスチン

メキタジン　　ケトチフェン　　オキサトミド　　アゼラスチン　　セチリジン

（7）抗トロンボキサン A₂（TXA₂）薬

TXA₂（thromboxane A₂）合成酵素の阻害薬である**オザグレル**（ozagrel），TXA₂ 受容体遮断薬**セラトロダスト**（seratrodast）がある.

オザグレル

セラトロダスト

（8）抗ロイコトリエン薬

選択的なロイコトリエン受容体遮断薬**プランルカスト**（pranlukast）と選択的 CysLT1 受容体遮断薬**モンテルカスト**（montelukast）がある.

プランルカスト

モンテルカスト

（9）抗 Th2 サイトカイン薬

スプラタスト（suplatast）は Th2 サイトカインである IL-4，IL-5 の産生を抑制し，IgE の産生および好酸球の浸潤を抑制する薬物である.

スプラタスト

（10）生物学的製剤

ヒト化抗ヒト IgE モノクローン抗体である**オマリズマブ**（omalizumab）は，IgE と抗親和性に結合することで，IgE が Fc 受容体に結合するのを阻害し，肥満細胞や好塩基球などの炎症性細胞の活性化を抑制する. 吸入ステロイドと LABA を併用してもコントロールが不十分な患者で，追加投与の有効性が確認されている唯一の薬物である.

6章 呼吸・消化器系の薬理

6.3 慢性閉塞性肺疾患（COPD）および間質性肺炎の治療薬

❖ 本節の目標 ❖

- 慢性閉塞性肺疾患および喫煙に関連する疾患について，治療薬の薬理（薬理作用，機序，おもな副作用），および病態（病態生理，症状など）・薬物治療（医薬品の選択など）について学ぶ．
- 間質性肺炎について，治療薬の薬理（薬理作用，機序，おもな副作用），および病態（病態生理，症状など），薬物治療（医薬品の選択など）を学ぶ．

6.3.1 慢性閉塞性肺疾患治療薬

（a）慢性閉塞性肺疾患とは

慢性閉塞性肺疾患（COPD）は，タバコ煙を主とする有害物質を長期に吸入曝露することで生じた肺の慢性炎症性疾患である．気管支喘息でみられる気道狭窄が発作性で可逆的であるのに対し，COPDの気道狭窄は持続性で不可逆的なのが特徴である（表6.3①）．この気流障害は末梢気道の病変と肺胞壁の破壊すなわち**肺気腫**（emphysema）が複合的にかかわることで起こり，通常は進行性である．COPDの慢性的な気道の炎症は，気道壁の線維化および平滑筋層の肥大化などを生じて気道粘膜は肥厚化しており，呼吸のための気流が制限される．また，気道粘液の産生も顕著で，慢性の痰の貯留を生じ，これもまた気流障害の原因となる．

肺気腫はマクロファージや好中球に由来するプロテアーゼが肺胞と肺胞を隔てる肺胞壁を破壊するために生じ，複数の肺胞が融合して肥大化した状態となる．通常，呼気時には肺胞はその弾性収縮力によって縮み，肺胞内の空気を押しだすが，気腫化した肺胞では弾性収縮力が低下しているため，空気を排出しにくくなる．

（b）慢性閉塞性肺疾患の治療薬

原因は明確ではないが，COPDの約8割の患者ではステロイド薬が無効である．したがって，その治療は閉塞した気道を拡張させ呼吸路の確保が目

学修事項 D-2-12
(1) 気管支喘息，慢性閉塞性肺疾患，かぜ症候群，肺炎
(2) 主な治療薬

COPD : chronic obstructive pulmonary disease

表6.3① COPDと気管支喘息の比較

	気管支喘息	COPD
呼吸困難	発作性・可逆的	持続性／労作時・不可逆的
喫煙歴	ときにあり	ほぼ100%
家族歴	多い	ときにあり
炎症細胞	好酸球	好中球
肺気量	全肺気量（TLC）通常正常	TLC増加
X線およびCT所見	通常正常	しばしば過拡張
ステロイド療法	有効	多くは無効
気管支拡張薬	有効	有効
気道過敏症	あり	多くはあり

TLC：total lung capacity.

サルメテロール

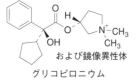
グリコピロニウム
および鏡像異性体

標となる．**チオトロピウム**（p.445）および**グリコピロニウム**（glycopyrronium）といった長時間作用型の抗コリン薬や，サルメテロールなどの長時間作用型のβ_2刺激薬がおもに用いられるが，軽症から中等度の患者では，イプラトロピウム，オキシトロピウムなどの短時間作用型の抗コリン薬も用いられる．また，COPDの患者では，しばしばインフルエンザウイルスの感染によって重篤化するため，ワクチンの接種が推奨される．

COLUMN ニコチン依存症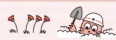

　ニコチンには依存性がある．ニコチンは中枢神経系のうちドパミンを介する脳内報酬系に作用し，さまざまな脳内神経伝達物質の分泌が増加することや，モノアミンオキシダーゼBの活性に影響を与えると考えられている．ニコチンはきわめて吸収が速く，煙を吸い込んで数秒以内に口腔や気道の粘膜から吸収され脳に達する．また，ニコチンは代謝も速く，タバコの火を消した瞬間から体内のニコチンは急速に消失する．したがって，常習喫煙者では喫煙後30分程度でニコチン切れ症状を生じ「次の1本」の願望すなわち離脱症状を生じる．この症状は強くないが，空虚で不安な感覚，空腹感のようなもので，次の1本を吸うことで消える．

　一方，タバコがやめられないのは心理的依存も大きな要因である．常習喫煙者で，他人の喫煙シーン，困難に遭遇したときなどに喫煙要求が高まる状態を指すもので，喫煙でよいことがあった体験の積み重ねが，心理的な欲求を強化する．経験や記憶によるところが大きく，喫煙年数が長いほど強い．この心理的依存が多くの喫煙者で禁煙を困難なものにしている．

6.3.2 間質性肺炎治療薬

(a) 間質性肺炎とは

間質性肺炎(interstitial pneumonia)とは，びまん性肺疾患〔胸部 X 線や CT などの画像検査で，両側肺野にびまん性陰影を認める疾患〕の一つである．細菌感染などによる肺炎が肺胞腔内で炎症を生じるのに対し，間質性肺炎では肺間質が炎症や線維化の基本的な場となる．原因や病理学的な特徴から細かく分類されている（図 6.3 ①）．間質性肺炎では，マクロファージや好中球などの炎症性細胞の活性化により，間質で炎症を生じ，この炎症が慢性化すると不可逆的な**線維化**（**肺線維症**，fibrosis）に至る．

線維化は肺胞上皮細胞の損傷と，それに続いて起こる異常修復すなわち線維芽細胞の異常増殖とコラーゲンの過剰産生を特徴とし，これにより肺組織の硬変化が生じる．そのため，肺胞は膨らみにくくなって肺活量が低下する（**拘束性換気障害**）ともに，肺胞壁の肥厚化に伴って肺胞および血管の酸素拡散効率の低下（**拡散障害**）を引き起こし，息切れや呼吸困難が認められる．

(b) 間質性肺炎の治療薬

薬剤性など原因が明確な場合は，原因となる薬物の投与の中止が大前提だが，原因が不明な**特発性間質性肺炎**（IIPs）では，抗炎症のみならず進行性の線維化を抑制することが治療の目的となる．**ピルフェニドン**（pirfenidone）は抗酸化作用や抗炎症作用などの多彩な作用をもち，線維化にかかわる TGF-β などの増殖因子の産生を抑制して，線維芽細胞の増殖を抑制する（図 6.3 ②）．特徴的な副作用として光過敏症が高頻度に出現するほか，消化器症状（悪心，嘔吐）などの副作用が知られている．

学修事項 D-2-12
(1) 気管支喘息，慢性閉塞性肺疾患，かぜ症候群，肺炎
(2) 主な治療薬

CT：computed tomography

IIPs：idiopathic interstitial pneumonitis

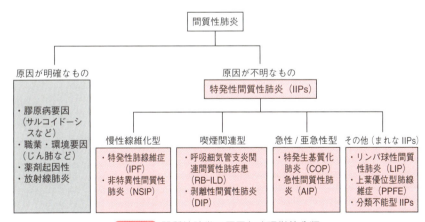

図 6.3 ① 間質性肺炎の原因と病理学的分類

IPF：idiopathic pulmonary fibrosis, NSIP：non-specific interstitial pneumonia, RB-ILD：respiratory bronchiolitis assosiated interstitial lung disease, DIP：desquamative interstitial pneumonia, COP：cryptogenic organiging pneumonia, AIP：acute interstitial pneumonia, LIP：lymphoid interstitial pneumonia, PPFE：pleuroparenchymal fibroelastosis.

PDGFR：platelet-derived growth factor receptor

FGFR：fibroblast growth factor receptor

VEGFR：vascular endothelial growth factor receptor

また，近年用いられるようになった**ニンテダニブ**(nintedanib)は低分子性の分子標的薬で，線維芽細胞に存在する血小板由来増殖因子受容体(PDGFR)α・β，線維芽細胞増殖因子受容体(FGFR)1・2・3および血管内皮増殖因子受容体(VEGFR)のATP結合部位に作用することでこれらの受容体シグナルを阻害することで線維化を強く抑制する(図6.3②)．そのほかの治療薬としては，細胞傷害の軽減のために抗酸化薬のN-アセチルシステインや，プレドニゾロンなどの経口ステロイド薬が用いられる．

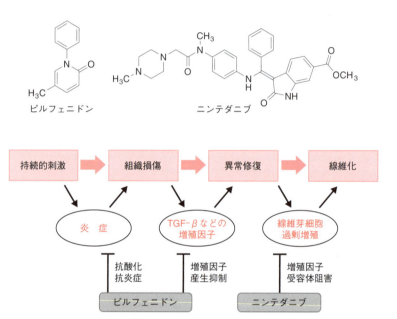

図6.3② 間質性肺炎治療薬の作用点

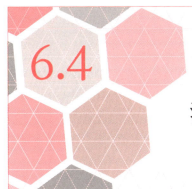

6章 呼吸・消化器系の薬理

6.4 消化性潰瘍治療薬

6.4.1 消化管の解剖生理学

(a) 消化管と神経支配

消化器系は口腔から肛門にいたる一連の管状臓器である消化管(口腔,咽頭,食道,胃,小腸,大腸,肛門)と,その付属器官(唾液腺,膵臓,肝臓,胆嚢)とからなり,消化,吸収,排泄という役割をもつ.

消化器機能はおもに自律神経系によって支配されている.消化器系では一般に副交感神経が優位で,分泌や運動の促進はこの神経がつかさどる.一方,これとは別に消化管はその組織自体から血中に消化管ホルモンを放出して,働きの不足と行き過ぎを調節するシステムをもっている.中枢神経系は自律神経系と消化管ホルモンによる調節を,さらに高次に調節している.

(b) 消化管の組織学

消化管は部位によってその構造が大きく異なるが,全体としては共通した特徴をもつ.消化管壁は粘膜,粘膜下組織,平滑筋,および漿膜の4層からなる.平滑筋層は外側に縦走筋,内側に輪状筋の2層がある.消化管運動はおもに筋層間神経叢(Auerbach plexus,アウエルバッハ神経叢)の神経により支配されていて,中枢からの命令がなくても消化管は運動を行うことができる.感覚や味覚,刺激の受容は粘膜下神経叢(Meissner's plexus,マイスナー神経叢)が担当している.マイスナー神経叢で消化管の内容物の物理的および化学的刺激が感知されると,その情報はアウエルバッハ神経叢に送られ,反射的な消化管運動が起こる.蠕動運動(peristalsis)はまず縦走筋が収縮し,縦走筋および輪状筋の両方が収縮して,ついで両方の筋が弛緩することで内容物が移動していく.

学修事項 C-7-10
(1) 消化管と主要な付属器官(肝臓・胆のう・膵臓)

6.4.2 胃粘膜組織と機能

学修事項 C-7-10
(2) 消化・吸収・排泄とその調節

（a）胃粘膜細胞の種類と機能

胃体部の胃粘膜（gastric mucosa）は腺組織とそれを支える結合組織からなり，粘膜筋板で粘膜下層・平滑筋層とに分けられる．胃粘膜の胃腺は図6.4①に示す構造をもち，その構成細胞は次のような細胞である．

（ⅰ）**表層粘液細胞**（mucosal surface cell）：胃粘膜表面をおおう細胞．胃粘液顆粒を含み，そこから粘液と炭酸水素イオンを分泌する．

（ⅱ）**主細胞**（principal cell）：アセチルコリンやコレシストキニンによって刺激を受けると，ペプシノーゲンを分泌する．ペプシノーゲンは酸性条件下で加水分解され，活性型ペプシンとなる．ペプシンはタンパク質の消化酵素である．

（ⅲ）**壁細胞**（parietal cell）：塩酸HClおよび水を分泌する．胃液の塩酸は約0.1 Nの濃度できわめて高い酸性である．壁細胞から分泌される塩酸と主細胞由来のペプシンにより消化が行われる．

ECL：enterochromaffin-like

（ⅳ）**エンテロクロマフィン様細胞**（ECL細胞）：胃腺に存在するヒスタミン含有細胞である．アセチルコリンや**ガストリン**（gastrin）によって刺激されると，ヒスタミンを分泌する．そのヒスタミンが壁細胞を刺激すると，胃酸の分泌が引き起こされる．

（ⅴ）**粘液頸細胞**（mucus neck cells）：粘膜の頸部にあって胃粘液を分泌する．

また，胃の幽門部には**G細胞**（gastrin-producing cells，ガストリン産生細胞）があり，胃内の食物のアミノ酸によって刺激を受けると，ガストリンを血中に分泌する．

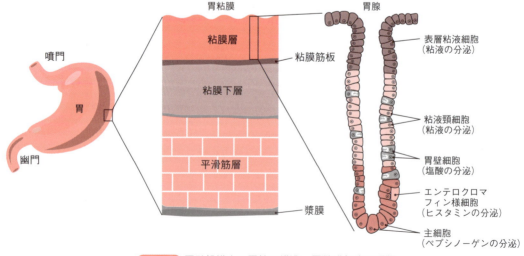

図6.4① 胃壁組織中の胃腺の構造，胃粘膜細胞の種類

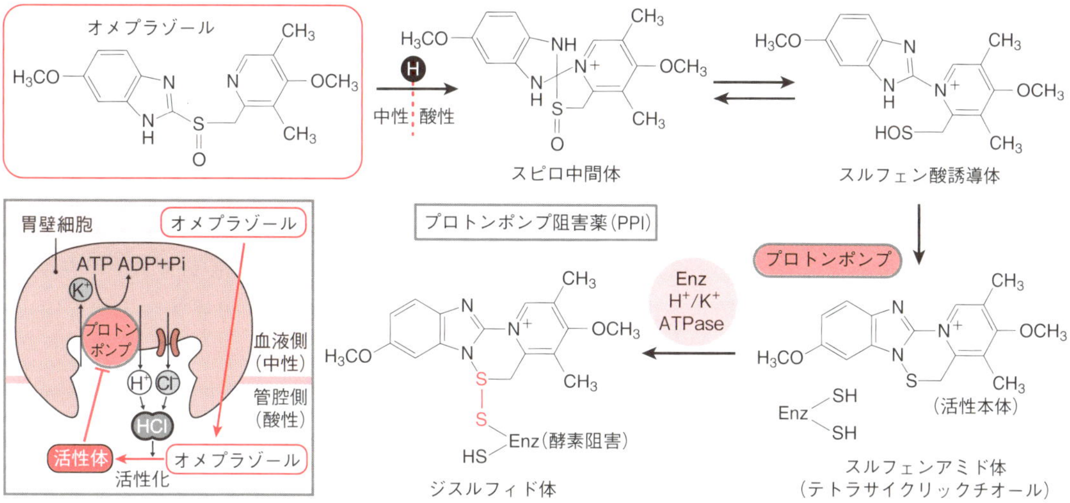

消化性潰瘍治療薬　6.4　453

図6.4 ②　オメプラゾールのプロトンポンプ阻害作用機序

（b）胃酸分泌の調節機構

（1）壁細胞内の胃酸産生機構

　壁細胞内では炭酸脱水酵素によって酸（プロトン，H^+）が産生される．プロトンポンプ（H^+/K^+-ATP アーゼ）は ATP を使ってプロトンを胃内腔へ分泌する（図 6.4 ②）．

（2）壁細胞に存在する胃酸分泌刺激に関係する受容体

　壁細胞はアセチルコリン（神経伝達物質），ヒスタミン（オータコイド），ガストリン（ホルモン）の 3 種の酸刺激物質に対して，それぞれアセチルコリン M_3 受容体，ヒスタミン H_2 受容体，CCK_2/ガストリン受容体をもっており，その刺激により胃酸を分泌する．CCK 受容体のサブタイプ CCK_2 がガストリンで刺激される．

CCK : cholecystokinin

（3）自律神経による末梢性調節

　消化器機能に対して交感神経系（脊髄神経）は抑制的に，副交感神経系（迷走神経）は促進的に支配している．迷走神経が活性化すると胃内の節後神経終末からアセチルコリンが放出され，壁細胞のアセチルコリン M_3 受容体を刺激する．また，副交感神経の神経終末から遊離された下垂体アデニル酸シクラーゼ活性化ポリペプチド（PACAP）は ECL 細胞の PAC_1 受容体を刺激することでヒスタミンを放出する．放出されたヒスタミンは壁細胞のヒスタミン H_2 受容体を刺激する．このように，迷走神経より遊離したアセチルコリンは壁細胞に直接作用して，また ECL 細胞からのヒスタミン遊離を介して胃酸の分泌を亢進する（図 6.4 ③）．

（4）胃液分泌の中枢性調節

　胃液分泌は視床下部の自律神経中枢の一部により調節されている．この自

律神経中枢はさらに上位の中枢神経系により支配されていて，ストレスや精神緊張の影響をきわめて敏感に反映する．

(5) ガストリンを介する胃酸分泌調節

食物が胃に入ると胃酸が出てくるが，これは幽門腺にあるG細胞が食物のアミノ酸などにより活性化され，血中にガストリンを分泌するためである．このガストリンが血流にのって胃に到達すると，ECL細胞のガストリン受容体を刺激してヒスタミンを遊離させ，あるいは壁細胞のガストリン受容体を直接刺激することで胃酸分泌亢進を引き起こす（図6.4③）．

(c) 胃粘膜防御機能

胃粘膜は胃粘液炭酸水素バリアを形成し，また粘膜下血流による胃酸の除去により，胃酸やペプシンに対する抵抗性を保っている．胃粘液は粘液産生細胞で生合成され，分泌される粘液は酸およびペプシンによる自己消化を防ぐとともに，胃粘膜表面で粘液ゲル層を形成している．また，胃粘膜表面に存在する上皮細胞は炭酸水素イオン（HCO_3^-）を分泌している（アルカリ分泌ともいう）．このため粘液ゲル層はpH勾配をもっており，管腔側に向かってpH 1～2，管腔粘膜側ではpH 7となる．粘液炭酸水素バリアは粘膜への

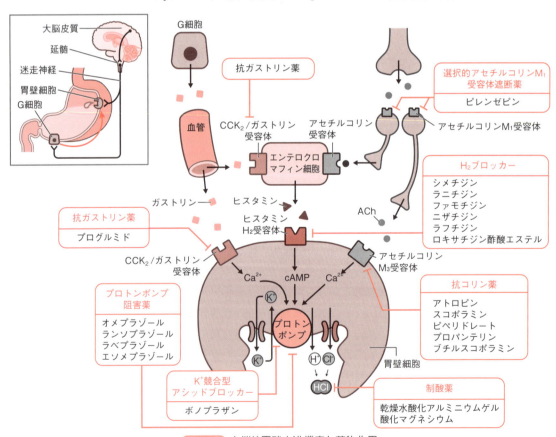

図6.4③ 末梢性胃酸亢進機序と薬物作用

化学的および物理的侵襲を防御する働きを担っている.

　胃粘膜血流は組織酸素濃度やエネルギー代謝に影響を及ぼし,粘液や重炭酸イオン分泌能を規定する重要な因子である.通常,胃粘膜血流は自律神経系や知覚神経によって調節されており,胃粘膜保護を維持するために必須である.したがって胃血流が何らかの要因で阻害されると,胃障害が引き起こされる.これらの胃粘膜防御機能により胃組織は自らによって消化されず,正常機能を保っている.

6.4.3　消化性潰瘍の病態

（a）胃食道逆流症

　下部食道括約筋機能不全により,括約筋緊張の全般的消失または再発性の一過性弛緩（TLESR）が引き起こされ,胃酸および内容物が食道を逆流する.下部食道括約筋の一過性弛緩は胃拡張によって引き起こされる.この逆流をもたらす要因として,体重増加や脂肪食,カフェイン含有飲料,炭酸飲料,アルコール,喫煙,薬物などがある.胃食道逆流症の最も顕著な症状は胸焼けである.胸焼けは逆流した酸が食道の知覚神経を刺激して引き起こされる.

　胃食道逆流症は胃酸の逆流によって起こるので,治療には胃酸分泌を長期コントロールすることが大切である.逆流性食道炎では胃酸分泌抑制作用が強いプロトンポンプ阻害薬（PPI）やカリウムイオン競合型アシッドブロッカー（P-CAB）を用いる.

（b）消化性潰瘍

　胃液の消化作用により,胃または十二指腸粘膜に生じた組織欠損を消化性潰瘍とよぶ.**潰瘍**（ulcer）とは粘膜下層以下にまで及ぶ組織の欠損をいう.損傷が粘膜上部に存在する場合はびらんとよぶ.消化管での潰瘍のなかで,胃および十二指腸潰瘍は胃酸や消化酵素による自己消化により生じるため,消化性潰瘍とよばれる.

　消化性潰瘍の成因のひとつは**ヘリコバクター・ピロリ菌**（*Helicobacter pylori*）であり,攻撃因子と防御因子のバランス崩壊である.胃内は酸性であるため従来細菌などは存在しないと考えられていたが,胃潰瘍患者の胃粘膜からヘリコバクター・ピロリ菌が発見された.この菌はらせん状のグラム陰性桿菌でウレアーゼ活性をもち,尿素からアンモニアを発生させる特徴がある.ヘリコバクター・ピロリ菌が産生するアンモニアや毒素（VacA,CagA）などにより胃粘膜障害が引き起こされ,胃炎および消化性潰瘍の発症につながる.また,消化性潰瘍再発や胃がんの重要な成因となっている.さらに,非ステロイド性抗炎症薬内服も消化性潰瘍の発症に関与する（NSAIDs潰瘍）.

学修事項 D-2-11

（1）消化性潰瘍,機能性消化管障害,炎症性腸疾患,肝炎・肝硬変（ウイルス性・薬剤性等）,膵炎,胆道疾患

（3）主な治療薬

TLESR : transient lower esophageal sphincter relaxation

PPI : proton pump inhibitor

P-CAB : potassium-competitive acid blocker

COLUMN　ヘリコバクター・ピロリ菌の発見

胃粘膜に存在するヘリコバクター・ピロリ菌の分離培養に成功するとともに，自らピロリ菌を飲んで胃潰瘍が引き起こされることを発見したオーストラリアの病理学者ウォーレンとマーシャルは，2005年にノーベル生理学医学賞を受賞した．彼らの発見は，「胃は酸により強い酸性状態に保つことにより外部（食物など）からの細菌感染を防ぐため，細菌が生息できる環境ではない」というそれまでの固定観念を打ち砕き，胃酸などの胃粘膜攻撃因子と粘液分泌などの防御因子のバランスの乱れが原因と考えられてきた消化性潰瘍の発症メカニズムに対して一石を投じた．この発見以降，消化性潰瘍の病態におけるピロリ菌の関与に関する研究が盛んに行われた．その結果，現在ではピロリ菌による胃潰瘍や胃炎，胃がんの発症機構も明らかにされ，治療法も確立されている．

　健康な胃および十二指腸粘膜組織は攻撃因子（胃酸，ペプシン，胆汁酸など）と防御因子（胃粘液，炭酸水素イオン，胃粘膜抵抗性，胃粘膜血流，プロスタグランジンなど）との平衡関係により，攻撃因子によって侵されることはない．しかし，ストレスやアスピリンなどの薬物（バリアブレーカー）などにより攻撃因子と防御因子のバランスが崩れ攻撃因子が優位になると，結果として胃および十二指腸粘膜が侵襲を受ける．この攻撃因子や防御因子はともに生体の生理学的，薬理学的要因の複雑な制御機構を背景としているので，薬物の作用機序もこの関連としてしっかり理解する必要がある．「酸なきところに潰瘍なし」といわれるように，消化性潰瘍の発生と胃酸とは密接な関係にある．したがって，胃酸分泌を強力に抑制する薬物が消化性潰瘍の治療にもっとも大きな役割を担っている．

　ヘリコバクター・ピロリ菌が陽性の場合は除菌治療が第一選択である．除菌治療を実施しない場合は，H_2ブロッカーやプロトンポンプ阻害薬といった胃酸分泌抑制薬を投与する．非ステロイド性抗炎症薬起因性消化性潰瘍では非ステロイド性抗炎症薬を中止し，胃酸分泌抑制薬を投与する．中止が不可能な場合はプロトンポンプ阻害薬もしくはプロスタグランジン系薬の投与が推奨される．

6.4.4　消化性潰瘍治療薬

学修事項 C-4-5
(5) 消化器系疾患の医薬品

学修事項 D-2-11
(1) 消化性潰瘍，機能性消化管障害，炎症性腸疾患，肝炎・肝硬変（ウイルス性・薬剤性等），膵炎，胆道疾患
(3) 主な治療薬

　消化性潰瘍治療薬には，プロトンポンプ阻害薬やH_2ブロッカーといった胃酸分泌抑制薬や胃粘膜防御因子増強薬などがある（表6.4①）．

（a）攻撃因子抑制薬
（1）プロトンポンプ阻害薬

　胃の胃壁細胞の管腔側の膜においてH^+とK^+を交換するATPアーゼ（H^+/K^+-ATPアーゼ）は酸分泌の最終段階で，**プロトンポンプ**（proton pump）とよば

消化性潰瘍治療薬　6.4　　457

表6.4① 消化性潰瘍治療薬

カテゴリー	薬物名	作用機序	副作用・その他
プロトンポンプ阻害薬	オメプラゾール ランソプラゾール ラベプラゾール エソメプラゾール	酸により活性型となり，胃壁細胞の H^+/K^+-ATPアーゼに結合して酵素活性を阻害することで，あらゆる刺激の胃酸分泌を抑制する	ショック，アナフィラキシー様症状，血液障害，皮膚障害
カリウムイオン競合型アシッドブロッカー	ボノプラザン	胃壁細胞の H^+/K^+-ATPアーゼのカリウムイオン結合部位において，頂端膜側でボノプラザンがカリウムイオンと競合的に拮抗することで，プロトンポンプ機能を抑制する	便秘，軟便，下痢，吐き気，味覚異常，発疹，肝機能値の異常，血清ガストリン値上昇
H_2ブロッカー	シメチジン ラニチジン ファモチジン ニザチジン ラフチジン ロキサチジン酢酸エステル	胃壁細胞上にあるヒスタミン H_2 受容体において，ヒスタミンと拮抗することで胃酸分泌を抑制する	発疹
抗コリン薬	アトロピン スコポラミン ピペリドレート プロパンテリン ブチルスコポラミン	胃壁細胞のアセチルコリン M_3 受容体を遮断することで，胃酸分泌を抑制する	口渇，散瞳，便秘，排尿障害，頻脈
選択的アセチルコリン M_1 受容体遮断薬	ピレンゼピン	迷走神経の神経節にあるアセチルコリン M_1 受容体を選択的に遮断することで，胃酸分泌を抑制する	ほかの抗コリン薬に比べて，頻脈（アセチルコリン M_2 受容体遮断）といった副作用の発現が少ない
抗ガストリン薬	プログルミド	胃壁細胞や ECL 細胞に発現するコレシストキニン CCK_2/ ガストリン受容体を遮断することで，胃酸分泌を抑制する	
プロスタグランジン系薬	ミソプロストール エンプロスチル	胃粘膜細胞や血管のプロスタノイド EP 受容体を刺激することで，胃酸分泌抑制，胃粘液分泌促進，炭酸水素イオン分泌促進，胃粘膜血流増加作用を惹起する	下痢や子宮運動亢進による流産
粘膜防御因子増強薬	スクラルファート エカベト レバミピド テプレノン ゲファルナート アズレン セトラキサート	胃粘膜の代謝亢進，血流増加，粘液・炭酸水素分泌亢進，粘膜プロスタグランジン増大など，いわゆる胃粘膜保護作用を介して胃粘膜を保護し，欠損粘膜の修復を促進する．	
ペニシリン系抗菌薬	アモキシシリン	細胞壁合成酵素トランスペプチダーゼのペニシリン結合タンパク質に結合し酵素活性を阻害することで，細胞壁主成分であるペプチドグリカンの合成を阻害する	下痢，軟便，吐き気，腹痛，味覚異常，発疹
マクロライド系抗菌薬	クラリスロマイシン	細菌のリボソーム 50S サブユニットに結合しアミノアシル転位反応を抑制することで，細菌のタンパク質合成を阻害する	下痢，軟便，吐き気，胃痛，腹痛，発疹
抗トリコモナス薬	メトロニダゾール	生成したヒドロキシラジカルが DNA 二重鎖を切断することによって，核酸合成を阻害する	下痢，軟便，吐き気，胃の不快感，腹痛，発疹

オメプラゾール　　　　　　　　　　ランソプラゾール

ラベプラゾール ナトリウム　　　　　エソメプラゾール

れる．**オメプラゾール**（omeprazole）や**ランソプラゾール**（lansoprazole），ラベプラゾール（rabeprazole）は H^+/K^+-ATPアーゼを阻害することによって，ヒスタミン H_2 受容体刺激，アセチルコリン M_3 受容体刺激およびコレシストキニン CCK_2/ガストリン受容体刺激といった，あらゆる刺激の胃酸分泌を抑制する．**エソメプラゾール**（esomeprazole）は「ラセミ体であるオメプラゾール」の光学異性体（S 体）であり，オメプラゾールと同様の作用機序でプロトンポンプを阻害する．

　プロトンポンプ阻害薬（PPI）は一種のプロドラッグである．分子が弱塩基性のために壁細胞の分泌小管に蓄積され，そこで酸性条件下で活性型の分子に変換されて，プロトンポンプの頂端膜側にあるチオール基（—SH）に結合する（図 6.4 ②）．この酵素を不可逆的に阻害することにより，酸分泌を強力に，しかも長時間にわたり抑制するのである．したがって，経口，非経口，いずれの投与経路においても，1 回の投与により 24 時間以上胃酸分泌が抑制される．このような機序のため，プロトンポンプ阻害薬の効果は胃壁細胞特異的に現れ，ほかの細胞に対する影響は少ない．

　プロトンポンプ阻害薬はきわめて長い薬効持続時間をもつため，胃内 pH の低下，その結果として血中ガストリンの上昇（高ガストリン血症）が引き起こされ，ECL 細胞などの胃腺細胞の過形成を招く可能性もあるため，薬物使用期間に制限がつけられている．逆流性食道炎では 8 週間まで経口投与し，非びらん性胃食道逆流症では 4 週間まで経口投与する．胃潰瘍で 8 週間，十二指腸潰瘍で 6 週間と使用期間が制限されている．

（2）カリウムイオン競合型アシッドブロッカー

　従来のプロトンポンプ阻害薬とは異なる阻害様式で H^+/K^+-ATP アーゼを阻害する**ボノプラザン**（vonoprazan）がカリウムイオン競合型アシッドブロッカー（P-CAB）として開発された．ボノプラザンは胃壁細胞の H^+/K^+-ATP アーゼのカリウムイオン結合部位において，頂端膜側でボノプラザンがカリウムイオンと競合的に拮抗することによって，プロトンポンプ機能を阻害する．胃および十二指腸潰瘍などの治療や予防，ヘリコバクター・ピロ

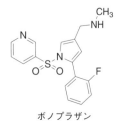

ボノプラザン

消化性潰瘍治療薬　6.4　　　459

リ除菌時の胃内 pH 調整に用いられる．ほかのプロトンポンプ阻害薬ではプロトンポンプに結合しなかった薬物は胃酸で不活性化されるが，ボノプラザンは胃酸による化合物本体の不活性化がなく，胃壁細胞分泌小胞のなかに蓄積する．酸による活性化を必要としないため，服用後の血中有効濃度への到達が速やかで，作用発現までが速い．

（3）H$_2$ ブロッカー（ヒスタミン H$_2$ 受容体遮断薬）

　副交感神経による胃酸分泌もガストリンを介する胃酸分泌も，ECL 細胞からのヒスタミンを介して引き起こされるため，胃壁細胞のヒスタミン H$_2$ 受容体は胃酸分泌に関係する受容体のなかで最も重要な受容体と位置づけられる．**ヒスタミン H$_2$ 受容体遮断薬**(histamine H$_2$ receptor antagonist)は通常 **H$_2$ ブロッカー**(H$_2$ blocker)とよばれており，胃壁細胞上にあるヒスタミン H$_2$ 受容体において，ヒスタミンと拮抗することによって胃酸分泌を抑制する．

　これらの薬物はヒスタミンの化学構造を元にして 1976 年に**シメチジン**(cimetidine)がイギリスで登場した．シメチジンのほか，**ラニチジン**(ranitidine)，**ファモチジン**(famotidine)，**ニザチジン**(nizatidine)，**ラフチジン**(lafutidine)，**ロキサチジン酢酸エステル**(roxatidine acetate)がある．H$_2$ ブロッカーは胃酸分泌抑制の薬効発現は速いが，効力に関しては胃酸分泌機構最終段階であるプロトンポンプを阻害する PPI より弱い．H$_2$ ブロッカーは副作用が少なく安全性の高い薬物である．

シメチジン　　ラフチジン　　および鏡像異性体

ラニチジン　　ロキサチジン酢酸エステル

ファモチジン　　ニザチジン

（4）抗コリン薬

　胃酸分泌と胃および十二指腸の平滑筋運動は，副交感神経によって支配されている．したがって，副交感神経の遮断は攻撃因子抑制のひとつの手段である．抗コリン薬は胃壁細胞のアセチルコリンとアセチルコリン M$_3$ 受容体において拮抗し，胃酸分泌を抑制する．現状エンテロクロマフィン様細胞（ECL 細胞）にはアセチルコリン受容体はないと考えられている．

ECL：enterochromaffin-like

胃酸分泌抑制に加え，胃および十二指腸の筋緊張も抑制する．すなわち消化管平滑筋細胞上にあるアセチルコリン M_3 受容体においてアセチルコリンと競合的に拮抗することにより，平滑筋弛緩作用を発現する．薬物としては，第三級アミン型（アトロピン，スコポラミン，ピペリドレートなど）と第四級アンモニウム型（プロパンテリン，ブチルスコポラミンなど）とに大別される．第四級アンモニウム型は第四級化によって抗コリン作用が強くなるとともに，神経節遮断作用も出現するようになる．また血液脳関門を通りにくくなるので，副作用の中枢興奮作用も消失する．

アトロピン　　スコポラミン　　ピペリドレート

プロパンテリン　　ブチルスコポラミン

【副作用】 抗コリン薬は胃壁細胞のアセチルコリン M_3 受容体のみならず，全身の M_1, M_2, M_3 受容体においても同様にアセチルコリンと拮抗するため，副作用として口渇（M_3 受容体遮断），散瞳（M_3 受容体遮断），便秘（M_3 受容体遮断），排尿障害（M_3 受容体遮断），頻脈（M_2 受容体遮断）を引き起こす．緑内障や前立腺肥大による排尿障害，重篤な心疾患には禁忌である．

（5）選択的アセチルコリン M_1 受容体遮断薬

ピレンゼピンは迷走神経の神経節にあるアセチルコリン M_1 受容体に選択的に作用してアセチルコリンに拮抗することで，酸分泌を抑制するとされている．しかし，ピレンゼピンの M_1 受容体遮断作用の効力は M_3 受容体遮断作用の効力と比較してさほど差がないので，ピレンゼピンの胃酸分泌抑制作用は神経節の M_1 受容体を遮断した結果というよりは，胃壁細胞の M_3 受容体を遮断したことに起因するものと考えられる．

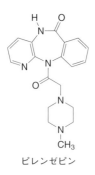

ピレンゼピン

ピレンゼピンのアセチルコリン M_2 受容体遮断作用は非常に弱いので，ほかの抗コリン薬に比べ心臓の頻脈を起こすことが少ない．これがほかの抗コリン薬とは異なるピレンゼピンの特徴である．

（6）抗ガストリン薬（ガストリン受容体遮断薬）

抗ガストリン薬は胃壁細胞や ECL 細胞に発現するコレシストキニン CCK_2／ガストリン受容体において，ガストリンと拮抗することによって胃

酸分泌を抑制する．薬物としては**プログルミド**(proglumide)がある．

（7）制酸薬

　制酸薬は過剰の酸を中和および吸着して胃酸を中和することで，ペプシン活性を抑制する．また，胃粘膜を被覆して酸の攻撃から粘膜を守るものもある．これらの薬物は，ⅰ）速効性，ⅱ）症状(胸やけ，疼痛)改善効果が顕著，ⅲ）安価などの特徴をもっている．

　制酸薬は吸収性制酸薬と非吸収性制酸薬とに分けられる．吸収性制酸薬には炭酸水素ナトリウムなどがあり，胃酸を急速に中和する作用をもつ．作用の持続は短い．これらは胃内で中和に関与しなかったものが吸収されて血液の炭酸水素イオンを増大させるので，代謝性アルカローシスを引き起こす．非吸収性制酸薬には乾燥水酸化アルミニウムゲルや酸化マグネシウムなどがある．非吸収性制酸薬は吸収されないため，血液の酸および塩基にはほとんど影響されることなく，強い制酸作用を発揮する．アルミニウムおよびマグネシウム化合物はあまり吸収されず，便中に排泄される．

　制酸薬は自覚症状の改善に即効性を示すことから，現在は胸焼けや食べすぎなどによる過酸状態に日常的に用いる．

【副作用】便秘または下痢，ほかの薬物の吸収障害やアルカローシスがあるので，長期大量投与は慎重にする必要がある．

（8）プロスタグランジン系薬

　胃粘膜には多量の内因性プロスタグランジンが存在する．これらは多様な攻撃因子から胃粘膜を保護していると考えられている．正常な胃粘膜では内因性プロスタグランジン，とくにプロスタグランジンE_2，プロスタグランジンI_2などプロスタノイドが存在し，強力な胃粘膜保護作用と胃液分泌抑制作用により粘膜を保護している．

　非ステロイド性抗炎症薬(NSAIDs)の長期投与によって胃および十二指腸潰瘍が引き起こされるが，NSAIDs の中止が困難な場合はその治療に非常に有用である．たとえば慢性関節リウマチなど NSAIDs を長期にわたって服用する例では，消化性潰瘍が高頻度で認められるため，プロスタグランジンE_1誘導体**ミソプロストール**(misoprostol)と併用する．また，プロスタグランジンE_2誘導体**エンプロスチル**(enprostil)が消化性潰瘍の治療に用いられている．これらの薬物は胃粘膜細胞や血管のプロスタノイド EP 受容体を刺激することで，胃酸分泌抑制(EP_3受容体)，胃粘液分泌促進(EP_4受容体)，

COLUMN　アスピリンによって胃が荒れるわけ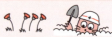

シクロオキシゲナーゼには**シクロオキシゲナーゼ-1**(cyclo-oxygenase 1；COX-1)と**シクロオキシゲナーゼ-2**(COX-2)の二つのアイソザイムが存在する．シクロオキシゲナーゼ-1は常在型(構成型)酵素であり，ほぼすべての組織に刺激の有無にかかわらず発現している．とくに胃粘膜では，COX-1により多量の内因性プロスタグランジンが産生されており，このプロスタグランジンを介して常時胃粘膜を保護している．一方，COX-2は炎症局所で細菌性内毒素や炎症性サイトカインの刺激により誘導される酵素である．炎症部位ではCOX-2が誘導され，大量のプロスタグランジンを産生する．

アスピリンやインドメタシンといった非ステロイド性抗炎症薬はCOX-2とともにCOX-1も阻害するので，胃においてCOX-1阻害を介してプロスタグランジンの生合成が抑制され胃粘膜防御因子が弱まり，胃損傷や胃潰瘍が発生する．したがって，消化性潰瘍が生じた場合はNSAIDsをまず中止する．類似の機序で腎障害も起こる．COX-2を選択的に阻害する非ステロイド性抗炎症薬セレコキシブは副作用として胃腸障害作用が弱い．

炭酸水素イオン分泌促進(EP_3/EP_4受容体)，胃粘膜血流増加作用($EP_2/EP_3/EP_4$受容体)を引き起こす．

【副作用】 プロスタグランジン自体には下痢の誘発作用と子宮運動亢進による流産誘発の作用があり，この副作用と薬効との分離が製剤開発の鍵となっていた．これらの副作用は弱いが，プロスタグランジンは子宮収縮作用をもつため，妊娠または妊娠の可能性のある患者には流産の危険があり禁忌である．

(9) 粘膜防御因子増強薬

粘膜防御因子増強薬は消化管粘膜の防御能を増強するメカニズムをもつ．大別すると，① 潰瘍病巣の保護作用をもつ薬物，② 組織修復の促進作用をもつ薬物，そして，③ 防御調節因子であるプロスタグランジン系の薬物がある．しかし，防御因子増強薬の多くは一つの薬物にいくつかの作用を併せもつ場合が多く，厳密に分類するのは難しい．

詳細な作用機序は明確ではないが，結果的に胃粘膜の代謝亢進，血流増加，粘液および炭酸水素分泌亢進，粘膜プロスタグランジン増大など，いわゆる胃粘膜保護作用を介して胃粘膜を保護し，傷害胃粘膜の修復を促進する薬物群が，粘膜防御因子増強薬である．代表的な薬物には，**スクラルファート**(sucralfate)，**エカベト**(ecabet)，**レバミピド**(rebamipide)，**テプレノン**(teprenone)，**ゲファルナート**(gefarnate)，**アズレン**(azulene)，**セトラキサート**(cetraxate)などがある．高齢者は胃機能が低下しているので，粘膜防御因子増強薬の使用が適している．

および鏡像異性体

スクラルファート R=SO₃Al(OH)₂

エカベト

レバミピド

テプレノン

セトラキサート

ゲファルナート

アズレン

(10) ヘリコバクター・ピロリ除菌薬

ヘリコバクター・ピロリ菌は胃粘液内に生存し，ウレアーゼによってアンモニアや毒素タンパク質を産生することで，消化性潰瘍形成や再発に関与している．ヘリコバクター・ピロリ除菌療法により胃潰瘍の再燃・再発が抑制されることから，ヘリコバクター・ピロリ陽性消化性潰瘍に対しては除菌療法が基本となる．ヘリコバクター・ピロリ菌を除菌するための抗菌薬には，クラリスロマイシン，**アモキシシリン**(amoxicillin)，抗原虫薬の**メトロニダゾール**(metronidazole)が用いられる．アモキシシリンはペニシリン系抗菌薬で，細胞膜上に存在する細胞壁合成酵素トランスペプチダーゼのペニシリン結合タンパク質に結合しその酵素活性を阻害することで，細胞壁主成分であるペプチドグリカンの合成を阻害する．クラリスロマイシンはマクロライド系抗菌薬で，細菌のリボソーム50Sサブユニットに結合しアミノアシル転位反応を抑制することで，細菌のタンパク質合成を阻害する．クラリスロマイシン耐性のヘリコバクター・ピロリ菌に対して，メトロニダゾールを用いる．メトロニダゾールは抗トリコモナス薬で，生成したヒドロキシラジカ

アモキシシリン

メトロニダゾール

クラリスロマイシン

ルが DNA 二重鎖を切断することによって，核酸合成を阻害する．

　これらの抗菌薬は胃内液性が中性であるほど効力が強いので，プロトンポンプ阻害薬と併用して胃内 pH を上昇させる．また，プロトンポンプ阻害薬の併用により，抗菌薬の胃粘液層への移行性を高めることもできる．用いられるプロトンポンプ阻害薬としてはオメプラゾール，ランソプラゾール，ラベプラゾール，エソメプラゾールを用いる．最近ではカリウムイオン競合型アシッドブロッカーのボノプラザンも用いられるようになった．アモキシシリン＋クラリスロマイシン＋プロトンポンプ阻害薬もしくはカリウム競合型アシッドブロッカーの三剤併用療法が一般的である．

　年々，クラリスロマイシン耐性菌が増加してきており，一次除菌率が低下していることが臨床上の問題となっている．クラリスロマイシンは多用されるため，ヘリコバクター・ピロリ菌も耐性を獲得したものと考えられる．一次除菌不成功の場合は，アモキシシリン＋メトロニダゾール＋プロトンポンプ阻害薬もしくはカリウム競合型アシッドブロッカーの三剤併用療法にする．

【副作用】 下痢があるため，整腸剤などを併用する．このほか，肝機能障害もある．

6章 呼吸・消化器系の薬理

6.5 消化管運動改善薬と炎症性腸疾患治療薬

❖ 本節の目標 ❖
- 胃腸機能および疾患，改善薬の分類，作用機序を学ぶ．

　摂取した食物は胃運動によって胃液と混和した後，胃幽門部と十二指腸部の協調運動により十二指腸に送りだされる（図6.5①）．腸では蠕動運動と消化酵素の分泌が行われ，食物から栄養分を吸収する．胃機能改善薬は胃運動の亢進を目的として用いられ，上腹部不定愁訴をもつ患者に汎用されている．上腹部不定愁訴は一般的に胃運動抑制によって胃内容物が停滞した状態で，胸やけ，悪心，食欲不振，腹部膨満感などの消化器症状として現れる．また，腸機能改善薬は腸運動の調節薬として用いられ，便秘，下痢をもつ患者に汎用される．

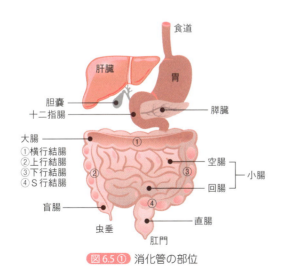

図6.5① 消化管の部位

ドパミン
消化管運動亢進には副交感神経節後線維終末から遊離されるアセチルコリンが大きな役割を担っている．一方，このコリン作動性神経細胞にはドパミンD_2受容体が存在している．内因性ドパミンの作用が優位になると，コリン作動性神経終末からのアセチルコリンの遊離が抑制されて，その結果，消化管運動が低下し種々の消化器症状が発現する．胃・十二指腸の運動機能が低下した場合は，上腹部不定愁訴が現れる．

神経ペプチド
消化管に存在する神経ペプチドは，摂取した食物や自律神経の刺激に応じて神経終末より分泌され，それぞれの受容体を刺激することにより，消化管運動や分泌，胃粘膜防御機能を調節する．おもな消化管ペプチドは，サブスタンスP，カルシトニン遺伝子関連ペプチド(calcitonin gene-related peptide；CGRP)，ソマトスタチン，エンケファリンなどがある．

6.5.1 胃腸運動

学修事項 C-7-10
(1) 消化管と主要な付属器官（肝臓・胆のう・膵臓）
(2) 消化・吸収・排泄とその調節

セロトニン

セロトニン(5-hydroxytryptamine；5-HT) は消化管のエンテロクロマフィン細胞に大量に含まれている．エンテロクロマフィン細胞は，管腔側からの刺激を受けると興奮して，セロトニンを遊離し，腸運動を亢進したり，内臓知覚伝達をしたりしている．セロトニン 5-HT$_2$ 受容体は消化管平滑筋細胞上に存在し，平滑筋収縮に関与している．セロトニン 5-HT$_{1A}$ 受容体は筋間神経叢のコリン作動性神経上に発現し，アセチルコリン遊離を抑制する．セロトニン 5-HT$_3$ および 5-HT$_4$ 受容体は筋間神経叢のコリン作動性神経上に存在し，アセチルコリン遊離を促進する．セロトニン 5-HT$_3$ および 5-HT$_4$ 受容体は一次求心性知覚神経にも発現しており，消化管の疼痛や不快感を中枢に伝達する．

（a）自律神経系と壁内神経系による胃腸運動の調節機構

　胃や腸は自律神経系の二重支配を受けており，分泌や運動に対して副交感神経はおもに促進的に，交感神経は抑制的に働いている．壁内神経叢（筋間神経叢と粘膜下神経叢）において，副交感神経の節前神経線維は神経節を形成し，節後ニューロンは平滑筋や粘膜に投射している．交感神経はその大部分がその神経節で終わり，副交感神経終末からのアセチルコリン遊離を抑制する役割を果たしている．その一部は平滑筋や局所血管にも分布している．

　消化管内には壁内神経系とよばれる第三の自律神経系が存在する．壁内神経系は，筋間神経叢および粘膜下神経叢に存在する神経細胞の細胞体とそれらを連結する神経線維から構成されている．その一部は自律神経節後線維も含まれている．粘膜下神経叢（マイスナー神経叢）では分泌，血流を調節する神経細胞が集まっている．また，管腔側からの刺激を感受する内在性一次求心性知覚ニューロンも存在している．筋間神経層（アウエルバッハ神経叢）では，興奮性や抑制性の平滑筋運動ニューロンが存在している．おもな消化管神経系の伝達物質には，アセチルコリン，ノルアドレナリン，ドパミン，セロトニン，ATP，一酸化窒素(NO)，神経ペプチドなどがある．

アセチルコリン　　ノルアドレナリン　　ドパミン　　セロトニン(5-HT)

6.5.2 機能性消化管障害

FGIDs：functional gastrointestinal disorders

GERD：gastroesophageal reflux disease

FD：functional dyspepsia

IBS：irritable bowel syndrome

　器質的な傷害がみられず，ストレスを主原因とした消化管の機能傷害を**機能性消化管障害**(FGIDs)という．機能性消化管障害には，食道を主体とした機能異常が現れる**非びらん性胃食道逆流症**(GERD)と，胃を主体とした機能異常が現れる**機能性ディスペプシア**(FD)と，大腸を主体とした機能異常がみられる**過敏性腸症候群**(IBS)が含まれる．

（a）機能性ディスペプシアの病態

　機能性ディスペプシア(FD)とは器質的疾患が認められないが，心窩部痛などの自覚症状を呈する疾患である．FD の症状は心窩部痛，心窩部灼熱感，もたれ感，そして早期膨満感の四つとして定義される．また FD の病態は，① 消化管運動機能障害，② 胃や小腸の内臓知覚過敏，③ 心因性因子の三つが重要とされている．この刺激系としては，胃運動や管腔内圧の上昇などに

消化管運動改善薬と炎症性腸疾患治療薬　6.5　467

よる物理的刺激および胃酸や食物などによる化学的刺激が存在する.

（b）過敏性腸症候群の病態

腸管には器質的病変はみられないが，**便秘**(constipation)，**下痢**(diarrhea)，交代制便通異常と腹痛や腹部不快感が継続する大腸の機能的疾患である.　**過敏性腸症候群**(IBS)の病態は下部消化管運動異常，内臓知覚過敏，心理的異常の脳腸相関が大きな役割を演じている.　心理的ストレスは発症，増悪の要因となるが，そのほかに種々の遺伝的要因が報告されている.

過敏性腸症候群の薬物治療として便通異常を是正する薬物とストレスを緩和する薬物が対症療法的に用いられる.　下痢型 IBS は整腸薬と高分子重合体の併用から開始する.　うまくいかなかった場合は整腸薬を数種類，さらにラモセトロンを併用する.　便秘型 IBS は酸化マグネシウム(Mg＝O)と高分子重合体の併用から開始する.　うまく行かなかった場合はモサプリドや大建中湯を併用する.　混合型 IBS は高分子重合体の服用と下痢・便秘それぞれの症状に併せて整腸薬や下剤を併用する.

> **学修事項** D-2-11
> （1）消化性潰瘍，機能性消化管障害，炎症性腸疾患，肝炎・肝硬変(ウイルス性・薬剤性等)，膵炎，胆道疾患

> **内臓知覚過敏**
> 内臓知覚過敏とは，胃腸粘膜層の一次求心性知覚神経活動が増感作された状態で，胃や十二指腸が刺激に対して痛みを感じやすくなっている状態を指す.　内臓知覚過敏状態の胃では，少量の食物が流入しただけで胃内圧が上昇し，早期膨満感を自覚したりする.　また，心窩部においても胃酸に対する過剰な疼痛や灼熱感が引き起こされる.

6.5.3　消化管運動改善薬

（a）アセチルコリンエステラーゼ阻害薬

ネオスチグミンやアコチアミド(acotiamide)はコリン作動性神経シナプスにあるアセチルコリンエステラーゼを阻害する(表6.4①).　その結果，コリン作動性神経終末から遊離するアセチルコリンの分解は抑制され，シナプスにアセチルコリンが増加する.　これにより，胃前庭部および胃体部におけるアセチルコリンによる平滑筋収縮を増大させる(図6.5②).　ネオスチグミンは，消化管機能低下時の慢性胃炎，手術後および分娩後の腸管麻痺，弛緩性便秘症に用いる.　アコチアミドは世界初の機能性ディスペプシアの治療薬で，食後膨満感，上腹部膨満感，早期膨満感に用いられる.

> **学修事項** D-2-11
> （3）主な治療薬

ネオスチグミン　　　　　　アコチアミド

（b）ドパミン D₂ 受容体遮断薬

胃のなかで消化されたものが小腸へ送られる際に排出異常があると，胃炎や胃・十二指腸潰瘍の原因になる.　ドパミン D_2 受容体遮断薬は胃の排出異常を改善する目的で用いられる.

表6.5 ① 消化管運動改善薬

カテゴリー	薬物名	作用機序	副作用・その他
アセチルコリンエステラーゼ阻害薬	ネオスチグミン アコチアミド	副交感神経と平滑筋の接合部のアセチルコリンエステラーゼを阻害することで，消化管運動を亢進する	下痢，嘔気，嘔吐
ドパミン D_2 受容体遮断薬	メトクロプラミド ドンペリドン イトプリド スルピリド	迷走神経節後線維のドパミン D_2 受容体を遮断することで，神経終末からのアセチルコリンの遊離を促進し，消化管運動を亢進する．延髄の化学受容器引金帯(CTZ)のドパミン D_2 受容体も遮断するため，悪心・嘔吐を抑える	薬剤性パーキンソン症候群，腹痛，下痢，便秘．脳下垂体前葉のラクトトロフにあるドパミン D_2 受容体を遮断し，プロラクチン分泌を惹起するので，高プロラクチン血症・乳汁漏出症を引き起こす
セロトニン 5-HT_4 受容体刺激薬	モサプリド	副交感神経節後線維のセロトニン 5-HT_4 受容体を刺激することで，アセチルコリン遊離を促進し，消化管運動を亢進する	腹痛，下痢 肝機能障害
オピオイド受容体刺激薬	トリメブチン	高濃度では副交感神経系コリン作動性神経終末のオピオイドμ受容体を刺激することで，アセチルコリンの遊離を抑制し，消化管蠕動を抑制する．低濃度ではアドレナリン作動性神経終末のオピオイドμ受容体を刺激することで，ノルアドレナリン遊離を抑制し，コリン作動性神経終末からのアセチルコリン遊離を促進して消化管蠕動を亢進する	口渇，発疹
セロトニン 5-HT_3 受容体遮断薬	ラモセトロン	壁内神経系のセロトニン 5-HT_3 受容体においてセロトニンと拮抗することで，ストレスによる消化管運動亢進を抑制する	腹痛の悪化，血便，硬便
高分子重合体	ポリカルボフィルカルシウム	小腸や大腸において水分を吸収し膨潤・ゲル化して便の水分バランスを調整し，さらに腸壁に対して物理的に圧刺激を加えることで，消化管蠕動運動を正常化する	高カルシウム血症
抗コリン薬	メペンゾラート ブチルスコポラミン プロパンテリン	腸管平滑筋のアセチルコリン M_3 受容体を遮断することで，消化管運動を抑制する	口渇(M_3受容体遮断)，散瞳(M_3受容体遮断)，便秘(M_3受容体遮断)，排尿障害(M_3受容体遮断)，頻脈(M_2受容体遮断) 抗コリン薬は排尿筋のアセチルコリン M_3 受容体も遮断し排尿筋を弛緩させるので，前立腺肥大の患者には禁忌である．毛様体筋のアセチルコリン M_3 受容体も遮断し毛様体筋を弛緩させるので，緑内障の患者も禁忌である．心臓のアセチルコリン M_2 受容体も遮断し心筋収縮を抑制することがあるので，重篤な心疾患者にも禁忌である
塩類下剤	酸化マグネシウム	腸内水分および分泌液の吸収を阻止することで，腸内容物が容積を増大し軟化するため，反射的に蠕動運動を亢進する	マグネシウムが高値になることによる熱感，低血圧，呼吸低下

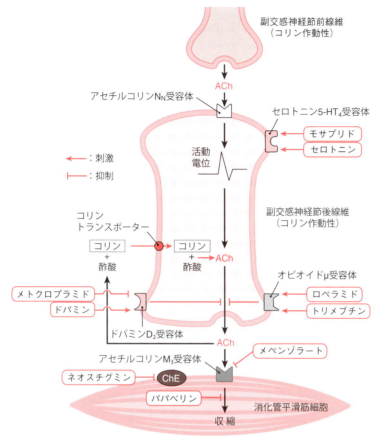

図6.5② 胃腸平滑筋収縮に作用する薬物の作用機序

　消化管内の迷走神経節後ニューロンにドパミン D_2 受容体が発現しており，これが刺激されるとアセチルコリン遊離が減少して胃運動が低下する．その結果として，種々の上腹部症状が発現する．したがって，ドパミン D_2 受容体遮断薬はこの内因性ドパミンによる消化管運動抑制を解除することにより，神経終末からのアセチルコリンの遊離を促進し，胃排出能および蠕動運動を亢進させる．薬物としては，**メトクロプラミド**(metoclopramide)，**ドンペリドン**(domperidone)，**イトプリド**(itopride)，**スルピリド**(sulpiride)がある．

　また，これらの薬物は，延髄の**化学受容器引金帯**(CTZ)のドパミン D_2 受容体も遮断するため，悪心・嘔吐が強いときには制吐薬としても用いられる．

　メトクロプラミドは，ドパミン D_2 受容体遮断作用に加え，セロトニン 5-HT_3 受容体遮断作用およびセロトニン 5-HT_4 受容体刺激作用をもつ．イトプリドはドパミン D_2 受容体遮断作用のほかに，コリンエステラーゼ阻害作用もあり，それら両方の作用で消化管運動を亢進する．

メトクロプラミド　イトプリド　スルピリド　ドンペリドン

（c）セロトニン 5-HT₄ 受容体刺激薬

モサプリド（mosapride）は副交感神経節後ニューロンのセロトニン 5-HT₄ 受容体を刺激することによって，アセチルコリン遊離を促進し，消化管運動を亢進する．適用は，胃腸運動機能亢進薬として，悪心，嘔吐，食欲不振，腹部膨満感，胸焼けなどの消化器症状に対して用いられる．また，慢性胃炎，逆流性食道炎にも用いられる．ドパミン D₂ 受容体遮断薬の作用はおもに上部消化管，小腸であるのに対して，セロトニン 5-HT₄ 受容体刺激薬はさらに大腸に対する作用もある．

モサプリド

> **Advanced　モサプリドの抗炎症作用**
>
> 　消化管疾患では，消化管粘膜に集積したマクロファージにα_7-ニコチン性アセチルコリン受容体が発現しており，この受容体が刺激されると消化管炎症が抑えられる．
>
> 　**モサプリド**は消化管疾患に対して抗炎症作用を示すことが報告されている．そのメカニズムは，モサプリドが消化管壁内神経叢のセロトニン 5-HT₄ 受容体を刺激するとアセチルコリンが遊離される．この遊離されたアセチルコリンがマクロファージなどの免疫細胞に発現しているα_7-ニコチン性アセチルコリン受容体を刺激することによって，抗炎症作用が惹起される．

（d）オピオイド受容体刺激薬

トリメブチン（trimebutine）は，中枢神経系への移行性をなくし，末梢性に作用するオピオイド受容体刺激薬である．トリメブチンは交感神経系および副交感神経系に発現するオピオイドμ受容体を刺激することによって，内因性のアセチルコリン遊離を抑制する．慢性胃炎における消化器症状（腹部疼痛，膨満感，悪心など），過敏性腸症候群の症状改善に用いる．

トリメブチンは，低濃度ではアセチルコリン遊離を増大して消化管運動機能を亢進するが，高濃度ではアセチルコリンの遊離を抑制して運動を低下させる．この作用機序は，高濃度では副交感神経系コリン作動性神経終末に存在するオピオイドμ受容体を刺激することで，アセチルコリンの遊離を抑制し消化管蠕動を抑制することによる．一方，低濃度では交感神経系アドレナ

トリメブチン

リン作動性神経の終末に存在するオピオイドμ受容体を刺激することでノルアドレナリン遊離が抑制され，その結果コリン作動性神経終末からのアセチルコリン遊離が増大して消化管蠕動を亢進する．

臨床的にトリメブチンは，腸運動が亢進した状態では副交感神経系のオピオイドμ受容体を刺激することによって消化管運動を抑制し，低下した状態では交感神経系のオピオイドμ受容体を刺激することで消化管運動を亢進する．したがって，消化管機能が低下しているとき（便秘型IBS）でも，亢進しているとき（下痢型IBS）でも効果的に使える便利な薬である．止瀉薬であるロペラミドもオピオイドμ受容体を刺激し消化管運動を抑制する．

（e）セロトニン 5-HT₃ 受容体遮断薬

ラモセトロン（ramosetron）は，壁内神経系のセロトニン 5-HT₃ 受容体においてセロトニンに拮抗することによって，その結果，ストレスによる消化管運動亢進が抑制され，過敏性腸症候群（IBS）の下痢症状が改善される．壁内の一次知覚神経のセロトニン 5-HT₃ 受容体を遮断することで，過敏性腸症候群（IBS）腹痛および内臓知覚過敏も改善される．また，延髄の化学受容器引金帯および一次求心性知覚神経の神経終末に発現するセロトニン 5-HT₃ 受容体においてセロトニンに拮抗することで，制吐作用も示す．抗悪性腫瘍薬（シスプラチンなど）によって引き起こされる嘔吐に対して効果がある．

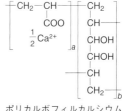

ラモセトロン

（f）高分子重合体ポリカルボフィルカルシウム

ポリカルボフィルカルシウム（polycarbophil calcium）は，胃内の酸性条件下でカルシウムを脱離して，ポリカルボフィルとなり，小腸や大腸などの中性条件下において水分を吸収して膨潤・ゲル化する．便の水分バランスを調整し，さらに腸壁に対して物理的に圧刺激を加えることで，消化管蠕動運動を正常化する．この消化管内水分保持作用および内容物輸送調節作用により，便秘と下痢を交互に繰り返す過敏性腸症候群の症例に効果を示す．

ポリカルボフィルカルシウム

（g）抗コリン薬

消化管運動が過剰に亢進している際に，**抗コリン薬**（anticholinergic agent）は腸管平滑筋のアセチルコリン M₃ 受容体を遮断することで，腸管運動を抑制する．とくに下部消化管の運動を抑制する．したがって，抗コリン薬は過敏性腸症候群における消化管の異常運動亢進や下痢に有効である．薬物には**メペンゾラート**（mepenzolate），**ブチルスコポラミン**（butylscopolamine），**プロパンテリン**（propantheline）がある．ちなみに，平滑筋収縮抑制作用を鎮痙

メペンゾラート　　　プロパンテリン　　　ブチルスコポラミン

作用とよぶ．したがって，抗コリン薬は鎮痙薬である．パパベリンは抗コリン作用を示さず，cAMP 分解酵素ホスホジエステラーゼ阻害薬であり，鎮痛作用を示す．

（h）塩類下剤　酸化マグネシウム

難吸収性の塩類は腸内水分および分泌液の吸収を阻止する．これによって腸内容は流動性を保ち容積も増大し軟化するため，反射的に蠕動運動を亢進して水様便を排泄する．痙攣性便秘にも適している．

6.5.4　炎症性腸疾患

IBD：inflammatory bowel
disease

炎症性腸疾患（IBD）とは，主として消化管に原因不明の炎症を起こす慢性疾患の総称で，潰瘍性大腸炎，クローン病の 2 疾患からなる．

（a）潰瘍性大腸炎の病態

潰瘍性大腸炎は，大腸の粘膜および粘膜下層を侵襲して，潰瘍を伴う慢性炎症性疾患である．直腸から上行し連続性の潰瘍病変を示す．粘膜から粘膜下層が侵されるので，血便など持続的出血がよくみられる．症状として腹痛，下痢，発熱が現れる．薬物療法では，軽症から中等症はアミノサリチル酸製剤が用いられる．重症や無効例では抗 TNF-α 抗体，抗 $\alpha_4\beta_7$ インテグロンモノクローナル抗体，抗 IL-12/23p40 モノクローナル抗体，JAK 阻害薬による寛解導入を目指す．

（b）クローン病の病態

クローン病は消化管壁全層を侵襲する肉芽腫性慢性炎症性疾患である．消化管のあらゆる部位に非連続的に認められ，全層性の炎症のため腸管壁に穴があくことがある．とくに，小腸・大腸（とくに回盲部），肛門周囲に好発する．症状として腹痛，下痢，発熱，体重減少が現れる．原因はいまだ明らかにされていない．遺伝的素因をもつ個体にさまざまな環境因子が関与して腸粘膜の免疫系の調節機構が障害されて炎症が生じるとされている．薬物療法では，軽症から中等症はアミノサリチル酸製剤が用いられる．中等症から重症では副腎皮質ステロイド薬（プレドニゾロン，ベタメタゾン，ブデソニド）や抗生剤が用いられる．無効な症例には生物学的製剤の投与を行う．

6.5.5　炎症性腸疾患治療薬

（a）アミノサリチル酸製剤

サラゾスルファピリジン（salazosulfapyridine，p.300）は潰瘍性大腸炎，クローン病の活動期における寛解促進のために用いられる．投与量の三分の一は未変化体として小腸で吸収されるが，大部分は大腸へ移行し，腸内細菌の

働きにより5-アミノサリチル酸とスルファピリジンに分解される。生成した5-アミノサリチル酸は潰瘍が起こっている部位に吸着して，抗炎症作用を発揮する。**メサラジン**(mesalazine)は5-アミノサリチル酸そのものであり，潰瘍性大腸炎やクローン病に用いられる。

アミノサリチル酸製剤は，組織中のシクロオキシゲナーゼおよびリポキシゲナーゼを阻害し，プロスタグランジン(PG)やロイコトリエン(LT)の産生を阻害することで，抗炎症作用を示すと考えられている。また，腸管粘膜上皮の転写因子を阻害してリンパ球の機能を抑制することによっても抗炎症作用が惹起される。活性酸素除去作用もあり，これも作用機序の一つと考えられる。

メサラジン製剤であるアサコール®はpH 7以上で薬剤が崩壊するようにしたため，回腸終末から大腸にかけて薬剤が放出して抗炎症作用を示す。一方，もう一つのメサラジン製剤であるペンタサ®は薬剤が小腸で溶けるため小腸から大腸にかけて抗炎症作用を示す。

（b）副腎皮質ステロイド薬

副腎皮質ステロイドの薬理作用は，リンパ球，単球，マクロファージ，顆粒球などの白血球機能全般にわたっており，炎症性サイトカインの産生抑制を介する体液性免疫応答および細胞性免疫応答に対する抑制作用を示す。また，この免疫応答抑制を介して抗炎症作用を惹起する。薬物はプレドニゾロン，ベタメタゾン，ブデソニドがある。

副腎ステロイド薬は次のような薬理作用がある。インターロイキン-2(IL-2)の産生抑制を介して，ヘルパーT細胞の活性化抑制と細胞傷害性T細胞の誘導を抑制する。インターフェロン-γ(IF-γ)産生を抑制し，マクロファージおよびナチュラルキラー(NK)細胞の機能を低下させる。単球・マクロファージからのインターロイキン-1(IL-1)や腫瘍壊死因子-α(TNF-α)などのサイトカインの産生抑制を介して，T細胞の活性化を抑制し炎症を抑える。好中球や単球に対する走化性因子の産生抑制を介して，白血球の炎症組織への遊走を阻害する。また，プロスタグランジン，ロイコトリエンなどの炎症性メディエーターの産生を抑制し炎症を抑える。

（c）免疫抑制薬

免疫抑制薬は免疫細胞の機能抑制を介して炎症性腸疾患を改善する。**メルカプトプリン**(mercaptopurine)は活性型の6-チオイノシン酸となり，イノシン酸と拮抗してDNAの合成を阻害する。その結果，細胞傷害性T細胞とNK細胞の機能が抑制され，抗炎症作用を惹起する。**アザチオプリン**(azathiopurine)はメルカプトプリンのプロドラッグで，吸収されて，活性型の6-チオイノシン酸となり，抗炎症作用を惹起する。**シクロスポリン**(ciclosporin)は，ヘルパーT細胞内の細胞内受容体であるイムノフィリンの

腫瘍壊死因子

腫瘍壊死因子(TNF)-αとは,多彩な生理活性をもつマクロファージ,好中球,線維芽細胞由来の炎症性サイトカインの一つであり,腫瘍細胞に対してアポトーシスを誘導する.TNF-αが炎症性細胞のTNF-α受容体に結合すると,細胞内シグナルが活性化され,炎症メディエーターが産生されることで,組織障害作用を示す.潰瘍性大腸炎のさまざまな炎症過程に関与する.

シクロフィリンに結合することでカルシニューリンを阻害し,NF-AT を抑制する.その結果,ヘルパー T 細胞で IL-2 が産生・分泌が抑制され,細胞障害性が抑えられる.

(d) 生物学的製剤

インフリキシマブ(infliximab)は遺伝子組換えキメラ型抗ヒト腫瘍壊死因子(TNF)-αモノクローナル抗体で,**アダリムマブ**(adalimumab)や**ゴリムマブ**(golimumab)は完全ヒト型抗 TNF-αモノクローナル抗体である。これら薬物は可溶性および膜結合型の TNF-αに選択的に結合し,血中の TNF-αを中和する.その結果,炎症メディエーターの産生が抑制され,組織障害を抑える.他剤治療による効果が不十分な中程度〜重度活動期に用いられる.

ベドリズマブ(vedolizumab)は,腸管に選択的に作用するヒト化抗ヒト$\alpha_4\beta_7$インテグリンモノクローナル抗体である.ベドリズマブは T リンパ球上の$\alpha_4\beta_7$インテグリンに結合することで,リンパ球が消化管粘膜血管内皮に発現する粘膜アドレシン細胞接着分子 -1(MAdCAM-1)と接着するのを抑制する.その結果,消化管粘膜へのリンパ球浸潤を抑制し消化管炎症を抑える.また,ほかのα_4またはβ_7インテグリンの二量体には結合せず,腸管に選択的に免疫調節作用を発揮する.ベドリズマブは,既存治療で効果不十分な中等症から重症の潰瘍性大腸炎やクローン病の治療や維持療法に用いられる.

ウステキヌマブ(ustekinumab)は,ヒトインターロイキン(IL)-12 および IL-23 に共通する p40 タンパク質サブユニットに特異的に結合する遺伝子組換えヒト IgG1 モノクローナル抗体である.これによって,IL-12 および IL-23 受容体複合体への結合を阻害することで,ヘルパー T 細胞 1(Th1)及びヘルパー T 細胞 17(Th17)が活性化されるのを抑え,臨床的作用を発揮する.潰瘍性大腸炎やクローン病では腸の抗原提示細胞による IL-12 や IL-23 の分泌が増加することで,TNF-αの産生を促進し炎症の悪化や組織の傷害などを引き起こす.

(e) JAK 阻害薬

多くの炎症性サイトカインのインターロイキン受容体の下流はSTAT 分子のリン酸化により情報が伝達されるが,その仲介をするチロシンキナーゼがヤヌスキナーゼ(JAK)であり,インターロイキン受容体と STAT 分子の両者をリン酸化する.リン酸化された STAT 分子は二量体を形成し核内へ移行して,炎症に関与する分子の遺伝子発現を促進する.

JAK-STAT 系によるシグナル伝達は四つの JAK と七つの STAT 分子の組合せで決まり,免疫などの生理活性を担当している.潰瘍性大腸炎の炎症に関与する炎症性サイトカインはおもに JAK1 や JAK3 を介している.潰瘍性大腸炎に用いられる JAK 阻害薬には,JAK1 と JAK3 に親和性の高い**トファシチニブ**(tofacitinib)と JAK1 に親和性の高い**フィルゴチニブ**

消化管運動改善薬と炎症性腸疾患治療薬　6.5　　*475*

(filgotinib), **ウパダシチニブ**(upadacitinib)がある．これらの JAK 阻害薬は
ステロイド依存性や抵抗性のいわゆる難治性で，中等症から重症の潰瘍性大
腸炎に用いられている．

表 6.4 ② 炎症性腸疾患治療薬

カテゴリー	薬物名	作用機序	副作用・その他
アミノサリチル酸製剤	サラゾスルファピリジン	大腸で腸内細菌により 5-アミノサリチル酸に変換される．これが，組織中のシクロオキシゲナーゼおよびリポキシゲナーゼを阻害し，プロスタグランジンやロイコリリエンの産生を抑制することで，抗炎症作用を示す	抑うつ，精子の抑制作用，発疹，痒み．注意すべき副作用は，皮疹，発熱，無顆粒球症，膵炎や頭痛など症状がある．ほかに間質性肺炎，肝障害，溶血，下痢などがある．サラゾスルファピリジンに，葉酸の吸収障害などがある
	メサラジン	組織中のシクロオキシゲナーゼおよびリポキシゲナーゼを阻害し，プロスタグランジンやロイコリリエンの産生を抑制することで，抗炎症作用を示す	
副腎皮質ステロイド薬	プレドニゾロン ベタメタゾン ブデソニド	炎症性サイトカインの産生抑制を介する体液性免疫応答および細胞性免疫応答に対して抑制作用を示す	にきび，満月様顔貌，浮腫，食欲過多，気分障害，耐糖能異常，ステロイド離脱症状症候群，白内障，緑内障，日和見感染症，血栓症
免疫抑制薬	メルカプトプリン アザチオプリン シクロスポリン	免疫細胞の機能抑制を介して炎症性腸疾患を改善する	嘔気，嘔吐，骨髄抑制，肝障害，膵炎，発熱，皮疹，間質性肺炎などのアレルギー反応
抗ヒト腫瘍壊死因子(TNF)-αモノクローナル抗体	インフリキシマブ アダリムマブ	TNF-α に選択的に結合し，血中の TNF-α を中和する	発熱，頭痛，白血球数減少，呼吸困難，発疹
ヒト化抗ヒトα₄β₇インテグリンモノクローナル抗体	ベドリズマブ	T リンパ球の $\alpha_4\beta_7$ インテグリンに結合することで，リンパ球が消化管粘膜血管内皮に発現する粘膜アドレシン細胞接着分子-1(MAdCAM-1)と接着するのを抑制する	感染症(上気道感染，インフルエンザ，副鼻腔炎)，過敏症(アナフィラキシー)
抗インターロイキン(IL)-12/23p40 抗体	ウステキヌマブ	IL-12 および IL-23 に共通する p40 タンパク質サブユニットに特異的に結合することで，IL-12 及び IL-23 受容体複合体への結合を阻害する	感染症(鼻咽頭炎，上気道感染)
JAK 阻害薬	トファシチニブ フィルゴチニブ ウパダシチニブ	JAK を阻害することで，病態に関与するシグナル伝達を阻害して，炎症性サイトカイン産生を抑制する	重篤な感染症(帯状疱疹,気管支炎,膀胱炎),過敏症(アナフィラキシー)

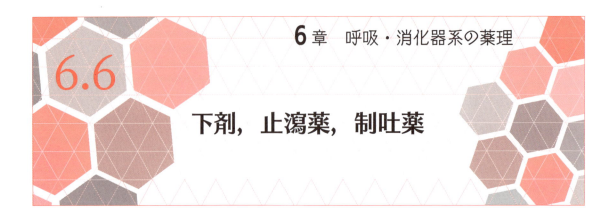

6章 呼吸・消化器系の薬理

6.6 下剤，止瀉薬，制吐薬

❖ 本節の目標 ❖
- 下痢および便秘の病態（病態生理，症状など）・薬物治療（医薬品の選択など）について学ぶ．

6.6.1 排便の生理

学修事項 C-7-10
(2) 消化・吸収・排泄とその調節

下痢(diarrhea)も便秘(constipation)もともに糞便の排出異常である．排便行動は仙髄に存在する排便中枢を介して消化器臓器の協調的機能によって進行するもので，そのいずれかに異常をきたすと適切な排出が行われなくなる．糞便が直腸に達して腸壁が緊張すると排便中枢が刺激される．そして反射的にS状結腸，直腸が収縮し，腹圧が増大する状態になると便意が起こり，肛門括約筋が弛緩して排便が行われる（図6.6①）．排便の生理は自律神経の支配を強く受けており，精神性の要素もかなり大きい．

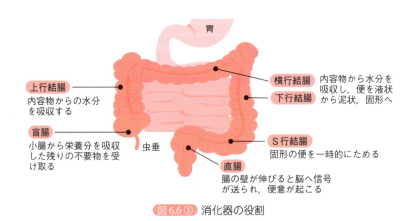

図6.6① 消化器の役割

下剤，止瀉薬，制吐薬　6.6　477

6.6.2　便秘および下痢の病態

（a）便秘の病態

学修事項 D-2-11
（2）悪心・嘔吐，下痢，便秘

便秘は腸内容物がなんらかの原因で進行せず，水分が過度に吸収されて，数日以上排便できない状態をいう．原因としては，腸粘膜の感受性低下により大腸の蠕動運動が低下すること，あるいは壁内神経叢の異常により大腸壁が攣縮することによる．また水分吸収も促進されているので，糞便は硬くなる．

便秘はその原因から器質性便秘と機能性便秘に大別される．器質性便秘は腸閉塞，消化管の腫瘍や炎症による大腸内腔の狭窄，内臓下垂による通過障害により生じる．機能性便秘は大腸壁の攣縮もしくは緊張低下，直腸における排便反射障害により生じる．急性である一過性単純性便秘は旅行や生活習慣の変化や精神ストレスによる排便リズムの乱れが原因である．さらに，慢性の機能性便秘は以下の三つに大別される．

（1）弛緩性便秘：大腸運動の低下によって引き起こされた便秘．大腸が弛緩してしまい，便が送られるのが遅くなっている女性や高齢者に多い．腹痛なく，便意少なく，粘液も少ないという特徴をもち，長期に持続する．

（2）痙攣性便秘：大腸の緊張亢進によって引き起こされた便秘．大腸に痙攣が生じて便がうまく前に進まないため引き起こされている．神経質な人に多い．腹痛があり，胃・結腸反射が亢進していて，便意が強く，排便が困難で，残便感が残るという特徴をもつ．便は兎糞状（ウサギの糞のようにコロコロとした小さい便状態）で量が少ない．便秘型過敏性腸症候群がこれにあたる．

（3）直腸性便秘（常習性便秘）：便がS字結腸から直腸に達しても排便反射が生じず直腸の収縮が生じないため，引き起こされた便秘．便意をがまんする傾向の人にみられる．また，排便の習慣が乱れると生じる．便意が起こりにくいという特徴がある．直腸・肛門疾患の患者にも多い．便は硬く，直腸診で多量の糞塊を触診する．

（b）下痢の病態

下痢は水分が多い液状便を排出する状態で，小腸および大腸における水分吸収が障害された場合と腸粘膜からの水分分泌過多の場合に起こる．さらに，これに腸の運動亢進が加わり，腸内容物が急速に通過する状態である．下痢の原因により次のような下痢の分類がある．

（1）粘膜障害性下痢：O157や赤痢菌などが腸の炎症を引き起こすと，消化管粘膜の構造と機能が破綻し吸収障害が引き起こされ血漿成分の漏出および出血を伴う下痢を生じる．

（2）分泌性下痢：コレラ菌などが腸上皮細胞を刺激すると，消化管の分泌が異常に亢進し，多量の電解質を含んだ水性下痢を生じる．

（3）**消化管運動異常性下痢**：自律神経系の異常や消化管ホルモン・化学物質に対する異常反応により下痢が生じる．

（4）**浸透性下痢**：非吸収性物質が腸管管腔に多量に存在する場合には，水分が管腔側に移動して下痢を生じる．

下痢発症のメカニズムは本質的に不明の点が多い．能動的な水分分泌亢進の多くは，腸上皮細胞の cAMP の増大に起因する．また，プロスタグランジンが水，Na^+，Cl^- の分泌を促進するとともに，水，Na^+ の吸収を抑制することから，内因性プロスタグランジンは下痢に関与している．

6.6.3　瀉下薬

学修事項 C-4-5
(5) 消化器系疾患の医薬品

学修事項 D-2-11
(3) 主な治療薬

便秘の治療は生活スタイルの改善と食事療法があげられるが，対症療法的には各種の瀉下薬を症状に応じて用いる．瀉下薬はその作用の強さにより，緩下薬，峻下薬に分類することがある．内服療法のうち，便秘に有用であり使用を推奨するとされている薬物は，浸透圧性下剤と上皮機能変容薬である．

（a）浸透圧性下剤

浸透圧性下剤は腸内容量を増加させて，物理的に腸粘膜を刺激することで，腸運動を亢進するものである．習慣性はないが，効果はあまり強くない．

① 塩類下剤

水溶性の無機塩類のうち，腸管から吸収されにくいものが使用される．塩類下剤の投与により，腸管内の浸透圧が高張となり，水分を組織側から管腔内へ吸引して，腸内容物を膨潤・軟化させ水様便となる．また，内容物の膨潤により大腸壁の一次知覚神経終末部を刺激することで，反射的に蠕動運動を促進する．薬物としては，**酸化マグネシウム**（magnesium oxide），**硫酸マグネシウム**（magnesium sulfate），**硫酸ナトリウム**（sodium sulfate）がある（表6.5①）．酸化マグネシウムは胃酸を中和して制酸作用も示す．中和によって生じた塩化マグネシウムは，腸に移行して炭酸水素マグネシウムとなり，腸内浸透圧を高めて蠕動運動を亢進する．直腸性便秘に用いる．

酸化マグネシウムの副作用では，高マグネシウム血症に注意する．高マグネシウム血症の初期症状は嘔吐，徐脈，筋力低下，傾眠である．

② 糖類下剤

ラクツロース（lactulose）はガラクトースとフルクトースからなる合成二糖類で，ヒトの消化管粘膜には分解する酵素が存在しないため投与されたラクツロースの大部分は消化吸収されず，下部消化管に達した際にはその浸透圧より便の水分量を高め，緩下作用を発揮する．また，ラクツロースは下部消化管において乳酸菌によって分解され，乳酸や酢酸などの有機酸を生成する．この有機酸によっても腸内浸透圧を高めて蠕動運動を亢進させる．

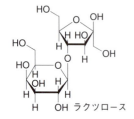
ラクツロース

下剤, 止瀉薬, 制吐薬　6.6　479

表6.5 ① 下　剤

カテゴリー	薬物名	作用機序	副作用・その他
浸透圧性下剤 ① 塩類下剤	酸化マグネシウム 硫酸マグネシウム 硫酸ナトリウム	腸管内の浸透圧が高張となり，水分を組織側から管腔内へ吸引して，腸内容物を膨潤・軟化させ水様便となる．また，内容物の膨潤により大腸壁の一次覚神経終末部の圧センサーを刺激することで，反射的に蠕動運動を促進する	高マグネシウム血症(酸化マグネシウム，硫酸マグネシウム)
② 糖類下剤	ラクツロース	下部消化管に達するとその浸透圧より便の水分量を高め，緩下作用を発揮する．下部消化管において乳酸菌によって分解され，乳酸や酢酸などの有機酸を生成する．この有機酸によっても腸内浸透圧を高めて蠕動運動を亢進させる	下痢，悪心，嘔吐,腹痛,腹鳴,鼓腸，食欲不振
③ 浸潤性下剤	ジオクチルソジウムスルホサクシネート	界面活性作用により硬い糞塊の表面張力を低下させることで，水分の混入を容易にして膨潤させ軟化させる．腸壁をなめらかにして腸の水分吸収を阻害する	口渇，悪心，嘔吐
膨張性下剤	カルメロース(カルボキシメチルセルロース) ポリカルボフィルカルシウム	腸管内で水を吸収して腸内容物の容積を増大させ，腸の伸展受容器を刺激することにより，局所の蠕動運動を亢進させる	悪心，嘔吐
刺激性下剤 ① ヒマシ油	ヒマシ油	十二指腸で膵液リパーゼにより加水分解されて，リシノール酸とグリセリンに分解される．グリセリンは粘滑作用を惹起し，リシノール酸は小腸粘膜を刺激して蠕動運動を亢進させる	悪心，嘔吐
② アントラキノン系下剤	センナ，ダイオウ，アロエ，センノシド	センノシドが大腸で腸内細菌により加水分解され，活性代謝物のレインアンスロンとなって，大腸粘膜や壁内神経叢を刺激して大腸の蠕動運動を亢進させる	腹痛，腹鳴，悪心，嘔吐
③ ジフェニルメタン系下剤	ピコスルファート ビサコジル	大腸で腸内細菌によって加水分解され活性型となって腸管蠕動運動の亢進作用，水分吸収阻害作用を示す	腹痛，腹鳴，悪心，嘔吐
上皮機能変容薬 ① クロライドチャネルClC-2 アクチベーター	ルビプロストン	小腸上皮細胞頂端膜にある ClC-2 クロライドチャネルを活性化することで，腸管への水分分泌を亢進して，便の水分含有量を増やし柔軟化し，腸管内輸送を高める	下痢，腹痛，吐き気,腹部不快感，嘔吐
② グアニル酸シクラーゼC 受容体アゴニスト	リナクロチド	腸管上皮細胞形質膜に発現するグアニル酸シクラーゼC 受容体を刺激することで，腸管管腔への水分泌を促進して，便を柔軟化させる	下痢，腹痛
③ 胆汁酸トランスポーター阻害薬	エロビキシバット	回腸において胆汁酸トランスポーターを阻害し胆汁酸の再吸収を抑制することで，大腸内に流入する胆汁酸の量を増加させ，下部消化管運動を亢進し，さらに管腔への水分分泌を増加させて，排便を促す	下痢，腹痛
自律神経系下剤	ネオスチグミン	消化管平滑筋細胞のアセチルコリン M_3 受容体付近にあるアセチルコリンエステラーゼを阻害することにより，増加した内因性アセチルコリンが，アセチルコリン M_3 受容体を刺激することによって消化管運動を亢進する	
漢方薬	大建中湯	一次知覚神経細胞の TRP チャネルを刺激して，知覚神経を活性化させることで，腸管蠕動運動を亢進する	
浣腸薬	グリセリン	直腸を物理的に刺激して排便を促す	

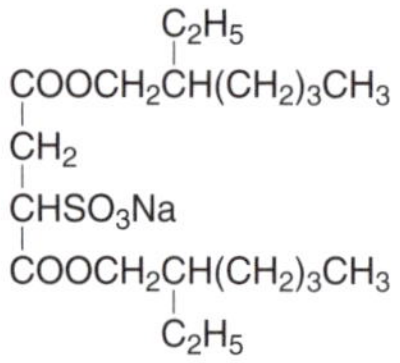

ジオクチルソジウム
スルホサクシネート

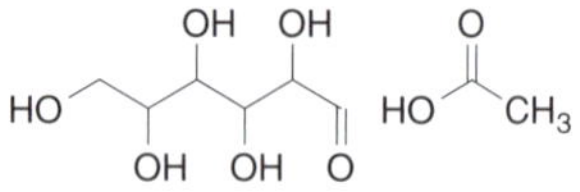

カルメロース

CMC：carboxymethyl cellulose

③ **浸潤性下剤**

ジオクチルソジウムスルホサクシネート(dioctyl sodium sulfosuccinate)は腸で吸収されず，その界面活性作用により硬い糞塊の表面張力を低下させることで，水分の混入を容易にして膨潤させ軟化させる．また，腸壁をなめらかにして腸の水分吸収を阻害する．直腸性便秘に有効で，痙攣性便秘にとくに有効である．

(b) 膨張性下剤

カルメロース〔carmellose，**カルボキシメチルセルロース**(CMC)〕，**ポリカルボフィルカルシウム**は薬物そのものが腸管から吸収されにくく，腸管内で水を吸収して内容物の容積を増大させ，腸の伸展受容器を刺激することにより，局所の蠕動運動を亢進させる．局所の刺激作用が少ないので，生理的排便に近く，緩下薬として用いられる．直腸性便秘や老人性便秘に用いる．

(c) 刺激性下剤

刺激性下剤は腸管内で分解されて分解産物を生じ，それらが腸粘膜や一次知覚神経終末部を刺激することにより，壁内神経叢の反射を亢進させ，蠕動運動を促進する．作用部位により，小腸刺激性と大腸刺激性に区別することもある．刺激性下剤は習慣性や依存性があるので，漫然とした連用を避ける．

① **ヒマシ油**

ヒマシ油(castor oil)代表的な小腸刺激性下剤である．主成分はリシノール酸トリグリセリドで，そのままの形では刺激性はないが，十二指腸で膵液リパーゼにより加水分解されて，リシノール酸とグリセリンに分解され(図6.6②)，瀉下作用を引き起こす．グリセリンは粘滑作用を示し，リシノール酸は小腸粘膜を刺激して蠕動運動を亢進させる．腹痛は軽いが，腹鳴を伴う．

② **アントラキノン系下剤**

大腸刺激性下剤である．**センナ**，**ダイオウ**，**アロエ**などの生薬にはセンノシド(sennoside)A および B，エモジン(emodin)，クリソファノール(chrysophanol)，アロエエモジン(aloe-emodin)，レイン(rhein)といったアントラキノン配糖体が含有されている．アントラキノン配糖体はそのままの

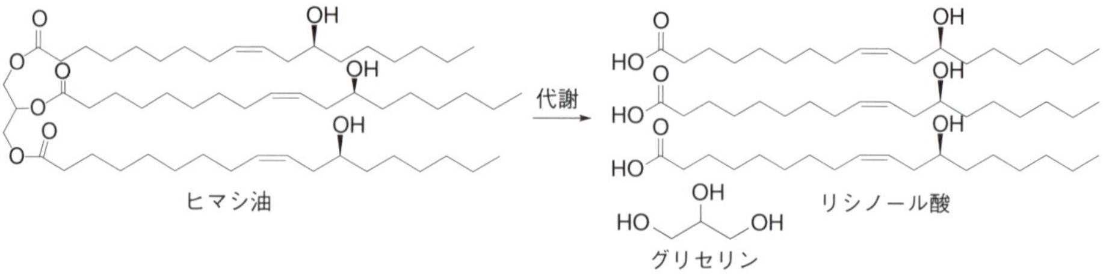

図6.6② ヒマシ油の分解

形では不活性型であるので，胃や小腸ではほとんど作用しないが，大腸で腸内細菌により活性代謝物となって，大腸粘膜や壁内神経叢（アウエルバッハ神経叢）を刺激して大腸の蠕動運動を亢進させる．センノシドは腸内細菌によってレインアンスロンに変換されて，アウエルバッハ神経叢を刺激する．直腸性と弛緩性便秘に用いる．

連用で耐性が起こるので，長期連用は避ける．

センノシド　　エモジン　　クリソファノール

アロエエモジン　　レイン

③ ジフェニルメタン系下剤

大腸刺激性下剤である．各種便秘症，手術前後・消化管検査時の腸内容物排除や造影剤投与後の排便促進などに用いる．この群の薬物には**ピコスルファート**（picosulfate），**ビサコジル**（bisacodyl）がある．ピコスルファートやビサコジルは胃や小腸ではほとんど作用せず，大腸で腸内細菌によって加水分解されジフェノール体の活性型となる．この活性型が大腸の壁内神経叢（アウエルバッハ神経叢）を刺激して蠕動運動の亢進作用，水分吸収阻害作用を引き起こす．直腸性と弛緩性便秘に用いる．

ピコスルファート　　ビサコジル

（d）上皮機能変容薬

上皮機能変容薬は便を柔らかくし，腸の輸送能力を促進する**ルビプロストン**（lubiprostone）と，便秘型過敏性腸症候群治療薬の**リナクロチド**（linaclotide）がある．

H-Cys-Cys-Glu-Tyr-Cys-Cys-Asn-Pro-Ala-Cys-Thr-Gly-Cys-Tyr-OH

リナクロチド

① クロライドチャネル ClC-2 アクチベーター

ルビプロストンはプロスタグランジン E_1 誘導体で，小腸上皮細胞頂端膜（腸内管腔側）にある ClC-2 クロライドチャネルを活性化することで，細胞内から塩化物イオンを流出させて腸管への水分分泌を亢進する．その結果，便の水分含有量を増やし柔軟化して，腸管内輸送を高め排便を促進する．内服後 4～5 時間後に効果が発現する．機能性の慢性便秘に用いる．

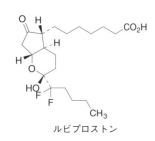

ルビプロストン

② グアニル酸シクラーゼ C 受容体アゴニスト

リナクロチドは，腸管上皮細胞の形質膜に発現するグアニル酸シクラーゼ C 受容体を刺激することで，腸管管腔への水分泌を促進して，便を柔軟化させる．また，ストレスや大腸炎によって引き起こされる内臓痛覚過敏を改善する作用もある．便秘型過敏性腸症候群に用いる．リナクロチドの大腸機能促進作用と痛覚過敏改善作用が，便秘型過敏性腸症候群における排便異常や腹痛・腹部不快感に対する改善作用につながっている．

③ 胆汁酸トランスポーター阻害薬

胆汁酸は肝細胞でコレステロールから合成され，胆道をとおって十二指腸に放出される．放出された胆汁酸は十二指腸～空腸～回腸と流れていく．分泌された胆汁酸の約 95％は，腸肝循環により回腸末端部の上皮細胞に発現する胆汁酸トランスポーター(IBAT)によって再吸収され，門脈を経由して肝臓に戻り再び胆汁中に分泌される．再吸収されなかった胆汁酸は大腸内において水分を分泌させ，下部消化管運動を促進させる．

IBAT : ileal bile acid transporter

エロビキシバット(elobixibat)は，回腸において IBAT を阻害し胆汁酸の再吸収を抑制することで，大腸内に流入する胆汁酸の量を増加させる．増加した胆汁酸は，結腸上皮細胞の胆汁酸受容体 TGR5 を刺激することで Cl^- イオンの流出を促進し，水分分泌を亢進させる．また，エンテロクロマフィン細胞の TGR5 を刺激することで，またセロトニンを放出し，下部消化管運動の蠕動運動を亢進する．このような機序で下部消化管運動が亢進し，管腔への水分分泌が増加して便の形成が進み，排便が促される．

エロビキシバット

(e) 自律神経系下剤

ネオスチグミンはアセチルコリンエステラーゼ阻害薬で，副交感神経系の機能を増強する．ネオスチグミンは消化管平滑筋細胞のアセチルコリン M_3 受容体付近にあるアセチルコリンエステラーゼを阻害することにより，内因性アセチルコリンの代謝分解を抑制する．その結果，消化管の壁内神経叢（アウエルバッハ神経叢）においてアセチルコリンが増加し，アセチルコリン M_3 受容体を刺激することによって消化管運動を亢進する．慢性胃炎，手術後および分娩後の腸管麻痺，弛緩性便秘症における消化管機能低下に用いられる．

(f) 漢方薬

便秘の症状をもち，腹部膨満感があるものや腹部が冷えて痛むものは，**大建中湯**が用いられる．大建中湯は一次求心性知覚神経に発現しているTRPV1 および A1 チャネルを刺激して，知覚神経を活性化させることで，腸管運動を亢進する．また，同様の機序で腸管粘膜血流も増大させ，粘膜保護作用も示す．

(g) 浣腸薬

浣腸薬はすべての方法がうまく行かないときに使用する．**グリセリン**などを浣腸薬として使用し，直腸を物理的に刺激して排便を促す．弛緩性および直腸性便秘に効果がある．

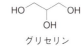

グリセリン

6.6.4 止瀉薬

下痢は一種の生体防御反応で，止瀉薬（antidiarrheal drug）の必要の有無はこの点を考慮したうえで判断しなければならない．原因として多いのは細菌などによる腸の炎症で起こる下痢であり，細菌性の下痢は止瀉薬で止めてしまうのはよくない．激烈な場合は水分や塩類の損失が大きいので，水分を補い止瀉薬を使用する．

学修事項 C-4-5
(5) 消化器系疾患の医薬品

学修事項 D-2-11
(3) 主な治療薬

(a) 吸着薬

吸着薬（absorbent）は吸着性の多孔物質であり，下痢を起こす有害物質，細菌，過剰な水分を吸着し腸内より排出させるので，下痢を抑える．作用発現が速いので，食中毒や急性薬物中毒に使用される．**薬用活性炭（薬用炭）**，**ケイ酸アルミニウム**などがある（表 6.5 ②）．

(b) 収斂薬

タンニンはタンパク質や金属と結合して不溶性化合物をつくる性質がある．収斂薬（astrigent）は消化管粘膜表面のタンパク質と反応して被膜をつくり，粘膜の感受性を低下させたり（腸粘膜保護作用），炎症などで崩壊しつつある組織を修復したりする．これらの作用を収斂作用という．**タンニン酸アルブミン**（albumin tannate）は口腔，胃内では分解を受けないが，腸液の

アルカリで徐々にタンニン酸を遊離して収斂作用を示す．経口鉄剤と併用すると，相互に作用が減弱するので，併用禁忌である．ビスマス塩基性塩も同様の収斂作用と殺菌作用がある．次硝酸ビスマスも，腸粘膜の炎症状態を収斂作用により保護し，止瀉作用を示す．

（c）鎮 痙 薬

鎮痙薬は消化管の異常収縮による腹痛と下痢を抑える．**メペンゾラート**は第四級アンモニウムをもつ抗コリン薬であり，アセチルコリンM_3受容体を遮断することで，下部消化管の運動と分泌を抑制して止瀉作用を示す．下痢型の過敏性腸症候群の治療薬である．抗コリン薬であるので，緑内障，前立腺肥大による排尿障害，重篤な心疾患の患者には禁忌である．ロートエキスもアトロピン様化合物を含んでおり，下痢に治療効果を示す．

（d）腸内殺菌薬

ベルベリン（berberine）は，腸内殺菌作用により止瀉作用を示す．腸管平滑筋弛緩作用や蠕動運動抑制作用も併せもつ．感染性下痢や食中毒による下痢に用いる．ベルベリン製剤として塩化ベルベリン，タンニン酸ベルベリンや，ベルベリン含有生薬としてオウレン，オウバクがある．

（e）乳酸菌製剤（整腸薬）

乳酸菌は乳酸や酢酸を産生することにより腸内を酸性化することで，病原性細菌の発育を抑える．また，アンモニアの産生も抑制する．ビフィズス菌やカゼイ菌，酪酸菌も使用される．抗生剤で引き起こされる下痢に有効である．

（f）オピオイド受容体関連薬

モルヒネ，コデインは消化管作用として胃腸運動を抑制し，水分の吸収を促進して止瀉作用を示す．

① ロペラミド

ロペラミド（loperamide）はピペリジン系鎮痛薬と類似構造の化合物であるが，中枢神経系にはほとんど入らず，消化管神経系のオピオイド受容体を刺激して，止瀉作用を発揮する．急性，慢性の下痢症に用いる．ロペラミドの作用機序は，迷走神経（副交感神経系）の終末に存在するオピオイドμ受容体を刺激することにより，神経終末からのアセチルコリンの遊離を抑制し，消化管蠕動を抑制することである．また，水分・電解質の分泌を抑制し，吸収

ベルベリン

ロペラミド　　　　　　　ナルデメジン

を促進する.

② トリメブチン

トリメブチン(trimebutine, p.471)は中枢神経系への移行性をなくし，消化管神経系で作用するオピオイド受容体アゴニストである．慢性胃炎における消化器症状(腹部疼痛，膨満感，悪心など)，過敏性腸症候群の症状改善に用いる．トリメブチンは交感神経系および副交感神経系に発現するオピオイドμ受容体を刺激することによって，内因性のアセチルコリン遊離を調節する．下痢型・便秘型・混合型過敏性腸症候群に効果を発揮する(6.4.3項参照).

③ ナルデメジン

オピオイド鎮痛薬はとくにがん疼痛治療では中心的役割を果たしているが，便秘といった副作用が鎮痛効果達成や治療継続の障害となっている．便秘をはじめとする胃腸障害は，おもに消化管に存在する末梢神経系のオピオイドμ受容体へのオピオイド鎮痛薬の結合に起因し，消化管運動の抑制，消化管神経活動の抑制(サブスタンスPやアセチルコリン放出の抑制)およびイオンや腸液分泌の減少などが複合的に起こり，その結果として固形便や排便障害，膨満感，腹痛などを伴う便秘が引き起こされる．これをオピオイド誘発便秘症(OIC)という.

OIC：opioid-induced constipatian

ナルデメジン(naldemedine)は経口投与可能な便秘改善作用をもつ末梢のオピオイド受容体遮断薬である．ナルデメジンは消化管神経系のオピオイド受容体を遮断することで，オピオイド鎮痛薬による消化管運動抑制を解除する．その結果としてオピオイド誘発性便秘を改善する．オピオイドμ，δ，κ受容体に対する選択性はない．多くのオピオイド鎮痛薬(モルヒネ，オキシコドン，フェンタニルなど)の鎮痛作用は，おもに中枢神経系のオピオイドμ受容体を介して発現する．ナルデメジンは血液脳関門を通過しにくいように創製されたモルヒナン誘導体であり，中枢神経系におけるオピオイド鎮痛薬の作用は抑制しない．オピオイド誘発性便秘症治療薬は，医療現場の疼痛管理で重要なオピオイド鎮痛薬の有用性を高めている.

（g）セロトニン 5-HT$_3$ 受容体遮断薬

ラモセトロンは，壁内神経系のセロトニン 5-HT$_3$ 受容体においてセロトニンと拮抗することによって，ストレスによる消化管運動亢進を抑制し下痢を抑える．また，ストレスによる腹痛や腹部不快感も抑制する．下痢型過敏性腸症候群に用いる(6.4.3項参照).

表 6.5 ② 止瀉薬

カテゴリー	薬物名	作用機序	副作用・その他
吸着薬	薬用活性炭（薬用炭），ケイ酸アルミニウム	吸着性の多孔質物質であり，下痢を起こす有害物質，細菌，過剰な水分を吸着し腸内より排出させる	嘔吐，胃部不快感
収斂薬	タンニン酸アルブミン	消化管粘膜表面のタンパク質と反応して被膜をつくり，粘膜の感受性を低下させたり（腸粘膜保護作用），炎症などで崩壊しつつある組織を治癒したりする	食欲不振
鎮痙薬	メペンゾラート	アセチルコリン M_3 受容体を遮断することで，下部消化管の運動と分泌を抑制して止瀉作用を示す	口渇，排尿障害
腸内殺菌薬	ベルベリン	腸内殺菌作用により止瀉作用を示す．腸管平滑筋弛緩作用や蠕動運動抑制作用も併せもつ	便秘
乳酸菌製剤（整腸薬）	乳酸菌	乳酸や酢酸を産生することにより腸内を酸性化することで，病原性細菌の発育を抑える．また，アンモニアの産生も抑制する	
オピオイド受容体関連薬	ロペラミド	迷走神経（副交感神経系）の終末に存在する μ オピオイド受容体を刺激することで，神経終末からのアセチルコリンの遊離を抑制し，消化管蠕動を抑制する．また，水分・電解質の分泌を抑制し，吸収を促進する	嘔吐，腹部膨満感
	トリメブチン	低濃度ではアセチルコリン遊離を増大して消化管運動機能を亢進するが，高濃度ではアセチルコリンの遊離を抑制して運動を低下させる．	下痢，便秘
	ナルデメジン	消化管神経系のオピオイド受容体を遮断することで，オピオイド鎮痛薬による消化管運動抑制を解除する．その結果としてオピオイド誘発性便秘を改善する	下痢
セロトニン 5-HT$_3$ 受容体遮断薬	ラモセトロン	壁内神経系のセロトニン 5-HT$_3$ 受容体においてセロトニンに拮抗することで，ストレスによる消化管運動亢進を抑制し下痢を抑える	便秘

Advanced クロストリジウム・ディフィシル感染症

クロストリジウム・ディフィシルは健常人の腸管内腔にも少数存在しているグラム陽性の細菌であり，抗菌薬を投与した際にみられる下痢症の主因として知られている．抗菌薬は腸内有用細菌も殺すため，腸内細菌バランスが乱れクロストリジウム菌が増加したためである．クロストリジウム・ディフィシル感染症は，発症すると発熱，腹痛，下痢が認められ，重症例では死に至ることもある．クロストリジウム・ディフィシルは，病原因子トキシンBを産生して腸管上皮細胞を傷害し，腸管上皮の損傷と炎症を惹起して，クロストリジウム・ディフィシル感染症を引き起こす．

この毒素トキシンBに対するヒトモノクローナル抗体ベズロトクスマブ（bezlotoxumab）が開発された．トキシンBは腸管上皮細胞の膜にある受容体と結合することで毒性を発揮するが，ベズロトクスマブは腸管の管腔側でトキシンBを捕捉することで，腸管上皮の損傷を抑制してクロストリジウム・ディフィシル感染症や下痢症の再発を抑える．

下剤，止瀉薬，制吐薬　6.6　　　487

6.6.5　嘔吐の生理

（a）嘔　吐

　嘔吐は胃内容物を強制的に排出させる反射的運動で，延髄の嘔吐中枢が興奮することにより誘発される．幽門部が閉ざされ胃底部や下部食道括約筋の弛緩と横隔膜や腹筋の収縮によって胃の内容物が排出され引き起こされる．異臭や過去の経験に基づく精神的要因によっても嘔吐は引き起こされる．また，乗り物酔いなどの異常な刺激（動揺病）や，内臓疾患に起因する刺激，抗がん薬，放射線療法による刺激によっても誘発される．胃粘膜，咽頭粘膜が刺激されると，一次求心性知覚神経を介して，刺激の情報が嘔吐中枢に至り，嘔吐が惹起される．

（b）嘔吐中枢と受容体機構

　嘔吐中枢は化学受容器引金帯（CTZ）からのシグナルで興奮する．嘔吐中枢への入力としては CTZ からの刺激ほかに，胃腸などの内臓器官からの迷走神経求心路を介する刺激，前庭器官からの平衡感覚の刺激，痛み・視覚や連想などの高次中枢からの刺激などがある．これらの刺激は CTZ を介さず，嘔吐中枢を刺激して嘔吐を引き起こす（図 6.6 ③）．

　末梢からの入力は，迷走神経求心路，交感神経求心路から，迷走神経背側核などを経て嘔吐中枢に入る．これらの経路に関与する化学伝達物質と受容体およびその存在部位の主要なものは次のようなものである．

（ⅰ）ドパミン D$_2$ 受容体：迷走神経求心路終末，CTZ，嘔吐中枢

（ⅱ）ヒスタミン H$_1$ 受容体：前庭神経外側核，嘔吐中枢

（ⅲ）セロトニン 5-HT$_3$ 受容体：消化管の迷走神経求心路終末，CTZ，嘔吐中枢

（ⅳ）タキキニン NK$_1$ 受容体：CTZ，嘔吐中枢

（ⅴ）ムスカリン性アセチルコリン受容体：前庭神経外側核，CTZ，嘔吐中枢

　前庭器から嘔吐中枢までの神経伝達は，コリン作動性ニューロンとヒスタミン作動性ニューロンが関与している．

6.6.6　催　吐　薬

　催吐薬は胃内に有害物が入った際に，それが吸収される前に吐出させる目的で使用する．催吐薬には，直接 CTZ を刺激して嘔吐中枢を興奮させる中枢性催吐薬と，胃粘膜を刺激して反射的に嘔吐中枢を興奮させる末梢性催吐薬がある（図 6.6 ③）．実際には，これに加えて胃洗浄および解毒薬が使用される．

学修事項 C-4-5
（5）消化器系疾患の医薬品

学修事項 D-2-11
（2）悪心・嘔吐，下痢，便秘
（3）主な治療薬

CTZ：clemoreceptor trigger zone

化学受容器引金帯（CTZ）
延髄第 4 脳室の最後野に位置する化学センサーで，その嘔吐シグナルを嘔吐中枢に送る．CTZ は血液脳関門の外にあるため血中の物質を感知でき，アポモルヒネ，ジギタリス，抗がん薬，細菌毒素などの化学物質で興奮する．

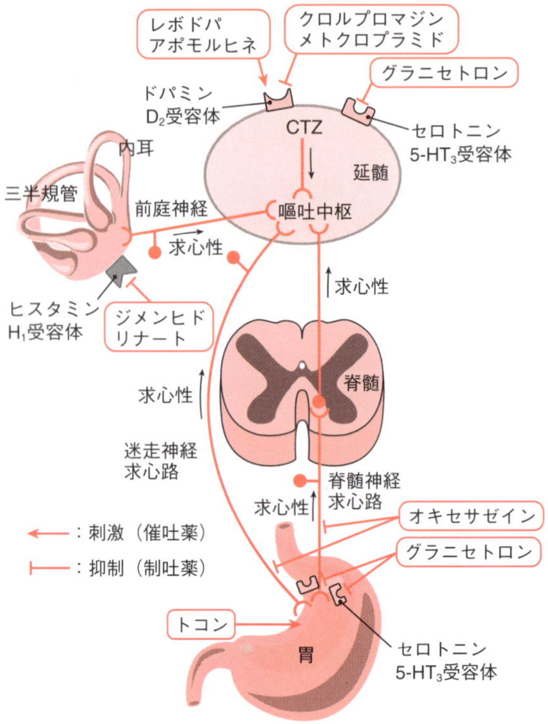

図 6.6 ③ 催吐薬と制吐薬の作用機序

（a）中枢性催吐薬

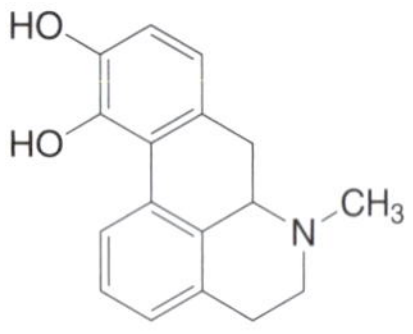

① アポモルヒネ

モルヒネの脱水生成体で，CTZ のドパミン D_2 受容体を刺激して嘔吐を惹起する．5 〜 10 mg の皮下注射で数分後に嘔吐が起こる．内服する場合はさらに大量を要する．

モルヒネ，ジギタリスもアポモルヒネ（apomorphine）と同様 CTZ に作用して嘔吐を起こさせるが，催吐薬として用いることはない．

（b）末梢性催吐薬

胃粘膜に対する刺激は迷走神経求心路を介して嘔吐中枢を刺激し嘔吐を起こさせる．この機序によって嘔吐を引き起こす薬物としてトコン（吐根）がある．

① トコン（吐根）

生薬トコン（*Cephaelis ipecacuanha*，アカネ科）の根を用い，アルカロイドのエメチンやセフェリンを含んでいる．トコン含有のエメチンは胃粘膜を刺激して悪心・嘔吐を惹起する．また，CTZ を刺激することによる催吐作用もある．

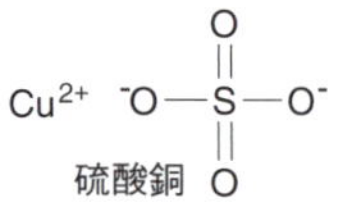

② 硫 酸 銅

硫酸銅は胃粘膜を直接刺激して嘔吐を起こさせる．ほとんど吸収されない

下剤，止瀉薬，制吐薬　6.6　489

ので副作用が少なく，気道分泌亢進，悪心なども伴わない．急性リン中毒の
場合には，リンと結合して不溶性化合物をつくるので解毒薬として有用とさ
れた．

6.6.7　制　吐　薬

　嘔吐を抑える薬物を**制吐薬**(antiemetics)という．悪心が続いて食欲が減
退し，栄養失調におちいる場合に用いる．また，抗がん薬やレボドパなどの
薬物による嘔吐を抑える場合にも用いる．嘔吐中枢の興奮を抑える中枢性制
吐薬と反射性嘔吐を抑制する末梢性制吐薬がある．

（a）中枢性制吐薬

　嘔吐中枢または CTZ に作用して制吐作用を起こす薬物である．フェノチ
アジン誘導体，ドパミン D_2 受容体遮断薬，セロトニン 5-HT_3 受容体遮断薬
がある．

（1）フェノチアジン誘導体

　統合失調症の治療薬として用いられる**クロルプロマジン**(chlorpromazine)，
プロクロルペラジン(prochlorperazine)などは制吐作用が強い薬物である
（表 6.5 ③）．嘔吐中枢または CTZ に発現するドパミン D_2 受容体やヒスタ
ミン H_1 受容体を遮断することで，悪心・嘔吐を抑える．アドレナリン α_1 受
容体遮断作用，抗コリン作用，抗ヒスタミン作用をもち，自律神経系作用（降
圧，口渇，眠気）などの副作用が現れる．

（2）抗ヒスタミン薬（ヒスタミン H_1 受容体遮断薬）

　乗り物酔い（動揺病）に有用である．動揺病は加速度病ともいわれ，内耳迷
路に対する加速度の影響が嘔吐中枢に達することにより発現する．このよう
な嘔吐には抗ヒスタミン薬が有効である．抗ヒスタミン薬は内耳迷路と嘔吐
中枢のヒスタミン H_1 受容体を遮断することで制吐作用を示す．動揺病に作
用する薬物は鎮うん薬ともよばれ，メニエール症候群におけるめまいに用い
られることもある．薬物は，**ジメンヒドリナート**(dimenhydrinate)，〔**ジフェ
ンヒドラミンと8-クロルテオフィリン**(8-chlorotheophylline)の分子化合物〕，
メクリジン(meclizine)，**ジフェンヒドラミン**(diphenhydramine)などがある．こ
れらの抗ヒスタミン薬は制吐作用とともに，鎮静作用を伴う．プロメタジン
はヒスタミン H_1 受容体遮断作用のほかに，ムスカリン性アセチルコリン受
容体遮断作用ももっており，動揺病に用いられる．

（3）ドパミン D_2 受容体遮断薬

　CTZ 刺激および上部消化管刺激による悪心・嘔吐においても，CTZ と迷
走神経求心路終末のドパミン D_2 受容体を遮断することで制吐作用を惹起す
る．したがって，嘔吐の原因が中枢性でも末梢性でも有効である．アポモル

クロルプロマジン

プロクロルペラジン

ジメンヒドリナート

メクリジン

ジフェンヒドラミン

490 6章 呼吸・消化器系の薬理

表 6.5 ③ 制 吐 薬

カテゴリー	薬 物 名	作 用 機 序	副作用・その他
フェノチアジン誘導体	クロルプロマジン, プロクロルペラジン	嘔吐中枢または CTZ に発現するドパミン D_2 受容体やヒスタミン H_1 受容体を遮断することで, 制吐作用を示す	統合失調症の治療薬
抗ヒスタミン薬（ヒスタミン H_1 受容体遮断薬）	ジメンヒドリナート（ジフェンヒドラミンと 8-クロルテオフィリンの分子化合物）, メクリジン, ジフェンヒドラミン	内耳迷路と嘔吐中枢のヒスタミン H_1 受容体を遮断することで, 制吐作用を示す	めまい, 眠気, 口渇, 悪心, 嘔吐
ドパミン D_2 受容体遮断薬	メトクロプラミド, ドンペリドン, スルピリド	CTZ 刺激および上部消化管刺激による悪心・嘔吐においても, CTZ と迷走神経求心路終末のドパミン D_2 受容体を遮断することで, 制吐作用を惹起する. メトクロプラミドはセロトニン 5-HT_3 受容体拮抗作用もある	上部消化管運動亢進薬としても使用される. 手指振戦, 筋硬直
セロトニン 5-HT_3 受容体遮断薬	グラニセトロン, オンダンセトロン, ラモセトロン, アザセトロン, トロピセトロン, パロノセトロン	消化管の求心性知覚神経終末, CTZ および嘔吐中枢のセロトニン 5-HT_3 受容体を遮断することで, 制吐作用を惹起する	頭痛, 不眠, 頻脈
タキキニン NK_1 受容体遮断薬	アプレピタント, ホスアプレピタントメグルミン	嘔吐中枢や CTZ にあるタキキニン NK_1 受容体を選択的に遮断することで, 制吐作用を示す	しゃっくり, 便秘, 食欲不振
局所麻酔薬	アミノ安息香酸エチル, オキセサゼイン	消化管粘膜において求心性知覚神経に発現する電位依存性 Na^+ チャネルを遮断することで, 胃粘膜からの迷走神経を介する求心性の神経伝導を抑え, 制吐作用を示す	胃炎や消化性潰瘍における疼痛にも用いられる. 副作用：便秘, 悪心, 口渇
副交感神経遮断薬	アトロピン, スコポラミン	抗コリン作用により, 迷走神経を介する反射路が遮断される	動揺病の改善効果もある. 副作用：口渇, 胃部不快感, 便秘

ヒネ, レボドパによる嘔吐を抑制する. 薬物は**メトクロプラミド**, **ドンペリドン**, **スルピリド**がある. これらの薬物は上部消化管運動亢進薬としても使用される（9.4 胃・腸機能改善薬参照）. メトクロプラミドはセロトニン 5-HT_3 受容体拮抗作用もある. 統合失調症治療薬オランザピン（olanzapine）もシスプラチンなどの抗悪性腫瘍薬の投与に伴う消化器症状（悪心, 嘔吐）に対して使用する.

（4）セロトニン 5-HT_3 受容体遮断薬

セロトニン 5-HT_3 受容体遮断薬は, 消化管の求心性知覚神経終末にあるセロトニン 5-HT_3 受容体のみでなく, CTZ や嘔吐中枢のセロトニン 5-HT_3 受容体も遮断することで, 制吐作用を惹起する. 従来の制吐薬ではまったく

COLUMN 抗悪性腫瘍薬シスプラチンによって嘔吐が引き起こされるわけ

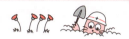

シスプラチン(cisplatin, cis-diammine-dichloro-platinum II; CDDP)などの抗悪性腫瘍薬は副作用として激しい悪心・嘔吐を引き起こす(chemotherapy-induced nausea and vomiting; CINV). 悪心・嘔吐の症状がひどい場合には患者の身体的および精神的状態の悪化を招き, がん化学療法の継続に支障をきたす. 悪心・嘔吐の予防, あるいは症状の軽減は, がん患者の生活の質(QOL)の維持および化学療法を継続するうえできわめて重要である.

この激しい悪心・嘔吐は, シスプラチン投与により腸のエンテロクロマフィン細胞(enterochromaffine cells; EC)が刺激されて大量のセロトニンが遊離され, 消化管の迷走神経求心路終末に発現するセロトニン5-HT$_3$受容体が刺激されるためである. この悪心・嘔吐は重度で, ドパミンD$_2$受容体遮断薬でもなかなか効果が発揮されなかったが, セロトニン5-HT$_3$受容体遮断薬が開発され, 嘔吐の治療が急速に進歩した.

抗がん剤投与時の悪心・嘔吐は, その発現時期により, 24時間以内に発現する急性悪心・嘔吐, 24時間以降に発現する遅発性悪心・嘔吐, 次回投薬の直前に発現する予測性悪心・嘔吐の三つに大別される. セロトニン5-HT$_3$受容体遮断薬は急性悪心・嘔吐には有効ではあるが, 遅発性悪心・嘔吐には必ずしも有効ではなかった. タキキニンNK$_1$受容体はこの遅発性悪心・嘔吐に有効性を示した.

効果が認められない強い悪心, 嘔吐, たとえば抗腫瘍薬シスプラチンによる嘔吐にはセロトニン5-HT$_3$受容体遮断薬が有効である. 薬物は**グラニセトロン**, **オンダンセトロン**(ondansetron), **ラモセトロン**, **アザセトロン**(azasetron), **パロノセトロン**(palonosetron)がある.

グラニセトロン　オンダンセトロン　アザセトロン　ラモセトロン　パロノセトロン

(5) タキキニンNK$_1$受容体遮断薬

アプレピタント(aprepitant), **ホスアプレピタントメグルミン**(fosaprepitant meglumine)は, 嘔吐中枢やCTZにあるタキキニンNK$_1$受容体を選択的に遮断することで制吐作用を示す. シスプラチンといった抗悪性腫瘍剤投与に伴う遅発性の悪心, 嘔吐に有効である. 抗悪性腫瘍薬を投与すると, 延髄外側網様体の孤束核でのサブスタンスPの分泌が亢進し, 嘔吐

タキキニン受容体

タキキニン受容体(tachykinin receptor)は内因性神経ペプチドであるサブスタンスP, ニューロキニンAおよびニューロキニンBが結合する受容体である. タキキニン受容体サブタイプは, サブスタンスPの受容体であるタキキニンNK$_1$受容体, ニューロキニンAが結合するNK$_2$受容体, そしてニューロキニンBが結合するNK$_3$受容体がある. NK$_1$受容体は中枢神経系に広く発現しており, 侵害受容, 情動(不安や抑うつ), 嘔吐, 内分泌, および自律神経機能に関与している.

中枢のタキキニン NK_1 受容体に結合することで嘔吐を誘発する．アプレピタントは急性期のみならず，従来治療で不十分であった遅発期に対しても発症抑制作用を示すのが特徴である．

アプレピタント

ホスアプレピタントメグルミン

（b）末梢性制吐薬

（1）局所麻酔薬

アミノ安息香酸エチルや**オキセサゼイン**（oxethazaine）は難溶性局所麻酔薬で，消化管粘膜において局所麻酔作用を示す．一次求心性知覚神経に発現する電位依存性 Na^+ チャネルを遮断することで，胃粘膜からの迷走神経を介する求心性の神経伝導を抑え，制吐作用を示す．胃液内の強酸中でも作用する．胃炎や消化性潰瘍における疼痛にも用いられる．

アミノ安息香酸エチル

オキセサゼイン

（2）抗コリン薬

アトロピン，**スコポラミン**などの抗コリン作用により，迷走神経を介する反射路が遮断される．胃幽門の緊張が消失し，胃の分泌機能も低下する．動揺病の改善効果もある．

アトロピン

スコポラミン

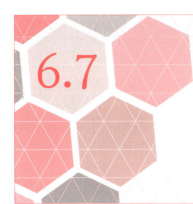

6章 呼吸・消化器系の薬理

6.7 肝胆膵疾患治療薬

❖ **本節の目標** ❖
- 肝臓疾患，胆道系疾患，膵臓疾患について，治療薬の薬理（薬理作用，機序，おもな副作用），および病態（病態生理，症状など），薬物治療（医薬品の選択など）を学ぶ．

6.7.1 肝臓疾患の治療薬

（a）肝臓疾患の病態生理と症状
（1）急性肝炎

急性肝炎（acute hepatitis）とはおもに肝炎ウイルスが原因で起こる急性のびまん性疾患で，一般的に予後は良好であるが罹患患者の約1～2%は劇症化して死に至ることもある．肝炎を引き起こすウイルスはA型肝炎ウイルス（HAV），B型肝炎ウイルス（HBV），C型肝炎ウイルス（HCV），D型肝炎ウイルス，およびE型肝炎ウイルスの5種類である．

A型肝炎はおもに汚染された食品や水などを介し経口的にA型肝炎ウイルスに感染した疾患で，重症化せず自然治癒が期待できる．B型肝炎は血液を介して，あるいは各種の体液との経皮的接触を介して感染する疾患である．もしくはB型肝炎ウイルスキャリアの母親から出産時に垂直感染した疾患である．性交渉など水平感染が原因の場合もある．B型急性肝炎もほとんどが自然治癒する．C型肝炎は血液を介したC型肝炎ウイルスの感染による免疫応答や酸化ストレスから，肝組織に壊死や炎症反応が引き起こされる疾患である．C型肝炎ウイルスの感染は70%以上が慢性化する．

ウイルス性のほかに，薬剤性肝障害やアルコール性肝炎，自己免疫性肝炎も急性肝炎を発症する．急性肝炎の多くは感冒様症状（発熱，咽頭痛，頭痛）がみられ，次いで尿中ビリルビンの増加により尿がウーロン茶のような褐色を呈する．数日後に眼球結膜，皮膚に黄疸が出現する．黄疸の出現とほぼ同時期に全身倦怠感や食欲不振，嘔気，嘔吐，発熱を呈する．

学修事項 D-2-11
(1) 消化性潰瘍，機能性消化管障害，炎症性腸疾患，肝炎・肝硬変（ウイルス性・薬剤性等），膵炎，胆道疾患
(3) 主な治療薬

HAV : hepatitis A virus
HBV : hepatitis B virus
HCV : hepatitis C virus

垂直感染
母体から病原体が胎盤や産道，母乳を通して胎児や新生児に伝播する感染様式のこと．母子感染．

水平感染
血液や体液，飲食物，空気などを介して個体から個体へと感染する様式のこと．

（2）慢性肝炎

慢性肝炎（chronic hepatitis）とは，6か月以上の肝機能検査値の異常とウイルス感染が持続している病態で，ウイルス肝炎，自己免疫性肝炎，非アルコール性脂肪性肝炎（NASH）など，多様な疾患が含まれる．組織学的には門脈域にリンパ球を主体とした細胞浸潤と線維化が見られ，肝実質内にはさまざまな程度の肝細胞の変性および壊死が見られる．肝炎はウイルス感染が持続すると肝臓の線維化が進み，肝硬変や肝細胞がんに進行する．

（3）肝 硬 変

肝臓に慢性炎症が続くと線維化が引き起こされ，肝臓は萎縮して硬化する．そのため，**肝硬変**（cirrhosis）は慢性肝障害をきたすあらゆる原因により起こりうる．肝硬変の機序は，慢性炎症により肝細胞や血管，胆管などで形成される肝小葉構造が破壊され，線維化が進行する．肝臓内の線維化が進むと，線維性隔壁となって偽小葉を形成する．肝臓の形態はいびつになって萎縮し，肝臓実質は線維化により粗造となり，線維隔壁に囲まれた結節（再生結節）が出現する．さらに門脈が狭小化すると，肝臓内部の血流や胆汁（bile）の流れが障害され，門脈圧が亢進する．また肝硬変になると，本来肝臓がもつアルブミンやコレステロール，プロトロンビンの産生，糖新生などの機能が低下する．また，アンモニア代謝や薬物代謝といった解毒能，ビリルビン代謝および排泄，胆汁酸排泄といった排泄能が低下する．

初期の肝硬変では自覚症状を示さないことが多いが，硬変化が進行するにつれさまざまな症状が出現する．身体所見としては心窩部に硬い肝臓が触れ，門脈圧の亢進により脾腫が生じる．肝機能がさらに低下すると，低アルブミン血症や門脈圧亢進により腹水（肝性腹水），胸水（肝性胸水）の出現，ビリルビン代謝および排泄障害による黄疸，アンモニア代謝障害による肝性脳症が現れる．

（b）肝臓疾患の治療

（1）急 性 肝 炎

入院，安静により肝炎の自然軽快を待つのが基本である．A型急性肝炎は自然治癒が期待できる．B型急性肝炎もほとんどが自然治癒する．したがって，B型急性肝炎は劇症化の防止以外は基本的に治療を行わない．劇症化を防止するためにワクチンを用いる．C型急性肝炎は約70％が慢性化する．したがって，急性期を経過したあとは慢性化を抑制するために，ペグインターフェロン治療を行う．または，慢性化したのちに経口直接的に抗HCV薬（DAA）による治療を行う．

（2）慢 性 肝 炎

慢性肝炎の治療はインターフェロンや核酸アナログ薬，経口直接作用型抗ウイルス薬（DAA）と肝庇護薬を用いる．

B型慢性肝炎の治療目的は，肝炎を抑え肝硬変へ進展するのを防ぐことで

ある．治療にはペグインターフェロン療法を行う．黄疸がなかなか改善しない場合は，ステロイド薬を用いる．ペグインターフェロンで肝炎の鎮静化ができなかった場合は，逆転写酵素阻害薬である**ラミブジン**(lamivudine)，**エンテカビル**(entecavir)，**テノホビル ジソプロキシル**(tenofovir disoproxil)，**テノホビル アラフェナミド**(tenofovir alafenamide)が用いられる(表6.7①)．

表6.7① 肝臓疾患治療薬

カテゴリー	薬物名	作用機序	副作用・その他
逆転写酵素阻害薬，抗B型肝炎ウイルス薬	ラミブジン	細胞内でリン酸化されて活性体に変換され，B型肝炎ウイルスのDNAポリメラーゼを阻害する	頭痛，頭重
	エンテカビル	細胞内でリン酸化されて活性体に変換され，B型肝炎ウイルスのDNAポリメラーゼを阻害する	頭痛，下痢
	テノホビル ジソプロキシル	細胞内でリン酸化されて活性体に変換され，B型肝炎ウイルスのDNAポリメラーゼを阻害する	腎障害，悪心，腹痛
	テノホビル アラフェナミド	細胞内でリン酸化されて活性体に変換され，B型肝炎ウイルスのDNAポリメラーゼを阻害する	腎障害，悪心，腹痛
インターフェロン製剤	ペグインターフェロンα	2′,5′-オリゴアデニル酸合成酵素を誘導して，ウイルスRNAの分解を促進し，ウイルスタンパク質の合成を阻害して抗ウイルス作用を示す	発熱，血液障害，間質性肺炎，自殺企図
	ペグインターフェロンα-2a	2′,5′-オリゴアデニル酸合成酵素を誘導して，ウイルスRNAの分解を促進し，ウイルスタンパク質の合成を阻害して抗ウイルス作用を示す	発熱，血液障害，間質性肺炎，自殺企図
直接型抗ウイルス薬(DAA)	グレカプレビル	HCVのNS3/4Aセリンプロテアーゼを阻害することで，非構造タンパク質の切断を抑制してウイルスの複製を阻止する	重篤な皮膚障害，血液障害，中枢神経障害
	レジパスビル	C型肝炎ウイルス多機能タンパク質NS5A複製複合体を阻害することで抗ウイルス作用を示す	
	ソホスブビル	C型肝炎ウイルスRNAポリメラーゼNS5Bを阻害することで，RNA伸長を停止させる	貧血，頭痛，倦怠感
	ピブレンタスビル	C型肝炎ウイルスNS5A複製複合体を阻害することで抗ウイルス作用を示す	
	リバビリン	細胞内でリン酸化される．RNA依存性RNAポリメラーゼ(NS5Bポリメラーゼ)を阻害することでウイルス増殖を抑制する	血液障害，骨髄抑制，肝・腎機能障害
グリチルリチン製剤肝庇護薬	グリチルリチン	コルチゾールを不活性化する11β-ヒドロキシ化ステロイド脱水素酵素を阻害することでグルココルチコイド様作用を示す	偽アルドステロン症(体液貯留，血圧上昇,低カリウム血症)

ラミブジン エンテカビル

テノホビル ジソプロキシル テノホビル アラフェナミド

　C型慢性肝炎の治療方針はHCVを排除して肝炎を鎮静化し，肝硬変や肝がんへの進展を抑制することである．これまでインターフェロンとリバビリンとの併用が主流であったが，経口直接作用型の抗ウイルス薬が登場し，インターフェロンフリー療法が行われている．インターフェロンフリー療法とはインターフェロンを用いないC型肝炎治療法のことで，リバビリンや経口直接作用型抗ウイルス薬が併用される．この治療法はインターフェロンを用いる治療法と比較して著効率が高いこと，副作用が少ないこと，投与が内服であることという特徴がある．また，自己免疫性肝炎に使われる免疫抑制薬（副腎皮質ホルモン薬，アザチオプリン）なども用いられる．

　一方，肝庇護薬は疾患特異的な治療ができない場合，または疾患特異的な治療に加えて用いられる．広く用いられる肝庇護薬には**ウルソデオキシコール酸**（ursodeoxycholic acid）や**グリチルリチン**（glycyrrhizin）などがある．これらの薬はウイルスを駆除するような直接の効果をもたないが，肝臓の炎症を抑える作用がある．

（c）肝臓疾患の治療薬
（1）インターフェロン製剤

　インターフェロン製剤はウイルス増殖抑制薬としておもにB型慢性肝炎の治療に用いられる．インターフェロンは炎症性サイトカインの一種で，肝炎ウイルスの増殖を抑えウイルスの核酸を破壊する．白血球由来のα型と線維芽細胞由来のβ型がある．α型に高分子のポリエチレングリコール（PEG）を結合させたペグインターフェロンα-2aがある．インターフェロンをペグ化する目的は，作用時間を延長させることと，宿主免疫系からインターフェロンを守ることの2点である．ペグ化により治療成績は向上している．

　インターフェロンは肝細胞のインターフェロン受容体に作用することで，細胞内シグナル伝達系のJAKやSTATを活性化して，抗ウイルス作用をも

つ2′,5′-オリゴアデニル酸合成酵素を誘導する．その結果，ウイルスの
RNA分解を促進して抗ウイルス作用を示す．NK細胞や細胞障害性T細胞，
単球，マクロファージの活性を増強し，ウイルス感染細胞を傷害する作用も
もつ．

【副作用】投与初期に頭痛や発熱などの感冒様症状や，全身倦怠感が出現する．
それに引きつづき，好中球および血小板の減少もみられる．

（2）逆転写酵素阻害薬

　B型肝炎ウイルスに対する抗ウイルス薬は，B型肝炎ウイルス(HBV)の
もつ逆転写酵素を特異的に阻害することで抗ウイルス作用を示すヌクレオチ
ド誘導体である．薬物にはラミブジン，エンテカビル，テノホビル ジソプ
ロキシル，テノホビル アラフェナミドがある．投与により肝硬変や肝がん
への進行を遅らせる．

　ラミブジンは細胞内でリン酸化されて，ラミブジン三リン酸へと変換され，
DNAポリメラーゼによるDNA鎖へのデオキシシチジン三リン酸の取込み
を競合的に阻害する．その結果，DNA鎖伸長を停止させ，B型肝炎ウイル
スの増殖抑制作用を示す．エイズ治療薬(HIVの逆転写酵素阻害薬)として
も用いられている．エンテカビルも細胞内でリン酸化されてエンテカビル三
リン酸へ変換され，DNAポリメラーゼによるDNA鎖へのデオキシグアノ
シン三リン酸の取込みを競合的に阻害する．

【副作用】短期的な副作用はないが，投与中止により再燃率が高いため長期継
続投与が必要である．

（3）直接作用型抗ウイルス薬

　直接作用型抗ウイルス薬(DAA)はNS3/4Aプロテアーゼ，NS5A複製複
合体，あるいはNS5Bポリメラーゼを直接阻害する．C型肝炎ウイルスの一
本鎖RNAゲノムには，ウイルス粒子を形成する構造タンパク質をコードす
るNS2からNS5領域が存在し，これから翻訳されてC型肝炎ウイルスの増
殖に必要なNS3/4Aプロテアーゼ，NS5A複製複合体，NS5Bポリメラーゼ
がつくられる．NS3/4Aプロテアーゼは翻訳されたC型肝炎ウイルス非構
造タンパク質(NS)をウイルス粒子として機能するかたちに切断する役割を　　NS : nonstructural protein
もつ．また，NS5A複製複合体はC型肝炎ウイルスのゲノムRNAからタン
パク質を翻訳する役割を，NS5BポリメラーゼはC型肝炎ウイルスのゲノム
を複製する役割をもっている．

① **NS3/4Aプロテアーゼ阻害薬**：選択的にNS3/4Aプロテアーゼを阻害す
ることで非構造タンパク質の切断を阻害し，ウイルス複製を抑制する．テラ
プレビル(販売終了)は最初に上市された第一世代プロテアーゼ阻害薬であ
る．続いて，環状構造の第二世代プロテアーゼ阻害薬である**グラゾプレビル**
(grazoprevir)と**グレカプレビル**(glecaprevir)が開発された．

498 **6章** 呼吸・消化器系の薬理

グラゾプレビル　　　　　　　グレカプレビル

② **NS5A 複製複合体阻害薬**：RNA の複製やタンパク質の会合に不可欠な NS5A を阻害することで抗ウイルス作用を示す．NS5A 複製複合体阻害薬には**レジパスビル**（ledipasvir），**エルバスビル**（elbasvir），**ピブレンタスビル**（pibrentasvir），**ベルパタスビル**（velpatasvir）がある．

③ **NS5B ポリメラーゼ阻害薬**：**ソホスブビル**（sofosbuvir）は肝臓で活性代謝物とウリジル三リン酸型に変換され，C 型肝炎ウイルス NS5B の RNA ポリメラーゼの活性部位に取り込まれることで RNA 鎖の伸長を停止させる（チェーンターミネーター）．この薬理作用によりウイルスの増殖を抑制する．したがって肝炎の治療のみならず，肝がん細胞の増殖抑制作用も期待できる．

リバビリン（ribavirin）は生体内で三リン酸化体となり，ウイルス由来の NS5B ポリメラーゼ（RNA 依存性 RNA ポリメラーゼ）によってグアノシン三

レジパスビル　　　　　　　ピブレンタスビル

エルバスビル　　　　リバビリン

ベルパタスビル　　　　ソホスブビル

リン酸が RNA に取り込まれるのを阻害することで，C 型肝炎ウイルスの増殖抑制作用を示す．リバビリンは NS5B ポリメラーゼを阻害するが，その作用は C 型肝炎ウイルスのポリメラーゼだけでなく，さまざまなウイルスのポリメラーゼを阻害する．単独投与での肝機能改善効果はみられないので，ペグインターフェロン α 製剤やソホスブビルと併用する．

【副作用】溶血性貧血がある．高血圧症や糖尿病を合併している症例では，脳血管障害や心疾患障害が生じる可能性がある．

（4）副腎皮質ステロイド薬

副腎皮質ステロイドの薬理作用はリンパ球や単球やマクロファージ，顆粒球などの白血球機能全般にわたっており，炎症性サイトカインの産生抑制を介する体液性免疫応答および細胞性免疫応答の抑制作用を示す．また，この免疫応答抑制を介して抗炎症作用を引き起こす．薬物にはプレドニゾロンがある．

副腎皮質ステロイドは次のような薬理作用をもつ．インターロイキン-2 の産生抑制を介して，ヘルパー T 細胞の活性化抑制と細胞傷害性 T 細胞の誘導を抑制する．インターフェロン-γ 産生を抑制し，マクロファージおよび NK 細胞の機能を低下させる．単球およびマクロファージからのインターロイキン-1 や TNF-α などのサイトカインの産生抑制を介して，T 細胞の活性化を抑制し炎症を抑える．好中球や単球に対する走化性因子の産生抑制を介して，白血球の炎症組織への遊走を阻害する．またプロスタグランジンやロイコトリエンなどの炎症性メディエーターの産生を抑制し，炎症を抑える．

（5）肝 庇 護 薬

抗ウイルス療法でウイルスが排除できない場合は，肝庇護薬（肝機能改善薬）が用いられる．**グリチルリチン**と胆汁酸利胆薬のウルソデオキシコール酸の併用治療が推奨されている．

① **グリチルリチン**：甘草の成分で，糖質コルチコイド様の作用をもち炎症を抑える．また T 細胞を刺激してインターフェロン-γ の産生を誘導する．

グリチルリチン

このほか，抗酸化作用や抗アレルギー作用，炎症による組織障害の抑制，組織修復の促進，肝細胞膜の保護などの作用がある．治癒は望めないが，炎症を抑えることで肝硬変への進行を食い止められる．

【副作用】血圧上昇や低カリウム血症を示す偽アルドステロン症，上腹部不快感，嘔気・嘔吐などの消化器症状，全身倦怠感などがある．

② **ウルソデオキシコール酸**：肝臓を保護する作用や胆汁の流れを改善する作用をもつ．肝臓を刺激して胆汁酸を多く含む胆汁の分泌を促進させ，コレステロール結石表面のコレステロールを溶解する．胆汁中の水分は増やさない．肝機能が低下すると，胆汁うっ滞を引き起こす．蓄積した胆汁酸は肝障害を増悪させる．ウルソデオキシコール酸は細胞毒性をもたず，腸肝循環によって肝臓に取り込まれ，蓄積した胆汁酸と置換されるので，細胞毒性が減じられ肝障害は軽減する．また，肝臓ではグルタチオンの産生を促進し，活性酸素を除去することにより，肝細胞保護作用を示す．

【副作用】服用後に下痢がみられる．

（6）小柴胡湯

小柴胡湯は肝細胞の再生や免疫力を高め，炎症やアレルギーを抑える漢方薬である．肝臓内の炎症を抑制し免疫力を調節するうえ，線維化も抑える．

【副作用】間質性肺炎，偽アルドステロン症がある．インターフェロン投与中は禁忌である．

（7）ラクツロース

重篤な肝障害による肝性脳症という意識障害が引き起こされる．これはアミノ酸の異常や腸内でできたアンモニアが肝臓で処理しきれないことによって脳に障害を引き起こされるものである．そのような場合はラクツロース（p.478）が用いられる．ラクツロースは腸内で腸内細菌に分解され乳酸や酢酸を生成する．この有機酸が腸管腔内の pH を低下させ，アンモニア産生と腸管吸収を抑制することで血中アンモニア濃度を低下させる．

6.7.2 　胆嚢および胆管疾患の治療薬（急性胆嚢炎，胆管炎，胆石症）

学修事項 D-2-11
(1) 消化性潰瘍，機能性消化管障害，炎症性腸疾患，肝炎・肝硬変（ウイルス性・薬剤性等），膵炎，胆道疾患
(3) 主な治療薬

胆汁は界面活性剤として脂肪の消化および吸収を助ける胆汁酸と，胆汁色素（ビリルビンなど），コレステロール，レシチンなどが含まれたものである．胆汁はリパーゼ作用の促進，脂肪および脂溶性ビタミンの乳化，吸収促進などの役割を演じる．胆汁は肝臓で生成され 1 日約 800 mL が分泌され，**胆嚢**（bladder）中に入り，約 5 ～ 10 倍に濃縮される．胆嚢が収縮すると，胆汁は十二指腸に排出される．**胆管括約筋（オッディ括約筋**，sphincter of Oddi）は総胆管が十二指腸に開口するところにある．食事でとった脂肪分が十二指腸に達すると，コレシストキニンが分泌されて，これが胆嚢収縮を引き起こし，

胆汁を**胆管**(bile duct)へと排出する．胆管は十二指腸に達する前に膵管と合流して総胆管となる．この総胆管の十二指腸閉口部にあるオッディ括約筋は，消化のため胆汁を分泌するとき以外は閉じている．

（a）胆嚢および胆管疾患の病態生理と症状

胆嚢および胆管の疾患には胆道感染症と胆石症に大きく分けられる．

（1）胆道感染症

胆道感染症は**急性胆囊炎**(acute cholecystitis)と**胆管炎**(cholangitis)，および両者の併発がある．その病態は細菌感染と胆道の閉塞であり，急性胆囊炎では腹痛(右上腹部の疼痛)と発熱，胆管炎では黄疸と発熱が主体となる．胆汁組成の異常や胆道機能の低下などにより，胆汁中の成分が凝結した結果，胆囊や胆道内に生じた石様の固形物を胆石という．症状の有無にかかわらず胆石があれば**胆石症**(cholelithiasis)という．胆石発作の三主徴は疝痛，発熱，黄疸であるが，典型的症状を呈するものは少ない．そのうち最も特徴的な症状は疝痛発作である．

（i）急性胆嚢炎

急性胆囊炎は胆囊壁の感染，潰瘍，好中球浸潤などを伴う炎症である．その多くは胆囊胆石が胆囊管，胆囊頸部に「かんとん」したために生じる．胆石かんとんに伴う胆囊管や胆囊平滑筋の攣縮は疝痛発作をひき起こす．疝痛発作は内臓痛であり，局在性に乏しく，心窩部を含めた広い範囲に，差し込むような腹痛を生じる．胆石かんとんが長引けば，細菌感染をはじめとして循環障害や胆汁酸，プロスタグランジンなどの化学的刺激により，急性胆囊炎へと移行する．急性胆囊炎は胆囊壁の炎症であり，体性痛を生じる．このため，腹痛は局在性があり，患者は右季肋部から上腹部の痛みを訴える．そのほか，悪心や嘔吐，発熱がみられ，炎症が進行すると黄疸が現れる．

胆囊炎は胆汁うっ滞に伴う細菌感染によって起こる．起炎菌はほとんどが腸内細菌由来であり，大腸菌(*Escherichia coli*)，肺炎桿菌(*Klebsiella pneumoniae*)，エンテロコッカス フェカーリス(*Streptococcus faecalis*)などが多い．胆汁うっ滞の原因は胆囊頸部などへの胆石のかんとんがほとんどで，そのほか，腫瘍による胆管の閉塞が原因で起こることもある．

胆管炎は胆管壁と胆管内腔の感染症であり，多くは胆石の胆管乳頭部(胆汁が十二指腸に流れ込む出口)でのかんとんによる胆管閉塞に起因している．胆管内に細菌が存在するだけでは胆管炎にはならない．細菌感染があり，かつ胆管胆石や悪性腫瘍による胆管閉塞によって胆管内圧が上昇し，胆管炎が発症する．

（ii）治療薬の選択

急性胆囊炎および胆石かんとんによる疼痛(痛み)に対する薬物治療は鎮痙薬と抗炎症薬が中心となる．大腸菌などが総胆管などから進入して，炎症を

かんとん(嵌頓)
狭い部分に石などの固形物が詰まってまったく動かなくなった状態．

起こして感染症を引き起こすことがあるので，抗菌薬（セフィキシムなどの
セフェム系抗菌薬）を使用する．通例，抗菌薬などの薬物治療により比較的
良好に治癒し，胆嚢ドレナージや手術療法も必要としないことが多い．

　胆石形成により胆汁がうっ滞し，疼痛や感染が引き起こされる．催胆薬と
してオサルミドが，排胆薬として**トレピブトン**（trepibutone）や**ヒメクロモ
ン**（hymecromone）が，胆石溶解薬としてウルソデオキシコール酸が用いら
れる．ウルソデオキシコール酸は抗炎症作用を期待して投与されることがあ
る（表 6.7 ②）．

オサルミド　　　　　　ヒメクロモン　　　　　　トレピブトン

表 6.7 ②　胆道系疾患治療薬

カテゴリー	薬物名	作用機序	副作用・その他
利胆薬，胆石溶解薬	ウルソデオキシコール酸	胆汁酸分泌の増大することで胆汁のコレステロール比を低下させる．コレステロール系胆石の溶解を促進する	消化器症状
	ケノデオキシコール酸	肝臓におけるコレステロール合成を抑制することで胆汁のコレステロール濃度を低下させる．胆石の溶解を促進する	肝障害，消化器症状
カテコールアミン代謝抑制薬，排胆薬，結石排出薬	フロプロピオン	COMT を阻害することで鎮痙作用を示す．胆嚢オッディ括約筋を弛緩することで胆汁分泌および胆石排出を促進する	悪心，嘔吐，胸やけ

（2）胆石症

　胆石は胆汁のなかから不要成分が析出することにより形成される．この胆
石形成により胆汁がうっ滞し，疼痛や感染が引き起こされる．胆石症のうち
の胆嚢結石の手術が不可能な場合に胆石溶解療法が選択される．

　胆石はその存在部位によって，肝内胆石，胆嚢胆石，総胆管胆石に分けら
れるが，一般に胆石症といえば胆嚢結石症をさす．胆嚢においては，胆汁の
なかから不溶の成分が析出して集積し，胆嚢胆石が形成される．その主成分
はコレステロール，ビリルビン，カルシウムであり，胆石の成分によって，
コレステロール胆石と胆汁色素胆石（ビリルビンカルシウム石と黒色石）に大
別される．成分分析でコレステロール含有量が 70% 以上をコレステロール
胆石とする．

（ⅰ）胆嚢胆石の種類とその成因

- コレステロール胆石：水に溶けないコレステロールを胆汁酸とレシチンが溶かしている．食生活の変化により患者の胆汁はコレステロール過飽和状態となり，この過飽和胆汁からコレステロールが胆嚢内で析出し，核の形成，肉眼的胆石への成長を経て形成される．
- 黒色石：溶血性貧血，肝硬変の患者によくみられる．おもな構成成分は黒色色素であり，この色素はビリルビンカルシウムの重合体とされており，その成因は未解決である．
- ビリルビンカルシウム石：胆汁中のビリルビンはグルクロン酸と抱合してビリルビングルクロニドを形成し，水に溶けやすくなっている．胆道感染（おもに大腸菌）が存在すると，細菌性 β-グルクロニダーゼにより，胆汁中のビリルビングルクロニドが加水分解を受けて遊離型ビリルビンとなり，これにカルシウムが結合して，ビリルビンカルシウムとして析出する．

（ⅱ）治療薬の選択

利胆薬は催胆薬と排胆薬とに分けられる（図6.7①）．**催胆薬**（choleretics）は肝臓における胆汁分泌を促進する薬物で，水分量を増やして胆汁流量を増加する**水利胆薬**（hydrocholeretics）と，胆汁成分も増加する胆汁成分分泌促進薬（胆汁酸利胆薬）に分けられる．排胆薬は胆嚢から十二指腸への胆汁排出を促進する薬物である．排胆薬としてトレピブトンやフロプロピオンが用いられる．胆石溶解薬としてはウルソデオキシコール酸が用いられる．ウルソデオキシコール酸は抗炎症作用を期待して投与されることがある．

　胆石発作は猛烈な痛さであり，疼痛はできるかぎり早く除去する必要がある．腹痛発作時に軽度，中等度では鎮痙薬（抗コリン薬）を服用し，治まらない場合は抗コリン薬の筋肉内注射か，抗コリン薬に加えて非麻薬性鎮痛薬の

フロプロピオン

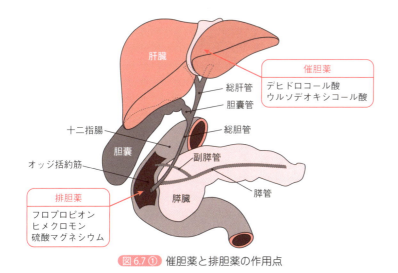

図6.7① 催胆薬と排胆薬の作用点

筋肉注射を行う．鎮痛薬の坐薬を使用する場合もある．疝痛発作のときには
ペンタゾシンなどの非麻薬性鎮痛薬とアトロピンの筋肉注射か，モルヒネと
アトロピンの皮下注射を行い，ブチルスコポラミンを点滴静注する．

（b）胆疾患治療薬

（1）急性胆嚢炎の治療薬

① 抗 菌 薬

　腸内細菌の逆行性感染が主体であり，グラム陰性桿菌（大腸菌，クレブシ
エラ，緑膿菌など）が多い．抗菌薬は重症度に応じて使い分けるのが原則で
あるが，判断に迷う場合は胆汁移行性がよく，抗菌スペクトルの広いセフェ
ム系抗菌薬のセフォペラゾン・スルバクタム配合剤，カルバペネム系抗菌薬
のイミペネム・シラスタチン配合剤，ニューキノロン系抗菌薬のシプロフロ
キサシンが使用される．大腸菌は第一世代セフェム系薬に耐性をもっている
ので，第二世代以上のセフェム系薬を用いる．

　急性胆嚢炎の診断がついたら投与を開始する．静脈投与が原則であり，早
急な感染のコントロールが望ましい．想定される起炎菌に対する抗菌力や胆
汁移行性，胆嚢炎の重傷度，患者の過去の抗菌薬投与歴，施設での起炎菌検
出状況などを考慮して抗菌薬を選択する．

② 抗コリン薬

　腹痛（**胆道疝痛**, colic）は胆石による胆道壁刺激，胆道内圧の上昇，オッディ
括約筋の痙攣により引き起こされる．軽度の疝痛発作は鎮痙薬（おもに抗コ
リン薬．たとえばブチルスコポラミン，ブトロピウム，ピペリドレート）を
投与する．胆石かんとんによる腹痛に対しては，ブチルスコポラミンをまず
投与する．抗コリン薬は胆道および胆嚢平滑筋のアセチルコリン M_3 受容体
を遮断することにより，平滑筋の痙縮を抑制する．

【副作用】視力調節障害，口渇，腹部膨満感，鼓腸，便秘，排尿障害，心悸亢
進がある．腸管出血性大腸菌（O157 など）や赤痢菌といった重篤な細菌性下
痢患者では，抗コリン薬は症状を悪化させるおそれがある．眼内圧を高め症
状を悪化させるため，緑内障の患者には禁忌である．前立腺肥大による排尿
障害のある患者，重篤な心疾患のある患者，麻痺性イレウスの患者も症状を
悪化させるため禁忌である．

③ オピオイド鎮痛薬

　疼痛が強い場合には，オピオイド鎮痛薬のペンタゾシンを用いる．オピオ
イド κ 受容体刺激作用による鎮痛作用を示し，効力はモルヒネの 1/3 程度で
ある．また弱いオピオイド μ 受容体遮断作用（弱い麻薬拮抗性）を示す．モル
ヒネと併用するとモルヒネの鎮痛作用を弱めるため，麻薬拮抗性鎮痛薬に分
類されている．ペンタゾシンはアトロピン（抗コリン薬）と併用する．その理
由はペンタゾシンが乳頭部括約筋（オッディ括約筋）を収縮させる作用があ

り，単独投与すると胆管内圧が上昇して疼痛を悪化させるからである．

　ペンタゾシンは眠気やめまい，ふらつきなどが現れることがあるので，投与中の患者には自動車の運転など危険を伴う機械の操作には従事させないよう注意する．呼吸抑制がみられることがある．このような場合には酸素吸入（必要に応じて人工呼吸）か，またはドキサプラムの投与が有効であるが，麻薬拮抗剤（レバロルファン）は無効である．連用すると薬物依存を生じることがあるので，慎重に投与する．

（2）胆石症の治療薬

① 水利胆薬

　水利胆薬デヒドロコール酸は肝臓を刺激して水分の多い低比重胆汁を分泌させる．胆汁の水分分泌量を増加させ，胆道から胆砂，細菌を洗い流すために用いられる．また胆汁うっ滞を伴う肝疾患に用いられる．胆汁量が増加し，胆汁内固形成分はほとんど増加しないので，固形成分濃度は半分くらいに減少する．

② 胆汁酸利胆薬

　薬物には一次胆汁酸であるウルソデオキシコール酸および**ケノデオキシコール酸**（chenodeoxycholic acid）があり，肝臓を保護する作用や胆汁の流れを改善する作用，免疫調節作用をもつ．肝臓を刺激して胆汁酸の多い胆汁の分泌を促進させ，コレステロール結石表面のコレステロールを溶解する．胆汁中の水分は増やさない．肝内胆汁のうっ滞を改善する．

　ケノデオキシコール酸はファルネソイド X 受容体を刺激して，胆汁酸生合成酵素を抑制し，また胆汁酸の腸管循環を制御している胆汁酸トランスポーター（IBAT，p.482）の発現を抑制する．コレステロール合成の律速酵素 HMG-CoA 還元酵素を阻害して，コレステロール合成を抑制する作用もある．

　胆石症の再発予防としては，胆石が消失しても少量のウルソデオキシコール酸を継続服用することが勧められる．

　胆石溶解療法を行う場合は確実に服薬することが大事であり，胆石は夜つくられるので飲み忘れた場合は就寝時に必ずその日の分を服用することが肝要である．

　服用後に下痢がみられることが多く，とくにケノデオキシコール酸でよく

デヒドロコール酸　　　ウルソデオキシコール酸　　　ケノデオキシコール酸

みられる．ウルソデオキシコール酸のほうが下痢の副作用が起こりにくいので，コンプライアンスが維持しやすい．そのほか，悪心および嘔吐，食欲不振がみられることがある．

クロフィブラートをコレステロール胆石溶解の目的で使用する場合は，ウルソデオキシコール酸の作用を減弱するおそれがある．コレスチラミンもウルソデオキシコール酸の作用を減弱するおそれがあるので，可能な限り間隔をあけて投与する．

クロフィブラート

完全胆道閉塞では，その利胆作用により症状の増悪をきたす可能性があるので，禁忌となっている．また高度の黄疸を伴う肝硬変症例では症状の増悪をきたす可能性があり，慎重投与となっている．消化性潰瘍を合併している場合も慎重投与となっている．ケノデオキシコール酸は催奇形性があるため，妊婦または妊娠している女性への投与は禁忌となっている．

ウルソデオキシコール酸とスルホニル尿素系経口糖尿病薬（トルブタミドなど）を併用すると，血糖降下作用を増強するおそれがある．

胆石が溶解しても再発する可能性は高く，内服の継続と定期的な肝機能検査が推奨されることを説明する．

③ オッディ括約筋弛緩薬

オッディ括約筋弛緩薬には**フロプロピオン**（flopropione）およびトレピブトンがある．フロプロピオンはカテコール-O-メチルトランスフェラーゼ（COMT）を阻害して，ノルアドレナリンの分解を抑制する．このノルアドレナリンが胆管平滑筋やオッディ括約筋を含む胆道平滑筋のアドレナリンβ_2受容体を刺激し，十二指腸への胆汁排泄を促進する．トレピブトンは平滑筋において細胞内 Ca^{2+} の細胞内カルシウムストアへの取込みを促進することによると考えられる．

6.7.3 膵臓疾患の治療薬

（a）急性膵炎および慢性膵炎の病態生理

急性膵炎（acute pancreatitis）は何らかの原因で膵臓の消化酵素が活性化し，膵臓を自己消化してしまう疾患である．その成因としてはアルコールや胆石が多い．おもな症状としては上腹部に急性腹痛発作と圧痛がある．

慢性膵炎は持続性かつ進行性の膵臓の炎症で，再燃を繰り返しながら，膵臓に線維化，細胞浸潤，実質の脱落などの慢性変化を起こし，最終的には膵

学修事項 **D-2-11**
(1) 消化性潰瘍，機能性消化管障害，炎症性腸疾患，肝炎・肝硬変（ウイルス性・薬剤性等），膵炎，胆道疾患
(3) 主な治療薬

臓の内外分泌機能不全に至る疾患である。その成因はアルコールが最も多い。慢性膵炎は膵内外分泌機能と臨床徴候から代償期，移行期，非代償期に分けられる。

（b）膵臓疾患の治療薬

急性膵炎の薬物療法では鎮痛薬や抗菌薬，タンパク質分解酵素阻害薬，酸分泌抑制薬が用いられる。タンパク質分解酵素阻害薬は膵酵素の活性を抑制し，膵炎の進行を抑えるために用いる。非麻薬性鎮痛薬を用いて十分な疼痛のコントロールを行う。重症例では抗菌薬の予防投与により感染性膵合併症の頻度を低下させる。

慢性膵炎では急性増悪と腹痛に対する薬物治療が中心である。慢性膵炎の代償期や移行期では，反復する急性増悪，腹痛，および原因を除去する。代償期の頑固な腹痛には非ステロイド性抗炎症薬（NSAIDs）の頓用が一般的である。非代償期では脂肪便と体重減少に対して消化酵素薬をヒスタミン H_2 受容体遮断薬やプロトンポンプ阻害薬とともに併用して投与する。

（1）タンパク質分解酵素阻害薬

トリプシンの活性化が引き金となって，連鎖的にエラスターゼ，ホスホリパーゼ A_2 などの膵臓由来のタンパク質分解酵素が活性化されると，膵臓の細胞が自己消化される。その結果，浮腫や上膵部痛が引き起こされ，膵実質の細胞傷害による膵内分泌機能が低下する。そこで，タンパク質分解酵素を阻害する薬が用いられる。急性膵炎に用いる薬物にはナファモスタットやウリナスタチン，ガベキサートがあり，慢性膵炎ではカモスタットがある（表6.7③）。ウリナスタチンはヒト尿由来のトリプシン阻害活性をもつ分子量67,000の糖タンパク質である。

（2）ヒスタミン H_2 受容体遮断薬（H_2 ブロッカー）

ヒスタミン H_2 受容体遮断薬は胃壁細胞上にあるヒスタミン H_2 受容体において，ヒスタミンと拮抗することによって胃酸分泌を抑制する。この目的でファモチジンが用いられる。胃酸分泌を抑制することによって十二指腸のpH を上昇させ，セクレチンとコレシストキニン分泌を抑制する。これにより膵外分泌を抑制して，膵炎の悪化を抑える。

カテゴリー	薬物名	作用機序	副作用・その他
タンパク質分解酵素阻害薬	ナファモスタット	トリプシン，カリクレイン，トロンビンなどのプロテアーゼを阻害することで膵炎の急性症状を寛解する	高 K 血症，低 Na 血症，血液障害
	ガベキサート	トリプシン，カリクレイン，トロンビンなどのプロテアーゼを阻害することで膵炎の急性症状を寛解する	静脈炎，血液障害
	カモスタット	トリプシン，カリクレイン，トロンビンなどのプロテアーゼを阻害することで膵炎の急性症状を寛解する	過敏症，消化器症状，血液障害
	ウリナスタチン	プロテアーゼだけでなく，ヒアルロニダーゼ，リパーゼなど糖・脂質分解酵素も阻害することで膵炎の急性症状を寛解する	過敏症

表 6.7 ③　膵臓疾患治療薬

（3）鎮痛薬

慢性膵炎の頑固な腹痛には非ステロイド性抗炎症薬の頓用が一般的である．膵炎による疼痛が軽度の場合は非ステロイド性抗炎症薬を用いる．薬物にはインドメタシンやジクロフェナクがある．

疼痛が強い場合にはオピオイド鎮痛薬ペンタゾシンを用いる．オピオイド κ 受容体刺激作用による鎮痛作用を示す．また，弱いオピオイド μ 受容体拮抗作用（弱い麻薬拮抗性）を示す．ペンタゾシンは抗コリン薬と併用する（急性胆囊炎の治療に用いるオピオイド鎮痛薬と同様）．ペンタゾジンの副作用である眠気や目まい，呼吸抑制などに注意する．ペンタゾシンがオッディ括約筋を収縮させる作用があるので，単独投与すると胆管内圧が上昇して疼痛を悪化させる．

（4）鎮痙薬

慢性膵炎における腹痛には鎮痙薬を投与する．

① **抗コリン薬**：胆道平滑筋のアセチルコリン M_3 受容体を遮断することにより，平滑筋の痙縮を抑制する．薬物にはブチルスコポラミンなどがある．
【副作用】視力調節障害，口渇，腹部膨満感，鼓腸，便秘，排尿障害，心悸亢進がある．

② **フロプロピオン**：カテコール-O-メチルトランスフェラーゼ（COMT）を阻害して，ノルアドレナリンの分解を抑制する．このノルアドレナリンが胆管平滑筋やオッディ括約筋を含む胆道平滑筋のアドレナリン β_2 受容体を刺激し平滑筋を弛緩させる．

肝胆膵疾患治療薬　6.7　509

【副作用】悪心・嘔吐，胸やけ，腹部膨満感がある．

（5）消化酵素薬

慢性膵炎における消化不良には消化酵素薬が用いられる．薬物としては**パンクレアチン**(pancreatin)や**ビオヂアスターゼ**(biodiastase)，**リパーゼ**(lipase)などがある．その際にはプロトンポンプ阻害薬やヒスタミン H_2 受容体遮断薬を併用して投与する．

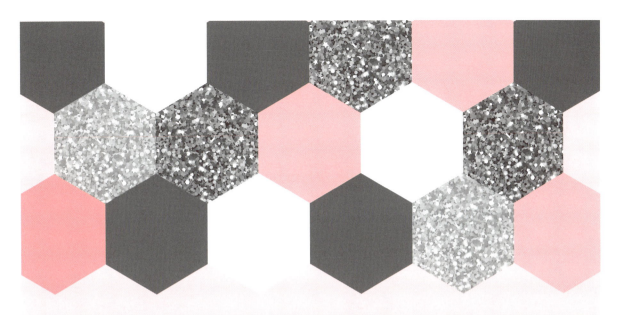

7章

代謝・内分泌系の薬理

7.1 糖尿病治療薬
7.2 脂質異常症治療薬
7.3 痛風および高尿酸血症治療薬
7.4 ホルモン関連薬
7.5 泌尿生殖器作用薬

7章 代謝・内分泌系の薬理

7.1 糖尿病治療薬

❖ **本節の目標** ❖

- 糖尿病とその合併症について，治療薬の薬理（薬理作用，機序，おもな副作用），および病態（病態生理，症状など）・薬物治療（医薬品の選択など）について学ぶ．

学修事項 D-2-6
(1) 糖尿病，脂質異常症，高尿酸血症・痛風，甲状腺機能障害，副腎機能障害，骨粗鬆症

学修事項 C-4-5
(2) 代謝系・内分泌系疾患（糖尿病・脂質異常症・高尿酸血症）の医薬品

IDDM：insulin-dependent diabetes mellitus
NIDDM：non-insulin dependent diabetes mellitus

血糖値
血液中を流れるブドウ糖の濃度のこと．早朝空腹時の測定値が 110 mg/dL 未満であること．また，空腹時に 75 g のブドウ糖を飲み，2 時間後の測定値が 140 mg/dL 未満であれば正常型とされる．

ヘモグロビン A1c (HbA1c)
血液中の遊離ブドウ糖がヘモグロビンと結合した糖化ヘモグロビンの割合をパーセントで表した血液検査値．糖化したヘモグロビンは赤血球の寿命（120 日）が尽きるまで元には戻らないため，過去 1〜2 か月前の平均血糖値を反映する．

糖尿病（diabetes mellitus）は，インスリンの作用不足による慢性的な高血糖状態をきたす代謝性疾患である．糖尿病はその成因によって**1型糖尿病**と**2型糖尿病**とに大きく分類される．1型糖尿病は**インスリン依存性糖尿病**（IDDM）ともいい，膵臓のβ細胞が障害を受け，**血糖値**が上昇してもインスリン分泌が起こらない絶対的なインスリン作用不足により発症する．一方の2型糖尿病は，**インスリン非依存性糖尿病**（NIDDM）ともいい，β細胞からのインスリン分泌能はもっているもののインスリンの相対的不足によって発症する．2型糖尿病の発症には，遺伝的因子と環境因子が関与している．最近になって，2型糖尿病にもインスリン治療が選択されることもあり，必ずしも1型がIDDMで2型がNIDDMと完全に一致しているわけではない．

糖尿病の診断基準としては，下記の①〜④のいずれかが確認された場合に「糖尿病型」と判定し，①〜③のいずれかと④が確認された場合に，糖尿病と診断される（表7.1①）．

① 早朝空腹時血糖値 126 mg/dL 以上
② 75 g 経口糖負荷試験（OGTT）2 時間後血糖値 200 mg/dL 以上
③ 随時血糖値 200 mg/dL 以上
④ HbA1c（国際基準）が 6.5% 以上

なお，①〜③が糖尿病型であり，次のいずれかが存在する場合は，初回検査だけでも糖尿病と診断される．

・糖尿病の典型的症状（口渇，多飲，体重減少）
・確実な糖尿病網膜症

糖尿病治療の目的は，高血糖が原因となって引き起こされる糖尿病特有の

糖尿病治療薬　7.1　513

表 7.1 ① 75 g 経口糖負荷試験（OGTT[a]）における判定区分と判定基準

	早朝空腹時	糖負荷後 2 時間	判定区分
血糖値	126 mg/dL 以上	200 mg/dL 以上	糖尿病型 [b]
	110 ～ 126 mg/dL	140 ～ 200 mg/dL	境界型
	110 mg/dL 未満	140 mg/dL 未満	正常型

a）OGTT：oral glucose tolerance test.
b）糖尿病型：（ i ）早朝空腹時が血糖値 126 mg/dL 以上，（ ii ）75 g 経口糖負荷試験の 2 時間
　　値が 200 mg/dL 以上，（ iii ）随時血糖値が 200 mg/dL 以上，のいずれかが認められた場合.

合併症（網膜症・腎症・神経障害）と動脈硬化性疾患の発症・進展を抑制することにある．そのためには血糖のみならず血圧および血清脂質も適切にコントロールすることが基本であり，食事・運動療法は成因・病態にかかわらずすべての患者が行うべき治療である．食事療法と運動療法を続けてもなお目標が達成できないときは経口血糖降下薬またはインスリン製剤を用いる．

7.1.1　インスリン製剤

　インスリン量は生物学的力価（単位）で表す．ヒトインスリンの国際標準品で 1 mg 当たり 26 単位とされている．インスリン製剤はインスリンアナログとヒトインスリンに分類され，すべて皮下注射により投与される．また，作用の発現および持続時間から，超速効型，速効型，中間型，混合型，持効型に分類される．

（a）超速効型インスリン製剤

インスリンアスパルト，**インスリンリスプロ**，**インスリングルリジン**はインスリンのアミノ酸配列の一部を置換し，インスリン分子の会合による六量体の形成を抑制し，皮下注射後速やかに血液中に吸収されるので，食事直前の注射でよく患者の生活の質（QOL）が損なわれにくい．作用持続時間が短いので，1 型糖尿病やインスリン基礎分泌の枯渇した 2 型糖尿病では，持効型溶解インスリンあるいは中間型インスリンと組み合わせて用いる．

（b）速効型インスリン製剤

レギュラーインスリンともよばれ，皮下注射されたときには六量体で，組織間液により希釈され二量体あるいは単量体になってはじめて血中へ移行するので，食事 30 分前に注射する必要がある．一方，効果の持続時間が 5 ～ 8 時間と長いため，各食前に投与した速効型インスリンの効果により，次の食事あるいは就寝前に低血糖をきたすことがある．

（c）中間型インスリン製剤

　ヒトインスリンに**プロタミン**を加えて結晶化した **NPH** 製剤がインスリン基礎分泌を代替するために使われている．また，超速効型であるインスリン

NPH：neutral protamine hagedorn

NPL : neutral protamine
lispro

リスプロにプロタミンを添加した**NPL**製剤もある.

（d）混合型インスリン製剤

超速効型または速効型と中間型を混合したもので，インスリンの追加分泌と基礎分泌の両者を代替するために用いられる.**ヒト二相性イソフェンインスリン**製剤や超速効型インスリンアナログとその NPH 製剤を組み合わせたものがある.超速効型を含んだ製剤は，食直前の注射で有効であり，低血糖のリスクも少ない.

（e）持効型インスリン製剤

インスリン基礎分泌を代替するために用いられる.**インスリングラルギン**はインスリン A 鎖 21 位のアスパラギンをグリシンに置換し，B 鎖 C 末端のトレオニンに二つのアルギニンを付加している.等電点はヒトインスリンのpH 5.4 からこの製剤では pH 6.7 になり弱酸性下で溶解性が高くなり，生理的 pH では溶解性が低くなるため，作用持続が延長する.**インスリンデテミル**は，インスリン B 鎖 30 位のトレオニンを欠損させ，29 位のリシンに脂肪酸のミリスチン酸を付加したものである.投与部位での単量体への解離が遅延し，また脂肪酸側鎖とアルブミンとの結合により作用時間が延長する.**インスリンデグルデク**はインスリン B 鎖 30 位のトレオニンを欠損させ，B 鎖29 位のリシンにグルタミンをスペーサーとしてヘキサデカン二酸と結合させ，作用の持続化を図った持効型溶解インスリンアナログである.また，インスリンデグルデクは皮下脂肪において可溶性で安定したマルチヘキサマーとして一時的に留まり，ここからモノマーが徐々に解離して血中に移行し，持続的な効果を発揮する.

インスリン製剤は，1 型糖尿病，膵全摘，妊娠糖尿病における血糖コントロールに用いられる.2 型糖尿病でも経口血糖降下薬の効果が不十分な場合や，インスリン分泌低下の著しい場合に用いられる.副作用としては，低血糖，浮腫，アレルギー，リポジストロフィー，抗インスリン抗体産生などがある.低血糖で意識がない場合はブドウ糖を静注する.また自宅での救急療法としてはグルカゴン注射を行う.意識があれば 10 g のブドウ糖またはこれに相当する速効性糖質食品を経口的に与える.

7.1.2　経口血糖降下薬

経口血糖降下薬は作用機序の異なる次の 7 グループに大別される.

- 血糖非依存的に膵 β 細胞からインスリン分泌を促進するスルホニル尿素薬（SU 薬）（a）とその速効型類縁薬（b）
- 血糖依存的なインスリン分泌を増幅するインクレチン関連薬（GLP-1 アナログ，DPP-4 阻害薬）（c）

- グルコースの消化管吸収を抑制するα-グルコシダーゼ阻害薬(d)
- グルコースの腎臓再吸収を抑制するSGLT2阻害薬(e)
- 肝および骨格筋で血糖降下作用を発揮するビグアナイド薬(f)
- 骨格筋インスリン抵抗性を改善すると考えられているチアゾリジン誘導体(g)

2型糖尿病では，インスリン分泌不全とインスリン抵抗性の両者があいまってさまざまな程度のインスリン作用不足をもたらすが，インスリン分泌不全とインスリン抵抗性のいずれかが主たる役割を果たしているかは症例ごとに異なる．欧米ではインスリン抵抗性が顕著であるのに対して，日本人ではインスリン分泌不全が主たる病態であることが多い．食事療法，運動療法をまずしっかり行い，なお血糖コントロールが不十分な場合に薬物療法を行う．

最近になって作用機序の異なるいろいろな糖尿病治療薬が開発されたので，病態に合わせた薬剤の選択が可能となった．

(a) スルホニル尿素薬(SU薬)

スルホニル尿素(SU)薬は膵臓のβ細胞にあるSU受容体と結合し，ATP(アデノシン5'-三リン酸)感受性カリウムチャネルを遮断して，β細胞膜の脱分極をきたし，電位依存性カルシウムチャネルより細胞外カルシウムが流入して，グルコース非依存的にインスリンの分泌を起こす(図7.1①)．したがって，SU薬が適応となるのは内因性インスリン分泌能が残っている症例であり，対象となる症例は食事療法と運動療法を十分に行ってもコントロールが得られない非肥満2型糖尿病である．

SU : sulfonylurea
ATP : adenosine 5'-triphosphate

現在SU薬には第1世代から第3世代の薬剤があり，効力，作用時間，血

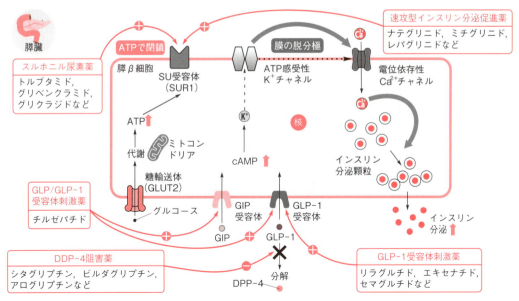

図7.1① 膵臓で作用する糖尿病治療薬

トルブタミド　グリベンクラミド

グリクラジド　グリメピリド

糖低下作用以外の作用などに違いがある．現在用いられている SU 薬は第 2 世代と第 3 世代の薬物で，**トルブタミド**（tolbutamide）などの第 1 世代の薬物は力価が低く，また血中でアルブミンと結合するため薬物相互作用の問題を生じやすく，ほとんど用いられていない．**グリベンクラミド**（glibenclamide）や**グリクラジド**（gliclazide）は力価が高く，薬物相互作用も少ない．グリクラジドは血糖低下作用以外に抗酸化作用や血小板機能亢進を抑える作用があり，糖尿病の血管病変への効果が期待される．

第 3 世代の SU 薬である**グリメピリド**（glimepiride）は SU 受容体の結合親和性が低く，インスリン分泌促進作用は弱い．しかし血糖低下作用はグリベンクラミドとほぼ同等で，そのために膵外作用として，インスリン抵抗性改善作用を併せもつと考えられている．

SU 薬は血糖非依存的にインスリンを分泌する．また，その作用は持続することから低血糖を起こしやすい．副作用としては，肝障害，消化器症状が出現することがある．

（b）速攻型インスリン分泌促進薬

ナテグリニド（nateglinide），**ミチグリニド**（mitiglinide），**レパグリニド**（repaglinide）は SU 構造をもたないが膵臓の β 細胞の SU 受容体と結合し，ATP 感受性カリウムチャネルを抑制することにより，SU 薬のようにインスリン分泌を促進する（図 7.1 ①）．これらのインスリン分泌促進の特徴は服用からインスリン分泌効果発現までの時間がきわめて短く，かつ血中インスリン上昇のスピードは速いが，インスリン分泌持続時間は短いことである．そのため，食直前の服用により食後高血糖を抑制する．副作用としては，低血糖に注意する．

ナテグリニド　ミチグリニド　レパグリニド

糖尿病治療薬　7.1　　*517*

（c）インクレチン関連薬

DPP-4 阻害薬および GLP-1 アナログはインクレチン関連薬と称される.
GLP-1 は小腸から分泌されるインクレチンホルモンである. GLP-1 の作用
には,① インスリン分泌促進,② グルカゴン分泌抑制,③ 胃内容排出の遅延,
④ 満腹感の促進と食事摂取量の抑制などがある. 2 型糖尿病では罹患歴が長
くなると β 細胞量が減少し, インスリン分泌量が減少し, SU 類の二次無効
をきたす原因となる. また, GLP-1 によるインスリン分泌促進は血糖依存
性でもあるため, GLP-1 を外因性に投与しても低血糖を引き起こすことは
ない.

GLP-1 を外因性に投与すると DPP-4 により速やかに分解される. そこで,
GLP-1 を糖尿病治療薬として応用するために二つの方策がとられた. 一つ
は DPP-4 により分解されにくい GLP-1 アナログであり, ほかは DPP-4 阻
害薬である.

DPP-4：dipeptidyl-
　　　peptidase-4
GLP-1：glucagon-like
　　　peptide-1

（1）GLP-1 受容体刺激薬

リラグルチド（liraglutide）は GLP-1 をアシル化することでアルブミンとの
結合を促進し,DPP-4 の分解を受けにくくした GLP-1 アナログである（図 7.1
①）. 半減期が長く, 1 日 1 回皮下に投与する. **エキセナチド**（exenatide）は

H-His-Ala-Glu-Gly-Thr-Phe-Thr-Ser-Asp-Val-Ser-Ser-Tyr-Leu-Glu-Gly

Gln-Ala-Ala-Lys Glu—Phe-Ile-Ala-Trp-Leu-Val-Arg-Gly-Arg-Gly—OH

リラグルチド

H-His-Gly-Glu-Gly-Thr-Phe-Thr-Ser-Asp-Leu-Ser-Lys-Gln-Met-Glu-Glu-Glu-Ala-Val-Arg

Leu-Phe-Ile-Glu-Trp-Leu-Lys-Asn-Gly-Gly-Pro-Ser-Ser-Gly-Ala-Pro-Pro-Pro-Ser—NH₂

エキセナチド

H-His Glu-Gly-Thr-Phe-Thr-Ser-Asp-Val—Ser-Ser-Tyr-Leu-Glu-Gly

Gln-Ala-Ala-Lys—Glu-Phe-Ile-Ala-Trp-Leu-Val-Arg-Gly Arg-Gly—OH

セマグルチド

H-His-Gly-Glu-Gly-Thr-Phe-Thr-Ser-Asp-Leu-Ser-Lys-Gln-Met-Glu-Glu-Glu-Ala-Val-Arg-Leu—Phe

Ile-Glu-Trp-Leu-Lys-Asn-Gly-Gly-Pro-Ser-Ser-Gly-Ala-Pro-Pro-Ser-Lys-Lys-Lys-Lys-Lys-Lys—NH₂

リキシセナチド

アメリカ南西部に生息するアメリカオオトカゲ(Gila monster lizard)の唾液に含まれるエキセンジン-4(exendin-4)を人工的に合成したものである。GLP-1とのアミノ酸配列の相同性が高く、GLP-1受容体刺激作用をもつ。**セマグルチド**(semaglutide)には週1回皮下注製剤と経口投与を可能にした製剤がある。開始用量と維持用量が異なるので服用量を守ることが重要である。**チルゼパチド**(tirzepatide)はGLP-1アゴニスト作用に加え、もう一つのインクレチンであるグルコース依存性インスリン分泌刺激ポリペプチド(GIP)の作用を併せもつデュアルGIP/GLP-1受容体刺激薬であり、週1回皮下注投与製剤である。**リキシセナチド**(lixisenatide)はDPP-4により分解されにくいexendin-4に類似した構造をもち、1日1回朝食前に投与する。**デュラグルチド**(dulaglutide)はGLP-1のアミノ酸を置換することによりDPP-4抵抗性となり、また、IgG4Fc領域を付加することにより吸収速度および腎クリアランスが低下して作用が持続する。

GIP：glucose-dependent insulinotropic polypeptide

GLP-1アナログはインスリンの代替にはならないことに注意が必要である。またSU類と併用する場合は低血糖に注意する。

（2）DPP-4阻害薬

DPP-4はセリンプロテアーゼであり、血中に放出されたGLP-1を速やかに分解し不活化する。DPP-4阻害薬はこれらを抑制することにより、内因性のインクレチン活性を増強し、血糖依存的にインスリン分泌を増強する。DPP-4阻害薬としては、**シタグリプチン**(sitagliptin)、**ビルダグリプチン**(vildagliptin)、**アログリプチン**(alogliptin)、**リナグリプチン**(linagliptin)、**テネリグリプチン**(teneligliptin)、**アナグリプチン**(anagliptin)、**サキサグリプチン**(saxagliptin)、**トレラグリプチン**(trelagliptin)、**オマリグリプチン**(omarigliptin)がある（図7.1①）。SU類と併用する場合は低血糖に注意し、

シタグリプチン　アログリプチン　リナグリプチン　テネリグリプチン　ビルダグリプチン　アナグリプチン　サキサグリプチン　オマリグリプチン　トレラグリプチン

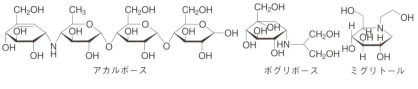

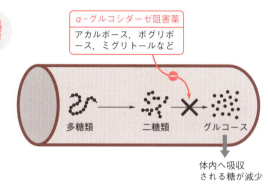

図 7.1 ② 小腸で作用する糖尿病治療薬

SU 類の投与量の減量を考慮する．

（d）α-グルコシダーゼ阻害薬

デンプンは唾液腺および膵 α-アミラーゼによってオリゴ糖や二糖類に切断され，さらに小腸 α-グルコシダーゼによって単糖類へと消化される．α-グルコシダーゼ阻害薬は α-グルコシダーゼを競合的に阻害して単糖類への分解を抑制するため，糖の消化・吸収が遅くなる．現在使用されている α-グルコシダーゼ阻害薬は，**アカルボース**（acarbose），**ボグリボース**（voglibose），および**ミグリトール**（miglitol）である（図 7.1 ②）．アカルボースは α-アミラーゼ阻害作用もある．α-グルコシダーゼ阻害薬は単独投与のほかにインスリンや SU 薬，ナテグリニド，**ピオグリタゾン**（pioglitazone）とも併用される．副作用としては服用開始には腹痛，腹部膨満感，便秘，下痢，放屁の増加などの腹部症状を自覚することが多い．また単独では，低血糖を起こすことはまずないが，インスリンやインスリン分泌を促進する SU 類や速効型インスリン分泌促進薬と併用した場合には低血糖に注意する．

（e）SGLT2 阻害薬

腎臓におけるブドウ糖再吸収の 90％は近位尿細管に存在するナトリウム-グルコース共輸送体 2（SGLT2）により行われている．SGLT1 は小腸においてブドウ糖吸収を担っているが，SGLT2 は小腸には存在しない．SGLT2 に選択的な阻害薬は小腸におけるブドウ糖吸収に影響することなく腎臓におけるブドウ糖再吸収を抑制する．リンゴの樹皮から抽出されたフロリジンの誘導体として開発された SGLT2 阻害薬には，**イプラグリフロジン**（ipragliflozin），**ダパグリフロジン**（dapagliflozin），**ルセオグリフロジン**（luseogliflozin），**トホグリフロジン**（tofogliflozin），**カナグリフロジン**

SGLT2：sodium-glucose cotransporter 2

520　7章　代謝・内分泌系の薬理

図7.1 ③　腎臓で作用する糖尿病治療薬

（canagliflozin），**エンパグリフロジン**（empagliflozin）がある（図7.1 ③）．
SGLT2阻害薬は，インスリン分泌を促進しないため，単独で用いた場合の低
血糖リスクは低いが，インスリンあるいはインスリン分泌を促進する薬物と
併用する際には，これらの併用薬の減量を適切に行う必要がある．副作用と
しては，多尿になることによる脱水や尿糖による尿路・性器感染があげられる．

イプラグリフロジン　ダパグリフロジン　ルセオグリフロジン　トホグリフロジン　カナグリフロジン　エンパグリフロジン

（f）ビグアナイド薬

AMP : adenosine
　　monophosphate

メトホルミン

ブホルミン

GLUT4 : glucose transporter
　　type 4

　メトホルミン（metformin）および**ブホルミン**（buformin）は，AMPキナー
ゼを活性化することにより，インスリンの分泌を引き起こすことなく血糖降
下作用を示す（図7.1 ④）．AMPキナーゼは，ATP分解時のAMPの増加に
よって活性化され，骨格筋においてGLUT4の細胞質から細胞膜への移行を
惹起し，グルコース取込みを増加させる．また，肝臓においても脂肪蓄積の
減少や糖新生の抑制を惹起する．副作用で最も注力注目すべきものは，乳酸
アシドーシスがあげられる．腎障害患者，過度のアルコール摂取，シックデ
イ（体調の悪い日），脱水，心血管・肺機能障害，手術前後，肝機能障害，高
齢者などには投与を控えるなど適切な対応が必要である．

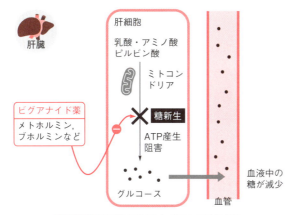

図 7.1 ④ 肝臓で作用する糖尿病治療薬

(g) チアゾリジン誘導体

チアゾリジン(thiazolidine)誘導体のうち，**ピオグリタゾン**(pioglitazone)は，脂肪組織の核内転写調節因子であるPPARγ(ペルオキシソーム増殖剤活性化受容体γ)のアゴニストとして作用し，脂肪細胞における遊離脂肪酸の取込みを促進する(図7.1⑤)．また，脂肪細胞の分化を促進することにより，前駆脂肪細胞は成熟脂肪細胞に分化し，大型脂肪細胞はアポトーシスを起こす．ヒトでは，TNF-α(腫瘍壊死因子α)の産生を抑制して，インスリン抵抗性が改善すると考えられている．ピオグリタゾンは脂肪蓄積作用があるため体重増加がみられる．また，腎尿細管でのナトリウム再吸収を促進するため，浮腫が副作用としてみられる．したがって，心機能低下状態にある患者では心不全の進行が認められることから，心不全および心不全の既往のある患者には禁忌であり，腎不全発症の恐れのある心筋梗塞，狭心症，心筋症，高血圧性心疾患などの心疾患のある患者には慎重に使用すべきである．

PPARγ : peroxisome proliferator-activated, receptor γ
TNF-α : tumor necrosis factor-α

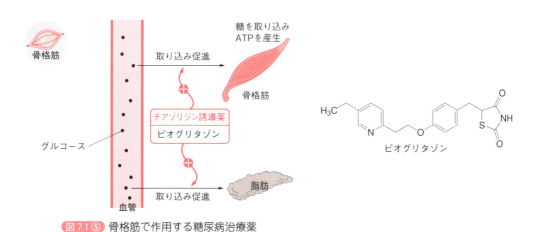

図 7.1 ⑤ 骨格筋で作用する糖尿病治療薬

7.1.3 合併症治療薬

糖尿病により高血糖状態が維持されると全身の細血管が障害されて血行不良となり、合併症が発生する．**神経障害**，**網膜症**，**腎症**が**三大合併症**といわれており，最も頻度の高い神経障害による手足のしびれや異常感覚に対しては，細胞内ソルビトールの蓄積を減少させるアルドース還元酵素阻害薬や，神経障害性疼痛を緩和する薬物が用いられている．

（a）アルドース還元酵素阻害薬

エパルレスタット（epalrestat）は，高血糖によって生じる細胞内ソルビトール蓄積を減少させる作用があり，糖尿病合併症としての疼痛，痺れなどに使用されている．排泄代謝物は尿を赤色に着色するので，患者に説明する必要がある．本剤が有効であるためには標的細胞に不可逆的変化が生じていないことが大切である．

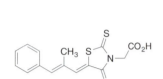

エパルレスタット

（b）メキシレチン

メキシレチン（mexiletine）は糖尿病神経障害に伴う自発痛や痺れ感に対する適応がある．重篤な刺激伝導障害は禁忌，重篤な心不全を合併している場合は原則禁忌である．

（c）プレガバリン

プレガバリン（pregabalin）は末梢性神経障害性疼痛に適応がある．GABA（γ-アミノ酪酸）の誘導体で興奮性神経伝達物質の放出を抑制することで鎮痛作用を発揮すると考えられている．

GABA：γ-aminobutyric acid

（d）ビタミン B_{12} 製剤

メコバラミン（mecobalamin，メチルコバラミン）は，末梢神経障害に適応のあるビタミン B_{12} 製剤である．ホモシステインからメチオニンを合成するメチオニン合成酵素の補酵素として働き，メチル基転位反応に重要な役割を果たす．副作用としては，発疹，食欲不振や下痢などの消化器症状に注意する．

（e）イミダプリル

イミダプリル（imidapril）糸球体の輸出細動脈をアンギオテンシンⅡ生成阻害作用により拡張して，糸球体内圧を低下させ腎症の発症や進展を予防する．ほかの ACE（アンギオテンシン変換酵素）阻害薬および ARB（アンギオテンシンⅡ受容体遮断薬）も同様の作用を示すと考えられる．

ACE：angiotensin converting enzyme
ARB：angiotensin Ⅱ receptor blocker

7.1.4 そのほかの治療薬

マジンドール（mazindol）は，視床下部の摂食調節中枢への直接作用，および神経終末でのモノアミンの再取込みを抑制することにより食欲を抑制する

糖尿病治療薬　7.1　　523

メコバラミン　　　　　　イミダプリル

マジンドール

ジアゾキシド

肥満症治療薬である．あらかじめ適用した食事および運動療法の効果が不十分な高度肥満症〔肥満度が＋70％以上または BMI（body mass index，ボディマス指数）が 35 kg/m^2 以上〕に用いられる．副作用としては，睡眠障害，頭痛，消化器症状に注意する．

　メカセルミン（mecasermin）は，インスリン受容体に機能障害をもつ稀な症例の代謝改善に効果のあるインスリン様成長因子 I 製剤である．インスリン受容体異常症 A 型および B 型やラロン型小人症の治療にも用いられる．

　ジアゾキシド（diazoxide）は降圧薬として開発されたが，高血糖や多毛症の副作用が高率に認められたため降圧薬としては用いられていない．ATP 感受性 K$^+$ チャネルを開口する作用があり，β細胞からのインスリン分泌を抑制する．2008 年に高インスリン血性低血糖症の治療薬として認可された．

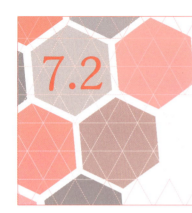

7章 代謝・内分泌系の薬理

7.2 脂質異常症治療薬

❖ 本節の目標 ❖

- 脂質異常症について，治療薬の薬理（薬理作用，機序，おもな副作用），および病態（病態生理，症状など）・薬物治療（医薬品の選択など）を説明できる．

学修事項 **D-2-6**
(1) 糖尿病，脂質異常症，高尿酸血症・痛風，甲状腺機能障害，副腎機能障害，骨粗鬆症

学修事項 **C-4-5**
(2) 代謝系・内分泌系疾患（糖尿病・脂質異常症・高尿酸血症）の医薬品

　脂質異常症（dyslipidemia）は，血清中の脂質を構成するコレステロール，トリグリセリド（中性脂肪），リン脂質，遊離脂肪酸のうち，低密度（低比重）リポタンパク質（LDL），コレステロールとトリグリセリドのいずれか，ないし両方が増加する，もしくは高密度（高比重）リポタンパク質（HDL）コレステロールが低下する病態であり，心筋梗塞を中心とした心血管性疾患と脳卒中を中心とした脳血管性疾患などの動脈硬化性疾患の重要な危険因子となると考えられる．脂質異常症治療薬は血清コレステロールやトリグリセリドを

表 7.2 ① 脂質異常症の診断基準

LDLコレステロール	140 mg/dL 以上	高LDLコレステロール血症
	120〜139 mg/dL	境界域高LDLコレステロール血症[*2]
HDLコレステロール	40 mg/dL 未満	低HDLコレステロール血症
トリグリセライド	150 mg/dL 以上（空腹時採血[*1]） 175 mg/dL 以上（随時採血[*1]）	高トリグリセライド血症
Non-HDLコレステロール	170 mg/dL 以上	高non-HDLコレステロール血症
	150〜169 mg/dL	境界域高non-HDLコレステロール血症[*2]

[*1] 基本的に10時間以上の絶食を「空腹時」とする．ただし水やお茶などカロリーのない水分の摂取は可とする．空腹時であることが確認できない場合を「随時」とする．

[*2] スクリーニングで境界域高LDL-C血症，境界域高non-HDL-C血症を示した場合は，高リスク病態がないか検討し，治療の必要性を考慮する．

- LDL-CはFriedewald式（TC−HDL-C−TG/5）で計算する（ただし空腹時採血の場合のみ）．または直接法で求める．
- TGが400 mg/dL以上や随時採血の場合はnon-HDL-C（＝TC−HDL-C）かLDL-C直接法を使用する．ただしスクリーニングでnon-HDL-Cを用いるときは，高TG血症を伴わない場合はLDL-Cとの差が＋30 mg/dLより小さくなる可能性を念頭においてリスクを評価する．
- TGの基準値は空腹時採血と随時採血により異なる．
- HDL-Cは単独では薬物介入の対象とはならない．

日本動脈硬化学会 編，『動脈硬化性疾患予防ガイドライン2022年版』，日本動脈硬化学会（2022），p.22 より転載．

脂質異常症治療薬　7.2　　525

表7.2 ②　リスク区分別の脂質管理目標値

治療方針の原則	管理区分	脂質管理目標値(mg/dL)			
		LDL-C	Non-HDL-C	TG	HDL-C
一次予防 まず生活習慣の改善を行った後薬物療法の適用を考慮する	低リスク	< 160	< 190	< 150(空腹時)*3 < 175(随時)	≧ 40
	中リスク	< 140	< 170		
	高リスク	< 120 < 100*1	< 150 < 130*1		
二次予防 生活習慣の是正とともに薬物治療を考慮する	冠動脈疾患またはアテローム血栓性脳梗塞(明らかなアテローム*4を伴うその他の脳梗塞を含む)の既往	< 100 < 70*2	< 130 < 100*2		

* 1　糖尿病において，PAD，細小血管症(網膜症，腎症，神経障害)合併時，または喫煙ありの場合に考慮する.
* 2　「急性冠症候群」，「家族性高コレステロール血症」，「糖尿病」，「冠動脈疾患とアテローム血栓性脳梗塞(明らかなアテロームを伴うそのほかの脳梗塞を含む)」の4病態のいずれかを合併する場合に考慮する.
- 一次予防における管理目標達成の手段は非薬物療法が基本であるが，いずれの管理区分においても LDL-C が 180 mg/dL 以上の場合は薬物治療を考慮する．家族性高コレステロール血症の可能性も念頭に置いておく.
- まず LDL-C の管理目標値を達成し，次に non-HDL-C の達成を目指す．LDL-C の管理目標値を達成しても non-HDL-C が高い場合は高 TG 血症を伴うことが多く，その管理が重要となる．低 HDL-C については基本的には生活習慣の改善で対処すべきである.
- これらの値はあくまでも到達努力目標であり，一次予防(低・中リスク)においては LDL-C 低下率 20 ～ 30% も目標値としてなりうる.
* 3　10時間以上の絶食を「空腹時」とする．ただし水やお茶などカロリーのない水分の摂取は可とする．それ以外の条件を「随時」とする.
* 4　頭蓋内動脈の 50% 以上の狭窄，または弓部大動脈粥腫(最大肥厚 4 mm 以上)
- 高齢者については日本動脈硬化学会 編，『動脈硬化性疾患予防ガイドライン 2022 年版』，日本動脈硬化学会(2022)の第 7 章を参照.
日本動脈硬化学会 編，『動脈硬化性疾患予防ガイドライン 2022 年版』，日本動脈硬化学会(2022)，p.71 より転載.

低下させる薬物であり，LDL-コレステロールとトリグリセリドを低下させ，HDL-コレステロールを上昇させて動脈硬化性疾患の予防または治療をすることが重要である(表7.2 ①，②).

7.2.1　脂質の輸送と代謝

　コレステロール(cholesterol)とトリグリセリド(TG)はアポタンパク質(apoprotein)により表面を覆われ安定化されたリポタンパク質のコア部分に取り込まれて，血液中を循環している．リポタンパク質は，密度によってカイロミクロン(chylomicron)，超低密度リポタンパク質(VLDL)，中間密度リポタンパク質(IDL)，低密度リポタンパク質(LDL)，高密度リポタンパク質(HDL)の5種類に分類される．このなかで，動脈硬化の進展にはとくに LDL の増加と HDL の低下が促進的に働くことが明らかにされてきている.

　脂質代謝には大きく分けて以下の3経路がある．すなわち，(1)外因性経路(食事から摂取した脂質の代謝)，(2)内因性経路(肝臓で生合成された脂質の代謝)，(3)コレステロール逆転送系(HDL によるコレステロールの回収と再分配)である.

TG：triglyceride
VLDL：very low density lipoprotein
IDL：intermediate density lipoprotein
LDL：low density lipoprotein
HDL：high density lipoprotein

*1 頭蓋内外動脈に50%以上の狭窄，または弓部大動脈粥腫（最大肥厚4 mm以上）

CKD：chronic kidney disease

PAD：peripheral arterial disease

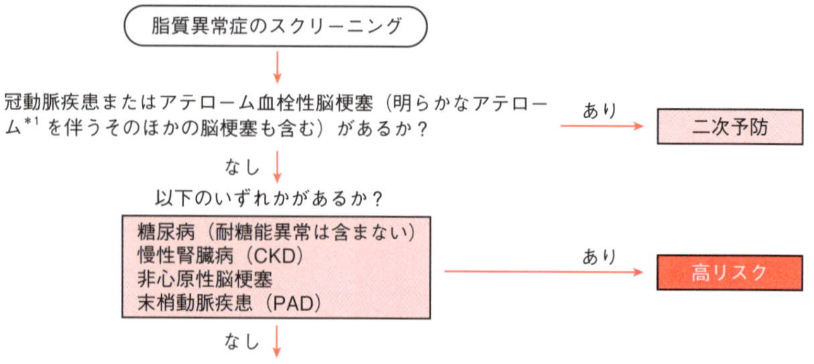

脂質異常症のスクリーニング

冠動脈疾患またはアテローム血栓性脳梗塞（明らかなアテローム*1を伴うそのほかの脳梗塞も含む）があるか？ → あり → 二次予防

なし

以下のいずれかがあるか？

糖尿病（耐糖能異常は含まない）
慢性腎臓病（CKD）
非心原性脳梗塞
末梢動脈疾患（PAD）
→ あり → 高リスク

なし

久山町研究によるスコア				予測される10年間の動脈硬化性疾患発症リスク	分　類
40～49歳	50～59歳	60～69歳	70～79歳		
0～12	0～7	0～1	－	2%未満	低リスク
13以上	8～18	2～12	0～7	2%～10%未満	中リスク
－	19以上	13以上	8以上	10%以上	高リスク

久山町研究のスコア〔日本動脈硬化学会 編，『動脈硬化性疾患予防ガイドライン2022年版』，日本動脈硬化学会(2022)を参照〕に基づいて計算する.

図7.2① 動脈硬化性疾患予防から見た脂質管理目標値設定のためのフローチャート
家族性高コレステロール血症および家族性Ⅲ型高脂血症については本フローチャートを適用しない.
日本動脈硬化学会 編，『動脈硬化性疾患予防ガイドライン2022年版』，日本動脈硬化学会(2022)，p.69より転載.

（1）外因性経路

NPC1L1：Niemann Pick C1 like 1

　食事から摂取したコレステロールは，トランスポーターである**NPC1L1**により小腸粘膜細胞に取り込まれる．そして，脂肪酸と結合しコレステロールエステルに変換される．小腸粘膜細胞中では，トリグリセリドとともにカイロミクロンを形成し，リンパを経て血中に移行する．カイロミクロン中のトリグリセリドは，血管内皮に存在する**リポタンパク質リパーゼ（LPL）**により分解され，遊離脂肪酸がエネルギー源として放出される．その際，カイロミクロンに存在する**アポタンパク質apoC-Ⅱ**がLPL活性化の補因子として作用する．カイロミクロンは**カイロミクロンレムナント**（chylomicron remnant）となる．カイロミクロンレムナントは，表面に存在する**アポタンパク質apoE**がリガンドとなってレムナント受容体と結合し，肝臓に取り込まれる．

LPL：lipoprotein lipase

（2）内因性経路

　内因性コレステロールは，アセチルCoAからHMG-CoA，メバロン酸を経て生成される．このコレステロール生合成経路では，**HMG-CoA還元酵素**（HMG-CoA reductase）が律速酵素である（次ページ参照）．肝細胞では，リポタンパク質として取り込まれたコレステロールの一部と肝細胞で合成されたコレステロール，およびトリグリセリドからVLDLが構成され，血中に分泌される．分泌されたVLDL中のトリグリセリドは，血管内皮のLPLにより分解され，VLDLはIDLとなる．IDLは肝臓に存在する**肝性リパー**

ゼ(hepatic lipase)やLPLによりさらにトリグリセリドが分解されて、コレステロールエステルに富んだLDLとなる．LDLは**アポタンパク質apoB100**がリガンドとなってLDL受容体に結合し、細胞に取り込まれる．

(3) コレステロール逆転送系

原始型HDLは，ABCA1を介して，余剰の遊離コレステロールを細胞膜から抜き取る．HDL表面に存在する**レシチン-コレステロールアシル基転移酵素**の作用により，コレステロールはコレステロールエステルに変換されてHDLコア部分に蓄積され，HDLは成熟化する．成熟型HDLには**コレステロールエステル転送タンパク質**(**CETP**)が作用し，コレステロールエステルがVLDLやLDLに転送されて，代わりにトリグリセリドがHDLに転送される．トリグリセリドは肝性リパーゼにより分解され，再び原始型HDLとなって機能する．なお，CETP欠損症や飲酒によるCETP活性の低下がHDLを著明に増加させることから，低HDLコレステロール血症の治療薬の目標分子としてCETPは注目されている(図7.2②)．

ABCA1
高密度リポタンパク質(HDL)の形成に必須の輸送体分子．ABCA1の変異は動脈硬化症の重要な危険因子として知られている．

CETP : cholesteryl ester transfer protein

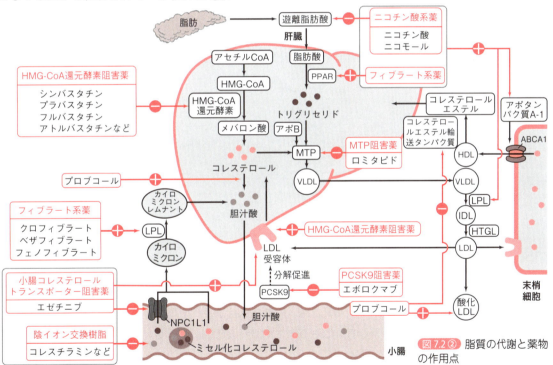

図7.2② 脂質の代謝と薬物の作用点

7.2.2 脂質異常症の種類と作用機序

(a) LDLコレステロール低下薬

(1) HMG-CoA還元酵素阻害薬

HMG-CoA還元酵素阻害薬は，HMG-CoAと類似した化学構造をもち，

SREBP-2：sterol regulatory element binding protein-2

コレステロール合成の律速酵素である HMG－CoA 還元酵素を拮抗的に阻害することによってコレステロールの生合成を低下させる．肝細胞内コレステロール含量が減少すると，細胞質に存在する転写因子である **SREBP-2** が細胞質から核内へ移行し，LDL 受容体の発現量を増加させる．これによって，肝臓への LDL 取込みが増加し，血液中の LDL-コレステロールが低下する．また，コレステロール合成の低下により VLDL の分泌も減少するため，血液中のトリグリセリドも多少低下する．近年になって，脂質低下作用とは独立して，血管内皮細胞，血管平滑筋細胞，血小板などに対してさまざまな作用（多面的作用）をもつことで動脈硬化を抑制することも注目されている．

HMG-CoA 還元酵素阻害薬としては，**プラバスタチン**（pravastatin），**シンバスタチン**（simvastatin），**フルバスタチン**（fluvastatin），**アトルバスタチン**（atorvastatin），**ピタバスタチン**（pitavastatin）と**ロバスタチン**（lovastatin）がある．アトルバスタチン，ピタバスタチン，ロバスタチンのコレステロール低下作用はほかのものと比べてより強力である．プラバスタチンおよびピタバスタチンはシトクロム P450（CYP）でほとんど代謝されないが，シンバスタチン，アトルバスタチンは CYP3A4 で，フルバスタチンは CYP2C9 で代謝されるため，薬物相互作用には注意する必要がある．

プラバスタチン

シンバスタチン

フルバスタチン

アトルバスタチン

ピタバスタチン

ロバスタチン

スタチンの副作用は消化器症状，横紋筋融解症，ミオパチー，肝障害などであるがその頻度は高くなく，臨床検査値異常を含めても 20％弱であり，ミオパチーは約 3％，肝障害は約 2％，重大な副作用である横紋筋融解症は 0.02〜0.03％である．また，横紋筋融解症は高齢者や甲状腺機能低下症患者で起こりやすい．

（2）陰イオン交換樹脂

コレスチラミン

コレスチミド

陰イオン交換樹脂の**コレスチラミン**（cholestyramine）と**コレスチミド**（cholestimide）は，腸管内で胆汁酸と結合して脂質の吸収阻害とともに小腸での胆汁酸の再吸収を抑制することで，便中への排泄を促進する．これにより，肝臓ではコレステロールから胆汁酸への異化が亢進し，その結果，肝細胞内コレステロール含量が減少し，LDL 受容体の合成亢進が起こる．これ

らの薬物は，体内に吸収されないため重篤な副作用は示さないが，便秘や消化不良などの消化器系の副作用をきたしやすい．

（3）プロブコール

プロブコール（probucol）は，LDL 受容体を介さずに LDL の異化を亢進する，リポタンパク質の合成を抑制する，コレステロールの胆汁への排泄の亢進などの機序を介して，血清 LDL-コレステロールを低下させる．また，抗酸化作用をもっており，これにより高動脈硬化作用をもつ．**家族性高コレステロール血症**（familial cholesterolemia）においても血清コレステロールを低下させることができる．また，眼瞼，皮膚などの**黄色腫**の退縮効果も認められている．副作用としては，**QT 延長**（5 章 循環薬理を参照）に伴う**心室性不整脈**，消化器症状，肝障害などがみられる．

プロブコール

（4）エゼチミブ

エゼチミブ（ezetimibe）は，小腸上皮細胞に存在する**コレステロールトランスポーター NPC1L1** を特異的に阻害して，小腸における食事性および胆汁性コレステロール吸収を選択的に阻害する．陰イオン交換樹脂である**レジン**（resin）と異なり体内に吸収され，腸肝循環を経たのち約 78％が糞便中に排泄される．コレステロール吸収を選択的に阻害するため，ビタミン A や D などの脂溶性ビタミンの吸収には影響を与えない．単独での LDL-コレステロール低下作用は弱いが，スタチン系との併用により効果は増強される．

エゼチミブ

（b）トリグリセリド低下薬

（1）フィブラート系薬

フィブラート系薬（fibrates）である**クロフィブラート**（clofibrate），**ベザフィブラート**（bezafibrate），**フェノフィブラート**（fenofibrate）は，核内受容体である**ペルオキシソーム増殖因子活性化受容体α**（PPARα）のアゴニストとして作用し，同受容体を活性化する．その結果として，リポタンパク質リパーゼ（LPL）の発現上昇および LPL の活性阻害作用をもつアポリポタンパク質 apoC-Ⅲ の発現を抑制することにより，LPL 活性を高め，VLDL の異化を促進し，血液中のトリグリセリドを低下させる．また，肝において脂肪酸の合成を抑制し，脂肪酸酸化亢進によりトリグリセリド合成を抑制する．さらに，アポリポタンパク質 apoA-I の産生亢進により，HDL-コレステロールを上昇させる．なおフェノフィブラートには尿酸排泄作用があり，高尿酸血症を伴うトリグリセリド血症に適している．副作用としては消化器症状が

最も多く，ついで発疹や掻痒感（そうよう）などの皮膚症状が多い．横紋筋融解症，ミオパチー，肝障害などがみられる．腎機能低下時では蓄積され副作用が起こりやすい．ワルファリンやスルホニル尿素系血糖降下薬の作用を増強する．

クロフィブラート

ベザフィブラート

フェノフィブラート

（2）ニコチン酸系薬

ニコチン酸系薬である**ニコモール**（nicomol），**ニセリトロール**（niceritrol），**トコフェロールニコチン酸エステル**（tocopherol nicotinate）の作用機序はまだ不明な点が多いが，脂肪細胞のニコチン酸受容体に作用して，cAMP レベルを減少させて，ホルモン感受性リパーゼの活性を低下させる作用が知られている．それによって，脂肪細胞におけるトリグリセリドの分解による脂肪酸の放出が抑制されて，遊離脂肪酸の肝臓への動員が減少する．さらに，肝臓においてジアシルグリセロールアシルトランスフェラーゼ（diacylglycerol acyltransferase）を直接抑制する作用もある．これらにより，肝臓におけるトリグリセリド合成が抑制され，VLDL の分泌が減少する．コレステロールやトリグリセリドとは独立した動脈硬化危険因子である**リポタンパク質a**〔Lp(a)〕の低下作用がある．副作用としては，末梢血管拡張による顔面紅潮，熱感，消化器症状などがみられる．

cAMP：cyclic adenosine monophosphate

ニコモール

ニセリトロール

トコフェロールニコチン酸エステル

（c）そのほかの脂質異常症治療薬

（1）多価不飽和脂肪酸

イコサペント酸エチル（ethyl icosapentate）は魚類や海藻類などに多く含まれる脂肪酸である．肝臓での脂肪酸合成やトリグリセリド合成に関与するSREBP-1c を抑制することにより，トリグリセリド合成を抑制する．副作用としては，出血傾向に注意する．

脂質異常症治療薬　7.2　531

イコサペント酸エチル

（2）植物ステロール

ガンマ-オリザノール（γ-oryzanol）は，コレステロールと競合して腸管でのコレステロール吸収を阻害する．吸収されたのち，エステル化されずにABCG5/G8 により細胞外へ排出される．

（3）PCSK9 阻害薬

PCSK9 は 2003 年にクローニングされた新規タンパク質で，主として肝臓で分泌される分泌タンパク質である．PCSK9 は分泌されると LDL 受容体を分解し，肝臓における LDL-コレステロールの血液中からの除去能を低下させる．**エボロクマブ**（evolocumab）は PCSK9 のモノクローナル抗体であり，PCSK9 と結合して LDL 受容体の分解を抑制し，LDL-コレステロールの異化を促進する．スタチンとの併用で約 70％の LDL-コレステロールの低下を認める．副作用としては，注射部位の反応のほかには大きな副作用はない．

ABCG5/G8
コレステロールを胆汁に排泄する輸送体分子で，ABCG5 と ABCG8 のヘテロ二量体として機能する．

PCSK9：Proprotein convertase subtilisin/kexin type 9

ガンマ-オリザノール　　ロミタピド

（4）MTP 阻害薬

ロミタピド（lomitapide）は，遺伝子の変異により生じるホモ接合型家族性高コレステロール血症に対する治療薬である．血中 LDL-コレステロールを増加させるミクロソームトリグリセリド転送タンパク質（MTP）に結合することによって，アポリポタンパク質 apo-B へのトリグリセリドの転送を阻害し，VLDL およびカイロミクロンの形成を抑制する．血液を体外に導出循環させて LDL を吸着除去させる LDL アフェレーシス療法と併用される．

MTP：microsomal triglyceride transfer protein

（5）リパーゼ阻害薬

オルリスタットは腸管腔に分泌される脂肪分解酵素である膵リパーゼを阻害するため，脂肪の消化管吸収を阻害する．最近，抗肥満薬として承認された．副作用として脂肪便による下痢，肝機能障害が知られている．

オルリスタット

7章 代謝・内分泌系の薬理

7.3 痛風および高尿酸血症治療薬

❖ **本節の目標** ❖

- 高尿酸血症・痛風について，治療薬の薬理（薬理作用，機序，おもな副作用）を説明できる．

7.3.1 痛風とは

学修事項 C-4-5
(2) 代謝系・内分泌系疾患（糖尿病・脂質異常症・高尿酸血症）の医薬品

学修事項 D-2-6
(1) 糖尿病，脂質異常症，高尿酸血症・痛風，甲状腺機能障害，副腎機能障害，骨粗鬆症

プリン体

GTP：guanosine triphosphate
XO：xanthine oxidase

　核酸（DNA や RNA など）やエネルギー（ATP や GTP など）の原料であるプリン体は，食事摂取や肝臓での生合成によって供給される．尿酸はこれらのプリン体の最終代謝産物であり，キサンチンからキサンチンオキシダーゼ（OX，キサンチン酸化酵素）によって合成される（図 7.3 ①）．成人男性では 1 日およそ 0.7 g が体内で合成され，約 0.5 g が尿中に，残りが糞便中に排泄される．**高尿酸血症**（hyperuricemia）はプリン異常に基づく血漿中の尿酸過剰であり，その成因として，① 尿酸の過剰産生と，② 腎臓からの排泄低下の 2 種に大別できる．①の過剰産生の原因としては，遺伝性疾患（プリン代謝酵素異常症，糖原病），核酸代謝回転の亢進，ATP 分解の亢進（飲酒，低酸素血症），プリン体過剰摂取がある．②の排泄低下の原因には遺伝性疾患（酵素異常症）のほか，ケトアシドーシス，尿崩症，薬物（フロセミド，チアジド，シクロスポリン A）などがある．

　尿酸は体液中では尿酸塩として存在しており，血清中濃度が 7.0 mg/dL を超えると，結晶として析出しやすい状態となる．尿酸の産生過剰や排泄低下，あるいは両者により高尿酸血症となり，尿酸ナトリウム結晶の析出により急激な関節炎である**痛風**（gout）を引き起こす．さらに皮下結節（痛風結節）の形成，腎障害，尿路結石などが起こる．軽度の高尿酸血症は必ずしも痛風発作を引き起こさないため，この時期に尿酸値を下げる処置をすることが痛風発作の予防になる．

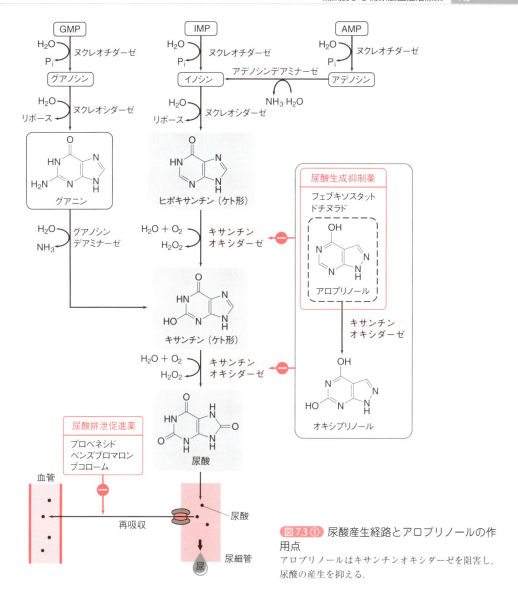

図7.3 ① 尿酸産生経路とアロプリノールの作用点
アロプリノールはキサンチンオキシダーゼを阻害し，尿酸の産生を抑える．

7.3.2 高尿酸血症と痛風に対する治療薬

痛風の治療は発作初期の**コルヒチン**（colchicine），**非ステロイド性抗炎症薬**（NSAIDs），経口ステロイドの投与による発作寛解と，高尿酸血症の原因治療としての尿酸降下薬に分けられる．尿酸降下薬は，尿酸合成阻害薬と尿酸排泄促進薬が用いられる．痛風発作中の血清尿酸値の変動は発作を増悪あるいは遷延化するので，尿酸降下薬を開始したり，中止したりするべきではない．

NSAIDs：non-steroidal anti-inflammatory drugs

コルヒチン

（a）痛風発作時の治療

コルヒチンは細胞の微小管を形成するチューブリンに特異的に結合し，好中球の炎症部位への遊走，ならびに尿酸結晶の貪食や脱顆粒を抑制することにより，痛風発作を予防・減弱させる．尿酸降下作用はもたない．コルヒチンの副作用で最も多いのは，腹痛と下痢，ついで嘔吐，筋痙攣などである．また，妊婦には禁忌である．発作極期には，NSAIDs の大量・短期投与が原則である．**ナプロキセン**（naproxen）と**オキサプロジン**（oxaprozin）は痛風に適用をもつ NSAIDs であり，このほかに強力な NSAIDs〔**インドメタシン**（indometacin），**プラノプロフェン**（pranoprofen）など〕も用いられる．短期大量療法（NSAIDs パルス療法）として常用量の 2 倍程度まで用いてもよいが，胃腸障害や腎機能低下のある患者では注意を要する．NSAIDs が使用できない場合，無効であった場合，多発性の関節炎の場合には経口ステロイド〔**プレドニゾロン**（predonisolone）〕を投与する．

（b）高尿酸血症の治療

高尿酸血症を起こしやすい食生活をしている患者に対しては，まず食事指導を行う必要がある．食事療法（プリン体制限食）に加えて，薬物療法として，尿酸排泄低下型には尿酸排泄促進薬〔**ベンズブロマロン**（benzbromarone），**ブコローム**（bucolome），**プロベネシド**（probenecid）〕が用いられ，尿酸産生過剰型には尿酸合成阻害薬〔**アロプリノール**（alloprinol），**フェブキソスタット**（febuxostat）〕が用いられる．**ドチヌラド**（dotinurad）は近位尿細管で尿酸を再吸収する尿酸トランスポータ URAT1 を選択的に阻害して尿酸排泄を促進する．

ナプロキセン

オキサプロジン

インドメタシン

ベンズブロマロン

ブコローム

プラノプロフェン

プレドニゾロン

プロベネシド

アロプリノール

フェブキソスタット

ドチヌラド

（c）尿酸排泄促進薬

ベンズブロマロンは，尿細管における尿酸の再吸収を特異的に抑制することで，尿中排泄を促進し，血中尿酸値を低下させる．また，代謝物も阻害活性があり作用時間は長い．頻度は少ないが，副作用として劇症肝炎が報告された

ので定期的に肝機能検査を実施する必要がある．プロベネシドは，尿細管における有機アニオン輸送系を抑制することで，尿酸の再吸収を抑制し尿中への排泄を促進して血中尿酸値を低下させる．重大な副作用として溶血性貧血，再生不良性貧血，アナフィラキシー様症状，肝壊死，ネフローゼ症候群が報告されている．ブコロームは，腎再吸収抑制による尿酸排泄促進作用とシクロオキシゲナーゼ阻害による非ステロイド性抗炎症作用を併せもっている．重大な副作用としては，皮膚粘膜眼症候群，中毒性表皮壊死症が現れることがある．尿酸排泄促進薬を使用する場合は，クエン酸カリウム・クエン酸ナトリウム合剤を用いて，尿 pH を 6.0 ～ 7.0 に維持して尿路結石を予防する．

（d）尿酸生成抑制薬

アロプリノールは，プリン骨格をもちキサンチンオキシダーゼ（XO）の基質となり XO を競合的に阻害する（図 7.3 ①）．また，主代謝物である**オキシプリノール**（oxypurinol）も XO 阻害作用をもつ（図 7.3 ①）．尿酸の生合成経路を抑制することで血中尿酸値を低下させる．腎不全患者にアロプリノールを過剰に投与するとオキシプリノールが血中に蓄積して中毒症候群，再生不良性貧血などの重篤な副作用が発現することがある．また，キサンチンオキシダーゼ阻害作用により，**メルカプトプリン**（mercaputopurine），**テオフィリン**（theophylline）の血中濃度を上昇させる．フェブキソスタットはプリン骨格をもたず，アロステリックにキサンチンオキシダーゼを強力に阻害し，尿酸の生合成を抑制し血中尿酸値を低下させる．重大な副作用として肝機能障害や全身性皮疹，発疹などの過敏症が現れることがある．また，**トピロキソスタット**（topiroxostat）は，キサンチンオキシダーゼに対して競合的な阻害作用を示し，内因性の尿酸の生成を抑制する．重大な副作用として肝機能障害が現れることがある．

メルカプトプリン

テオフィリン

トピロキソスタット

（e）尿酸分解酵素薬

ラスブリカーゼ（rasburicase）は，遺伝子組換え型尿酸オキシダーゼ製剤である．がん化学療法によって壊死した腫瘍細胞から放出された核酸により，急激に尿酸値が上昇する．この高尿酸血症の治療にはラスブリカーゼが適用となっている．尿酸を酸化的に分解してアラントインとして尿中に排泄する．重大な副作用としては，ショック，アナフィラキシー様症状を含む重篤な過敏症が現れることがある．

（f）NSAIDs

ナプロキセンは，プロピオン酸系の NSAIDs であり，プロピオン酸誘導体のなかで最もシクロオキシゲナーゼ（COX）阻害活性が強い．また，血小板浸潤阻止作用が強く，痛風発作にも用いられる．原因不明熱のうち腫瘍熱に有効である．副作用としては，NSAIDs に共通の消化性潰瘍，血液障害，肝障害などに注意する（NSAIDs の項も参照）．

COX：cyclooxygenase

7章 代謝・内分泌系の薬理

7.4 ホルモン関連薬

❖ **本節の目標** ❖
- 視床下部・下垂体前葉系によって調節されるさまざまなホルモンについて，それらが関連する病態と治療に用いられる薬物の薬理を理解する．

ADH：antidiuretic hormone

　図7.4①のように，脳下垂体は発生学的に外胚葉由来の**下垂体前葉**〔anterior pituitary，腺下垂体（adenohypophysis）〕と，**視床下部**を含む間脳腹側部由来の神経組織である**下垂体後葉**〔posterior pituitary，神経下垂体（neurohypophysis）〕に分類できる．この下垂体後葉へは視床下部の神経細胞で産生されたペプチドホルモン〔**バソプレシン**（vasopressin），別名：抗利尿ホルモン（ADH），**オキシトシン**（oxytocin）〕が神経軸索をとおして運ばれ，ここから血管に放出される．

　一方，下垂体前葉は漏斗とよばれる部位をとおる**下垂体門脈系**の血管によって，上流にある視床下部とつながっている．漏斗にある弓状核や視床下部前方にある室傍核では下垂体前葉ホルモン産生と分泌に対して促進的な調節を行うペプチドホルモンや，分泌を抑制する液性因子が合成され，これらは門脈系を介して下垂体前葉の働きを制御している．

　下垂体前葉で産生されるホルモン（表7.4①）は全身の代謝，発達，生殖にとって鍵となる調節因子である．この**下垂体前葉ホルモン**（anterior pituitary hormone）と，それを制御する**視床下部ホルモン**（hypothalamic hormone）の産生は，最終的な標的臓器が産生・分泌するホルモンによって**ネガティブフィードバック**（negative feedback）を受けることで恒常性を維持している．そのため，これら標的臓器でのホルモン産生腺腫などは過剰なホルモン産生を介して直接的な病態を起こすのみならず，フィードバックシステムにも破綻を起こして連鎖的な内分泌異常を起こす．また，調節ホルモンの欠乏によっても特異的な欠乏症が起こる．こうした内分泌疾患の治療には，これらのホルモンの遺伝子組換え製剤やホルモンの作用を模倣あるいは

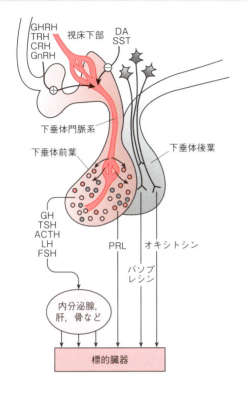

図 7.4 ① 視床下部・下垂体前葉ホルモン調節系
DA：dopamine, SST：somatostatin, PRL：prolactin

表 7.4 ① 下垂体前葉で産生されるホルモン

下垂体前葉ホルモン	標的臓器	標的が産生するホルモン	視床下部ホルモン（促進性）	視床下部調節因子（抑制性）
ろ胞刺激ホルモン（FSH）	性腺	エストロゲン（卵胞ホルモン）プロゲステロン（黄体ホルモン）テストステロン（男性ホルモン）	ゴナドトロピン放出ホルモン（GnRH/LH-RH）	なし
黄体形成ホルモン（LH）				
副腎皮質刺激ホルモン（ACTH）	副腎皮質	コルチゾール	コルチコトロピン放出ホルモン（CRH）	なし
成長ホルモン（GH）	肝臓, 骨, 筋, 腎	インスリン様成長因子1（IGF-1）	成長ホルモン放出ホルモン（GHRH）	ソマトスタチン（SST）
甲状腺刺激ホルモン（TSH）	甲状腺	チロキシン（T_4）トリヨードチロニン（T_3）	甲状腺刺激ホルモン放出ホルモン（TRH）	ソマトスタチン
プロラクチン（PRL）	乳腺	直接作用（乳汁分泌）		ドパミン（DA），ソマトスタチン

遮断する合成化合物が，治療薬あるいは検査薬として臨床応用されている．

7.4.1 性ホルモンに関連する病態と治療薬

性ホルモンには**卵胞ホルモン**〔エストロゲン（estrogen）〕，**黄体ホルモン**〔プロゲステロン（progesterone）〕，**男性ホルモン**〔アンドロゲン（androgen）〕が

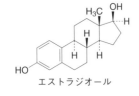

ライディッヒ細胞
産生した精子を送る精細管の周囲(間質)に存在するテストステロン産生細胞.

FSH：follicle stimulating hormone
LH：luteinizing hormone

GnRH：gonadotropin releasing hormone
LHRH：luteinizing hormone-releasing hormone

ある．これらは胎児の性分化や二次性徴の発現，タンパク質同化や細胞増殖などに関与するステロイドホルモン(steroid hormone)であり，生殖器をはじめとする臓器において特異的な役割を果たしている．

(a) 性ホルモンの生合成と分泌調節

女性ではおもに卵巣で**エストラジオール**(estradiol)，**エストロン**(estrone)が，胎盤では**エストリオール**(estriol)が合成され，これらはまとめて**卵胞ホルモン(エストロゲン)**あるいは俗に女性ホルモンとよばれる．エストラジオールが最も生理活性の高いエストロゲンである．エストロゲンは細胞質に存在する受容体の活性化と核内移行を介して遺伝子の転写調節を行い，思春期では子宮，腟，乳房などの発育を促し，二次性徴に重要な役割を果たす．成熟女性においてはプロゲステロンとともに一定の性周期を成立させ，腟粘膜の変化や子宮内膜の増殖を促す．

一方，**プロゲステロン**は天然で唯一の黄体ホルモンであり，細胞質にあって核内へ移行するプロゲステロン受容体を介して子宮内膜の分泌期への変化，体温上昇，妊娠の維持，排卵抑制，乳腺発育などの生理作用を発揮する．

俗に男性ホルモンとよばれる**テストステロン**(testosterone)は精巣の間質細胞(ライディッヒ細胞)において合成され，タンパク質同化作用により骨格筋を発達させ，男性においては生殖器を発達させる．

これら性ステロイドホルモンの生合成は，後述する**副腎皮質コルチコイド**〔adrenal cortex corticoid，**コルチコステロイド**(corticosteroid)〕と同様に，コレステロールを原材料にして体内で複数段階の酵素反応を経て完成する(図7.4②)．プロゲステロンはテストステロンやエストラジオールの前駆体に相当し，エストラジオールは**アロマターゼ**(aromatase)が触媒するテストステロンの芳香化反応によって生成するように，相互に関係が深い．

性ホルモンの産生・分泌は，下垂体前葉から放出される糖タンパク質である**卵胞刺激ホルモン**(FSH)と**黄体形成ホルモン**(LH)で促進的に調節される(図7.4③)．FSHは卵巣でエストロゲンの産生を刺激する一方，LHは女性の黄体細胞でプロゲステロンの産生を，男性の精巣ライディッヒ細胞でのテストステロン産生を刺激する．このためプロゲステロンは男性では**間質細胞刺激ホルモン**(stromal cell stimulating hormone)ともよばれる．これら下垂体から放出されるFSHとLHを合わせて**性腺刺激ホルモン**〔ゴナドトロピン(gonadotropin)〕という．

下垂体前葉でのFSHとLHの産生は視床下部で産生・分泌される**ゴナドトロピン放出ホルモン**〔**GnRH**，別名：**黄体形成ホルモン放出ホルモン(LHRH)**〕の刺激によって促進的に調節される．GnRHの産生と分泌はエストロゲンあるいはテストステロンによってネガティブフィードバック的に調節される．また，下垂体におけるFSHの産生は卵巣が分泌する**インヒビン**

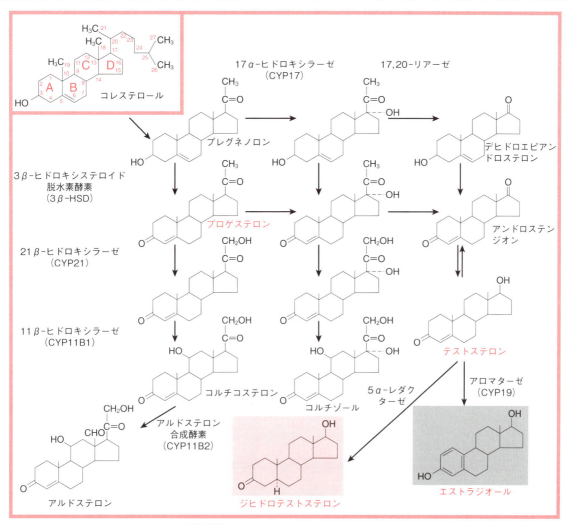

図7.4② ステロイドホルモンの生合成経路

(inhibin)によってネガティブフィードバック的に抑制的に調節される．これらの性ホルモン調節因子の作用を模倣するあるいは拮抗する合成化合物は，生殖器のみならずさまざまな臓器における疾患の治療や検査に用いられており，以下，それについて概説していく（図7.4③）．

（b）GnRH 受容体（別名 LHRH 受容体）に関連する薬物

GnRH と LHRH は別の物質と考えられていた時代があったが，現在では10個のアミノ酸からなる同一ペプチドであることがわかっている．**ゴナドレリン**（gonadorelin）は GnRH 製剤であり，下垂体前葉からの FSH/LH 分泌機能を調べる検査薬として，あるいは FSH/LH 分泌不全症の治療に用いられる．

5-オキソ-Pro-His-Trp-Ser-Tyr-Gly-Leu-Arg-Pro-Gly-NH₂
ゴナドレリン

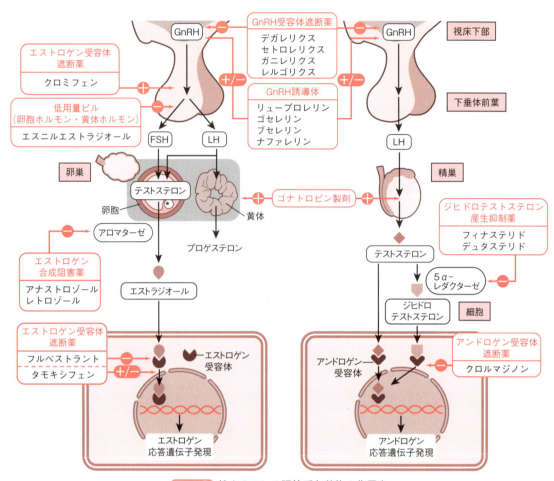

図 7.4③ 性ホルモンの調節系と薬物の作用点

　LHRH 誘導体と称されることが多い**リュープロレリン**（leuprorelin）は，GnRH 受容体への親和性が天然 GnRH の 100 倍も強く，反復投与によって下垂体 GnRH 受容体数の減少（脱感作）が起こることで結果的に下垂体および性腺機能を強力に抑制する作用をもつ．そのため性ホルモンに依存した女性疾患である子宮内膜症や閉経前乳がんの治療に，男性においては前立腺がんの治療に適応される．これに類する薬物として，**ゴセレリン**（goserelin）や**ブセレリン**（buserelin）がある．

5-オキソ-Pro-His-Trp-Ser-Tyr-D-Leu-Leu-Arg-Pro-NHEt
リュープロレリン

5-オキソ-Pro-His-Trp-Ser-Tyr-D-Ser(*t*-Bu)^6-Leu-Arg-Pro-AzGly-NH$_2$
ゴセレリン

5-オキソ-Pro-His-Trp-Ser-Tyr-D-Ser(*t*-Bu)^6-Leu-Arg-Pro-NHEt
ブセレリン

Ac-D-Nal-D-Cpa-D-Pal-Ser-Tyr-D-hArg(Et$_2$)^6-Leu-hArg(Et$_2$)-Pro-D-Ala-NH$_2$
ガニレリクス

COLUMN 黄体ホルモンの呼称

プロゲステロンは内因性の黄体ホルモンであり，人工的に合成された各種の類似化合物プロゲスチン(progestin)と呼称するプロゲステロンと，合成黄体ホルモン様物質類プロゲスチンを併せて，プロゲストーゲンとよぶ．「黄体ホルモン」といった場合には，内因性化合物プロゲステロンを指す場合と，各種合成化合物を含めたプロゲストーゲンを指す場合がある．

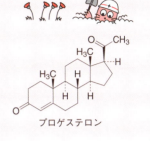
プロゲステロン

これに対して，下垂体 GnRH 受容体を直接遮断する薬物が**ガニレリクス**(ganirelix)である．速やかな FSH/LH の分泌抑制を介して性腺機能を抑制するため，FSH 調節卵巣刺激下における早発排卵の防止に適応される．

(c) 性腺刺激ホルモン製剤

下垂体前葉から分泌される卵胞刺激ホルモン(FSH)と黄体形成ホルモン(LH)，および胎盤から分泌される**ヒト絨毛性性腺刺激ホルモン**(hCG)は**性腺**(gonad)の発育および内分泌機能に対して刺激作用をもつため**性腺刺激ホルモン〔ゴナドトロピン**(gonadotropin)〕と総称され，これらの尿中濃度は妊娠，絨毛がん，胞状奇胎の診断に用いられる．性腺刺激ホルモン製剤はヒトの下垂体，胎盤，尿から抽出して得られ，下垂体性性腺機能低下症や男性不妊症の治療，あるいは排卵誘発剤として用いられる．

hCG : human chorionic gonadotropin

(d) 性ホルモン誘導体

エストロゲン製剤には天然型の**エストラジオール**(estradiol)や**エストリオール**(estriol)と，半合成の経口エストロゲンである**エチニルエストラジオール**(ethinylestradiol)がある．これらはホルモン補充療法として更年期障害や閉経後骨粗鬆症に用いられるほか，黄体ホルモン様物質**プロゲストーゲン**(progestogen)との配合剤が経口避妊薬に応用されている．

プロゲストーゲンには天然型のプロゲステロンのほかにいくつかの合成薬(プロゲスチン)がある．**ノルエチステロン**(norethisterone)は弱いエストロゲン作用をもち，妊娠維持作用はない．配合剤として経口避妊薬や月経周期の調整に用いられる．**レボノルゲストレル**(levonorgestrel)は強力にプロゲステロン受容体を刺激して子宮内膜を萎縮させる避妊効果を発揮することから，緊急避妊薬あるいは**子宮内放出システム**(IUD)として使用される．

天然型アンドロゲンであるテストステロンは，男性不妊症の治療に用いられる．このほかに多数の合成アンドロゲンが存在するが，それらは**アナボリック(タンパク質同化)ステロイド**(anabolic steroid)としてスポーツ競技におけるドーピングに悪用される．

エチニルエストラジオール

ノルエチステロン

レボノルゲストレル

IUD : intrauterine device

542 7章 代謝・内分泌系の薬理

クロミフェン　　　フルベストラント　　　アナストロゾール

ラロキシフェン

SERM：selective estrogen receptor modulator

（e）性ホルモンに拮抗する薬物

　エストロゲン受容体遮断薬である**クロミフェン**（clomiphene）は，視床下部に作用して GnRH の分泌を促進し，下垂体**ゴナドトロピン**（gonadotropin）の分泌を亢進するため，排卵誘発剤として不妊症に適応される．このほかにエストロゲンの産生に関与する**アロマターゼ**（aromatase）（図 7.4 ②）を阻害する**アナストロゾール**（anastrozole）やエストロゲン受容体の分解を促進する**フルベストラント**（fulvestrant）は閉経後乳がんの治療に用いられる．詳しくは抗悪性腫瘍薬の章（8 章）を参照されたい．また，**ラロキシフェン**（raloxifen）のように，骨組織に対してはエストロゲン活性をもつ一方，乳腺や生殖器に対しては抗エストロゲン作用をもつ**選択的エストロゲン受容体調節薬**（SERM）は閉経後骨粗鬆症に適応されている．

　クロルマジノン酢酸エステル（chlormadinone acetate）はプロゲステロン受容体を刺激する一方，アンドロゲン受容体を遮断する薬物であり，低用量ではプロゲストーゲンとして月経周期異常に用いられるが，高用量では男性の前立腺がんに用いられる．

　テストステロンは 5α-レダクターゼ（図 7.4 ②）によってジヒドロテストステロンに還元されることによってより強いアンドロゲン作用を発揮するが，この 5α-レダクターゼを阻害する**デュタステリド**（dutasteride）は，前立腺肥大を抑制する薬物として用いられている．

クロルマジノン酢酸エステル　　　デュタステリド

7.4.2 副腎皮質ステロイド産生に関連する病態と治療薬

学修事項 D-2-6
（1）糖尿病，脂質異常症，高尿酸血症・痛風，甲状腺機能障害，副腎機能障害，骨粗鬆症
（5）主な治療薬

　抗炎症作用をもつ**副腎皮質ステロイド**（**コルチコステロイド**あるいは**コルチコイド**ともいう）である**コルチゾール**（cortisol）は副腎皮質束状層細胞でコレステロールから合成されるが，その産生と分泌は下垂体前葉から分泌される**副腎皮質刺激ホルモン**〔ACTH，別名**コルチコトロピン**（corticotropin）〕に

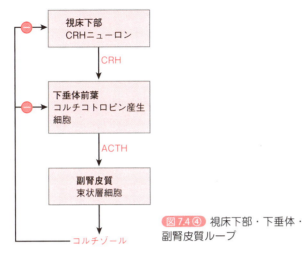

図7.4 ④ 視床下部・下垂体・副腎皮質ループ

よって促進的な調節を受けている．ACTH は 39 個のアミノ酸残基からなるペプチドであり，内因性鎮痛ペプチドである β-エンドルフィンと共通の前駆物質**プレプロオピオメラノコルチン**(pre-POMC) より生じる．

下垂体 ACTH の分泌は視床下部が産生・分泌する**コルチコトロピン放出ホルモン**(CRH) によって促進的に調節されており，CRH はストレスや炎症などに対する応答として CRH ニューロンから門脈に分泌され，下垂体前葉 ACTH の分泌を介してコルチゾールの産生・分泌を増加させる．一方，コルチゾールは ACTH と CRH の産生を抑制することによってネガティブフィードバックが働き，ストレスや炎症に対する生体の恒常性を司っている（図 7.4 ④）．副腎皮質ステロイド自体や合成誘導体の抗炎症作用や抗利尿作用については，ほかの章で詳しく述べられているので，ここでは触れない．

自己免疫応答など何らかの原因によって副腎皮質細胞の大多数が破壊され，コルチコステロイドの産生が慢性的に欠乏した状態に陥るのが**アジソン病**(Addison disease) である．コルチゾールの欠乏によって疲労感，食欲不振，体重減少，悪心・嘔吐，低 Na 血症，高 K 血症などの多彩な症状を呈し，血中 ACTH は代償的に高値となる．治療はコルチコステロイド補充療法によって行われる．

これとは反対に，コルチゾールが慢性的な過剰を生じる疾患を**クッシング症候群**(Cushing syndrome) という．本疾患は ACTH 産生下垂体腺腫が原因となる ACTH 依存性と，副腎腺腫が原因となる ACTH 非依存性に分類される．末梢脂肪組織減少，体幹脂肪組織の増加による中心性肥満や満月様顔貌，タンパク質異化促進，皮膚菲薄化や筋萎縮，高血糖，骨粗鬆症，高血圧など多彩な症状を呈する．治療には腺腫の摘除術が行われるが，コルチコステロイドの産生を抑制する薬物治療も併せて行われる．

内因性コルチコステロイドであるコルチゾールやアルドステロンは，コレ

ACTH：adrenocorticotropic hormone
pre-POMC：pre-pro-opiomelanocortin
CRH：corticotropin-releasing hormone

プレグネノロン

メチラポン

ステロールを原材料として中間生成物の**プレグネノロン**(pregnenolone)を介して3β位, 21β位, 11β位へのヒドロキシ化反応を触媒する**ヒドロキシラーゼ**(hydroxylase)によって生合成される(図7.4②, コルチゾールは17α位も水酸化される). **メチラポン**(metyrapone)は11β-ヒドロキシラーゼ(CYP11B1)の阻害薬, **トリロスタン**(trilostane)は3β-ヒドロキシラーゼの選択的阻害薬であり, それぞれコルチコステロイド産生量を減少させるためクッシング症候群治療薬となる.

トリロスタン

7.4.3 成長ホルモン産生に関連する病態と治療薬

GH：growth hormone

GHRH：growth hormone-releasing hormone

IGF-1：insulin-like growth factor 1

成長ホルモン(GH)は191個のアミノ酸よりなるペプチドホルモンで, 下垂体前葉で合成・分泌される. GHの分泌は視床下部の**成長ホルモン放出ホルモン**(GHRH)により促進的に, **ソマトスタチン**(somatostatin)により抑制的に調節されている. GHは成長促進作用のみならず, 肝臓, 筋, 腎などに作用してタンパク質同化, 脂肪異化, 糖利用抑制, 水分貯留, 免疫促進など多彩な機能をもつ. GHの作用はおもにIGF-1(**インスリン様成長因子1**)を介して発揮されるが, GHの直接作用もあるといわれている. GHRHおよびGHの産生はIGF-1によって抑制的に制御されておりフィードバックループをなしている.

GHの分泌は小児期から思春期にかけてピークとなり, その後は年齢とともに減少するが, 成人でも少量が分泌されている. さまざまな原因によってGH分泌が低下すると成長ホルモン分泌不全症をきたす. 小児においてはおもに成長障害を呈するが, 成人の場合は骨密度や筋力の低下, ひいては生活の質(QOL)の低下を招き, 心血管疾患による死亡率の上昇を特徴とする. GHRH誘導体ペプチドである**ソマトレリン**(somatorelin), **プラルモレリン**(pralmorelin)は成長ホルモン分泌不全症の診断薬としてGH分泌刺激試験に用いられる. 成長ホルモン分泌不全症の治療は遺伝子組換えGH製剤〔**ソマトロピン**(somatropin)など〕による補充療法が行われる. また, GH抵抗性の小人症などには遺伝子組換えIGF-1製剤〔**メカセルミン**(mecasermin)〕が用いられる.

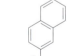
D-Ala-D-³Ala-Ala-Trp-D-Phe-Lys-NH₂
プラルモレリン

一方, GH産生・分泌の過剰はIGF-1の過剰分泌を介して過成長, 先端巨大症様顔貌, 手足の容積の増大, 耐糖能異常, 咬合不全などの全身症状を起こす. 骨端線閉鎖前で身長が伸びている幼児から少年にかけてGH過剰症になると下垂体性巨人症となり, 身長の伸びが止まる骨端線閉鎖後には四肢末端が特徴的に過形成を起こす先端巨大症となる. これらはGH産生下垂体腫瘍が原因となることが多く, 下垂体腺腫の除去などの原因療法に加えて, GH分泌抑制が期待できるソマトスタチン誘導体である注射剤**オクトレオチ**

ホルモン関連薬　7.4　545

ド（octreotide），**ランレオチド**（lanreotide）や，GH 受容体遮断薬である注射
剤**ペグビソマント**（pegvisomant）が治療に用いられる．

S————————————S　　　H　H
D-Phe-Cys-Phe-D-Trp-Lys-Thr-Cys-NH-C-C-CH$_3$
　　　　　　　　　　　　　　　　H$_2$C　OH
　　　オクトレオチド　　　　　　　　OH

O
‖
Cys-Tyr-D-Trp-Lys-Val-Cys-Thr-NH$_2$
H　NH$_2$
ランレオチド

7.4.4　甲状腺ホルモン産生に関連する病態と治療薬

　甲状腺から分泌されるホルモンには**チロキシン**（thyroxine, T$_4$）と**トリヨー
ドチロニン**（triiodothyronine，T$_3$．構造式はリオチロニンに同じ）の２種が
あり，これらはヨウ素を含有したアミノ酸の一種である．血中ではそのほと
んどが結合タンパク質と結合しており，1% 以下の微量遊離型ホルモンが生
理活性を示す．幼児期の成長と成熟の促進，糖タンパク質・核酸・脂質の代
謝促進，酸素消費と熱産生を促進する作用がある．

　甲状腺ホルモンの産生・分泌は下垂体前葉から分泌される**甲状腺刺激ホル
モン**（TSH，thyrotropin）に依存し，TSH の分泌は視床下部で産生される**甲
状腺刺激ホルモン放出ホルモン**（TRH）によって促進的に，**ソマトスタチン**
（somatostatin）によって抑制的に調節されている．また TSH や TRH の産生
は甲状腺ホルモンによって抑制的に制御されるフィードバックループが存在
する．甲状腺ホルモンの欠乏で甲状腺機能低下症が，ホルモン分泌過剰で甲
状腺機能亢進症（甲状腺中毒症ともいわれる）が発症する．

　甲状腺機能低下症の原因としては自己免疫疾患である慢性甲状腺炎（橋本
病，Hashimoto disease）が最も多い．橋本病では**抗甲状腺ペルオキシダーゼ**
（TPO）抗体と抗サイログロブリン抗体のいずれか，または両方が認めら
れる．臨床症状としては無気力，易疲労感，眼瞼浮腫，寒がり，体重増加，動
作緩慢，嗜眠，記憶力低下，便秘などを呈し，遊離 T$_4$ 低値と TSH 高値の
検査所見で診断される．このほか，甲状腺機能低下症としては TSH 低値を
示す中枢性の病態や，低身長を呈する先天性の甲状腺機能低下症（クレチン
病）がある．いずれの甲状腺機能低下症も，治療には甲状腺ホルモン受容体
にアゴニスト活性をもつ**レボチロキシン**（levothyroxine，合成チロキシン）
や**リオチロニン**（liothyronine，合成トリヨードチロニン）を用いた甲状腺ホ

学修事項 D-2-6
(1) 糖尿病，脂質異常症，高
尿酸血症・痛風，甲状腺機能
障害，副腎機能障害，骨粗鬆
症
(5) 主な治療薬

TSH：thyroid stimulating
　　　hormone
TRH：thyrotropin-releasing
　　　hormone

TPO：thyroid peroxidase

HO　　　　　　　　　CO$_2$H
　　　　O　　　H　NH$_2$
　　　レボチロキシン

HO　　　　　　　　　CO$_2$H
　　　　O　　　H　NH$_2$
　　　リオチロニン

546　7章　代謝・内分泌系の薬理

ルモン補充療法が用いられる．

　甲状腺機能亢進症としては，自己免疫疾患であるバセドウ病(グレーブス病ともよばれる，Graves' disease)がある．バセドウ病は血中に発生したTSH受容体自己抗体が甲状腺刺激作用をもつため，甲状腺がびまん性に腫大かつ甲状腺ホルモンの産生が高まり，甲状腺機能亢進症をきたす疾患である．動悸(頻脈)，発汗過多，体重減少，易疲労感，手指振戦，眼球突出などの症状を呈する．甲状腺中毒症の約90％を占め，TSH受容体抗体陽性および放射性ヨウ素摂取率高値により鑑別診断される．治療には甲状腺ホルモンの生合成に関与するペルオキシダーゼを阻害する**チアマゾール**(thiamazole)，**プロピルチオウラシル**(propylthiouracil)が用いられる．

チアマゾール

プロピルチオウラシル

7.4.5　プロラクチン産生に関連する病態と治療薬

　プロラクチン(prolactin)は199個のアミノ酸からなる下垂体前葉ホルモンである．ほかの下垂体前葉ホルモンとは異なり，プロラクチンの分泌調節は視床下部の分泌抑制因子(ドパミン)の支配が主であるが，視床下部TRHによって促進的な調節も受けている．また，プロラクチンの生理作用は乳腺および生殖器に及ぼす直接作用が主体で，二次的なホルモン分泌を介さない．プロラクチンは乳汁の産生と分泌を促進し，分泌が過剰になると性腺機能は抑制される．プロラクチンの分泌は下垂体腺腫やドパミン受容体遮断作用をもつ薬物によって上昇し，高プロラクチン血症となって乳漏を起こす．また，血中プロラクチンの上昇は視床下部におけるゴナドトロピン放出ホルモン(GnRH)分泌に関するフィードバック機構の障害を招き，卵巣顆粒膜細胞でのプロゲステロン生合成を抑制する．そのため高プロラクチン血症では黄体機能不全や無排卵性月経，重度の場合は無月経となる．治療には**テルグリド**(terguride)などドパミン D_2 受容体刺激薬の投与が有効である．

テルグリド

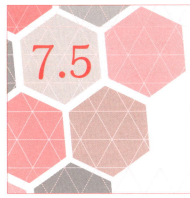

7章　代謝・内分泌系の薬理

7.5 泌尿生殖器作用薬

❖ 本節の目標 ❖
- 泌尿器系，生殖器系において起こるさまざまな病態に対して，平滑筋の機能を調節することによって治療に用いられる薬物の薬理を理解する．

排尿メカニズム

まず，疾患と薬理の説明に入る前に，**膀胱**(bladder)の解剖生理学を理解する必要がある．尿意を感じて行う排尿には，自律神経系と運動神経系が巧妙に関与している（図7.5①）．

尿が腎臓でつくられて膀胱に貯められると，**膀胱平滑筋**が伸展する．その伸展を感知するのは，求心性の副交感神経系に属する**骨盤神経**である．骨盤神経の興奮が仙髄の後根に入力すると，一部は脊髄を上行して脳に伝えられ，

学修事項　C-7-12
(2) 尿生成の仕組みと体液の恒常性維持機構
(3) 腎臓に関連したホルモンによる体液調節
(4) 排尿の仕組みとその調節機構

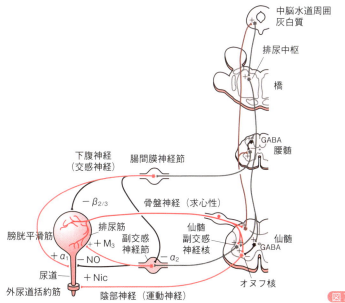

図7.5①　下部尿路系の神経調節と受容体

尿意として意識に登る.

　入力への反射回路として脊髄から膀胱と尿道に対しては，遠心性に3種類の神経支配が及んでいる．一つ目は交感神経系に属する**下腹神経**が遊離するノルアドレナリンにより，**膀胱β_2あるいはβ_3受容体**は膀胱平滑筋の弛緩を起こす一方，尿道はα_1**受容体**を介して収縮し，ともに膀胱への蓄尿を促して排尿を阻止する．二つ目として，仙髄副交感神経核の興奮は**アセチルコリンの遊離**とM_3**受容体**を介して膀胱平滑筋を収縮させる一方，尿道に対しては**一酸化窒素（NO）**を介して弛緩を起こす結果，排尿を促す機能をもつ．しかしこの副交感神経の活動は**下腹神経**からの分枝とα_2**受容体**によって通常は抑制されている．三つ目の仙髄**オヌフ核**（Onuf's nucleus）は遠心性のコリン作動性運動神経である**陰部神経**を興奮させ，**外尿道括約筋のニコチン受容体**を介して尿道を閉じ，排尿を阻止している．

　排尿という行為は上位中枢の意志に従って開始されるが，その最終指令をだしているのは橋にある**排尿中枢**である．排尿中枢の興奮は脊髄を下降し，先に述べた副交感神経系の活動を高める．一方，交感神経と運動神経の活動をGABA（γ-アミノ酪酸）介在神経を介して抑制する結果，三つの経路が協調して尿道を弛緩させて開くとともに膀胱平滑筋を収縮させて一斉に排尿が行われる．

GABA：γ-aminobutyric acid

7.5.2　過活動膀胱の治療薬

学修事項 C-7-12
(2) 尿生成の仕組みと体液の恒常性維持機構
(3) 腎臓に関連したホルモンによる体液調節
(4) 排尿の仕組みとその調節機構

　過活動膀胱（overactive bladder）とは**尿意切迫感**（urinary urgency，急に起こる抑えられないような強い尿意）を必須とした症候群であり，通常は**頻尿**（frequent urination）と**夜間頻尿**（nocturia）を伴う．大脳の排尿抑制系の老化による障害や膀胱の知覚過敏などが原因で発症する神経因性と，前立腺肥大などによる下部尿路の閉塞，多出産による骨盤底の脆弱化などに起因する非神経因性に分類される．

　男性の場合，尿道が長く括約筋が排尿を阻止する力が強いことから膀胱の蓄尿限界以上に尿が溜まってしまい，突然に**尿失禁**（urinary incontinence）をきたすような**切迫性尿失禁**を起こしたり，後述する前立腺肥大によって尿道が狭窄する結果，残尿感が残り頻尿になることが多い．一方，女性は尿道が短く括約筋の発達も弱いことから，くしゃみや運動などの外力によって尿漏れを起こす**腹圧性尿失禁**をきたす例が多い．いずれにしても社会の高齢化に伴って患者数は増大しており，生活の質（QOL）の悪化原因となっている．

　治療は成人では薬物療法が中心となるが，前述した膀胱の神経支配に基づいて，**抗コリン薬**や**平滑筋弛緩薬**，あるいは**アドレナリン**β_2**ないし**β_3**刺激薬**が用いられる．さまざまな薬剤のなかで，有効性や安全性について最もエ

ビデンスが集まっているのは抗コリン薬である.

（a）抗コリン薬

トルテロジン（tolterodine）, **フェソテロジン**（fesoterodine）は, 膀胱に対する選択性が高く長時間作用性の抗コリン薬である. 過活動膀胱における尿意切迫感, 頻尿および切迫性尿失禁に適応がある.

ソリフェナシン（solifenacin）, **イミダフェナシン**（imidafenacin）は膀胱平滑筋のムスカリン M_3 受容体を選択的に遮断し, 膀胱平滑筋を弛緩, 容量の増大により尿意発現を遅延させ, 過活動膀胱における尿意切迫感, 頻尿および切迫性尿失禁に適応がある.

オキシブチニン（oxybutynin）は Ca 拮抗作用と抗コリン作用を併せもち, 膀胱平滑筋を弛緩させることで膀胱容量を増大させ, 尿意発現を遅延させる. 神経因性膀胱における頻尿, 尿失禁, 過活動膀胱の尿意切迫感, 頻尿, 切迫性尿失禁に適応をもっている. 類似薬に**プロピベリン**（propiverine）がある.

以上の抗コリン薬に共通した留意点として口内乾燥, 便秘, 霧視などの副作用がでる可能性があり, 認知症患者に対する長期使用は認知機能低下に注意が必要である.

（b）平滑筋弛緩薬

フラボキサート（flavoxate）は, 平滑筋細胞への Ca^{2+} 流入抑制とホスホジエステラーゼ（PDE）阻害によって膀胱平滑筋を弛緩させ, 神経性頻尿, 慢性膀胱炎や慢性前立腺炎による頻尿や残尿感に適応をもつ.

（c）アドレナリンβ_2受容体刺激薬

クレンブテロール（clenbuterol）は, アドレナリンβ_2受容体刺激により持続性の膀胱内圧低下により腹圧性尿失禁に適応をもつ. この薬物は気管支拡張にも用いられる経口剤である.

（d）アドレナリンβ_3受容体刺激薬

ミラベグロン（mirabegron）は, 膀胱平滑筋のβ_3受容体を刺激し, cAMP 産生の亢進により膀胱平滑筋を弛緩, 過活動膀胱における尿意切迫感, 頻尿, 切迫性尿失禁に適応をもつ. β_3刺激薬を用いる場合は血圧上昇, 不整脈などの副作用に注意し, 生殖可能な年齢の患者には投与しない.

トルテロジン

フェソテロジン

ソリフェナシン

イミダフェナシン

プロピベリン

PDE : phosphodiesterase

オキシブチニン

フラボキサート

ミラベグロン

クレンブテロール

7.5.3 前立腺肥大の治療薬

学修事項 D-2-14

(1) 前立腺肥大症, 子宮内膜症

(2) 主な治療薬

(3) 妊娠と分娩, 切迫早・流産, 不妊症, 避妊

BPH : benign prostatic
hyperplasia

LUTS : lower urinary tract
symptoms

TURP : trans-urethral
resection of the
prostate

HoLEP : holmium laser
enucleation of the
prostate

前立腺肥大症(prostatic hyperplasia)とは, 男性の精液製造臓器である前立腺における間質の過形成によって**良性前立腺肥大**(BPH)が起こり, 尿道圧迫による膀胱出口閉塞とそれに伴う**下部尿路症状**(LUTS)をきたす疾患である. BPH は排尿筋過活動による蓄尿症状と膀胱収縮不全による残尿感を主症状とし, その原因には加齢と血中**テストステロン**(testosterone)が大きな役割を果たしていると考えられている.

治療法には, 生活指導・運動療法, 薬物療法, 手術療法などがあるが, 基本的には非侵襲治療を先行して行い, 症状の進行(排尿困難の増強や急性尿閉)や他臓器に対する影響の出現など改善が不十分な場合には手術が行われる. 泌尿器専門医により行われる**経尿道的前立腺切除術**(TURP)と**ホルミウムレーザー前立腺核出術**(HoLEP)がある. TURP は BPH に対する外科的治療の主流であったが, 再発する例があり, 抗凝固薬使用患者には施行しにくいことなどから最近は HoLEP が外科的治療の第1選択になっている. 以下, BPH の治療に用いられる薬物について概説する.

（a）アドレナリンα_1受容体遮断薬

テラゾシン(terazosin), **ウラピジル**(urapidil), **プラゾシン**(prazosin)は古典的なアドレナリンα_1受容体遮断薬であり, 末梢血管拡張による降圧薬として用いられるが, 尿道および前立腺の収縮も抑制するため前立腺肥大による排尿障害にも適応をもつ. しかし起立性低血圧によるめまいや立ちくらみが起こりやすく, 老人の転倒による骨折リスクを高める危険性がある.

タムスロシン(tamusulosin), **ナフトピジル**(naftopidil)は前立腺・尿道平滑筋に選択的に作用するα_1受容体遮断薬である. これらは長時間作用性で従来のキナゾリン系α_1遮断薬にみられる立ちくらみや起立性低血圧などの

テラゾシン

ウラピジル

プラゾシン

タムスロシン

ナフトピジル

シロドシン

循環器系の副作用が比較的少ないのが特徴で，前立腺肥大症に伴う排尿障害に経口投与される．

シロドシン(silodosin)は尿道および前立腺に発現するアドレナリンα_{1A}受容体に最も選択的な遮断薬である．尿流速の改善作用が顕著であるが，射精障害などの副作用を伴う．

(b) ホスホジエステラーゼ5阻害薬

後述する勃起不全治療薬としても登場する長時間作用性の**ホスホジエステラーゼ5(PDE5)阻害薬タダラフィル**(tadalafil)は，細胞内cGMP分解の抑制によって膀胱を弛緩させることから，低用量製剤が前立腺肥大に伴う排尿障害に適応を得ている．

PDE5：phosphodiesterase type 5

(c) 前立腺に直接作用する薬物

7.4.1項で紹介した**クロルマジノン酢酸エステル**や**デュタステリド**などは，アンドロゲンに依存して肥大する前立腺に対して，それぞれアンドロゲン受容体あるいは5α-レダクターゼを阻害することによって細胞の増殖と組織の腫大を防止する薬剤である．

7.5.4 勃起不全の治療薬

性交時に十分な勃起の得られない状態は勃起不全(ED)とよばれ，精神的な問題による心因性(機能性)と身体の器質的障害による器質性(身体性)とに大別できる．多くは心因性でとくに若い年代に多くみられるが，器質性EDも最近増加しており，とくに糖尿病によるものや加齢によるものが増加している．治療には**シルデナフィル**(sildenafil)，**バルデナフィル**(vardenafil)，**タダラフィル**といったPDE5阻害薬が開発されて用いられている．

ED：erectile dysfunction

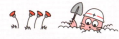

COLUMN　3つの商品名をもつ薬

ここで紹介したPDE5阻害薬タダラフィルは，前立腺肥大に伴う排尿障害，勃起不全という二つの適応症のほか，難治性の肺動脈性肺高血圧症にも適応を得ている．いずれもcyclic GMPを選択的に分解するPDE5の特異的阻害作用によるものであり，前立腺，膀胱括約筋，下部尿路血管平滑筋，陰茎海綿体，肺動脈平滑筋を構成する細胞においてNO/cyclic GMP系が弛緩反応に大きな寄与をしていることを裏づけている．

これらの適応に対してそれぞれ有効量が異なることから，有効成分が同一の3種類の製剤が異なる商品名で販売されているという珍しい例である．

7.5.5 尿路結石の治療薬

学修事項 C-7-12
(2) 尿生成の仕組みと体液の恒常性維持機構
(3) 腎臓に関連したホルモンによる体液調節
(4) 排尿の仕組みとその調節機構

COMT：catechol-*O*-methyltransferase

フロプロピオン

　腎あるいは尿路において結石が形成され，腎盂，尿管，膀胱，尿道のいずれかにおいて尿路を閉塞する病態を**尿路結石**(urinary stone)とよぶ．症状は腹痛，嘔吐，血尿を伴い，超音波検査やCTによって診断される．

　治療は抗炎症性鎮痛薬や鎮痙薬（抗コリン薬）による疼痛の軽減が行われ，結石破砕術が考慮される．それらに付随して結石排出を促進する目的で平滑筋弛緩作用のあるウラジロガシエキス，あるいはカテコール-*O*-メチルトランスフェラーゼ(**COMT**)阻害薬であり胆石排出促進にも用いられる**フロプロピオン**(flopropione)が用いられる．また，尿路結石は酸性尿（尿アシドーシス）条件において再発しやすいため，尿アルカリ化剤として**クエン酸カリウム・クエン酸ナトリウム配合剤**が用いられる．

7.5.6 子宮収縮薬

学修事項 D-2-14
(1) 前立腺肥大症，子宮内膜症
(2) 主な治療薬
(3) 妊娠と分娩，切迫早・流産，不妊症，避妊

GPCR：G protein-coupled receptor
MLCK：myosin light chain kinase

　子宮は平滑筋組織であり，図7.5②に示すよう，プロスタノイド(prostanoid)FP受容体やオキシトシン受容体のようなGq共役型GPCRの刺激によって収縮が促進される一方，アドレナリンβ_2受容体などのGs共役型GPCRの刺激によるcyclic AMPの産生やNOによるcyclic GMP産生によるミオシン軽鎖キナーゼ(MLCK)のリン酸化を介して弛緩を起こす．

　女性の出産に際して，経腟分娩の条件を満たしつつも母体または胎児の状態から早期の分娩が望ましいと医学的に判断される場合，あるいは微弱陣痛のために分娩の進行が緩徐または停止している場合に子宮収縮薬を用いて人工的に陣痛を誘発させる分娩誘発を行うことがある．また，分娩促進とは陣痛が発来した後に陣痛を増強させることである．これらに用いられる子宮収縮薬には次のような薬剤がある．

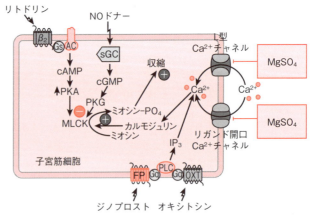

図7.5② 子宮平滑筋の収縮メカニズムと薬物の作用点

泌尿生殖器作用薬 　7.5　　553

ジノプロスト　　　　　　　　ジノプロストン　　　　　　　　ゲメプロスト

（a）プロスタグランジン系子宮収縮薬

ジノプロスト（dinoprost）は $PGF_{2\alpha}$ 製剤であり，生理的な子宮収縮作用をもつため妊娠末期には点滴静注によって陣痛誘発，分娩促進に用いられる．産科以外では腸管蠕動運動を亢進させるため，術後腸管麻痺にも適応をもつ．類似した作用をもつ**ジノプロストン**（dinoprostone）は PGE_2 製剤，**ゲメプロスト**（gemeprost）は PGE_1 誘導体である．

（b）麦角アルカロイド誘導体

麦角 Ergot とはイネ科植物，とくにライ麦に生える子嚢菌であり，産生するアルカロイドはアドレナリン α 受容体遮断，5-HT（セロトニン）受容体部分刺激など多彩な作用をもつ．麦角アルカロイドのなかでも**エルゴメトリン**（ergometrine）あるいは**メチルエルゴメトリン**（methylergometrine）は子宮平滑筋を特異的に収縮させるため，胎盤娩出に際してや帝王切開術における止血に用いられる．また，人工流産（妊娠中絶）にも適応をもつ．

5-HT：5-hydroxytryptamine

エルゴメトリン

メチルエルゴメトリン

7.5.7　子宮収縮抑制薬

切迫早産とは妊娠 22 週以降 37 週未満の下腹部痛や性器出血，破水，子宮口開大や頸管熟化などの症状を呈し，早産へ至る状態である．子宮収縮を抑制し，早産を防止するため以下の薬物が用いられる．

学修事項　D-2-14
（1）前立腺肥大症，子宮内膜症
（2）主な治療薬
（3）妊娠と分娩，切迫早・流産，不妊症，避妊

（a）アドレナリン β_2 受容体刺激薬

リトドリン（ritodrine）は子宮平滑筋に対して選択的に作用し，アドレナリン β_2 受容体の刺激と細胞内 cAMP 量の増加を介して子宮収縮を抑制する．内服で切迫流・早産に，注射剤が緊急を要する場合に用いられる．

イソクスプリン（isoxsuprine）は閉塞性動脈硬化症や**バージャー病**（Buerger's disease）・**レイノー病**（Raynaud's disease）に用いられる β_2 刺激薬であるが，子宮収縮抑制薬としても適応をもっている．

（b）硫酸マグネシウム

ブドウ糖を配合した**硫酸マグネシウム注射剤**は L 型 Ca^{2+} チャネルやリガンド開口型 Ca^{2+} チャネルの抑制を介して子宮平滑筋を弛緩させる（図7.5②）．

（c）抗コリン性子宮収縮抑制薬

ピペリドレート（piperidolate）はムスカリン受容体の遮断を介して消化管・胆道・子宮の平滑筋収縮を抑制し鎮痙，切迫流産や早産に適応される．

リトドリン

イソクスプリン

ピペリドレート

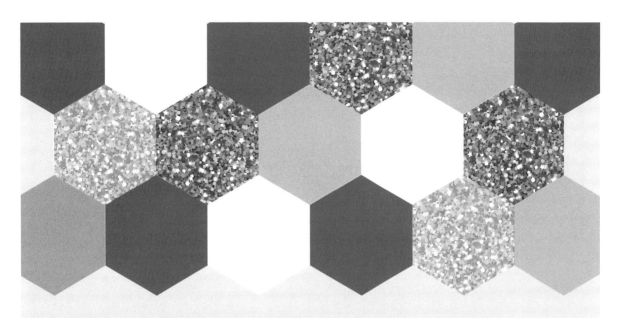

章

化学療法の薬理

- 8.1 抗菌薬
- 8.2 抗真菌薬および抗寄生虫薬
- 8.3 抗ウイルス薬
- 8.4 細胞傷害性抗悪性腫瘍薬および抗腫瘍ホルモン関連薬
- 8.5 抗悪性腫瘍薬（分子標的薬）

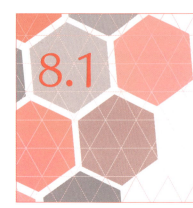

8章 化学療法の薬理

8.1 抗菌薬

❖ **本節の目標** ❖

- 代表的な感染症の種類と病態(病態生理, 症状など), 原因菌と感染経路を学ぶ.
- おもな抗菌薬の分類とその薬理作用, 作用機序, 組織移行性を学ぶ.
- おもな抗菌薬の抗菌スペクトルを学ぶ.
- おもな抗菌薬の耐性獲得機構と耐性菌出現への対応を学ぶ.

8.1.1 おもな感染症と原因となる細菌の種類

(1) ウイルス感染症, 細菌感染症, 真菌感染症, 寄生虫病
(2) 呼吸器感染症, 消化器感染症, 尿路感染症, 性感染症, 皮膚感染症, 神経系感染症, 感覚器感染症, 全身性感染症
(4) 主な治療薬

　感染症は, ウイルス, 細菌, 真菌, 寄生虫などの病原体(寄生菌)が, いろいろな経路から生体(宿主)に侵入, 増殖し(感染), 宿主にさまざまな病的症状を現す病気である(図8.1①). このうち細菌感染症の原因となる細菌は, 外膜をもたず, 厚いペプチドグリカン層の細胞壁をもつグラム陽性菌と, 外膜とリポ多糖類に覆われ, 単層のペプチドグリカン層の細胞壁をもつグラム陰性菌とに分類され, これに分類されないそのほかの細菌として抗酸菌, 放線菌類, スピロヘータ類, マイコプラズマ, リケッチア, クラミジアなどがある.

　さらに, グラム陽性菌には球菌(ブドウ球菌, 連鎖球菌, 腸球菌など)と桿菌(ジフテリア菌, 枯草菌など)が, またグラム陰性菌にも球菌(淋菌, 髄膜炎菌など)と桿菌(大腸菌, サルモネラ菌, 赤痢菌, セラチア菌, 肺炎桿菌, コレラ菌, インフルエンザ菌, 緑膿菌など)がある(表8.1①, 図8.1①).

8.1.2 抗菌薬の分類と作用機序の概要

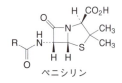

　1928年, イギリス人細菌学者 A. Fleming が, 偶然, 青カビ(*Penicillium notatum*)から世界初の抗生物質としてペニシリンを発見し, その後, 数多くの抗生物質が次つぎに発見, あるいは合成され, 医療の進歩に大きく貢献してきた. このように抗菌薬は, 微生物によって産生される抗生物質と, 化

表8.1 ① 真菌感染症のおもな種類

左表

グラム分類	好気/嫌気	球菌/桿菌	属	種
グラム陽性菌	好気性	球菌	ブドウ球菌	黄色ブドウ球菌
				表皮ブドウ球菌
				腐性ブドウ球菌
			連鎖（レンサ）球菌	化膿連鎖球菌
				B型連鎖球菌
				緑色連鎖球菌
				肺炎球菌
			腸球菌	大腸連鎖球菌
				ヘシュウム菌
				アビュウム菌
		桿菌	コリネバクテリウム	ジフテリア菌
				コリネバクテリウム
			バシラス	枯草菌
				炭疽菌
				セレウス菌
			リステリア	
	嫌気性	球菌	ペプトコッカス	
			ペプトストレプトコッカス	
		桿菌	クロストリジウム	ボツリヌス菌
				ウェルシュ菌
				破傷風菌
				クロストリジウム・ディフィシル菌
			ユーバクテリウム	
			プロピオニバクテリウム	
			乳酸桿菌	
グラム陰性菌	好気性	球菌	ナイセリア	淋菌
				髄膜炎菌
			ブランハメラ	カタル球菌
		桿菌	ヘモフィルス	インフルエンザ菌
				パラインフルエンザ菌
			ボルデテラ	百日咳菌
				パラ百日咳菌
				気管支敗血症菌

右表

グラム分類	好気/嫌気	球菌/桿菌	属	種
グラム陰性菌	好気性	桿菌	大腸菌	
			シトロバクター	
			サルモネラ菌	チフス菌
				パラチフスA菌
				パラチフスB菌
				ネズミチフス菌
				腸炎菌
			赤痢菌	志賀赤痢菌
				フレクスナー赤痢菌
				ソンネ赤痢菌
			クラブシエラ菌	肺炎桿菌
			エンテロバクター	
			セラチア菌	
			エルシニア	ペスト菌
			ビブリオ	コレラ菌
				腸炎ビブリオ
			シュードモナス	緑膿菌
				セパシア菌
				プチダ菌
			アシネトバクター	
			レジオネラ	
	嫌気性	球菌	ベイロネラ	
		桿菌	カンピロバクター	
			バクテロイデス	
			フゾバクテリウム	
その他			抗酸菌	結核菌
				らい菌
			放線菌類	放線菌
				ノカルジア
			スピロヘータ類	梅毒トレポネーマ
				レプトスピラ
			マイコプラズマ	
			クラミジア	
			リケッチア	

学的に合成された合成抗菌薬があるが，その化学構造などから表8.1 ②のように分類される．

感染症の法的分類

　感染症は，その感染力や罹患した場合の重篤性などの程度に応じて，感染症法により一類〜五類に分類される．これらを診断した医師は，**1類**（エボラ出血熱，天然痘，ペストなど7種：消毒など，交通制限が必要），**2類**〔ポリオ，ジフテリア，重症急性呼吸器症候群（SARS），鳥インフルエンザ H5N1 など5種：消毒などの措置〕，**3類**（コレラ，細菌性赤痢，腸チフスなど5種：消毒などの措置），**4類感染症**（A型/E型肝炎，黄熱，狂犬病など）についてはただちに，**5類感染症**〔インフルエンザ（鳥/新型インフルエンザを除く），ウイルス性肝炎（A型/E型を除く），AIDS，MRSA，麻しん，手足口病など〕については7日以内に保健所に届け出る必要がある．なお，新型コロナウイルス感染症（COVID-19）は，感染法上の位置づけとして，当初，「新型インフルエンザ等感染症（いわゆる2類相当）」とされたが，2023年5月から「5類感染症」となった．

病原体の法的分類

　感染症法において，生物テロに使用されるおそれがあり，国民の生命および健康に影響を与えうる病原体などを，一種〜四種病原体などとして分類し，所持や輸入の禁止，許可，届出，基準の遵守などの規制を設けている．

一種（エボラウイルス，クリミア・コンゴ出血熱ウイルスなど）：所持などの禁止

二種（SARS コロナウイルス，炭疽菌，ペスト菌，ボツリヌス菌など）：所持などの許可

三種（狂犬病ウイルス，多剤耐性結核菌など）：所持などの届出

四種（インフルエンザウイルス，高熱ウイルス，コレラ菌，赤痢菌属，新型コロナウイルスなど）：基準の遵守

図 8.1 ① 感染症の法的分類と病原体の法的分類

表 8.1 ② 抗菌薬の分類

β-ラクタム系	ペニシリン系	狭域ペニシリン系	ベンジルペニシリン，ベンジルペニシリンベンザチン水和物
		広域ペニシリン系	アンピシリン，アモキシシリン，ピペラシリン，スルタミシリン，バカンピシリン
	セフェム系	第1世代	セファゾリン，セファロチン，セファレキシン，セファクロル，セフロキサジン
		第2世代	セフォチアム，セフメタゾール，セフミノクス，フロモキセフ，セフロキシム アキセチル
		第3世代	セフォタキシム，セフメノキシム，ラタモキセフ，セフトリアキソン，セフタジジム，セフピロム，セフェピム，セフォゾプラン，セフィキシム，セフジニル，セフポドキシム プロキセチル，セフテラム ピボキシル，セフカペン ピボキシル，セフジトレン ピボキシル，セフチゾキシム
		第4世代	セフェピム，セフピロム，セフォゾプラン
	カルバペネム系		イミペネム，パニペネム，メロペネム，ビアペネム，ドリペネム，テビペネム ピボキシル
	ペネム系		ファロペネム
	モノバクタム系		アズトレオナム

つづく

抗 菌 薬　8.1　　559

表 8.1 ② 抗菌薬の分類（続き）

アミノグリコシド系	Ⅰ群	ストレプトマイシン，カナマイシン
	Ⅱ群	フラジオマイシン
	Ⅲ群	ゲンタマイシン，トブラマイシン，アミカシン，ジベカシン，イセパマイシン
	Ⅳ群	スペクチノマイシン
	Ⅴ群	アルベカシン
マクロライド系	14 員環	エリスロマイシン，クラリスロマイシン，ロキシスロマイシン
	15 員環	アジスロマイシン
	16 員環	ジョサマイシン，スピラマイシン
リンコマイシン系		リンコマイシン，クリンダマイシン
ストレプトグラミン系		キヌプリスチン・ダルホプリスチン
キノロン系	オールドキノロン系	ピペミド酸
	ニューキノロン系	ノルフロキサシン，オフロキサシン，シプロフロキサシン，ロメフロキサシン，トスフロキサシン，レボフロキサシン，シタフロキサシン，パズフロキサシン，プルリフロキサシン，ガレノキサシン，モキシフロキサシン
テトラサイクリン系		テトラサイクリン，デメチルクロルテトラサイクリン，ドキシサイクリン，ミノサイクリン
グリコペプチド系		バンコマイシン，テイコプラニン
オキサゾリジノン系		リネゾリド，テジゾリドリン酸エステル
サルファ剤		スルファメトキサゾール・トリメトプリム合剤
ポリペプチド系		ポリミキシン B，コリスチン，バシトラシン
そのほかの抗菌薬		ホスホマイシン
		クロラムフェニコール，クロラムフェニコールコハク酸エステルナトリウム
		メトロニダゾール
		ダプトマイシン
		チゲサイクリン
抗結核薬		リファンピシン，リファブチン，イソニアジド，ピラジナミド，エタンブトール，ストレプトマイシン，カナマイシン，エンビオマイシン，エチオナミド，サイクロセリン，パラアミノサリチル酸，アルミノパラアミノサリチル酸，レボフロキサシン，デラマニド，ベダキリン

　これらの抗菌薬は，宿主に寄生した病原体に対して毒性を示す（**殺菌**），あるいは増殖を抑制（**静菌**）する作用をもち，かつ人体に対する毒性が低く，病原体に対して高い選択毒性*を示すことが必要である．宿主となる動物細胞と細菌の間には，その構造や機能に異なる点があり，抗菌薬はその相違を利用して細菌に対して高い選択毒性を示す．すなわち，抗菌薬の多くは，**細胞壁合成阻害，細胞膜合成阻害，タンパク質合成阻害，核酸合成阻害，葉酸合成阻害**などの機構により，抗菌作用を示す（図 8.1 ②，表 8.1 ③）．

　殺菌作用を示す抗菌薬には，β-ラクタム系，アミノグリコシド系，キノ

* 選択毒性については 8.4 節も参照.

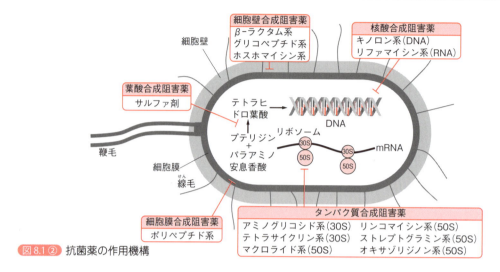

図8.1 ② 抗菌薬の作用機構

表8.1 ③ 抗菌薬の作用機序

作用機序		抗菌薬の種類
細胞壁合成阻害	ペニシリン結合タンパク質の阻害	β-ラクタム系
	ペンタペプチド鎖 D-Ala-D-Ala への結合阻害	グリコペプチド系
	N-アセチルムラミン酸の生合成阻害	ホスホマイシン系
	D-Ala の生合成と二量体化阻害	サイクロセリン
細胞膜合成阻害	細胞膜のリン脂質二重層の分解	ポリペプチド系
タンパク質合成阻害	30S リボソームの阻害	アミドグリコシド系, テトラサイクリン系
	50S リボソームの阻害	マクロライド系, リンコマイシン系, オキサゾリジノン系, ストレプトグラミン系
核酸合成阻害	DNA ジャイレース／トポイソメラーゼIV阻害による DNA 複製阻害	キノロン系
	DNA 依存性 RNA ポリメラーゼ阻害による RNA 合成阻害	リファマイシン系
葉酸合成阻害	ジヒドロプテロイン酸合成酵素阻害	スルファメトキサゾール
	ジヒドロ葉酸還元酵素阻害	トリメトプリム

ロン系およびグリコペプチド系抗菌薬があり，そのうちアミノグリコシド系およびキノロン系抗菌薬は効果持続時間が長く，濃度依存的に殺菌作用を示すのに対し，β-ラクタム系およびグリコペプチド系抗菌薬は，効果持続時間が短く，時間依存的に殺菌作用を示す．静菌作用を示す抗菌薬には，テトラサイクリン系，マクロライド系，リンコマイシン系抗菌薬があり，いずれも時間依存的に作用し，宿主の免疫機能により抗菌作用を示す（表8.1 ④）．

濃度依存性の抗菌薬の場合，最高血中濃度が抗菌作用に影響するが，長時

表 8.1 ④ 抗菌薬の作用機構

殺菌的抗菌薬	時間依存性	ペニシリン系, セフェム系 モノバクタム系, カルバペネム系 ホスホマイシン, バンコマイシン
	濃度依存性	アミノグリコシド系, キノロン系
静菌的抗菌薬	時間依存性	テトラサイクリン系, マクロライド系 クロラムフェニコール, リンコマイシン系

間作用させることで耐性菌を誘導しやすくなる．一方，時間依存性の抗菌薬の場合，最高血中濃度とは関係なく，**MIC**(最小発育阻止濃度)値よりも高い血中濃度で推移した時間が重要となり，その時間が長いほど抗菌薬の作用が高まる．

MIC：minimum inhibitory concentration

（a）細胞壁合成阻害

細菌は，ヒトを含む動物細胞にはない細胞壁をもつ．細菌の細胞壁は，N-アセチルムラミン酸と N-アセチルグルコサミンが交互に結合したポリマーを，五つのアミノ酸からなるペンタペプチド鎖が架橋することにより形成された網目状の**ペプチドグリカン**(peptidoglycan)からなる(図 8.1 ③)．ペンタペプチドの構造や架橋の様式は細菌によって異なるが，共通して側鎖にジアラニン(D-Ala-D-Ala)のアミノ酸配列をもつ．細菌の細胞壁が合成される際，このペンタペプチド鎖末端のジアラニンと対となるペンタペプチド鎖は，**ペニシリン結合タンパク質(PBP)**によるトランスペプチダーゼ反応(transpeptidase reaction)により架橋され，ペプチドグリカンが形成されて

PBP：penicillin-binding protein

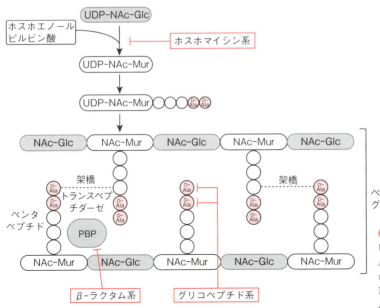

図 8.1 ③ 細胞壁合成阻害薬の作用機構
UDP-NAc-Glc：uridine diphosphate N-acetylglucosamine，UDP-NAc-Mur：uridine diphosphate N-acetyl muramic acid，NAc-Glc：N-acetylglucosamine，NAc-Mur：N-acetylmuramic acid，PBP：penicillin-binding protein.

いく．このように，D-Ala などの D 型アミノ酸を基質として細胞壁が合成されていくが，ヒトのアミノ酸は L 型であり，これらの反応は細菌に特異的である．

細胞壁阻害作用をもつ抗菌薬は，これら細菌に特異的な合成反応および基質合成を阻害するため，細菌に対する選択毒性が非常に高い．**β-ラクタム系抗菌薬**は，PBP と結合し，競合的にトランスペプチダーゼ反応（架橋）を阻害することで，ペプチドグリカン生合成，すなわち細胞壁合成を阻害する．**グリコペプチド系抗菌薬**は，ジアラニンに直接結合し，物理的に架橋形成を阻害する．また，**ホスホマイシン系抗菌薬**は，ホスホエノールピルビン酸を UDP-N-アセチルグルコサミン（uridine diphosphate N-acetylglucosamine）のヒドロキシ基へ移動させる酵素を阻害して，N-アセチルムラミン酸（N-acetylmuramic acid）の生合成を阻害し，細胞壁合成を阻害する．

（b）細胞膜合成阻害

細菌は，ヒトなどの動物細胞と異なり，細胞質内に細胞内小器官（核膜，小胞体，ミトコンドリアなど）をもたず，細胞膜が生存に必要な膜透過の機能や膜酵素などをもっている．**ポリペプチド系抗菌薬**は，細胞膜のリン脂質二重層と結合してリン脂質を分解し，膜構造を乱して膜透過性を変化させ，細胞内成分を放出させることで，殺菌的に作用する．一方，細胞膜のリン脂質二重層は動物細胞でも同様であるため，選択毒性は低い．

（c）タンパク質合成阻害

細菌で，mRNA からタンパク質合成を行うリボソームは，30 S と 50 S のサブユニットからなるヘテロ二量体であり，ヒトのリボソーム（40 S と 60 S のサブユニット）と大きく異なる．そのため，タンパク質合成阻害作用をもつ抗菌薬は，細菌に固有のリボソームに選択的に結合することで選択毒性を示す．

アミドグリコシド系および**テトラサイクリン系抗菌薬**は，細菌の **30S リボソーム**に，**マクロライド系**，**リンコマイシン系**，**オキサゾリジノン系**および**ストレプトグラミン系抗菌薬**は細菌の **50S リボソーム**の機能を阻害し，mRNA からのタンパク質合成を阻害する．

（d）核酸合成阻害

二本鎖 DNA のねじれた二重らせん構造に切れ目を入れてねじれをほぐし，また，再結合させて元に戻す**トポイソメラーゼ**（topoisomerase）は，ヒトおよび細菌に共通して存在する酵素である．しかし，ヒトでは I 型トポイソメラーゼが関与するのに対し，細菌の増殖には II 型トポイソメラーゼが必須である．細菌の II 型トポイソメラーゼには **DNA ジャイレース**（DNA gyrase）および**トポイソメラーゼIV**のサブユニットがある．**キノロン系抗菌薬**は，細菌の DNA ジャイレースおよびトポイソメラーゼIVの活性を阻害し，

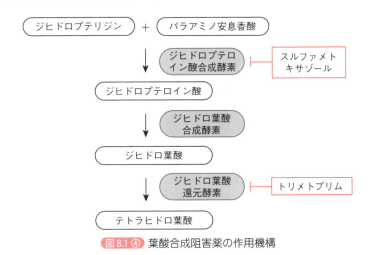
図 8.1 ④ 葉酸合成阻害薬の作用機構

DNA 合成を阻害することで，殺菌作用を示す．抗結核薬の**リファマイシン系抗菌薬**は，細菌の **DNA 依存性 RNA ポリメラーゼ**に結合し，RNA 合成を阻害する．

（e）葉酸合成阻害

細菌は，ジヒドロプテリジンとパラアミノ安息香酸から，ジヒドロプテロイン酸合成酵素によりジヒドロプテロイン酸を合成し，さらに，ジヒドロ葉酸合成酵素によりジヒドロ葉酸を合成する（図 8.1 ④）．細菌内で合成されたジヒドロ葉酸から，ジヒドロ葉酸還元酵素により活性型のテトラヒドロ葉酸に還元され，核酸合成に必須の補酵素となる．一方，ヒトなどの動物は，生体内で葉酸を合成せず，食事などから摂取する．サルファ剤の**スルファメトキサゾール**（sulfamethoxazole）は，動物細胞にはない**ジヒドロプテロイン酸合成酵素**を阻害し，また**トリメトプリム**（trimethoprim）は動物細胞よりも細菌の**ジヒドロ葉酸還元酵素**を選択的に阻害して，葉酸合成を阻害し，選択毒性を発揮する．

8.1.3 抗菌薬の組織移行性

抗菌薬の細菌に対する直接的な抗菌力は，寒天上あるいは液体培地中の細菌の発育を阻止するのに必要な最小濃度〔**最小発育阻止濃度（MIC）**〕として表され，薬剤感受性検査で測定される．生体内で抗菌薬が作用を示すには，感染部位において抗菌薬の濃度が MIC 以上になる必要がある．抗菌薬の種類により各組織への移行性は異なり，感染を起こした臓器への移行性が高い抗菌薬が，その感染症の治療に用いられる（図 8.1 ⑤）．

特徴的な組織移行性を示す抗菌薬として下記があげられる．

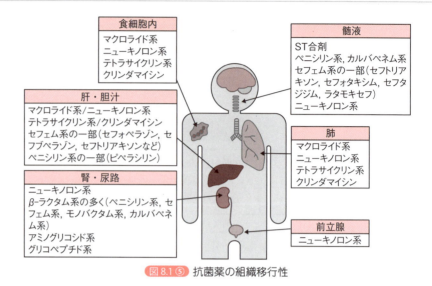

図 8.1 ⑤ 抗菌薬の組織移行性

- 第3世代セフェム系抗菌薬のセフォタキシム，セフトリアキソンなどは髄液移行性が高く，グラム陰性桿菌による髄膜炎に用いられる．
- マクロライド系抗菌薬は呼吸器への移行性が高く，原因菌同定前の細菌性肺炎，マイコプラズマ肺炎，クラミジア肺炎などに用いられる．
- アミノグリコシド系，ニューキノロン系（ノルフロキサシン，シプロフロキサシン）は尿路移行性が高く，グラム陰性菌による尿路感染症に用いられる．
- ニューキノロン系は腸管移行性が高く，腸管感染症に用いられる．

8.1.4 抗菌スペクトル

　MICなどの指標値に基づき，抗菌薬が増殖阻止作用を示す微生物の範囲を抗菌スペクトルといい，その抗菌薬に対する感受性細菌を簡便に知ることができる（表8.1⑤）．グラム陽性菌，グラム陰性菌などの多くの細菌に抗菌作用を示す抗菌薬は広域スペクトル抗菌薬とよばれ，一般に原因菌が判明するまで，感染部位などから経験的に想定される細菌に広く対応する場合に用いられる．一方，一定の限られた細菌にのみ作用を示す抗菌薬は狭域スペクトル抗菌薬とよばれる．広域スペクトル抗菌薬は，多くの常在菌叢にも影響を及ぼしたり，耐性菌の誘導につながるおそれがあるので，その使用は限定的とし，可能な限り狭域スペクトル抗菌薬を選択することが望ましい．

表 8.1 ⑤ 抗菌薬の抗菌スペクトル

抗菌薬	グラム陽性 球菌	グラム陽性 桿菌	グラム陰性 球菌	グラム陰性 桿菌	レジオネラ	嫌気性菌	リケッチア	クラミジア	マイコプラズマ
狭域ペニシリン系	◎	○	○						
広域ペニシリン系	◎	○	□	□		○			
セフェム系	◎	○	○	◎		○			
ペネム系	◎		□	○		○			
カルバペネム系	◎		◎	◎		○			
モノバクタム系			◎	◎					
アミノグリコシド系	△	○	△	○					
キノロン系				□					
ニューキノロン系	◎	○	◎	◎	○	○	○	○	○
テトラサイクリン系	◎		□	□	□		○	○	□
マクロライド系	◎	◎	◎	△	○	○		○	◎
リンコマイシン系	◎	◎		△		◎			◎
ホスホマイシン系	□		□			□			
グリコペプチド系	◎	◎				△			
ポリペプチド系				□					
オキサゾリジノン系	◎								

◎：多くの抗菌薬，○：一部の抗菌薬，□：一部の細菌，△：一部の抗菌薬と一部の細菌．

Advanced デ・エスカレーション療法

　従来の抗菌薬治療では，最初はペニシリン系，効果がなければセフェム系へと抗菌スペクトルを広げていくエスカレーション療法が主流であったが，最近は，最初に広域スペクトル抗菌薬を使用し，原因菌の検査結果や臨床効果から，より狭いスペクトルの抗菌薬に変更するデ・エスカレーション療法が推奨されている．おもに抗菌薬に耐性あるいは低感受性の細菌が原因と疑われる感染症に対して行われる．ただし，抗菌薬のスペクトル狭域化が遅れれば，かえって耐性菌を誘導し，医療費も増大することになる．

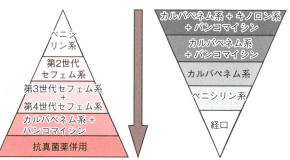

8.1.5 抗菌薬に対する耐性

学修事項 D-2-15
(1) ウイルス感染症，細菌感染症，真菌感染症，寄生虫病
(2) 呼吸器感染症，消化器感染症，尿路感染症，性感染症，皮膚感染症，神経系感染症，感覚器感染症，全身性感染症
(3) 抗感染症薬耐性の獲得と出現の抑制策
(4) 主な治療薬

同じ抗菌薬を使用し続けると効果が次第に弱まり，十分な抗菌作用が得られなくなる．これは，細菌がその抗菌薬に対する抵抗性を獲得したためであり，**耐性菌**とよばれる．一般的に耐性菌は，感受性菌と比較して増殖性や宿主での適応性が低いが，抗菌薬の使用という選択圧がかかると，感受性菌が淘汰され耐性菌が選択的に増加する（図 8.1 ⑥）．一つの抗菌薬に薬剤耐性を獲得した耐性菌は，構造が類似する同系統の抗菌薬にも薬剤耐性を示し，さらに，別系統の抗菌薬へと変更してその抗菌薬にも耐性を獲得すると，さまざまな抗菌薬に抵抗性を示す**多剤耐性菌**となる．耐性菌は，抗菌薬の不適切な使用（抗菌薬の選択，用量，使用期間など）によって増加するが，抗菌薬を使用する限りほぼ間違いなく耐性を獲得する．

細菌のなかには，従来，抗菌薬に対する感受性が低い自然耐性菌もあり，抗菌薬によりほかの感受性細菌が死滅した結果，自然耐性菌のみが増殖するケースもある．しかし，多くの場合は，細菌が遺伝子の突然変異，**薬剤耐性遺伝子**の伝播などにより新たに薬剤耐性を獲得する．獲得された薬剤耐性遺伝子は，分裂の際に母細菌から娘細菌に伝えられるだけでなく（垂直伝搬），死滅した細菌から放出された DNA を取り込む形質転換，細菌に感染するバクテリオファージを介して DNA を取り込む形質導入，R-プラスミドによる接合伝達によって，ほかの細菌にも移行し（水平伝搬），耐性菌が拡散する．

抗菌薬に対する耐性獲得にはさまざまな機構があるが，① 抗菌薬の不活性化，② 抗菌薬の作用点の変異，③ 抗菌薬の細菌への取込み／排泄機構の変化が知られている（表 8.1 ⑥，図 8.1 ⑦）．

(a) 抗菌薬の不活性化

ある種の抗菌薬を分解あるいは修飾して不活性化させる酵素を細菌内で産生することで薬剤耐性を示す．とくに，ペニシリン系やセファロスポリン系などの β-ラクタム系抗菌薬の活性基である β-ラクタム環を加水分解する β-

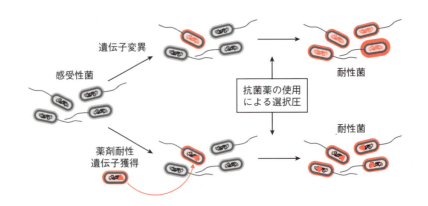

図 8.1 ⑥ 耐性菌の増加

ラクタマーゼ（β-lactamase）は，現在知られているだけで 1,500 以上の種類が存在する．酵素の活性部位にセリンをもつ**セリン-β-ラクタマーゼ**〔**ペニシリナーゼ**（penisillinase），**セファロスポリナーゼ**（cepharosporinase），**基質特異性拡張型 β-ラクタマーゼ**（**ESBL**），**オキサシリナーゼ**（oxacillinase）など〕と，活性部位に亜鉛をもつ**メタロ-β-ラクタマーゼ**〔**カルバペネマーゼ**（carbapenemase）など〕に大別され，多くの細菌の耐性の原因となっている．広範囲の β-ラクタム系抗菌薬を分解できる ESBL を産生する耐性菌が問題となっている．

ESBL：extended spectrum β-lactamase

　抗菌薬を修飾することにより不活性化する酵素として，アミノグリコシド系抗菌薬のアセチルトランスフェラーゼによるアミノ基のアセチル化，アデニリルトランスフェラーゼによるヒドロキシ基のアデニリル化，ホスホトランスフェラーゼによるリン酸化により不活性化する修飾酵素や，クロラムフェニコールのヒドロキシ基をアセチル化するクロラムフェニコールアセチルトランスフェラーゼなどが知られている．

表 8.1 ⑥　抗菌薬の耐性機構

耐性機序		関連する分子		耐性化される抗菌薬
抗菌薬の不活性化	分解酵素	β-ラクタマーゼ	セリン-β-ラクタマーゼ（ペニシリナーゼ，セファロスポリナーゼ，基質特異性拡張型 β-ラクタマーゼ，オキサシリナーゼ）	β-ラクタム系（ペニシリン系，セフェム系，モノバクタム系）
			メタロ-β-ラクタマーゼ（カルバペネマーゼ）	β-ラクタム系（ペニシリン系，セフェム系，カルバペネム系）
	修飾酵素	アセチルトランスフェラーゼ，アデニリルトランスフェラーゼ，ホスホトランスフェラーゼ		アミノグリコシド系
		アセチルトランスフェラーゼ		クロラムフェニコール
抗菌薬の作用点の変化	新たな作用点の出現	低親和性のペニシリン結合タンパク質		β-ラクタム系，グリコペプチド系
	抗菌薬の親和性低下	ペニシリン結合タンパク質への親和性低下		β-ラクタム系，マクロライド系，リンコマイシン系，サルファ剤
	作用点の修飾	23 S rRNA のジメチル化		マクロライド系，リンコマイシン系，ストレプトグラミン系
		16 S rRNA のメチル化		アミノグリコシド系
	細胞膜の組成変化	ペンタペプチドの D-Ala-D-Ala		ポリペプチド系
抗菌薬の取込み / 排出機構の変化	細菌内への取込み減少	ポーリン孔の欠失または減少		キノロン系，カルバペネム系，サルファ剤
	細菌外への排出増加	能動的薬剤排出ポンプの誘導		多くの抗菌薬

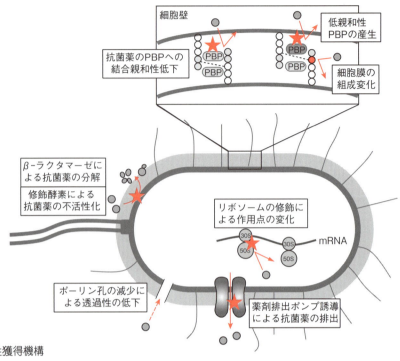

図8.1⑦　抗菌薬に対する耐性獲得機構

（b）抗菌薬の作用点の変化

　抗菌薬は，細菌に特有の機構を作用点とするが，遺伝子変異，修飾酵素や代替酵素の産生により細菌自体がその機構を変化させ，抗菌薬に対する薬剤耐性を示すことがある．

　たとえば，細菌の細胞壁合成の際，ペプチドグリカン構造中のペンタペプチドを架橋するPBPに変異が生じ，PBPに対するβ-ラクタム系抗菌薬などの結合親和性が低下することで，耐性を獲得する耐性菌がある．現在，国内で臨床分離される肺炎球菌の約50％が**ペニシリン耐性肺炎球菌（PRSP）**，インフルエンザ菌の約30〜40％が**β-ラクタマーゼ非産生アンピシリン耐性（BLNAR）インフルエンザ菌**であり，いずれもβ-ラクタム系抗菌薬のPBPへの結合親和性低下が関与している．

　バンコマイシン耐性腸球菌（VRE）は，バンコマイシンなどのグリコペプチド系抗菌薬の作用点であるペプチドグリカン構造中のペンタペプチドのジアラニン（図8.1③）をD-Ala-D-lactateあるいはD-Ala-D-serineに変異させており，バンコマイシンの結合を阻害する．この耐性化は，細菌の細胞壁の構造そのものが置き換わってしまったことを意味する．VREは欧州やアメリカで急速に拡大している．しかし，国内では急速な拡大は認められておらず，年間60件程度が報告されている．また，アメリカで**バンコマイシン耐性黄色ブドウ球菌（VRSA）**が数例報告され，いずれもほかの抗菌薬にも耐

PRSP：penicillin-resistant *Streptococcus pneumoniae*

BLNAR：β-lactamase-negative ampicillin-resistant

VRE：vancomycin resistant *Enterococci*

VRSA：vancomycin-resistant *Staphylococcus aureus*

性を示す多剤耐性菌であった．

　マクロライド系抗菌薬に耐性を示す黄色ブドウ球菌や連鎖球菌は，リボソーム 50S サブユニット中の 23S リボソーム RNA（rRNA）の特定のアデニンが，耐性菌が産生するジメチルトランスフェラーゼによってジメチル化され，マクロライド系抗菌薬の結合親和性が低下している．また，23S rRNA に変異が生じている場合もある．これらのマクロライド系抗菌薬耐性菌では，同じ 23S rRNA を標的とするほかの抗菌薬（リンコマイシン系，ストレプトグラミン系）も耐性を示すことになる（**交差耐性**）．同様に，アミノグリコシド系抗菌薬の耐性化には，30S リボソーム中の 16S rRNA をメチル化するメチルトランスフェラーゼも関連する．

　メチシリン耐性黄色ブドウ球菌（MRSA）は，メチシリンを含むペニシリン系抗菌薬だけでなく，セフェム系，カルバペネム系などの β-ラクタム系抗菌薬，さらにニューキノロン系やアミノグリコシド系といったほかの系統の抗菌薬にも耐性を示す多剤耐性菌となっている．MRSA は，β-ラクタム系抗菌薬に低親和性の PBP を産生し，β-ラクタム系抗菌薬存在下でも細胞壁を合成することができる．MRSA は，院内感染を起こす代表的な耐性菌であり，院内で分離される黄色ブドウ球菌の約 6 割が MRSA である．MRSA に使用可能な抗 MRSA 抗菌薬には，グリコペプチド系抗菌薬のバンコマイシン，テイコプラニン，アミノグリコシド系抗菌薬のアルベカシン，オキサゾリジノン系抗菌薬のリネゾリド，環状リポペプチド系抗菌薬のダプトマイシンの 4 系統 5 薬剤がある．

MRSA：methicillin-resistant *Staphylococcus aureus*

（c）抗菌薬の細菌への取込み／排出機構の変化

　抗菌薬は，細菌の細胞膜を透過して細胞内に取り込まれるが，細胞膜には**薬剤排出ポンプ**が存在し，能動的に細胞外へ排出される．抗菌薬の細胞内濃度が，必要濃度に達すると抗菌作用を発揮するが，耐性菌では，この細胞膜透過性が低下，あるいは，排出機構が促進し，細胞内濃度が上昇しない．

COLUMN　　多剤耐性緑膿菌

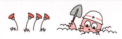

　緑膿菌はもともと外膜のポーリン孔が小さく，多種の抗菌薬に対して自然耐性を示すが，キノロン系，カルバペネム系や抗緑膿菌用のアミノグリコシド系の 3 系統の抗菌薬には感受性がある．しかし，1980 年代後半以降，これら 3 系統の抗菌薬にも耐性を示す緑膿菌が増加し，**多剤耐性緑膿菌**（MDRP；multidrug-resistant *Pseudomonas aeruginosa*）とよばれるようになった．

　その多剤耐性機構も，β-ラクタマーゼなどの抗菌薬不活性化酵素の産生（広域セフェム，カルバペネム），抗菌薬修飾不活化酵素の産生（アミノグリコシド系），DNA ジャイレース，トポイソメラーゼIVなどの作用点の変化（フルオロキノロン），ポーリン減少による外膜透過性の低下（イミペネム），薬剤排出ポンプの機能亢進（フルオロキノロン）など多岐に渡ると推定されている．

グラム陰性菌は，細胞膜の外側に外膜が存在し，親水性物質が透過できる**ポーリン孔**(porin pore)とよばれる経路がある．このポーリン孔は，一定サイズ以上の分子量の薬剤や疎水性の高い薬剤は透過させず，グラム陰性菌の自然耐性の原因となっている．耐性菌ではこのポーリン孔が欠失または減少しており，キノロン系抗菌薬やカルバペネム系抗菌薬の耐性の原因となっている．一方，細菌の薬剤排出ポンプは，多数の種類が知られており，基質特異性も低いため，多くの種類の抗菌薬の細胞外への排出にかかわっている．抗菌薬の処置により，この薬剤排出ポンプが誘導され，多剤耐性の要因になる．

8.1.6 抗菌薬の種類

（a）β-ラクタム系抗菌薬

学修事項 D-2-15
(1) ウイルス感染症，細菌感染症，真菌感染症，寄生虫病
(2) 呼吸器感染症，消化器感染症，尿路感染症，性感染症，皮膚感染症，神経系感染症，感覚器感染症，全身性感染症
(4) 主な治療薬

β-ラクタム系抗菌薬は，いずれもその骨格中に四員環のβ-ラクタム環をもち，そこに五員環が結合した構造の**ペナム系**(**ペニシリン系**)，**オキサペナム系**，**ペネム系**，**カルバペネム系**，六員環が結合した構造の**セフェム系**，**オキサセフェム系**，**カルバセフェム系**，および何も結合していない**モノバクタム系**に分類される（図8.1 ⑧）．β-ラクタム系抗菌薬中の基本骨格であるβ-ラクタム環の構造が，細胞壁のペプチドグリカン中で架橋を形成するペンタペプチド末端のジアラニンの構造と類似しており，PBPに結合してその作用を阻害するため，細胞壁合成を阻害する．細胞壁合成を必要とする細菌に対する選択毒性が高く，有効性および安全性も高いため，感染症治療の主薬となっている．効果持続時間が短く，時間依存的に殺菌作用を示すため，投与間隔を短くすると効果的である．

【副作用】 β-ラクタム系抗菌薬は過敏反応の原因となる代表的な薬剤であり，アナフィラキシーショックを引き起こし，生命に危険を及ぼすこともある．本剤に過敏症の既往がある場合は，同系統の抗菌薬は使用を控える．

（1）ペニシリン系抗菌薬

ペニシリン系抗菌薬は，四員環のβ-ラクタム環と五員環のチアゾリン環からなるペナム骨格をもち，6位側鎖の構造の違いにより作用が異なる．A. Flemingが青カビから発見した天然ペニシリンの**ベンジルペニシリン**(benzylpenicillin)は（第1世代），胃酸に不安定で経口投与できなかったため，その後，耐酸性のペニシリン系抗菌薬が開発された．

しかし，黄色ブドウ球菌などが産生するペニシリナーゼにより不活化されるため，ペニシリナーゼ耐性ペニシリン系抗菌薬（メチシリン：現在は用いられていない）が合成された（第2世代）．さらに，一部のグラム陰性桿菌にも有効性を示す第3世代，グラム陰性桿菌の緑膿菌にまで有効性を拡大した

ベンジルペニシリン

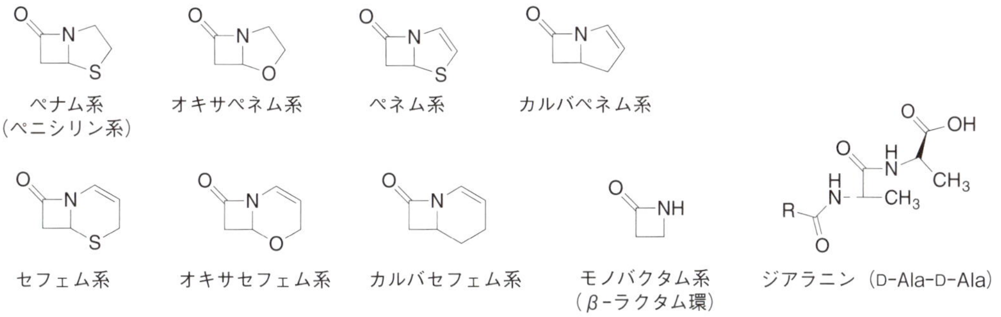

抗菌薬　8.1　　　571

ペナム系
（ペニシリン系）　オキサペネム系　ペネム系　カルバペネム系

セフェム系　オキサセフェム系　カルバセフェム系　モノバクタム系
（β-ラクタム環）　ジアラニン（D-Ala-D-Ala）

図8.1⑧ β-ラクタム系抗菌薬の構造的分類

第4世代のペニシリン系抗菌薬が開発され，その抗菌スペクトルの広さから**広域ペニシリン系抗菌薬**とよばれる．時間依存的な殺菌作用を示すが，各種耐性菌の増加から，投与回数および1回投与量を増やし，MIC以上の濃度となる時間を増加させることも重要である．

（ⅰ）**狭域ペニシリン系抗菌薬**：天然ペニシリンである**ベンジルペニシリン**は，グラム陽性球菌，グラム陽性桿菌，グラム陰性球菌（髄膜炎菌や淋菌），梅毒トレポネーマに注射剤として用いられ，緑色連鎖球菌による細菌性心内膜炎には第1選択薬となる．ただし，グラム陰性桿菌やペニシリナーゼを産生する黄色ブドウ球菌には無効である．経口投与を可能にした**ベンジルペニシリンベンザチン水和物**（benzylpenicillin benzathine hydrate）もある．

（ⅱ）**広域ペニシリン系抗菌薬**：ベンジルペニシリンのベンジル基にアミノ基が導入された**アンピシリン**（ampicillin）は，外膜透過性が向上することにより，抗菌スペクトルがインフルエンザ菌，大腸菌，赤痢菌などの一部のグラム陰性桿菌にまで拡大しており，B群連鎖球菌やリステリア菌による髄膜炎に第1選択薬として用いられる．注射剤および経口剤として使用されるが，経口投与した際の腸管吸収はやや悪い．

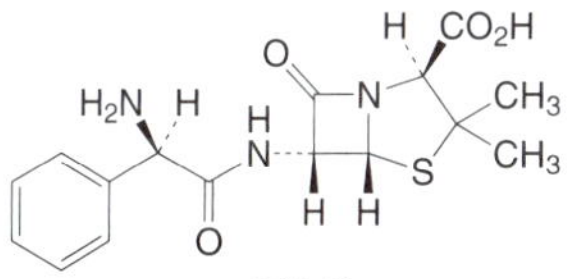

アンピシリン

　アンピシリンのカルボキシ基をエステル化した**バカンピシリン**（bacampicillin）はプロドラッグであり，腸管吸収が改善されている．アンピシリンのベンゼン環にヒドロキシ基が導入された**アモキシシリン**（amoxicillin）もほぼ同様の抗菌スペクトルをもつが，経口時の腸管吸収がよく，プロトンポンプ阻害薬，クラリスロマイシンとの3剤併用でヘリコバクター・ピロリ菌の除菌に用いられる．

　さらに，アンピシリンのアミノ基にピペラジン構造を導入することにより外膜の透過性を高めた**ピペラシリン**（piperacillin）は，前述に加え，グラム陰性桿菌の緑膿菌にも有効性を示し，広い抗菌スペクトルを示す．ただし，ペニシリナーゼにより不活化されるため，グラム陽性菌に対する抗菌作用は劣る．

　スルタミシリン（sultamicillin）は，アンピシリンにβ-ラクタマーゼ阻害薬〔8.1.6項（a）（6）β-ラクタマーゼ阻害薬参照〕のスルバクタムを結合させた

バカンピシリン

アモキシシリン

ピペラシリン

スルタミシリン

経口剤で，β-ラクタマーゼ産生耐性菌にも有効である．

（2）セフェム系抗菌薬

　酸およびペニシリナーゼに安定な天然型のセファロスポリンＣからさまざまなセフェム系抗菌薬が合成された（表8.1⑦）．その基本骨格となる7-アミノセファロスポラン酸のもつ六員環の5位にＳが導入された**セフェム系**（または**セファロスポリン系**），Ｏに置換された**オキサセフェム系**，また7位にメトキシ基をもつ**セファマイシン系**に分類される．セフェム系抗菌薬はその抗菌活性や抗菌スペクトルにより第1世代から第4世代に分類される．

（ⅰ）第1世代セフェム系抗菌薬

セファロスポリンＣから抗菌活性を強化した**セファゾリン**（cefazolin）および**セファロチン**（cefalotin）は，グラム陽性球菌（ブドウ球菌，連鎖球菌，肺炎球菌）と一部のグラム陰性桿菌（大腸菌など）に有効である．注射剤として用いられ，血中濃度の持続性，組織移行性に優れており，とくに黄色ブドウ球菌に対する抗菌活性が強いため，周術期感染予防の第1選択薬として用いられる．また，経口投与可能な第1世代セフェム系抗菌薬として，**セファレキシン**（cefalexin），**セファクロル**（cefaclor），**セフロキサジン**（cefroxadine）がある．ペニシリナーゼでは分解されないが，**セファロスポリナーゼ**（cephalosporinase）により分解され，耐性菌も増加している．

セフェム（セファロスポリン）

セファレキシン

セファクロル

セファゾリン

セファロチン

セフロキサジン

（ⅱ）第2世代セフェム系抗菌薬

グラム陽性菌に対する抗菌活性は第1世代セフェム系と同等かやや弱まったが，グラム陰性桿菌への外膜透過性が向上し，腸内細菌やインフルエンザ菌，さらに一部は嫌気性菌まで抗菌スペクトルが拡大した．注射剤として，セファロスポリン系の**セフォチアム**

抗 菌 薬　8.1　　　573

表8.1 ⑦ セフェム系抗菌薬の分類と抗菌スペクトル

世　代	構造分類	注 射 剤	経 口 剤	グラム陽性菌に対する感受性	グラム陰性菌に対する感受性	緑膿菌に対する感受性	セファロスポリナーゼに対する安定性
第1世代	セファロスポリン系	セファゾリン，セファロチン	セファレキシン，セファクロル，セフロキサジン	強い	弱い	なし	不安定
第2世代	セファロスポリン系	セフォチアム	セフロキシム アキセチル	やや強い	やや強い	なし	安定
	セファマイシン系	セフメタゾール，セフミノクス					
	オキサセフェム系	フロモキセフ					
第3世代	黄色ブドウ球菌/緑膿菌に適応なし　セファロスポリン系	セフォタキシム，セフメノキシム		弱い	強い	なし	安定
	オキサセフェム系	ラタモキセフ					
	黄色ブドウ球菌に適応あり　セファロスポリン系	セフトリアキソン	セフィキシム，セフジニル，セフポドキシム プロキセチル，セフテラム ピボキシル，セフカペン ピボキシル，セフジトレン ピボキシル，セフチゾキシム				
	黄色ブドウ球菌/緑膿菌に適応あり　セファロスポリン系	セフタジジム				あり	
第4世代	セファロスポリン系	セフェピム，セフピロム，セフォゾプラン		強い	強い	あり	安定

(cefotiam)，セファマイシン系の**セフメタゾール**(cefmetazole)，**セフミノクス**(cefminox)，オキサセフェム系の**フロモキセフ**(flomoxef)，また経口剤として，プロドラッグの**セフロキシム アキセチル**(cefuroxime axetil)がある．セフォチアムはセファロスポリナーゼで分解されるが，ほかは比較的安定である．

(ⅲ) 第3世代セフェム系抗菌薬：グラム陰性菌に対する外膜透過性およびPBPへの結合親和性が増強し，抗菌スペクトルはグラム陰性桿菌だけでなく嫌気性菌にまで拡大されたが，反対に，グラム陽性菌への抗菌活性が減弱したものもある．また，セファロスポリナーゼに対する安定性は向上したが，

セフォチアム　セフメタゾール

セフミノクス　フロモキセフ　セフロキシム アキセチル

ESBL やメタロ-β-ラクタマーゼで分解される.

　第3世代セフェム系抗菌薬の注射剤は, 黄色ブドウ球菌および緑膿菌どちらにも適応をもたないセファロスポリン系の**セフォタキシム**(cefotaxime), **セフメノキシム**(cefmenoxime), オキサセフェム系のが**ラタモキセフ**(latamoxef), 黄色ブドウ球菌に適応をもつセファロスポリン系の**セフトリアキソン**(ceftriaxone), 両者に適応をもつ**セフタジジム**(ceftazidime)がある. セフォタキシムおよびセフトリアキソンは, 髄膜移行性が高いため, 髄膜炎などにも用いられる. セフォタキシムの血中半減期は1時間程度と短いため1日3〜4回の投与が必要になるが, セフトリアキソンの血中半減期は7〜8時間程度と長く, 1日1〜2回の投与でいい.

　また, 経口剤として, セファロスポリン系の**セフィキシム**(cefixime), **セフジニル**(cefdinir), **セフポドキシム プロキセチル**(cefpodoxime proxetil), **セフテラム ピボキシル**(cefteram pivoxil), **セフカペン ピボキシル**(cefcapene pivoxil), **セフジトレン ピボキシル**(cefditoren pivoxil), **セフチゾキシム**(ceftizoxime)がある.

　いずれも安全性が高く頻繁に用いられるが, 反面, 不適正な使用により耐性菌が増加し, 肺炎球菌やインフルエンザ菌による市中感染, MRSA による院内感染拡大の原因となった.

(ⅳ) 第4世代セフェム系抗菌薬：第3世代セフェム系抗菌薬のグラム陽性菌に対する抗菌活性を上げ, グラム陽性菌, 緑膿菌を含むグラム陰性菌, 嫌気性菌に対して幅広い抗菌スペクトルをもっており, 院内肺炎や発熱性好中球減少症などの重症感染症に用いられる. すべて注射剤で, **セフェピム**(cefepime), **セフピロム**(cefpirome), **セフォゾプラン**(cefozopran)がある. 第3世代セフェム系抗菌薬と同様, セファロスポリナーゼに安定だが, ESBL やメタロ-β-ラクタマーゼで分解される.

抗菌薬 8.1 575

セフォタキシム　　セフメノキシム　　ラタモキセフ

セフトリアキソン　　セフタジジム　　セフィキシム

セフジニル　　セフポドキシム　プロキセチル　　セフテラム　ピボキシル

セフカペン　ピボキシル　　セフジトレン　ピボキシル　　セフチゾキシム

セフェピム　　セフピロム　　セフォゾプラン

（3）カルバペネム系抗菌薬

　カルバペネム系抗菌薬は，ペニシリン系（ペナム系）の五員環のチアゾリン環中のSがCに置き換わるとともに二重構造を一つ含んだ構造をもつ．外膜透過性が高く，グラム陽性菌，緑膿菌を含むグラム陰性菌，嫌気性菌に対し有効で，現在用いられている抗菌薬のなかで最も広い抗菌スペクトルを示し，また，ペニシリナーゼ，セファロスポリナーゼ，ESBL にも安定である．その広い抗菌スペクトルと強い抗菌活性のため，短時間で殺菌作用を示し，原因菌が同定されていない重篤な感染症に初期治療として用いられる．

イミペネム

パニペネム

　注射剤として，**イミペネム**（imipenem），**パニペネム**（panipenem），**メロ**

DHP-1 : dehydropeptidase-1

ペネム(meropenem)，**ビアペネム**(biapenem)，**ドリペネム**(doripenem)がある．天然型のイミペネムは，腎近位尿細管のデヒドロペプチダーゼ-1（**DHP-1**）で分解され，腎毒性を示す分解産物も産生されるので，DHP-1阻害薬**シラスタチン**(cilastatin)との配合剤が用いられる．また，パニペネムは有機アニオントランスポーターを介して腎臓内に移行し腎毒性を生じることから，腎毒性回避のため，有機アニオントランスポーター阻害薬**ベタミプロン**(betamipron)との配合剤が用いられる．PBPサブタイプへの結合親和性の違いから，イミペネムやパニペネムはグラム陽性菌への抗菌活性が強いのに対し，メロペネムはグラム陰性菌への抗菌活性が強い．経口剤の**テビペネム ピボキシル**(tebipenem pivoxil)は小児領域のPRSPやBLNARインフルエンザ菌感染症に有用である．

メロペネム

ビアペネム

ドリペネム

ベタミプロン

シラスタチン

テビペネム ピボキシル

（4）ペネム系抗菌薬

ペニシリン系とセファロスポリン系抗菌薬の構造をもとに設計され，五員環のチアゾリン環中に二重結合をもつ骨格がある．ペネム系抗菌薬**ファロペネム**(faropenem)は，PBPとの結合親和性が高く，β-ラクタマーゼやDHP-1に対して安定である．そのため，広い抗菌スペクトルを示し，とくにグラム陽性菌に対し強い抗菌力を示す．インフルエンザ菌などのグラム陰性菌，嫌気性菌にも抗菌活性を示すが，カルバペネム系抗菌薬と異なり緑膿菌には無効である．

ファロペネム

（5）モノバクタム系抗菌薬

アズトレオナム(aztreonam)は現在使用できる唯一のモノバクタム系抗菌薬である．基本骨格はβ-ラクタム環のみであり，グラム陰性菌への外膜透過性が良好で，緑膿菌を含むグラム陰性菌にのみ抗菌活性を示す．多くのβ-ラクタマーゼに安定であるが，ESBLにより分解される．安全性が高く，ほかのβ-ラクタム系抗菌薬と交差アレルギーを示さないため，代替薬として利用できる．

アズトレオナム

抗菌薬 **8.1** *577*

(6) β-ラクタマーゼ阻害薬

　β-ラクタマーゼ阻害薬は，ペニシリン系などと類似の構造をもつが，PBPへの結合親和性はなく，β-ラクタマーゼを阻害することができる．β-ラクタム系抗菌薬との併用により，β-ラクタマーゼ産生耐性菌に対する有効性を示すだけでなく，その抗菌活性や抗菌スペクトルを増強あるいは拡大する．

　クラブラン酸(clavulanic acid)，**スルバクタム**(sulbactam)，**タゾバクタム**(tazobactam)，**レレバクタム**(relebactam)があり，阻害できるβ-ラクタマーゼの種類や強度が異なる．いずれもペニシリナーゼやESBLも阻害できるが，セファロスポリナーゼはタゾバクタムにより阻害される．これらはβ-ラクタム系抗菌薬との配合剤として使用され，注射剤の**スルバクタム・アンピシリン**(sulbactam ampicillin)，**スルバクタム・セフォペラゾン**(sulbactum cefoperazone)，**タゾバクタム・ピペラシリン**(tazobactam piperacillin)，**タゾバクタム・セフトロザン**(tazobactam ceftolozane)，**レレバクタム・イミペネム・シラスタチン**(relebactam imipenem cilastatin)，経口剤として**アモキシシリン・クラブラン酸**(amoxicillin clavulanate)がある．

クラブラン酸

スルバクタム

タゾバクタム

アモキシシリン

（b）アミノグリコシド系抗菌薬

　天然型の**ストレプトマイシン**(streptomycin)の構造から，さまざまなアミノグリコシド系抗菌薬が開発されている．アミノ基がグリコシド結合したアミノ糖を構成成分とし，細菌の**リボソーム30S**(ribosome 30S)に結合してタンパク質合成を阻害する．ほかのタンパク質合成阻害による抗菌薬は静菌的であるが，アミノグリコシド系抗菌薬は殺菌作用を示す．グラム陽性菌から陰性菌，結核菌など幅広い抗菌スペクトルをもち，抗菌活性も優れている．

　以前は，結核治療の中心であったが，最近は腎への移行が良好なことから，グラム陰性桿菌による尿路感染症によく用いられる．また，緑膿菌やセラチア菌などによる院内感染にも用いられる．効果持続時間が長く，濃度依存的に殺菌作用を示すので，強い抗菌活性を得るためには，最高血中濃度を上げるため1回投与量を多くし，1日1回投与とする．注射薬として用い，半減期は2～4時間，ほぼすべてが未変化体として腎排泄される．

【副作用】 第8脳神経障害(聴覚障害)による難聴，耳鳴りやめまいを誘発する．また，腎毒性があり，安全域が狭いため，とくに腎障害のある患者や高齢者では薬物血中濃度モニタリング(**TDM**)の実施が望ましい．

TDM : therapeutic drug monitoring

　アミノグリコシド系抗菌薬は，抗菌スペクトルから次のI～V群に分類される．
(表8.1⑧).

（1）I群：抗結核作用のあるもの

　ストレプトマイシンは，おもに肺結核に用いられるが，ペスト，野兎病な

分　類	抗　菌　薬	剤　形	特　徴
Ⅰ群：抗結核作用の あるもの	ストレプトマイシン	注射剤	抗結核薬として使用
	カナマイシン	注射剤，経口剤	抗結核薬の第二選択として 使用，経口剤としても
Ⅱ群：抗緑膿菌作用 のないもの	フラジオマイシン	外用剤	
Ⅲ群：抗緑膿菌作用 のあるもの	ゲンタマイシン	注射剤，外用剤	腎障害や聴覚障害に注意
	トブラマイシン	注射剤，外用剤	点眼薬としても使用
	アミカシン	注射剤	ゲンタマイシン耐性菌にも 有効
	ジベカシン	注射剤，外用剤	抗菌力はゲンタマイシンと 同等
	イセパマイシン	注射剤	ゲンタマイシン耐性菌にも 有効
Ⅳ群：淋菌にのみ使 用するもの	スペクチノマイシン	注射剤	淋菌に使用できる
Ⅴ群：抗 MRSA 作 用のあるもの	アルベカシン	注射剤	MRSA を含む各種修飾酵 素産生耐性菌にも有効

表 8.1 ⑧ アミノグリコシド系抗菌薬の種類

どの非結核性抗酸菌症にも用いられる．注射剤で，ほかの抗菌薬と併用で用いられる．**カナマイシン**（kanamycin）は結核治療の第二選択薬として注射で用いられるが，消化管からの吸収が悪いことを利用し，経口で大腸菌，赤痢菌，腸炎ビブリオによる感染性腸炎（細菌性赤痢，腸炎）にも用いられる〔8.1.6項（m）参照〕．

（2）Ⅱ群：抗緑膿菌作用のないもの

フラジオマイシン〔fradiomycin，別名：**ネオマイシン**（neomycin）〕は比較的幅広い抗菌スペクトルを示し，グラム陽性菌や緑膿菌以外のグラム陰性菌に有効であり，外用剤として貼付剤や軟膏，含漱で用いられる．

（3）Ⅲ群：抗緑膿菌作用のあるもの

ゲンタマイシン（gentamicin），**トブラマイシン**（tobramycin），**アミカシン**（amikacin），**ジベカシン**（dibekacin），**イセパマイシン**（isepamicin）がある．ゲンタマイシンは，とくにセラチア菌に対する抗菌活性が高く，また腸球菌による感染性心内膜症に対してアンピシリンと併用で用いられるが，トブラマイシンと同様，腎障害や聴覚障害が強く現れるので注意が必要である．アミカシンやイセパマイシンは，耐性菌が産生するアミノグリコシド修飾酵素による不活化を受けないよう設計されており，ほかの同系統抗菌薬とも交差耐性はほとんど生じないので，ゲンタマイシン耐性グラム陰性菌にも有効であり，緑膿菌感染症によく用いられる．また，イセパマイシンの腎障害や聴覚障害は比較的少ない．

抗菌薬 8.1　　579

（4）Ⅳ群：淋菌にのみ使用するもの

　淋菌はニューキノロン系をはじめ多剤に対して耐性化しているが，**スペクチノマイシン**（spectinomycin）は淋菌感染症に有効である．その化学構造にアミノ配糖体はもっていないが，アミノグリコシド系抗菌薬に分類されている．

（5）Ⅴ群：抗MRSA作用のあるもの

　アルベカシン（arbekacin）は，MRSAが産生するアミノグリコシド修飾酵素に抵抗性を示すようジベカシンから改良された誘導体で，緑膿菌を含むグラム陰性菌にも抗菌活性を示すが，耐性菌の出現を防止するため，MRSAのみ適応となっている．

（c）マクロライド系抗菌薬

　天然型のエリスロマイシンの構造は，強大な（マクロ）環状構造（ライド）をもっていることからマクロライドとよばれ，類似の構造をもつマクロライド系抗菌薬が開発された．14 ～ 16員環のラクトンにいろいろなアミノ糖が結合しており，細菌の**リボソーム50S サブユニットの23S rRNA**に結合しペプチド転移反応を阻害して，タンパク質合成を阻害する．

　グラム陽性菌に有効であるが，分子量が大きくグラム陰性菌のポーリン孔を通過しにくいため，グラム陰性菌への感受性や抗菌活性は低い．そのほかに，マイコプラズマ，レジオネラやクラミジアなどに抗菌スペクトルを示す．

ストレプトマイシン　カナマイシン　フラジオマイシン　ゲンタマイシン　トブラマイシン

アミカシン　ジベカシン　イセパマイシン　アルベカシン　スペクチノマイシン

呼吸器，上気道などへの組織移行性が高く，呼吸器感染症の第一選択薬としてよく用いられる．また，安全性が高く，小児や妊婦の感染症，β−ラクタム系抗菌薬アレルギー時の代替薬としても用いられる．経口吸収が良いため，多くが経口剤として用いられ，肝臓でCYP3A4により代謝され，ほとんどが胆汁排泄される．

（1）14員環マクロライド系抗菌薬：天然型の**エリスロマイシン**（erythromycin）と半合成された**クラリスロマイシン**（clarithromycin），**ロキシスロマイシン**（roxithromycin）がある．エリスロマイシンは，注射剤も経口剤もあるが，胃酸に不安定で腸管吸収も悪く，胃腸障害などの副作用も引き起こす．クラリスロマイシンやロキシスロマイシンは胃酸に対する安定性が改善され，とくにクラリスロマイシンは，インフルエンザ菌，カンピロバクター，レジオネラ菌，百日咳毒素などにも有効で，プロトンポンプ阻害薬，アモキシシリンとの3剤併用の内服でヘリコバクター・ピロリ菌除菌にも用いられる．

（2）15員環マクロライド系抗菌薬：胃酸への安定性が改善された15員環の**アジスロマイシン**（azithromycin）は，組織・細胞内移行性に優れ，血中濃度と比較して組織・細胞内濃度は100倍も高くなり，効果が長時間持続するため，1日1回投与が可能となった．また，食細胞により感染組織へ薬物が輸送されるという特徴もある．インフルエンザ菌に対する抗菌活性は，マクロライド系抗菌薬中で最も高い．

エリスロマイシン

クラリスロマイシン

ロキシスロマイシン

アジスロマイシン

ジョサマイシン

スピラマイシン

（3）16員環マクロライド系抗菌薬：天然型の**ジョサマイシン**（josamycin）と半合成された**スピラマイシン**（spiramycin）がある．グラム陽性菌のほか，ジョサマイシンはマイコプラズマに，スピラマイシンは梅毒トレポネーマに抗菌スペクトルを示す．

（d）リンコマイシン系抗菌薬

天然型の**リンコマイシン**（lincomycin）と半合成された**クリンダマイシン**（clindamycin）があり，マクロライド系抗菌薬と同様，細菌の**リボソーム50S サブユニット**の**23S rRNA**に結合して，タンパク質合成を阻害する．マクロライド系抗菌薬と同様の抗菌スペクトルを示すが，嫌気性菌にも優れた抗菌活性を示す．いずれも比較的副作用の少ない抗菌薬であるが，長期投与により，腸内の嫌気性の常在菌が死滅し，クロストリジウム・ディフィシル菌による菌交代症が発生し，産生された毒素により出血性の偽膜性大腸炎を誘発することがある．

（e）ストレプトグラミン系抗菌薬

半合成された大環状ラクトン構造のストレプトグラミン A 群**キヌプリスチン**（quinupristin）と環状デプシペプチド構造のストレプトグラミン B 群**ダルホプリスチン**（dalfopristin）があり，その割合が 3：7 で配合された注射剤**キヌプリスチン・ダルホプリスチン**が開発された．キヌプリスチンは細菌の**リボソーム 50S サブユニット**の**23S rRNA**に結合して，タンパク質合成を阻害し，ダルホプリスチンは，キヌプリスチンの 23S rRNA への結合親和性を高めるため，相乗的な殺菌効果を示す．マクロライド系抗菌薬と類似の抗菌スペクトルを示すが，適応菌種はバンコマイシン耐性エンテロコッカス・フェシウムのみである．

（f）キノロン系（ピリドンカルボン酸系）抗菌薬

抗マラリア薬クロロキンの合成中間体として見いだされたナリジクス酸の基本骨格から各種ピリドンカルボン酸系抗菌薬（ピリドンカルボン酸の母核がキノリンであることからキノロン系抗菌薬ともよばれる）が開発された．初期に開発されたキノロン系抗菌薬は，代謝を受けにくく緑膿菌を含むさまざまなグラム陰性桿菌にも抗菌活性を示したが，適応は尿路感染症などに限定された．これらは，**オールドキノロン系**（あるいは単に**キノロン系**）**抗菌薬**とよばれ，細菌の **DNA ジャイレース**を阻害することにより DNA 合成を阻害する．

その後，キノリン環の 6 位にフッ素原子を導入し，抗菌活性の増強と抗菌スペクトルを拡大した一群の抗菌薬が開発され，**ニューキノロン系**（あるいは**フルオロキノロン系**）**抗菌薬**とよばれた．ニューキノロン系抗菌薬は DNA ジャイレースだけでなく，**トポイソメラーゼⅣ**の活性も阻害し，DNA 合成阻害により強力な殺菌作用を示す．グラム陰性菌ではおもに DNA ジャイ

リンコマイシン

クリンダマイシン

菌交代症

通常，常在細菌叢を形成する細菌の働きにより，病原性をもつ細菌の増殖は抑制されている．しかし，抗菌薬が長期間投与されると，体内に生息する常在細菌叢を形成する細菌が死滅し，抗菌薬に耐性の病原菌のみが増殖することがある．その結果生じる疾患を菌交代症といい，代表的な菌交代症としてクロストリジウム・ディフィシル関連下痢症がある．

キヌプリスチン　　　　　　　　　ダルホプリスチン

ピペミド酸

ノルフロキサシン

オフロキサシン

シプロフロキサシン

モキシフロキサシン

トスフロキサシン

レースに，グラム陽性菌ではおもにトポイソメラーゼⅣに作用する．

　キノロン系抗菌薬の消化管からの吸収は良好で，主として経口剤として用いられる．組織移行性は良好で，ほとんどの細胞外液／内液に広く分布し，前立腺，肺，および胆汁で高濃度となる．金属カチオンとキレート錯体を形成すると腸管吸収が妨げられるため，カルシウム，アルミニウムやマグネシウムを含む制酸剤や鉄剤との併用で効果が減弱することがある．

【副作用】光毒性（フッ素による）と光アレルギーを併せもち光線過敏症を引き起こす可能性がある．また，まれにATP感受性カリウムチャネル阻害による低血糖や骨格筋細胞の融解・壊死による横紋筋融解症，GABA（γ-aminobutyric acid）受容体阻害による痙攣などが現れることがある．酸性抗炎症薬との併用で痙攣誘発の相互作用が報告されている．

（1）オールドキノロン系抗菌薬：現在，臨床使用されているのは**ピペミド酸**（pipemidic acid）のみである．緑膿菌を含むグラム陰性桿菌に抗菌スペクトルを示し，尿路感染症のほか，感染性腸炎，中耳炎，副鼻腔炎にも用いられる．

（2）ニューキノロン系抗菌薬：初期に開発されたニューキノロン系抗菌薬で現在用いられているのは，**ノルフロキサシン**（norfloxacin），**オフロキサシン**（ofloxacin），**シプロフロキサシン**（ciprofloxacin）である．その後，肺炎球菌への活性を強化した**モキシフロキサシン**（moxifloxacin），**トスフロキサシン**（tosufloxacin），中枢神経系に対する副作用を軽減した**レボフロキサシン**（levofloxacin），**パズフロキサシン**（pazufloxacin），嫌気性菌への抗菌活性を強化した**ガレノキサシン**（garenoxacin），**シタフロキサシン**（sitafloxacin）などが開発された．

　レボフロキサシンは，ラセミ体であるオフロキサシンから抗菌活性が強く副作用が少ない$S(-)$体のみを精製したものであり，結核にも使用される唯一のキノロン系抗菌薬である．また，**プルリフロキサシン**（prulifloxacin）はプロドラッグであり，肝臓で活性型に変換される．ほかにも，**ロメフロキサシン**（lomefloxacin）がある．

抗菌薬 8.1   583

レボフロキサシン   パズフロキサシン   ガレノキサシン

シタフロキサシン   プルリフロキサシン   ロメフロキサシン

　これまでに多数のニューキノロン系薬剤が毒性などのために販売中止と
なっている．例：トロバフロキサシン（重度の肝毒性のため），ガチフロキサ
シン（低血糖および高血糖のため）など．

（ g ）テトラサイクリン系抗菌薬

　天然型テトラサイクリン系抗菌薬として**テトラサイクリン**（tetracycline），
デメチルクロルテトラサイクリン（demethylchlortetracycline），抗菌活性が
増強された半合成の**ミノサイクリン**（minocycline），**ドキシサイクリン**
（doxycycline）が開発された．いずれも，六員環が四つ（テトラ）連続した四
環構造を基本骨格とし，細菌の**リボソーム 30S サブユニット**に結合してタ
ンパク質合成を阻害する．

　幅広い抗菌スペクトルを示し，グラム陽性菌，グラム陰性菌のほか，リケッ
チア，クラミジア，マイコプラズマなどに有効である．また，コレラ菌，赤
痢菌，赤痢アメーバなどにも有効で，古くから腸管感染症に用いられてきた．
しかし，近年，耐性菌が増加しており，その使用は限られてきている．

　腸管吸収は優れており，おもに経口剤として用いられる．血中持続時間が
長く，組織移行性にも優れており全身に広く分布する．また，ほとんどが未
変化体として腎排泄あるいは胆汁排泄される．キノロン系抗菌薬と同様，金
属カチオンとキレート錯体を形成するので，制酸剤や鉄剤と併用すると吸収
が阻害される．

【副作用】経口剤は悪心・嘔吐，食欲不振などの消化管障害や，食道に滞留
し崩壊すると粘膜障害による食道潰瘍を起こすことがある．

（ h ）グリコペプチド系抗菌薬

　環状ペプチドにアミノ糖が 2 か所グリコシド結合した構造の**バンコマイシ
ン**（vancomycin）は，細菌の細胞壁のペプチドグリカンの架橋に必要なペン
タペプチド末端のジアラニンに結合し，架橋反応を阻害することにより，細
胞壁合成を阻害する．バンコマイシン注射剤は MRSA および PRSP に用い

テトラサイクリン

デメチルクロルテトラサイクリン

ミノサイクリン

ドキシサイクリン

テジゾリドリン酸エステル

リネゾリド

バンコマイシン

テイコプラニン

られ，MRSA 感染症の第一選択薬となる．経口剤は，腸管吸収されず腸内濃度が高く保持されるため，MRSA やクロストリジウム・ディフィシル菌による偽膜性大腸炎の治療などに用いられる．

類似薬の**テイコプラニン**（teicoplanin）は，糖の種類が異なる複数のグリコペプチドを主成分とした混合物である．注射剤のみがあり，MRSA 感染症に用いられる．血中半減期は 70 ～ 100 時間と長いために 1 日 1 回の投与が可能である．

β-ラクタム系抗菌薬とは構造や作用点が異なるため，β-ラクタマーゼに抵抗性があり，β-ラクタム系抗菌薬との交差耐性はない．

【副作用】尿細管上皮細胞に蓄積して腎障害を引き起こすことがある．また，短時間で静注するとレッドネック症候群やアナフィラキシー様症状を引き起こすため，ゆっくりと点滴静注する必要がある．

（i）オキサゾリジノン系抗菌薬

オキサゾリジノン骨格をもつ合成抗菌薬として開発された**リネゾリド**（linezolid）は，VRE 感染症や MRSA 感染症に用いられる．ストレプトグラミン系抗菌薬と同様，**リボソーム 50S サブユニットの 23S rRNA に結合して，70S 開始複合体形成を阻害する**ことでタンパク質合成を阻害する．リネゾリドは 1 日 2 回投与だが，1 日 1 回投与の抗 MRSA 薬として**テジゾリドリン酸エステル**（tedizolid phosphate）が開発された．いずれも経口剤，注射剤ともにあり，腸管吸収や組織移行性も優れている．耐性菌の誘導を避けるため，安易な使用を避けるよう適正使用がよびかけられているが，リネゾリド耐性黄色ブドウ球菌の出現が報告されている．

（j）サルファ剤

サルファ剤は，その構造中のスルホンアミド基が**ジヒドロプテロイン酸合成酵素**を阻害しテトラヒドロ葉酸の生合成を阻害することで抗菌活性を示

レッドネック症候群（レッドマン症候群）

急速なバンコマイシンの投与により，ヒスタミンが遊離されることで引き起こされるアレルギー反応．頭部から上体部に紅斑性充血，掻痒がみられる．

抗菌薬　8.1　585

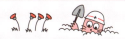

> **COLUMN**　　　サルファ剤の誕生
>
> ペニシリン発見以前の 1935 年に，染料のプロントジルに抗マラリア作用があることが発見され，感染症の治療に用いられた．その後，プロントジルの活性代謝物であるスルファニルアミドの構造中にあるスルホンアミド基が抗菌活性を担っていることが明らかにされ，ここではじめて化学物質が感染症に有効性を示すという抗菌薬の概念が誕生した．
>
> それ以降，スルホンアミド基をもつ化合物が次つぎと合成され，サルファ剤とよばれるようになったが，ペニシリンの発見，β-ラクタム系抗菌薬などの台頭により，現在用いられているのはその一部に過ぎない．

す．持続性サルファ剤**スルファメトキサゾール**(sulfamethoxazole)と，**ジヒドロ葉酸還元酵素**を阻害し葉酸の活性化を阻害するジアミノピリミジン系抗菌薬**トリメトプリム**(trimethoprim)を併用することにより，抗菌活性が相乗的に増強される(図 8.1 ④)．

スルファメトキサゾール・トリメトプリムを 5：1 の割合で配合した合剤(**ST 合剤**)は，腸球菌，グラム陰性桿菌の腸内細菌，インフルエンザ菌に抗菌スペクトルを示し，経口剤は呼吸器感染症，尿路感染症，感染性腸炎に，注射薬は HIV や免疫抑制薬などにより引き起こされるニューモシスチス肺炎に用いられる．サルファ剤の**スルファジアジン**(sulfadiazine)は，外用薬として外傷，熱傷や手術創などの二次感染に用いられる．

【**副作用**】肝障害，再生不良性貧血などの血液障害やショックなどの重篤な副作用が起こることがあるので，他剤が無効な，または使用できない場合にのみ用いられる．

(k) ポリペプチド系抗菌薬

ポリペプチド系抗菌薬は環状ペプチドであり，**ポリミキシン B**(polymixin B)，**コリスチン**(colistin)，および**バシトラシン**(bacitracin)がある．塩基性の陽イオン性界面活性剤であり，細胞質膜透過性を変化させ，殺菌的に作用

する（図 8.1 ②）．緑膿菌，大腸菌，肺炎桿菌，エンテロバクターなどのグラム陰性桿菌に対して高い抗菌活性を示す．しかし，選択毒性が低く，また，腎毒性や神経毒性が強いため，ポリミキシン B は局所投与が消化管吸収されないことを利用し，経口剤として感染性腸炎または腸内殺菌に用いる．

コリスチンには注射剤があり，他系統の抗菌薬に耐性を示した緑膿菌などの多剤耐性グラム陰性桿菌による感染症に対する最終手段となっている．バシトラシンは，フラジオマイシンとの軟膏が，黄色ブドウ球菌による表在性あるいは深在性皮膚感染症に用いられる．

（l）そのほかの抗菌薬

① **ホスホマイシン**（fosfomycin）：細胞壁のペプチドグリカン合成の初期段階で，ホスホエノールピルビン酸を UDP-N-アセチルグルコサミンへ移動させる酵素を阻害して，N-アセチルムラミン酸の生合成を阻害し，細胞壁合成を阻害する（図 8.1 ③）．静菌的に作用し，グラム陽性菌のほか，緑膿菌，プロテウス属，セラチア属などを含むグラム陰性菌など幅広い抗菌スペクトルを示す．また，抗アレルギー作用や抗炎症作用などももっている．ほかの抗菌薬と交差耐性を起こさず，また，抗菌力が弱いため，他系統の抗菌薬と併用されることが多い．併用薬の腎毒性や聴覚障害などの副作用を軽減する効果もある．

② **クロラムフェニコール**（chloramphenicol）：バクテリア由来の抗生物質であるが，現在は合成されている．細菌の **50S リボソーム**に結合し，ペプチジル tRNA からアミノアシル tRNA へペプチド鎖を転座させる酵素を阻害し，タンパク質合成を阻害することで殺菌作用を示す．幅広い抗菌スペクトルを示し，グラム陽性菌，グラム陰性菌，レプトスピラ，リケッチア，クラミジアなどに有効であるが，多くの耐性菌が出現している．髄液を含む体液に広く分布するが，骨髄毒性があり，再生不良性貧血など重篤な副作用を生じる可能性があるため，多剤耐性菌による重篤な感染症にのみ用いられる．クロラムフェニコールは水溶性が低く，経口剤で用いられるが，水溶性を上げ，注射剤にも用いることができる**クロラムフェニコールコハク酸エステルナトリウム**（chloramphenicol sodium succinate）もある．

③ **メトロニダゾール**（metronidazole）〔8.2.4（a）抗原虫薬参照〕：当初，原虫の一種であるトリコモナスに対する抗原虫薬として開発されたが，嫌気性菌に対する抗菌作用も見いだされた．おもに嫌気性菌感染症やクロストリジウム・ディフィシルによる感染性腸炎に対して用いられる．ヘリコバクター・ピロリの除菌では一次治療が不成功の場合の二次治療として用いられる．アルデヒド脱水素酵素を阻害するため，投与中は飲酒を避ける必要がある．

④ **ダプトマイシン**（daptomycin）：環状リポペプチド系抗菌薬であり，細菌の細胞膜に結合して，カリウム流出による細胞膜の急速な脱分極とそれに関

チゲサイクリン

ダプトマイシン

連した DNA，RNA およびタンパク質合成の破綻を引き起こし，濃度依存的に殺菌作用を示す．グラム陽性菌に対し抗菌活性を示し，増殖期，静止期にある他系統の抗菌薬感受性菌や耐性菌にも活性が認められる．注射剤が抗 MRSA 薬として用いられ，バンコマイシン耐性菌やリネゾリド耐性菌などほかの抗 MRSA 薬に耐性の MRSA 感染症にも有効性を示す．

⑤ **チゲサイクリン**（tigecycline）：グリシルサイクリン系抗菌薬という新たなカテゴリーに属する抗菌薬である．**リボソーム 30S サブユニット**中16S rRNA 部位に結合し，細菌のタンパク質合成を阻害して抗菌作用を発揮するが，アミノグリコシド系やテトラサイクリン系とは結合部位が異なるため，交差耐性を受けにくい．グラム陽性菌，グラム陰性菌（緑膿菌を除く），非定型菌，嫌気性菌など幅広い抗菌スペクトルを示し，MRSA や VRE などの多剤耐性グラム陽性菌のほか，ESBL 産生のグラム陰性菌にも抗菌活性を示す．

（m）抗結核薬

　結核菌は，細菌学者 R. Koch が発見した最初の病原性細菌で，グラム陽性桿菌である抗酸菌の一種である．その細胞構造はほかの細菌と異なり，細胞壁はペプチドグリカンの外側に**アラビノガラクタン**（arabinogalactan），その外側に長鎖脂肪酸の**ミコール酸**（mycolic acids）が覆う構造となっている（図 8.1 ⑨）．結核菌は，ヒトのくしゃみや咳などを介して飛沫感染し，マクロファージ内で増殖する．その増殖速度は遅いため，感染後，一定の潜伏期間（半年〜2 年程度）を経て発症する．国内での発病者は年間約 2 万人で年々減少しているが，世界人口の 1/3 が感染しており，年間 100 万人以上が死亡している．

　結核の治療目標は病巣内の結核菌をせん滅することであり，化学療法薬による完全な抗菌治療である．しかし，結核菌は，マクロファージ内に潜伏しており，増殖が遅く，肉芽腫を形成するため，長期間の抗菌薬治療が必要に

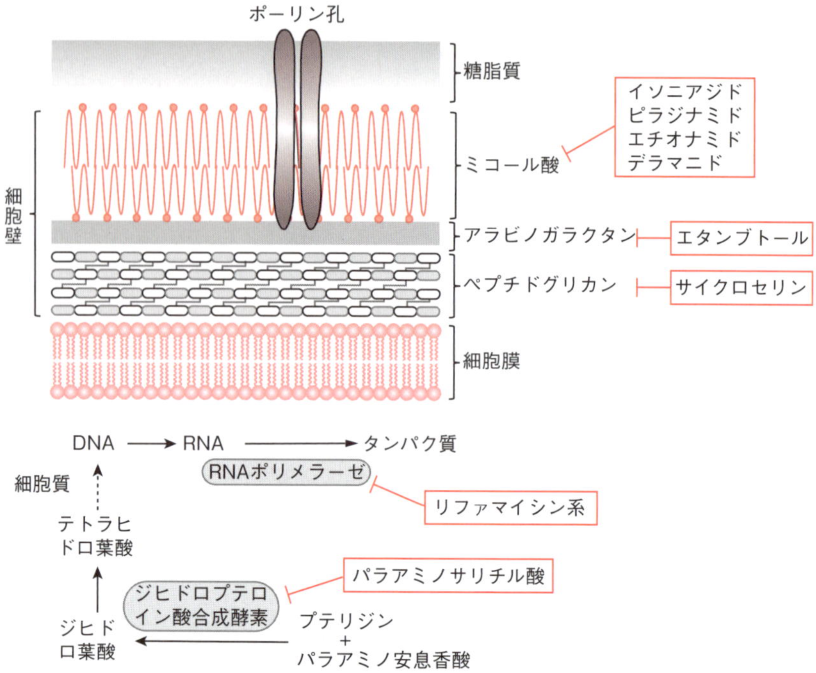

図 8.1 ⑨ 抗結核薬の作用機構

なる．耐性結核菌の発生を避けるため，異なった系統の抗結核薬を原則 4 剤もしくはそれ以上で併用し，最短で 6 か月間継続して投与する．不完全な治療は多剤耐性結核菌を増加させる原因になる（表 8.1 ⑨）．

① リファマイシン系抗菌薬：細菌の DNA 依存性 RNA ポリメラーゼに結合し，RNA 合成を阻害することで，分裂期および休止期にある結核菌に殺菌作用を示す．動物細胞の RNA ポリメラーゼには作用しない．放線菌中のリファマイシンから発見された**リファンピシン**（rifampicin）は，グラム陽性菌，グラム陰性球菌および抗酸菌に対して強い抗菌力を示し，結核のほかハンセン病や非結核性抗酸菌症にも用いられる．ほかの抗結核薬との交差耐性はな

表 8.1 ⑨ 抗結核薬のグループ化と使用の原則 [a]

第一選択薬（a）	最も強力な抗結核作用を示し，菌の撲滅に必須の薬剤	リファンピシン，リファブチン イソニアジド，ピラジナミド
第一選択薬（b）	第一選択薬（a）との併用で効果が期待される薬剤	ストレプトマイシン，エタンブトール
第二選択薬	第一選択薬に比し抗菌力は劣るが，多剤併用で効果が期待される薬剤	レボフロキサシン，カナマイシン エチオナミド，エンビオマイシン パラアミノサリチル酸，サイクロセリン（リネゾリド）
多剤耐性抗結核薬	使用対象は多剤耐性肺結核のみ	デラマニド，ベダキリン

a）表は上から下に優先選択すべき薬剤の順に記載されている．ただし，デラマニドとベダキリンについては，優先選択の順位づけはない．なお，リファンピシンとリファブチン，またストレプトマイシン，カナマイシン，エンビオマイシンの併用はできない．リネゾリドは WHO が第二選択薬のなかに記載している．

く，難治性結核にも有効であるが，耐性菌が生じやすい．**リファブチン**（rifabutin）は，抗酸菌に対する抗菌活性および組織・細胞内移行性ともリファンピシンより優れており，リファンピシン耐性結核菌の約30％に効果が期待できる．リファンピシンおよびリファブチンとも，尿，便，唾液，涙や汗が橙赤色などに着色することがあるので，事前に説明が必要である．

リファンピシン

リファブチン

② **イソニアジド**（isoniazid），**ピラジナミド**（pyrazinamide），**エチオナミド**（ethionamide）：**イソニアジド**は，細菌のカタラーゼにより活性化されてイソニコチン酸となり，結核菌を含むマイコバクテリウム属の細胞壁に必要なミコール酸の合成にかかわる２型脂肪酸合成酵素を阻害することで，細胞壁合成を阻害する．結核の初回および再治療で第一選択薬として使用される．耐性菌の出現頻度が高く，単剤では用いない．イソニアジドの代謝には*N*-アセチル転移酵素がかかわっており，この酵素活性が遺伝的に低いグループ（日本人は10％以下）は副作用として肝障害を引き起こしやすく，重篤な劇症肝炎となることもある．また，末梢神経障害を引き起こすことがあるので，予防のためビタミンB_6製剤を併用する．**ピラジナミド**は，結核の病変部などの酸性下で活性型のピラジン酸に変換され，１型脂肪酸合成酵素を阻害することで，細胞壁合成を阻害する．経口剤で，イソニアジドと相乗効果が認められる．**エチオナミド**は，イソニアジドと同じく２型脂肪酸合成酵素を阻害するが，活性化するカタラーゼの種類が異なるため，イソニアジドと交差耐性を示さない．ただし，抗菌活性はイソニアジドと比較すると弱く，第二選択薬となる．

イソニアジド

ピラジナミド

エチオナミド

③ **エタンブトール**（ethambutol）：アラビノシル転移酵素を阻害して**アラビノガラクタン**（arabinogalactan）の生成を抑制して，細胞壁の透過性を亢進させる．経口剤があり，増殖期に静菌的に作用し，結核および非結核性抗酸菌に用いられる．体内の亜鉛とキレートを形成し亜鉛欠乏症を引き起こし視力障害が生じることがある．

エタンブトール

④ **エンビオマイシン**（emviomycin）：国内で発見されたペプチド系抗生物質で，注射剤として使用される．腎毒性および聴覚障害はカナマイシンに比べて軽度である．

⑤ **サイクロセリン**(cycloserine)：放線菌から発見された抗生物質であるが，非常に単純な構造であり，現在は合成されている．開環すると D-アラニンと類似した構造となり，細胞壁の構成成分であるペプチドグリカンの生成に必要なジアラニンの合成を阻害して，細胞壁合成を阻害する．作用は静菌的で，抗酸菌，とくに結核菌に強く作用するが，ほかのグラム陽性菌・陰性菌に対する作用は弱い．ほかの抗結核薬に耐性となった結核菌に対しても有効で，結核治療の第二選択薬として用いられる．てんかん患者には禁忌である．

⑥ **パラアミノサリチル酸**〔*p*-aminosalicylic acid，**4-アミノサリチル酸**（4-aminosalicylic acid）〕：ストレプトマイシンについで結核治療に使われ始めた合成抗菌薬で，パラアミノ安息香酸と拮抗して葉酸合成を阻害する．しかしその作用は静菌的で抗菌活性も弱く，ほかの抗結核薬と併用で補助的に用いられる．以前は結核治療の標準療法に組み込まれていたが，現在はほかの抗結核薬に取って代わられている．胃腸障害が緩和された**アルミノパラアミノサリチル酸**が用いられている．

⑦ **デラマニド**(delamanid)：結核治療を目的として開発された新規のニトロ-ジヒドロイミダゾ-オキサゾール誘導体で，結核菌内で活性化され，結核菌に特有なメトキシミコール酸およびケトミコール酸の合成を阻害し，細胞壁合成を阻害する．ミコール酸合成阻害の点では，イソニアジド，ピラジナミド，エチオナミドと同じであるが，作用点が異なるため交差耐性はみられない．経口剤で，多剤耐性結核に対してほかの二次治療薬と併用で用いられる．

⑧ **ベダキリン**(bedaquiline)：デラマニドにつぐ日本で2番目となる多剤耐性肺結核の治療薬で，ジアリルキノリン系の薬剤である．結核菌の ATP 合成酵素を特異的に阻害し，増殖期および休眠期の結核菌のいずれに対しても強い殺菌活性を示す．抗菌スペクトルは，結核菌が属するマイコバクテリウム属に特異的である．経口剤で，多剤耐性結核に対してほかの二次治療薬と併用で用いられる．

8章 化学療法の薬理

8.2 抗真菌薬および抗寄生虫薬

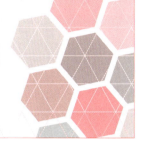

❖ 本節の目標 ❖
- 代表的な真菌感染症の種類と病態(病態生理,症状など),原因菌と感染経路を学ぶ.
- おもな抗真菌薬の分類とその薬理作用,作用機序を学ぶ.
- 代表的な原虫・寄生虫感染症の種類と病態(病態生理,症状など),原因虫と感染経路を学ぶ.
- おもな抗寄生虫薬の分類とその薬理作用,作用機序を学ぶ.

8.2.1 真菌感染症の種類と病態生理

　真菌は,キノコ,カビ,単細胞性の酵母などの核をもつ真核生物であり,原核生物に属する細菌とは異なる細胞構造をもっている一方,細胞壁をもつ点や組成の異なる細胞膜をもつ点で,動物細胞とも異なる.真菌は,菌糸を伸ばす糸状菌と,菌糸を伸ばさず単細胞で過ごす酵母に大別される.これらのうち病原性のある真菌による真菌感染症は,病変の部位により,表在性皮膚真菌症,深在性皮膚真菌症,および深在性内臓真菌症に分類され,表8.2①に示すような感染症が知られている.

　また,宿主の免疫機能が低下している場合に発症する日和見真菌感染症と,免疫機能が正常でも発症する原発性真菌感染症がある.深在性真菌症(カンジダ属,クリプトコッカス属,アスペルギルス属などによる)は,ヒトの組織内に侵入して感染を引き起こし,日和見感染症として重篤化するため,抗真菌薬による早期治療が重要である.

学修事項 C-6-3
(9) 真菌細胞の構造と増殖

学修事項 D-2-15
(1) ウイルス感染症,細菌感染症,真菌感染症,寄生虫病

8.2.2 抗真菌薬の種類と作用機序

　細菌と異なり,真菌は系統的にヒトと近縁関係にあるため,真菌に選択毒性をもつ抗真菌薬は少ない.現在,国内で用いることができる抗真菌薬には,アゾール系(イミダゾール系,トリアゾール系),ポリエン系,キャンディン系,ピリミジン系,アリルアミン系,ベンジルアミン系,チオカルバミン系,

学修事項 C-4-5
(7) 感染症の医薬品

学修事項 D-2-15
(4) 主な治療薬

表 8.2 ① 真菌感染症のおもな種類

分類		真菌薬名	剤形	皮膚真菌症 表在性			皮膚真菌症 深在性		深在性内臓真菌症				
				皮膚糸状菌症(白癬)	皮膚カンジダ症	皮膚マラセチア症(癜風)	スポロトリクム症	黒色真菌症	アスペルギルス症	カンジダ症	クリプトコッカス症	ムコール症	ニューモシスチス肺炎
アゾール系	イミダゾール系	ミコナゾール	外用	●	●	●							
		ミコナゾール	注射	●	●	●			●	●	●		
		ケトコナゾール, イソコナゾール, ルリコナゾールほか	外用	●	●	●							
	トリアゾール系	フルコナゾール	経口							●	●		
		フルコナゾール	注射							●	●		
		ホスフルコナゾール	注射							●	●		
		イトラコナゾール	経口	●	●	●	●	●	●	●	●		
		イトラコナゾール	注射						●	●	●		
		ボリコナゾール	経口		●				●	●	●		
		ボリコナゾール	注射						●	●	●		
		エフィナコナゾール	外用	●									
		ホスラブコナゾール	経口	●									
		ポサコナゾール	経口						●			●	
		イサブコナゾニウム	注射						●			●	
ポリエン系		アムホテリシンB	経口		●								
			注射						●	●	●	●	
キャンディン系		ミカファンギン	注射						●	●			
		カスポファンギン	注射						●	●			
ピリミジン系		フルシトシン	経口					●	●	●	●		
アリルアミン系		テルビナフィン	外用	●	●	●							
			経口	●	●	●	●	●					
ベンジルアミン系		ブテナフィン	外用	●									
チオカルバミン系		リラナフタート	外用	●									
モルホリン系		アモロルフィン	外用	●	●	●							
ニューモシスチス肺炎治療薬		アトバコン	経口										●
		ペンタミジン	注射										●

モルホリン系などがある(表 8.2 ①). 抗真菌薬の作用機序として,(ⅰ)**細胞膜合成阻害**,(ⅱ)**細胞膜透過性障害**,(ⅲ)**細胞壁合成阻害**,(ⅳ)**核酸合成阻害**による真菌への殺菌作用である(図 8.2 ①).

(a) アゾール系抗真菌薬

窒素を一つ以上含む五員環(アゾール環)をもつ抗真菌薬で,窒素 2 個を含

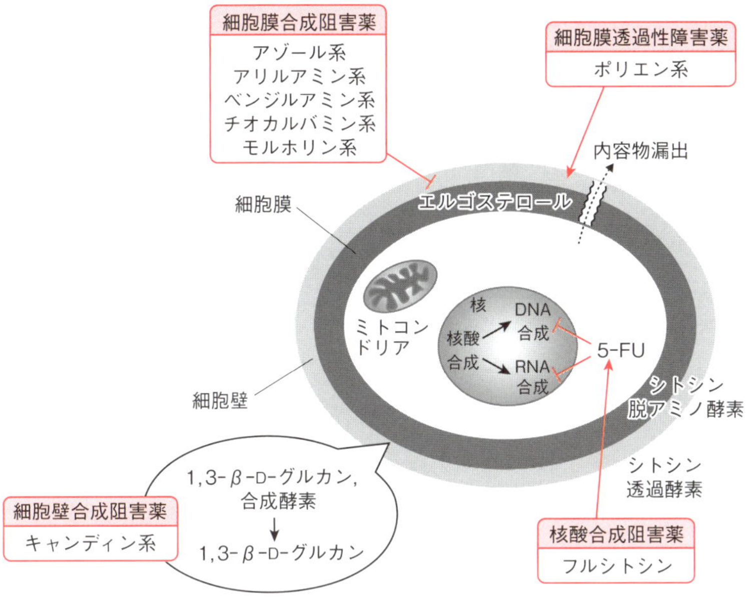

図8.2① 抗真菌薬の作用機構

細胞膜合成阻害薬
アゾール系
アリルアミン系
ベンジルアミン系
チオカルバミン系
モルホリン系

細胞膜透過性障害薬
ポリエン系

内容物漏出

エルゴステロール

細胞膜

ミトコンドリア

核
核酸合成
DNA合成
RNA合成

5-FU

シトシン脱アミノ酵素

シトシン透過酵素

細胞壁

細胞壁合成阻害薬
キャンディン系

1,3-β-D-グルカン,合成酵素
↓
1,3-β-D-グルカン

核酸合成阻害薬
フルシトシン

癜風

癜風菌による皮膚感染症で,通常,無症状である.しかし,体幹,頸部,腹部や顔面に淡黄褐色,褐色,サーモン色,または白色の鱗屑を伴う皮疹が多数発生することもある.

む**イミダゾール系**もしくは窒素3個を含む**トリアゾール系**に分類される.真菌の細胞膜に特有のステロール成分である**エルゴステロール**(ergosterol)の生合成系において,ラノステロールからエピステロールへの変換に作用する**ラノステロール14α-脱メチル酵素**〔ラノステロール14α-デメチラーゼ(lanosterol 14α-demethylase)〕を阻害し,エルゴステロールの合成を阻害する(図8.2②).エルゴステロールの枯渇は,真菌の膜構造や膜タンパク質の機能を阻害し,真菌細胞に対する殺菌効果示す.

ラノステロール14α-脱メチル酵素は,真菌細胞に広く分布するため,アゾール系抗真菌薬は幅広い抗真菌スペクトルを示す.経口剤は深在性皮膚真菌症,注射剤は深在性内臓真菌症,外用剤は表在性皮膚真菌症に用いられる.

(1) イミダゾール系抗真菌薬

多くの種類があるが,注射剤があり深在性真菌症にも用いることができるのは**ミコナゾール**(miconazole)のみである.注射剤はカンジダ,アスペルギルス,クリプトコッカス,およびコクシジオイデスによる深在性真菌症に,また経口用ゲル剤や口腔用錠剤は口腔・食道カンジダ症に用いられる.外用剤のみのイミダゾール系抗真菌薬として,**ケトコナゾール**(ketoconazole),**イソコナゾール**(isoconazole),**スルコナゾール**(sulconazole),**オキシコナゾール**(oxiconazole),**クロトリマゾール**(clotimazole),**ラノコナゾール**(lanoconazole),**ネチコナゾール**(neticonalole),**ビホナゾール**(bifonazole),**ルリコナゾール**(luliconazole)があり,おもにクリーム剤や軟膏が白癬,皮膚カンジダ症や癜風に用いられる.

および鏡像異性体

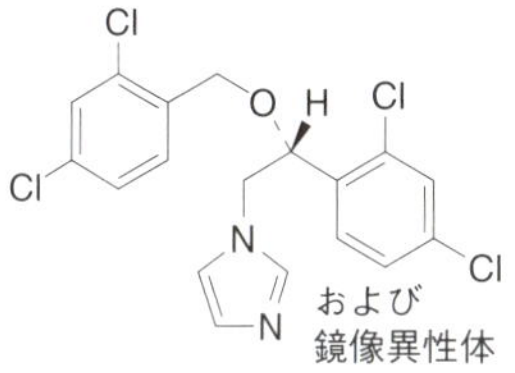

ミコナゾール

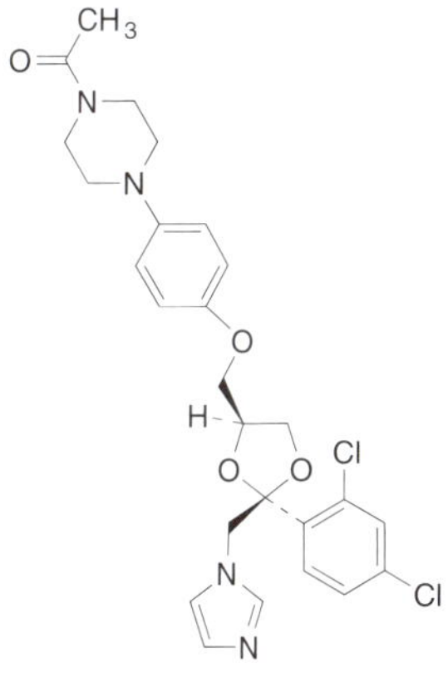

ケトコナゾール

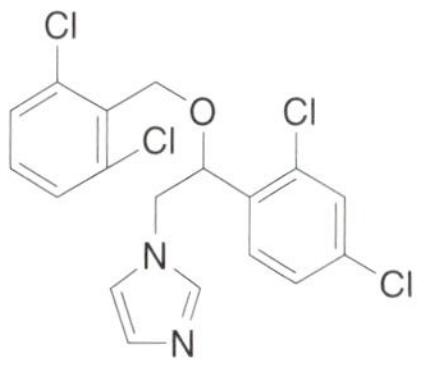

イソコナゾール

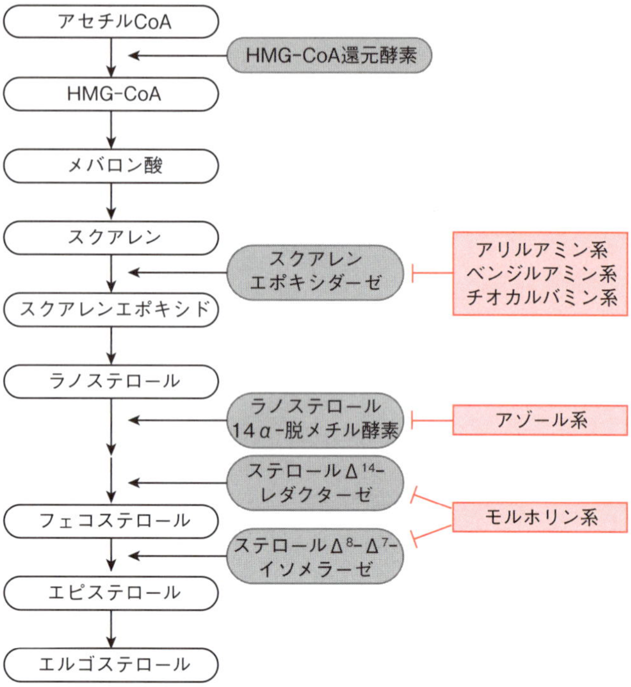

594　8章　化学療法の薬理

アセチルCoA

↓　← HMG-CoA還元酵素

HMG-CoA

↓

メバロン酸

↓

スクアレン

↓　← スクアレンエポキシダーゼ ┤ アリルアミン系／ベンジルアミン系／チオカルバミン系

スクアレンエポキシド

↓

ラノステロール

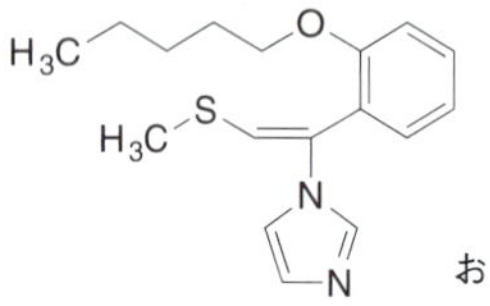

↓　← ラノステロール14α-脱メチル酵素 ┤ アゾール系

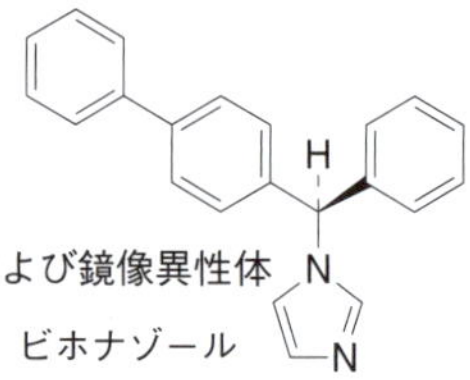

↓　← ステロールΔ14-レダクターゼ ┤ モルホリン系

フェコステロール

↓　← ステロールΔ8-Δ7-イソメラーゼ

エピステロール

↓

エルゴステロール

図8.2② 細胞壁合成阻害作用をもつ抗真菌薬の作用機構

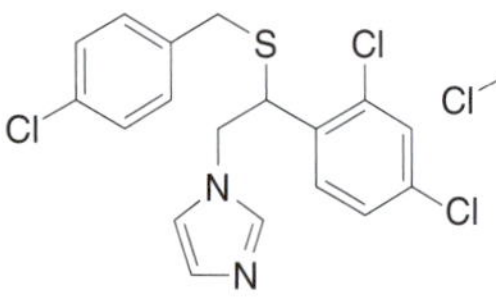

スルコナゾール 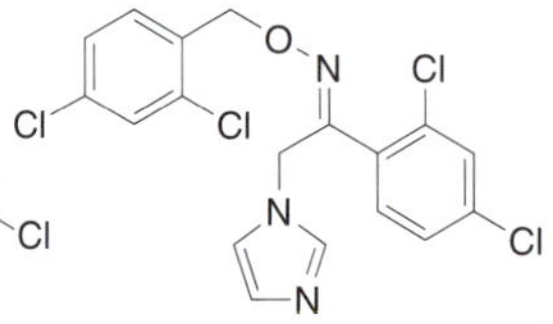　　オキシコナゾール 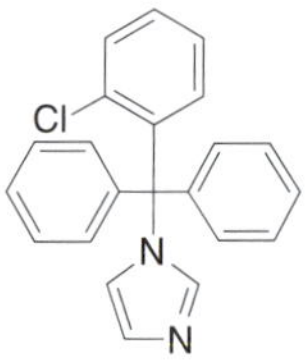　　クロトリマゾール　　ラノコナゾール（および鏡像異性体）

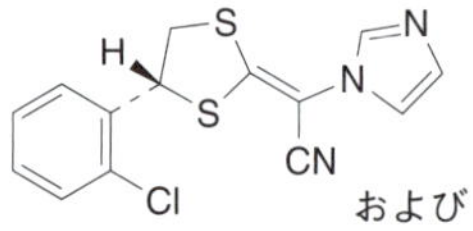

ネチコナゾール　　ビホナゾール（および鏡像異性体）　　ルリコナゾール 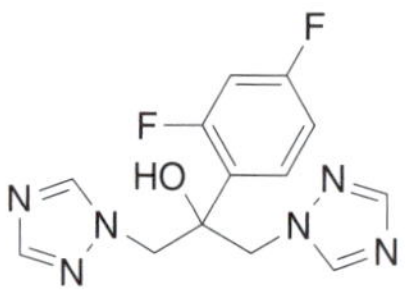　　フルコナゾール

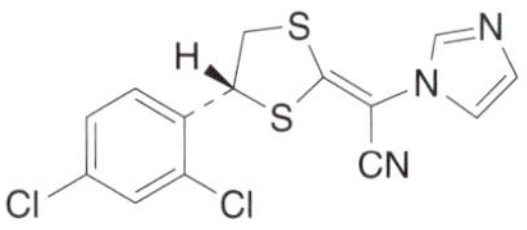

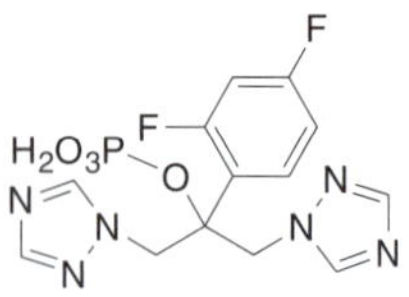

ホスフルコナゾール

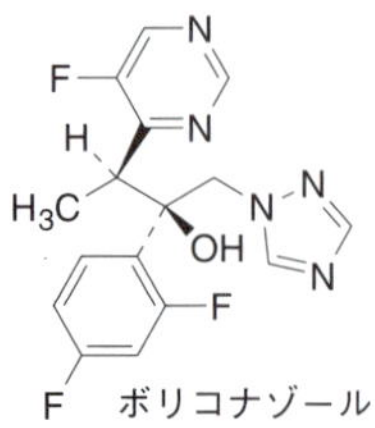

ボリコナゾール

（2）トリアゾール系抗真菌薬

　フルコナゾール（fluconazole）には，経口剤と注射剤があり，カンジダ，クリプトコッカスによる深在性真菌症などに用いられる．**ホスフルコナゾール**（fosfluconazole）は，フルコナゾールのリン酸化プロドラッグであり，抗真菌スペクトルはフルコナゾールと同じである．**ボリコナゾール**（voriconazole）は，フルコナゾール低感受性のカンジダ属やアスペルギルス属などの糸状菌にも有効であり，重症または難治性の深在性真菌症などに経口および注射で用いられる．侵襲性アスペルギルス症に対する第1選択薬である．食道カンジダにはボリコナゾール経口剤が用いられる．特徴的な副作

イトラコナゾール

エフィナコナゾール

ホスラブコナゾール

ポサコナゾール

イサブコナゾニウム

およびC*位エピマー

用として，羞明や視覚異常があるが，一過性・可逆性である．**イトラコナゾール**（itraconazole）の経口剤は表在性真菌症から深在性真菌症まで幅広く用いられ，注射剤はおもにカンジダ，アスペルギルス，クリプトコッカスによる深在性真菌症などに用いられる．**エフィナコナゾール**（efinaconazole）は爪外用液のみ，**ホスラブコナゾール**（fosravuconazole）は経口剤のみがあり，どちらも爪白癬に用いられる．

　ポサコナゾール（posaconazole）はムコール症にも用いることができるアゾール系抗真菌薬であり，従来のアゾール系薬より副作用や相互作用が少ないため，深在性真菌症の治療に使えるだけでなく，造血幹細胞移植患者または好中球減少が予測される血液悪性腫瘍患者における深在性真菌症の予防にも用いることができる．**イサブコナゾニウム**（isavuconazonium）は体内で活性代謝物イサブコナゾールに変換される水溶性のプロドラッグで，ポサコナゾールについでムコール症への適応をもつ．

【薬物相互作用】アゾール系抗真菌薬は，ヒトの肝薬物代謝酵素 CYP3A4 を強く阻害し，CYP3A4 の基質となるほかの薬剤の血中濃度を上昇させるため，多くの併用禁忌薬が存在する．

（b）ポリエン系抗真菌薬

　ポリエン系抗真菌薬は，大環状ラクトン（マクロライド）環構造をもち，多数の共役二重結合を含むを疎水性領域が真菌の細胞膜の**エルゴステロール**に結合して，細胞膜を不安定化させ細胞膜透過性を亢進させる．その結果，真菌の細胞内成分が漏出して殺菌的に働く．**アムホテリシン B**（amphotericin B）は代表的なポリエン系抗真菌薬で，経口剤は消化管におけるカンジダ異常増殖に，注射剤はカンジダ，アスペルギルス，クリプトコッカスなどによる深在性真菌症に広く用いられる．しかし，ヒトの細胞膜に存在するコレス

アムホテリシンB

ピマリシン

テロールにも結合するため，腎障害やヒスタミン様のアレルギー反応などの強い副作用を生じる．このアムホテリシンBにコレステロールやリン脂質などの脂質を添加したアムホテリシンBリポソーム製剤は，生体細胞への取込みや腎への移行が抑制され，大幅に副作用が軽減されている．

　ほかのポリエン系抗真菌薬として**ピマリシン**〔pimaricin，ナタマイシン（natamycin）〕があり，点眼で角膜真菌症に用いられる．

（c）キャンディン系抗真菌薬

　ミカファンギン（micafungin）は，環状ヘキサペプチドに脂肪アシル側鎖が結合したリポペプチド構造をもっている．ヒトにはない真菌細胞壁のβ-グルカンの主要構成成分である**1,3-β-D-グルカン**を生合成する**1,3-β-D-グルカン合成酵素**を阻害することで，真菌細胞壁の合成を阻害する．アスペルギルス属やカンジダ属などに対して幅広い抗真菌スペクトルを示す．

　カンジダ属には殺菌的に作用し，アスペルギルス属に対しては菌糸の伸長を抑制する．とくにアゾール系抗真菌薬などで十分な効果が得られないアスペルギルス症やカンジダ症などに対して用いられる．安全性が高く，小児にも用いることができるが，光により徐々に分解するので，直射日光を避ける．類似薬として**カスポファンギン**（caspofungin）がある．

（d）ピリミジン系抗真菌薬

フルシトシン

　フルシトシン（flucytosine）は，フッ化ピリミジン系化合物の一つであるが，5-フルオロウラシル（5-fluorouracil；5-FU）（8.4節参照）などと異なり抗

ミカファンギン

カスポファンギン

腫瘍作用はなく，真菌に対して選択的に作用する．真菌細胞膜の**シトシン透過酵素**により真菌内に取り込まれ，**シトシン脱アミノ酵素**により 5-FU に変換される．5-FU は RNA に取り込まれ，真菌の RNA 合成を阻害するとともに，5-フルオロデオキシウリジンに変換され，チミジン転移酵素を阻害して，真菌の DNA 合成も阻害する（図8.2①）．このシトシン透過酵素やシトシン脱アミノ酵素は真菌に特異的で，動物細胞にはないため選択毒性は高い．

　抗菌スペクトルはやや狭いため，おもに酵母による真菌症に用いられる．経口投与で，カンジダ，アスペルギルス，クリプトコッカスによる深在性真菌症に有効性を示すが，その抗真菌活性はやや低く，耐性獲得も早いため，アゾール系やポリエン系抗真菌薬との併用で用いられる．テガフール・ギメラシル・オテラシル配合剤との併用は禁忌である．

（e）アリルアミン系／ベンジルアミン系／チオカルバミン系抗真菌薬

　真菌の細胞膜の構成成分のエルゴステロールは，スクアレンからスクアレンエポキシドやラノステロールなどの成分を経由して生合成される．アリルアミン抗真菌薬の**テルビナフィン**（terbinafine），ベンジルアミン系抗真菌薬の**ブテナフィン**（butenafine），およびチオカルバミン系抗真菌薬の**リラナフタート**（liranaftate）は，いずれもスクアレンからスクアレンエポキシドへ変換させる**スクアレンエポキシダーゼ**（squalene epoxidase）を選択的に阻害し，エルゴステロール合成を阻害し，細胞膜の障害を引き起こすことにより抗真菌作用を示す（図8.2②）．

　テルビナフィンは，皮膚糸状菌（白癬菌属など）やカンジダ属などに対して抗真菌スペクトルを示し，とくに皮膚糸状菌に対して高い抗真菌効果をもつ．おもに外用剤で白癬，皮膚カンジダ症，癜風に用いられ，経口剤は，一般に外用剤では治療不十分な場合に用いられる．テルビナフィンと構造が類似しているブテナフィンに経口剤はなく，外用剤として，白癬，癜風などの皮膚真菌症に対し用いられる．ただし，皮膚カンジダ症には用いられない．リラナフタートは外用剤（クリーム，外用液）で，白癬のみに用いられる．

（f）モルホリン系抗真菌薬

　フェニルプロピルモルホリン誘導体の**アモロルフィン**（amorolfine）は，真菌のエルゴステロール生合成経路上の**ステロールΔ^{14}-レダクターゼ**および**ステロールΔ^8-Δ^7-イソメラーゼ**の二つの段階を選択的に阻害することにより，エルゴステロール合成を阻害し，細胞膜の障害を引き起こすことにより抗真菌作用を示す（図8.2②）．皮膚糸状菌をはじめとする表在性真菌に対し，広い抗真菌スペクトルと強い抗真菌作用を示し，白癬，皮膚カンジダ症，癜風に用いられる．

（g）ニューモシスチス肺炎の治療薬

　ニューモシスチス属の真菌による感染症で，以前はカリニ肺炎とよばれて

いた．ニューモシスチス肺炎治療の中心はサルファ剤の**スルファメトキサゾール**（sulfamethoxazole）と**トリメトプリム**（trimethoprim）の合剤（**ST合剤**）である．しかし，忍容性に優れず，変更が必要になった場合には，**アトバコン**（atovaquone）が選択されることが多い．アトバコンは，ミトコンドリア内膜タンパク質ユビキノンのシトクロム *b* への結合を阻害し，抗真菌効果を発揮する．内用液剤が予防・治療に用いられ，副作用は少ない．

また，古くから駆虫薬として用いられている**ペンタミジン**（pentamidine）が用いられることもある．ペンタミジンは，ジヒドロ葉酸脱水素酵素の抑制作用，ミトコンドリアに対する作用，グルコース代謝などによる作用が示唆されているものの，その作用機序は不明である．ニューモシスチス肺炎の予防には吸入，治療には点滴静注として使用される．

8.2.3 原虫および寄生虫感染症の種類と病態生理

学修事項 D-2-15
(1) ウイルス感染症，細菌感染症，真菌感染症，寄生虫病

　ヒトに寄生する寄生虫は，世界で約200種類，日本では約100種類いるとされる．寄生虫は真菌と同じく真核細胞生物であり，単細胞の原虫と多細胞の蠕虫（ぜんちゅう）に分類される．原虫は，根足虫類（赤痢アメーバなど），鞭毛虫類（トリコモナス，ランブル鞭毛虫，トリパノソーマなど），胞子虫類（マラリア，クリプトスポリジウム，トキソプラズマなど），繊毛虫類（大腸バランチジウムなど）に分類される．また，蠕虫は，線虫類（回虫，アニサキス，蟯虫，鞭虫など），吸虫類（住血吸虫など），条虫類〔日本海裂頭条虫（別名：サナダムシ），エキノコックスなど〕などに分類される（表8.2②）．

　これらの寄生虫が，経口（生の魚介類，肉など），刺咬（しこう）（蚊，ハエ，ノミなど），経皮，性行為などによって人体に侵入し，さまざまな感染症を引き起こす．

8.2.4 抗原虫薬および抗寄生虫薬の種類

学修事項 C-4-5
(7) 感染症の医薬品

学修事項 D-2-15
(4) 主な治療薬

　原虫や寄生虫による感染症は，まれにしか発生しないものや国内で感染することはなく，海外からの渡航者/帰国者がもち込む輸入感染症が多いため，抗原虫薬・抗寄生虫薬のなかには，国内で承認されておらず，**WHO**（世界保健機構）から，あるいは個人輸入により入手しなければならないもの，国内では一部の医療機関しか保有していないものもある．また，国内で承認されていても当該感染症に保険適用外での使用となるものも多い（表8.2②）．

（a）抗原虫薬（マラリア以外）

メトロニダゾール（metronidazole），**チニダゾール**（tinidazole）：ニトロイミダゾールのニトロ基が原虫のもつニトロ還元酵素系によって還元され，**ニトロソ化合物**（nitroso compound）が生成される．このニトロソ化合物が原虫のDNAの二重鎖切断などで機能障害を引き起こし，増殖を抑制する．**メトロニダゾール**は，原虫感染症では，トリコモナス症，アメーバ赤痢，ランブル鞭毛虫感染症に使用され，ほかにヘリコバクター・ピロリの除菌など抗菌薬としても用いられる（8.1.6項参照）．類縁体の**チニダゾール**は，メトロニダゾールに匹敵する抗トリコモナス作用をもち，トリコモナス膣炎に用いられる．

パロモマイシン（paromomycin）：アミノグリコシド系抗菌薬と同様，リボソーム30Sサブユニットに結合し，タンパク質合成を阻害して，抗アメーバ活性を示す．腸管アメーバ症に用いられるが，腸内原虫およびシストに対してのみ活性をもつため，腸管外アメーバ症には無効である．

スピラマイシン（spiramycin）：抗菌活性に加え，抗トキソプラズマ活性をもつ16員環のマクロライド系抗生物質である．先天性トキソプラズマ症に対する希少疾病用医薬品として指定されている．とくにトキソプラズマに初感染した妊婦に対し標準的治療薬として推奨されている．

（b）抗マラリア薬

マラリアは，エイズ，結核とならび世界三大感染症の一つであり，世界中の熱帯・亜熱帯地域に蔓延している．蚊に媒介され感染したマラリア原虫は赤血球への侵入と破壊を繰り返し，特有の熱発作，貧血および脾腫を引き起こす（図8.2③）．2021年の統計では，世界で年間約2億4700万人が感染し，推計61.9万人が死亡している．一方，国内で自然発生はなく，コロナ禍以前は年間50〜100人の輸入感染症例の届け出があった．

ヒトに感染するマラリアには4種類（熱帯熱マラリア，三日熱マラリア，四日熱マラリア，卵形マラリア）があり，なかでも熱帯熱マラリアは発症から24時間以内に治療しないと重症化しやすく，しばしば死に至る．

マラリアの治療法として，重症マラリアの場合，早急にキニーネ注射薬を

WHO：World Health Organization

先天性トキソプラズマ症

トキソプラズマはネコを終宿主とし，糞便中に排泄されるオーシストが土や水から経口感染する．先天性トキソプラズマ症は，妊娠中の経胎盤感染により引き起こされ，まれに新生児の未熟性子宮内胎児発育不全，黄疸などを引き起こす．

メトロニダゾール

チニダゾール

パロモマイシン

スピラマイシン

投与する必要がある．重症でない場合，経口の抗マラリア薬を用いる．

① **キニーネ**(kinine)：キナの樹皮より抽出されたキニーネは，キナアルカロイドの一種で抗マラリア作用が強い．詳細は不明だが，マラリア無性生殖体に作用し，ヘムを無毒化するヘムポリメラーゼを阻害し，赤血球内のマラリア原虫に傷害性に働き，その増殖を抑制すると考えられている．塩酸キニーネ末が販売されているが，近く販売終了予定である．重症マラリアの場合，熱帯病治療薬研究班薬剤使用機関に紹介し，キニーネ注(国内未承認薬)を使用する．

② **メフロキン**(mefloquine)：キニーネ誘導体であり，その作用機序はキニーネと同様である．赤内型分裂体(シゾント)除去作用により，マラリアの種類によっては治療効果だけでなく予防効果も示すため，マラリア流行地への渡航時には予防薬として用いることもある．

③ **アトバコン・プログアニル合剤**：薬剤耐性マラリア原虫の治療薬として開発された薬剤である．**アトバコン**は，マラリア原虫のミトコンドリアのシトクロム c レダクターゼを阻害し，シトクロムにおける電子伝達系を阻害する．この作用により，ピリミジンの合成に必須のジヒドロオロト酸デヒドロゲナーゼを阻害し，ピリミジン合成を阻害する．一方，**プログアニル**(proguanil)はその活性代謝物がマラリア原虫のジヒドロ葉酸レダクターゼを選択的に阻害し，テトラヒドロ葉酸やチミジル酸の合成を阻害することで，DNA 合成を低下させる．

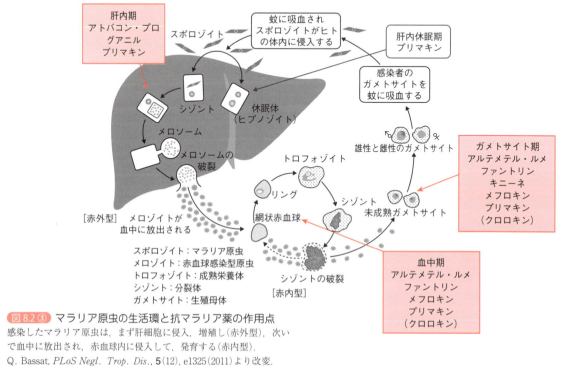

図 8.2 ③ マラリア原虫の生活環と抗マラリア薬の作用点
感染したマラリア原虫は，まず肝細胞に侵入，増殖し(赤外型)，次いで血中に放出され，赤血球内に侵入して，発育する(赤内型)．
Q. Bassat, *PLoS Negl. Trop. Dis.*, **5**(12), e1325(2011)より改変.

両者を併用することにより，相乗的な抗マラリア作用を示す．アトバコン・プログアニル配合錠は，成人および小児のマラリア治療と予防に適応がある．予防の場合，マラリア流行地に渡航する1～2日前から服用を開始し，流行地を離れた後も7日間の継続投与が必要となる．ただし，ヒプノゾイト（マラリア原虫の休眠体）には効果がないため，マラリア原虫の休眠体が形成される三日熱マラリアおよび卵形マラリアの治療に用いる場合は，マラリア原虫の休眠体に対する活性を示す薬剤も使用する．

④　**アルテメテル・ルメファントリン合剤**：WHOは，漢方薬の一種でヨモギ属植物から抽出されたアルテミシニンの誘導体と作用機序の異なるほかの抗マラリア薬を組み合わせた併用療法をマラリア治療の第1選択薬と位置づけている．

アルテミシニン誘導体である**アルテメテル**（artemether）は，マラリア原虫の食胞内で，ジヒドロアルテミシニンに速やかに代謝され，赤血球のヘム鉄と反応することで反応性代謝物を産生し，抗マラリア活性を発揮する．一方，**ルメファントリン**（lumefantrine）は，食胞でのヘモグロビンの分解過程で，有毒な中間生成体であるヘムから毒性のないヘモゾインへの重合過程を阻害することで抗マラリア活性を発揮する．

いずれも赤血球内に侵入したマラリア原虫に対して活性を示すことで，効果を発揮する．アルテメテルおよびルメファントリンを1：6の比率で含有する経口配合剤は，急性熱帯熱マラリアに用いられる．ただし，ヒプノゾイトには効果がない．

⑤　**プリマキン**（primaqine）：三日熱マラリアおよび卵形マラリアにクロロキンあるいはメフロキンなどの急性期治療薬を用いて赤血球中のマラリア原虫を殺滅した後の，肝細胞中に残存するヒプノゾイトを殺滅する三日熱マラリアおよび卵形マラリアを根治できる．作用機序については十分に解明がなされていないが，おもにヒプノゾイトに対するミトコンドリア電子伝達系阻害，活性酸素による酸化的損傷によるものと考えられている．

経口剤で，1日1回14日間経口投与する．グルコース-6-リン酸脱水素酵素欠損症患者では溶血性貧血を生じる可能性があるため投与禁忌である．

（c）抗寄生虫薬

①　**イベルメクチン**（ivermectin）：ノーベル生理学・医学賞を受賞した大村智博士が発見したマクロライド類の構造をもつ広域スペクトル抗寄生虫薬である．線虫のグルタミン酸作動性クロライドチャネルに選択的に結合し，神経または筋細胞の過分極を引き起こし，寄生虫を麻痺させ駆虫活性を示すと考えられている．国内では，経口剤が腸管糞線虫症および乾癬に用いられるのみであるが，海外では回旋糸状虫の抗寄生虫薬として広く使用されている．

②　**メベンダゾール**（mebendazole），**アルベンダゾール**（albendazole）：ベン

> **COLUMN　クロロキンをめぐって**
>
> クロロキン(chloroquine)は，三日熱マラリア，卵形マラリア，四日熱マラリアにおける急性期治療薬として世界中でよく用いられているが，熱帯熱マラリアでは薬剤耐性となっており，他剤と併用されることが多い．
>
> 日本でも1955年から販売されたが，長期の服用によりクロロキン網膜症という重篤な副作用が生じるにもかかわらず，警告の遅れなどにより深刻な薬害を引き起こし，1974年に販売中止となった．

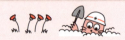

イベルメクチンB_{1a}

メベンダゾール

アルベンダゾール

ズイミダゾール系化合物であり，チューブリンのコルヒチン結合部位への結合を阻害し，微小管の形成を阻害することにより，グルコース取込み阻害およびグリコーゲン枯渇を招き，エネルギー代謝を低下させることで抗寄生虫作用を示すと考えられている．

いずれも経口剤で，**メベンダゾール**は，WHOの必須医薬品に指定されており，鞭虫症に対する唯一の治療薬として各国で使用されている．国内での適応症は鞭虫症のみであるが，他国ではさまざまな寄生虫感染症に幅広く使用されている．長期大量投与により可逆性の肝機能障害，肝炎などが生じる可能性がある．**アルベンダゾール**の適応症は包虫（エキノコックスなど）症のみであるが，ほかのさまざまな寄生虫症にも使用する．

③ **ピランテル**(pyrantel)：ピランテルは線虫類の筋細胞のアセチルコリン受容体に作用するとともにコリンエステラーゼ抑制作用を示し，脱分極神経遮断により，持続性の痙攣性麻痺を誘発し，その結果，寄生虫は宿主から駆除される．腸管吸収は不良で，経口投与すると，腸管全域の蟯虫，回虫，鉤虫，東洋毛様線虫に対して高濃度に作用し，1回の服用により優れた駆虫効果を示す．

④ **プラジカンテル**(praziquantel)：正確な機序は不明だが，寄生虫細胞膜の電位依存カルシウムイオンチャネルに作用し，カルシウムイオンを急速に流入させることで，筋収縮作用により虫体を収縮して麻痺させる．あるいは

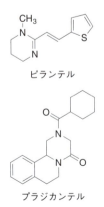

ピランテル

プラジカンテル

抗真菌薬および抗寄生虫薬　8.2　603

表8.2② おもな寄生虫感染症と抗寄生虫薬の種類 [a]

原虫による感染症		抗原虫薬	承認/保険適用
根足虫類	赤痢アメーバ症	メトロニダゾール パロモマイシン	適用
	自由生活性アメーバ症	アムホテリシンB	適用外
	アカントアメーバ角膜炎	フルコナゾール イセチオン酸プロパミジン	適用外 未承認
鞭毛虫類	トリコモナス症	メトロニダゾール チニダゾール	適用
	ランブル鞭毛虫	メトロニダゾール	適用
	アフリカトリパノソーマ症(睡眠病)[b]	スラミン, メラルソプロール, エフロールニチン	未承認
	アメリカトリパノソーマ症(シャガーズ病)[b]	ベンズニダゾール ニフルチモックス	未承認 未承認
	リーシュマニア症[b]	スチボグルコン酸ナトリウム アムホテリシンB静注薬	未承認 適用
	内臓リーシュマニア症[b]	ミルテフォシン アムホテリシンB静注薬	未承認 適用
胞子虫類	クリプトスポリジウム症	ニタゾキサニド	未承認
	トキソプラズマ症	スピラマイシン, クラリスロマイシン, アジスロマイシン スルファメトキサゾール・トリメトプリム ピリメタミン・スルファジアジン・ホリナート	適用外 適用外 未承認
	マラリア[b]	キニーネ内服薬 クロロキン メフロキン アトバコン・プログアニル合剤 アルテメテル・ルメファントリン合剤 プリマキン キニーネ静注薬	適用 未承認 適用 適用 適用 適用 未承認

蠕虫による感染症		抗寄生虫薬	承認/保険適用
線虫	回虫症, 鉤虫症 鞭虫症	ピランテル メベンダゾール	適用 適用
	蟯虫症	ピランテル メベンダゾール, アルベンダゾール	適用 適用外
	糞線虫症	イベルメクチン	適用
	リンパ系フィラリア症(バンクロフト糸状虫, マレー糸状虫)[b]	ジエチルカルバマジン	適用
	オンコセルカ症(回旋糸状虫)[b] 旋毛虫症, 顎口虫症, 広東住血線虫症	イベルメクチン アルベンダゾール	適用外 適用外
吸虫類	肝吸虫症, 肺吸虫症, 横川吸虫症 肝蛭症 住血吸虫症[b]	プラジカンテル トリクラベンダゾール プラジカンテル	適用 未承認 適用外
条虫類	無鉤条虫, 日本海/広節裂頭条虫症, アジア条虫症 有鉤条虫症[b]	プラジカンテル ガストログラフイン, プラジカンテル	適用外 適用外
	有鉤嚢虫	アルベンダゾール プラジカンテル	適用外 適用外
	包虫(エキノコックス)	アルベンダゾール	適用

a) 国立国際医療研究センター 国際感染症センター 熱帯病治療薬研究班のウェブサイト情報より作成. b) 国内感染なし.

細胞膜障害を起こすと考えられている. 肝吸虫, 肺吸虫, 横川吸虫などに対し幅広い抗吸虫スペクトルをもち, 1日または2日の短期間投与で治療効果を示す.

8章 化学療法の薬理

8.3 抗ウイルス薬

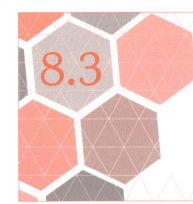
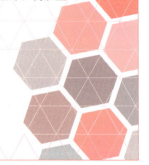

❖ **本節の目標** ❖

- 一般的なウイルスの感染経路と抗ウイルス薬の作用点を学ぶ．
- 代表的なウイルス感染症(ヘルペスウイルス，サイトメガロウイルス，インフルエンザウイルス，肝炎ウイルス，ヒト免疫不全ウイルス)について，感染経路や病態(病態生理，症状など)を学ぶ．
- 代表的な抗ウイルス薬をあげ，その化学構造について学ぶ．
- 上記のウイルス感染症に用いる抗ウイルス薬の薬理(薬理作用，機序，おもな副作用)を学ぶ．

8.3.1 抗ウイルス薬の概要

学修事項 C-6-3
(8) ウイルス粒子の構造と複製

学修事項 D-2-15
(1) ウイルス感染症，細菌感染症，真菌感染症，寄生虫病
(4) 主な治療薬

　ウイルスは，自己の複製に必要な最小限の遺伝子情報(核酸)とその核酸を覆うタンパク質の外被(カプシド)のみからなる構造体で，宿主となる細胞の増殖機構を利用して複製する．ウイルスは核酸の種類から，DNAウイルスとRNAウイルスに大別され，さらに，その核酸が一本鎖あるいは二本鎖か，エンベロープをもつか，逆転写酵素をもつかなどにより分類される．

　ウイルスの増殖は一般に，① カプシドの結合タンパク質あるいはエンベロープが宿主細胞膜上の受容体と結合することでウイルスが宿主細胞に吸着，② エンドサイトーシスあるいはエンベロープの細胞膜への融合などにより宿主細胞内に侵入，③ カプシドが分解され，ウイルス核酸が細胞内に放出(脱殻)，④ 宿主細胞あるいはウイルスのDNA/RNAポリメラーゼや逆転写酵素を用いて核酸が複製，⑤ 宿主細胞やウイルスのタンパク質合成系(プロテアーゼ)を利用してウイルスのタンパク質が合成，⑥ 複製されたウイルス核酸をタンパク質が覆いカプシドを形成，⑦ 娘ウイルス成熟後，出芽あるいは宿主細胞の死により細胞外に放出されることにより行われる．

　これらウイルスの増殖過程を阻害できる薬物が抗ウイルス薬であるが(図8.3①)，ウイルスの種類により増殖に関与する分子がそれぞれ異なるため，各ウイルスに応じた抗ウイルス薬が必要となる(表8.3①)．

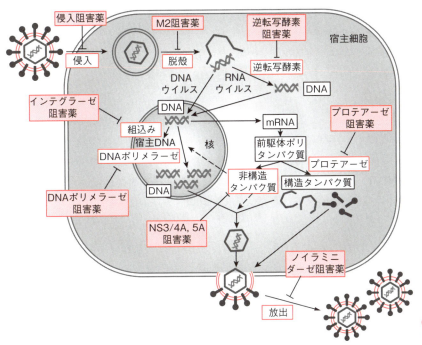

図8.3① ウイルスの増殖機構と抗ウイルス薬の作用点

表8.3① 抗ウイルス薬の分類

種類		薬物名
抗ヘルペスウイルス薬		アシクロビル，バラシクロビル，ファムシクロビル，ビダラビン
抗サイトメガロウイルス薬		ガンシクロビル，バルガンシクロビル，ホスカルネット
抗インフルエンザウイルス薬	M2阻害薬	アマンタジン
	ノイラミニダーゼ阻害薬	オセルタミビル，ザナミビル，ペラミビル，ラニナミビル
	その他	バロキサビル マルボキシル
抗肝炎ウイルス薬	抗HBV薬	ラミブジン，エンテカビル，テノホビル ジソプロキシル，テノホビル アラフェナミド
	抗HCV薬	リバビリン，テラプレビル，シメプレビル，バニプレビル，アスナプレビル，ダクラタスビル，エルバスビル，グラゾプレビル，ソホスブビル，レジパスビル・ソホスブビル配合剤 ダクラタスビル・アスナプレビル・ベクラブビル配合剤 オムビタスビル・パリタプレビル・リトナビル配合剤 グレカプレビル・ピブレンタスビル配合剤
抗ヒト免疫不全ウイルス薬	核酸系逆転写酵素阻害薬	ジドブジン，アバカビル，エムトリシタビン，ラミブジン，テノホビル ジソプロキシル
	非核酸系逆転写酵素阻害薬	リルピビリン，ドラビリン
	プロテアーゼ阻害薬	リトナビル，アタザナビル，ロピナビル，ダルナビル
	インテグラーゼ阻害薬	ラルテグラビル，ドルテグラビル，エルビテグラビル
	侵入阻害薬	マラビロク

8.3.2 抗ヘルペスウイルス薬

学修事項 C-4-5
(7) 感染症の医薬品

学修事項 D-2-15
(1) ウイルス感染症，細菌感染症，真菌感染症，寄生虫病
(4) 主な治療薬

HHV : human herpes virus
OTC : over the counter

アシクロビル

ヒトヘルペスウイルス(**HHV**)は二本鎖 DNA ウイルスで，1 型〜8 型に分類される．HHV-1 および HHV-2 は**単純ヘルペスウイルス**とよばれ，口唇，角膜(HHV-1)や性器(HHV-2)に水疱を引き起こす．HHV-3 は**水痘・帯状疱疹ウイルス**とよばれ，感染後，感覚神経に潜伏し，免疫力が低下すると再活性化され，神経の走行に沿った帯状の疱疹を引き起こし，のちに強い痛みを引き起こす場合もある(帯状疱疹後神経痛)．

HHV1 〜 HHV3 に対する抗ウイルス薬が抗ヘルペスウイルス薬とよばれ(表 8.3 ②)，いずれもウイルス DNA ポリメラーゼ阻害作用による核酸合成阻害によりウイルスの増殖を抑制する．**アシクロビル**はグアニン誘導体であり，初の特異的な抗ウイルス薬として発見され，その作用機序も詳細に解析されている．すなわち，アシクロビルは，単純ヘルペスウイルスや水痘・帯状疱疹ウイルス由来の**チミジンキナーゼ**(thymidine kinase)によって一リン酸化され，引き続き，宿主細胞由来のヌクレオチドキナーゼにより二リン酸化，三リン酸化される．この，アシクロビル三リン酸が，DNA ポリメラーゼの基質として，デオキシグアノシン三リン酸の代わりにウイルス DNA に取り込まれると，DNA 鎖の伸長が停止し，ウイルスの複製が阻害される(図 8.3 ②)．

アシクロビルは，ウイルス由来のチミジンキナーゼによってのみ一リン酸化され，宿主細胞由来のチミジンキナーゼではリン酸化されないので，ウイルス選択性が高く，宿主細胞に対する毒性は少ない．なおアシクロビルは，第 1 類の一般用医薬品〔OTC 医薬品〕として口唇ヘルペスの再発に限り外用剤が使用されている．

アシクロビルの腸管からの吸収を改善し，生物学的利用率を高めるため，

表8.3 ② 抗ヘルペスウイルス薬および抗サイトメガロウイルス薬の剤形と適応

種 類	薬 物 名	剤 形	適 応			
			単純疱疹	帯状疱疹	水痘	CMV 感染症
抗ヘルペスウイルス薬	アシクロビル	外用剤，経口剤，注射剤	○	○	○	
	バラシクロビル	経口剤(アシクロビルより吸収良好)	○	○	○	
	ファムシクロビル	経口剤		○		
	ビダラビン	外用剤(スイッチ OTC 薬)，注射剤	○	○		
抗サイトメガロウイルス薬	ガンシクロビル	注射剤				○
	バルガンシクロビル	経口剤				○
	ホスカルネット	注射剤				○

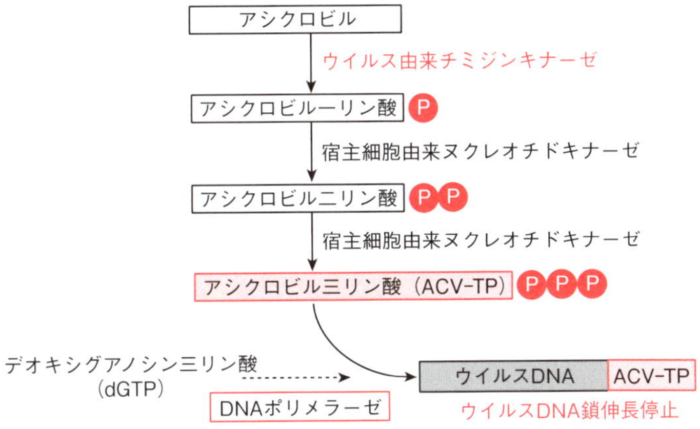

アシクロビル

ウイルス由来チミジンキナーゼ

アシクロビル一リン酸 P

宿主細胞由来ヌクレオチドキナーゼ

アシクロビル二リン酸 P P

宿主細胞由来ヌクレオチドキナーゼ

アシクロビル三リン酸（ACV-TP） P P P

デオキシグアノシン三リン酸
（dGTP）

DNAポリメラーゼ

ウイルスDNA ACV-TP

ウイルスDNA鎖伸長停止

図8.3② アシクロビルの抗
ヘルペスウイルス作用機構

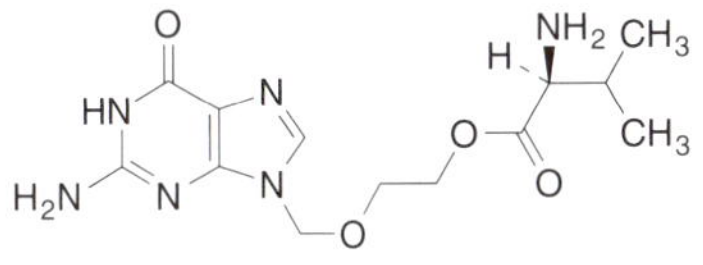

バラシクロビル

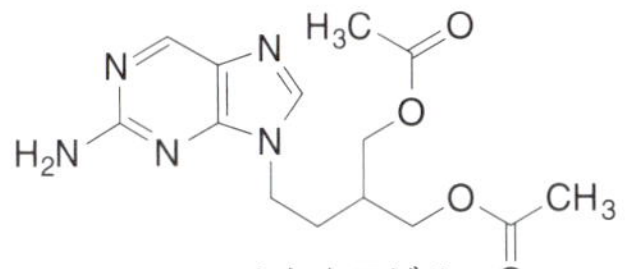

ファムシクロビル

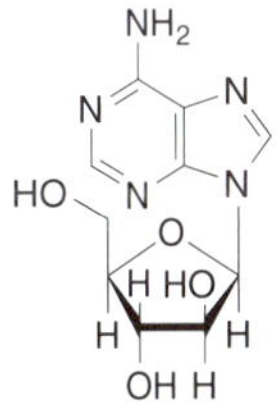

ビダラビン

バリンをエステル結合させたものが**バラシクロビル**（valaciclovir）であり，肝エステラーゼによりアシクロビルに変換されて効果を発揮するプロドラッグである．

ファムシクロビル（famciclovir）は，肝で代謝（脱アセチル化）により活性体ペンシクロビルに変換され，アシクロビルと同様，ウイルス由来チミジンキナーゼによりリン酸化を受けたのちに，ウイルス DNA ポリメラーゼの作用を阻害する．アシクロビルおよびバラシクロビルが，単純疱疹，水痘，帯状疱疹に用いられるのに対し，ファムシクロビルは帯状疱疹にのみ用いられる．

上記の薬物がグアニン誘導体であるのに対し，**ビダラビン**（vidarabine）はアデニン誘導体であり，同様にウイルス由来のチミジンキナーゼによりリン酸化され，ウイルス由来の DNA 依存 DNA ポリメラーゼを阻害する．ビダラビンは単純疱疹や帯状疱疹に用いられ，アシクロビル耐性ウイルスに対しても有効であることが多い．また，ビダラビンの外用剤は，口唇ヘルペスの再発に限り（第1類）一般用医薬品としても使用される．抗悪性腫瘍薬ペントスタチンは，ビダラビンの代謝酵素であるアデノシンデアミナーゼを阻害するため，ビダラビンの血中濃度が高まり重大な副作用を起こすおそれがあるので併用禁忌である．

8.3.3 抗サイトメガロウイルス薬

HHV のうち，HHV-5 は**サイトメガロウイルス**（**CMV**）とよばれている（表8.3②）．かつては成人の 90％以上が感染していたが，近年，感染率は低下している．通常，不顕性感染として経過し，症状を発症することはまれであるが，妊婦が感染あるいは再活性化した場合，胎児にも感染し，先天性CMV 感染症として重篤な症状を呈することがある．

抗サイトメガロウイルス薬の**ガンシクロビル**（ganciclovir）は，アシクロビ

学修事項 C-4-5
(7) 感染症の医薬品

学修事項 D-2-15
(1) ウイルス感染症，細菌感染症，真菌感染症，寄生虫病
(4) 主な治療薬

CMV : cytomegalovirus

ガンシクロビル

バルガンシクロビル

ホスカルネット

ルと同様，グアニン誘導体であるが，CMV由来のプロテインキナーゼによりリン酸化されてガンシクロビル一リン酸となり，さらに宿主細胞のプロテインキナーゼによりリン酸化され，活性型のガンシクロビル三リン酸となる．その後，アシクロビルの場合と同様に，ウイルスDNAポリメラーゼの基質であるデオキシグアノシン三リン酸の取込みを競合的に阻害し，DNA鎖の伸長停止によりウイルス複製を阻害する．

バルガンシクロビル（valganciclovir）は，ガンシクロビルにバリンをエステル結合させたプロドラッグで，エステラーゼによりガンシクロビルに変換される．バリンエステル体のため，生物学的利用率が増加しており，経口剤として用いられる．ガンシクロビル（注射剤）およびバルガンシクロビル（経口剤）は，**AIDS**患者（後述），臓器移植や悪性腫瘍におけるCMV感染症に用いられる．

ホスカルネット（foscarnet）は，キナーゼによるリン酸化などは受けず，ウイルスDNAポリメラーゼのピロリン酸結合部位に直接結合して活性を阻害する．ホスカルネット（注射剤）は，AIDSにおけるCMV網膜炎や造血幹細胞移植におけるCMV感染症に対してのみ用いられる．

8.3.4　抗インフルエンザウイルス薬

学修事項 **C-4-5**
(7) 感染症の医薬品

学修事項 **D-2-15**
(1) ウイルス感染症，細菌感染症，真菌感染症，寄生虫病
(4) 主な治療薬

インフルエンザウイルス（influenzavirus）は，エンベロープをもつ一本鎖RNAウイルスで，ウイルス粒子を構成するタンパク質の抗原性により，A〜C型に分類される．A型はおもにトリ，ブタ，ウマなどの野生生物を宿主とするが，ヒトに感染すると世界的な大流行を起こすことがある．毎年流行する亜型や株が異なり，A香港型，ソ連型，新型などが知られる．B型はヒトだけに感染し，地域に限局的な流行を繰り返すが，その毒性は低い．C型もヒトだけに感染し，ほとんどの乳幼児に感染するが，不顕性感染であることが多い．

A型インフルエンザウイルスは感染の際，ウイルス表面にあるヘマグルチニンが宿主細胞の細胞膜表面にあるシアル酸類を認識して，吸着，エンドサイトーシスにより細胞内に侵入する．エンドソーム内のpHが低下すると，ウイルス表面にある**M2タンパク質**がエンドソーム膜と融合し，膜イオンチャネルを形成して，細胞質内にウイルス核酸を脱殻する．新たなウイルス複製後，ウイルスが細胞膜に出芽し，ウイルス表面にある**ノイラミニダーゼ**（neuraminidase）によりヘマグルチニンが結合する宿主のシアル酸が分解され，細胞外に放出される．これらの過程のうち，エンドソームの膜イオンチャネルおよびウイルスの細胞外放出に関与するノイラミニダーゼが抗インフルエンザ薬の作用点となる．

抗ウイルス薬　8.3　609

（a）M2阻害薬

アマンタジンは，古くから用いられている抗ウイルス薬であり，A型インフルエンザウイルスのM2タンパク質がつくるエンドソームの膜イオンチャネルを阻害し，宿主細胞内へのウイルス核酸の脱殻を抑制する．A型インフルエンザウイルスにのみ有効であるが，アマンタジン耐性ウイルスが蔓延しており，アメリカではその使用を控えるよう勧告されている．一方，アマンタジンがドパミン遊離促進作用により抗パーキンソン病作用を示すことも見いだされ，若年軽症パーキンソニズムの治療導入およびレボドパ補助薬としても用いられる（3.7節参照）．

アマンタジン

（b）ノイラミニダーゼ阻害薬

ノイラミニダーゼ阻害薬〔**オセルタミビル**（oseltamivir），**ザナミビル**（zanamivir），**ペラミビル**（peramivir），**ラニナミビル**（laninamivir）〕はいずれもシアル酸類似体で，ノイラミニダーゼによるシアル酸分解を抑制し，ウイルスの放出を抑制することで感染の拡大を防ぐ．A型およびB型インフルエンザウイルス感染症の治療だけでなく予防にも有効であるが，症状の発症後48時間以内のみ有効性が確認されている．ノイラミニダーゼをもたないC型には無効である．

オセルタミビル

オセルタミビルはプロドラッグの経口剤で，吸収後，肝エステラーゼにより活性体へと変換される．服用後に異常行動を発現し，転落などの事故に至ったケースも報告されており，一時，10歳以上の未成年者に対する使用は控えられていたが，その後の調査で，オセルタミビル服用と異常行動とのあいだに因果関係は認められず，10代患者への処方制限は解除されている．

ザナミビル

一方，**ザナミビル**および**ラニナミビル**は吸入剤であり，専用の吸入器を用いて気道粘膜上皮細胞に直接投与する．ラニナミビルは，オクタン酸エステル体のプロドラッグであり，気管や肺のエステラーゼにより活性体へと変換される．長時間作用型で，1回吸入で作用が持続するという利便性がある．

ペラミビル

ペラミビルは点滴静注用製剤であり，経口投与が困難な患者や，吸入剤をうまく吸入できない高齢者などに適している．

（c）その他の抗インフルエンザウイルス薬

バロキサビル マルボキシル（baloxavir marboxil）はA型およびB型インフルエンザウイルスのキャップ依存性エンドヌクレアーゼ活性を選択的に阻害し，ウイルスRNAの合成を阻害することで増殖を抑制する．1回の経口投与だけで効果が期待でき，複数回（1日2回5日間）の経口投与あるいは吸入投与が必要なノイラミニダーゼ阻害薬と比べて利便性が高く，また作用機序が異なるため，ノイラミニダーゼ阻害薬に耐性を示すインフルエンザウイルス株にも有効性が期待できる．ただし本剤への耐性インフルエンザウイルス株が高率に発生したため，ノイラミニダーゼ阻害薬との併用が推奨される．

ラニナミビル

バロキサビル マルボキシル

COLUMN　期待の抗ウイルス薬：ファビピラビル

　2014年，インフルエンザウイルスのRNAポリメラーゼを阻害し，宿主細胞内でのウイルス複製を阻害する新しいタイプの抗インフルエンザウイルス薬**ファビピラビル**(favipiravir，アビガン®錠)が承認された．

　これまでの抗インフルエンザウイルス薬にない作用機序をもつが，動物実験で催奇形性が確認されており，ノイラミニダーゼ阻害剤などのほかの抗インフルエンザ薬が無効または効果不十分な新型あるいは再興型インフルエンザウイルス感染症が発生し，本薬の使用が必要と国が判断した場合にのみ患者への投与が検討される．新型あるいは再興型インフルエンザウイルスによるパンデミックに備え，世界に先駆けて本邦で承認となったものである．

　インフルエンザウイルスと同様，エボラウイルスも一本鎖RNAウイルスであるため，エボラ出血熱の治療薬としても期待されている．一方，新型コロナウイルス(SARS-CoV-2)への有効性も期待され，迅速承認に向けた申請も行われたが，得られたデータから有効性を明確に判断することは困難として，承認は見送られている．

ファビピラビル

8.3.5　抗肝炎ウイルス薬

学修事項 **C-4-5**
(7) 感染症の医薬品

学修事項 **D-2-15**
(4) 主な治療薬

HAV：hepatitis A virus
HBV：hepatitis B virus
HCV：hepatitis C virus

ラミブジン

エンテカビル

　ウイルス性肝炎を引き起こす**肝炎ウイルス**(hepatitis virus)にはA〜E型まであるが，国内ではおもにA型(**HAV**)，B型(**HBV**)およびC型(**HCV**)肝炎ウイルスが認められる．HAVはRNAウイルスであり，不衛生環境で汚染された水や魚介類の生食により経口感染する．感染力が強く集団感染し，急性肝炎を発症することが多いが，劇症化はまれで，慢性化はみられない．小児では不顕性感染や軽症のことが多い．特異的な治療法はなく，対症療法が中心となる．

(a) 抗HBV薬

　HBV感染は，HBVキャリア(持続感染者)からの母子感染，血液感染あるいは性感染が原因となる．潜伏期間は約3か月，一過性感染のうち約20〜30%が急性肝炎に，そのうち，1〜2%が劇症肝炎となる．また，急性肝炎から約10%がHBVキャリアとなり，慢性肝炎，肝硬変あるいは肝臓癌へと進展することがある．HBVはDNAウイルスであり，不完全二本鎖環状DNAをもつが，肝細胞内に侵入，細胞質内で脱殻し，核内へ移行後に完全二本鎖環状DNAへと修復され，これを鋳型として産生されたプレゲノムRNAからの逆転写によりウイルスDNAを合成する．

　抗HBV薬として，逆転写酵素阻害作用をもつ核酸アナログ製剤〔**ラミブジン**(lamivudine)，**エンテカビル**(entecavir)，**テノホビル ジソプロキシル**(tenofovir disoproxil)〕が用いられる．**ラミブジン**は，細胞内でラミブジン

テノホビル ジソプロキシル　　テノホビル アラフェナミド

5′-三リン酸へとリン酸化され，HBV ウイルスの逆転写酵素阻害作用を示
すとともに，ウイルス DNA 鎖に取り込まれると DNA 伸長停止作用を示し，
HBV の増殖を抑制する．ラミブジンはほかの抗 HIV 薬との併用で HIV 治
療に用いられることもある．

　エンテカビルも，細胞内でリン酸化されたあと，ラミブジンと同様に逆転
写酵素阻害作用および DNA 伸長停止作用を示す．エンテカビルは，ラミブ
ジン耐性 HBV にも効果がある．ラミブジンおよびエンテカビル耐性ウイル
スに対しては，ラミブジンとアデホビル ピボキシルの併用療法が推奨され
ている．

　テノホビル ジソプロキシルおよび**テノホビル アラフェナミド**（tenofovir
alafenamide）はともにプロドラッグであり，加水分解により活性体のテノホ
ビルに変換され，同様に逆転写酵素阻害作用および DNA 伸長停止作用を示
す．抗 HIV 薬としても用いられる．

（b）抗 HCV 薬

　HCV はおもに血液を介して感染する．かつては医原性（輸血，血液製剤な
ど）や覚醒剤の注射回し打ちなどによる感染が多く，血液製剤による薬害肝
炎にまで発展したこともあったが，最近は，新規感染者はほとんどみられな
い．一過性感染のうち 30％は治癒するが，劇症化することもあり，また 60
〜 70％は持続感染（キャリア化）となり，感染後 20 〜 30 年かけて肝硬変や
肝癌に進展する可能性がある．HCV は RNA ウイルスであり，その遺伝子
の違いによりジェノタイプ 1a，1b，2a および 2b に分類され，抗ウイルス
治療の選択や治療効果予測の指標となる．

　リバビリン（ribavirin）は，グアノシン類似物質で，細胞内でリバビリン三
リン酸へとリン酸化され，HCV 由来 RNA 依存 RNA ポリメラーゼによるグ
アノシン 5′-三リン酸の RNA への取込みを阻害し，ウイルス増殖を抑制す
ると考えられている．リバビリン単独では効果はないが，インターフェロン
製剤などとの併用により大きな治療効果が得られる．催奇形性があるため妊
婦には禁忌である．

リバビリン

　最近，HCV の増殖を直接抑制する直接作用型経口抗ウイルス薬が開発さ
れ，C 型慢性肝炎の治療に劇的な変化をもたらしている．HCV のゲノムには，
ウイルス粒子を構成する構造タンパク質（コアタンパク質やスパイクタンパ

8章 化学療法の薬理

テラプレビル

エルバスビル

ダクラタスビル

バニプレビル

シメプレビル

アスナプレビル

グラゾプレビル

ソホスブビル

ク質)とウイルスには取り込まれない非構造タンパク質(NS3, NS4A/B, NS5A/B)が含まれている。これら非構造タンパク質は、ウイルスゲノム複製に機能する複合体の成分であり、ウイルス粒子の組み立てにも関与している。

これら非構造タンパク質のうち、NS3/4A はセリンプロテアーゼであり、**テラプレビル**(telaprevir)、**シメプレビル**(simeprevir)、**バニプレビル**(vaniprevir)、および**アスナプレビル**(asunaprevir)は、いずれもこの NS3/4A プロテアーゼを選択的に阻害することにより、HCV 増殖を抑制する。また、HCV 多機能タンパク質 NS5A 複製複合体に結合し、NS5A の二量体化を選択的に阻害する**ダクラタスビル**(daclatasvir)は、アスナプレビルとの併用でジェノタイプ 1 型 C 型慢性肝炎 / 代償性肝硬変に適応される。同様に NS5A 阻害薬の**エルバスビル**(elbasvir)は NS3/4A 阻害薬の**グラゾプレビル**(grazoprevir)と併用される。HCV の RNA 複製にかかわる NS5B ポリメラーゼを阻害する**ソホスブビル**(sofosbuvir)は、肝細胞内でリン酸化により活性体に変換されるプロドラッグで、RNA 伸長停止作用を示す。

Advanced C型肝炎ウイルス治療の進歩

　1990年代から，インターフェロン(interferon；IFN)製剤を使ったHCV排除による治療が可能となり，さらに，改良型のIFN製剤〔PEG(polyethylene glycol)-IFN〕の導入，抗ウイルス薬(リバビリン)との併用療法の開発などにより，2010年ごろまでにHCV治療は着実に進歩してきたものの，著効例は約50％程度とまだまだ低いものであった．

　2011年，初の直接作用型経口抗ウイルス薬であるNS3/4Aプロテアーゼ阻害薬テラプレビルが承認，その後も第2世代のNS3/4Aプロテアーゼ阻害薬(シメプレビル，バニプレビル)が次つぎと開発され，PEG-IFNおよびリバビリンとの3剤併用療法により治癒率は80％台まで向上した．

　さらに，2014年にはNS5A阻害薬ダクラタスビル，2015年にはNS5B阻害薬ソホスブビルが承認された．ソホスブビルのジェノタイプ2型への著効率は96％と高率であり，リバビリンとの併用により，ジェノタイプ2型C型慢性肝炎/代償性肝硬変に対する高い有効性と良好な忍容性が示されている．また，NS3プロテアーゼ阻害薬レジパスビル(ledipasvir)とソホスブビルの合剤は，ジェノタイプ1型への著効率95％〜99％とされている．

　ほかにも，次つぎと直接作用型経口抗ウイルス薬が開発されており，いまやC型慢性肝炎は経口剤によるインターフェロンフリー療法で完治できる時代となっている．

8.3.6 抗ヒト免疫不全ウイルス薬

　ヒト免疫不全ウイルス(HIV)の感染により生じる後天性免疫不全症候群(AIDS)は，無症候期(数年〜10年)を経て，高度の全身性免疫不全により日和見感染症や日和見腫瘍を発症する．HIV感染者はおよそ3,690万人，年間の新規感染者180万人，死亡者94万人と報告されている．

　HIVはエンベロープをもつ(＋)鎖の一本鎖RNAウイルスである．HIVには二つの型が存在するが，世界で流行しているのは，より病原性や感染性の高いHIV-1であり，病原性や感染率が低いHIV-2は西アフリカに限局している．いずれも，CD4陽性Tリンパ球とマクロファージ系の細胞に感染し，標的細胞を破壊するため，後天性免疫不全状態に陥る．

　現在，国内で用いられている抗HIV薬は，核酸系逆転写酵素阻害薬，非核酸系逆転写酵素阻害薬，プロテアーゼ阻害薬，インテグラーゼ阻害薬および侵入阻害薬の5種類に分類され，これらを3〜4剤を組み合わせる併用療法が標準治療となっている．

(a) 核酸系逆転写酵素阻害薬

　核酸系逆転写酵素阻害薬として**ジドブジン**(zidovudine，アジドチミジン，azidothymidine；AZT)，**アバカビル**(abacavir)，**エムトリシタビン**

学修事項 C-4-5
(7) 感染症の医薬品

学修事項 D-2-15
(4) 主な治療薬

HIV：human immunodeficiency virus
AIDS：acquired immune deficiency syndrome

ジドブジン   アバカビル   エムトリシタビン

(emtricitabine), **ラミブジン**, テノホビル ジソプロキシル, あるいはこれら
の配合剤がある. これらはいずれも核酸アナログ製剤で, 細胞内でリン酸化
された三リン酸化体が, HIV の逆転写酵素を阻害するとともに, ウイルス
DNA 内に取り込まれて DNA 鎖の伸長を停止し, 抗 HIV 作用を示す.

（b）非核酸系逆転写酵素阻害薬

非核酸系逆転写酵素阻害薬の**リルピビリン**(rilpivirine)や**ドラビリン**
(doravirine)は, 核酸の基本骨格をもたないため細胞内でリン酸化を受けず,
直接 HIV-1 逆転写酵素に結合して, アロステリックに酵素活性を阻害する.
これら非核酸系逆転写酵素阻害薬は, 核酸系逆転写酵素阻害薬と併用で用い
る.

リルピビリン   ドラビリン

（c）プロテアーゼ阻害薬

ウイルス粒子の成熟過程において, HIV の構造タンパク質(Gag-Pol など)
は, まず HIV 前駆体ポリタンパク質として産生され, HIV 由来プロテアー
ゼによって特定の部位で切断されてはじめて機能を発揮し, ウイルスの成熟
に寄与する.

プロテアーゼ阻害薬である**リトナビル**(ritonavir), **アタザナビル**
(atazanavir), **ロピナビル**(lopinavir), **ダルナビル**(darunavir)は, プロテアー
ゼの酵素活性部位に結合してその活性を競合的に阻害し, HIV 前駆体ポリ
タンパク質の切断を阻害することで, 感染性をもつ HIV の産生を抑制する.
リトナビルは HIV-1 および HIV-2 由来プロテアーゼを, アタザナビル, ロ
ピナビル, ダルナビルは HIV-1 由来プロテアーゼを選択的に阻害し, ヒト
のプロテアーゼに対してはほとんど阻害作用を示さない.

リトナビル

アタザナビル

ロピナビル

ダルナビル

（d）インテグラーゼ阻害薬

HIV インテグラーゼ（HIV integrase）は，ヒト免疫細胞の染色体への HIV ゲノム組込みに関与する酵素であり，HIV 遺伝子断端を活性化処理する 3′ プロセッシング活性と組み込み反応の活性の，少なくとも二つの酵素活性をもっている．インテグラーゼ阻害薬である**ラルテグラビル**（raltegravir），**ドルテグラビル**（dolutegravir），**エルビテグラビル**（elvitegravir）は，HIV インテグラーゼの触媒活性を阻害し，HIV ウイルスの感染を阻止する．核酸系逆転写酵素阻害薬と併用で用いる．エルビテグラビルは，ほかの抗 HIV 薬との配合剤のみがある．

ラルテグラビル

ドルテグラビル

エルビテグラビル

（e）侵入阻害薬

HIV のエンベロープには，糖タンパク質 gp120 と gp41 からなるスパイクが外側に突きだしている．HIV-1 が感染する際，まず gp120 が CD4 陽性細胞膜上にある CD4 と複合体を形成し，**ヒト CC ケモカイン受容体 5**（CCR5）あるいは CXC ケモカイン受容体 4（CXCR4）に選択的に結合し，HIV-1 エンベロープ糖タンパク質 gp41 の反応を引き起こす．その結果，HIV-1 エンベ

ロープと CD4 陽性細胞の細胞膜が融合し，HIV-1 のコアが CD4 陽性細胞に侵入する．

CCR5 阻害薬 **マラビロク**（maraviroc）は CCR5 に選択的に結合して，gp120-CD4 複合体と CCR5 の結合を阻害し，CCR5 指向性 HIV-1 の細胞内への侵入を阻害する．ただし，CXCR4 指向性および CCR5/CXCR4 二重指向性 HIV-1 の細胞内への侵入は阻害できないので，患者のウイルス指向性を検査したうえで使用する必要がある．

マラビロク

8.3.7 新型コロナウイルス感染症（COVID-19）治療薬

コロナウイルスは、ニドウイルス目コロナウイルス科に属するウイルスであり，粒子表面に特徴的な約 20 nm の王冠（コロナ）様突起をもつことから命名された．ゲノム本体が mRNA として働く一本鎖 RNA プラス鎖（mRNA と同様に遺伝子が 5′ → 3′ 方向に読み取れる）のエンベロープをもつ RNA ウイルスであり，自らの RNA 依存性 RNA ポリメラーゼで複製する．従来，ヒトに重症の疾患を引き起こすウイルスではなかったが，2002 ～ 2004 年に中国で流行した SARS コロナウイルス（severe acute respiratory syndrome-related coronavirus；SARS-CoV），さらに 2019 年末から世界的なアウトブレイクを引き起こした新型コロナウイルス（SARS-CoV-2）による感染症が全世界を震撼させた．

新型コロナウイルス感染症に対する治療薬は，ウイルスの **RNA 依存性 RNA ポリメラーゼ**（RNA-dependent RNA polymerase）を阻害する薬剤，SARS-CoV-2 の増殖に必須のメインプロテアーゼとして知られる **3CL プロテアーゼ**（3CL protease）を阻害する薬剤，SARS-CoV-2 の**スパイクタンパク質**（**S タンパク質**，spike protein）を標的とする抗体薬の 3 種類に大別される．

RNA ポリメラーゼ阻害薬として，エボラウイルス感染症の治療薬として開発されてきた**レムデシビル**（remdesivir），あるいは**モルヌピラビル**（molnupiravir）があり，どちらもプロドラッグである．生体内で代謝されて生じる活性代謝物レムデシビル三リン酸あるいは *N*-ヒドロキシシチジン三リン酸が，ウイルス由来 RNA 依存性 RNA ポリメラーゼによりおもにアデノシン三リン酸（ATP）あるいはシチジン三リン酸（CTP）の代替基質としてウイルス RNA に取り込まれる．その結果，ウイルス RNA の配列に変異を導入し，ウイルスの増殖を阻害する．いずれも経口剤で，重症化リスク因子のある軽症〜中等症の患者に用いられる．

ニルマトレルビル（nirmatrelvir）や**エンシトレルビル**（ensitrelvir）は 3CL プロテアーゼを阻害し，ポリタンパク質の切断を阻害することでウイルス複製を抑制する．**リトナビル**（ritonavir）は SARS-CoV-2 に対する抗ウイルス

COLUMN　新型コロナウイルス

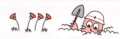

　コロナウイルスは，ニドウイルス目コロナウイルス科に属するウイルスであり，粒子表面に特徴的な約 20 nm の王冠(コロナ)様突起をもつことから命名された．ゲノム本体が mRNA として働く一本鎖 RNA プラス鎖(mRNA と同様に遺伝子が 5'→3' 方向に読み取れる)のエンベロープをもつ RNA ウイルスであり，自らの RNA 依存性 RNA ポリメラーゼで複製する．従来，ヒトに重症の疾患を引き起こすウイルスではなかったため，研究はそれほど進んでこなかったが，2002〜2004 年に中国で流行した SARS コロナウイルス(SARS-CoV)や，2019 年末から世界的なアウトブレイクを引き起こした新型コロナウイルス(SARS-CoV-2)が発生し，世界を震撼させた．

活性は示さないが，CYP3A による代謝を阻害し，ニルマトレルビルと併用することで抗ウイルス活性を示す濃度に維持する目的で使用される．ただし，CYP3A で代謝される薬物の血中濃度が上昇する可能性があるため，併用禁忌となる薬剤が多い．エンシトレルビルは重症化リスク因子のない軽症〜中等症の患者に用いられる．

　抗 SARS-CoV-2 モノクローナル抗体である**カシリビマブ**(casirivimab)/**イムデビマブ**(imdevimab)，**ソトロビマブ**(sotrovimab)，**チキサゲビマブ**(tixagevimab)/**シルガビマブ**(cilgavimab)はいずれも SARS-CoV-2 のスパイクタンパク質の受容体結合部位に非競合的に結合することで，スパイクタンパク質と細胞の表面に存在する受容体タンパク質(ACE2 受容体)の結合を阻害し，宿主細胞への侵入を阻害してウイルスの増殖を抑制する．

8章 化学療法の薬理

8.4 細胞傷害性抗悪性腫瘍薬および抗腫瘍ホルモン関連薬

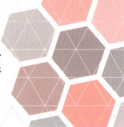

❖ **本節の目標** ❖

- 悪性腫瘍の定義や疫学，悪性腫瘍の薬物治療の位置づけを学ぶ．
- 細胞周期と抗悪性腫瘍薬の関係について学ぶ．
- 代表的な細胞傷害性抗悪性腫瘍薬および抗腫瘍ホルモン関連薬をあげ，その化学構造について学ぶ．
- 代表的なアルキル化薬，代謝拮抗薬，抗腫瘍抗生物質，微小管阻害薬，トポイソメラーゼ阻害薬，白金製剤，および抗腫瘍ホルモン関連薬の薬理（薬理作用，機序，おもな副作用）を学ぶ．
- 抗悪性腫瘍薬のおもな副作用を学ぶ．

8.4.1 悪性腫瘍とその治療

学修事項 D-2-16
(1)「血液・造血器・リンパ系」「神経系」「呼吸器系」「消化器系」「腎・尿路系」「生殖機能」「乳房」「内分泌・栄養・代謝系」「頭頸部」における悪性腫瘍（がん）

　1981年以降，日本人の死因の第1位は一貫して悪性新生物（悪性腫瘍，がん）であり，2021年時点で年間の悪性腫瘍による死亡者は約38万人，全死亡者の約27％を占めており，3.6人に1人は悪性腫瘍で死亡している．腫瘍には，良性腫瘍と悪性腫瘍があり，前者は一般に細胞分裂・増殖が緩やかで，組織破壊や転移を起こすことはなく，身体への影響も軽微である．一方，悪性腫瘍は，細胞分裂・増殖が速く，組織破壊が顕著で，しばしば遠隔転移を引き起こし，身体に重大な影響を及ぼす．悪性腫瘍は病理学的に上皮性悪性腫瘍（扁平上皮癌，腺癌，移行上皮癌など）と非上皮性悪性腫瘍（筋肉や結合組織などに由来する肉腫や脳腫瘍のほか，悪性リンパ腫，白血病などの血液がんも含む）に分類される（表8.4①）．上皮性悪性腫瘍は固形癌の多くを占め，その総称として漢字で「癌」と表記される．一方，平仮名で「がん」と表記した場合には，一般に，上皮性・非上皮性を含む悪性腫瘍の総称として用いられる．

　悪性腫瘍の治療には，手術療法，放射線療法およびがん化学療法があるが，多くの場合，これらの療法が併用される．近年のがん化学療法の進歩，分子標的薬の導入，支持療法の充実などにより，がんの治療成績は着実に進歩しており，白血病，非ホジキンリンパ腫などがん化学療法により治癒が期待できる悪性腫瘍もでてきた．しかし，多くの場合，がん細胞の増殖や転移を抑

細胞傷害性抗悪性腫瘍薬および抗腫瘍ホルモン関連薬　8.4　619

表 8.4 ① 悪性腫瘍の分類

悪性腫瘍の種類			発生部位・細胞
上皮性悪性腫瘍	固形癌	扁平上皮癌	皮膚，食道，咽頭，肺，子宮頸部など
		腺癌	肺，乳房，大腸，胃，肝臓，膵臓，胆嚢，甲状腺，卵巣，子宮体部，前立腺など
		移行上皮癌	膀胱，尿路上皮など
非上皮性悪性腫瘍	固形がん	肉腫	骨，軟骨，線維，平滑筋，横紋筋，脂肪，血管など
		脳腫瘍	脳組織(神経膠腫，上衣腫，中枢神経系悪性リンパ腫など)
	血液がん	白血病	骨髄(骨髄細胞，リンパ球)
		悪性リンパ腫	リンパ球(ホジキンリンパ腫，非ホジキンリンパ腫)
		多発性骨髄腫	骨髄(形質細胞)

制することにより，臨床的に意義のある延命，がんに伴う症状の緩和，術後の再発予防ががん薬物療法の目標となる．

8.4.2 抗悪性腫瘍薬の概要

　抗悪性腫瘍薬は，細胞分裂が盛んながん細胞に比較的選択的に傷害を与える**細胞傷害性抗悪性腫瘍薬**(アルキル化薬，代謝拮抗薬，抗腫瘍抗生物質，微小管阻害薬，トポイソメラーゼ阻害薬，白金製剤)，性ホルモンに依存して増殖するがん細胞に対する**抗腫瘍ホルモン関連薬**，およびがん細胞特異的に発現する分子を標的とする**分子標的薬**(8.5 節参照)に大きく分類される(表 8.4 ②)．

　細胞傷害性抗悪性腫瘍薬は，核酸，DNA，RNA やタンパク質の合成を阻害し，細胞分裂を抑制することで抗腫瘍作用を示す薬物である．正常細胞と同様，がん細胞も細胞周期に従って分裂する．DNA 合成前期(G_1 期)から DNA 合成期(S 期)へ移行し，大量の DNA ポリメラーゼおよび核酸合成酵素を用いて DNA を複製し，細胞分裂の準備がなされる．その後，DNA を合成しない DNA 合成後期(G_2 期)を経て，形態変化を伴う細胞分裂期(M 期)に入り，有糸分裂して 2 個の娘細胞へと分裂する．細胞分裂を繰り返さない細胞は G_1 期から休止期(G_0 期)に入り，細胞分裂は休止する(図 8.4 ①)．細胞ががん化すると，この G_0 期に入る，あるいは留まる能力が障害され，際限なく分裂・増殖を繰り返し，腫瘍を形成する．

　細胞傷害性抗悪性腫瘍薬は，一定の細胞周期に特異的に作用する**細胞周期特異的抗悪性腫瘍薬**と，細胞周期に関連なく細胞毒性を示す**細胞周期非特異**

学修事項 D-2-16
(3) 主な治療薬

表 8.4 ②　細胞傷害性抗悪性腫瘍薬および抗腫瘍ホルモン関連薬の分類

分　類			薬物名
細胞傷害性抗悪性腫瘍薬	アルキル化薬	ナイトロジェンマスタード系	シクロホスファミド，イホスファミド，ブスルファン，メルファラン，ベンダムスチン
		ニトロソ尿素系	ニムスチン，ラニムスチン
		トリアゼン系	ダカルバジン，テモゾロミド
	代謝拮抗薬	葉酸代謝拮抗薬	メトトレキサート，ペメトレキセド，プララトレキサート
		ピリミジン系代謝拮抗薬	フッ化ピリミジン類：5-フルオロウラシル(5-FU)，テガフール，ドキシフルリジン，カペシタビン シトシンアラビノシド類：シタラビン，エノシタビン，ゲムシタビン，アザシチジン
		プリン系代謝拮抗薬	メルカプトプリン，ペントスタチン，フルダラビン，クラドリビン，クロファラビン，ネララビン
	抗腫瘍抗生物質	アントラサイクリン系抗生物質	ドキソルビシン，ダウノルビシン，エピルビシン，ピラルビシン，アクラルビシン，アムルビシン，イダルビシン，ミトキサントロン
		そのほかの抗腫瘍抗生物質	ブレオマイシン，マイトマイシンC，アクチノマイシンD
	微小管阻害薬	ビンカアルカロイド系	ビンクリスチン，ビンブラスチン，ビンデシン，ビノレルビン
		ハリコンドリンB類縁体	エリブリン
		タキサン系	パクリタキセル，ドセタキセル，ナブパクリタキセル
	トポイソメラーゼ阻害薬	トポイソメラーゼⅠ阻害薬	イリノテカン，ノギテカン
		トポイソメラーゼⅡ阻害薬	エトポシド，アントラサイクリン系抗生物質
	白金製剤		シスプラチン，カルボプラチン，ネダプラチン，オキサリプラチン
抗腫瘍ホルモン関連薬	抗エストロゲン薬	エストロゲン受容体遮断薬	タモキシフェン，トレミフェン，フルベストラント
		アロマターゼ阻害薬	非ステロイド性：アナストロゾール，レトロゾール ステロイド性：エキセメスタン
		プロゲステロン薬	メドロキシプロゲステロン酢酸エステル
	抗アンドロゲン薬	アンドロゲン受容体遮断薬	フルタミド，ビカルタミド，エンザルタミド
		エストロゲン薬	エチニルエストラジオール，エストラムスチン
	LH-RH誘導体		リュープロレリン，ゴセレリン，デガレリクス

的抗悪性腫瘍薬に分類される．がん細胞の周期はさまざまな状態で混在しているため，細胞周期特異的抗悪性腫瘍薬は単回投与での有効性は低く，すべてのがん細胞が作用しうる周期に到達するまで反復投与することで有効性が高まる時間依存性を示す．

　細胞周期特異的抗悪性腫瘍薬に分類されるものには，核酸代謝を拮抗しDNA合成を抑制する**代謝拮抗薬**(S期)，DNA鎖らせん構造のねじれをほぐす過程を阻害しDNA合成を抑制する**トポイソメラーゼ阻害薬**(S期)，有糸分裂における紡錘糸形成を阻害する**微小管阻害薬**(G_2期およびM期)，DNA

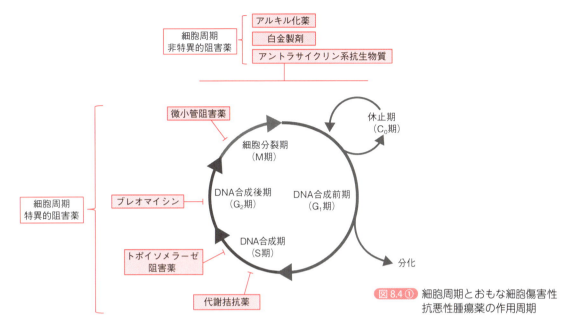

図 8.4 ① 細胞周期とおもな細胞傷害性抗悪性腫瘍薬の作用周期

鎖を酸化的に切断し DNA の機能を妨げる**ブレオマイシン**（G_2 期）などがある．

一方，DNA や RNA と架橋を形成したり，合成酵素を阻害して複製や転写を妨げる**アルキル化薬**，**白金製剤**，および一部の**抗腫瘍抗生物質**は，細胞周期非特異的抗悪性腫瘍薬に分類され（図 8.4 ①，図 8.4 ②），細胞周期によらず，濃度依存的に効果を示す．

8.4.3 アルキル化薬

アルキル化薬は，分子中に反応性の高いアルキル化導入構造をもち，DNA 鎖中のグアニンあるいはアデニンをアルキル化することで，DNA 鎖の切断や架橋形成が起こり，DNA 合成を阻害する．その作用は細胞周期非特異的かつ濃度依存的であり，用量に応じた抗腫瘍効果が期待できるが，休止期（G_0 期）にも作用するため，増殖の盛んな正常細胞への作用も強く，骨髄抑制，消化管症状，脱毛などの副作用を高頻度に起こす．また，DNA に直接作用するため変異を引き起こしやすく，二次発がんに至る可能性がある．アルキル化薬は，化学構造上，**ナイトロジェンマスタード系**，**ニトロソ尿素系**，**トリアゼン系**に分類される．

（a）ナイトロジェンマスタード系アルキル化薬

毒ガス（マスタードガス）から開発されたナイトロジェンマスタードが，抗腫瘍作用をもつことが偶然発見され，最初の抗悪性腫瘍薬として用いられ，アルキル化による抗腫瘍作用解明にも貢献してきた．ナイトロジェンマスタード自体は毒性が強く，現在は臨床使用されていないが，数種のナイトロ

学修事項 C-4-5
（1）抗悪性腫瘍薬

学修事項 D-2-16
（3）主な治療薬

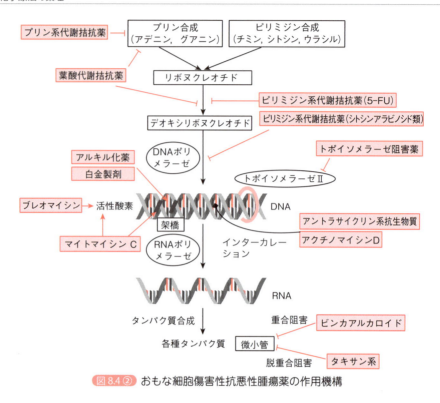

図 8.4 ② おもな細胞傷害性抗悪性腫瘍薬の作用機構

ジェンマスタード系アルキル化薬が用いられている．**シクロホスファミド** (cyclophosphamide) は，肝代謝酵素 CYP2B6 で代謝されて活性体のノルナイトロジェンマスタードやホスホラミドマスタードへと変換されるプロドラッグである．アルキル基をグアニンに転移することで DNA を架橋し，細胞増殖抑制のみならず細胞傷害性を示す．多発性骨髄腫，悪性リンパ腫，肺癌，乳癌，白血病など広範ながん種で標準薬として使用される．また，B 細胞にも比較的選択的に作用し，その分化を抑制するため，免疫抑制薬としてリウマチ性疾患にも用いられる．

類似薬の**イホスファミド** (ifosfamide) は，CYP3A4 により代謝されて活性体に変換される．シクロホスファミドおよびイホスファミドは代謝の際，副産物としてアクロレインを産生し，出血性膀胱炎の原因となる．出血性膀胱炎の予防のため，尿中でアクロレインと結合し無傷害性の付加体を形成する**メスナ**〔2-メルカプトエタンスルホン酸 (MESNA)〕が併用される．**ブスルファン** (busulfan) は，スルホン酸エステルであり，スルホニルオキシ基 (RSO_3^-) が脱離して生じるアルキルカチオンが DNA およびタンパク質の SH 基と結合しアルキル化する．慢性骨髄性白血病に用いられる．**メルファラン** (melphalan) は，DNA 鎖あるいは DNA-タンパク質間の架橋形成により抗腫瘍作用や骨髄抑制作用を示し，白血病，悪性リンパ腫などの造血幹細

細胞傷害性抗悪性腫瘍薬および抗腫瘍ホルモン関連薬　8.4　623

胞移植時の前処置に用いられる．**ベンダムスチン**（bendamustine）は，アルキル化薬として作用する化学構造と代謝拮抗薬として作用するプリンアナログ様化学構造を併せもつ．アルキル化薬作用によるDNA架橋に加え，アポトーシスの誘導など複数の機序を介して細胞傷害作用を示す．

（b）ニトロソ尿素系アルキル化薬

ニトロソ尿素系アルキル化薬**ニムスチン**（nimustine）および**ラニムスチン**（ranimustine）は，DNAをアルキル化し，さらに反応性の高いイソシアン酸エステル（R−N＝C＝O）を生じてDNAを架橋する．とくにニムスチンは血液脳関門（BBB）の透過性が良好で，脳腫瘍に汎用されたが，最近では標準薬から外れている．

（c）トリアゼン系アルキル化薬

ダカルバジン（dacarbazine）は，トリアゼン構造を含み，肝臓で脱メチル化された後，ジアゾメタンを介してDNAアルキル化作用を示す．**テモゾロミド**（temozolomide）はダカルバジンの誘導体であり，生体内で速やかに分解し，活性体となるプロドラッグである．DNAのグアニンをメチル化することによりDNA損傷を引き起こし，抗腫瘍作用を示す．悪性神経膠腫に対する標準薬となる．

ベンダムスチン　　ニムスチン　　ラニムスチン　　ダカルバジン　　テモゾロミド

8.4.4　代謝拮抗薬

　代謝拮抗薬は，核酸の生合成に利用されるプリン塩基（アデニン，グアニン）やピリミジン塩基（シトシン，チミン，ウラシル）やその合成酵素の葉酸などの構造類似物質で，核酸生合成経路に組み込まれることで，DNAやRNA合成を阻害して細胞傷害作用を示す．おもにDNA合成期（S期）に作用するため，長期間の投与が必要となる時間依存性の細胞周期特異的抗悪性腫瘍薬である．代謝拮抗薬は，**葉酸代謝拮抗薬**，**ピリミジン系代謝拮抗薬**，および**プリン系代謝拮抗薬**に分類される．

（a）葉酸代謝拮抗薬

　葉酸は，ジヒドロ葉酸から**ジヒドロ葉酸還元酵素**により活性型のテトラヒドロ葉酸へと還元され，これが補酵素となりチミジル酸を合成する．**メトトレキサート**（methotrexate）は，ジヒドロ葉酸還元酵素を不可逆的に阻害して，テトラヒドロ葉酸を枯渇させ，その結果，チミジル酸およびプリン合成

学修事項 C-4-5
（1）抗悪性腫瘍薬

学修事項 D-2-16
（3）主な治療薬

**メトトレキサート・
ホリナート救援療法**
ホリナートカルシウムは，メトトレキサート（別名：ロイコボリンカルシウム）の毒性を軽減する目的で開発された活性葉酸誘導体である．ホリナートは，メトトレキサートが作用するジヒドロ葉酸還元酵素とは関係なく細胞の葉酸プールに取り込まれ，活性型葉酸となり核酸合成を再開させる．

メトトレキサート　　ペメトレキセド　　プララトレキサート

を阻害して，細胞傷害作用を示す(図8.4③)．単独で白血病や絨毛性疾患などに用いられるほか，フルオロウラシルとの交代療法で胃癌にも用いられる．また，免疫抑制作用ももっており，少量で抗リウマチ薬としても用いられる(4.5節参照)．

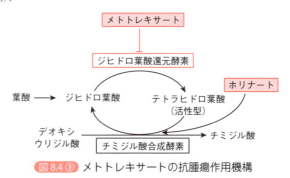

図8.4③ メトトレキサートの抗腫瘍作用機構

ペメトレキセド(pemetrexed)は，細胞内に取り込まれた後にポリグルタミン酸化を受け，ジヒドロ葉酸還元酵素に加え，チミジル酸合成酵素やグリシンリボヌクレオチド・ホルミル基転移酵素など複数の葉酸代謝酵素を同時に阻害し，DNA合成を阻害して細胞傷害作用を示す．悪性胸膜中皮腫や非小細胞肺癌に用いられる．

メトトレキサートの構造類似体である**プララトレキサート**(pralatrexate)も，作用機序は同じであるが，末梢性T細胞リンパ腫にのみ用いられる．

(b) ピリミジン系代謝拮抗薬

フッ化ピリミジン類として，ウラシルの5位の水素がフッ素に置換された**5-フルオロウラシル**(5-fluorouracil；5-FU)およびその類縁体がある．5-FUは，細胞内に取り込まれると，いくつかの酵素および経路により代謝され，活性体であるフルオロデオキシウリジン一リン酸(FdUMP)に変換されると，DNA合成の律速酵素であるチミジル酸合成酵素およびテトラヒドロ葉酸と共有結合による三者複合体を形成して，DNA合成を不可逆的に阻害する．また，5-FUがフルオロウリジン三リン酸(FUTP)に代謝，リン酸化されると，UTPと拮抗してRNAに取り込まれることで，RNAの合成も阻害する(図8.4④)．5-FUは単独あるいは併用で，消化器癌，乳癌，子宮頸癌など広く固形癌の治療に用いられる．

5-FUは時間依存的に抗腫瘍作用を発揮するが半減期が短いため，血中お

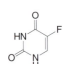

5-フルオロウラシル(5-FU)

FdUMP：
　fluorodeoxyuridine-5'-
　monophosphate

FUTP：fluorouridine
　　　triphosphate

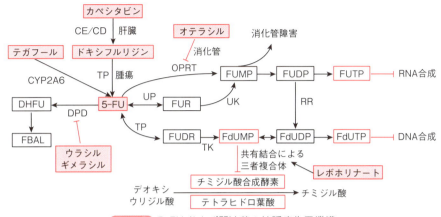

図 8.4 ④ 5-FU および関連薬の抗腫瘍作用機構

CD：シチジンデアミナーゼ，CE：カルボキシエステラーゼ，DHFU：ジヒドロフルオロウラシル，DPD：ジヒドロピリミジン脱水素酵素，FBAL：α-フルオロ-β-アラニン，FdUDP：フルオロデオキシウリジン二リン酸，FdUMP：フルオロデオキシウリジン一リン酸，FdUTP：フルオロデオキシウリジン三リン酸，5-FU：5-フルオロウラシル，FUR：フルオロウリジン，FUDP：フルオロウリジン二リン酸，FUDR：フルオロデオキシウリジン，FUMP：フルオロウリジン一リン酸，FUTP：フルオロウリジン三リン酸，OPRT：オロチン酸ホスホリボシルトランスフェラーゼ，RR：リボヌクレオチドレダクターゼ，TK：チミジンキナーゼ，TP：チミジンホスホリラーゼ，UK：ウリジンキナーゼ，UP：ウリジンホスホリラーゼ．

および腫瘍内濃度を長時間維持できるプロドラッグが複数開発されている．**テガフール**(tegafur)は，CYP2A6により代謝されて5-FUへと変換されるため，より長い半減期を示す．テガフールが単独で用いられることはほとんどないが，ジヒドロピリミジン脱水素酵素による5-FUの肝臓での分解を抑制するウラシルとの合剤〔**テガフール・ウラシル**(tegafur/uracil)〕や，5-FUの血中濃度をさらに長時間維持できるジヒドロピリミジン脱水素酵素選択的阻害薬**ギメラシル**(gimeracil)と，消化管のオロテートホスホリボシルトランスフェラーゼを阻害することにより5-FUのホスホリボシル化による毒性を抑制し，消化器障害を抑制する**オテラシル**(oteracil)との合剤（**テガフール・ギメラシル・オテラシル**）があり（図8.4④），消化器癌で高い奏効率を示す．

また，ホリナートカルシウムのL体の光学活性体である**レボホリナート**(levofolinate)は，それ自体に抗腫瘍作用はないが，5,10-メチレンテトラヒドロ葉酸に変換され，チミジル酸合成酵素およびFdUMPとの三者複合体の形成を安定化させ，併用で5-FUの作用を増強する．

また，5-FUのプロドラッグとして，腫瘍内に豊富に存在するチミジンホ

dCTP : deoxycitidine triphosphate

626　8章　化学療法の薬理

カペシタビン

シタラビン

エノシタビン

ゲムシタビン

アザシチジン

6-MP：6-mercaptopurine

メルカプト基

スホリラーゼにより 5-FU へと変換される**ドキシフルリジン**（doxifluridine, 5′-デオキシ-5-フルオロウリジン）がある．**カペシタビン**（capecitabine）は，5-FU の消化器障害の軽減を目的としたプロドラッグであり，肝臓でカルボキシエステラーゼおよびシチジンデアミナーゼによりドキシフルリジンに変換，さらに腫瘍内のチミジンホスホリラーゼにより 5-FU に変換され，細胞傷害作用を示す（図 8.4 ④）．

シトシンアラビノシド類として，**シタラビン**（cytarabine，シトシンアラビノシド，Ara-C），**エノシタビン**（enocitabine），**ゲムシタビン**（gemcitabine），**アザシチジン**（azacitidine）がある．シタラビンは，シチジンのリボースをアラビノースに置換（シチジンの 2′ 位ヒドロキシ基の立体配置が反転）したもので，細胞内でデオキシシチジンキナーゼにより活性体のアラビノフラノシルシトシン三リン酸（Ara-CTP）へとリン酸化され，デオキシシチジン三リン酸（dCTP）と競合して DNA 合成を抑制する．エノシタビンはシタラビンのプロドラッグである．ゲムシタビンは，デオキシシチジンの 2′ 位の水素をフッ素に置換したもので，シタラビン同様，三リン酸体に変換され，DNA 合成抑制作用を示すが，シチジンデアミナーゼによる分解が抑制され，より強力で特異性の高い抗腫瘍作用を示す．シタラビンおよびエノシタビンはおもに急性白血病に用いられるが，ゲムシタビンは固形癌に対しても強い活性を示し，非小細胞肺癌，膵癌のほか，尿路上皮癌などにも用いられる．

（c）プリン系代謝拮抗薬

DNA および RNA 合成に必須のアデニンおよびグアニンは，イノシン酸から合成される．**メルカプトプリン**（6-MP）は，ヒポキサンチンの 6 位をメルカプト基に置換した構造をもち，細胞内でイノシン酸の 6 位チオ誘導体（6-チオイノシン酸）へと変換され，プリン塩基（アデニン／グアニン）およびイノシン酸の合成も阻害し，DNA 合成を阻害する．おもに急性白血病や慢性骨髄性白血病に用いられるが，免疫抑制作用ももつため，炎症性腸疾患（クローン病，潰瘍性大腸炎）などの自己免疫疾患にも用いられる．高尿酸血症治療薬フェブキソスタット，トピロキソスタットおよびアロプリノールは代謝酵素キサンチンオキシダーゼを阻害し 6-MP の効果が増強されるため，併用禁忌あるいは併用注意である．

ほかのプリン系代謝拮抗薬として，デオキシアデノシン誘導体の**フルダラビン**（fludarabine），**クラドリビン**（cladribine），**クロファラビン**（clofarabine），デオキシシチジン誘導体の**ネララビン**（nelarabine）がある．**ペントスタチン**（pentostatin）は，アデノシンデアミナーゼを阻害し，デオキシアデノシンなどのアデノシン誘導体が蓄積し，細胞傷害作用を示す．

フルダラビン　　　　　クラドリビン　　　　　クロファラビン

ネララビン　　　　　　ペントスタチン

8.4.5　抗腫瘍抗生物質

　放線菌によって産生される化学物質をもとに合成された抗生物質で，**DNA ポリメラーゼ**，**DNA 依存性 RNA ポリメラーゼ**，**トポイソメラーゼⅡ**などの阻害や活性酸素による DNA 鎖切断によって，DNA・RNA 合成を阻害し，細胞傷害作用を示す．**アントラサイクリン系抗生物質**とそれ以外の抗腫瘍抗生物質がある．

学修事項 C-4-5
(1) 抗悪性腫瘍薬

学修事項 D-2-16
(3) 主な治療薬

（a）アントラサイクリン系抗生物質

　アグリコンであるアントラサイクリン部にアミノ糖が結合した基本構造をもち，芳香環平面部が DNA 二重らせんの間に**インターカレーション**（挿入）することで，DNA ポリメラーゼ，DNA 依存性 RNA ポリメラーゼ，およびトポイソメラーゼⅡなどを阻害する．細胞周期非特異的に作用する．

　ドキソルビシン（doxorubicin），**ダウノルビシン**（daunorubicin），**エピルビシン**（epirubicin），**ピラルビシン**（pirarubicin），**アクラルビシン**（aclarubicin），**アムルビシン**（amrubicin），**イダルビシン**（idarubicine），**ミトキサントロン**（mitoxantrone）がある．

　ドキソルビシンは，最初に開発されたアントラサイクリン系抗生物質で，広範な抗腫瘍スペクトルをもち，現在も乳癌，子宮体癌，悪性骨・軟部腫瘍，多発性骨髄腫などに標準薬として汎用されている．

　ほかのアントラサイクリン系抗生物質は，ドキソルビシンと構造が類似しているが，急性白血病や悪性リンパ腫などの血液がんに用いられることが多い．これらの薬剤は，総投与量が増えると，うっ血性心不全や心筋症などの不可逆的で重篤な遅延性心毒性が生じるため，総投与量に上限が設けられている．エピルビシンはドキソルビシンに比べて心毒性が軽減されている．

	R^1	R^2	R^3
ドキソルビシン	CH_2OH	OCH_3	OH
ダウノルビシン	CH_3	OCH_3	OH
イダルビシン	CH_3	H	OH
ピラルビシン	CH_2OH	OCH_3	

アクラルビシン

エピルビシン　　　　　　　アムルビシン　　　　　ミトキサントロン

（b）アントラサイクリン系以外の抗腫瘍抗生物質

　ブレオマイシン（bleomycin）は，放線菌の培養液中から分離された分子量約 1,500 の糖ペプチド系抗生物質である．ブレオマイシンに二価の鉄や銅イオンが配位した錯体が分子状酸素と複合体を形成し，活性酸素を産生することにより非酵素的に二本鎖 DNA 鎖を切断し，DNA 合成を阻害する．細胞を DNA 合成後期（G_2 期）に誘導して細胞死に導く．皮膚癌，頭頸部癌，肺癌，食道癌，悪性リンパ腫，胚細胞腫瘍などに用いられる．ブレオマイシンによる骨髄抑制は軽微であるものの，特徴的な副作用として間質性肺炎を引き起こすことがある．

　マイトマイシンは，*Streptomyces caespitosus* の培養ろ液から得られた一群の抗腫瘍抗生物質であり，そのなかから安定性が高く，最も強い活性をもつ**マイトマイシン C**（mitomycin C）が分離された．マイトマイシン C は，腫瘍組織中の嫌気的条件下で還元されて複数の活性体に変換され，DNA への架橋形成，アルキル化，活性酸素による DNA 鎖切断により，DNA 合成を阻害する．作用機構的にはアルキル化薬として分類され，細胞周期非特異的に作用する．慢性リンパ性／骨髄性白血病，胃癌，結腸・直腸癌，肺癌，膵癌などに用いられる．

　アクチノマイシン D（actinomycin D）は，*Streptomyces parvulus* によって産生されるポリペプチド系抗生物質の主成分であり，はじめて単離された抗腫瘍抗生物質である．DNA の塩基対間にインターカレーションし，おもにトポイソメラーゼ II を阻害する．ウィルムス腫瘍や絨毛上皮腫などに対して用いられる．

細胞傷害性抗悪性腫瘍薬および抗腫瘍ホルモン関連薬　8.4　629

MeGly：N-メチルグリシン
MeVal：N-メチルバリン

Thr—D-Val—Pro—MeGly—MeVal

Thr—D-Val—Pro—MeGly—MeVal

ブレオマイシンA$_2$　　　　マイトマイシンC　　　　アクチノマイシンD

8.4.6　微小管阻害薬

　微小管(microtubule)は，微小管構成タンパク質**チューブリン**(tubulin)の重合により形成される細胞骨格タンパク質で，細胞分裂時の有糸分裂に重要な紡錘糸を形成するとともに，細胞内小器官の配置や細胞内物質輸送に重要な役割を果たす．微小管はそのプラス端でつねにチューブリン二量体の付加(**重合**)と解離(**脱重合**)を繰り返し，平衡状態を保っている．

　微小管阻害薬は，このチューブリンの重合あるいは脱重合を阻害することで微小管の機能を阻害し，細胞の有糸分裂を抑制する(図8.4⑤)．この細胞分裂の停止がアポトーシスによる細胞死を誘導し，腫瘍細胞の増殖を抑制する．おもに細胞分裂期(M期)に作用する細胞周期特異的抗悪性腫瘍薬であり，時間依存的に細胞傷害作用を示す．また，神経軸索での細胞内物質輸送(軸索輸送)にも影響を及ぼし，特徴的な副作用である末梢神経障害を引き起こす．

（a）ビンカアルカロイド系

　ビンカアルカロイド系はキョウチクトウ科ニチニチソウから単離された植物アルカロイドで，チューブリンに結合し，微小管の重合を阻害(**重合阻害**)することで微小管分解を引き起こす．**ビンクリスチン**(vincristine)は悪性リンパ腫，白血病などに，**ビンブラスチン**(vinblastine)は精巣腫瘍に，**ビンデシン**(vindesine)は白血病および悪性リンパ腫に，**ビノレルビン**(vinorelbine)は非小細胞肺癌に標準治療薬として用いられる．

（b）ハリコンドリンB類縁体

　エリブリン(eribulin)は，海綿(クロイソカイメン)由来のハリコンドリンBの大環状ケトン構造をもとに合成された類縁体であり，微小管と高親和性

学修事項　**C-4-5**
(1) 抗悪性腫瘍薬

学修事項　**D-2-16**
(3) 主な治療薬

エリブリン

	R¹	R²	R³
ビンクリスチン	CHO	OCH₃	COCH₃
ビンブラスチン	CH₃	OCH₃	COCH₃
ビンデシン	CH₃	NH₂	H

に結合して重合を阻害し，長期かつ非可逆的に細胞分裂を抑制する．手術不能または再発乳癌に用いられる．

(c) タキサン系

タキサン系はイチイ属由来のタキサンジテルペンで，チューブリンの脱重合を阻害(**脱重合阻害**)することで，ビンカアルカロイド系とは反対に微小管の重合を促進・安定化させ，微小管が過剰形成される．その結果，細胞分裂期(M期)での紡錘体の形成や機能が障害され，細胞の有糸分裂が抑制される．

太平洋イチイの樹皮由来の**パクリタキセル**(paclitaxel)，およびヨーロッパイチイの針葉抽出物から半合成された**ドセタキセル**(docetaxel)があり，卵巣癌，乳癌，胃癌，非小細胞肺癌などの固形癌に用いられる．骨髄抑制や末梢神経障害がおもな副作用であるが，特徴的な副作用としてパクリタキセルの筋肉痛，ドセタキセルの浮腫があげられる．水に難溶性のパクリタキセ

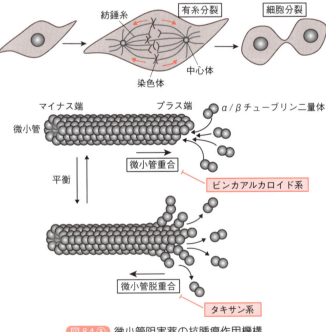

図 8.4 ⑤ 微小管阻害薬の抗腫瘍作用機構

細胞傷害性抗悪性腫瘍薬および抗腫瘍ホルモン関連薬 8.4 *631*

	R¹	R²
パクリタキセル	（フェニル）	COCH₃
ドセタキセル	（O—C(CH₃)₃）	H

ルにヒト血清アルブミンを結合させナノ粒子化した**ナブパクリタキセル**（nabpaclitaxel）は生理食塩水で懸濁可能で，従来のパクリタキセルの溶媒（ポリオキシエチレンヒマシ油および無水エタノールが含有）による過敏反応が軽減され，利便性や有効性が増している．

8.4.7 トポイソメラーゼ阻害薬

二本鎖 DNA のねじれた二重らせん構造は，転写，複製，修復に際して，一時的にほどかれる必要がある．**DNA トポイソメラーゼ**（DNA topoisomerase）は DNA の立体構造（トポロジー）を変化させる酵素で，DNA 鎖の切断により二重らせんに切れ目（ニック）を入れてねじれをほぐし，また再結合させて元に戻す．DNA 鎖の一本のみを切断・再結合できる**トポイソメラーゼ I**（topoisomerase I）と，二本鎖 DNA を切断・再結合できる**トポイソメラーゼ II**（topoisomerase II）があり，**トポイソメラーゼ阻害薬**はこのいずれかを阻害することにより，DNA 合成を阻害する（図 8.4 ⑥）．S 期に特異的に作用する細胞周期特異的抗悪性腫瘍薬であり，時間依存的に効果を示す．

イリノテカン

（a）トポイソメラーゼ I 阻害薬

中国原産植物の喜樹（*Camptotheca acuminata*）から抽出・単離されたカンプトテシンの活性を高め，かつ毒性を軽減した半合成誘導体**イリノテカン**（irinotecan）は，生体内でカルボキシエステラーゼにより活性代謝物 SN-38 に変換され，DNA トポイソメラーゼ I と複合体を形成，安定化させ，DNA の再結合を阻害することにより抗腫瘍活性を示す．肺癌，乳癌，子宮頸癌，胃癌，大腸癌など広く固形癌に用いられる．イリノテカンと 5-FU およびレボホリナートを併用する FOLFIRI 療法は切除不能・進行再発大腸癌の標準治療の一つとなっている．同じくカンプトテシン半合成誘導体**ノギテカン**（nogitecan）は，卵巣癌や小細胞肺癌に用いられる．

（b）トポイソメラーゼ II 阻害薬

メギ科の多年生草木の根茎から得られた抽出成分を原料に合成された**エト**

ノギテカン

学修事項 C-4-5
（1）抗悪性腫瘍薬

学修事項 D-2-16
（3）主な治療薬

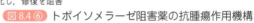

図 8.4 ⑥ トポイソメラーゼ阻害薬の抗腫瘍作用機構

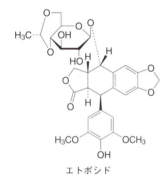

エトポシド

ポシド(etoposide)は，DNA トポイソメラーゼⅡと結合して安定複合体を形成し，一過性に切断された DNA の再結合を阻害することにより抗腫瘍活性を示す．広範な腫瘍細胞に有効で，肺小細胞癌や胚細胞腫瘍（精巣腫瘍，卵巣腫瘍など）の標準治療薬となっている．エトポシドは，作用濃度と時間の双方に依存し，細胞周期が S 期後半から G_2/M 期にある細胞に高い感受性を示す．なお，アントラサイクリン系抗生物質〔8.4.5(a)参照〕もトポイソメラーゼⅡ阻害作用をもつ．

Advanced　イリノテカン副作用発現の遺伝子診断

イリノテカンの活性代謝物 **SN-38** は肝臓で UDP- グルクロン酸転移酵素の UGT1A1 によりグルクロン酸抱合体(SN-38G)に変換され，おもに胆汁に排泄される．

この UGT1A1 に遺伝子多型をもつ患者（*UGT1A1**1 に対し *UGT1A1**6 または *UGT1A1**28 のヘテロ接合体あるいはホモ接合体）では SN-38 の代謝が遅延し，重篤な骨髄抑制が生じ，死亡例も相次いだ．そのため，イリノテカンによる副作用発現予測に UGT1A1 の遺伝子多型判定用キットが販売され，遺伝子診断として国内初の保険適応となった．

8.4.8 白金製剤

プラチナ電極の周囲で大腸菌の増殖が抑制されることが偶然発見され，がん細胞に対する白金製剤の開発が行われた．白金錯体がDNA中のグアニンやアデニンに共有結合して，DNA鎖内および鎖間で架橋を形成し，DNA複製を阻害する．DNA架橋に基づく作用機構のため，アルキル化薬と同様，細胞周期非特異的であり，濃度依存的に細胞傷害作用を示す．

シスプラチン(cisplatin)は，白金にクロル原子とアンモニアがシス配置で結合した構造をとり，DNA架橋により幅広い抗腫瘍スペクトルをもつ．いろいろな固形癌に対する標準薬であり，骨髄抑制が軽微であるため，他剤との併用にも適している．一方，副作用として腎障害を高頻度に引き起こすほか，強力な催吐作用を示し，5-HT$_3$受容体遮断薬，NK-1受容体遮断薬やステロイドなどの制吐療法が必須となる(6章6.5節参照)．ほかにも聴力障害や末梢神経障害などの注意すべき副作用を示す．

カルボプラチン(carboplatin)，ネダプラチン(nedaplatin)，オキサリプラチン(oxaliplatin)は，シスプラチンに脱離基を付加した構造をとり，いずれもシスプラチンの強い腎障害や催吐作用が軽減されている．オキサリプラチンは大腸癌に有効で，5-FUとの併用で相乗的に効果を発揮するため，レボホリナート，5-FUおよびオキサリプラチンを併用するFOLFOX療法などさまざまなレジメンが開発されている．一方，オキサリプラチンは投与直後から冷刺激で誘発される特有の感覚異常が必発し，また，蓄積性に末梢神経障害を惹起する．

学修事項 C-4-5
(1) 抗悪性腫瘍薬

学修事項 D-2-16
(3) 主な治療薬
(4) 支持療法の対象と利用する医薬品

シスプラチン

カルボプラチン

ネダプラチン

オキサリプラチン

8.4.9 抗腫瘍ホルモン関連薬

性ホルモン依存的に増殖する乳癌や前立腺癌に対して，女性あるいは男性ホルモンに作用する抗腫瘍ホルモン関連薬を用いたホルモン療法(内分泌療法)が行われる．女性ホルモン〔エストロゲン(卵胞ホルモン)とプロゲステロン(黄体ホルモン)〕依存性の乳癌に対して**抗エストロゲン薬(エストロゲン受容体遮断薬，アロマターゼ阻害薬，プロゲステロン薬)**が，男性ホルモン(アンドロゲン)依存性の前立腺癌に対して**抗アンドロゲン薬(アンドロゲン受容体遮断薬，エストロゲン薬)**が用いられる．また，**黄体形成ホルモン放出ホルモン(LH-RH)誘導体**は，抗エストロゲンおよび抗アンドロゲン作用両方を示し，乳癌および前立腺癌どちらにも使用される(図8.4⑦)．これら抗腫瘍ホルモン関連薬は細胞毒性をもたないので，骨髄抑制や脱毛などの副作用は少ない．

LH-RH：lutenizing hormone-releasing hormone

タモキシフェン：R = CH$_3$
トレミフェン：R = CH$_3$Cl

学修事項 C-4-5
(1) 抗悪性腫瘍薬

学修事項 C-7-3
(2) 各内分泌器官の構造と産生されるホルモン及びその作用

学修事項 C-7-14
(2) 精子形成（減数分裂）とホルモン調節
(4) 女性の性周期及び妊娠とホルモン調節

学修事項 D-2-16
(3) 主な治療薬

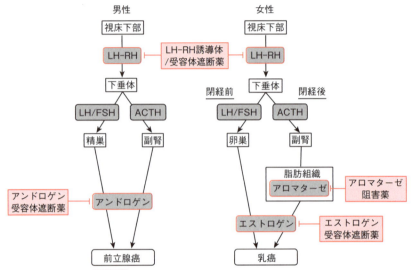

図 8.4 ⑦ 抗腫瘍ホルモン関連薬の抗腫瘍作用機構
ACTH：副腎皮質刺激ホルモン，FSH：卵胞刺激ホルモン，LH：黄体形成ホルモン，LH-RH：黄体形成ホルモン放出ホルモン（ゴナドトロピン放出ホルモン）．

（a）エストロゲン受容体遮断薬

タモキシフェン（tamoxifen），**トレミフェン**（toremifen）および**フルベストラント**（fulvestrant）は，女性ホルモンであるエストラジオールのエストロゲン受容体への結合を競合的に阻害し，乳癌細胞の増殖刺激を抑制する．乳癌細胞にエストロゲン受容体あるいはプロゲステロン受容体が発現しているホルモン受容体陽性患者が治療対象となる．閉経の時期によらず使用できる．乳腺や生殖器には抗エストロゲン作用を示すが，骨組織や脂肪代謝に対してエストロゲン様作用を示す．

（b）アロマターゼ阻害薬

閉経前の女性では，おもに卵巣からエストロゲンが合成されるが，閉経後は卵巣機能が低下し，かわりに，脂肪組織などに存在する**アロマターゼ**（aromatase）がエストロゲンを合成する．アロマターゼ阻害薬の**アナストロゾール**（anastrozole），**レトロゾール**（letrozole）および**エキセメスタン**（exemestane）は，閉経後乳癌患者の脂肪組織でのエストロゲン合成を阻害し，エストロゲン依存性乳癌細胞の増殖を抑制する．アナストロゾールおよびレトロゾールはステロイド骨格をもたないが，エキセメスタンはアンドロ

ゲンと同じくステロイド骨格をもち，アロマターゼと不可逆的に結合する．
それぞれ作用部位が異なり，交差耐性が少ないとされる．

（c）プロゲステロン薬

メドロキシプロゲステロン酢酸エステル（medroxyprogesterone acetate）
は，天然プロゲステロン（黄体ホルモン）の 20 ～ 50 倍強い作用をもつ合成黄
体ホルモンであり，エステル化プロドラッグ製剤である．大量投与すること
により，下垂体，性腺や副腎において抗エストロゲン作用を発揮する．

（d）アンドロゲン受容体遮断薬

前立腺癌の増殖は，精巣や副腎から分泌されるアンドロゲンにより刺激さ
れる．**フルタミド**（flutamide），**ビカルタミド**（bicalutamide）や**エンザルタミ
ド**（enzalutamide）は，アンドロゲン受容体に結合し，そのシグナル伝達を複
数の段階で阻害し，アンドロゲン依存性前立腺癌の増殖を抑制する．

（e）エストロゲン薬

エチニルエストラジオール（ethinylestradiol）は，強力な半合成エストロゲ
ンで，経口投与が可能である．下垂体ゴナドトロピン分泌を抑制し，血中ア
ンドロゲン値を低下させる．前立腺癌や閉経後の末期乳癌にも用いられる．
エストラムスチン（estramustine）は，女性ホルモンのエストラジオールとナ
イトロジェンマスタードを結合させた化合物で，エストロゲンによる前立腺
癌増殖抑制作用に加え，DNA アルキル化による細胞傷害作用を併せもつ．

（f）黄体形成ホルモン放出ホルモン（LH-RH）誘導体

視床下部で合成・分泌される LH-RH は，ゴナドトロピン（性腺刺激ホル
モン）放出ホルモンともいわれ，下垂体前葉の LH-RH 受容体に作用し，黄体
形成ホルモン（LH）と卵胞刺激ホルモン（FSH）を分泌させ，卵巣でのエスト
ロゲン（女性）あるいは精巣でのアンドロゲン（男性）の合成・分泌を促進する．

リュープロレリン（leuprorelin）および**ゴセレリン**（goserelin）は，LH-RH
誘導体であるが，反復投与により持続的に LH-RH 受容体を刺激することに

フルタミド

ビカルタミド

エンザルタミド

FSH：follicle stimulating
hormone

エチニルエストラジオール

エストラムスチン

リュープロレリン

ゴセレリン

デガレリクス

より受容体数を減少(脱感作)させ，結果的に下垂体前葉からのLHおよびFSH分泌を抑制し，エストロゲンあるいはアンドロゲン分泌を抑制する．両者とも徐放化注射剤があり，少量で子宮内膜症などに，多量で閉経前乳癌および前立腺癌に用いられる．副作用として，女性では多汗，ほてり感，倦怠感，うつ状態など更年期障害に似た症状や無月経など，男性では睾丸萎縮，排尿障害や性欲減退などが生じる可能性がある．

デガレリクス(degarelix)は，LH-RH 受容体遮断薬であり，同様に，下垂体前葉からのLHおよびFSH分泌を抑制し，精巣からのアンドロゲン分泌を抑制する．皮下への持効性注射剤があり，前立腺癌に用いられる．

8.4.10 そのほかの抗悪性腫瘍薬

IFN：interferon
NK：natural killer

学修事項 **C-4-5**
(1) 抗悪性腫瘍薬

学修事項 **D-2-16**
(3) 主な治療薬

インターフェロン(IFN)は，生体内で産生されるサイトカインの一種で，抗ウイルス作用と抗腫瘍作用を併せもつ．複数の抗ウイルスタンパク質を誘導するだけでなく，T細胞，ナチュラルキラー(NK)細胞，マクロファージなどの免疫担当細胞を活性化し，ウイルス感染細胞や腫瘍細胞に対する細胞傷害性を高める．また，腫瘍細胞のDNA合成，複製，転写，翻訳を抑制し，増殖を抑制する作用も示す．

天然型 IFN 製剤は，抗ウイルス薬(B型/C型肝炎)としてだけでなく，抗悪性腫瘍薬としても用いられ，IFN-αは腎癌，多発性骨髄腫や慢性骨髄性白血病などに，IFN-βは皮膚悪性黒色腫，膠芽腫，髄芽腫などに，IFN-γ-1a(遺伝子組換え)は腎癌や慢性肉芽腫などに用いられる．

一方，遺伝子組換え型 IFN 製剤やポリエチレングリコールによりペグ化した PEG-IFN 製剤は，おもにB型/C型肝炎に用いられるが，PEG-IFN-α-2b は悪性黒色腫にも用いられる．IFN 製剤の特徴的な副作用として，インフルエンザ様症状(発熱，倦怠感)，間質性肺炎や自殺企図などがある．

IL-2：interleukin-2

インターロイキン-2(IL-2)**製剤**の**テセロイキン**(teceleukin)は，抗原非特異的にT細胞，NK細胞の活性化により抗腫瘍効果を示し，血管肉腫や腎癌に用いられる．

8.4.11 抗悪性腫瘍薬の副作用

学修事項 **D-2-16**
(3) 主な治療薬

特細胞傷害性の抗悪性腫瘍薬は，細胞分裂が速いがん細胞により選択的に作用する．しかし，正常細胞が分裂する際にも作用しうるため，とくに増殖能の盛んな骨髄細胞，消化管粘膜上皮細胞や毛根細胞などが影響を受けやすく，骨髄抑制，消化器症状，粘膜障害，脱毛などの副作用を高頻度に起こす．抗悪性腫瘍薬は，通常，患者が副作用に耐えられる最大量(最大耐用量)近く

細胞傷害性抗悪性腫瘍薬および抗腫瘍ホルモン関連薬　8.4

表8.4③　抗悪性腫瘍薬の副作用

副作用	症状や原因など	予防・対処法	生じやすい抗悪性腫瘍薬
骨髄抑制	骨髄抑制により，白血球や好中球が減少すると，感染症のリスクが高まり，発熱などが生じる．とくに発熱性好中球減少症は重篤化し，致死的となることもある．また，赤血球減少による貧血症状，血小板減少による出血が認められる．	感染による発熱には広域スペクトルの抗菌薬を用い，発熱性好中球減少症のリスクが高い場合には，顆粒球コロニー刺激因子(G-CSF)製剤を予防的に投与する．	ほとんどの細胞傷害性抗悪性腫瘍薬．
悪心・嘔吐	急性(24時間以内に消失)，遅発性(24時間以降に出現，2〜7日持続)および予測性(投与前に出現)の悪心・嘔吐がある．上部小腸の腸クロム親和性細胞からのセロトニン分泌，迷走神経を介した嘔吐中枢刺激が原因と考えられている．	制吐療法として，5-HT$_3$受容体遮断薬，デキサメタゾン，遅発性悪心・嘔吐にはNK$_1$受容体遮断薬のアプレピタントが加えられる．	白金製剤(シスプラチン，カルボプラチン，オキサリプラチンなど)，アルキル化薬(ダカルバジン，シクロホスファミド，イホスファミドなど)，アントラサイクリン系抗生物質(ドキソルビシン，エピルビシンなど)，トポイソメラーゼ阻害薬(イリノテカンなど)など．
下痢	副交感神経刺激によるコリン作動性の早発性下痢(投与直後〜数日後)と消化管粘膜障害による遅発性下痢(10〜14日後)が現れる．	コリン作動性の早発性下痢には抗コリン薬(スコポラミンなど)，遅発性下痢には，乳酸菌製剤などの整腸剤，ロペラミドなど．	フッ化ピリミジン類(5-FUなど)，イリノテカン(代謝物SN-38による)，ピリミジン系代謝拮抗薬(シタラビンなど)，葉酸代謝拮抗薬(メトトレキサートなど)など．
口内炎	口腔内の疼痛，違和感，出血，開口障害，咀嚼障害，嚥下障害，味覚障害，重症化により食事摂取量が減少し，栄養状態悪化や脱水症状を招く．口腔粘膜細胞の傷害，フリーラジカル発生や感染などが原因となる．	予防のため口腔ケアや口腔内保湿，治療には，アロプリノールやアズレンスルホン酸ナトリウムによる含嗽療法，痛みが強い場合は，鎮痛薬や局所麻酔薬が用いられる．	5-FU，メトトレキサート，ドキソルビシン，メルファラン，ブレオマイシン，シタラビンなど．
皮膚障害	皮膚や爪の角化細胞が傷害を受け，発疹・発赤，色素沈着，乾燥性皮膚炎，爪囲炎などが生じる．また，手足のしびれ，痛み，紅斑，爪の変形や黒ずみなどの手足症候群とよばれる皮膚障害もある．	皮膚の清潔の保持，圧力や摩擦の除去，乾燥の予防など．保湿クリーム，ステロイドやヘパリン類似物質の軟膏など．	アルキル化薬(ダカルバジン，シクロホスファミド，イホファミド，ブスルファンなど)，微小管阻害薬(タキサン系，ビンカアルカロイド系)，ピリミジン系代謝拮抗薬(5-FU，シタラビンなど)など，カペシタビンや5-FUで手足症候群．
心毒性	フリーラジカルによる心筋障害．	総投与量の制限．	アントラサイクリン系抗生物質(ドキソルビシン，エピルビシンなど)．
腎障害	シスプラチンにより尿細管障害．メトトレキサートとその代謝物が尿細管における析出が原因．	シスプラチン投与前後に輸液，水分の摂取，また利尿薬を併用．メトトレキサート：輸液，アセタゾラミドや炭酸水素ナトリウムによる利尿と尿のアルカリ化．	シスプラチン，メトトレキサート．
末梢神経障害	末梢神経に対する神経毒性により，手足のしびれ，錯感覚や痛みなどの感覚障害，筋力低下，自律神経障害など．	適切な対処法はなく，重篤化を防ぐために減量あるいは休薬．	微小管阻害薬(タキサン系，ビンカアルカロイド系)，白金製剤など．

638 8章 化学療法の薬理

まで投与を継続するが，重篤な副作用が発現した際には，投与量を制限する，もしくは治療を中止することになる（表8.4 ③，p.637）．

8.4.12 がん化学療法におけるレジメン

　がん化学療法では，その有効性を向上させ，また副作用を軽減することを目的に，複数の抗悪性腫瘍薬を併用することが多く，それらの組合せ，投与量，投与方法，投与スケジュール，休薬期間などが，悪性腫瘍の種類ごとに検討されている．さらに，抗悪性腫瘍薬の副作用を回避あるいは軽減するため，さまざまな支持療法（制吐薬などの投与）が併用されるため，薬物投与法が非常に複雑になる．これらを一元管理するために開発された時系列的な薬物の投与計画を**レジメン**とよび，悪性腫瘍ごとに適切なレジメンが多数開発されている（表8.4 ④）．

　実際には，抗悪性腫瘍薬以外の支持療法薬も含め，それぞれの投与量，投与スケジュール，治療期間などが定められている．

表8.4 ④　代表的ながん化学療法のレジメン

大腸癌	5-FU ＋レボホリナート＋オキサリプラチン（FOLFOX） 5-FU ＋レボホリナート＋イリノテカン（FOLFIRI） カペシタビン＋オキサリプラチン（XELOX） 5-FU ＋レボホリナート＋オキサリプラチン＋イリノテカン（FOLFOXIRI） テガフール・ギメラシル・オテラシル＋オキサリプラチン（SOX） テガフール・ウラシル＋レボホリナート（UFT/LV）
胃癌	テガフール・ギメラシル・オテラシル＋シスプラチンあるいはオキサリプラチン カペシタビン＋シスプラチンあるいはオキサリプラチン カペシタビン＋シスプラチン＋トラスツズマブ
乳癌	エピルビシン＋シクロホスファミド ドキソルビシン＋シクロホスファミド トラスツズマブ＋ドセタキセル パクリタキセル＋カペシタビン トラスツズマブ＋パクリタキセル＋カルボプラチン
食道癌	シスプラチン＋5-FU ドセタキセル＋シスプラチン＋5-FU（DCF）

8章 化学療法の薬理

8.5 抗悪性腫瘍薬(分子標的薬)

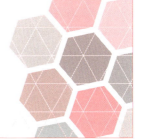

❖ 本節の目標 ❖

- 悪性腫瘍に用いる抗体製剤の抗腫瘍作用機構を学ぶ.
- 悪性腫瘍に用いる代表的な分子標的薬の種類とその標的分子について学ぶ.
- 悪性腫瘍に用いる代表的な分子標的薬(表面抗原を標的とした分子標的薬, EGFR阻害薬, HER2阻害薬, EGFR/HER2阻害薬, 血管新生阻害薬, Bcr/Abl阻害薬, ALK阻害薬, BRAF阻害薬, JAK阻害薬, mTOR阻害薬, HDAC阻害薬, プロテアソーム阻害薬, 免疫チェックポイント阻害薬)の薬理作用, 機序, おもな副作用, および臨床適用を学ぶ.
- 悪性腫瘍に用いる代表的な分子標的薬のバイオマーカーについて学ぶ.

8.5.1 抗悪性腫瘍薬として用いられる分子標的薬の概要

特定の分子を標的とするいわゆる**分子標的薬**の登場により, 細胞傷害性抗悪性腫瘍薬を中心としたがん薬物治療の概念が大きく変化した. 従来の抗悪性腫瘍薬が, 細胞分裂・増殖の盛んながん細胞への細胞傷害性に基づくのに対し, 分子標的薬は, がん細胞の増殖, 浸潤や転移などにかかわるがん特異的な分子に対する選択的な作用が基盤となる. がん細胞は, 通常いくつかの遺伝子異常によりがん化していると考えられるが, 単一もしくは少数の, いわゆる腫瘍のアキレス腱ともよべる遺伝子に依存する場合には, 分子標的薬は劇的な有効性を示す.

このように, 分子標的薬はがん細胞に対する選択性が高まり, 正常細胞に対する毒性は軽減されている. しかし, 従来の細胞傷害性抗悪性腫瘍薬とは異なる副作用を示すことも多く, 安全性については注意を払う必要がある.

分子標的薬は, **低分子化合物**と**抗体製剤**に大きく分類される. 多くの低分子化合物は, 細胞内で標的分子のシグナル伝達を阻害(受容体チロシンキナーゼの阻害など)して抗腫瘍作用を示す. 一方, 抗体製剤は, 増殖因子などのリガンドや細胞膜受容体に対する抗体である.

その作用機序としては, (1)抗体がリガンドもしくは受容体と結合する

学修事項 D-2-16
(1)「血液・造血器・リンパ系」「神経系」「呼吸器系」「消化器系」「腎・尿路系」「生殖機能」「乳房」「内分泌・栄養・代謝系」「頭頸部」における悪性腫瘍(がん)
(3)主な治療薬

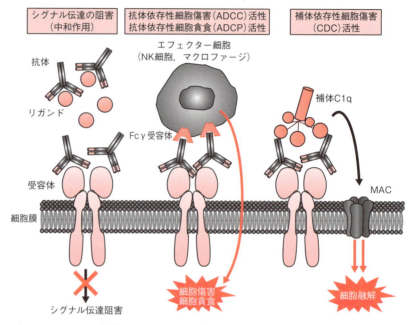

図 8.5 ① 抗体製剤の抗腫瘍作用機構
MAC：膜侵襲複合体，NK 細胞：ナチュラルキラー細胞．

ADCC：antibody-dependent cell-mediated cytotoxicity
ADCP：antibody-dependent cell-mediated phagocytosis
MAC：membrane-attack complex
CDC：complement-dependent cytotoxicity

ことで，それらの機能やリガンド-受容体結合を阻害し，シグナル伝達を阻害（**中和作用**）する，（2）標的分子に結合した抗体の Fc 領域に対し，ナチュラルキラー（natural killer；NK）細胞やマクロファージなどのエフェクター細胞が結合し，標的細胞（がん細胞）に傷害を与える**抗体依存性細胞傷害（ADCC）活性**，あるいは標的細胞（がん細胞）を貪食する**抗体依存性細胞貪食（ADCP）活性**，（3）標的細胞に抗体が結合することで補体系が活性化し，膜侵襲複合体（**MAC**）を形成して腫瘍細胞を融解する**補体依存性細胞傷害（CDC）活性**といった機構がある（図 8.5 ①）．

分子標的薬の標的分子は多岐に渡る．現在もなお急速に発展を遂げている領域であり，次つぎと新しい分子標的薬が開発されているが，現時点で臨床使用されているおもな分子標的薬とその標的分子を表 8.5 ①にまとめる．

分子標的薬の命名法

下記のとおり，ある程度の法則がある．
低分子化合物
-ib：阻害薬
-n-ib：キナーゼ阻害薬
-ti-n-ib：チロシン・セリンキナーゼ阻害薬
-raf(e)-n-ib：Raf キナーゼ阻害薬
抗体製剤
-mab：抗体
-mo-mab：マウス型抗体
-xi-mab：マウスとヒトのキメラ抗体（ヒト部分 7 割）
-zumab：ヒト型抗体（ヒト部分 9 割）
-umab：完全ヒト型抗体（ヒト部分 10 割）
-t(u)-：腫瘍
-c(i)-：血管系
-l(i)-：免疫系

抗悪性腫瘍薬（分子標的薬）　8.5　*641*

表 8.5 ① 分子標的薬の分類

分　類	標的分子	分子型	薬物名
表面抗原を標的とした分子標的薬	CD20	抗体	リツキシマブ，オファツムマブ，オビヌツズマブ
		抗体＋低分子	イブリツモマブ チウキセタン（抗体薬物複合体）
	CD22	抗体＋低分子	イノツズマブ オゾガマイシン（抗体薬物複合体）
	CD30	抗体＋低分子	ブレンツキシマブ ベドチン（抗体薬物複合体）
	CD33	抗体＋低分子	ゲムツズマブ オゾガマイシン（抗体薬物複合体）
	CD38	抗体	ダラツムマブ
	CD52	抗体	アレムツズマブ
	CCR4	抗体	モガムリズマブ
	SLAMF7	抗体	エロツズマブ
EGFR 阻害薬	EGFR	抗体	セツキシマブ，パニツムマブ，ネシツムマブ
		低分子	ゲフィチニブ，エルロチニブ，アファチニブ，オシメルチニブ，ダコミチニブ
HER2 阻害薬	HER2	抗体	トラスツズマブ，ペルツズマブ
		抗体＋低分子	トラスツズマブ エムタンシン，トラスツズマブ デルクステカン（抗体薬物複合体）
EGFR/HER2 阻害薬	EGFR，HER2	低分子	ラパチニブ
血管新生阻害薬	VEGF	抗体	ベバシズマブ
		組換えタンパク質	アフリベルセプト ベータ
	VEGFR	抗体	ラムシルマブ
		低分子	アキシチニブ
	マルチキナーゼ（VEGFR，PDGFR，c-KIT，FLT-3，CSF-1R，RET，RAF，FGFR など）	低分子	スニチニブ，ソラフェニブ，パゾパニブ，レゴラフェニブ，レンバチニブ，バンデタニブ，カボザンチニブ
Bcr/Abl 阻害薬	Bcr/Abl 融合タンパク質	低分子	イマチニブ，ダサチニブ，ニロチニブ，ボスチニブ，ポナチニブ
ALK 阻害薬	ALK 融合タンパク質	低分子	クリゾチニブ，アレクチニブ，セリチニブ，ロルラチニブ，ブリグチニブ
BRAF 阻害薬	BRAF	低分子	ベムラフェニブ，ダブラフェニブ，エンコラフェニブ
MEK 阻害薬	MEK	低分子	トラメチニブ，ビニメチニブ
JAK 阻害薬	JAK	低分子	ルキソリチニブ
ROS1/TRK 阻害薬	ROS1 融合タンパク質／TRK 融合タンパク質	低分子	エヌトレクチニブ
ブルトン型チロシンキナーゼ阻害薬	ブルトン型チロシンキナーゼ	低分子	イブルチニブ，チラブルチニブ，アカラブルチニブ
RET 阻害薬	RET	低分子	セルペルカチニブ
MET 阻害薬	MET	低分子	カプマチニブ，テポチニブ
FGFR 阻害薬	FGFR	低分子	ペミガチニブ
サイクリン依存性キナーゼ阻害薬	CDK4/6	低分子	パルボシクリブ，アベマシクリブ
mTOR 阻害薬	mTOR	低分子	エベロリムス，テムシロリムス，シロリムス
HDAC 阻害薬	HDAC	低分子	ボリノスタット，ロミデプシン，ツシジノスタット
プロテアソーム阻害薬	プロテアソーム	低分子	ボルテゾミブ，カルフィルゾミブ，イキサゾミブ
PARP1 阻害薬	PARP1	低分子	オラパリブ，ニラパリブ
RANKLE 阻害薬	RANKLE	抗体	デノスマブ
免疫チェックポイント阻害薬	CTLA-4	抗体	イピリムマブ
	PD-1		ニボルマブ，ペンブロリズマブ
	PD-L1		アテゾリズマブ，デュルバルマブ
ビタミン A 誘導体	PML/RARα	低分子	トレチノイン，タミバロテン

8.5.2 表面抗原を標的とした分子標的薬

学修事項 C-4-5
(1) 抗悪性腫瘍薬

学修事項 D-2-16
(3) 主な治療薬

　悪性リンパ腫などの血液がんでは，CD20，CD30 などの細胞表面抗原を標的とするモノクローナル抗体が分子標的薬として用いられる．その作用機序は，標的分子の機能障害(中和作用)，免疫機構が介在する ADCC 活性，および補体が関連する CDC 活性によると考えられている(図 8.5 ①)．表面抗原を標的とした抗体製剤には，低分子化合物や放射線同位元素を抗体に抱合させた**抗体薬物複合体**も含まれる．

（a）抗 CD20 抗体

　CD20 は B 細胞特異的抗原であり，B 細胞活性化に伴い発現増加，リン酸化される．**抗 CD20 抗体**は，CD20 と特異的に結合することにより，補体活性化による細胞融解(CDC)および NK 細胞や単球などによる細胞傷害(ADCC)により，CD20 を発現する B 細胞の細胞死を導く．

　リツキシマブ(rituximab)は，ヒト定常領域(Fc)と CD20 を認識するマウス可変部領域(Fab)からなるヒトとマウスのキメラ型抗 CD20 モノクローナル抗体であり，CD20 陽性 B 細胞リンパ腫などに用いられる．**オファツムマブ**(ofatumumab)はヒト型抗 CD20 モノクローナル抗体で，リツキシマブより強い CDC 活性をもち，CD20 陽性の慢性リンパ性白血病に用いられる．

　オビヌツズマブ(obinutuzumab)はヒト化抗体で，ADCC 活性や CDC 活性のほか，直接的な細胞死誘導活性が高く，CD20 陽性の濾胞性リンパ腫に用いられる．

　イブリツモマブ チウキセタン(ibritumomab tiuxetan)は，CD20 陽性 B 細胞を標的とした放射線免疫療法に使用される．マウス抗ヒト CD20 モノクローナル抗体であるイブリツモマブと，インジウム(^{111}In)あるいはイットリウム(^{90}Y)をキレートさせたチウキセタンを結合させた製剤である．γ線を放射する ^{111}In により集積部位を確認し，^{90}Y より放射される β 線および ADCC 活性により強力に細胞傷害を誘発し，CD20 陽性の低悪性度 B 細胞性非ホジキンリンパ腫およびマントル細胞リンパ腫に用いられる．

（b）そのほかの表面抗原を標的とした分子標的薬

　イノツズマブ オゾガマイシン(inotuzumab ozogamicin)は，**ヒト化抗CD22 モノクローナル抗体**〔イノツズマブ(inotuzumab)〕と細胞傷害性抗腫瘍抗生物質**カリケアマイシン**(calicheamicin)の誘導体を，リンカーを介して共有結合させた抗体薬物複合体である．CD22 陽性細胞に特異的に送達され，細胞内に放出されたカリケアマイシン誘導体が DNA の二本鎖を切断して，CD22 陽性細胞のアポトーシスを誘導する．CD22 陽性急性リンパ性白血病に用いられる．

TNFR：tumor necrosis factor receptor

　CD30 は，腫瘍壊死因子受容体(**TNFR**)スーパーファミリーの一つで，正

常時にも活性型 T 細胞，B 細胞，NK 細胞や単球などで発現するが，とくにホジキンリンパ腫および未分化大細胞リンパ腫などの腫瘍細胞表面に強く発現している．**ブレンツキシマブ ベドチン**(brentuximab vedotin)は，**キメラ抗 CD30 モノクローナル抗体**(ブレンツキシマブ)にチューブリン重合阻害薬モノメチルアウリスタチン E(MMAE)が結合した**抗体薬物複合体**である．CD30 陽性の腫瘍細胞に結合し，細胞内へ取り込まれた後，MMAE を放出することで微小管形成を阻害し，抗腫瘍活性を示す．CD30 陽性のホジキンリンパ腫および未分化大細胞リンパ腫に対して用いられる．微小管形成阻害作用のため，おもな副作用として末梢神経障害が現れる．

MMAE：monomethyl auristatin E

　CD33 は，白血病の骨髄芽球や未成熟の骨髄細胞の細胞膜に存在する接着タンパク質である．**ゲムツズマブ オゾガマイシン**(gemtuzumab ozogamicin)は，**ヒト化抗 CD33 モノクローナル抗体**と**カリケアマイシン誘導体**との抗体薬物複合体で，CD33 陽性の急性骨髄性白血病細胞に結合し，細胞内で遊離したカリケアマイシン誘導体が抗腫瘍作用を示す．

　ヒト型抗 CD38 モノクローナル抗体の**ダラツムマブ**(daratumumab)は，多発性骨髄腫を含む造血器悪性腫瘍の腫瘍細胞表面に発現する CD38 抗原に結合することにより作用を発揮する．CDC 活性，ADCC 活性，ADCP 活性のほか，CD38 酵素活性の調節作用，アポトーシス誘導作用を示す．

　CD52 は B 細胞，T 細胞，単球，マクロファージ，NK 細胞および慢性リンパ性白血病細胞に発現する糖タンパク質である．**アレムツズマブ**(alemtuzumab)は，**ヒト化抗 CD52 モノクローナル抗体**であり，CD52 陽性の慢性リンパ性白血病細胞やリンパ球の細胞表面上の CD52 に結合し，ADCC 活性および CDC 活性により，抗腫瘍作用を示す．

　CC ケモカイン受容体 4(**CCR4**)は，白血球の遊走に関与するケモカイン受容体の一つであり，T 細胞リンパ腫などの腫瘍細胞において高発現し，その病態に関与する．**モガムリズマブ**(mogamulizumab)は，**ヒト化抗 CCR4 モノクローナル抗体**であり，CCR4 に特異的に結合し，ADCC 活性により抗腫瘍作用を示す．CDC 活性や中和活性は示さないが，抗体糖鎖中のフコースを低下させることにより，ADCC 活性が 100 倍以上に高められている．CCR4 陽性の成人 T 細胞白血病リンパ腫，末梢性 T 細胞リンパ腫および皮膚 T 細胞性リンパ腫に用いられる．

CCR4：C-C chemokine receptor type 4

　ヒト化抗 SLAMF7 モノクローナル抗体の**エロツズマブ**(elotuzumab)は，骨髄腫細胞上の SLAMF7 に結合することで直接的な抗腫瘍作用を発揮するとともに，NK 細胞上の SLAMF7 に結合することで NK 細胞を活性化させ，ADCC 活性により抗腫瘍作用を示す．

8.5.3 EGFR 阻害薬

学修事項 C-4-5
(1) 抗悪性腫瘍薬

学修事項 D-2-16
(2) 治療薬に対する耐性獲得メカニズム，耐性出現防止方策，耐性出現時の対応
(3) 主な治療薬

EGF：epidermal growth
　　　factor
MAPK：mitogen-activated
　　　　protein kinase
mTOR：mammalian target
　　　　of rapamycin

　上皮成長因子（EGF）が膜貫通型チロシンキナーゼ受容体の**EGF受容体**（**EGFR**，HER1ともよばれる）に結合すると，自己のチロシン残基をリン酸化し，RAS/RAF/分裂促進因子活性化タンパク質キナーゼ（**MAPK**）経路やホスファチジルイノシトール3-キナーゼ（**PI3K**）/AKT/哺乳類ラパマイシン標的タンパク質（**mTOR**）経路などの下流シグナルが活性化される.

　その結果，各種転写因子が活性化され，細胞分化，増殖などが促進される. とくにがん細胞では，EGFR遺伝子変異あるいは過剰発現のためEGFRシグナルが恒常的に増幅しており，がん細胞の増殖，浸潤，転移，生存などに関与する. **EGFR阻害薬**はがん細胞の増殖に必要なEGFRシグナル伝達を遮断し，特異的にがん細胞の増殖などを抑制する.

　EGFRに対する抗体製剤には，ヒト-マウスキメラ型モノクローナル抗体である**セツキシマブ**（cetuximab）と，ヒト型モノクローナル抗体である**パニツムマブ**（panitumumab）や**ネシツムマブ**（necitumumab）がある. これらはEGFRのリガンド結合部位に高い親和性をもち，EGFとEGFRの結合を阻害して，自己リン酸化を抑制する. その結果，がん細胞の増殖や生存を抑制するほか，アポトーシスの誘導，細胞浸潤の抑制，炎症性サイトカインや血管増殖因子の産生抑制など，腫瘍増殖・転移に関連する多くの細胞機能を抑制して抗腫瘍活性を示す（図8.5 ②）.

　EGFR陽性の大腸がんに対する標準薬となっているが，EGFRの下流に存在する*KRAS*（RASのアイソフォームの一つ）に遺伝子変異がある場合には（約35％），RAS/RAF/MAPK経路が恒常的な活性化状態となり，下流にシグナルを送り続けるため，その上流で作用するEGFR抗体製剤の効果は弱い（図8.5 ②）. したがって，セツキシマブあるいはパニツムマブを投与する場合には，あらかじめがん細胞の*KRAS*に遺伝子変異がないことを確認す

ゲフィチニブ　　　エルロチニブ　　　アファチニブ　　　オシメルチニブ

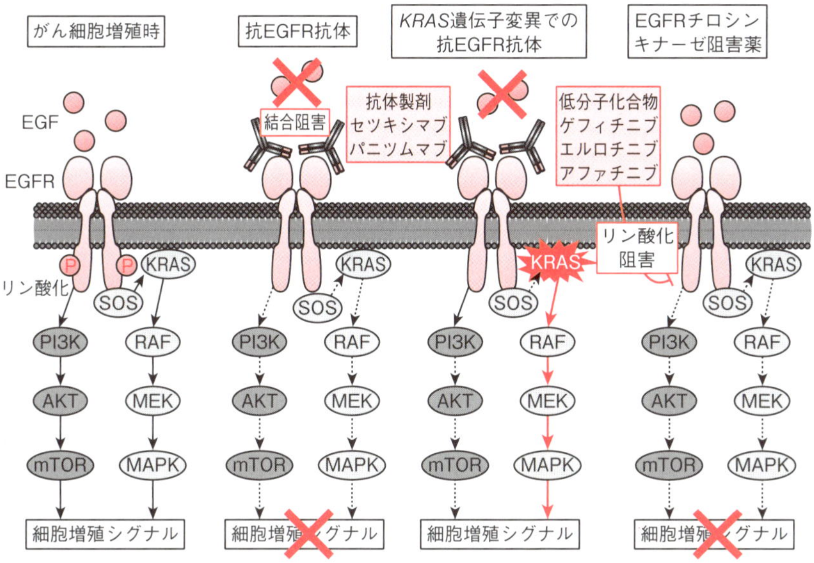

抗悪性腫瘍薬(分子標的薬) 8.5 645

図8.5② EGFR 阻害薬の抗腫瘍作用機構

mTOR：哺乳類ラパマイシン標的タンパク質，MAPK：分裂促進因子活性化タンパク質キナーゼ，MEK：MAPK キナーゼ，PI3K：ホスファチジルイノシトール 3-キ ナ ー ゼ，SOS：Son of Sevenless（Ras グアニンヌクレオチド交換因子の一つ）．

る必要がある（**バイオマーカー**）．副作用として，皮膚障害が生じるが，これは有効性と相関する．

　低分子化合物として，**EGFR チロシンキナーゼ阻害薬(TKI)のゲフィチニブ**(gefitinib)および**エルロチニブ**(erlotinib)があり，チロシンキナーゼドメインの ATP 結合部位に結合して，チロシンキナーゼ活性を可逆的に阻害し，EGFR の自己リン酸化を阻害することで抗腫瘍作用を示す（図8.5 ②）．ゲフィチニブの特記すべき副作用として，間質性肺炎があり，多数の死亡例もでている．**アファチニブ**(afatinib)や**ダコミチニブ**(dacomitinib)は，EGFR ファミリー（EGFR，HER2，HER4）のチロシンキナーゼ活性を不可逆的に阻害する．

　これらの EGFR-TKI は上記の抗体製剤と異なり，EGFR の遺伝子変異が陽性（リガンド非依存的に受容体が恒常的に活性化）の場合に高い有効性が期待できるため，EGFR 遺伝子変異陽性の非小細胞肺癌に用いられる．一方，これら EGFR-TKI による治療により薬剤耐性が生じることがあり，その約 60%において EGFR T790M 遺伝子変異陽性が認められる．**オシメルチニブ**(osimertinib)は，EGFR-TKI に抵抗性の T790M 遺伝子変異陽性 EGFR チロシンキナーゼを不可逆的に阻害することができる．

TKI : tyrosine kinase inhibitor

EGFR ファミリー
EGFR ファミリーは，EGFR（HER1），HER2，HER3，HER4 から構成される受容体群である．このうち，HER3 にはキナーゼ活性がない．リガンドとして，EGF のほかに，TGF-α，HB-EGF，エピレグリン(epiregulin)，ニューレグリン(neuregulin) 1-4 など 11 種類が知られており，受容体のホモ / ヘテロダイマー（二量体）の組合せにより結合親和性が異なる．

8.5.4 HER2 阻害薬

　HER2（human epidermal growth factor receptor type 2）は EGFR ファミリーに属する膜貫通型チロシンキナーゼ受容体であり，多くのがん種で過剰発現が認められる（乳癌，胃癌，卵巣癌，食道癌などで 10 〜 20%）．HER2 遺

| 8章　化学療法の薬理

伝子増幅はがん早期から認められ，がんの悪性度との相関が確認されている．

　　ヒト化抗 HER2 モノクローナル抗体の**トラスツズマブ**（trastuzumab）および**ペルツズマブ**（pertuzumab）は，HER2 に特異的に結合してシグナル伝達を阻害するとともに，アポトーシス作用や ADCC 活性も併せもち，抗腫瘍活性を示す．バイオマーカーとして HER2 があり，HER2 過剰発現が確認された乳癌および胃癌に用いられる．トラスツズマブとペルツズマブは，HER2 に対する結合部位が異なるため，両者の併用により HER2 シグナルをより広範に遮断し，ADCC 活性も増強される．また，トラスツズマブは，タキサン系抗悪性腫瘍薬やカペシタビンなどほかのがん化学療法との併用で高い抗腫瘍活性を示す．

　　トラスツズマブ エムタンシン（trastuzumab emtansine）は，トラスツズマブとチューブリン重合阻害薬マイタンシン（安全性に問題があり単独では医薬品として用いられなかった）が結合した**抗体薬物複合体**で，トラスツズマブの作用に加え，微小管重合阻害による細胞傷害性を示し，HER2 陽性の乳癌に用いられる．トラスツズマブの副作用として心障害があり，アントラサイクリン系抗生物質との併用で増強されるため併用注意である．

　　同じく，トラスツズマブにトポイソメラーゼ I 阻害作用をもつカンプトテシン誘導体を結合させた抗体薬物複合体である**トラスツズマブ デルクステカン**（trastuzumab deruxtecan）は，HER2 陽性腫瘍細胞内に取り込まれたのち，カンプトテシン誘導体が DNA 傷害作用およびアポトーシス誘導作用を示し，腫瘍増殖抑制作用を示す．

　　低分子化合物として，EGFR および HER2 の二重チロシンキナーゼ阻害薬（EGFR/HER2-TKI）の**ラパチニブ**（lapatinib）があり，両者のチロシンキナーゼ活性を可逆的に阻害することにより，抗腫瘍活性を示す．トラスツズマブと同様，HER2 過剰発現が確認された乳癌に用いられるが，カペシタビンとの併用でトラスツズマブ抵抗例に対しても有効性を示す．肝障害，間質性肺炎が現れることがあるが，間質性肺炎の頻度はほかの EGFR-TKI と比較して低い．

学修事項 **C-4-5**
(1) 抗悪性腫瘍薬

学修事項 **D-2-16**
(3) 主な治療薬

カペシタビン　　　　　エムタンシン　　　　　ラパチニブ

抗悪性腫瘍薬（分子標的薬）　8.5　647

8.5.5　血管新生阻害薬

　腫瘍組織にはもともと血管は備わっておらず，ある一定のサイズ（2～3 mm³）以上に成長するには，酸素や栄養を腫瘍組織に供給する血管が必要となる．がん細胞は，自ら**血管内皮細胞増殖因子**（**VEGF**）を分泌することにより**血管新生**を促し，腫瘍組織に新生血管を引き込むことができる．この腫瘍血管の形成により，がん細胞の増殖が亢進するだけでなく，がん細胞が血行性に遠隔臓器へ転移する．

　この腫瘍組織での血管新生を阻害することにより，がん細胞への酸素や栄養の供給が抑制され，その増殖を抑制することができる．**ベバシズマブ**（bevacizumab）は，**ヒト化抗 VEGF モノクローナル抗体**であり，VEGF の機能を中和する．結腸・直腸癌，非小細胞肺癌，卵巣癌，乳癌や悪性神経膠腫に用いられる．重篤な副作用として消化管穿孔，血栓塞栓症などがある．

　VEGF 受容体（**VEGFR**）は膜貫通型チロシンキナーゼ受容体で，VEGF が結合すると，自己のチロシン残基をリン酸化し，RAF/MEK/ERK 経路や PI3K/AKT 経路などの下流シグナルが活性化され，腫瘍血管新生を促進する．**ラムシルマブ**（ramucirumab）は，**ヒト型抗 VEGFR モノクローナル抗体**であり，VEGF との結合を阻害することにより，血管内皮細胞の増殖，遊走および生存を阻害することで，腫瘍血管新生を阻害する．胃癌，結腸・直腸癌，非小細胞肺癌に用いられる．

　VEGFR を選択的に阻害する低分子化合物として**アキシチニブ**（axitinib）がある．**VEGFR チロシンキナーゼ阻害薬**であり，VEGFR の自己リン酸化を抑制することにより，血管新生とリンパ管新生を抑制し，腫瘍の増殖と転移を抑える．転移性の腎細胞癌に用いられる．

　アフリベルセプト ベータ（aflibercept beta）は，VEGFR-1 および VEGFR-2 の細胞外ドメインとヒト IgG1 の定常領域（Fc ドメイン）からなる二量体の遺伝子組換え融合糖タンパク質である．可溶性デコイ受容体として，VEGF-A，VEGF-B および，ほかの VEGF ファミリーである胎盤増殖因子（PlGF）にも結合し，VEGF 受容体を介した腫瘍血管の内皮細胞増殖，血管新生，血管透過性亢進を阻害する．

　スニチニブ（sunitinib），**ソラフェニブ**（sorafenib），**パゾパニブ**（pazopanib），**レゴラフェニブ**（regorafenib），**レンバチニブ**（lenvatinib），**バンデタニブ**（vandetanib），**カボザンチニブ**（cabozantinib）は，VEGFR のほか，**血小板由来増殖因子受容体**（**PDGFR**）ファミリーや複数の受容体型チロシンキナーゼ活性も阻害するため，**マルチキナーゼ阻害薬**とよばれ，腫瘍血管新生の阻害と同時にがん細胞増殖抑制作用も示し，抗腫瘍作用を示す．

　これらマルチキナーゼ阻害薬は，血管新生にかかわる VEGFR のほか，腫

学修事項 C-4-5
（1）抗悪性腫瘍薬

学修事項 D-2-16
（3）主な治療薬

VEGF：vascular endothelial growth factor

アキシチニブ

PlGF：placental growth factor

PDGFR：platelet-derived growth factor receptor

PDGFR ファミリー
PDGFRα，PDGFRβ，マクロファージコロニー刺激因子受容体（colony-stimulating factor 1 receptor；**CSF1R**），Fms 様チロシンキナーゼ 3 受容体（Fms-like tyrosine kinase 3；**FLT-3**），幹細胞因子受容体 **c-KIT** の 5 種類がある．

瘍微小環境にかかわる PDGFR や線維芽細胞増殖因子受容体（**FGFR**），がん細胞増殖にかかわる c-KIT，FLT-3，CSF-1R，*ret* 前がん遺伝子（*RET*）**肝細胞増殖因子受容体**（**MET**）などのチロシンキナーゼ活性や Raf を阻害し，これらの作用が複合して抗腫瘍活性を示す（図 8.5 ③）．

なお，抗悪性腫瘍薬ではないが，**ニンテダニブ**（nintedanib）は，PDGFR，FGFR，VEGFR に対する低分子チロシンキナーゼ阻害剤であり，特発性肺線維症の病態に関与する線維芽細胞の増殖，遊走および形質転換にかかわるシグナル伝達を阻害することができ，特発性肺線維症に用いられる．

FGFR：fibroblast growth factor receptor

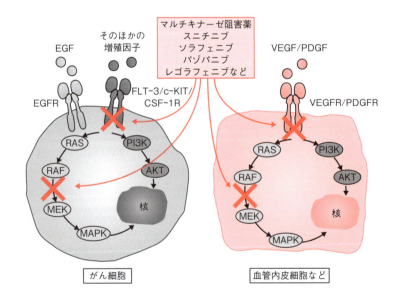

図 8.5 ③ マルチキナーゼ阻害薬の抗腫瘍作用機構

MAPK：分裂促進因子活性化タンパク質キナーゼ，MEK：MAPK キナーゼ，PI3K：ホスファチジルイノシトール 3-キナーゼ．

ニンテダニブ

8.5.6 Bcr/Abl 阻害薬

白血病の病型の一つである慢性骨髄性白血病は，**フィラデルフィア染色体**とよばれる染色体の相互転座により，9番染色体上の *abl* 遺伝子が22番染色体上の *bcr* 遺伝子領域へ転座した *bcr/abl* 融合遺伝子〔t(9；22)〕の染色体異常が原因となる．フィラデルフィア染色体は，一部の急性リンパ球性白血病でも認められる（フィラデルフィア染色体陽性急性リンパ性白血病）．***bcr/abl* 融合遺伝子**の翻訳産物である Bcr/Abl 融合タンパク質は正常 Abl よりも高いチロシンキナーゼ活性をもつ．

イマチニブ（imatinib），**ダサチニブ**（dasatinib），**ニロチニブ**（nilotinib），**ボスチニブ**（bosutinib），**ポナチニブ**（ponatinib）は，いずれもこの Bcr/Abl のチロシンキナーゼ活性を抑制することにより，フィラデルフィア染色体陽性白血病細胞の増殖を抑制することができる（図8.5④）．イマチニブは Bcr/Abl だけでなく，PDGFR や c-KIT などのチロシンキナーゼも阻害するため，KIT 陽性消化管間質腫瘍にも用いられる．ポナチニブは，ほかの Bcr/Abl チロシンキナーゼ阻害薬に耐性変異となった腫瘍細胞に対しても阻害作用を示すよう設計されている．

学修事項 C-4-5
(1) 抗悪性腫瘍薬

学修事項 D-2-16
(3) 主な治療薬

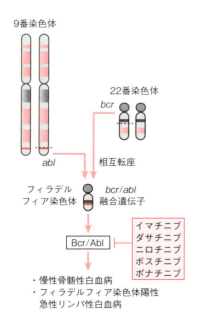

図8.5④ フィラデルフィア染色体と Bcr/Abl 阻害薬の作用機構

650　8章　化学療法の薬理

イマチニブ　　　　　ダサチニブ

ボスチニブ

ニロチニブ　　　　　ポナチニブ

8.5.7　そのほかのキナーゼ阻害薬

ALK：anaplastic lymphoma kinase

学修事項 **C-4-5**
(1) 抗悪性腫瘍薬

学修事項 **D-2-16**
(3) 主な治療薬

　未分化リンパ腫キナーゼ（ALK）は膜貫通型チロシンキナーゼ受容体である．非小細胞肺癌のうち 3 ～ 5％は，EML4（微小管会合タンパク質）と ALK の遺伝子が転座した EML4-ALK 融合遺伝子陽性であり，このような **ALK 融合タンパク質**のチロシンキナーゼが恒常的に活性化することが発症の原因となる．

　クリゾチニブ（crizotinib），**アレクチニブ**（alectinib），および**セリチニブ**（ceritinib），**ロルラチニブ**（lorlatinib），**ブリグチニブ**（brigatinib）は，いずれも ALK および ALK 融合タンパク質のチロシンキナーゼ活性を抑制することにより，とくに ALK 融合タンパク質陽性の非小細胞肺癌の増殖を抑制する．クリゾチニブは，ALK だけでなく，肝細胞増殖因子受容体（c-Met/HGFR）などに対するチロシンキナーゼ阻害活性ももつ．ロルラチニブは，ほかの ALK 阻害剤の耐性変異となった変異型 ALK 融合タンパク質にも結合し，チロシンキナーゼ活性を抑制できる．

　Raf ファミリーの一つ B-raf（**BRAF**）はセリン・トレオニンキナーゼであり，細胞増殖のシグナル伝達に重要な役割を果たす．転移性悪性黒色腫の約 50％で，600 番目のバリンが変異した **BRAF V600 遺伝子変異**があり，BRAF が恒常的に活性化してがん細胞増殖を促進すると考えられている．**ベムラフェニブ**（vemurafenib），**ダブラフェニブ**（dabrafenib），**エンコラフェ**

クリゾチニブ　　　　　アレクチニブ　　　　　セリチニブ

抗悪性腫瘍薬(分子標的薬) 8.5

ロルラチニブ

ブリグチニブ

ベムラフェニブ

ダブラフェニブ

エンコラフェニブ

トラメチニブ

ビニメチニブ

ニブ(encorafenib)は，活性化変異型の BRAF キナーゼを阻害することにより，下流の MEK および MAPK のリン酸化を阻害し，BRAF V600 変異をもつ腫瘍(悪性黒色腫)の増殖を抑制する．ダブラフェニブやエンコラフェニブは MEK 阻害薬の**トラメチニブ**(trametinib)や**ビニメチニブ**(binimetinib)と併用する．なお，マルチキナーゼ阻害薬のソラフェニブも Raf キナーゼを阻害する．

チロシンキナーゼの**ヤヌスキナーゼ**(**JAK**)は，サイトカインおよび増殖因子によるシグナル伝達において重要な役割を果たす．サイトカインや増殖因子が受容体に結合すると，受容体に会合している JAK が，細胞内基質である STAT をチロシンリン酸化し(**JAK/STAT 経路**)，PI3K や MAPK 経路を活性化するとともに，核内に移行してさまざまな遺伝子を発現する．

ルキソリチニブ(ruxolitinib)は，JAK 選択的なチロシンキナーゼ阻害薬で，JAK/STAT 経路のシグナル伝達を抑制する．変異の有無にかかわらず JAK を阻害し，骨髄増殖性腫瘍の脾腫を縮小し，また，炎症性サイトカイン腫瘍壊死因子(TNF)αや IL-6 による JAK/STAT 経路を抑制することにより随伴する全身障害を改善する．トファシチニブも JAK 阻害薬であるが，関節リウマチに用いられる．

c-ros がん遺伝子 1(*ROS1*)融合遺伝子から産生される **ROS1 融合タンパク質**はチロシンキナーゼを活性化し，その下流のシグナル伝達経路(MAPK

STAT：signal transducers and activators of transcription

ルキソリチニブ

ROS1：c-ros oncogene 1 receptor tyrosine kinase

TRK：tropomyosin receptor kinase

NTRK：neurotrophic receptor tyrosine kinase

エヌトレクチニブ　　イブルチニブ

チラブルチニブ　　アカラブルチニブ

経路，PI3K 経路および JAK/STAT 経路など）を恒常的に活性化する．一方，トロポミオシン受容体キナーゼ（TRK）は，神経栄養因子の受容体であり，中枢および末梢における神経細胞の分化および生存維持にかかわる．NTRK融合遺伝子による **TRK 融合タンパク質**は，リガンド非依存的にチロシンキナーゼを活性化し，シグナル伝達経路（MAPK 経路，PLCγ経路および PI3K経路など）を恒常的に活性化し，がん細胞の過剰増殖および生存延長が起こる．**エヌトレクチニブ**（entrectinib）は，ROS1 融合タンパク質および TRK融合タンパク質のリン酸化を阻害する選択的なチロシンキナーゼ阻害薬である．*ROS1* 融合遺伝子陽性の非小細胞肺癌だけでなく，NTRK 融合遺伝子陽性であればがん種を問わずすべての固形癌に使用できる．がん種横断的ながん分子標的薬であり，**がん遺伝子パネル検査**により多数の遺伝子を同時に解析し，遺伝子変異を明らかにすることにより，一人ひとりの体質や病状に合わせて治療などを行う**がんゲノム医療**で用いることができる．

BTK：Bruton's tyrosine kinase

BCR：B cell receptor

　　ブルトン型チロシンキナーゼ（BTK）は，非受容体型のタンパク質チロシンキナーゼで，おもに造血細胞，とくに B 細胞に多く発現し，B 細胞受容体（BCR）からのシグナル伝達に関与しており，生存，活性化，増殖，成熟および分化にかかわっている．**イブルチニブ**（ibrutinib），**チラブルチニブ**（tirabrutinib）や**アカラブルチニブ**（acalabrutinib）は，BTK 活性を阻害することにより，BCR シグナル伝達経路が活性化された腫瘍において抗腫瘍活性を示す．イブルチニブは，慢性リンパ性白血病やマントル細胞リンパ腫に，チラブルチニブは中枢神経系原発性リンパ腫，アカラブルチニブは慢性リンパ性白血病に用いられる．

　　また，マルチキナーゼ阻害薬の標的ともなっている RET，MET，FGFRに対する阻害薬もそれぞれ開発されている．RET 阻害薬**セルペルカチニブ**（selpercatinib）は RET 融合遺伝子陽性の非小細胞肺がん，甲状腺癌や甲状腺髄様がんに，MET 阻害薬**カプマチニブ**（capmatinib）や**テポチニブ**

抗悪性腫瘍薬（分子標的薬）　8.5　　*653*

ペミガチニブ　　セルペルカチニブ　　カプマチニブ

（tepotinib）は MET 遺伝子エクソン 14 スキッピング変異陽性の非小細胞肺がんに，FGFR 阻害薬**ペミガチニブ**（pemigatinib）は FGFR2 融合遺伝子陽性の胆道がん，骨髄性またはリンパ性腫瘍に用いられる．

　サイクリン依存性キナーゼ（CDK）4 および **CDK6** は，細胞周期における G_1 期に重要なレギュレーターであり，サイクリン D と複合体を形成し，腫瘍増殖抑制因子をリン酸化することで不活化し，G_1 期から S 期へ細胞周期を進行させる．**パルボシクリブ**（palbociclib）および**アベマシクリブ**（abemaciclib）は，CDK4 および CDK6 を選択的に阻害し，G_1 期から S 期への細胞周期を停止することにより，腫瘍の増殖を抑制する．乳癌患者の 50% 以上はサイクリン D を過剰に発現することが知られており，ホルモン受容体陽性かつ HER2 陰性の手術不能または再発乳癌に用いられる．

CDK : cyclin-dependent
kinase

パルボシクリブ　　アベマシクリブ

8.5.8　mTOR 阻害薬

　哺乳類ラパマイシン標的タンパク質（mTOR） は，増殖因子などの刺激によりタンパク質の合成を調節するセリン・トレオニンキナーゼであり，PI3K/Akt/mTOR シグナル伝達経路を介し，細胞の増殖，成長，生存および血管新生に関与する．本経路の機能異常は，さまざまな腫瘍と関連すると考えられている．

　エベロリムス（everolimus），**テムシロリムス**（temsirolimus），**シロリムス**（sirolimus）は，細胞内で FK506 結合タンパク質（FKBP）12 と複合体を形成し，mTOR を選択的に阻害する．その結果，PI3K/Akt/mTOR シグナル伝達が阻害され，腫瘍細胞の増殖抑制による直接作用，および腫瘍細胞からの VEGF 産生抑制，血管新生抑制作用による間接作用で抗腫瘍作用を示す．

学修事項　**C-4-5**
（1）抗悪性腫瘍薬

学修事項　**D-2-16**
（3）主な治療薬

8章 化学療法の薬理

エベロリムス　　テムシロリムス　　シロリムス

また，mTOR 阻害薬は T 細胞の増殖も抑制することから免疫抑制薬としても用いられる．エベロリムスは腎細胞癌，膵神経内分泌腫瘍，乳癌，結節性硬化症に伴う腎血管筋脂肪腫などに（免疫抑制薬として心・腎移植時の拒絶反応の抑制），テムシロリムスは腎細胞癌に，シロリムスはリンパ脈管筋腫症に用いられる．

8.5.9　HDAC 阻害薬

学修事項 C-4-5
(1) 抗悪性腫瘍薬

学修事項 D-2-16
(3) 主な治療薬

HDAC : histone deacetylase

　染色体クロマチンは二本鎖 DNA がヒストンに巻きついたヌクレオソームの繰り返し構造からなり，このヒストンの修飾が遺伝子発現の制御にかかわっている．ヒストンアセチル基転移酵素によりヒストン中の特定のリシン残基がアセチル化されると，クロマチン構造が弛緩し遺伝子転写が促進される．一方，**ヒストン脱アセチル化酵素（HDAC）**は，アセチル化されたリシン残基からアセチル基を離脱させ，クロマチン構造を強固にすることで遺伝子転写を抑制する．

　ボリノスタット（vorinostat）は，HDAC に直接結合し，その酵素活性を阻害する．HDAC 阻害により脱アセチル化が抑制され，ヒストンにアセチル基が蓄積すると，クロマチン構造が弛緩し，がん抑制遺伝子などの転写活性が促進され，その結果，アポトーシスや分化を誘導し抗腫瘍作用を示すと考えられている．皮膚 T 細胞リンパ腫に用いられる．同じく，HDAC 阻害薬の**ロミデプシン**（romidepsin）や**ツシジノスタット**（tucidinostat）は末梢性 T

ボリノスタット　　ロミデプシン　　ツシジノスタット

抗悪性腫瘍薬（分子標的薬）　8.5　655

細胞リンパ腫に用いられる.

8.5.10　プロテアソーム阻害薬

　細胞は恒常性の維持，ストレス応答などに対応するため，不要になった細胞内タンパク質を分解する．この分解過程は，**ユビキチン－プロテアソーム系**により厳密に制御されており，分解すべきタンパク質に目印として**ユビキチン**（ubiquitin）が付加された後，**プロテアソーム**（proteasome）とよばれるタンパク質複合体によりペプチド断片にまで分解される．ユビキチン－プロテアソーム系は，細胞周期制御，免疫応答，シグナル伝達などさまざまな細胞機能に関与する.

　ボルテゾミブ（bortezomib）は，プロテアソームのβ5サブユニットに結合し，その活性を選択的かつ可逆的に阻害する．その結果，がん抑制遺伝子産物の分解抑制，ユビキチン化タンパク質の蓄積による小胞体ストレス，NF-κB）活性化による増殖関連遺伝子やアポトーシス抑制遺伝子の転写抑制などさまざまな経路により，がん細胞の増殖抑制やアポトーシスを誘導し，抗腫瘍作用を示すと考えられている．多発性骨髄腫，マントル細胞リンパ腫に用いられ，おもな副作用として末梢神経障害がある.

　カルフィルゾミブ（carfilzomib）は，ボルテゾミブに耐性を示すがん細胞株においても細胞傷害作用を示す．再発または難治性の多発性骨髄腫に，通常，レナリドミドおよびデキサメタゾンとの併用療法で使用する．ボルテゾミブおよびカルフィルゾミブが注射薬であるのに対し，**イキサゾミブ**（ixazomib）は経口投与可能なプロテアソーム阻害薬である.

学修事項 C-4-5
(1) 抗悪性腫瘍薬

学修事項 D-2-16
(3) 主な治療薬

ボルテゾミブ

NF-κB：nuclear factor-κB

カルフィルゾミブ　　イキサゾミブ

8.5.11　PARP1 阻害薬

　ポリ（ADP-リボース）ポリメラーゼ（PARP）1は，DNA一本鎖切断を認識し，DNA修復に関連する塩基除去修復を担う酵素である．一方，**乳がん感受性遺伝子（BRCA）**は，がん抑制遺伝子の一つであり，BRCAタンパク質は，ほかの腫瘍抑制因子と複合体を形成してDNA二本鎖切断の修復を担っている．BRCAが遺伝子変異している場合，DNA修復がうまくいかず，異常なDNAが蓄積し，がん化する．**オラパリブ**（olaparib）や**ニラパリブ**（niraparib）

学修事項 C-4-5
(1) 抗悪性腫瘍薬

学修事項 D-2-16
(3) 主な治療薬

PARP：poly（ADP-ribose）
polymerase

BRCA : breast cancer
susceptibility gene

オラパリブ

は，PARP1 を阻害することにより，一本鎖切断 DNA の修復を阻害するため，
二本鎖が切断される．本来，BRCA により修復されるが，BRCA 遺伝子変
異の場合，DNA を修復することができず，がん細胞の細胞死が誘導される．
BRCA 遺伝子変異陽性の卵巣癌あるいは乳癌に用いられる．

8.5.12 RANKL 阻害薬

RANKL : receptor activator
for nuclear
factor-κB ligand

学修事項 D-2-16
(3) 主な治療薬

RANKL は，骨吸収を司る破骨細胞およびその前駆細胞の表面に発現する
受容体である RANK に結合し，破骨細胞の形成，機能，生存を調節している．
多発性骨髄腫および骨転移をもつ固形癌の骨病変は，RANKL によって活性
化された破骨細胞による骨破壊が原因となる．**デノスマブ**（denosumab）は，
ヒト型抗 RANKL モノクローナル抗体であり，RANK/RANKL 経路を特異
的に阻害し，破骨細胞の活性化を抑制することで骨吸収を抑制し，がんによ
る骨病変の進展を抑制する．

8.5.13 免疫チェックポイント阻害薬

学修事項 C-4-5
(1) 抗悪性腫瘍薬

学修事項 D-2-16
(3) 主な治療薬

生体内でがん細胞が発生しても，通常，免疫システムにより排除されるが，
この免疫システムから回避したがん細胞が増殖することでがんが発生する．
この免疫回避の機序の一つに，免疫を正または負に制御する**免疫チェックポ
イント**分子を利用した機構がある．細胞傷害性 T 細胞の活性化は，抗原認
識を行う T 細胞受容体と補助的に正と負に制御する補助刺激受容体によっ
て厳密に制御されている．

この補助刺激受容体のなかには，T 細胞を活性化する CD28 や，抑制的に
制御する**ヒト細胞傷害性 T リンパ球抗原-4（CTLA-4）**，**PD-1** など免疫チェッ
クポイント分子とよばれる機構が存在する．腫瘍細胞は，負の補助刺激受容
体のリガンドを過剰に発現することで細胞傷害性 T 細胞を抑制し，T 細胞
からの攻撃を回避している（図8.5⑤）．

CTLA-4 : cytotoxic T
lymphocyte-
associated antigen 4
PD-1 : programmed cell
death 1

正の補助刺激受容体 CD28 と負の補助刺激受容体 CTLA-4 はリガンド
（CD80/CD86）を共有しており，両者のバランスにより T 細胞の活性化あ
るいは不活化が決定される．**イピリムマブ**（ipilimumab）は，**ヒト型抗ヒト**

COLUMN　がん免疫療法

現在，一般的に実施されているがん治療は「外科(手術)療法」，「放射線療法」，「がん化学療法(分子標的薬含む)」の三つでがんの三大療法とよばれているが，近年，第四のがん治療法として，「がん免疫療法」が注目されている．

がん免疫療法自体は古くから研究されており，これまで免疫賦活薬(丸山ワクチンなど)，サイトカイン療法，NK細胞療法，樹状細胞療法，モノクローナル抗体療法などが知られているが，なかでも免疫機能のブレーキをはずす免疫チェックポイント阻害薬を用いた免疫療法は画期的で，現在，最も注目を浴びている領域である．

イピリムマブ，ニボルマブのほか，ほかの抗PD-1抗体や抗PD-L1抗体など，さまざまながん種に対する治験が精力的に進められている．

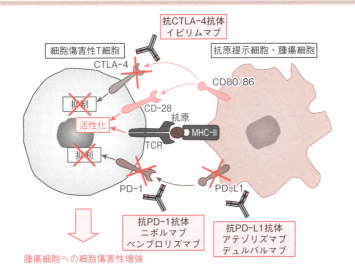

図8.5⑤ 免疫チェックポイント阻害薬の抗腫瘍作用機構
CTLA-4：ヒト細胞傷害性Tリンパ球抗原-4，MHC-Ⅱ：主要組織適合遺伝子複合体クラスⅡ，PD-1：programmed cell death 1，PD-L1：PD-1 リガンド 1，TCR：T細胞受容体．

CTLA-4 モノクローナル抗体であり，CTLA-4 と CD80/CD86 との結合を阻害することにより，T細胞に対する負の制御を抑制し，腫瘍抗原特異的なT細胞の増殖，活性化および細胞傷害活性の増強により腫瘍増殖を抑制する．イピリムマブは悪性黒色腫に用いられ，副作用として，皮膚症状，消化管障害，肝障害，内分泌腺異常など免疫に関連した副作用が生じる可能性がある．

同様に，負の補助刺激受容体 PD-1 は，抗原提示細胞や腫瘍細胞に発現する PD-1 リガンド(**PD-L1/PD-L2**)と結合することで，T細胞の活性化を負に制御する．**ニボルマブ**(nivolumab)および**ペンブロリズマブ**(pembrolizumab)は，**ヒト型抗ヒト PD-1 モノクローナル抗体**であり，PD-L1/PD-1 経路を阻害することにより，活性化T細胞の負の制御を抑制し，その結果，腫瘍抗原特異的なT細胞の増殖，活性化および細胞傷害活性の増強により持続的な抗腫瘍作用を示す．悪性黒色腫，非小細胞肺癌，腎細胞癌，頭頸部癌などに用いられ，ある一定の患者では劇的な有効性も認められている．

658 8章 化学療法の薬理

MMR：mismatch repair

MSI：microsatellite instability

一方，DNA 中のマイクロサテライト（DNA 配列中で 2〜5 塩基対が繰り返された反復配列）で生じる DNA 複製時のエラーは，通常，ミスマッチ修復（MMR）タンパク質などによって修復されるが，MMR の機能が障害されると，エラーが修復されず，マイクロサテライトが通常と異なる反復回数を示し，**マイクロサテライト不安定性（MSI）**とよばれる．さまざまながん腫で MSI が高頻度に生じる MSI-High 固形癌が確認されているが，抗 PD-1 抗体がこれらの MSI-High 固形癌に有効性が高いことが知られている．ニボルマブは，MSI-High をもつ結腸・直腸癌に用いられるが，ペンブロリズマブは，がん腫を問わず MSI-High をもつすべての固形癌に使用でき，国内で初めて遺伝子パネル検査に基づき，がん種横断的に用いることが可能になった．副作用として，甲状腺・肝障害，間質性肺疾患，糖尿病などの重大な副作用も報告されている．

　　ヒト化抗ヒト PD-L1 モノクローナル抗体である**アテゾリズマブ**（atezolizumab）は，PD-L1 陽性の乳癌，あるいは非小細胞肺癌や小細胞肺癌に，**デュルバルマブ**（durvalumab）は，非小細胞肺癌における化学放射線療法後の維持療法に用いられる．

8.5.14 そのほかの分子標的薬

学修事項 C-4-5
(1) 抗悪性腫瘍薬

学修事項 D-2-16
(3) 主な治療薬

PML/RARα：promyelocytic leukemia/ retinoic acid receptor α

トレチノイン

タミバロテン

　　急性骨髄性白血病の一種である急性前骨髄球性白血病は，多くの場合，15 番と 17 番の染色体の相互転座〔t(15；17)〕により，前骨髄性白血病 / レチノイン酸受容体α（**PML/RARα**）融合遺伝子産物である変異型レチノイン酸受容体が，骨髄球系細胞の分化シグナルを抑制し，分化を前骨髄球の段階で阻止することにより発症する．

　　トレチノイン（tretinoin）はビタミン A 誘導体の一つで，レチノイン酸の二重結合がすべてトランス型であることから**オールトランスレチノイン酸**（all-trans retinoic acid）ともよばれる．急性前骨髄球性白血病細胞の PML/RARα融合変異型レチノイン酸受容体に作用し，前骨髄球からの分化が再開し，成熟顆粒球への分化を誘導する（分化誘導療法）．**タミバロテン**（tamibaroten）は，トレチノインの 10 倍以上の活性を示す合成レチノイドで，トレチノイン治療後に再発した，あるいは難治性の急性前骨髄球性白血病に用いられる．いずれも副作用として，レチノイン酸症候群（発熱，呼吸困難，胸水貯留，肺浸潤，間質性肺疾患など）が発生し，重篤となることもある．また，催奇形性をもっているため，妊婦・妊娠する可能性のある女性には投与できない．

　　サリドマイド（thalidomide）は，1960 年代に催眠・鎮静薬として販売されたが，つわりにも有効とされ妊婦にも多く使用された．その結果，サリドマ

イド胎芽症(アザラシ肢症)として胎仔の催奇形性被害が広がり，世界的な薬害問題を引き起こした．

その後，サリドマイドが単球やマクロファージによる炎症性サイトカインTNF-α産生抑制作用，NK細胞活性化作用などにより，ハンセン病のらい性結節性紅斑とよばれる症状に劇的な効果を示すこと，さらに血管新生阻害作用などにより抗腫瘍作用も示すことが明らかにされ，現在，厳重な服薬管理のもとで臨床使用されている．サリドマイド誘導体である**レナリドミド**(lenalidomide)は，サリドマイドの有効性を高め，副作用を軽減するために開発された．

(S)-サリドマイド

レナリドミド

索　引

英数字

2-AG 70
3CL プロテアーゼ 616
5-FU 624
5-HT 175
——$_2$受容体 430
5-TH 466
AADC 246
ABC 輸送体 39
ACE 9, 61, 338, 368, 374, 385
ACh 18, 32, 51, 97
AChE 51, 257
ACR 297
ACTH 59, 79, 542
ADA 302
ADCC 75, 302, 640
ADCP 640
ADH 81, 536
ADHD 191
ADL 306
ADP 33
AHA/ACC による Stage 分類 337
AIDS 608, 613
AIHA 411
AIP 86
ALA-S 413
ALDH2 363
ALK 650
ALS 263, 264
AMPA 19, 57, 229
——型グルタミン酸受容体 229, 241
Ang 変換酵素 61
ANP 26, 63, 341, 352
APC 303, 426
APL 257
apoB100 527
apoC-II 526
apoE 526
APTT 418
AR 88
ARB 342, 344, 368, 374, 392
ARNI 354
ASO 401, 404
ATG 410, 413
ATIII 424
ATP 33, 63, 172, 334
ATP 感受性 K^+チャネル 33, 366
ATP 結合カセット輸送体 39
B-raf 650

BBB 38, 101, 175, 246, 283
Bcr/Abl 阻害薬 649
bcr/abl 融合遺伝子 649
BCRP 41
BLNAR インフルエンザ菌 568
BMD 306
BMPs 76
BNP 26, 63, 352
BPH 550
BPSD 258
BRAF 650
BRCA 655
BSEP 42
C1P 68
Ca^{2+}活性化型 K^+チャネル 33, 372
Ca^{2+}感知受容体 305
Ca^{2+}ポンプ 40
Ca^{2+}誘発性 Ca^{2+}放出 318
CABG 359
CaMK-II 58
cAMP 12, 40, 319, 342
CAR 225, 237
CCR4 643
CCR5 616
CDC 活性 640
CDK4 653
Celsus の 4 大徴候 266
CETP 527
CFTR 42
CFU-E 409
CFU-G 414
CFU-Mg 417
cGMP 12, 362, 551
CGRP 145
CICR 18, 35
CKD 394
CMC 480
CMV 289, 607
CNP 26, 63, 352
CNS 174
Co-Smad 26
COMT 48, 248, 552
COPD 434, 447
COX 66, 267, 272
CRAC 34, 37
CREB 36
CRH 79, 543
CsA 291
CTLA-4 303, 656
CTZ 188, 200, 469
CXCR4 616

C 型肝炎ウイルス 612
C 型ナトリウム利尿ペプチド 26, 352
DAT 44, 251
DCI 246
de novo 経路 290
DFP 116
DHA 67
DHODH 301
DHP 35
DHP-1 576
DIC 276, 422
DMARD 298
DMD 294
DNA 依存性 RNA ポリメラーゼ 563, 588, 627
DNA ジャイレース 562, 581
DNA トポイドメラーゼ 631
DNA ポリメラーゼ 607, 627
DNP 63
DSS 202
DXA 306
EC_{50} 4, 6
ECL 54, 85, 452
ED 551
ED_{50} 4, 6
EGF 17, 23, 76, 644
EGFR 8, 644, 645
ENaC 28, 30, 382
eNOS 53, 70, 372
EPA 67, 405
EPO 410
EPSP 20
ERE 88
ESBL 567
EULAR 297
FcεRI 279
FGF 76
FGFR 648
FGIDs 466
FK506 292
FKBP 292
FP 受容体 158
Frank-Starling の法則 340
FSH 80, 538, 635
FTD 264
G-CSF 75, 408, 414
GABA 20, 33, 44, 55, 124, 152, 175, 215
——$_A$受容体 125, 152, 178, 181, 215, 237
——$_B$受容体 217
——神経系 150

——トランスアミナーゼ 236, 242
GERD 466
GHRH 79, 544
GIP 86
GIRK チャネル 33
GLP-1 86
GLUT 43, 83
GM-CSF 75
GnRH 80, 538
GPCR 10, 13, 50
G_q タンパク質 372
Gs タンパク質 349
$G_{\alpha q}$ タンパク質 151
GRE 87
GSH 67
GST 298
G 細胞 452
G タンパク質活性化 K^+チャネル 33
G タンパク質共役型受容体 10, 13, 50
——キナーゼ 15
H^+/K^+-ATP アーゼ 387
H_1受容体遮断薬 283
H_2ブロッカー 459
HAV 610
HB-EGF 77
HBV 610
hCG 541
HCV 610
HDAC 654
HDL 525
HER 23, 76, 645, 646
HERG 32
HETE 273
HGF 76
HHV 606
HIT 424
HIV 613, 615
HLA 411
HMG-CoA 還元酵素 526
——阻害薬 359, 394, 527
HoLEP 550
HPA 系 207
HPETE 273
HSC 75
HSP 87
I-Smad 26
IBD 472
IBS 467
IDA 408
IDDM 512

項目	頁
IDL	525
IFN	26, 73, 636
IgA 腎症	390
IgE	166
——受容体	279
IGF	76, 79, 544
IIPs	449
IKK	74
IL	26, 72
——-1β	47
——-2	293, 636
ILAE	229
IMPDH	291
iNOS	70, 372
IP_3	12, 34, 37
IPSP	21, 33, 56
IRDS	434
IRS	84
ITP	416
IUD	541
JAK	26, 73, 301, 651
——/STAT 経路	651
JNK	24
K^+チャネル	318
——開口薬	362
K_{ATP} チャネル	33
Kir チャネル	33
Kv チャネル	31
LABA	440, 442
LacCer	68
LBD	254
LD_{50}	10
LDL	525
L-DOPA	246
LH	80, 538, 635
LH-RH	538
——誘導体	633, 635
LHRH	80
LOX	66
LPA	70
LPL	526
LPS	73
LQTS	326
LT	65, 267, 272
——-α	301
LTD	58
LTP	57
LTRA	440
LUTS	550
L 型 Ca^{2+} チャネル	239, 318
L 型 VDCC	35
m-ECT	214
M2 阻害薬	609
M2 タンパク質	608
M_3 受容体	548
MAC	179, 640
mAChR	18
MAO	9, 48, 248
MAPK	8, 14, 644

項目	頁
MARTA	202
MBP	281
MCHC	408
MCV	408
MDRP	569
MET	648
MHC	303
MIBG	251
MIC	561
MLCK	552
MMF	290
MMP	158
MPA	290
MRE	86
MRI	251, 392
MRSA	169, 569, 579
MSA	246
MSH	59
MSI	658
MT_1 受容体	226
MT_2 受容体	226
mTOR	292, 397, 644, 653
MTX	300
N-メチル-D-アスパラギン酸	8, 19
NA	11, 47, 97
Na^+/Ca^{2+}-交換輸送体	348
Na^+/Cl^--共輸送体	382, 385
Na^+/K^+-ATP アーゼ	348
$Na^+/K^+/2Cl^-$-共輸送体	382
Na^+/K^+ ポンプ	40
Na^+/ノルエピネフリントランスポーター	377
Na^+チャネル	133, 139, 236
nAChR	18
NaSSA	211
Nav チャネル	28
NBD	41
NCC	45
NET	44, 192
NF-κB	269
NFAT	291
NGF	23, 76
NHE	45
NIDDM	512
NIK	74
NKCC2	45
NLA	182
NMDA	8, 19, 178, 197, 229
nNOS	70, 372
NO	70, 362, 548
——合成酵素	70, 372
NOAC	260
NOS	70, 372
NPC1L1	526, 529
NPH	513
NPL	514
NREM 睡眠	217
NSAIDs	67, 146, 169, 274,

項目	頁
	313, 391, 439, 533
NYHA 分類	337
P-ATP アーゼ	40
P-CAB	458
$P2Y_{12}$ 受容体	429
PABA	140
PAF	70, 261, 280
PAH	401, 404
PAI-1	77
PAM	117
PARP1	655
PBP	561
PCI	359, 368, 380
PCP	20
PD-1	656
PD-L1/PD-L2	657
PDE	341
——3	259, 335
——5	71, 551
——阻害	549
PDGF	23
PDGFR	647
PEG	302
PEMA	237
PG	62, 65, 267
——E_2	62
——I_2	262
PI	213
——-4,5-P_2	24
——3 キナーゼ(PI3K)	24, 84, 644
——P_2	32
PKA	14, 41, 53, 159, 349, 351
PKG	63, 71, 362, 372
PLA_2	280
PLC	13
PMCA	40
PML	294
——/RARα	658
PNH	411
PNMT	47
PPAR	91, 529
PPI	458
PQ 間隔	320
pre-POMC	543
PRSP	568
PTH	83, 304, 395
PTSD	216
P 波	320
QOL	166, 258, 342, 544
QRS 波	320
QT 延長	529
——症候群	326
QT 間隔	320
Q 波	320
R-Smad	26
RANK	305
RANKL	74, 304, 656
RAR	91

項目	頁
REM 睡眠	217
Rho キナーゼ	262, 372
RNA 依存性 RNA ポリメラーゼ	616
ROCK	61, 262
ROS	261
——1 融合タンパク質	651
RXR	91
RyR1	35
S1P	68
SABA	440, 442
SARS-CoV-2	610, 616
SDA	200
SERCA	40, 348, 349
SERM	88, 309, 542
SERT	44
sGC	71
SGLT	43
SH2 ドメイン	84
Sicilian Gambit の分類	329
SIP 受容体	293
SLC	39, 42
SLE	291, 390
SMS	211
SN-38	632
SNRI	210
SREBP-2	528
SSRI	149, 190, 209, 219
STAT	26, 73
STIM	37
ST 下降	358
ST 区間	320
ST 合剤	585, 598
SUR	34, 42
SU 薬	515
SV2A	240
S タンパク質	616
t-PA	259, 368, 416, 426
TAO	401, 404
TCR	303
TD_{50}	10
TDM	242, 292, 577
TGFβ	25, 76
Th17 細胞	295
Th2 サイトカイン	279, 438
Th2 ヘルパー T 細胞	281
TIA	259
TIVA	182
TKI	645
TLRs	73
TNF	74
TNF-α	44, 77, 296, 301
TNFR	642
TPH	53
TPO	545
TRAIL	74
TRH	79, 263, 545
TRK 融合タンパク質	652
TRP	37

──チャネル 22
TSH 79, 545
TTP 416
TTX 29
TURP 550
TXA$_2$ 262, 272, 415, 446
TXs 65
T型Ca^{2+}チャネル 236, 237
T型VDCC 37
T波 320
u-PA 426
UDP-グルクロン酸転移酵素 632
V-ATPアーゼ 41
Vaughan Williamsの分類 328
VCAM-1 294
VDCC 34
VEGF 23, 76, 163, 647
──受容体(VEGFR) 647
VLDL 525
VMAT 44, 48
VRE 568
VRSA 568
vWF 386, 415
wearing-off現象 246, 250
WPW症候群 325
YAM 306
α$_1$受容体 370, 399, 548
α$_2$-プラスミンインヒビター（α$_2$-PI） 427
α$_2$受容体 548
1,3-β-D-グルカン 596
β-アレスチン 15
β-ラクタマーゼ 566, 568, 577
──阻害薬 571, 577
β-ラクタム環 570
β-ラクタム系抗菌薬 562, 570
β$_1$受容体 338, 349, 376
β$_2$刺激薬 440, 548
β$_2$受容体 370, 405
β$_3$刺激薬 399, 548
β$_3$受容体 399
β遮断薬 342, 345, 359
γ-アミノ酪酸 20, 55, 124, 150, 175, 215
δ-アミノレブリン酸合成酵素 413
Δ波 325

あ

アウエルバッハ神経叢 451
アクアポリン 81, 382
悪性高血圧 376
悪性高熱症 132
悪性腫瘍 618, 639
悪性症候群 204, 246
悪性貧血 410

アクチン 371
アゴニスト 3, 6
アジソン病 87, 543
アスコルビン酸 90
アストロサイト 174
アスパラギン酸 55
L-アスパラギン酸カルシウム 313
アスピリンジレンマ 429
アスピリン喘息 439
アセチルコリン 18, 51, 97, 98, 111, 126, 175, 466
──エステラーゼ 51, 257
──感受性K$^+$チャネル 319
アセチルシステイン 436
アゾール系抗真菌薬 592
アップレギュレーション 11
アディポカイン 77
アディポネクチン 77
アデニル酸シクラーゼ 13, 349
アデノウイルス 164
アデノシン 63, 359
──A$_2$受容体 430
──三リン酸 172, 334
──受容体 334
アテローム血栓性疾患 428
アテローム血栓性脳梗塞 259
アテローム性動脈硬化 358
アトピー性皮膚炎 281
アドレナリン 9, 47, 101, 380
──受容体 98, 207, 364
アナフィラキシーショック 282
アナボリックステロイド 541
アネキシンA1 68
アプタマー 164
アポタンパク質 525, 526, 527
アミドグリコシド系抗菌薬 562, 577
4-アミノサリチル酸 590
アミロイドβタンパク質 258
2-アラキドノイルグリセロール 70
アラキドン酸 280
──エタノールアミド 70
──カスケード 272
アリルアミン系抗真菌薬 597
アルカローシス 461
アルキル化薬 621
アルツハイマー型認知症 254, 255
アルデヒド脱水素酵素2 363
アルドステロン 31, 86, 338
──拮抗薬 385
──受容体遮断薬 342, 346
──誘導タンパク質 86
アレルギー 279

──性鼻炎 281
アレルゲン 279
──免疫療法薬 287
アロステリック 152, 395
──アンタゴニスト 8
──活性化リガンド 257
──部位 8, 21
アロマターゼ 538, 542, 634
アンカップリング 10, 15
アンジオテンシン 9, 61, 338, 343
──受容体 338
──変換酵素 338
──阻害薬 368, 374, 385
──II受容体遮断薬 344, 368, 374, 392
アンタゴニスト 4, 6
アンテドラッグ 443
アントラサイクリン系抗生物質 627
アンドロゲン 88, 537, 635
──受容体 88, 386
──受容体遮断薬 635
易感染性 289
萎縮型加齢黄斑変性症 163
異常Q波 320
胃食道逆流症 455
イソ酵素 272
I型アレルギー 166, 279, 280
一次感覚線維 184
一次情報物質 12
一過性 37
──弛緩 455
──受容体電位チャネル 22
──脳虚血発作 259
一酸化窒素 70, 267, 362, 548
溢出型加齢黄斑変性症 163
遺伝子組換え製剤 353
イノシトール三リン酸 12
イノシン一リン酸脱水素酵素 291
イミダゾール系抗真菌薬 593
陰イオン交換樹脂 528
インクレチン 85
インスリン 23, 83
──依存性糖尿病 512
──受容体基質 84
──非依存性糖尿病 512
──様成長因子 76, 79, 544
インターカレーション 627
インターフェロン 26, 73, 496, 636
──フリー療法 613
インターロイキン 26, 47, 72, 636
インテグラーゼ阻害薬 615
インヒビター1 77
インヒビン 538
インフルエンザウイルス 608

ウイルス 164, 346, 493, 499, 558, 604
内向き整流性K$^+$チャネル 33
うつ病 206
運動ニューロン 123, 152
エイコサノイド 47, 65, 272
エストラジオール 88, 538
エストリオール誘導体 311
エストロゲン 88, 305, 307, 537, 634, 635
──受容体 88
──遮断薬 634
──様製剤 311
エストロン 88, 538
エボラウイルス 610
エモジン 481
エリスロポエチン 75, 408
遠位尿細管 45, 381
炎症 266, 268
──性腸疾患 472
──の5大徴候 266
延髄 177
エンテロウイルス 164
エンテロクロマフィン様細胞 54, 85, 452
エンドサイトーシス 16
黄色腫 529
黄体形成ホルモン 80, 538, 635
──放出ホルモン 80, 538
──誘導体 633, 635
黄体ホルモン 537
──受容体 88
嘔吐 246, 247, 637
オータコイド 47
オールドキノロン系抗菌薬 581, 582
オールトランスレチノイン酸 658
オキサシリナーゼ 567
オキサセフェム系 570, 572
オキサゾリジノン系抗菌薬 562, 584
オキサペナム系 570
オキシコドン 188
オキシトシン 81, 536
悪心 246, 247, 637
オッディ筋 500
囮受容体 164
オヌフ核 548
オピオイド 59
──受容体 185
──ペプチド 185
──ローテーション療法 191
オプシン 90
オリゴデンドロサイト 175
オレキシン 60
──受容体 226

(662)

か

壊血病	90		
外耳	169		
咳嗽	434		
外尿道括約筋	399, 548		

壊血病 90
外耳 169
咳嗽 434
外尿道括約筋 399, 548
カイニン酸 19
　——型 229
外鼻孔 165
蓋膜 169
潰瘍 455
解離性障害 216
カイロミクロン 525
　——レムナント 526
化学受容器 432
　——引金帯 188, 200, 469
過活動膀胱 389, 399, 548
蝸牛 169
核酸アナログ製剤 610
核酸系逆転写酵素阻害薬 613
核酸合成阻害 559, 592
核磁気共鳴画像法 251
覚醒 54, 60, 177, 180, 227, 433
　——剤 192, 248
拡張期血圧 370
核内受容体 3
角膜 155
下行性抑制 185
下垂体後葉 536
下垂体前葉 536
下垂体門脈系 536
ガストリン 55, 58, 85, 452
家族性高コレステロール血症 529
褐色細胞腫 375
活性型ビタミンD_3 91, 312, 395
活性化部分トロンボプラスチン時間 418
活性化プロテインC 426
活動電位 28, 32, 44, 127, 317
カテコール-O-メチル基転移酵素 48
カテコールアミン 349
過敏性腸症候群 467
カフェイン 64, 194
下部尿路症状 550
過分極活性化陽イオンチャネル 319
花粉症 281, 287
過眠症 217
可溶性グアニル酸シクラーゼ 71, 405
カリウムイオン競合型アシッドブロッカー 458
カリウム保持性利尿薬 346, 382
顆粒球 408
　——コロニー刺激因子 75, 408

カルシウムイオン 305
カルシウム拮抗薬 153, 365
カルシウム製剤 313
カルシウム誘発性カルシウム放出 18
カルシトニン 82
　——遺伝子関連ペプチド 145
カルシニューリン 291
　——阻害薬 291
カルバセフェム系 570
カルバペネム系抗菌薬 575
カルバミド系催眠薬 226
カルボキシメチルセルロース 480
加齢黄斑変性症 162
加齢白内障 161
がん 188, 191, 491, 618, 638
　——化学療法 535, 618, 638, 646
　——ゲノム医療 652
　——遺伝子パネル検査 652
肝炎ウイルス 610
還元型グルタチオン 162
肝硬変 398, 494
肝細胞増殖因子 76
　——受容体 648
間質細胞刺激ホルモン 538
間質性肺炎 449
環状鉄芽球 410
肝性リパーゼ 526
関節リウマチ 296
感染症 556, 558
含糖酸化鉄 411
冠動脈 357
　——バイパス術 359
カンナビノイド 69
間脳 177
眼房水 112, 155
がん免疫療法 657
冠攣縮性狭心症 358, 366
起炎物質 266
気管支拡張薬 439
気管支腺 436
気管支喘息 365, 438
危険ドラッグ 194, 195
偽コリンエステラーゼ 139
キサンチン系薬物 444
基質特異性拡張型$β$-ラクタマーゼ 567
寄生虫 598
拮抗的二重支配 94
拮抗薬 4
　アルドステロン—— 385
　カルシウム—— 153, 365
　セロトニン・ドパミン—— 200
　代謝—— 289, 620, 623

ピリミジン系代謝—— 624
プリン系代謝—— 626
ベンゾジアゼピン—— 433
麻薬—— 189, 433
葉酸代謝—— 623
気道リモデリング 438
キニジン 330
　——様作用 208
機能性消化管障害 466
機能性ディスペプシア 466
キノロン系抗菌薬 562, 581
気分安定薬 212
気分変調症 216
逆アゴニスト 7, 164, 167
逆刺激薬 4
逆耐性現象 195
逆転写酵素阻害 610
キャンディン系抗真菌薬 596
球形嚢 169
急性炎症 266
急性肝炎 493
急性心不全 336
急性腎不全 389, 391
急性膵炎 506
急性胆嚢炎 501
急性動脈閉塞 401
急性副鼻腔炎 168
吸入抗コリン薬 444
吸入ステロイド薬 443
吸入麻酔薬 176, 178
凝固因子 390
競合的遮断薬 7
狭心症 320, 357
強心薬 346
強迫性障害 216
恐怖症 216
強膜 154
共輸送体 39
巨核芽球 408
巨核球系前駆細胞 417
局所麻酔薬 133, 135, 136
虚血性心疾患 320
巨赤芽球 410
　——性貧血 409, 410
去痰薬 436
起立性低血圧 147, 379
筋萎縮性側索硬化症 263, 264
近位尿細管 45, 381
菌交代症 581
筋固縮 244
筋弛緩 176
　——回復薬 130
　——薬 128, 176
グアニル酸シクラーゼ 26, 362, 372
クッシング症候群 87, 543
クマリン誘導体 425
くも膜下出血 259, 262, 263
クラジミア結膜炎 164

クラジミアトラコマティス 164
グラム陰性菌 556, 564
グラム陽性菌 556, 564
グリコーゲン合成酵素 84
グリコペプチド系抗菌薬 562, 583
グリシン 22, 55, 57, 175
グリセロリン脂質 66
グルカゴン 83, 84
　——様ペプチド 86
グルクロン酸抱合 240
グルコース 83
　——依存性インスリン分泌刺激ポリペプチド 86
　——トランスポーター2型 83
グルココルチコイド 68, 269
　——応答配列 87
　——受容体 87, 443
グルコシルセラミド 68
グルタチオン 67
グルタミン酸 8, 18, 55, 175, 204
　——受容体 228
　——トランスポーター 228
くる病 314
クレチン症 82
グロブリン 411
8-クロルテオフィリン 489
軽度認知障害 256
経尿道的前立腺切除術 550
経皮的冠動脈インターベンション 359, 380
傾眠 248
痙攣毒 194
痙攣誘発剤 194
劇症肝炎 379
血液凝固 415, 421
血液脳関門 101, 175, 246
結核 577
　——菌 587
血管収縮薬 135
血管新生 647
血管抵抗 370
血管内皮細胞 371
　——障害 421
血管内皮細胞増殖因子 23, 76, 163, 647
血管平滑筋 371
血球 407
血漿 407
血小板 408
　——活性化因子 69, 261, 280
　——凝集 421, 405
　——血栓 427
　——由来増殖因子 23
　——受容体 647

血清中 HIT 抗体　424
血清鉄　408
血清フェリチン　408
結石　385
血栓形成　406
血栓症　421
血栓性血小板減少性紫斑病　416
血栓溶解薬　368
血糖値　512
欠尿　390
結膜炎　164
血友病　417
下鼻道　165
ケミカルメディエーター　164, 167, 280
　——遊離抑制薬　285
ケモカイン　75, 268
下痢　467, 476, 637
幻覚　249
減感作療法薬　287
原虫　598
ケント束　325
原発性真菌感染症　591
抗 CCR4 抗体　643
抗 CD20 抗体　642
抗 CD22 抗体　642
抗 CD30 抗体　643
抗 CD33 抗体　643
抗 CD38 抗体　643
抗 CD52 抗体　643
抗 CTLA-4 抗体　656
抗 HBV 薬　610
抗 HCV 薬　611
抗 HER2 抗体　646
抗 PD-1 抗体　657
抗 PD-L1 抗体　658
抗 RANKL 抗体　656
抗 SLAMF7 抗体　643
抗 Th2 サイトカイン薬　287, 446
抗 TXA$_2$ 薬　446
抗 VEGFR 抗体　647
抗 VEGF 抗体　647
抗アレルギー薬　282
抗アンドロゲン薬　633
広域ペニシリン系抗菌薬　571
抗インテグリンα4 抗体　294
抗インフルエンザウイルス薬　608
抗ウイルス薬　604
抗うつ薬　207
抗エストロゲン薬　633
好塩基球　408
抗ガストリン薬　460
高カリウム血症　140, 396
高カルシウム血症　140, 314, 385
抗肝炎ウイルス薬　610

交感神経　94, 399
交換輸送体　40
抗寄生虫薬　591, 598, 601
後期赤芽球系前駆細胞　409
好気的リン酸化　357
抗凝固薬　260
抗胸腺細胞グロブリン　413
抗菌薬　41, 169, 504, 556
　β-ラクタム系——　562, 570
　アミドグリコシド系——　562
　アミノグリコシド系——　577
　オールドキノロン系——　581, 582
　オキサゾリジノン系——　562, 584
　カルバペネム系——　575
　キノロン系——　562, 581
　グリコペプチド系——　562, 583
　広域ペニシリン系——　571
　ストレプトグラミン系——　562, 581
　セフェム系——　572
　テトラサイクリン系——　562, 583
　ニューキノロン系——　164, 581, 582
　ピリドンカルボン酸系——　581
　フルオロキノロン系——　581
　ペニシリン系——　570
　ペネム系——　576
　ホスホマイシン系——　562
　ポリペプチド系——　562, 580, 581, 585
　マクロライド系——　562, 579
　モノバクタム系——　576
　リファマイシン系——　563, 588
　リンコマイシン系——　562, 581
抗菌スペクトル　564
抗痙攣薬　232
高血圧　373, 394
　——緊急症　379
　——クリーゼ　379
　——治療　385
抗結核薬　587
抗血小板薬　359
抗原虫薬　598
膠原病　296
抗甲状腺ペルオキシダーゼ　545
抗コリン作用　171, 172
抗コリン薬

155, 399, 459, 471, 548
　——の副作用　400
高コレステロール血症　390
虹彩　154
抗サイトメガロウイルス薬　607
交差耐性　11, 569
好酸球　408
高次脳機能障害　264
高周波カテーテルアブレーション　328
抗腫瘍抗生物質　621, 627
抗腫瘍ホルモン関連薬　619, 633
甲状腺刺激ホルモン　79, 545
　——放出ホルモン　79, 263, 545
甲状腺ペルオキシダーゼ　82
甲状腺ホルモン　82
　——受容体　82
抗真菌薬　591
構成的アンドロスタン受容体　225, 237
拘束性換気障害　449
抗体依存性細胞傷害　75, 640
抗体依存性細胞貪食　640
抗体依存性細胞媒介型細胞傷害　302
抗体製剤　639
抗体薬物複合体　642, 643, 646
好中球　408
　——減少症　414
抗てんかん薬　232
後天性白内障　161
後天性免疫不全症候群　613
抗トロンボキサン A$_2$ 薬　286, 445
口内炎　637
高尿酸血症　384, 385, 395, 532
抗ヒスタミン薬　167, 171, 283, 445
抗ヒト免疫不全ウイルス薬　613
抗不安薬　218
後負荷　339
抗不整脈薬　316
興奮性シナプス後電位　20
抗ヘルペスウイルス薬　606
硬膜外麻酔　137
抗マラリア薬　599
高密度リポタンパク質　525
抗リウマチ薬　297
抗利尿ホルモン　81
高リン血症　396
抗ロイコトリエン薬　286, 446
コカイン　140
呼吸機能改善薬　432
呼吸興奮薬　433
黒質　244

　——-線条体ドパミン神経経路　244
骨格筋　52
　——ジヒドロピリジン受容体　35
骨芽細胞　304
骨吸収　304
骨形成　304
骨髄芽球　408
骨髄系幹細胞　408
骨髄低形成　410
骨髄抑制　414, 637
骨粗鬆症　306
骨軟化症　312, 314
骨密度　306
骨迷路　169
骨誘導因子　76
古典的抗ヒスタミン薬　283
ゴナドトロピン　81, 538, 541
　——放出ホルモン　538
コラーゲンテロペプチド　307
コリンエステラーゼ阻害　114, 158
コリンエステル　110
コリン作動薬　155
コルチ器　169
コルチコイド　542
コルチコステロイド　538, 542
コルチコトロピン　542
　——放出ホルモン　543
コルチゾール　86, 270, 542
コルチゾン　86
コレステロール　86, 525
　——エステル転送タンパク質　527
　——トランスポーター　529

さ

サイクリン依存性キナーゼ4　653
サイクロセリン　590
最小肺胞内濃度　179
最小発育阻止濃度　561
再生不良性貧血　410
催胆薬　503
細動脈性腎硬化症　373
サイトカイン　46, 72, 268, 636
サイトメガロウイルス　289, 607
細胞外マトリックス　158
細胞周期　619
　——特異的抗悪性腫瘍薬　619
細胞傷害性抗悪性腫瘍薬　618
細胞性免疫　279
細胞増殖因子　76
細胞内情報伝達物質　12
細胞内遊離 Ca^{2+} 濃度　12

細胞壁合成阻害 559, 592
細胞膜合成阻害 559, 592
細胞膜受容体 3
細胞膜透過性障害 592
催眠薬 221
杯細胞 436
錯乱 249
左室肥大 373
作動薬 3
サドルブロック 137
サブスタンスP 145
サブタイプ 364
サリン 116
サルファ剤 584
酸化ストレス 156
三叉神経 145
酸性抗炎症薬 274
三大合併症 522
ジアシルグリセロール 12
視覚障害 144
磁気共鳴映像法 392
ジギタリス中毒 387
子宮筋弛緩作用 405
糸球体 381, 389
子宮内放出ホルモン 541
シクロオキシゲナーゼ 66, 267, 272, 462, 462
シクロピロロン系 221
刺激薬 3
自己抗原 295
自己抗体 296
自己受容体 152, 205
自己複製 408
自己分泌 47
——型作用 72
自己免疫疾患 295
自己免疫性溶血性貧血 411
視細胞 155
脂質異常症 390, 404, 406, 524
視床下部 536
———下垂体-副腎系 207
———ホルモン 536
シシリアン・ガンビットの分類 329
ジスキネジア 246
システイン 75
ジスルフィド結合 36, 63, 161, 298, 437
姿勢保持反射障害 244
疾患修飾性抗リウマチ薬 298
疾患修飾薬 294
シトシン脱アミノ酵素 597
シトシン透過酵素 597
シナプス 11, 21, 44, 46, 174
———小胞トランスポーター 44
———接合部 46
ジヒドロオロト酸脱水素酵素 301

ジヒドロテストステロン 88
ジヒドロピリミジン脱水素酵素選択的阻害薬 625
ジヒドロプテロイン酸合成酵素 563, 584
ジヒドロ葉酸還元酵素 300, 563, 585, 623
脂肪酸 70
耳鳴 170
遮断薬 4
重合 629
——管 381
——阻害 629
収縮期血圧 370
収縮不全 336
重症筋無力症 116, 128
主細胞 386, 452
樹状細胞 166
腫瘍壊死因子 47, 74, 296
———受容体 642
主要塩基性タンパク質 281
受容体サブタイプ 99
シュレム管 112, 157
馴化作用 200
循環血液量 381
消化管 451
———ホルモン 451
消化性潰瘍治療薬 456
消化性腫瘍 455
硝酸薬 359, 362
硝子体 155
状態依存性 327
上皮型Na$^+$チャネル 382
上皮細胞 386
———増殖因子 17, 23, 76
———受容体 8
上皮性Na$^+$チャネル 30
消費性凝固障害 422
上皮成長因子 644
上鼻道 165
小胞AChトランスポーター 51
小胞モノアミントランスポーター 48
静脈還流量 338
静脈麻酔 176, 178, 180
初回通過効果 362
除菌治療 456
食物アレルギー 281
女性化乳房 386
女性ホルモン 634
ショック 379
除脈 316
自律神経節 94, 96
侵害刺激 176, 184
侵害受容器 184
新型コロナウイルス 558, 610, 616
真菌 591

心筋梗塞 320, 357, 367
神経 52
———因性疼痛 190
———下垂体 536
———型NOS 70, 372
———型VDCC 36
———筋接合部 115
————興奮薬 127
———遮断薬 128
———原性炎症 145
———原線維変化 255, 258
———細胞 174
———死 255
———遮断性麻酔 182
———遮断薬 182
———周膜 134, 135
———障害 522
———症状 410, 413
———成長因子 23, 76
———節 46
———伝達物質 13, 22, 44, 46
————トランスポーター 44
———ブロック 133
———症 216
心原性ショック 380
心原性脳塞栓症 259
進行性多巣性白質脳症 294
新合成反応経路 290
人工肺サーファクタント 434
腎後性 391
深在性真菌症 591
心室性不整脈 529
浸潤麻酔 136
腎症 522
腎障害 637
心身症 216
新生血管 163
新生児呼吸窮迫症候群 434
腎性全身性線維症 392
腎性貧血 409
振戦 244
心臓弁膜症 247
心的外傷後ストレス障害 216
心電図 319
浸透圧利尿薬 172, 382
心毒性 637
侵入阻害薬 615
腎尿細管 45
心拍出量 339, 370
心不全 336, 353
心ブロック 365
心房 316
———細動 324
———性ナトリウム利尿ペプチド 26, 341, 352
水晶体 155
錐体外路系 244
錐体外路症状 200
水痘・帯状疱疹ウイルス 606

睡眠 176
———・覚醒リズム障害 217
———時異常行動 217
———周期 217
———障害 166
水溶性 364
水利胆薬 503
スキャッチャードプロット 5
スクアレンエポキシダーゼ 597
スタチン 359
ステロイドパルス療法 390
ステロイド皮膚 271
ステロイドホルモン 86
ステロールΔ^{14}-レダクターゼ 597
ステロールΔ^8-Δ^7-イソメラーゼ 597
ストレプトグラミン系抗菌薬 562, 581
スパイクタンパク質 616
スフィンゴ脂質 68, 70
スフィンゴシン 68
———1-リン酸 68, 293
スルホニル尿素受容体 84, 367
スルホニル尿素薬 515
制酸薬 461
正常眼圧緑内障 156
精神発達遅滞 256, 264
性腺 541
———刺激ホルモン 538, 541
———放出ホルモン 80
成長ホルモン 27, 79, 80, 544
———放出ホルモン 79, 544
制吐薬 489
性ホルモン 537
咳 434
赤芽球 410
脊髄 177
———後角 184
———小脳変性症 263
———神経 453
脊椎麻酔 136, 137
セクレチン 85
舌下錠 362
赤血球 408
節後線維 46, 96
節前線維 46, 96
切迫性尿失禁 399, 548
セファマイシン系 572
セファロスポリナーゼ 567
セファロスポリン系 572
セフェム系抗菌薬 572
セラミド 68
セリン-β-ラクタマーゼ 567
セロトニン 44, 53, 175, 466
———・ドパミン拮抗薬 200
———・ノルアドレナリン再

取込み阻害薬 210
——5-HT$_{1B/1D}$受容体アゴニスト 147, 148
——5-HT$_3$受容体遮断薬 490
——再取込み阻害・セロトニン受容体調節薬 211
——症候群 149, 219
——トランスポーター 205
線維芽細胞増殖因子 76
線維柱帯 156
遷延性意識障害 263
閃輝性暗点 144
仙骨硬膜外麻酔 138
全静脈麻酔 182
全身性エリテマトーデス 291, 379, 390
全身麻酔薬 176
前赤芽球 408
喘息 281
選択的アセチルコリンM$_1$受容体遮断薬 460
選択的エストロゲン受容体調節薬 88, 309, 542
選択的セロトニン再取込み阻害薬 149, 190, 209, 219
前庭神経 169
先天性奇形 234
先天性白内障 161
蠕動運動 451
前頭側頭型認知症 264
前頭洞 165
全般性不安障害 216
前負荷 338, 339
前立腺肥大症 399, 550
早期後脱分極 322
双極性障害 206
造血因子 75
造血幹細胞 75, 407
阻害薬 8
　Bcr/Abl—— 649
　HMG-CoA 還元酵素—— 359, 394, 527
　M2—— 609
　mTOR—— 292, 653
　VEGF 受容体チロシンキナーゼ—— 647
　β-ラクタマーゼ—— 566, 577
　アロマターゼ—— 634
　アンジオテンシン変換酵素—— 368, 374, 385
　インテグラーゼ—— 615
　核酸系逆転写酵素—— 613
　カルシニューリン—— 291
　血管新生—— 647
　ジヒドロピリミジン脱水素酵素選択的—— 625
　侵入—— 615

セロトニン・ノルアドレナリン再取込み—— 210
選択的セロトニン再取込み—— 149, 190, 209, 219
炭酸脱水酵素—— 240, 382
トポイソメラーゼ—— 620, 631
尿酸合成 399
非核酸系逆転写酵素—— 614
プロテアーゼ—— 614
プロテアソーム—— 655
プロトンポンプ—— 456
マルチキナーゼ—— 647
免疫チェックポイント—— 656
塞栓症 421
組織因子 415
組織型プラスミノーゲンアクチベーター 259, 368, 416, 426
ソマン 116

た

第8脳神経障害 577
第Ⅷ因子 386
第一世代抗ヒスタミン薬 172, 283
代謝 3
——拮抗薬 289, 620, 623
——性アシドーシス 160, 384, 396
——性アルカローシス 387
——調節型 228
耐性 10, 195, 362
——菌 566
体性神経系 94
代替アクセルモデル 43
大腿骨頸部骨折 307
第二世代抗ヒスタミン薬 283
大脳 177
——皮質拡延性抑制 145
ダウン症候群 258, 264
ダウンレギュレーション 10, 16, 68
タキキニン受容体 491
タキサン系 630
タキフィラキシー 11
多系統萎縮症 246
多元受容体標的薬 202
多剤耐性菌 566
多剤耐性結核 590
多剤耐性緑膿菌 569
脱感作 10
脱重合 629
脱分極 318
——的遮断薬 130
多発性硬化症 294

単芽球 408
胆管 501
——炎 501
——括約筋 500
単球 408
——・マクロファージコロニー形成刺激因子 75
炭酸水素ナトリウム 396, 461
炭酸脱水酵素 384
——阻害薬 240, 382
短時間作用型β$_2$刺激薬 440, 442
胆汁 42, 494
単純ヘルペスウイルス 606
男性ホルモン 537
胆石症 501
胆道疝痛 504
胆囊 500
タンパク質合成阻害 559
チアジド系利尿薬 342, 382, 399
チアミン 89, 233
チエノジアゼピン系 218, 221
遅延後脱分極 323
遅延整流性K$^+$チャネル 32
チオカルバミン系抗真菌薬 597
知覚神経 133, 135
チミジル酸合成酵素 624
チミジンキナーゼ 606
チャネル病 29
注意欠如多動性障害 191
中間密度リポタンパク質 525
中耳 169
中枢神経系 174
中枢性筋弛緩薬 123
中枢性尿崩症 386
中脳 177
中鼻道 165
チューブリン 629
超低密度リポタンパク質 525
跳躍電動 135
チラミン 11, 104
治療薬物モニタリング 242, 292
チロキシン 82, 545
チログロブリン 82
チロシンキナーゼ活性部位 23
チロシンヒドロキシラーゼ 47
鎮咳薬 434
鎮痙薬 484
鎮静 176
鎮痛 176
——薬 182, 184
痛風 532
d-ツボクラリン 19, 129
デ・エスカレーション療法 565
低アルブミン血症 390

低活動膀胱 400
低カリウム血症 385, 387
低カルシウム血症 388
定型抗精神病薬 198
低血圧 379
低血糖の症状 364
低分子化合物 639
低分子ヘパリン 424
低マグネシウム血症 388
低密度リポタンパク質 525
適応障害 216
デコイ受容体 164
テストステロン 88, 538, 550
鉄芽球性貧血 410
鉄欠乏性貧血 408
鉄剤 412
テトラサイクリン系抗菌薬 562, 583
テトロドトキシン 29
デルタ波 325
電位依存性K$^+$チャネル 31
電位依存性Na$^+$チャネル 28, 317
電位依存性Ca^{2+}チャネル 34
てんかん 229
伝達麻酔 136, 137
伝導ブロック 323
デンドロアスピスナトリウム利尿ペプチド 63
瞳孔括約筋 112
統合失調症 118, 196
同種脱感作 15
透析 395
糖タンパク質GPⅡb/Ⅲa 428
導電率 33
糖尿病 296, 512, 515
——腎症 390
特発性間質性肺炎 449
トコフェロール 91
突発性睡眠 248
ドパ脱炭酸酵素抑制薬 246
ドパミン 44, 47, 175, 349, 380, 466
——作動性神経系 196
——システム・スタビライザー 202
——受容体 51, 196, 349
——トランスポーター 251
トポイソメラーゼ 562, 581, 627, 631
——阻害薬 620, 631
トラコーマ 164
ドラベ症候群 241
トランスフォーミング増殖因子-β 25, 76
トランスペプチダーゼ反応 561
トランスポーター 39, 526
トリアシルグリセロール 70

トリアゼン系アルキル化薬	623
トリアゾール系抗真菌薬	594
トリプトファン 5-ヒドロキシ化酵素	53
トリヨードチロニン	82, 545
トルサード・ド・ポアント	322
トル様受容体	73
トロンビン血症	422
トロンボキサン A_2	262, 272, 415
トロンボキサン合成酵素	429
トロンボキサン類	65
トロンボポエチン	75, 408
——受容体刺激薬	417

な

内因性オピオイド系	184
内耳	169
ナイトロジェンマスタード系アルキル化薬	621
内尿道括約筋	399
内皮型一酸化窒素合成酵素	53
内服薬	362
内分泌	47
内リンパ液	169
ナトリウムポンプ	159
ナトリウム利尿ペプチド	63, 352
ナルコレプシー	191
難聴	170
ニーハ分類	337
ニーマンピック病 C 型	68
ニコチン	52, 121, 122, 194
——酸	17, 89
——受容体(ニコチン性 ACh 受容体)	18, 52, 126, 548
骨格筋型——	18
神経型——	18, 120
二次性高血圧	373
二次性副甲状腺機能亢進症	395
二重エネルギー X 線吸収測定法	306
ニトロソ化合物	599
ニトロソ尿素系アルキル化薬	623
乳がん感受性遺伝子	655
ニューキノロン系抗菌薬	164, 581, 582
乳酸カルシウム	313
ニューモシスチス肺炎	289, 597
ニューロン	174
尿意切迫感	548
尿細管	381, 389

——結石	385
尿酸合成阻害薬	399
尿失禁	548
尿毒症	397
尿路結石	385, 388, 398, 552
妊娠高血圧症候群	376, 379
妊娠中絶	553
認知障害	197
ヌクレオチド結合ドメイン	41
ネガティブフィードバック	536
熱ショックタンパク質	87, 269
ネフローゼ症候群	390
粘液頸細胞	452
粘液性眼脂	164
粘膜防御因子・増強薬	462
粘膜下神経叢	451
ノイラミニダーゼ	608, 609
脳萎縮	258
脳血液関門	38, 283
脳血管性認知症	254, 255
脳梗塞	259, 261, 373
脳出血	259, 261, 373
脳性ナトリウム利尿ペプチド	26, 352
囊胞性線維症膜コンダクタンス制御因子	42
乗り物酔い	170
ノルアドレナリン	11, 44, 47, 51, 97, 98, 101, 102, 175, 183, 341, 350, 380, 466
——作動性・特異的セロトニン作動性抗うつ薬	211
——トランスポーター	206
ノルエピネフリン	47
——トランスポーター	192
ノンレム睡眠	217

は

バイアスドリガンド	7
肺うっ血	401
バイオマーカー	645
肺気腫	447
肺サーファクタント	168, 169, 434
肺線維症	449
肺動脈性肺高血圧症	401
排尿筋	399
排尿困難	249
排尿中枢	548
パーキンソニズム	244
パーキンソン病	244
破骨細胞	304
橋本病	545
バージャー病	401, 553
パーシャル・アゴニスト	147
播種性血管内凝固症候群	

	276, 422
バセドウ病	82, 546
バソプレシン	81, 536
——受容体	386
——遮断薬	382, 386
白金製剤	621, 633
白血球	72, 268
——減少症	414
——接着分子	268
発症脆弱性	197
鼻づまり	166
鼻水	166
パニック障害	216
馬尾症候群	142
パラチオン	116
パラ分泌	47
バランス麻酔	182
ハリコンドリン B 類縁体	629
バルビツール酸	21
——系催眠薬	225
半規管	169
汎血球減少	410
バンコマイシン耐性黄色ブドウ球菌	568
バンコマイシン耐性腸球菌	568
反射性頻脈	378
ハンチントン病	264
鼻炎膜浮腫	167
非核酸系逆転写酵素阻害薬	614
非競合的アンタゴニスト	7
非共有結合	5
非酸性抗炎症薬	274
微小管	620, 629
微小変化型ネフローゼ症候群	390
ヒス束	316
ヒスタミン	47, 54, 438
——H_2 受容体遮断薬	459
非ステロイド性抗炎症薬	67, 146, 169, 274, 313, 391, 533
ヒストン脱アセチル化酵素	654
ビスホスホネート製剤	309
ビタミン	78
——B_6	204
——D	305, 307
——D_3 の活性化	389
——D 受容体	91
——K 依存性因子	420
——K 依存性凝固因子	420, 425
——K 依存性γ-グルタミルカルボキシラーゼ	420
——K 製剤	419
ピック病	264
非定型抗精神病薬	200
ヒト CC ケモカイン受容体 5	

	615
ヒト細胞傷害性 T リンパ球抗原-4	656
ヒト絨毛性性腺刺激ホルモン	541
ヒト二相性イソフェンインスリン	514
ヒト白血球抗原	411
ヒトヘルペスウイルス	606
ヒト免疫不全ウイルス	613
ヒドロキシラーゼ	544
非ビタミン K 阻害経口抗凝固薬	260
非びらん性胃食道逆流症	466
鼻閉	166
ヒマシ油	480
肥満細胞	167, 438
標準化スギ花粉	287
表層粘液細胞	452
表面抗原	642
表面麻酔	136
日和見真菌感染症	591
ピリドンカルボン酸系抗菌薬	581
ピリミジン系抗真菌薬	596
ピリミジン系代謝拮抗薬	624
鼻漏	166
ビンカアルカロイド系	629
貧血	408
頻度依存性抑制	30
頻尿	548
頻脈	316
フィブラート系薬	529
フィブリノーゲン	415, 420
フィブリン	415, 420
——血栓	427
フィラデルフィア染色体	649
フェニルエタノールアミン -N-メチル基転移酵素	47
フェニルエチルマロンアミド	237
フェノチアジン系薬	198
フォン・ヴィルブランド因子	386, 415
不規則的下行性麻痺	177
腹圧性尿失禁	548
副交感神経	94, 399
副甲状腺機能亢進症	314
副甲状腺ホルモン	83, 304, 395
副腎髄質ホルモン	98
副腎皮質コルチコイド	538
副腎皮質刺激ホルモン	59, 79, 542
——放出ホルモン	79
副腎皮質ステロイド	165, 542
——薬	167, 169
腹水	398
副伝導路	325

(667)

副鼻腔	165
浮腫	382, 390, 394
不整脈	316
ブチロフェノン系薬	198
フッ化ピリミジン類	624
ブドウ膜	154
不眠症	217
プラスミノーゲン	416
——活性化因子	77
フラッシュバック現象	195
フランク-スターリングの法則	340
プリン系代謝拮抗薬	626
5-フルオロウラシル	624
フルオロキノロン系抗菌薬	581
プルキンエ線維	316
ブルトン型チロシンキナーゼ	652
プレニル化	311
プレパルス制御	199
プレプロオピオメラノコルチン	543
プレプログルカゴン	84
プロゲステロン	87, 537, 538, 635
プロスタグランジン	62, 267, 438
——系薬	461
プロスタサイクリン	262
プロスタノイド	65, 272
——IP受容体	429
プロセシング	58
プロテアーゼ阻害薬	614
プロテアソーム	655
プロテインキナーゼA	53, 159, 349, 351
プロテインキナーゼG	71
プロドラッグ	626
プロトロンビン時間	418
プロトンポンプ	456
プロラクチン分泌	200
分子標的薬	619, 639
平滑筋弛緩薬	548
平均赤血球ヘモグロビン濃度	408
平均赤血球容積	408
閉経後骨粗鬆症	307
閉塞隅角緑内障	160, 363
閉塞性血栓血管炎	401
閉塞性動脈硬化症	401, 406
壁細胞	452
ペナム系	570
D-ペニシラミン	298
ペニシリナーゼ	567, 570
ペニシリン	556
——系抗菌薬	570
——結合タンパク質	561
——耐性肺炎球菌	568

ペネム系抗菌薬	576
ヘパリノイド	424
ヘパリン起因性血小板減少症	424
ヘパリン結合性EGF様増殖因子	77
ヘパリン製剤	423
ペプチドグリカン	561, 586
ヘマトクリット	407
ヘマトポエチン	75
ペラグラ	89
ベラドンナアルカロイド	118
ヘリコバクター・ピロリ菌	455, 463
ペルオキシソーム増殖因子活性化受容体	91, 529
ヘルパーT細胞	166, 279
変形性関節症	313
ベンジルアミン系抗真菌薬	597
ベンズアミド系薬	200
ベンゾジアゼピン拮抗薬	433
ベンゾジアゼピン系薬	218, 221
ヘンダーソン・ハッセルバルヒ	134
便秘	249, 467, 476
ヘンレループ	45, 381
膀胱	381, 547
芳香族L-アミノ酸脱炭酸酵素	246
房室結節	316
放射線免疫療法	642
抱水クロラール	226
傍分泌型作用	72
ポーリン孔	570
ボーン・ウイリアムスの分類	328
補酵素	89
補助鎮痛薬	176
ホスファチジルイノシトール3-キナーゼ	644
ホスホジエステラーゼ	71, 259, 335, 551
——阻害	549
ホスホマイシン系抗菌薬	562
ホスホリパーゼ	13, 66, 87, 280, 372
補体依存性細胞傷害活性	640
勃起不全	404, 551
発作性気道狭窄	438
発作性夜間ヘモグロビン尿症	411
ボツリヌス毒素	51, 132
哺乳類ラパマイシン標的タンパク質	292, 397, 644, 653
ポリ(ADP-リボース)ポリメラーゼ1	655
ポリエン系抗真菌薬	595

ポリグルタミン病	263
ポリペプチド系抗菌薬	562, 585
ホルミウムレーザー前立腺核出術	550
ホルモン	46

ま

マイクロサテライト不安定性	658
マイスナー神経叢	451
膜性腎症	390
膜迷路	169
マクロファージ	166, 268, 408
マクロライド系抗菌薬	562, 579, 580, 581
麻酔補助薬	183
マスト細胞	279
末梢血管拡張薬	401
末梢循環不全	379
末梢神経系	94
末梢神経障害	637
麻薬拮抗性鎮痛薬	189
麻薬拮抗薬	189, 433
麻薬性鎮痛薬	185
マラチオン	116
マラリア	599
マルチキナーゼ阻害薬	647
満月様顔貌	270
慢性炎症	266
慢性化副鼻腔炎	168
慢性肝炎	494
慢性血栓塞栓性肺高血圧症	405
慢性腎臓病	394
慢性心不全	336
慢性腎不全	389, 392
慢性動脈閉塞	401
慢性閉塞性動脈硬化症	365
慢性閉塞性肺疾患	447
ミエリン鞘	135
ミオシン	371
——軽鎖	371
——脱リン酸化酵素	61, 71, 262, 372
ミクログリア	175
ミコール酸	587
水チャネル	382
ミネラルコルチコイド	61
——受容体	86, 382, 385
未分化リパーゼ腫キナーゼ	650
無顆粒球症	202
無効造血	410
無呼吸状態	166
ムコ多糖	169
ムスカリン	52, 114
——受容体	18, 52, 99

——様作用	98, 111
むずむず脚症候群	248
ムチン	436
迷走神経	348, 453
メタロ-β-ラクタマーゼ	567
メチシリン耐性黄色ブドウ球菌	169, 569
メディエーター遊離抑制薬	445
メナキノン類	91
メニエール病	171
めまい	170
目ヤニ	164
メラトニン	225
メラニン細胞刺激ホルモン	59
メルカプトプリン	289, 473
免疫学的寛容	295
免疫性血小板減少性紫斑病	416
免疫チェックポイント	656
——阻害薬	656
免疫抑制薬	288
網膜	154
網膜色素上皮細胞	163
網膜症	522
毛様体	112, 154
モノアミン酸化酵素	9, 47, 48
モノアミントランスポーター	377
モノバクタム系抗菌薬	576
モルホリン系抗真菌薬	597

や

夜間頻尿	548
薬剤性腎障害	391
薬剤耐性遺伝子	566
薬剤耐性マラリア原虫	600
薬剤排出トランスポーター	41
薬剤排出ポンプ	569
薬物依存	11
薬物血中濃度モニタリング	577
薬用活性炭	483
ヤケヒョウヒ	287
ヤヌスキナーゼ	26, 301, 651
誘発活性	322
有毛細胞	169
ユビキチン	655
——-プロテアソーム系	655
溶血性貧血	411
葉酸	89
——合成阻害	559
——代謝拮抗薬	623
溶質トランスポーター	39, 42
3-ヨードベンジルグアニジン	251
抑制性介在ニューロン	123

抑制性シナプス後電位　21

ら

ライ症候群　147, 275
ラクナ梗塞　259
ラノステロール14α-脱メチル酵素　593
卵形嚢　169
ランビエ絞輪　135
卵胞刺激ホルモン　80, 538, 635
卵胞ホルモン　537, 538
リアノジン受容体　37
リガンド　6
リジン結合部位　420, 426
リゾチーム　169
リゾホスファチジン酸　70
利尿薬　381
リパーゼ　509

リファマイシン系抗菌薬　563, 588
リポキシゲナーゼ　66, 272
リポコルチン　68, 87, 444
リボソーム　562
リポ多糖　73
リポタンパク質a　530
リポタンパク質リパーゼ　87, 526
リモデリング　305, 340
硫酸鉄　411
硫酸銅　488
硫酸ナトリウム　478
両親媒性陽イオン　134
良性前立腺肥大　550
緑内障　51, 106, 114, 155
　——治療薬　156, 160, 384
緑膿菌　578
リリーバー　439
淋菌　579

リンコマイシン系抗菌薬　562, 581
リン酸化タウタンパク質　258
リンパ芽球　408
リンパ球　408
リンパ系幹細胞　408
ループス腎炎　291, 390
ループ利尿薬　45, 342, 382
レイノー病　404, 553
レイン　480
レギュラーインスリン　513
レシチン-コレステロールアシル基転移酵素　527
レジメン　638
レジン　529
レチナール　90
レチノイド　90
　——X受容体　91
レチノイン酸　90, 658
レニン　61, 338, 345

　——分泌　375
レノックス・ガストー症候群　240
レビー小体　244
　——型認知症　254, 255
　——病　254, 255, 257
レプチン　77
レミン-アンジオテンシン-アルドステロン系　343
レム睡眠　217
レンショウ　123
ロイコトリエン　65, 267, 272, 438
　——受容体遮断薬　440
労作性狭心症　358
老人性骨粗鬆症　308
老人斑　255, 258
ローリング　268
ロドプシン　90

【医薬品索引】

あ

アカラブルチニブ　652
アカルボース　519
アキシチニブ　647
アクタリット　298
アクチノマイシンD　628
アクラルビシン　627
アコチアミド　467
アザシチジン　626
アザセトロン　491
アザチオプリン　289, 397, 473, 496
亜酸化窒素　179
アシクロビル　422, 606
アジスロマイシン　580
亜硝酸アミル　341
アズトレオナム　576
アスナプレビル　612
アスピリン　67, 146, 260, 275, 359, 429, 462
アズレン　462
アセタゾラミド　160, 240, 384, 392
アセチルフェネトライド　243
アセトアミノフェン　146
アセナピン　202
アセブトロール　108, 363
アセメタシン　276
アゼラスチン　69, 283, 445
アゼルニジピン　394
アゾセミド　342, 384
アタザナビル　614
アダリムマブ　302, 474
アテゾリズマブ　658
アテノロール　107, 364

アトバコン　598, 600
　——・プログアニル合剤　600
アトモキセチン　192
アトルバスタチン　394, 528
アトロピン　117, 155, 183, 335, 460, 492, 504, 505
アナグリプチン　518
アナストロゾール　88, 542, 634
アナンダミド　70
アバカビル　613
アバタセプト　303
アピキサバン　260, 324, 425
アファチニブ　645
アプラクロニジン　159
アフリベルセプト　76, 164, 647
アプリンジン　331
アプレピタント　491
アベマシクリブ　653
アヘン　59, 185
アポモルヒネ　248, 488
アマンタジン　203, 248, 262, 609
アミオダロン　325, 332
アミカシン　578
アミトリプチリン　150, 190, 208
アミノ安息香酸エチル　143, 492
アミノフィリン　444
アムホテリシンB　595
アムルビシン　627
アムロジピン　365, 377, 394
アメジニウム　105, 380

アモキサピン　208
アモキシシリン　463, 571
　——・クラブラン酸　577
アモスラロール　375
アモロルフィン　597
アラビノガラクタン　587, 589
アリスキレン　345
アリピプラゾール　202, 212
アリルイソプロピルアセチル尿素　223, 226
アルガトロバン　260, 425
アルギン酸ナトリウム　419
アルテプラーゼ　259, 368, 426
アルテメテル　601
　——・ルメファントリン配合剤　601
アルファカルシドール　312, 395
アルプラゾラム　152, 219
アルプレノロール　107, 332, 363
アルプロスタジル　402
アルベカシン　579
アルベンダゾール　601
アルミノパラアミノサリチル酸　590
アレクチニブ　650
アレムツズマブ　643
アレンドロン酸　309
アロエ　480
　——エモジン　480
アログリプチン　518
アロチノロール　108, 363, 375, 392, 395, 399, 534
アンチピリン　146
アンピシリン　571

アンピロキシカム　278
アンフェタミン　44, 105, 192
アンブリセンタン　61, 403
アンブロキソール　169, 437
アンベノニウム　116, 127
イオフルパン　251
イキサゾミブ　655
イグラチモド　298
イコサペント酸エチル　405, 429, 530
イサブコナゾニウム　595
イストラデフィリン　249
イセパマイシン　578
イソクスプリン　104, 405, 553
イソコナゾール　593
イソソルビド　172, 382
イソニアジド　89, 589
イソフルラン　180
イソプレナリン　51, 101, 102, 335
イソプロピルアンチピリン　146
イソプロピルウノプロストン　157
イダルビシン　627
一硝酸イソソルビド　362
イトプリド　469
イトラコナゾール　595
イノツズマブ オゾガマイシン　642
イバブラジン　355
イバンドロン酸　310
イピリムマブ　656
イフェンプロジル　261
イブジラスト　261, 445
イブプロフェン　152, 277

——ピコノール 277
イプラグリフロジン 519
イプラトロピウム 120, 444
イブリツモマブ チウキセタン 642
イプリフラボン 312
イブルチニブ 652
イベルメクチン 601
イホスファミド 622
イマチニブ 25, 649
イミダフェナシン 119, 549
イミダプリル 394, 343, 522
イミプラミン 49, 190, 208
イミペネム 575
　——・シラスタチン配合剤 504
イリノテカン 631
イルベサルタン 344
インスリン
　——アスパルト 513
　——グラルギン 514
　——グルリジン 513
　——デグルデク 514
　——デテミル 514
　——リスプロ 513
インダカテロール 442
インダパミド 385
インドメタシン 67, 276, 399, 422, 508, 534
　——ファルネシル 276
インフリキシマブ 74, 302, 474
ウステキヌマブ 73
ウパダシチニブ 475
ウラピジル 106, 375, 550
ウリナスタチン 507
ウルソデオキシコール酸 496, 500, 502, 505
ウロキナーゼ 259, 368, 426
　——型プラスミノーゲンアクチベーター 426
エキセナチド 517
エキセメスタン 634
エクリズマブ 411, 414
エスシタロプラム 209, 219
エスゾピクロン 221
エスタゾラム 222, 224
エストラムスチン 635
エストリオール 88, 538, 541
エスモロール 183
エゼチミブ 529
エソメプラゾール 458
エタネルセプト 74, 301
エダラボン 261
エタンブトール 589
エチオナミド 589
エチゾラム 152, 172, 219, 225
エチドロン酸 309
エチニルエストラジオール 541, 635
エチルシステイン 436
エチレフリン 103, 341, 380
エテンザミド 147
エドキサバン 424
エトスクシミド 237
エトドラク 276
エトポシド 631
エトレチナート 91
エドロホニウム 116, 127, 128
エナラプリル 394, 343
エヌトレクチニブ 652
エノキサパリン 424
エノシタビン 626
エバスチン 283
エパルレスタット 522
エピナスチン 55, 283, 445
エピルビシン 627
エフィナコナゾール 595
エフェドリン 105
エプタコグ アルファ 418
エプラジノン 435
エプレレノン 87, 346, 385
エペリゾン 125
エベロリムス 292, 397, 653
エポエチンアルファ 395, 412
エポエチンベータ 395, 412
　——ペゴル 412
エホニジピン 377
エポプロステノール 69, 403
エボロクマブ 531
エムトリシタビン 613
エリスロマイシン 168, 580
エリブリン 629
エルカトニン 82, 311
エルゴカルシフェロール 307
エルゴステロール 593, 595
エルゴタミン 106, 147
エルゴメトリン 106, 553
エルデカルシトール 312
エルトロンボパグ 75
　—— オラミン 417
エルバスビル 498, 612
エルビテグラビル 615
エルロチニブ 645
エレトリプタン 148
エロツズマブ 643
エロビキシバット 482
エンコラフェニブ 650
エンザルタミド 635
エンシトレルビル 617
エンタカポン 49, 248
エンテカビル 495, 497, 610
エンドセリン 60, 372, 403
エンパグリフロジン 354, 519
エンビオマイシン 589
エンフルラン 21
エンプロスチル 461
オーラノフィン 298
オキサゾラム 219
オキサトミド 69, 283, 445
オキサプロジン 534
オキサリプラチン 633
オキシコナゾール 593
オキシトロピウム 120, 444
オキシブチニン 119, 399, 549
オキシプリノール 535
オキシペルチン 203
オキセサゼイン 492
オクトコグ アルファ 418
オクトレオチド 79, 544
オザグレル 69, 259, 262, 286, 446
オサルミド 502
オシメルチニブ 645
オステオカルシン 91, 420
オセルタミビル 609
オテラシル 625
オビヌツズマブ 642
オファツムマブ 642
オフロキサシン 164, 582
オマリグリプチン 518
オマリズマブ 446
オムビタスビル・パレタプレビル・リトナビル配合剤 605
オメカムチブ 356
オメプラゾール 458
オラパリブ 655
オランザピン 202, 212
オルノプロスチル 69
オルプリノン 341, 350
オルメサルタン 394
　—— メドキソミル 344
オルリスタット 531
オロパタジン 167, 283
オンダンセトロン 491

か

カシリビマブ／イムデビマブ 617
カスポファンギン 596
カナグリフロジン 519
カナマイシン 578, 588
ガニレリクス 80, 541
ガバペンチン 190, 239
　—— エナカルビル 238
カプトプリル 343
カプマチニブ 652
ガベキサート 422, 507
カペシタビン 626
カベルゴリン 80, 247
カボザンチニブ 647
カモスタット 507
ガランタミン 116, 249, 257
カリクレイン 61
カリケアマイシン 642, 643
カリジン 62
カルシトリオール 91, 307, 312, 395
カルテオロール 107, 159
カルバコール 114
カルバゾクロム 418
カルバペネマーゼ 567
カルバマゼピン 190, 203, 212, 236
カルビドパ 246
カルフィルゾミブ 655
カルベジロール 17, 108, 345, 365, 375
カルペリチド 63, 341, 353
カルボシステイン 169, 437
カルボプラチン 633
カルメロース 480
ガレノキサシン 582
ガンシクロビル 607
乾燥水酸化アルミニウムゲル 461
カンデサルタン 394
　—— シレキセチル 344
ガンマ-オリザノール 531
カンレノ酸 87
　——カリウム 385
キニーネ 600
キヌプリスチン 581
　——・ダルホプリスチン 581
キマーゼ 61
ギメラシル 625
金チオリンゴ酸ナトリウム 298
グアイフェネシン 435
クアゼパム 21, 224, 225
グアナベンズ 376
グアネチジン 109
クエチアピン 202, 212
クエン酸カルシウム・クエン酸ナトリウム配合剤 552
クエン酸第一鉄 411
クエン酸第二鉄 393
クラスリン 16
グラゾプレビル 498, 612
クラドリビン 626
グラニセトロン 22, 54, 491
クラブラン酸 577
クラリスロマイシン 168, 463, 580
グリクラジド 516
グリコピロニウム 448
クリスタリン 161
グリセリン 382, 483
クリゾチニブ 650
クリソファノール 480
グリチルリチン 496, 500
グリベンクラミド 84, 516
グリメピリド 516

クリンダマイシン	581		

クリンダマイシン　581
グレカプレビル　498
　──・ピブレンタスビル配合剤　605
クレマスチン　283
グレリン　58
クレンブテロール　104, 442, 549
クロカプラミン　203
クロキサゾラム　220
クロザピン　202
クロチアゼパム　220
クロトリマゾール　593
クロナゼパム　203, 220, 239
クロニジン　103, 374, 376
クロバザム　21, 239
クロピドグレル　64, 260, 429
クロファラビン　626
クロフィブラート　506, 529
クロペラスチン　435
クロミフェン　542
クロミプラミン　208
クロモグリク酸　164, 285, 445
クロラゼプ酸二カリウム　220
クロラムフェニコール　586
クロルジアゼポキシド　219
クロルフェニラミン　283
クロルプロマジン　198, 489
クロルマジノン酢酸エステル　542, 551
クロロキン　602
ケイ酸アルミニウム　483
ゲーファピキサント　436
ケタミン　20, 181, 190
ケトコナゾール　593
ケトチフェン　164, 283, 445
ケトプロフェン　277
ケノデオキシコール酸　502, 505
ゲファルナート　462
ゲフィチニブ　25, 645
ゲムシタビン　626
ゲムツズマブ オゾガマイシン　643
ゲメプロスト　553
ゲンタマイシン　578
合成トリヨードチロニン　545
ゴセレリン　540, 635
コデイン　188, 435
ゴナドレリン　539
コバマミド　413
コリスチン　585
ゴリムマブ　302, 474
コルチコレリン　79
コルヒチン　533
コルホルシンダロパート　341, 351
コレカルシフェロール　307
コレスチミド　528

コレスチラミン　506, 528

さ

サキサグリプチン　518
サクシニルコリン　19
サクビトリルバルサルタン　354
サケカルシトニン　82, 311
ザナミビル　609
ザフィルルカスト　69
サフラジン　49
サラゾスルファピリジン　300, 472
サリドマイド　658
ザルトプロフェン　277
サルブタモール　104, 442
サルポグレラート　54, 430
サルメテロール　442, 448
酸化マグネシウム　399, 461, 478
ジアゼパム　124, 172, 183, 219, 239
ジアゾキシド　523
シアノコバラミン　89, 413
ジアラニン　561
ジオクチルソジウムスルホサクシネート　480
ジギタリス　325, 335, 348
ジギトキシン　348
ジクマロール　425
シクレソニド　443
シクロスポリン　291, 397, 474
ジクロフェナク　276, 508
シクロペントラート　119, 155
シクロホスファミド　622
ジゴキシン　334, 341, 348
ジスチグミン　116, 158, 400
シスプラチン　391, 633
ジソピラミド　330
シタグリプチン　518
シタフロキサシン　582
シタラビン　626
シナカルセト　314, 395
ジノプロスト　69, 553
ジノプロストン　69, 553
ジヒドロエルゴタミン　147
ジヒドロコデイン　435
ジヒドロピリジン　35
ジヒドロ葉酸還元酵素　300, 563, 585, 623
ジピベフリン　160
ジピリダモール　430
ジフェンヒドラミン　55, 170, 283, 489
ジブカイン　142
シプロフロキサシン　504, 582
シプロヘプタジン　204, 283

ジベカシン　578
ジベンゾリン　330
シメチジン　183, 459
ジメトチアジン　151
シメプレビル　612
ジメモルファン　435
ジメンヒドリナート　171, 489
ジモルホラミン　194, 433
小柴胡湯　500
硝酸イソソルビド　71
ジョサマイシン　581
シラザプリル　343
シラスタチン　576
ジルチアゼム　262, 325, 334, 359, 365, 378
シルデナフィル　71, 363, 404, 551
シルニジピン　377, 394
シロスタゾール　259, 430
シロドシン　106, 551
シロリムス　292, 653
シンバスタチン　394, 528
スガマデクス　130
スキサメトニウム　19, 131, 183
スクラルファート　462
スコポラミン　117, 171, 183, 183, 460, 492
スチリペントール　240
ストリキニーネ　22, 57, 123, 194
ストレプトマイシン　577, 588
スニチニブ　647
スピペロン　198
スピラマイシン　581, 599
スピロノラクトン　31, 86, 346, 385
スプラタスト　287, 446
スペクチノマイシン　579
スボレキサント　60, 226
スマトリプタン　54, 148, 153
スリンダク　276
スルコナゾール　593
スルタミシリン　571
スルチアム　240
スルトプリド　199
スルバクタム　577
　──・アンピシリン　577
　──・セフォペラゾン　577
スルピリド　199, 469, 490
スルファサラジン　300, 585
スルファメトキサゾール　563, 598
　──・トリメトプリム　585
セコバルビタール　181, 223
セチプチリン　208
セチリジン　283, 445
セツキシマブ　76, 644
セトラキサート　462

セトロレリクス　80
セファクロル　572
セファゾリン　572
セファレキシン　572
セファロスポリンC　572
セファロチン　572
セフィキシム　502, 574
セフェピム　574
セフォゾプラン　574
セフォタキシム　574
セフォチアム　572
セフォペラゾン・スルバクタム配合剤　504
セフカペン ピボキシル　574
セフジトレン ピボキシル　574
セフジニル　574
セフタジジム　574
セフチゾキシム　574
セフテラム ピボキシル　574
セフトリアキソン　574
セフピロム　574
セフポドキシム プロキセチル　574
セフミノクス　573
セフメタゾール　573
セフメノキシム　574
セフロキサジン　572
セフロキシム アキセチル　573
セベラマー　396
セボフルラン　180
セマグルチド　518
セラトロダスト　69, 286, 446
セリチニブ　650
セルトラリン　209, 219
セルトリズマブ ペゴル　302
セルペルカチニブ　652
セルモロイキン　73
セレギリン　49, 248
セレコキシブ　67, 278
センナ　480
センノシド　480
ソタロール　325, 332
ゾテピン　203
ソトロビマブ　617
ゾニサミド　49, 239, 249
ゾピクロン　221
ソホスブビル　498, 612
ソマトスタチン　79, 544
ソマトレリン　79, 544
ソマトロピン　81, 544
ソラフェニブ　647
ソリフェナシン　119, 399, 549
ゾルピデム　221
ゾルミトリプタン　148
ゾレドロン酸　314

た

ダイオウ　480

（671）

大建中湯 483	テイコプラニン 584	ドキソルビシン 627	トロピカミド 119, 155
ダウノルビシン 627	テオフィリン 18, 194, 444, 535	トコフェロールニコチン酸エステル 530	ドロペリドール 182, 188
タウリン 55	テオブロミン 194	トコン(吐根) 488	トロンビン 415, 419
ダカルバジン 623	テガフール 625	トシリズマブ 73, 303	トロンボモデュリン アルファ 426
ダクラタスビル 612	—— ・ウラシル 625	トスフロキサシン 582	ドンペリドン 149, 469, 490
—— ・アスナプレビル・ベクラブビル配合剤 605	—— ・ギメラシル・オテラシル 625	ドスレピン 208	
タクロリムス 292, 397	デカメトニウム 132	ドセタキセル 422, 630	**な**
ダコミチニブ 645	デガレリクス 80, 636	ドチヌラド 534	ナタリズマブ 294
ダサチニブ 649	デキサメタゾン 165, 270	ドネペジル 116, 257	ナテグリニド 84, 516
タゾバクタム 577	デキストロメトルファン 435	トピラマート 239	ナドロール 365
—— ・セフトロザン 577	デクスメデトミジン 183	トピロキソスタット 535	ナファゾリン 103, 165
—— ・ピペラシリン 577	テジゾリドリン酸エステル 584	トファシチニブ 301, 475	ナファモスタット 422, 507
タダラフィル 71, 404, 551	デスフルラン 180	ドブタミン 104, 341, 350, 380	ナファレリン 80
ダナパロイド 423	デスモプレシン 81, 386, 418	トブラマイシン 578	ナフトピジル 106, 550
ダパグリフロジン 354, 519	デスロラタジン 283	トホグリフロジン 519	ナブパクリタキセル 631
ダビガトラン 260, 324	テセロイキン 636	トラスツズマブ 8, 76, 638, 646	ナプロキセン 147, 277, 534
—— エテキシラート 425	テトラエチルアンモニウム 121	—— エムタンシン 646	ナラトリプタン 148
ダプトマイシン 586	テトラカイン 136, 141	—— デルクステカン 646	ナルデメジン 485
ダブラフェニブ 650	テトラコサクチド 81	トラセミド 384	ナルトグラスチム 414
タペンタドール 188	テトラサイクリン 583	トラゾドン 204, 208	ナルフラフィン 59, 397
タミバロテン 91, 658	テネリグリプチン 518	トラニラスト 167, 286, 445	ナロキソン 60, 189, 433
タムスロシン 106, 550	デノスマブ 74, 312, 656	トラネキサム酸 420	ニカルジピン 262, 377
タモキシフェン 88, 634	デノパミン 104, 341	ドラビリン 614	ニコモール 404, 530
ダラツムマブ 643	テノホビル アラフェナミド 495, 497, 611	トラフェルミン 76	ニコランジル 71, 359, 366, 341
タリペキソール 248	テノホビル ジソプロキシル 495, 497, 610, 613	トラボプロスト 157	ニザチジン 459
タルチレリン 79, 263	デヒドロエピアンドロステロン 86	トラマゾリン 167	二硝酸イソソルビド 362, 341
ダルテパリン 424	デヒドロコール酸 505	トラマドール 189	ニセリトロール 404, 530
ダルナビル 614	テビペネム ピボキシル 576	トラメチニブ 651	ニセルゴリン 261
ダルベポエチンアルファ 412	デプレニル 248	トリアゾラム 223	ニトラゼパム 183, 222, 224, 239
ダルホプリスチン 581	テプレノン 462	トリアムテレン 31, 385	ニトログリセリン 71, 362, 341
炭酸ランタン 393	テポチニブ 652	トリグリセリド 525	ニトロプルシドナトリウム 379
炭酸リチウム 213	テムシロリムス 653	トリクロホスナトリウム 226	ニフェカラント 332
タンドスピロン 54, 218	デメチルクロルテトラサイクリン 583	トリクロルメチアジド 342, 385, 394	ニフェジピン 36, 365, 377, 394
ダントロレン 132, 204	テモカプリル 343, 394	トリヘキシフェニジル 119, 203, 249	ニプラジロール 71, 160
タンニン酸アルブミン 483	テモゾロミド 623	ドリペネム 576	ニボルマブ 657
チアプリド 262	デュタステリド 89, 542, 551	トリミプラミン 208	ニムスチン 623
チアマゾール 82, 546, 181, 234	デュラグルチド 518	トリメタジオン 237	ニラパリブ 655
チアラミド 278	デュルバルマブ 658	トリメタジジン 359	ニルマトレルビル 617
チオトロピウム 120, 444, 448	デュロキセチン 210	トリメトキノール 104	ニロチニブ 649
チオプロニン 399	テラゾシン 106, 375, 550	トリメトプリム 563, 585, 598	ニンテダニブ 450, 648
チオペンタール 181, 234	テラプレビル 612	トリメブチン 470, 485	ネオスチグミン 116, 129, 467, 483
チキサゲビマブ／シルガビマブ 617	デラマニド 590	トリロスタン 544	ネオマイシン 578
チキジウム 119	テリパラチド 83, 311	ドルーゼン 162	ネシツムマブ 644
チクロピジン 64, 429	テルグリド 80, 546	ドルゾラミド 160	ネダプラチン 633
チゲサイクリン 587	テルビナフィン 597	ドルテグラビル 615	ネチコナゾール 593
チザニジン 125, 152	テルブタリン 442	トルテロジン 549	ネフロン 389
チニダゾール 599	テルミサルタン 344, 394	トルバプタン 81, 386	ネモナプリド 199
チペピジン 435	ドキサゾシン 106, 375	トルブタミド 84, 506, 516	ネララビン 626
チミペロン 198	ドキサプラム 433, 505	トルペリゾン 125	ノギテカン 631
チメピジウム 119	ドキシサイクリン 583	トレチノイン 91, 658	ノスカピン 435
チモロール 107, 159	ドキシフルリジン 626	トレビプトン 502, 506	ノナコグ アルファ 418
チラブルチニブ 652		トレプロスチニル 403	
チルゼパチド 518		トレミフェン 634	
沈降炭酸カルシウム 396		トレラグリプチン 518	
ツシジノスタット 654		ドロキシドパ 249, 380	
ツロブテロール 104, 442			

ノルエチステロン	541
ノルトリプチリン	190, 208
ノルフロキサシン	582

は

バカンピシリン	571
麦門冬湯	436
パクリタキセル	630
バクロフェン	56, 124, 216
バシトラシン	585
バシリキシマブ	293, 397
パズフロキサシン	582
バゼドキシフェン	309
パゾパニブ	647
パニツムマブ	76, 644
バニプレビル	612
パニペネム	575
パミドロン酸ニナトリウム	314
パラアミノ安息香酸	140
パラアミノサリチル酸	590
バラシクロビル	607
パリペリドン	200
――パルミチン酸エステル	200
バルガンシクロビル	608
バルサルタン	344, 394
バルデナフィル	404, 551
パルナパリン	424
バルプロ酸	56, 150, 212, 236
パルボシクリブ	653
バレニクリン	19, 122, 194
ハロキサゾラム	224
バロキサビル マルボキシル	609
パロキセチン	209, 219
ハロタン	179
パロノセトロン	491
ハロペリドール	182, 198
パロモマイシン	599
パンクレアチン	509
パンクロニウム	130, 183
バンコマイシン	583
バンデタニブ	647
ビアペネム	576
ヒアルロン酸	313
ピオグリタゾン	519, 521
ビオヂアスターゼ	509
ビガバトリン	241
ビカルタミド	635
ビキサロマー	396
ビククリン	20, 21, 124, 216
ピクロトキシン	21, 124, 194, 216
ピコスルファート	481
ビサコジル	481
ビソプロロール	108, 345, 363
ピタバスタチン	528

ビダラビン	607
ヒドララジン	379
ヒドロキシエイコサテトラエン酸	273
ヒドロキシジン	183, 219, 283
ヒドロキソコバラミン	413
ヒドロクロロチアジド	385
ヒドロコルチゾン	86, 270
ヒドロペルオキシエイコサテトラエン酸	273
ビニメチニブ	651
ビノレルビン	629
ピパンペロン	198
ピブレンタスビル	498
ピペミド酸	582
ピペラシリン	571
ビペリデン	119, 203, 249
ピペリドレート	119, 460, 504, 553
ビホナゾール	593
ピマリシン	596
ヒメクロモン	502
ピモベンダン	351
ピラジナミド	589
ピラルビシン	627
ピランテル	602
ピリドキサール	89, 413
ピリドキサミン	89
ピリドキシン	89, 413
ピリドスチグミン	116, 127, 128
ピルシカイニド	332
ビルダグリプチン	518
ピルフェニドン	449
ピルメノール	330
ピレタニド	384
ピレノキシン	162
ピレンゼピン	52, 120, 460
ピロカルピン	114, 155
ピロキシカム	277
ピロヘプチン	119, 249
ビンクリスチン	629
ビンデシン	629
ピンドロール	107
ビンブラスチン	629
ファスジル	262
ファビピラビル	610
ファムシクロビル	607
ファモチジン	55, 183, 459, 508
ファレカルシトリオール	312
ファロペネム	576
フィゾスチグミン	115
フィトナジオン	91, 419
フィナステリド	89
フィラグリン	281
フィルグラスチム	414
フィルゴチニブ	475
フィンゴリモド	68, 293

フェキソフェナジン	55, 167, 283
フェソテロジン	549
フェニトイン	190, 237
フェニルプロパノールアミン	167
フェニレフリン	103, 183, 341
フェノキシベンザミン	7
フェノテロール	104, 442
フェノバルビタール	225, 237
フェノフィブラート	529
フェブキソスタット	395, 534
フェロジピン	377
フェンサイクリジン	20, 181
フェンタニル	182, 188
フェントラミン	106, 375
フェンフルラミン	243
フォンダパリヌクス	424
ブクラデシン	341, 351
ブコローム	534
ブシラミン	298
ブスルファン	622
ブセレリン	80, 540
プソイドエフェドリン	105
ブチルスコポラミン	119, 399, 460, 471, 504, 508
ブデソニド	271, 443, 473
ブテナフィン	597
フドステイン	437
ブトロピウム	504
ブナゾシン	106, 158, 375
ブピバカイン	137, 142
ブプレノルフィン	189
ブホルミン	520
フマル酸第一鉄	411
ブメタニド	384
フラジオマイシン	578
プラジカンテル	602
ブラジキニン	61, 267
プラスミン	416
プラゾシン	106, 375, 550
プラノプロフェン	534
プラバスタチン	394
プラバスタチン	528
フラボキサート	549
プラミペキソール	248
プララトレキサート	624
プラリドキシム	117
プラルモレリン	79, 544
プランルカスト	167, 287, 446
ブリグチニブ	650
ブリーバラセタム	243
プリマキン	601
プリミドン	237
プリロカイン	139
ブリンゾラミド	160
フルオシノロン	271
フルコナゾール	594
フルシトシン	596

フルタゾラム	219
フルタミド	635
フルダラビン	626
フルチカゾン	271, 443
フルドロコルチゾン	87, 380
フルニトラゼパム	222, 224
フルバスタチン	394, 528
フルフェナジン	198
フルベストラント	542, 634
フルボキサミン	190, 209, 219
フルマゼニル	56, 223, 433
フルラゼパム	224
プルリフロキサシン	582
フルルビプロフェン	277
ブレオマイシン	621, 628
フレカイニド	332
プレガバリン	190, 522
ブレクスピプラゾール	202
プレグネノロン	544
プレドニゾロン	270, 397, 417, 473, 499, 534
ブレンツキシマブ ベドチン	643
プロカイン	136, 141
プロカインアミド	330
プロカテロール	104, 442
プログアニル	600
プログルミド	461
プロクロルペラジン	198, 489
プロゲストーゲン	541
フロセミド	341, 342, 384, 394
プロタミン	513
プロチゾラム	221, 224
プロチレリン	79, 263
ブロナンセリン	200
プロパフェノン	332
プロパンテリン	119, 460, 471
プロピベリン	119, 399, 549
プロピルチオウラシル	82, 546
プロフェナミン	119, 249
プロブコール	529
プロプラノロール	107, 150, 183, 203, 332, 363
フロプロピオン	503, 506, 508, 552
プロベネシド	534
プロペリシアジン	198
プロポフォール	181, 234
ブロマゼパム	220
ブロムヘキシン	437
ブロムペリドール	198
プロメタジン	170, 203, 283
フロモキセフ	573
ブロモクリプチン	80, 204, 247
ブロモバレリル尿素	226
プロラクチン	27, 80, 546
ペガプタニブ	164

ヘキサメトニウム	122
ペグビソマント	545
ペグフィルグラスチム	414
ベクロニウム	19, 130, 182
ベクロメタゾン	167, 443
ベザフィブラート	392, 529
ベゾロトクスマブ	486
ベタキソロール	108, 363
ベダキリン	590
ベタネコール	114, 400
ベタヒスチン	172
ベタミプロン	576
ベタメタゾン	168, 270, 473
ペチジン	183, 188
ペナンブラ	259
ペニシラミン	89
ベバシズマブ	76, 647
ヘパリン	260, 324, 359, 423
ベプリジル	334, 365
ヘプロニカート	404
ベポタスチン	283
ペミガチニブ	653
ペミロラスト	261, 286, 445
ベムラフェニブ	650
ペメトレキセド	624
ヘモコアグラーゼ	419
ペモリン	192
ベラパミル	
	35, 153, 325, 334, 365, 378
ベラプロスト	69, 402, 429
ペラミビル	609
ペランパネル	241
ペリンドプリル	343
ベルイシグアト	356
ペルゴリド	247
ペルツズマブ	76, 646
ベルパタスビル	498
ペルフェナジン	198
ベルベリン	484
ペロスピロン	200
ベンジルペニシリン	570, 571
ベンズブロマロン	534
ベンセラジド	246
ベンゾジアゼピン	21, 124
ペンタゾシン	183, 189,
	399, 504, 505, 508, 598
ベンダムスチン	623
ベンチレンテトラゾール	194
ペンテトラゾール	194
ペントキシベリン	435
ペントスタチン	626
ペントバルビタール	
	181, 183, 223
ペンブロリズマブ	657
ベンラファキシン	210
ボグリボース	519
ポサコナゾール	595
ホスアプレピタントメグルミ	
ン	491

ホスカルネット	608
ボスチニブ	649
ホスフェニトインナトリウ	
ム	237
ホスフルコナゾール	594
ホスホマイシン	586
ホスホランバン	349
ホスラブコナゾール	595
ボセンタン	61, 403
ポナチニブ	649
ボノプラザン	458
ポリカルボフィルカルシウ	
ム	471, 480
ボリコナゾール	594
ポリスチレンスルホン酸カル	
シウム	396, 396
ボリノスタット	654
ポリミキシンB	585
ボルチオキセチン	211
ボルテゾミブ	655
ホルモテロール	442

ま

マイトマイシンC	628
マキサカルシトール	312
マザチコール	249
マシテンタン	403
マジンドール	522
マトリックス・メタロプロテ	
アーゼ	158
マニジピン	377
マプロチリン	49, 208
マラビロク	616
マレイン酸クロルフェニラミ	
ン	164
マンニトール	260, 262, 382
ミアンセリン	203, 208
ミカファンギン	596
ミグリトール	519
ミグルスタット	68
ミコナゾール	593
ミコフェノール酸	290, 397
ミソプロストール	69, 461
ミゾリビン	290
ミダゾラム	181, 183, 239
ミチグリニド	516
ミトキサントロン	627
ミドドリン	103, 341, 380
ミノサイクリン	583
ミノドロン酸	310
ミラベグロン	104, 399, 549
ミルタザピン	204, 211
ミルナシプラン	49, 210
ミルリノン	341, 350
ミロガバリン	190
ムシモール	21
ムピロシン	169
メカセルミン	81, 523, 544

メキサゾラム	220
メキシレチン	190, 331, 522
メキタジン	445
メクリジン	489
メコバラミン	413, 522
メサラジン	473
メスナ	622
メダゼパム	220
メタロニダゾール	599
メタンフェタミン	
	44, 105, 192
メチラポン	544
メチルエフェドリン	105
メチルエルゴメトリン	553
メチルオクタトロピン	119
メチルジゴキシン	348
メチルシステイン	436
メチルドパ	104, 109, 376
メチルフェニデート	192
メチルプレドニゾロン	
	270, 397
メテノロン	89
メトキシフェナミン	104
メトクロプラミド	
	149, 469, 490
メトトレキサート	
	90, 300, 391, 623
メトプロロール	107, 332, 363
メトホルミン	520
メトレレプチン	77
メドロキシプロゲステロン酢	
酸エステル	635
メトロニダゾール	463, 586
メナテトレノン	92, 313, 419
メピバカイン	137, 142
メフェナム酸	276
メフルシド	385
メフロキン	600
メペンゾラート	119, 471, 484
メベンダゾール	601
メマンチン	8, 20, 258
メルカプトプリン	
	473, 535, 626
メルファラン	622
メロキシカム	278
メロペネム	575
モガムリズマブ	75, 643
モキシフロキサシン	582
モザバプタン	82
モサプラミン	203
モサプリド	54, 470
モダフィニル	192
モメタゾン	271, 443
モルヌピラビル	616
モルヒネ	
	59, 183, 185, 188, 340, 504
モンテプラーゼ	368, 426
モンテルカスト	
	69, 167, 287, 446

ら

ラクツロース	478, 500
ラクトシルセラミド	68
ラコサミド	241
ラスブリカーゼ	535
ラタノプロスト	69, 157
ラタモキセフ	574
ラニチジン	55, 183, 459
ラニナミビル	609
ラニビズマブ	76, 163
ラニムスチン	623
ラノコナゾール	593
ラパチニブ	646
ラパマイシン	292
ラフチジン	459
ラフト	68
ラベタロール	108, 375
ラベプラゾール	458
ラマトロバン	69, 286
ラミブジン	495, 497, 610, 613
ラムシルマブ	647
ラメルテオン	54, 225
ラモセトロン	471, 485, 491
ラモトリギン	212, 239
ラロキシフェン	309, 542
ランジオロール	183
ランソプラゾール	458
ランレオチド	545
リオシグアト	356, 405
リオチロニン	82, 545
リキシセナチド	518
リザトリプタン	148, 150
リシノプリル	343
リスデキサンフェタミン	192
リスペリドン	54, 200, 212
リセドロン酸	309
リツキシマブ	642
リドカイン	136, 141, 331
リトドリン	104, 553
リトナビル	614, 617
リナグリプチン	518
リナクロチド	482
リネゾリド	584
リバーロキサバン	
	260, 324, 424
リバスチグミン	116, 257
リバビリン	496, 499, 611
リファブチン	589
リファンピシン	588
リマプロスト	69
リマプロストアルファデク	
ス	403
硫酸マグネシウム	478, 553
リュープロレリン	
	80, 540, 635
リラグルチド	86, 517
リラナフタート	597

リルゾール	263	レチノール	90	レボメプロマジン	198	ロピバカイン	142
リルピビリン	614	レトロゾール	634	レムデシビル	616	ロフラゼプ酸エチル	220
リルマザホン	222, 224	レナリドミド	659	レレバクタム	577	ロペラミド	484
リンコマイシン	581	レノグラスチム	414	——・イミペネム・シラス		ロベリン	121
リン酸水素カルシウム	313	レパグリニド	516	タチン	577	ロミタピド	531
ルキソリチニブ	651	レバミピド	462	レンバチニブ	647	ロミデプシン	654
ルセオグリフロジン	519	レバロルファン	433, 505	レンボレキサント	226	ロミプロスチム	75, 417
ルビプロストン	482	レビパリン	424	ロキサチジン酢酸エステル		ロメフロキサシン	582
ルフィナミド	240	レフルノミド	301		459	ロメリジン	150
ルメファントリン	601	レベチラセタム	239	ロキシスロマイシン	580	ロラゼパム	219, 239
ルラシドン	200	レボセチリジン	283	ロキソプロフェン	277	ロラタジン	167, 283
ルリコナゾール	593	レボチロキシン	82, 545	ロクロニウム	130	ロルメタゼパム	222, 224
レゴラフェニブ	647	レボドパ	49, 246	ロサルタン	344, 394	ロルラチニブ	650
レジパスビル	498	レボノルゲストレル	541	ロチゴチン	248	ワルファリン	
——・ソホスブビル配合		レボブノロール	108, 159	ロバスタチン	528		91, 260, 324, 425
剤	605	レボフロキサシン	582, 588	ロピナビル	614		
レセルピン	49, 109, 374, 376	レボホリナート	625	ロピニロール	248		

(675)

編者略歴

金子　周司（かねこ　しゅうじ）

1958年　長野県生まれ
1985年　京都大学大学院薬学研究科博士課程修了
現在　　京都大学名誉教授
専門　分子薬理学，神経薬理学，自然言語処理学
薬学博士

村山　俊彦（むらやま　としひこ）

1956年　北海道生まれ
1984年　北海道大学大学院薬学研究科博士課程修了
現在　　千葉大学名誉教授
専門　　生化学的薬理学
薬学博士

ベーシック薬学教科書シリーズ16　**薬理学（第2版）**
[電子版教科書付]

| 第1版 | 第1刷 | 2009年 4月30日 |
| 第2版 | 第1刷 | 2024年12月20日 |

編　　　者　金子　周司
　　　　　　村山　俊彦
発　行　者　曽根　良介
編集担当　柗井　文子
発　行　所　㈱化学同人

〒600-8074　京都市下京区仏光寺通柳馬場西入ル
編 集 部　TEL 075-352-3711　FAX 075-352-0371
企画販売部　TEL 075-352-3373　FAX 075-351-8301
振　替　01010-7-5702
e-mail　webmaster@kagakudojin.co.jp
URL　https://www.kagakudojin.co.jp

印刷・製本　㈱太洋社

検印廃止

JCOPY 〈出版者著作権管理機構委託出版物〉
本書の無断複写は著作権法上での例外を除き禁じられて
います．複写される場合は，そのつど事前に，出版者著作
権管理機構（電話 03-5244-5088，FAX 03-5244-5089，
e-mail: info@jcopy.or.jp）の許諾を得てください．

本書のコピー，スキャン，デジタル化などの無断複製は著
作権法上での例外を除き禁じられています．本書を代行
業者などの第三者に依頼してスキャンやデジタル化するこ
とは，たとえ個人や家庭内の利用でも著作権法違反です．

Printed in Japan　©Shuji Kaneko, Toshihiko Murayama　2024　　　　　ISBN978-4-7598-1626-6
無断転載・複製を禁ず　乱丁・落丁本は送料小社負担にてお取りかえいたします．